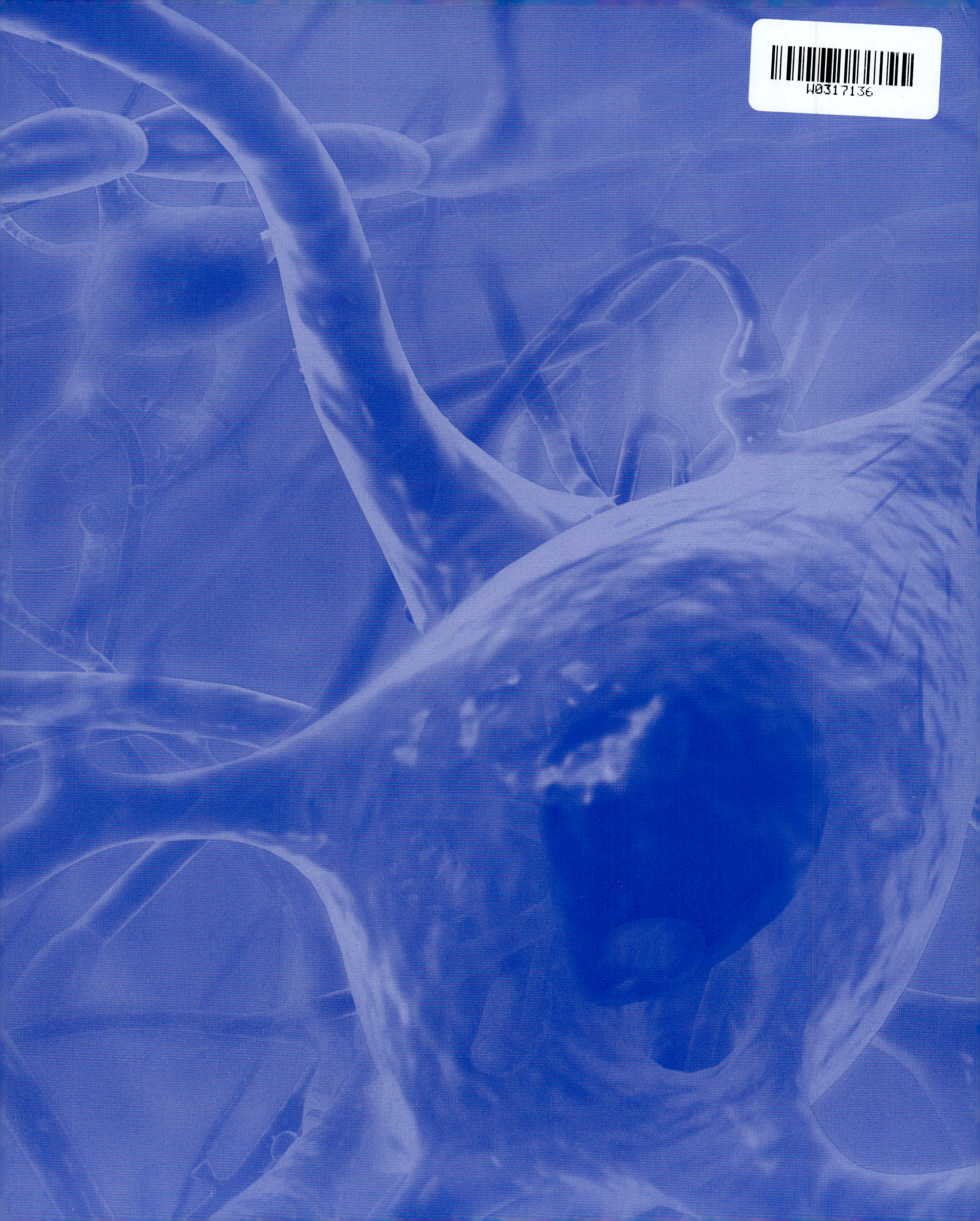

ATLAS DES MENSCHLICHEN KÖRPERS

AUFBAU, FUNKTION UND KRANKHEITEN

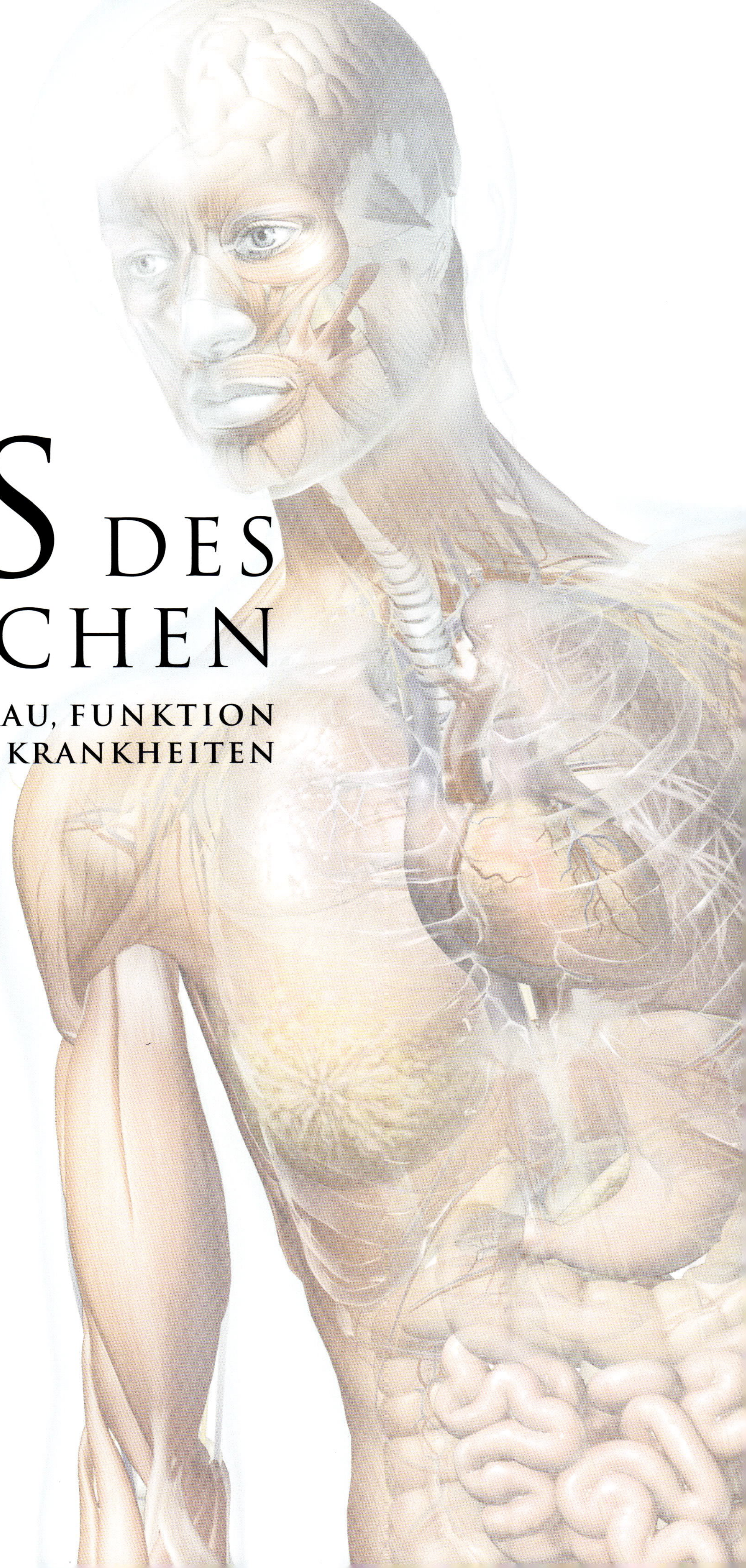

Beverly McMillan

Illustrationen
Argosy Publishing

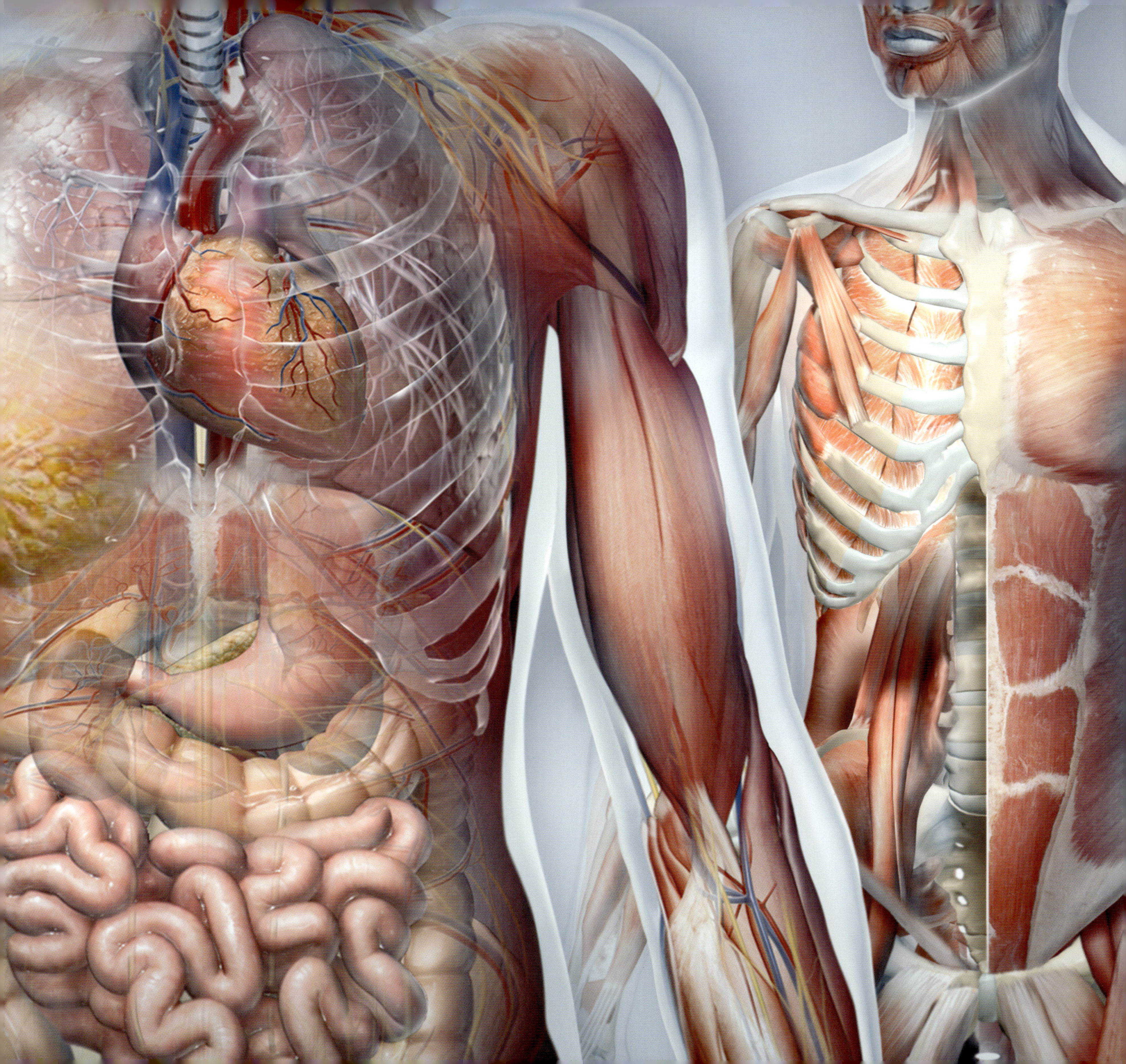

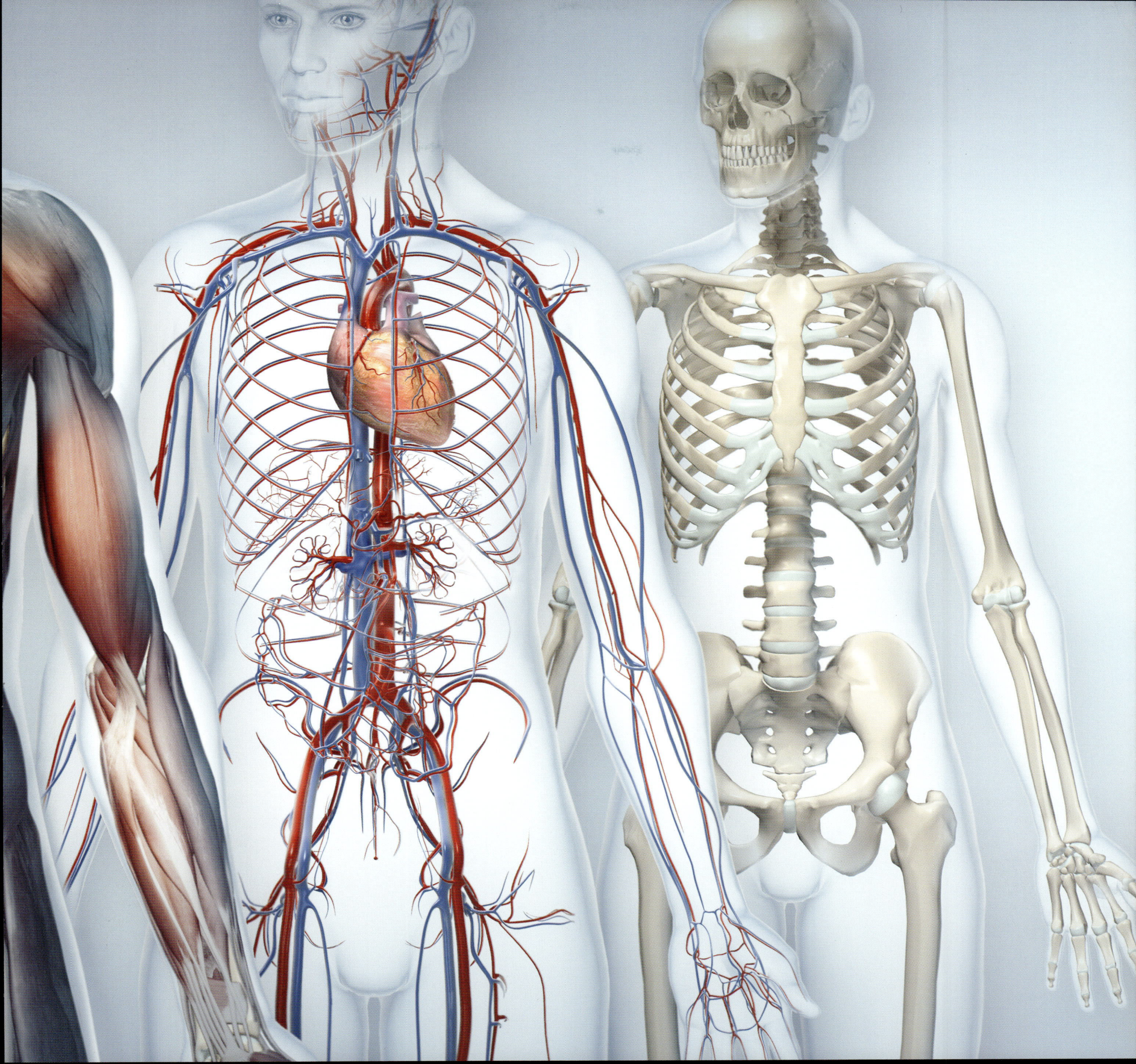

ATLAS

DES MENSCHLICHEN KÖRPERS

NATIONAL GEOGRAPHIC

NATIONAL GEOGRAPHIC

Autorisierte deutsche Ausgabe veröffentlicht von
National Geographic Deutschland
(G+J/RBA GmbH & Co KG), Hamburg 2011

Projektmanagement Argosy Publishing

Titel der englischen Originalausgabe:
The Illustrated Atlas of the Human Body

Litho Chroma Graphics (Overseas) Pte Ltd
Druck Tien Wah Press

Übersetzung Isabelle Fuchs
Produktion Print Company Verlagsges.m.b.H.
Lektorat Franz Leipold
Umschlaggestaltung Anja Grimm (Gestaltung), Stephan Engelke (Beratung)
Motiv auf dem Umschlag © 3d4Medical.com/Corbis

Printed in Singapore
ISBN 978-3-86690-245-9

Golgi-Apparat (rechts)
Orange eingefärbte elektronenmikroskopische Aufnahme des Golgi-Apparates. Der Golgi-Apparat zählt zu den Organellen innerhalb einer Zelle und transportiert Proteine sowie Lipide innerhalb der Zelle oder zu einer nächsten. Der Golgi-Apparat ist nach dem italienischen Arzt und Histologen Camillo Golgi benannt, der ihn 1898 entdeckte.

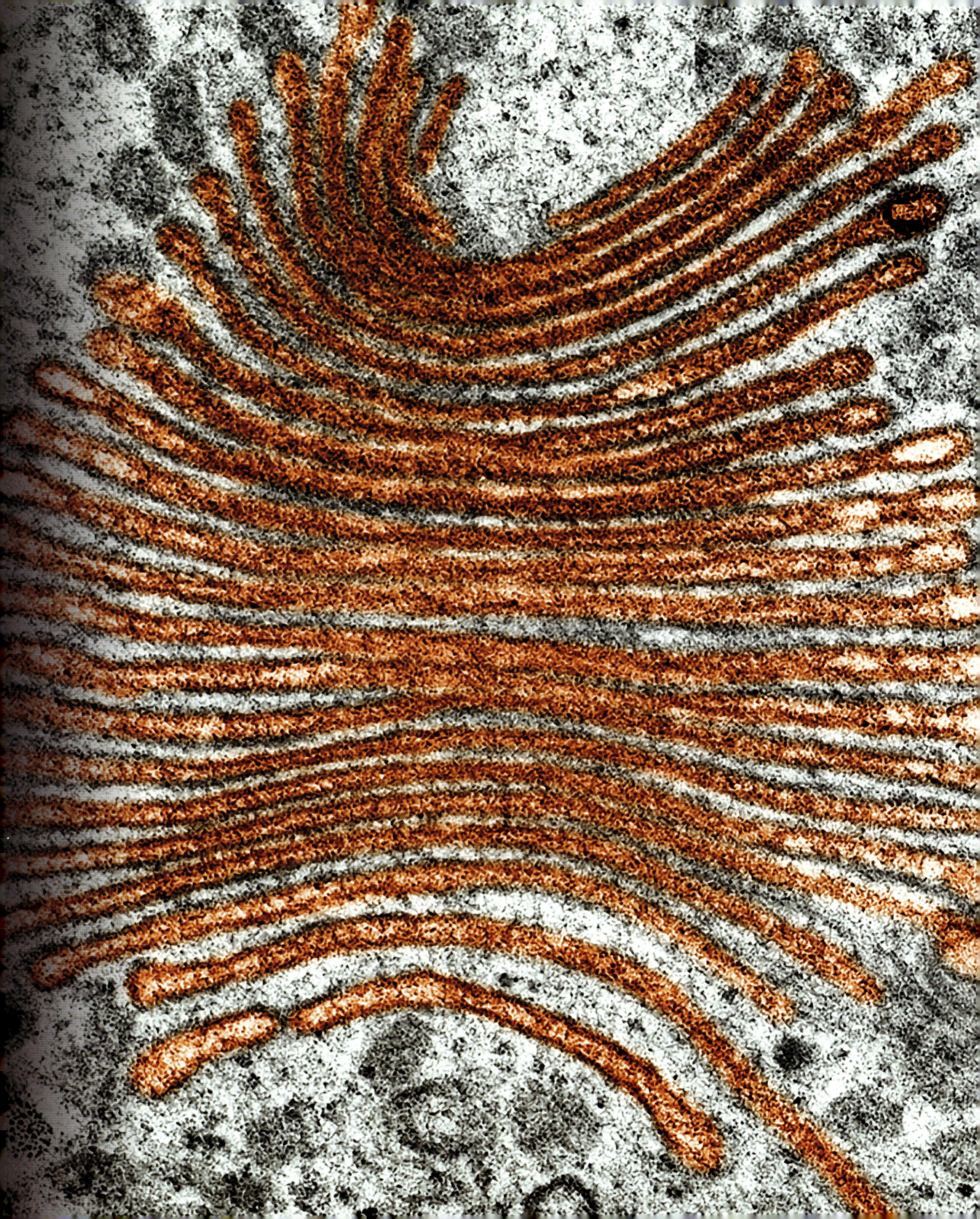

INHALT

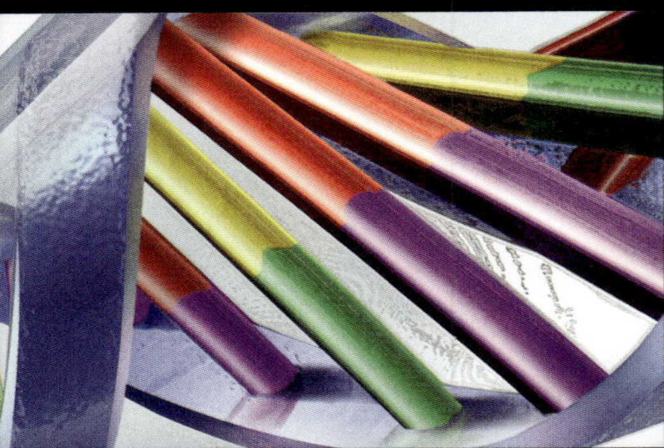
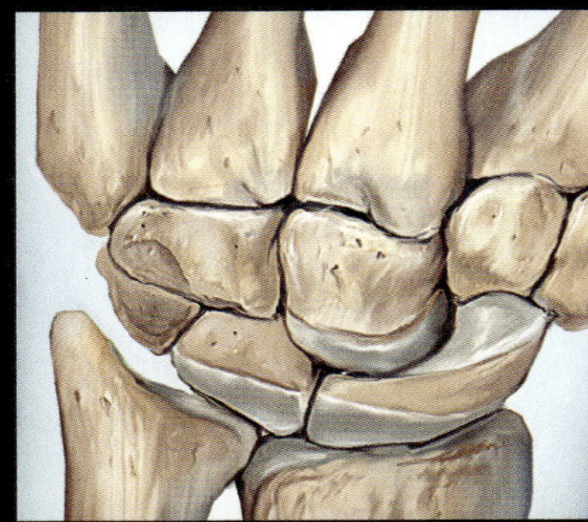
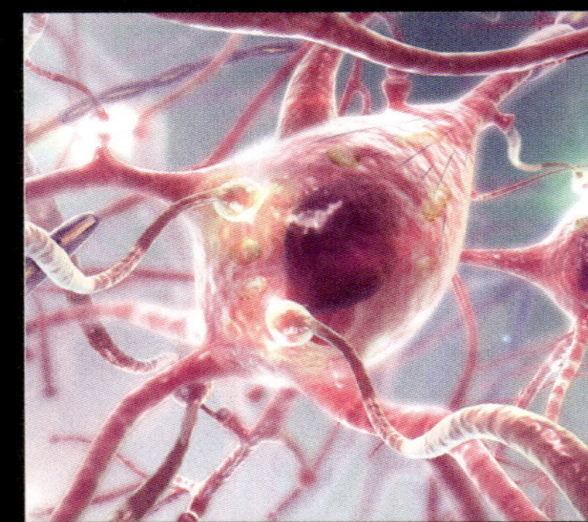
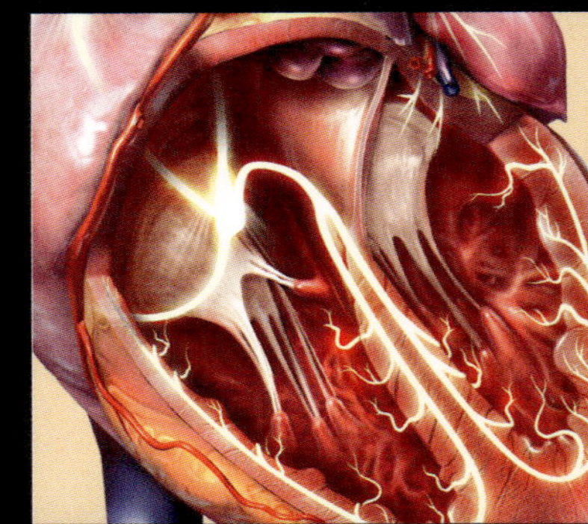

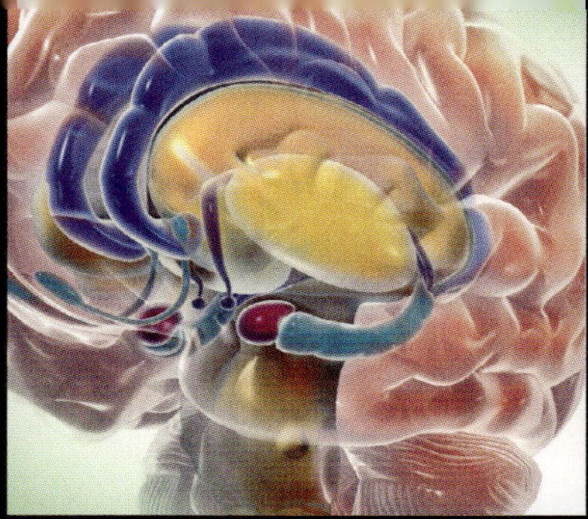
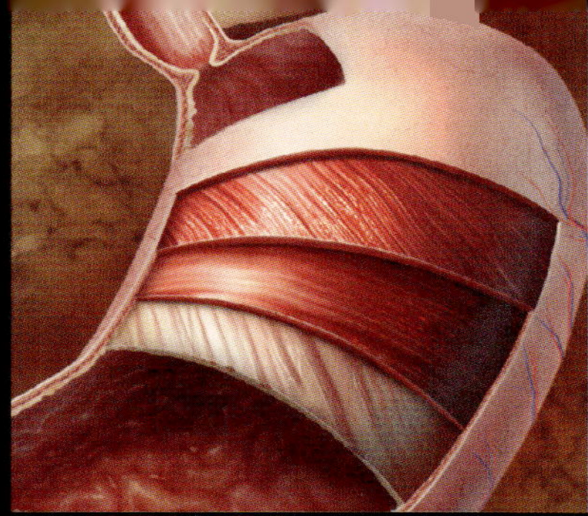
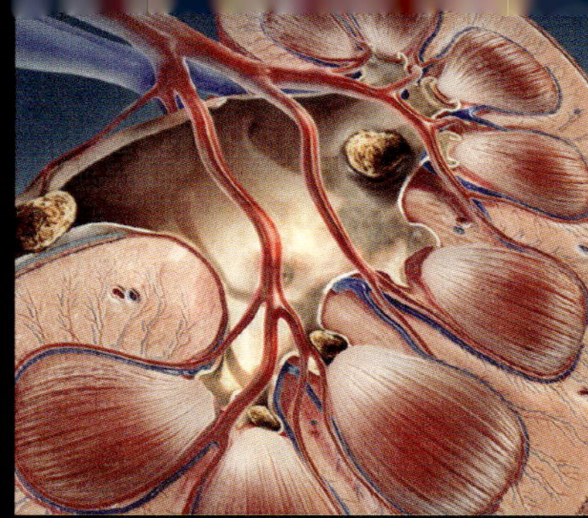
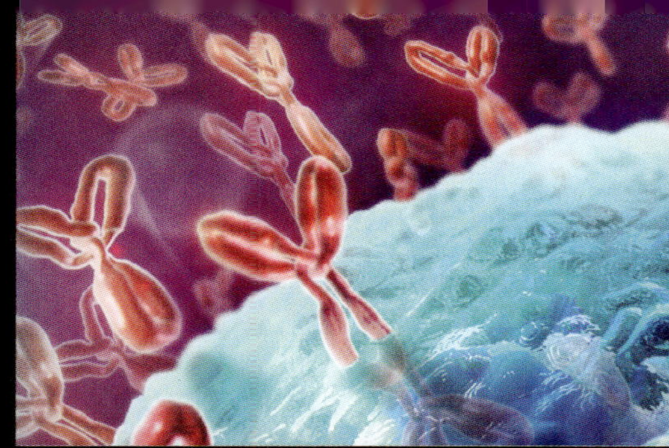

Nephron (unten links)
Auf der eingefärbten elektronenmikroskopischen Aufnahme sieht man das Innere eines Nierentubulus, in dem Harn gebildet wird. Der Endharn wird dann durch den Harnleiter zur Blase geleitet.

Schutz der Nervenzellen (unten)
Elektronenmikroskopische Aufnahme eines Oligodendrozyt, der Myelin produziert und damit die Zellfortsätze (Axone) einer Nervenzelle umhüllt sowie elektrisch isoliert.

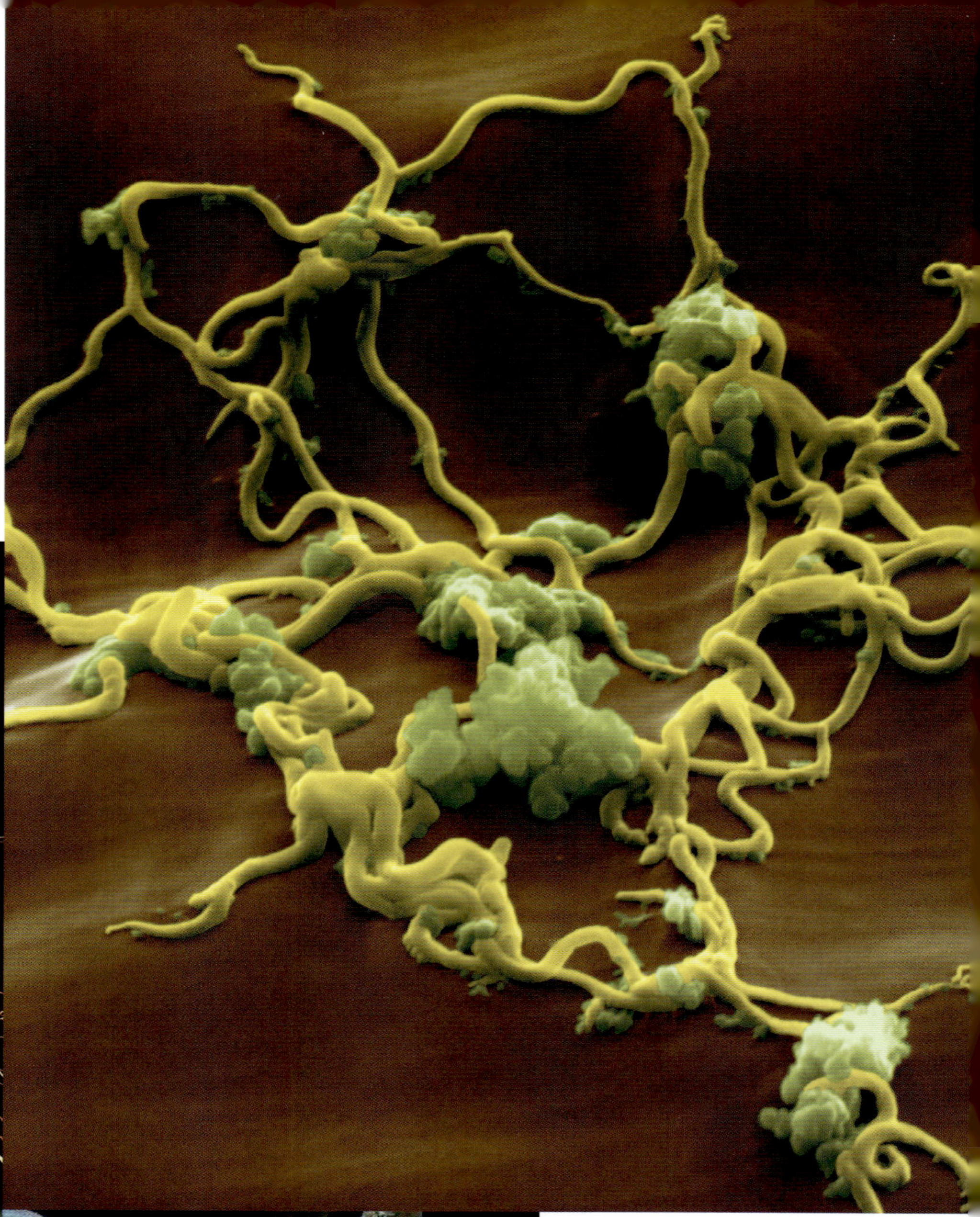

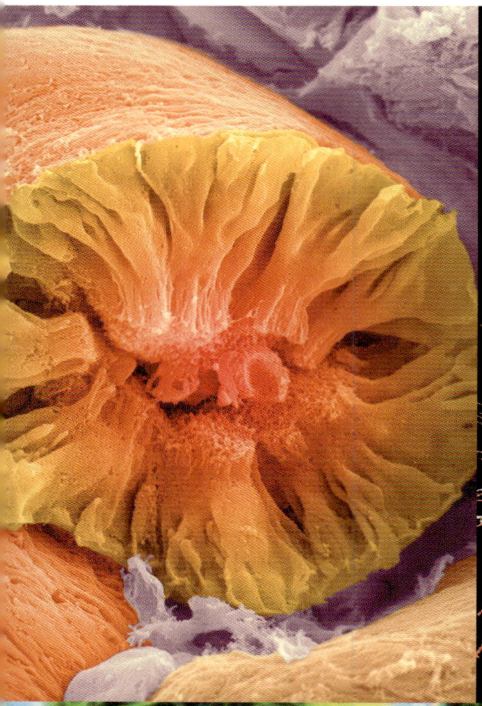

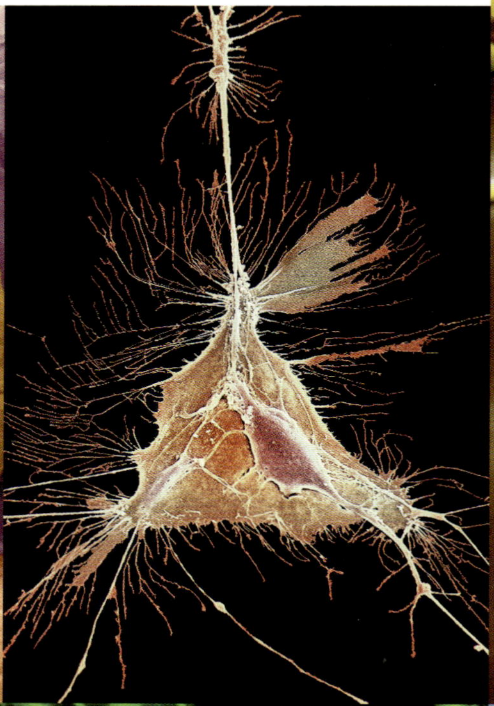

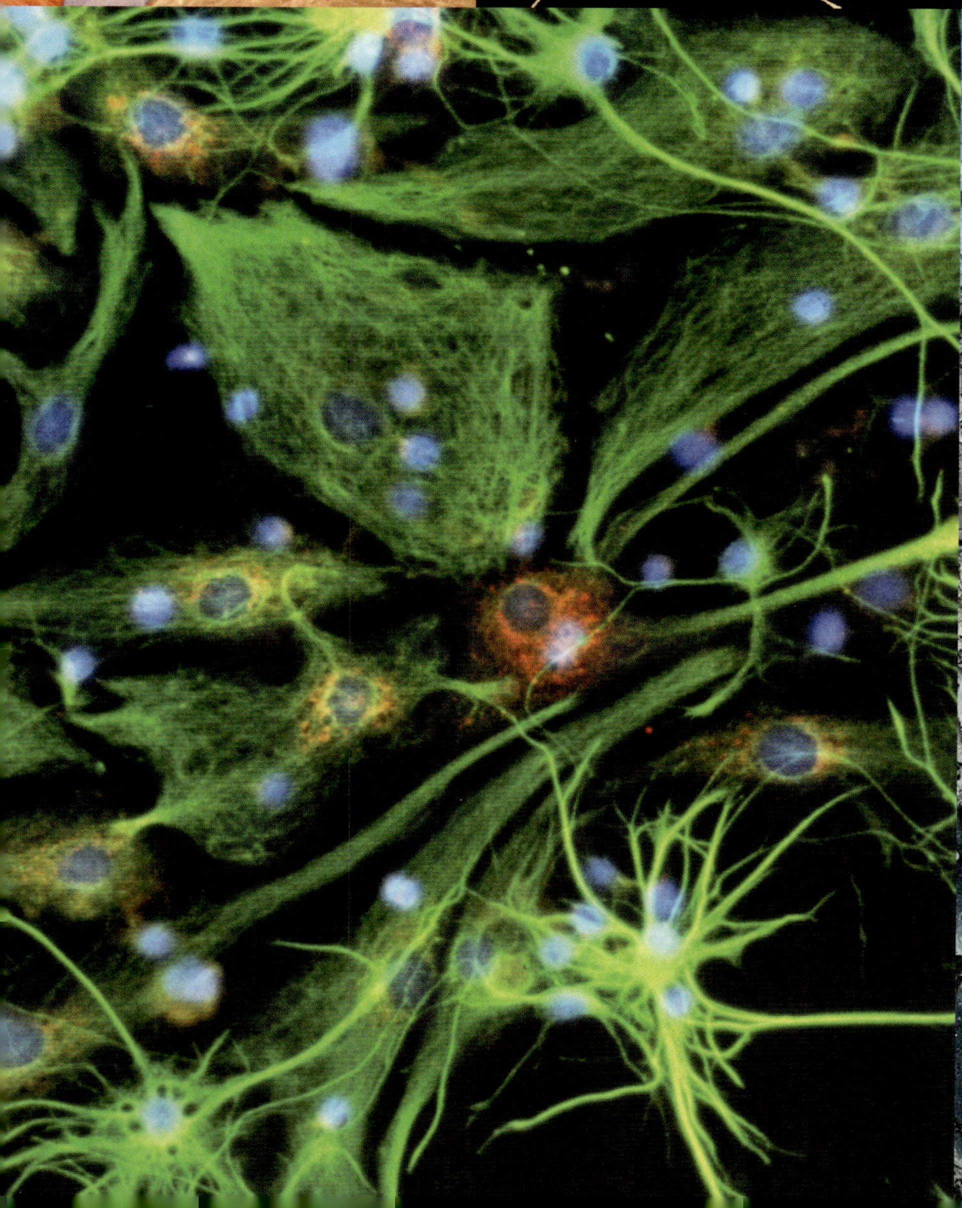

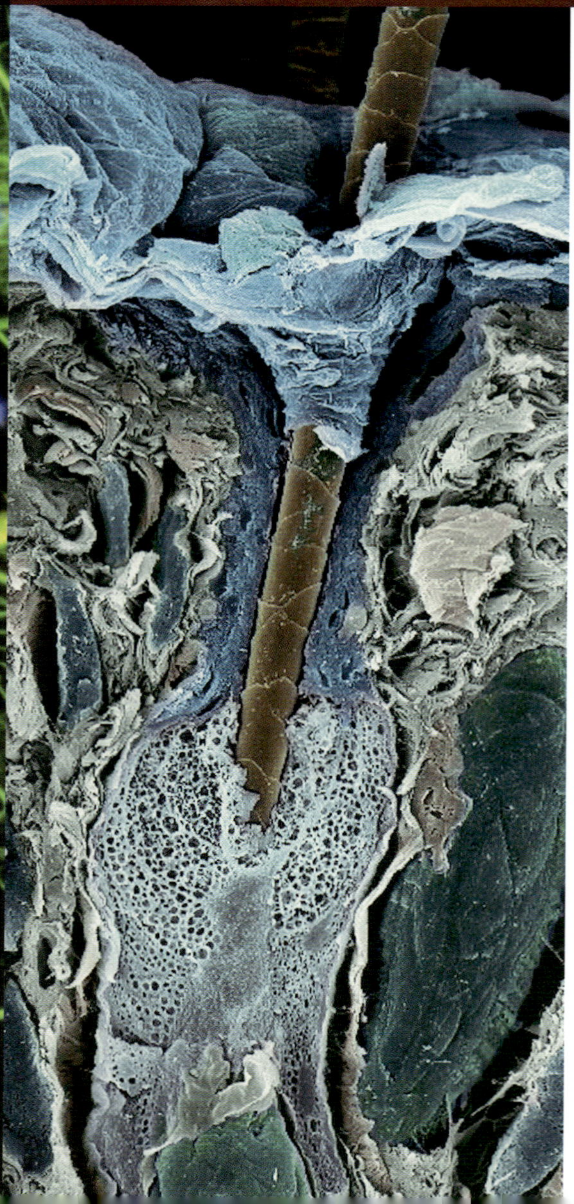

Bakterien (oben)
Bakterien haben zahllose Erscheinungsformen. Die hier abgebildete, spiralförmige Art *Borrelia burgdorferi* verursacht Lyme-Borreliose, eine Infektionskrankheit.

Talgdrüse (links)
Hier sieht man ein aus der Kopfhaut wachsendes Haar, an dessen Ende eine Talgdrüse (blasses Blau, Mitte unten) sitzt. Talgdrüsen haben keinen eigenen Ausgang, ihr öliges Sekret wird am Haar entlang auf die Haut geleitet.

Nervengewebe (ganz links)
Diese sternförmigen Astrozyten bilden einen Teil des Nervengewebes im Gehirn. Astrozyten sind Zellen, welche die Neuronen über Kontakte zu den Blutgefäßen ernähren und maßgeblich an der Flüssigkeitsregulation im Gehirn beteiligt sind.

VORWORT

Milliarden von Menschen bevölkern die Erde. Unabhängig von Alter, Geschlecht oder Hautfarbe haben sie einen gemeinsamen Nenner: den menschlichen Körper. Trotz aller Fortschritte in der Medizin gibt es immer noch offene Fragen. Wie erzeugt das Gehirn Gedanken? Warum und wie altert der Mensch? Wie wehrt er gefährliche Krankheiten ab? Dank der Fortschritte in Wissenschaft und Technik ist man heute dabei, Antworten auf diese Fragen zu finden und die inneren Vorgänge allmählich zu begreifen. Wir sind nun mehr denn je in der Lage, Aufbau und Funktion des menschlichen Körpers tatsächlich zu verstehen.

Dieses Buch ist ein unentbehrliches Nachschlagewerk für die ganze Familie, das aufzeigt, wie der Körper aufgebaut ist und wie er funktioniert. Es vereint das Wissen von medizinischen Forschungslabors aus der ganzen Welt. Die zwölf Organsysteme werden genau erklärt. Darüber hinaus werden die wichtigsten Krankheiten geschildert, wie man sie erkennt und behandelt. Dabei werden auch aktuelle Themen wie Stammzellenforschung, Essstörungen, Gewebezüchtung und Organtransplantation berücksichtigt.

Eingangs wird die hochmoderne Abbildungstechnologie vorgestellt, die es Ärzten und Wissenschaftlern ermöglicht, in den Menschen zu blicken. Im darauffolgenden Abschnitt werden grundlegender Aufbau sowie Funktion des Körpers dargelegt, wobei Zellen, DNA, Gewebe, Genetik und Infektionskrankheiten jeweils ein eigenes Kapitel gewidmet ist. Danach werden die einzelnen Systeme in Unterkapiteln ausführlich erklärt, und es wird gezeigt, wie sie bei einem gesunden Menschen funktionieren und was passiert, wenn eine Störung auftritt. Leicht verständlich wird dargestellt, wie wir atmen, verdauen, wie Blut durch unser Herz gepumpt wird und wie in jeder Sekunde Tausende von biologischen Vorgängen durch unser Nerven- und Hormonsystem gesteuert werden. Zusätzlich wird erläutert, welche lebenswichtige Funktion unsere Haut, Knochen und Muskeln haben, wie Harn- sowie Immunsystem arbeiten und wie die Fortpflanzungsorgane dafür sorgen, dass wir neue Generationen hervorbringen können. Diese Fülle an Informationen wird durch mehr als 700 beeindruckende Fotografien sowie durch prächtige Illustrationen angereichert.

Ein internationales Team aus Medizinexperten, Naturwissenschaftlern und Medizinillustratoren hat dieses Buch erstellt. Die Fachleute haben dafür gesorgt, dass sich der Leser auf eine optisch beeindruckende Reise durch das Naturwunder begeben kann, das wir den menschlichen Körpers nennen.

Zu diesem Buch

Das Buch gliedert sich in zwei Teile. Im ersten werden die wichtigsten Bausteine menschlichen Lebens dargestellt sowie Krankheiten und Zellveränderungen, die es gefährden. Im zweiten, ausführlicheren Teil werden die Anatomie und Physiologie des Körpers abgehandelt. Der Anhang beinhaltet eine Zeitachse der Geschichte der Medizin, ein Glossar mit medizinischen Fachbegriffen und ein umfassendes Register.

Übersicht Körpersystem
Zu Beginn jedes Unterabschnitts steht eine Übersicht des jeweiligen Körpersystems. Anhand von Illustrationen werden Lage, Aufbau sowie Funktion der Organe oder Bausteine dargestellt, die ein System bilden.

Detaillierte Illustrationen
Komplizierte anatomische Feinheiten werden durch Einzelillustrationen optisch herangeholt.

Genaue Positionsangabe
Durch die Abbildung eines „gläsernen" Menschen im Hintergrund kann man genau erkennen, wo sich was im Körper befindet und wie die Systeme zusammenhängen.

Ausführliche Bildbeschriftung
Die Bildbeschriftungen liefern wichtige zusätzliche Informationen und sorgen für ein tieferes Verständnis der Illustrationen und Fotos.

Einführung
Der Einführungstext enthält alle prägnanten Fakten über das jeweils dargestellte Detail aus Anatomie oder Physiologie.

Tabelle
Die Tabellen erklären alle Funktionen genau.

Medizinische Bilder
Auf Mikrofotografien oder Positronen-Emissions-Tomographien (PET) lässt sich erkennen, was mit bloßem Auge nicht sichtbar ist.

Textkasten
In den Textkästen befinden sich nähere Informationen über medizinische Sachfragen, die weltweit diskutiert werden.

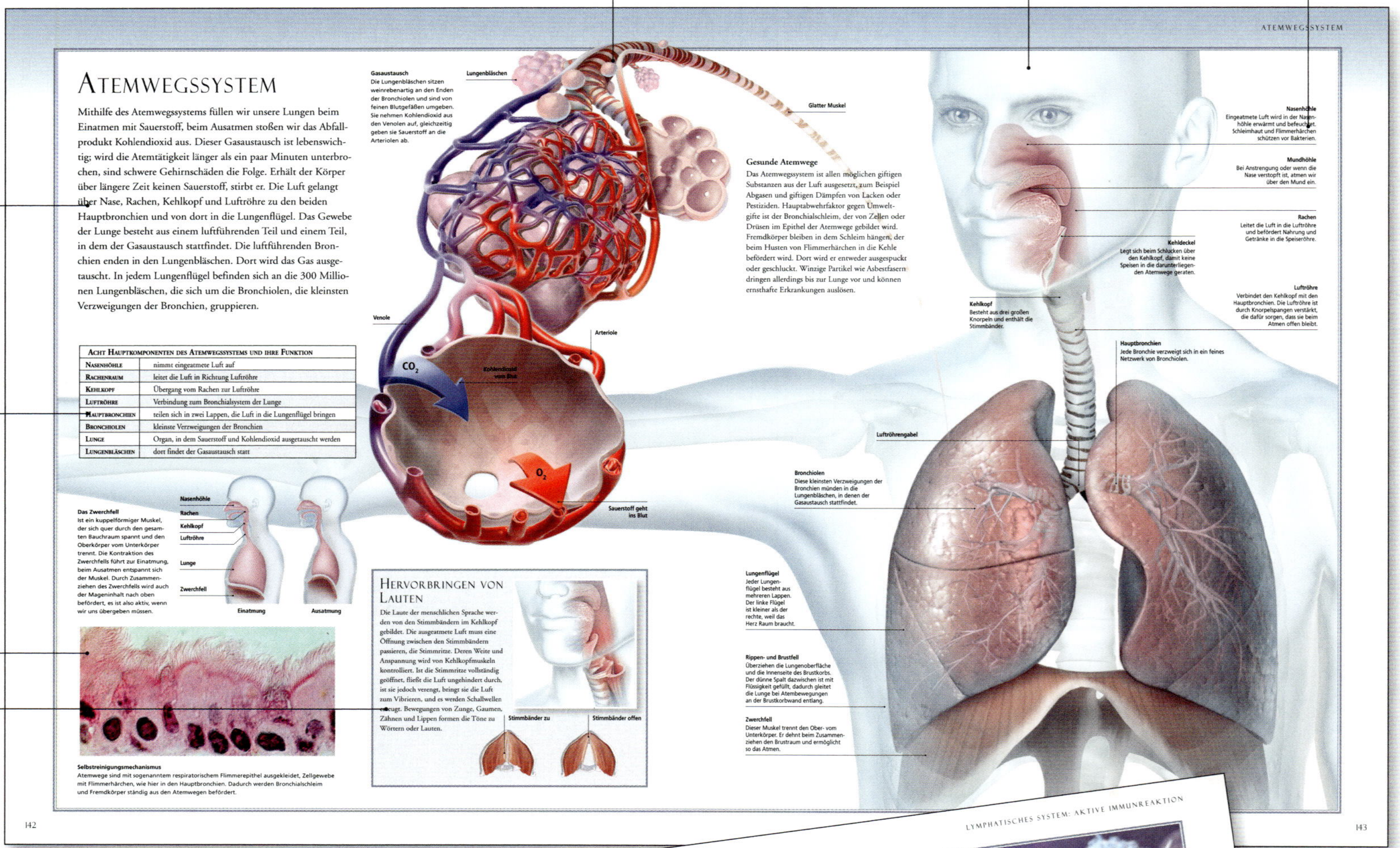

Illustration
Die farbenprächtigen Illustrationen geben die Vorgänge innerhalb des Körpers detailgetreu wieder. Dadurch lässt sich hervorragend nachvollziehen und verstehen, wie unser Körper funktioniert.

Positionsanzeiger
Diese Punkte markieren die jeweilige Position des Systems im Körper.

Foto
Die Fotos gewähren einen Blick hinter die Kulissen der Medizin und vermitteln ein realistisches Bild der Krankheiten sowie der Symptome.

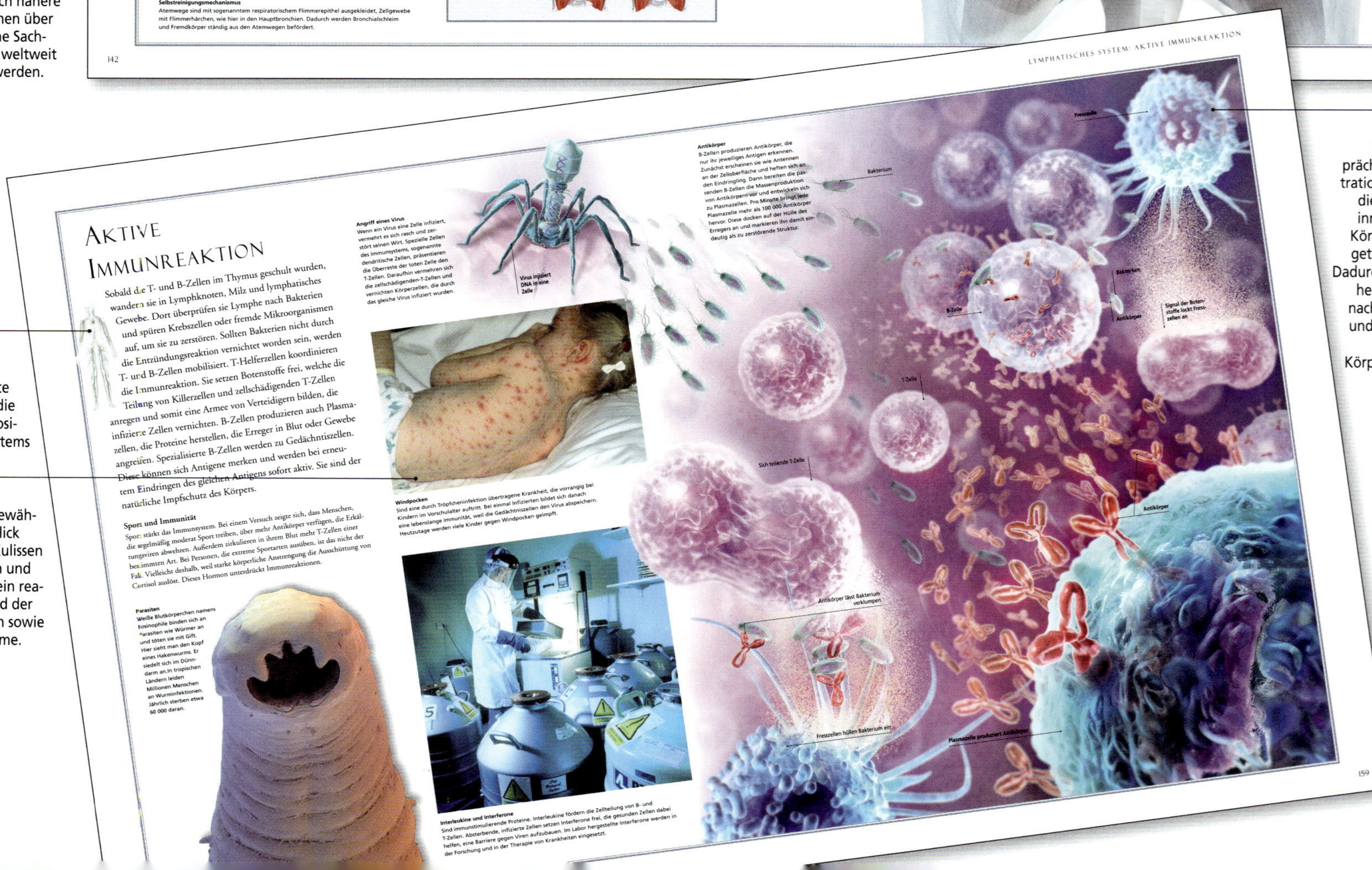

Grundlagen
Dieser Abschnitt bietet eine Übersicht über den Aufbau des menschlichen Körpers. Von der atemberaubenden Komplexität einer einzigen Zelle bis hin zu Organen, welche die Hauptsysteme des Körpers bilden. Dabei wird auch erläutert, welche Bedrohung Infektionen und Zellmutationen darstellen.

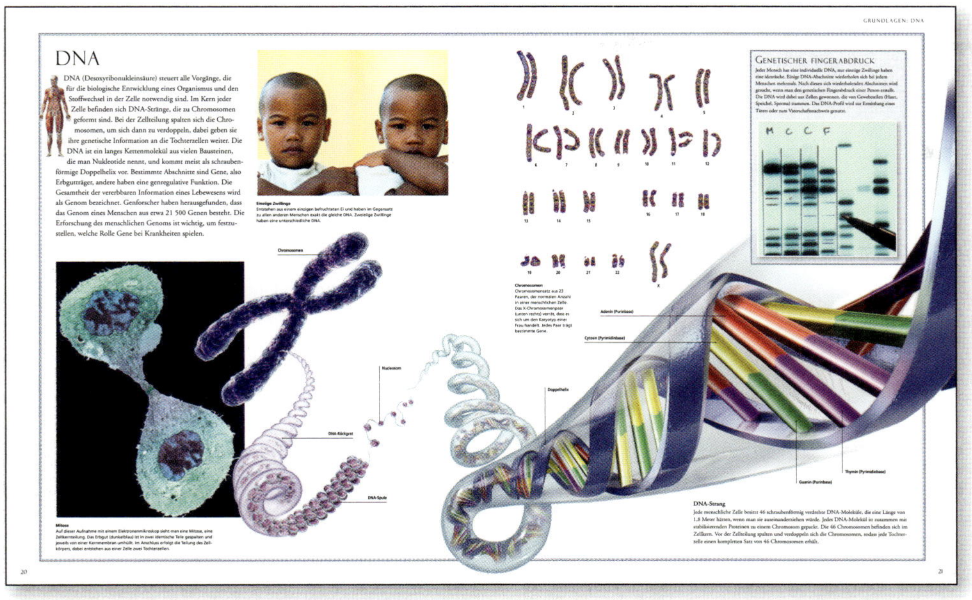

Körpersysteme
Nach der Systemübersicht wird jedes einzelne System detailliert in Text und Bild erläutert. Man erfährt, wie ein gesundes Organ funktioniert und welche Rolle es im Gesamtsystem des Körpers einnimmt. Alle Informationen sind leicht verständlich verfasst und trotzdem sehr umfassend.

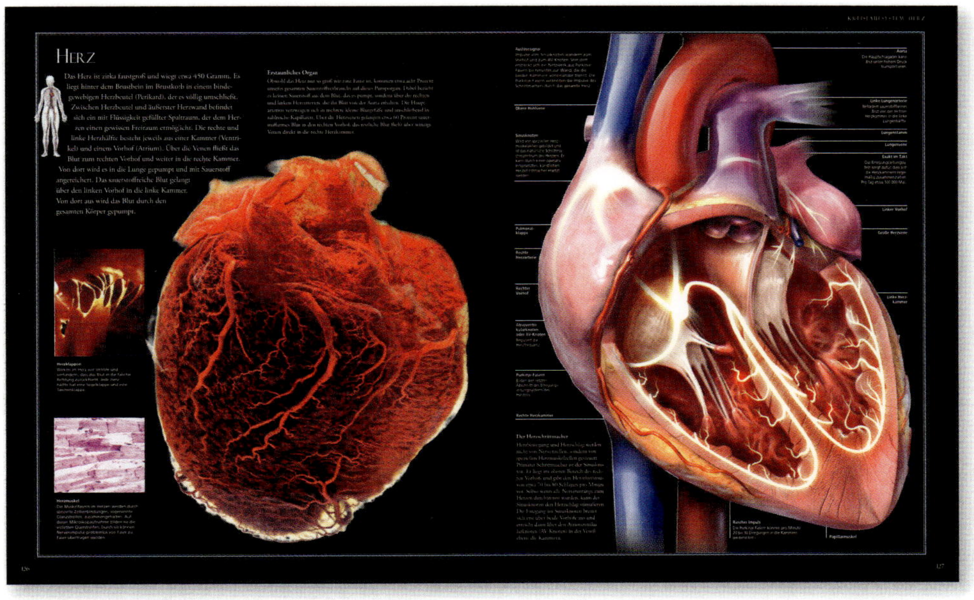

Krankheiten
Am Ende jedes Abschnitts werden die wichtigsten Erkrankungen geschildert, die das jeweilge System befallen können. Es wird erklärt, wie und warum der Körper angegriffen wird und auf welche Weise man derartigen Attacken vorbeugen kann. Dabei werden die neuesten Diagnose- und Behandlungsverfahren dargestellt.

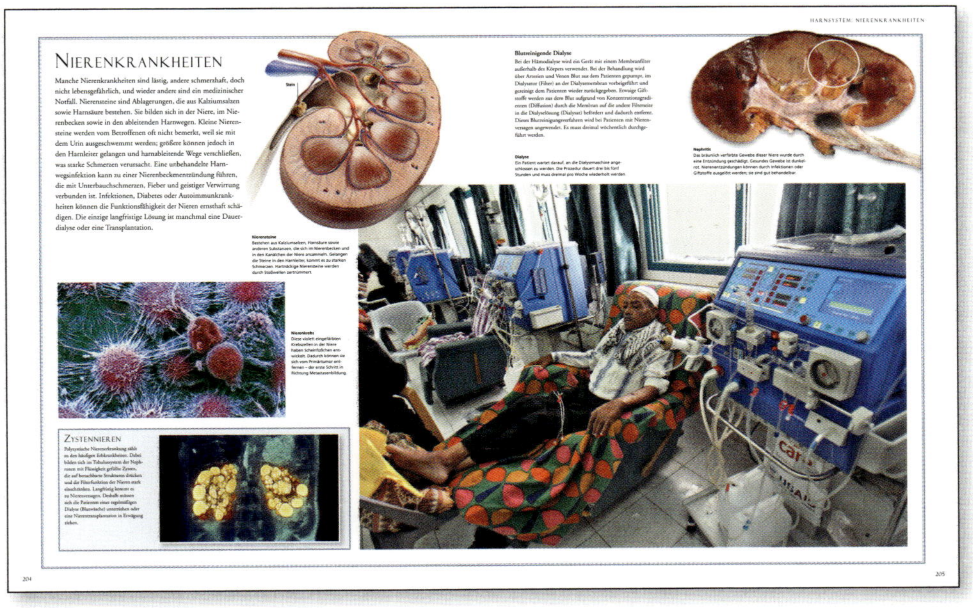

Bilder

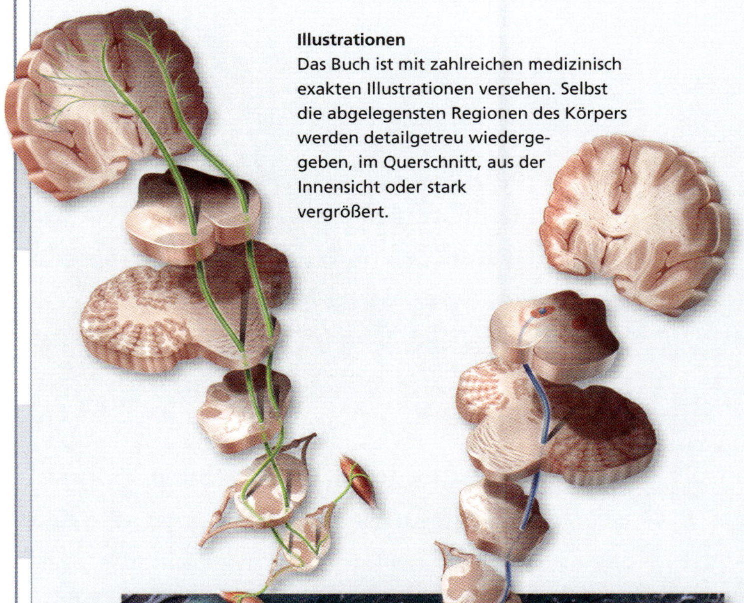

Illustrationen
Das Buch ist mit zahlreichen medizinisch exakten Illustrationen versehen. Selbst die abgelegensten Regionen des Körpers werden detailgetreu wiedergegeben, im Querschnitt, aus der Innensicht oder stark vergrößert.

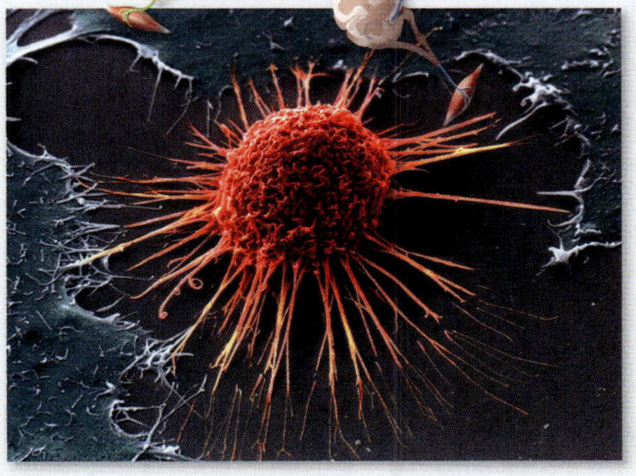

Fotos
Die Fotos zeigen anatomische Details, Krankheitserreger und vieles andere entweder mikroskopisch klein oder überlebensgroß. Somit gewinnt der Betrachter einen realistischen Eindruck der dargestellten Themen.

Infektionskrankheiten		
Erreger	**Angriffsmodus**	**Mögliche Krankheiten**
Bakterien	Nutzen Giftstoffe, um Zellen zu verändern oder gefährliche Immunreaktionen auszulösen	Blutvergiftung, Syphilis, Lungenentzündung, Karies
Pilze	Nutzen Enzyme, um lebendiges sowie totes Material aufzuspalten und zu zersetzen	Kandidose, Fußpilz, Histoplasmose, Soor
Parasiten	Ernähren sich von Zellen und Gewebe des Wirts, lösen gefährliche Immunreaktionen aus	Malaria, Leberegel, Darminfektion, Giavdiasis
Viren	Befallen lebende Zellen, können die Bildung von Krebszellen hervorrufen	Schweres Akutes Atemwegssyndrom (SARS), Influenza, Meningitis, Lungenentzündung

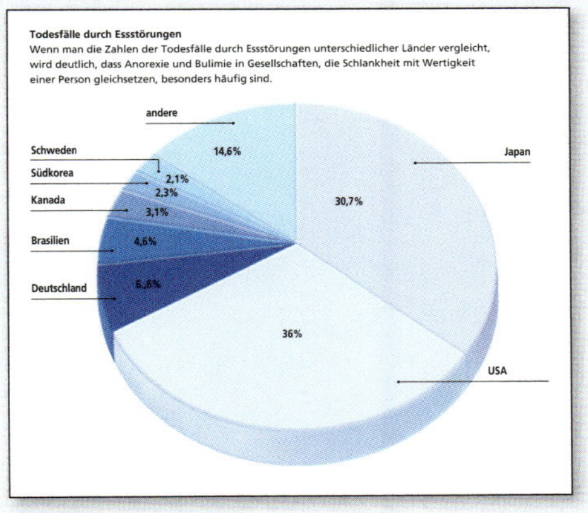

Tabellen und Grafiken
Liefern einen raschen Überblick über die wichtigsten Fakten und machen komplizierte Vorgänge transparent. Hier finden Sie auch die neuesten Erkenntnisse und Daten verständlich aufgeschlüsselt.

Bilder des Körpers

Moderne Bildgebung hat die Diagnose und Behandlung von Krankheiten revolutioniert und ein tieferes Verständnis der Körperfunktionen ermöglicht. Mit Röntgenaufnahmen lassen sich Knochen durchleuchten und Tumoren lokalisieren. In der Nuklearmedizin werden radioaktive Materialien eingesetzt, um den Weg von Substanzen innerhalb eines Organs oder Organsystems zu verfolgen. Mithilfe von Ultraschall (Sonographie) kann organisches Gewebe genau untersucht werden, ohne den Patienten dabei zu schädigen. Bei vielen hochmodernen Techniken werden Röntgenbilder, radioaktive Substanzen und Ultraschall mit Computeranalyse und Hervorhebung durch Farbe kombiniert. Etwa bei Computertomographie (CT), Positronen-Emissions-Tomographie (PET) und Magnetresonanz (MR). Jede dieser Techniken liefert eine spezielle Aufnahme, zum Beispiel von Weichgewebe bei MR. Bei der Endoskopie wird ein biegsames Rohr, das Bilder durch Glasfaserbündel überträgt, in Körperöffnungen eingeführt. Damit kann das Innere eines lebenden Organismus untersucht oder operiert werden.

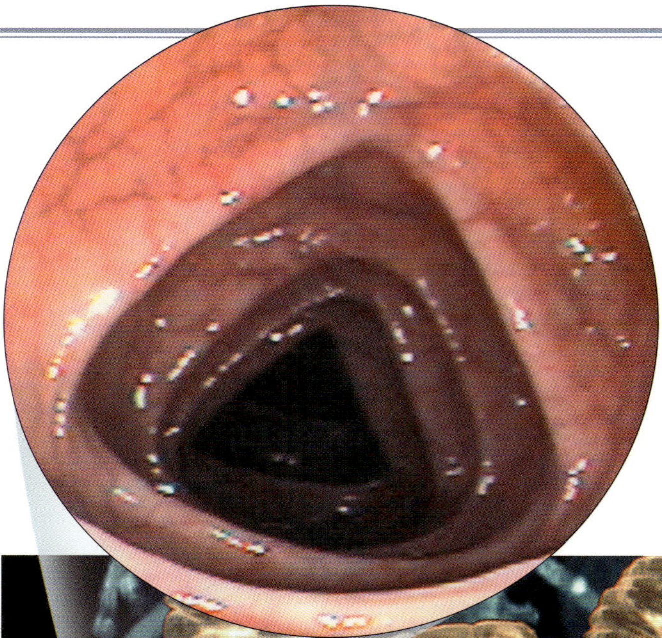

Endoskopie
Ein Endoskop ist eine schmale, hohle und meist biegsame Röhre, die eine Lichtquelle und ein Lichtleiter aus Glasfaserbündeln enthält. Letzterer wird an einen Monitor angeschlossen. Hier sieht man einen gesunden, menschlichen Dickdarm. Bei Bedarf können durch das Endoskop ferngesteuerte Operationsinstrumente eingeführt werden.

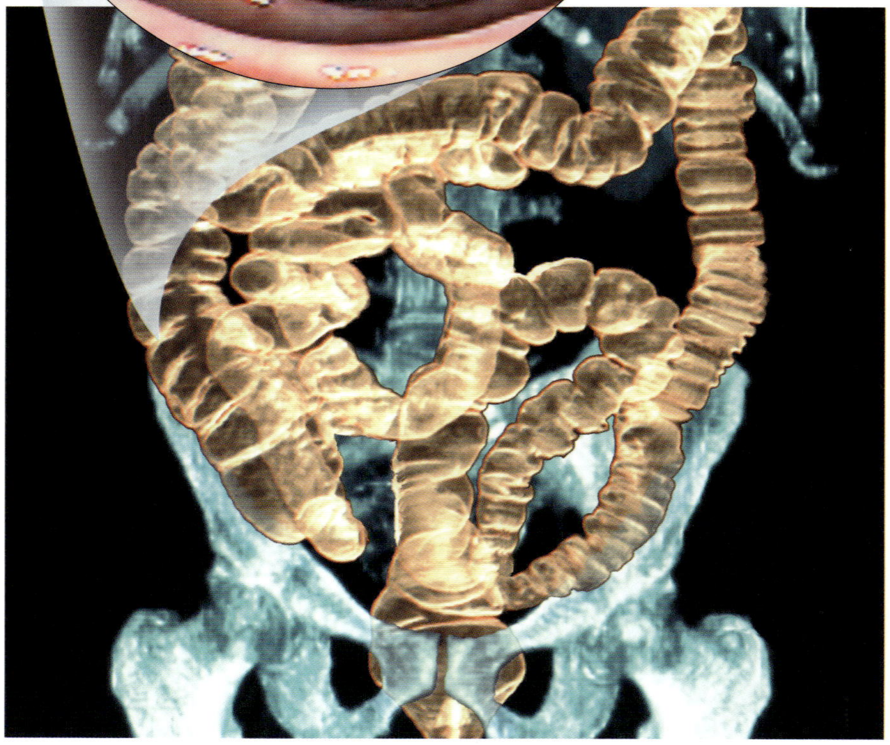

Computertomographie (CT)
Hierbei werden Röntgenstrahlen durch den Patienten geschickt, die von mehreren Detektoren gleichzeitig aufgezeichnet werden. Die Daten werden im Computer zu Schnittbildern und 3-D-Ansichten zusammengefügt, hier die Gedärme eines Menschen. Rippen und Becken des Patienten sind blaugrün.

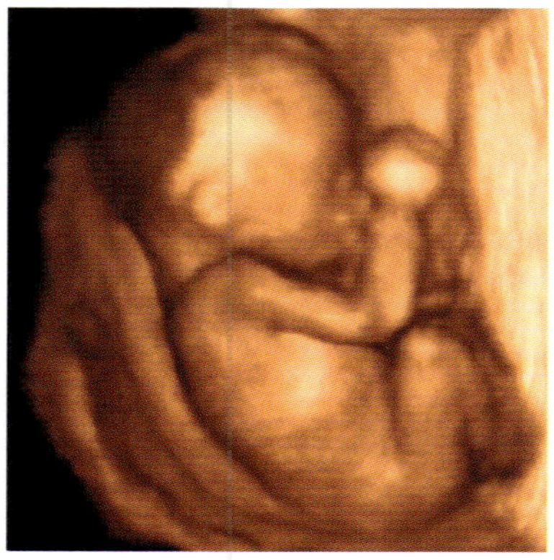

3-D-Ultraschall
Bei diesem Verfahren erzeugen Ultraschallwellen Bilder. Die Ultraschalluntersuchung des Fetus ist bei der Schwangerschaftsvorsorge mittlerweile Standard. Der 3-D-Ultraschall ermöglicht eine räumliche Darstellung des ungeborenen Kindes, wie hier eines sechs Monate alten Fetus.

Raster-Elektronen-Mikroskop (REM)
Ein REM erzeugt eine Oberflächenabbildung, die auch von unseren Augen wahrgenommen werden kann. Dabei wird ein Elektronenstrahl Punkt für Punkt über eine Oberfläche geführt, das dadurch produzierte Bild ermöglicht eine bis zu 500 000-fache Vergrößerung. Diese Aufnahme zeigt den Aufbau eines kleinen Blutgefäßes.

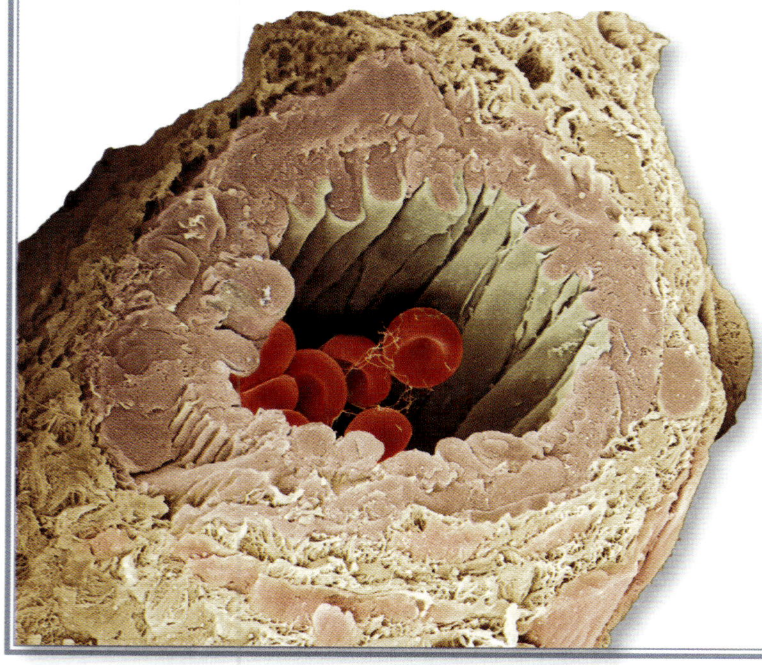

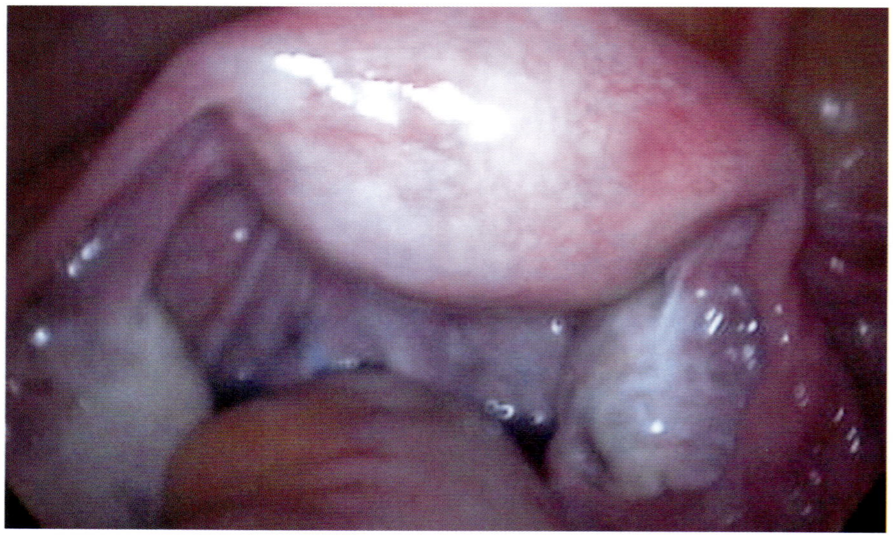

Endoskopische Diagnose

Bei der Laparoskopie oder Bauchspiegelung wird ein Hautschnitt in die Bauchdecke vorgenommen. Durch diesen wird dann ein Endoskop eingeführt, das an eine Lichtquelle und eine Videokamera angeschlossen ist. Das ermöglicht eine Untersuchung des Bauchraums und der darin befindlichen Organe wie Gallenblase, Magen und Uterus. Hier sieht man den Uterus und die Eierstöcke einer gesunden Frau. Bei der Arthroskopie oder Gelenkspiegelung wird das Endoskop in Knie-, Schulter- oder Sprunggelenk eingeführt. Bei einer Darmspiegelung erfolgt die Untersuchung über den Anus.

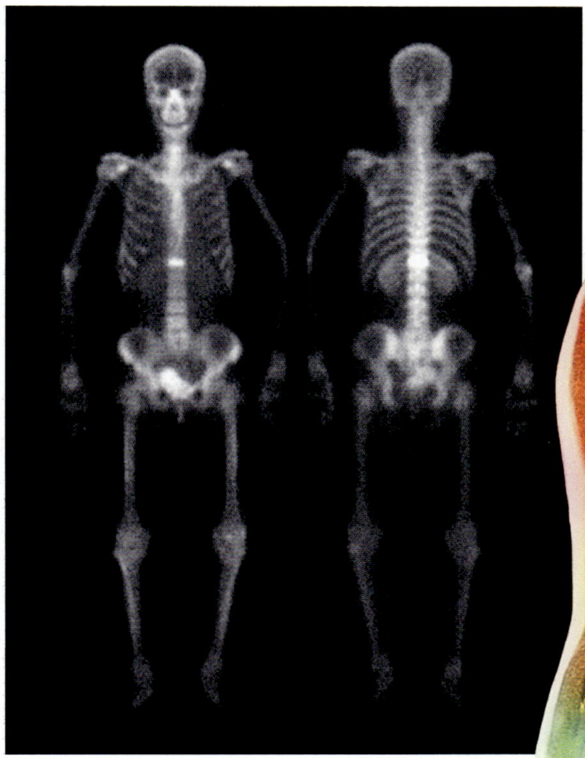

Ganzkörperskelettszintigraphie
Die Nuklearmedizin arbeitet mit radioaktiven Substanzen, die dem Patienten injiziert werden und die sich in bestimmten Regionen vermehrt anreichern. Bei der Ganzkörperskelettszintigraphie weist eine Vermehrung auf erhöhten Knochenstoffwechsel hin. Dieser Patient hat an einem Rückenwirbel eine Quetschfraktur, erkennbar an dem hellen Punkt in der Mitte der Wirbelsäule.

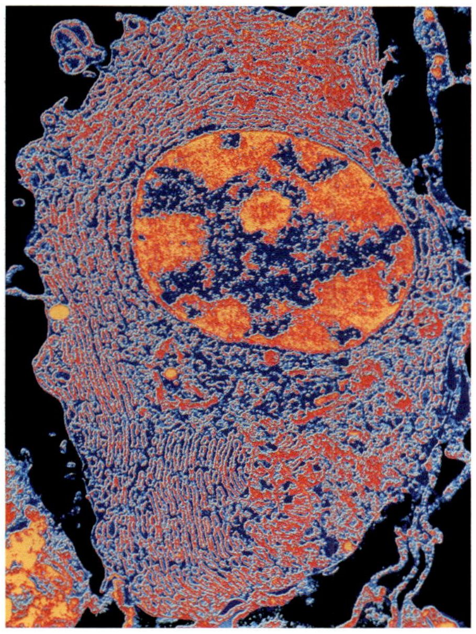

Transmissions-Elektronen-Mikroskopie (TEM)
Bei der TEM durchstrahlen Elektronen das Objekt und erzeugen ein detailliertes Abbild seines Inneren. Dieser eingefärbte Elektronenmikrograph zeigt den ovalen Zellkern sowie kleinste Strukturen einer gesunden menschlichen Zelle. Die roten Partikel sind Ribosomen, Zellorganelle, die an der Synthese von Eiweiß (Protein) beteiligt sind.

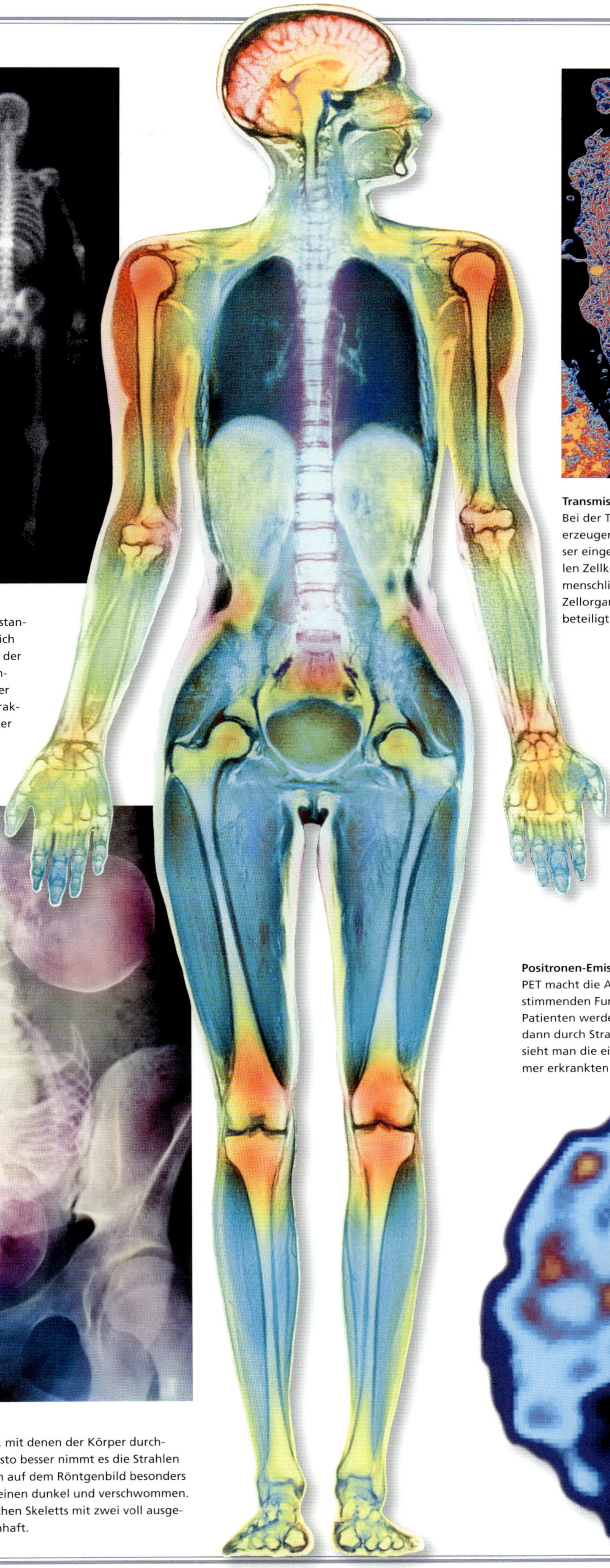

Magnetresonanz (MR)
Bei MR wird der Körper einem Magnetfeld ausgesetzt, in dem die Atome des entsprechenden Organs von elektromagnetischen Langwellen angeregt werden. Mit MR lassen sich außergewöhnlich scharfe und präzise Bilder von feinen Strukturen herstellen. Dieses farbige Abbild eines Menschen wurde aus mehreren Scans zusammengesetzt.

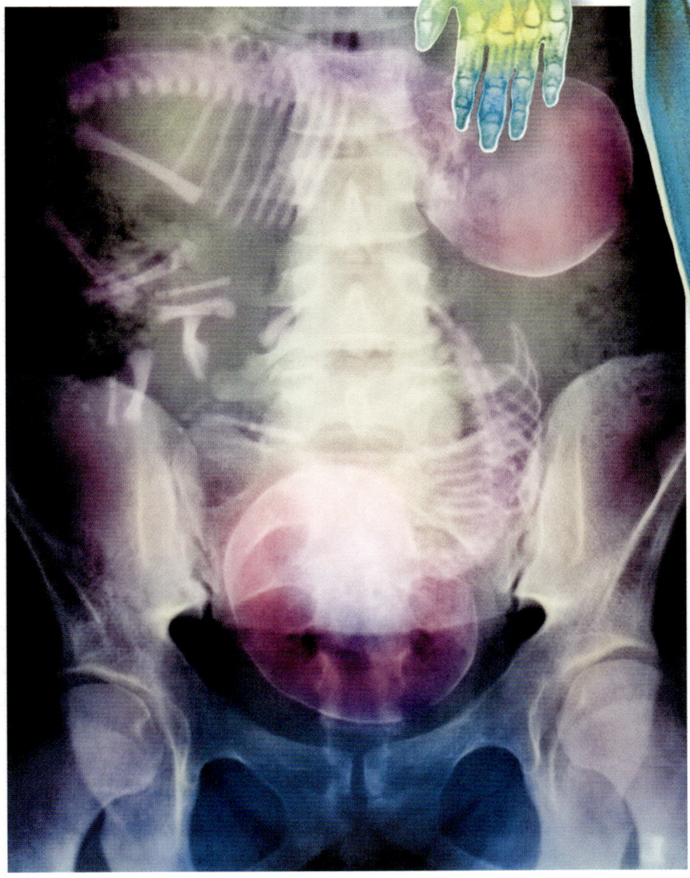

Farbige Darstellung beim digitalen Röntgen
Röntgenstrahlen sind elektromagnetische Wellen, mit denen der Körper durchleuchtet werden kann. Je dichter das Material, desto besser nimmt es die Strahlen auf, deshalb zeichnen sich Knochen oder Tumoren auf dem Röntgenbild besonders deutlich ab. Fettgewebe und hohle Organe erscheinen dunkel und verschwommen. Auf diesem Bild sieht man einen Teil eines weiblichen Skeletts mit zwei voll ausgebildeten Feten, der Uterus der Mutter ist schemenhaft.

Positronen-Emissions-Tomographie (PET)
PET macht die Aktivitäten der kognitiven und verhaltensbestimmenden Funktionsbereiche des Gehirns sichtbar. Dem Patienten werden radioaktive Substanzen verabreicht, die dann durch Strahlung lokalisiert werden. Auf dem Bild unten sieht man die eingeschränkte Gehirnaktivität eines an Alzheimer erkrankten Menschen.

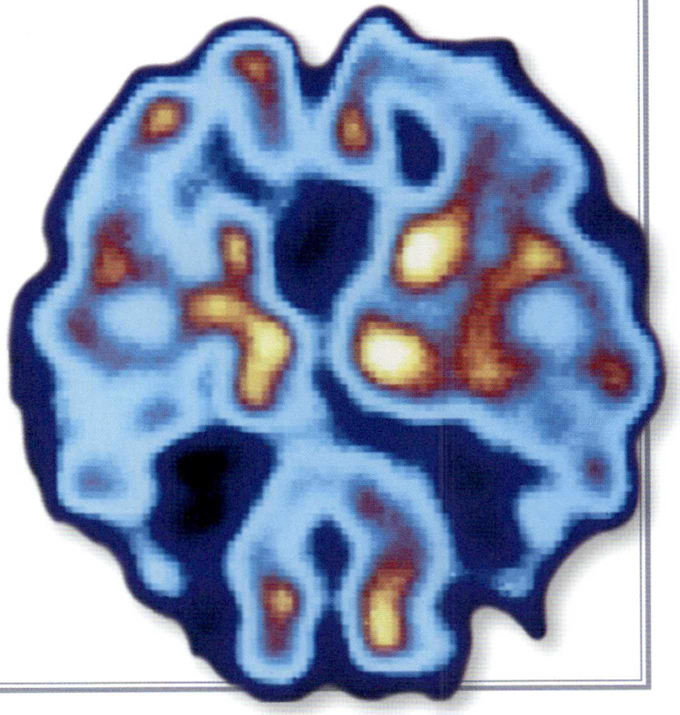

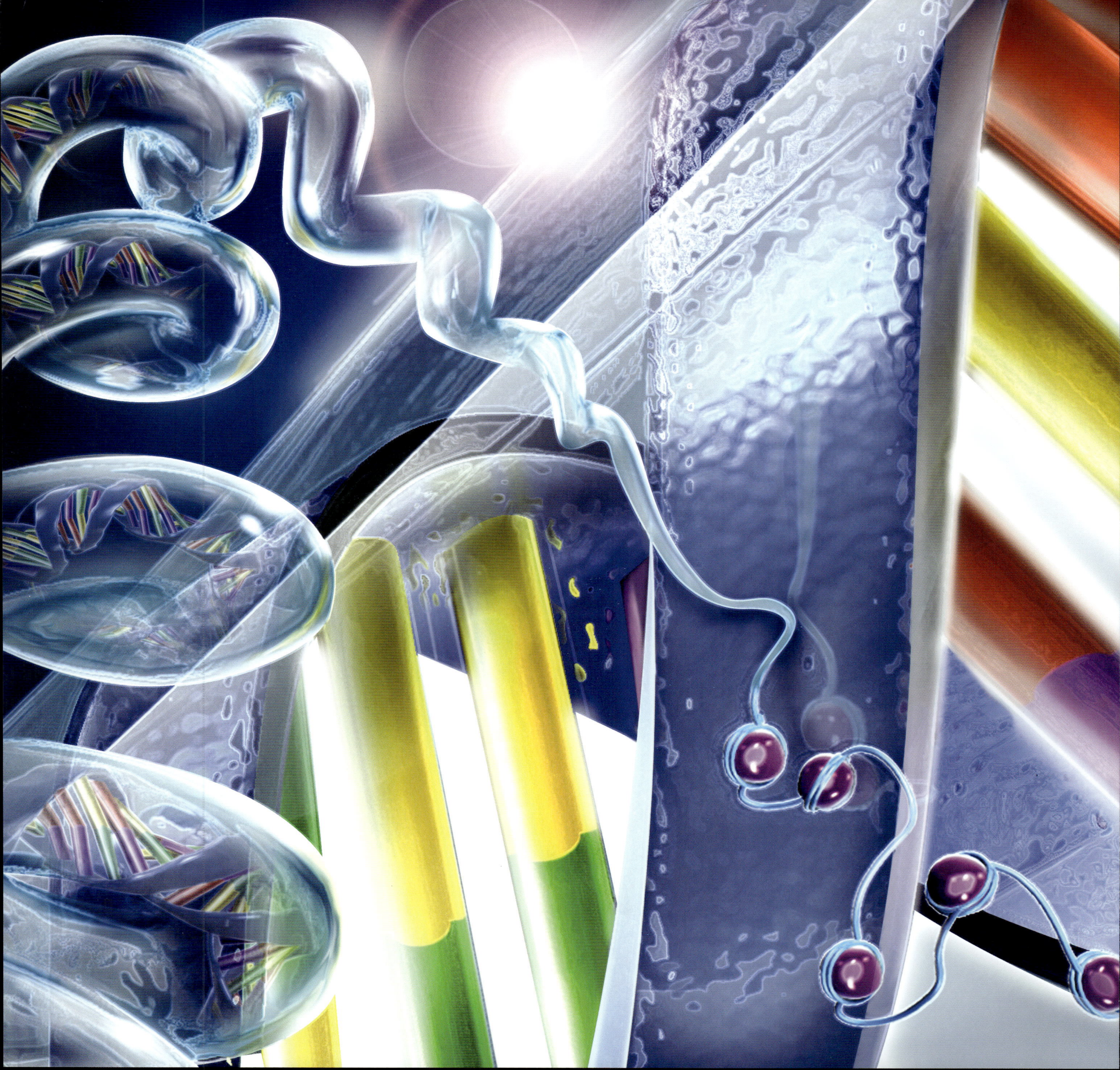

Jede menschliche Zelle enthält 46 doppelstrangige DNA-Moleküle, die wie eine Strickleiter aufgebaut sind. Wenn man sie in die Länge ziehen würde, wären sie 1,8 Meter lang. Die DNA ist wichtigster

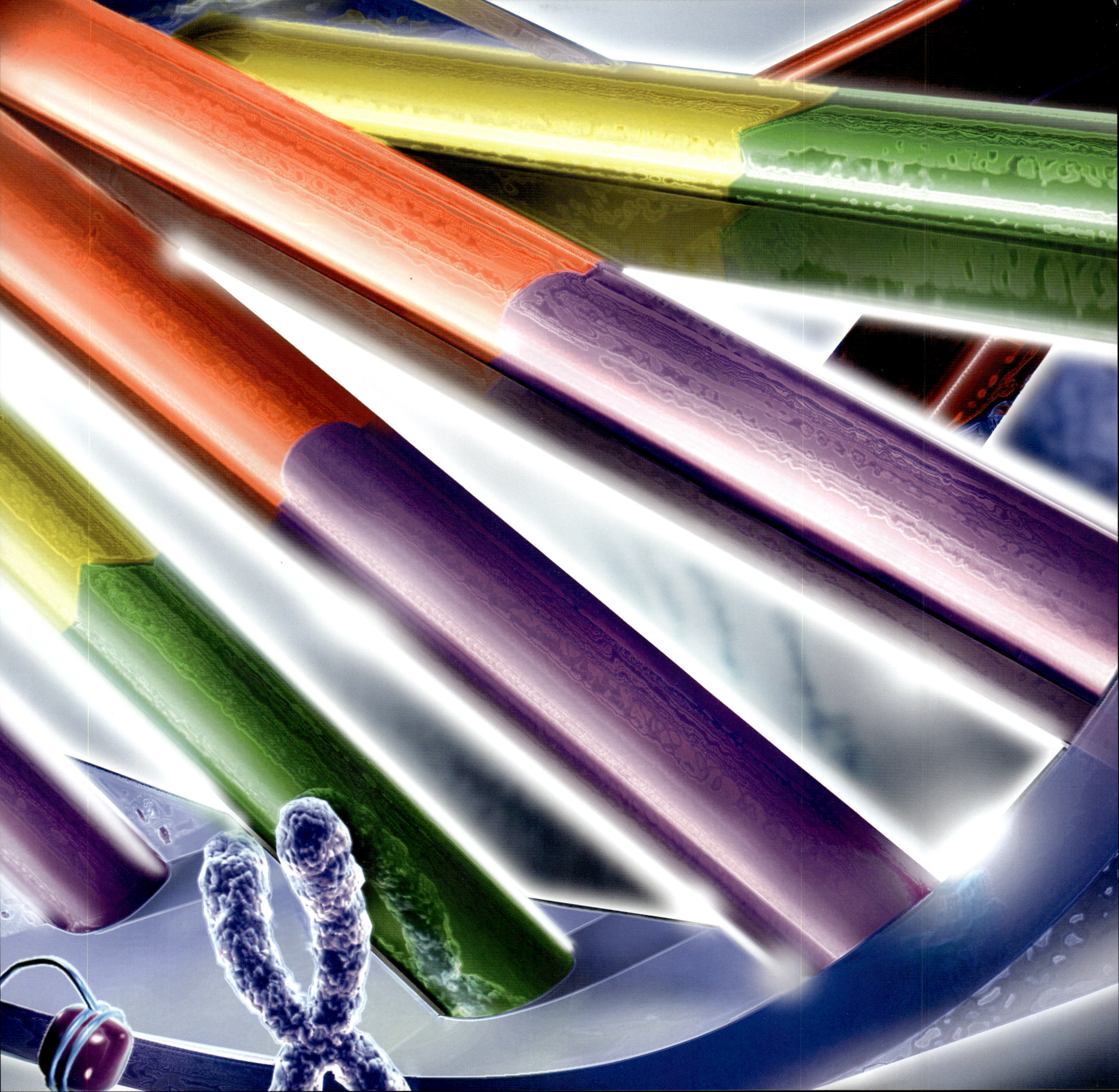

GRUNDLAGEN

Grundlagen

Der menschliche Körper stellt ein bemerkenswert komplexes Gebilde dar; er ist ein Ganzes, das weit mehr als die Summe seiner Einzelteile ist. Diese biologische Konstruktion ist ein Meisterstück, bei dem alle Systeme perfekt aufeinander abgestimmt sind. An seiner normalen Funktion sind insgesamt zwölf Organsysteme beteiligt. Innerhalb jedes Systems wirken zwei oder mehr Organe zusammen, um ihre Aufgabe zu erfüllen, etwa um Sauerstoff aufzunehmen oder Nährstoffe aus Speisen zu filtern. Die Organe sind aus verschiedenen Materialien zusammengesetzt: aus Nervengewebe, das Informationen überträgt, aus Muskelgewebe, das Beweglichkeit sichert, aus Bindegewebe, das als Wasserspeicher und Schutzhülle dient, aus Knorpel- und Knochengewebe, das Halt gibt und stützt, und schließlich aus Blutgefäßen. All diese Komponenten arbeiten in jedem Augenblick unseres Lebens zusammen.

Organsysteme

Jedes Organsystem trägt zum Überleben des Körpers bei. Das Skelett bildet zum Beispiel das Gerüst und produziert Blutkörperchen, das Herz-Kreislauf-System versorgt über den Blutstrom die Zellen mit Nährstoffen und transportiert Sauerstoff in den Körper. Die verschiedenen Organsysteme sind funktionell eng miteinander verbunden, einzeln wären sie nicht leistungsfähig.

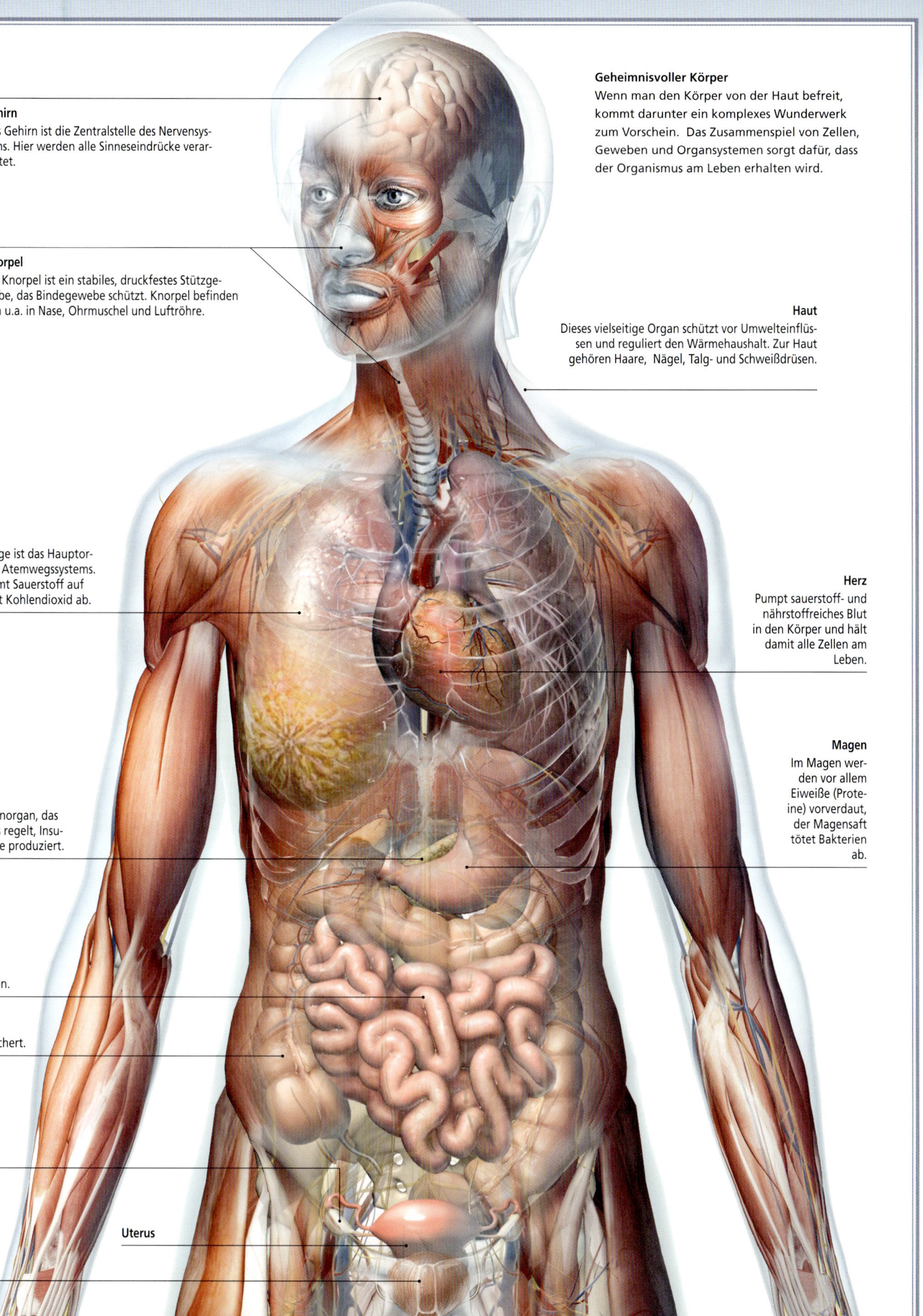

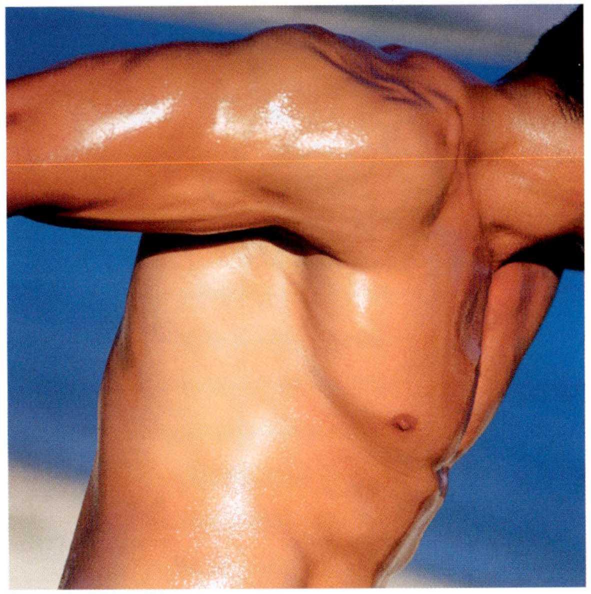

Organe
Bestehen aus unterschiedlichen Zellen und Geweben. Der Arm eines Bodybuilders etwa ist von Haut bedeckt, einem vielseitigen Organ. Der Arm an sich ist aus Skelettmuskeln, Nerven- und Bindegewebe zusammengesetzt. Bei einem Embryo sind die wichtigsten Organsysteme bereits im zweiten Entwicklungsmonat angelegt.

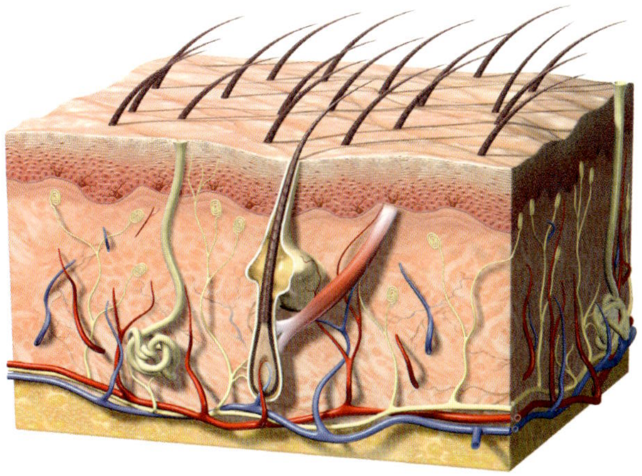

Gewebe
Jede Gewebeart hat einen charakteristischen Aufbau, der ihrer Funktion entspricht. Das Epithelgewebe besteht aus ein- oder mehrlagigen Zellschichten, die innere und äußere Körperoberflächen bedecken. Das Epithel bezeichnet alle Decken- und Drüsengewebe.

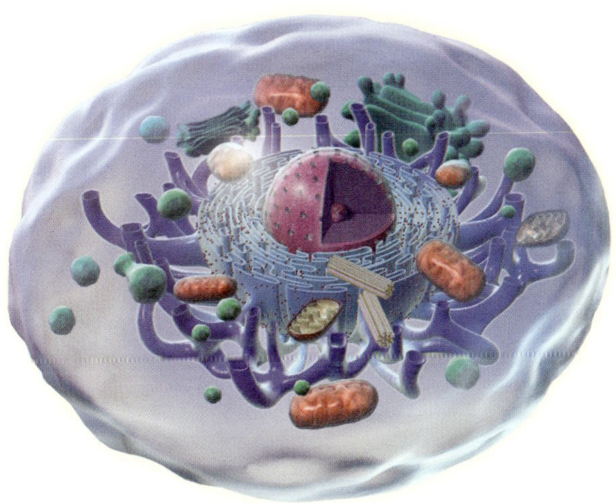

Zellen
Im menschlichen Körper sind etwa 200 unterschiedliche Arten von Zellen vorhanden, die jeweils eine bestimmte Aufgabe erfüllen, zum Beispiel die Bildung von Schleimhaut, die Abwehr von Krankheiten, die Speicherung von Nahrung oder die Kontrolle des Stoffwechsels. Muskelzellen sorgen beispielsweise für die Beweglichkeit von Organen wie Herz und Magen oder von Knochen.

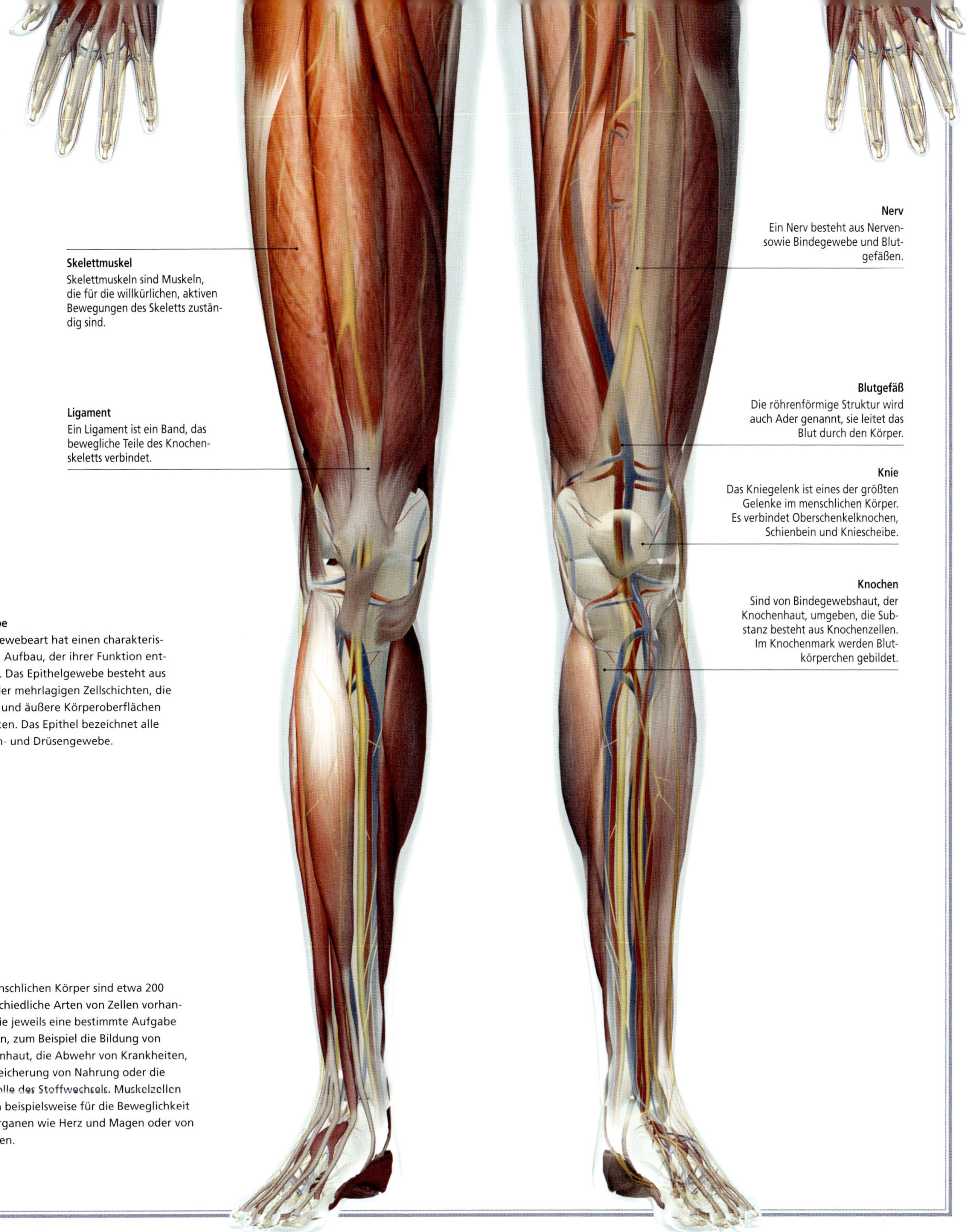

Zellen

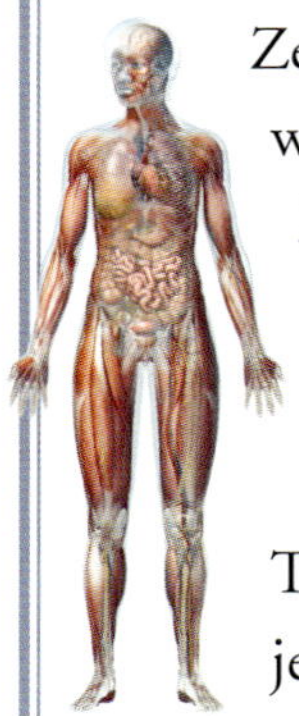

Zellen sind die kleinste Funktionseinheit des Lebens. Viele sind so winzig, dass man sie nur unter dem Mikroskop erkennen kann. Zellen sind eigenständige, sich selbsterhaltende Systeme, die Nährstoffe aufnehmen und in Energie umwandeln und die sich reproduzieren können. Daneben haben Zellen vielfältige Funktionen. Im Zellkern (Nucleus) befindet sich die DNA, der Träger der genetischen Information. Die DNA sorgt dafür, dass jede Zelle die ihr zugewiesene Rolle im Organismus übernimmt – als Muskel- oder Nervenzelle usw. Jede Zelle besteht grundsätzlich aus einem Zellkörper mit dem Zellplasma und den Zellorganellen, das sind Unterstrukturen innerhalb einer Zelle, die durch eine eigene Membran vom übrigen Zellinhalt abgegrenzt werden.

Die Zellmembran

Umgibt jede Zelle und hält sie zusammen. Sie dient gleichzeitig als Barriere und als Verkehrsweg, ist elastisch, damit sich die Zelle vergrößern kann, und halbdurchlässig, um einen ständigen, kontrollierten Austausch von Nährstoffen zu gewährleisten. Die Zellmembran besteht aus einer Doppelschicht von Fettmolekülen, in die Eiweiße eingelagert sind. Das Fett gewährleistet die Elastizität der Membran, die Eiweiße können Hormone binden und Substanzen durch die Membran schleusen.

Spezialisierte Zellen

Die meisten Zellen sind auf eine bestimmte Aufgabe spezialisiert, etwa als Blut- oder Nervenzelle. Stammzellen hingegen, vor allem von Embryos, haben das Potenzial, sich in jegliches Gewebe entwickeln zu können. Deshalb werden sie in der Forschung bevorzugt zur Bekämpfung von zellzerstörenden Krankheiten wie Parkinson und Alzheimer eingesetzt. Diese Methode ist umstritten, deshalb ist man bemüht, Stammzellen von anderen Quellen zu gewinnen.

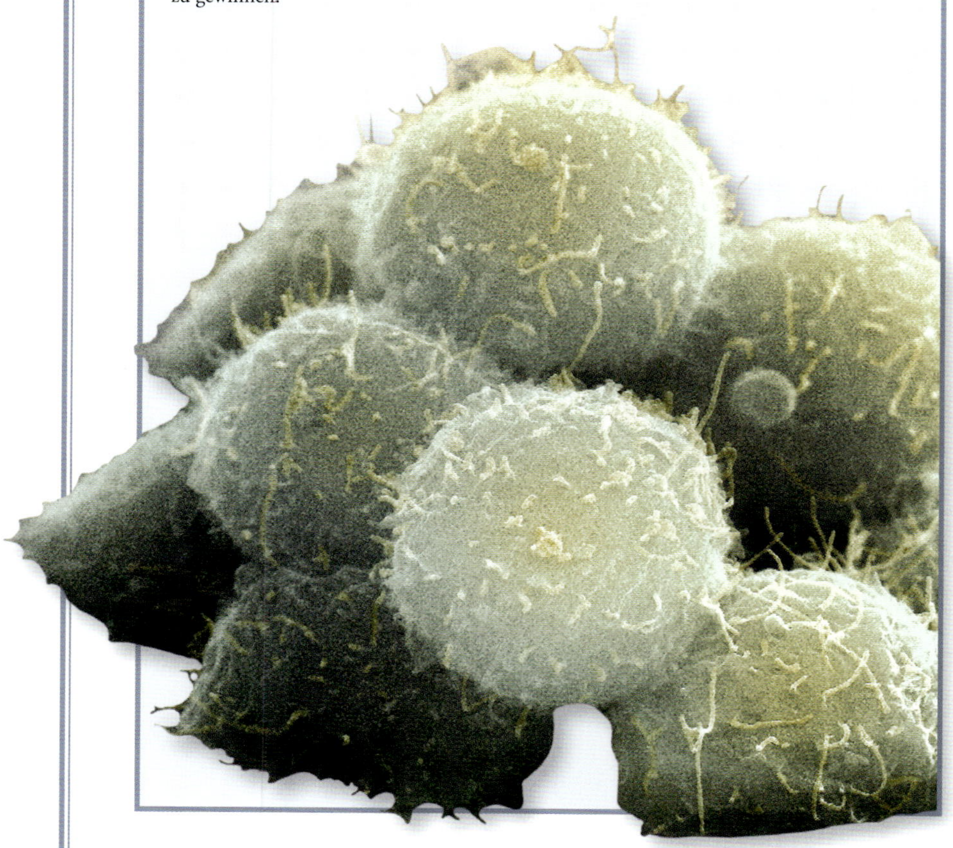

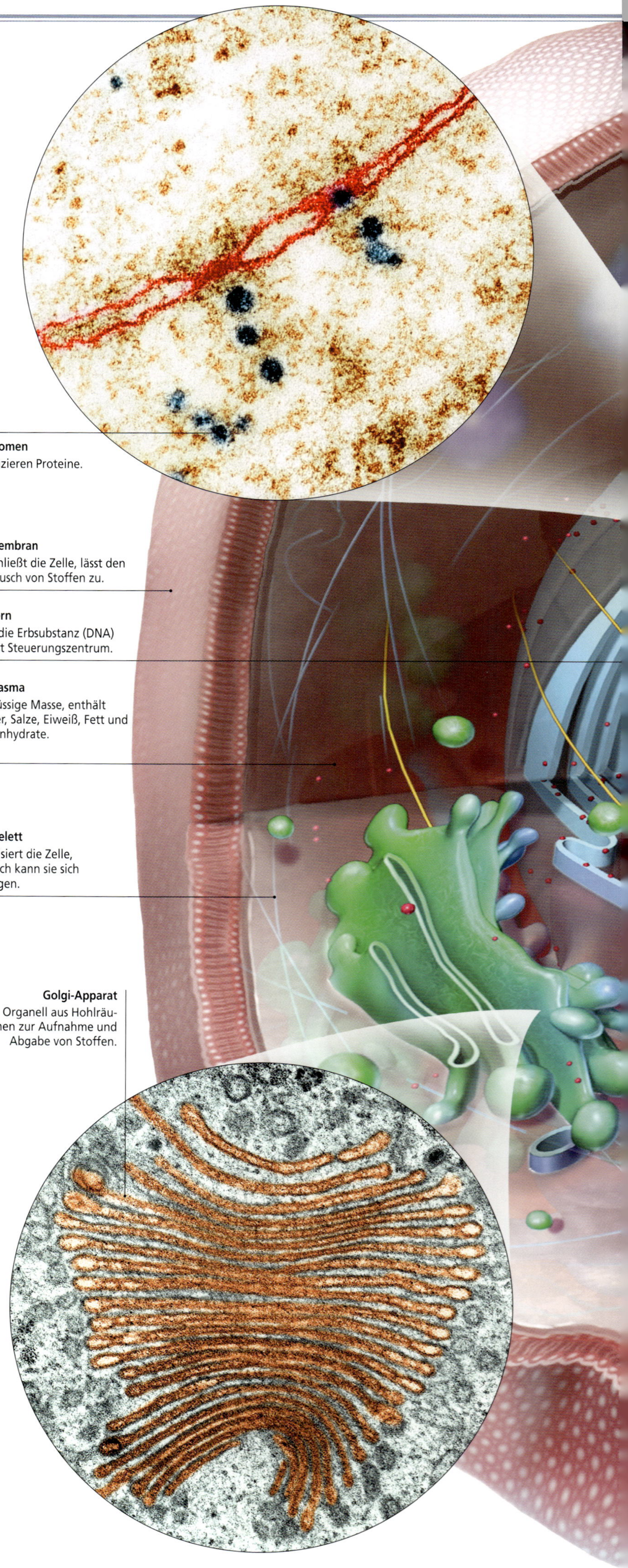

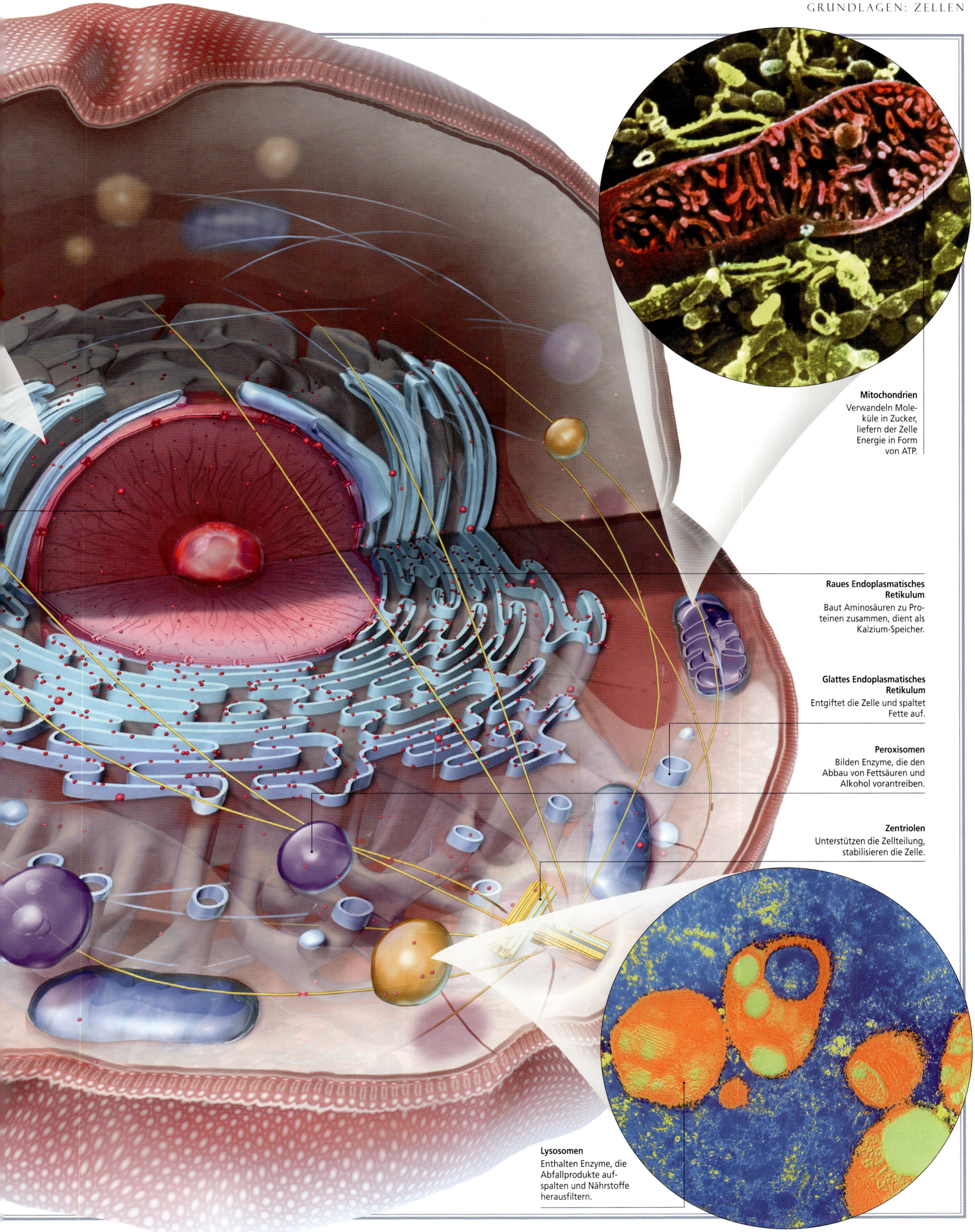
Mitochondrien
Verwandeln Moleküle in Zucker, liefern der Zelle Energie in Form von ATP.
Raues Endoplasmatisches Retikulum
Baut Aminosäuren zu Proteinen zusammen, dient als Kalzium-Speicher.
Glattes Endoplasmatisches Retikulum
Entgiftet die Zelle und spaltet Fette auf.
Peroxisomen
Bilden Enzyme, die den Abbau von Fettsäuren und Alkohol vorantreiben.
Zentriolen
Unterstützen die Zellteilung, stabilisieren die Zelle.
Lysosomen
Enthalten Enzyme, die Abfallprodukte aufspalten und Nährstoffe herausfiltern.

DNA

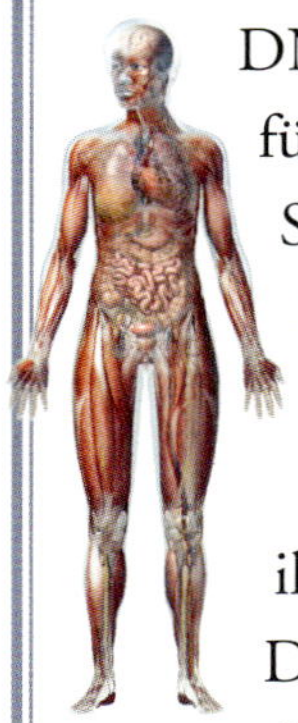

DNA (Desoxyribonukleinsäure) steuert alle Vorgänge, die für die biologische Entwicklung eines Organismus und den Stoffwechsel in der Zelle notwendig sind. Im Kern jeder Zelle befinden sich DNA-Stränge, die zu Chromosomen geformt sind. Bei der Zellteilung spalten sich die Chromosomen, um sich dann zu verdoppeln, dabei geben sie ihre genetische Information an die Tochterzellen weiter. Die DNA ist ein langes Kettenmolekül aus vielen Bausteinen, die man Nukleotide nennt, und kommt meist als schraubenförmige Doppelhelix vor. Bestimmte Abschnitte sind Gene, also Erbgutträger, andere haben eine genregulative Funktion. Die Gesamtheit der vererbbaren Information eines Lebewesens wird als Genom bezeichnet. Genforscher haben herausgefunden, dass das Genom eines Menschen aus etwa 21 500 Genen besteht. Die Erforschung des menschlichen Genoms ist wichtig, um festzustellen, welche Rolle Gene bei Krankheiten spielen.

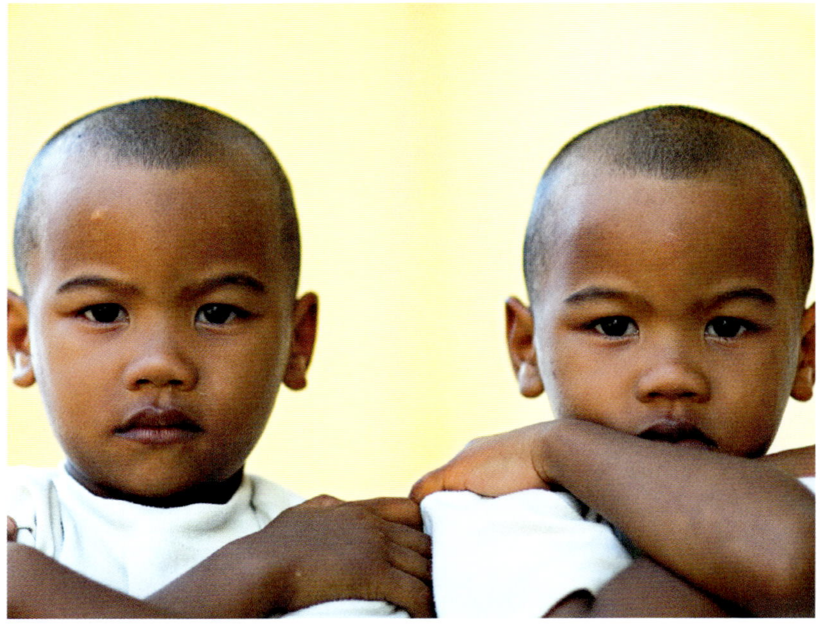

Eineiige Zwillinge
Entstehen aus einem einzigen befruchteten Ei und haben im Gegensatz zu allen anderen Menschen exakt die gleiche DNA. Zweieiige Zwillinge haben eine unterschiedliche DNA.

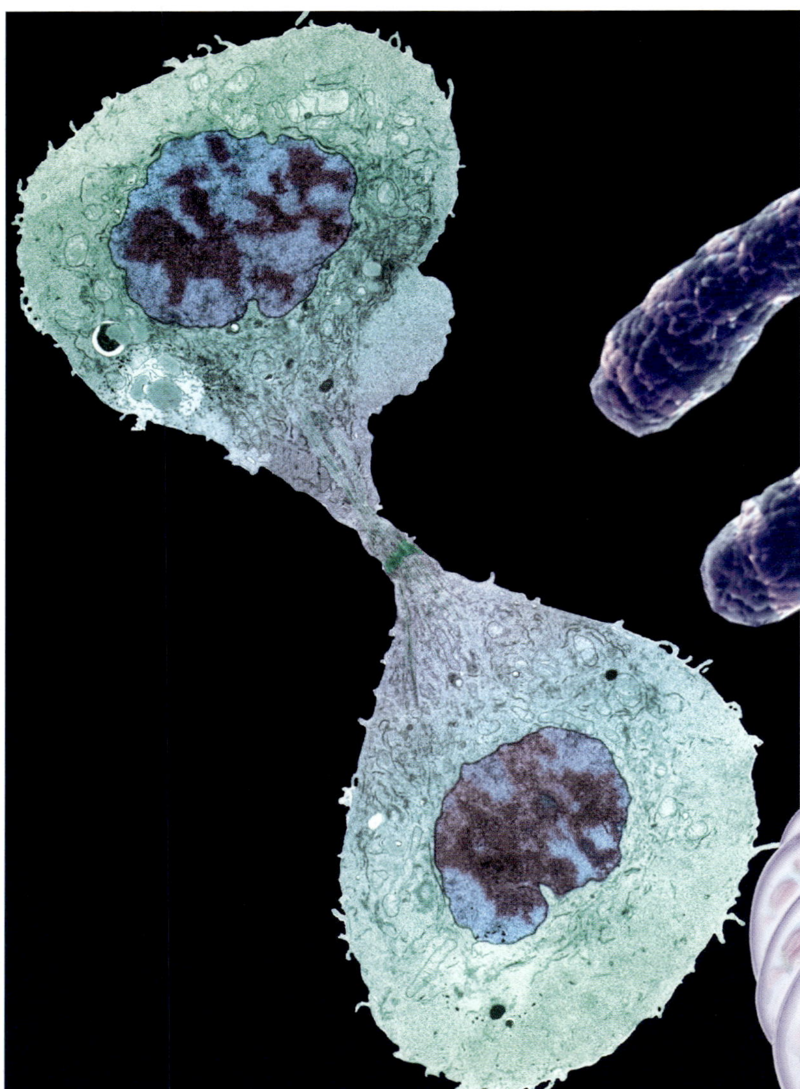

Mitose
Auf dieser Aufnahme mit einem Elektronenmikroskop sieht man eine Mitose, eine Zellkernteilung. Das Erbgut (dunkelblau) ist in zwei identische Teile gespalten und jeweils von einer Kernmembran umhüllt. Im Anschluss erfolgt die Teilung des Zellkörpers, dabei entstehen aus einer Zelle zwei Tochterzellen.

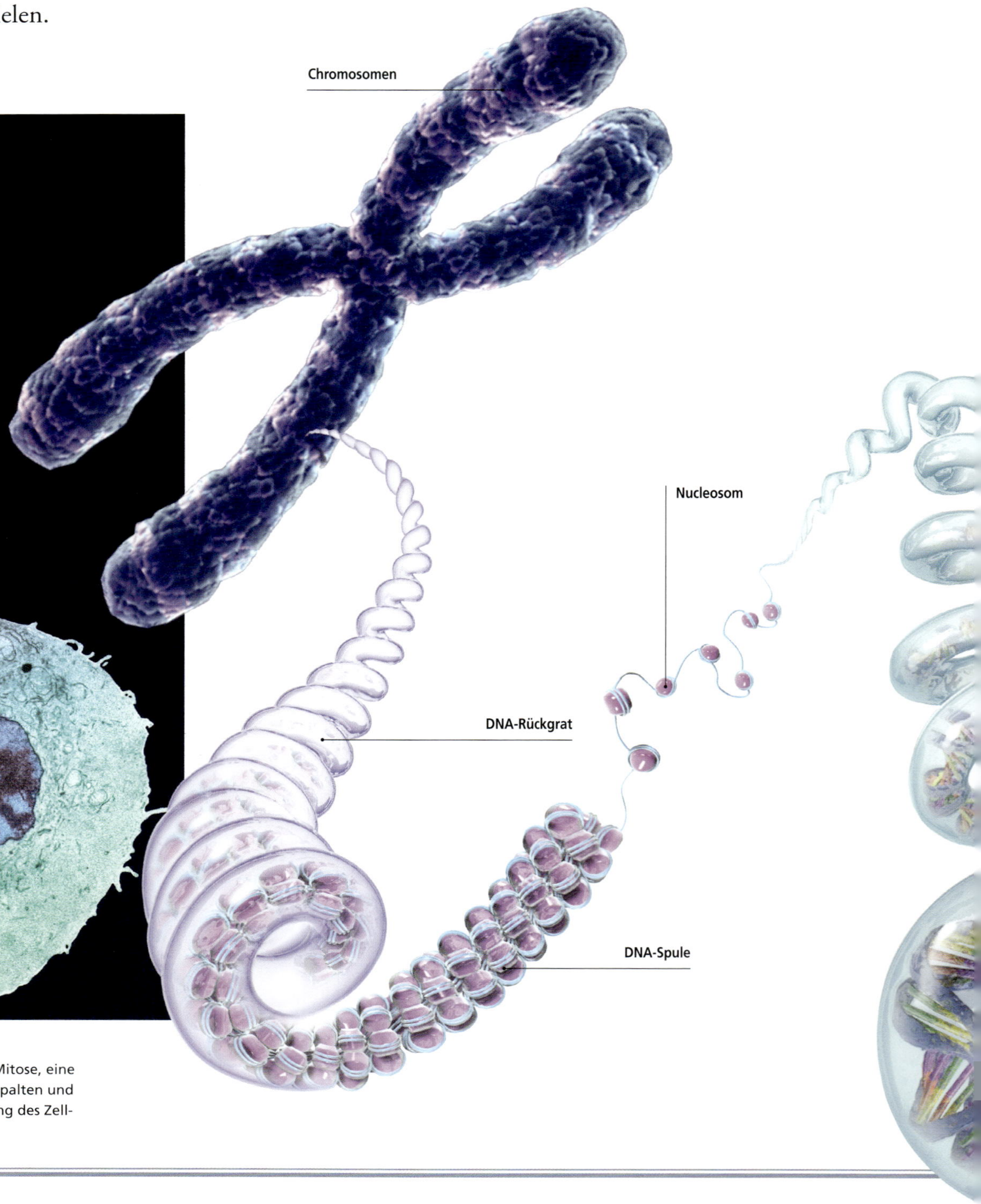

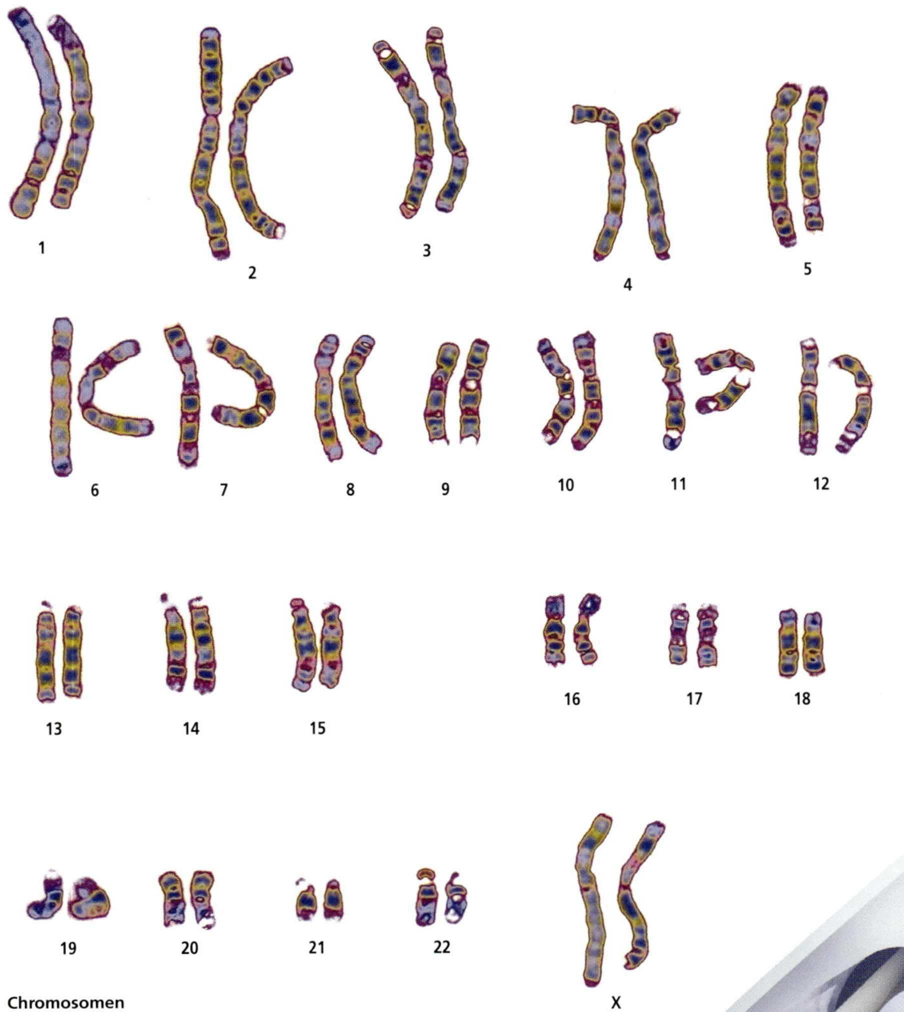

Chromosomen
Chromosomensatz aus 23 Paaren, der normalen Anzahl in einer menschlichen Zelle. Das X-Chromosomenpaar (unten rechts) verrät, dass es sich um den Karyotyp einer Frau handelt. Jedes Paar trägt bestimmte Gene.

Genetischer Fingerabdruck

Jeder Mensch hat eine individuelle DNA, nur eineiige Zwillinge haben eine identische. Einige DNA-Abschnitte wiederholen sich bei jedem Menschen mehrmals. Nach diesen sich wiederholenden Abschnitten wird gesucht, wenn man den genetischen Fingerabdruck einer Person erstellt. Die DNA wird dabei aus Zellen gewonnen, die von Gewebeteilen (Haut, Speichel, Sperma) stammen. Das DNA-Profil wird zur Ermittlung eines Täters oder zum Vaterschaftsnachweis genutzt.

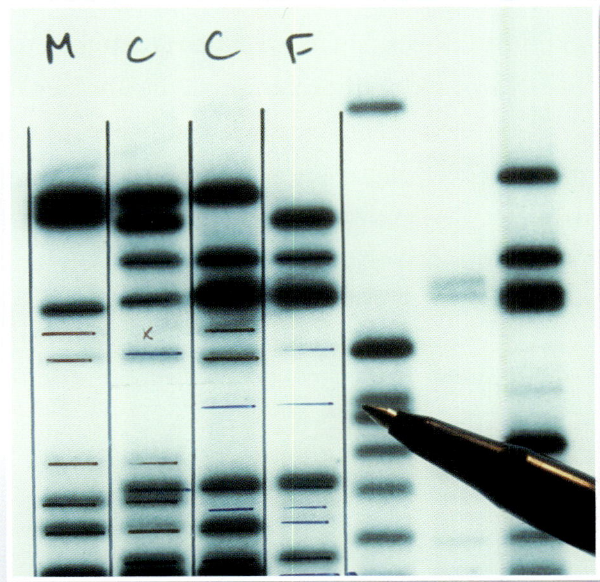

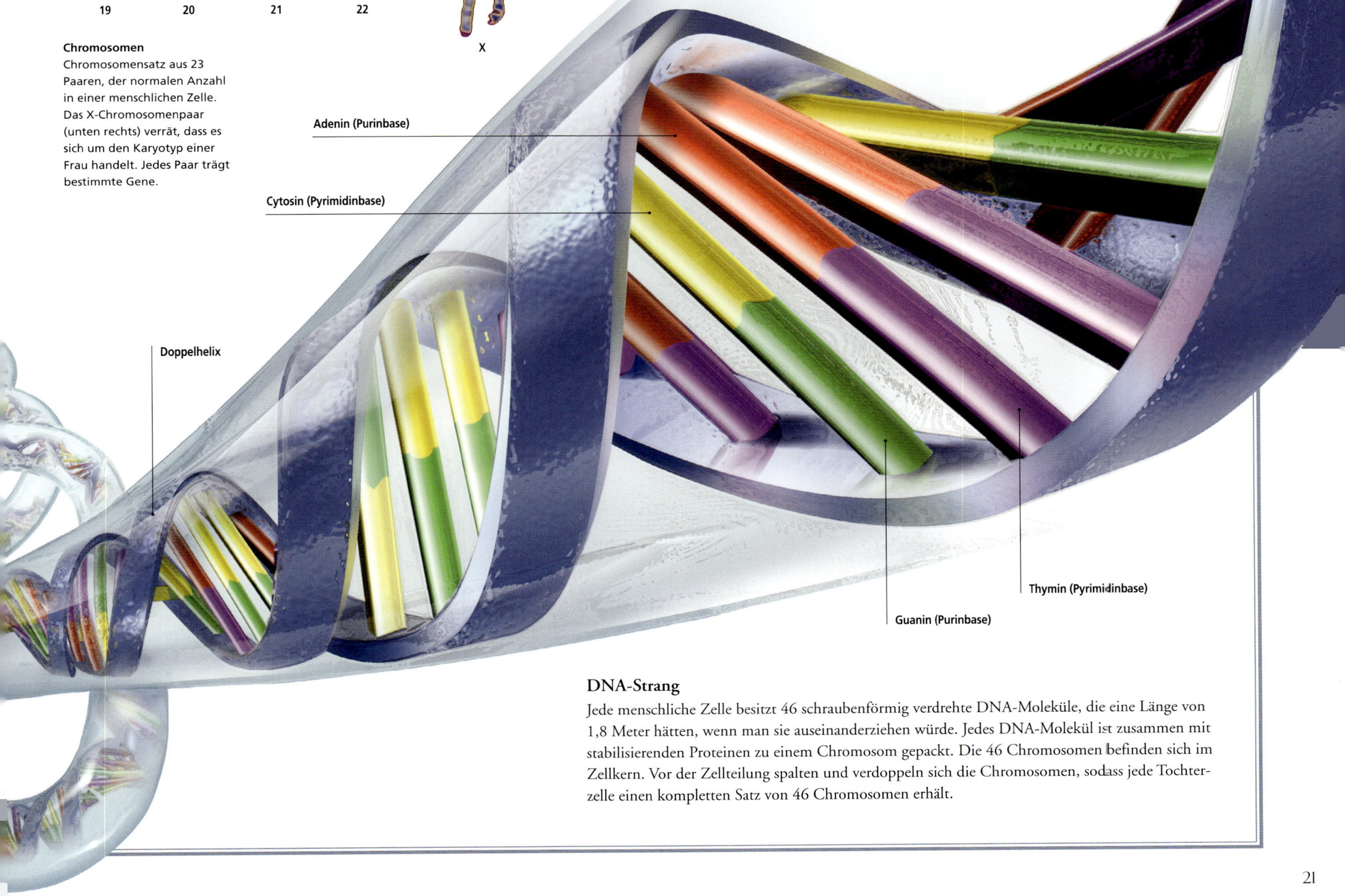

DNA-Strang
Jede menschliche Zelle besitzt 46 schraubenförmig verdrehte DNA-Moleküle, die eine Länge von 1,8 Meter hätten, wenn man sie auseinanderziehen würde. Jedes DNA-Molekül ist zusammen mit stabilisierenden Proteinen zu einem Chromosom gepackt. Die 46 Chromosomen befinden sich im Zellkern. Vor der Zellteilung spalten und verdoppeln sich die Chromosomen, sodass jede Tochterzelle einen kompletten Satz von 46 Chromosomen erhält.

Gewebe

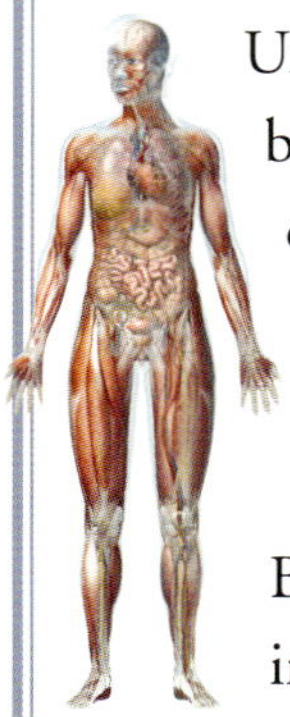

Unser Körper besitzt vier Grundgewebearten, die jeweils eine bestimmte Funktion erfüllen. Epithelgewebe befindet sich an den äußeren (Ober- und Lederhaut) und inneren Oberflächen des Körpers (Schleimhäute). Bei Muskelgewebe gibt es drei Arten: quergestreifte Muskeln, glatte Muskeln und Herzmuskeln. Jede Muskelgewebeart ermöglicht eine bestimmte Bewegung. Nervengewebe besteht aus Nervenzellen, es kommt in Gehirn, Rückenmark sowie den peripheren Nerven vor und dient der Kommunikation im Körper. Das am häufigsten vorkommende Gewebe ist Bindegewebe, zu ihm zählen Fett-, Knochen- , Knorpelgewebe und selbst Blut. Bindegewebe hat eine stützende und bindende Funktion. Es besteht meist aus Wasser sowie Proteinen und ist von einer Matrix umgeben, die widerstandsfähig oder elastisch sein kann.

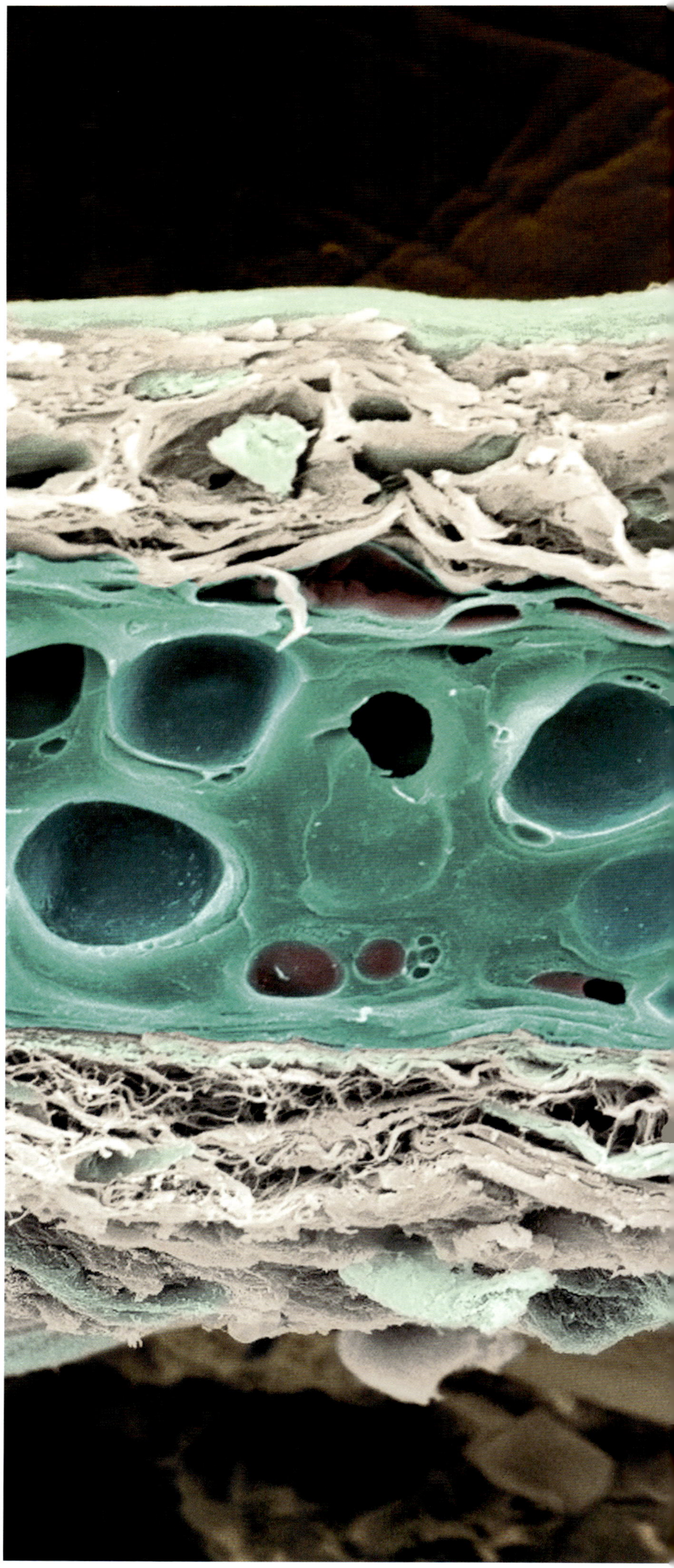

Knorpelgewebe unter dem Mikroskop
Knorpel (grün) bestehen aus Kollagenfasern, Knorpelzellen und einer Knorpelmatrix. Sie kommen an verschiedenen Stellen des Körpers vor. Gelenkknorpel beispielsweise überziehen die Gelenkflächen aller Gelenke (Hüfte, Knie, Hand, Schulter usw.) und sorgen für reibungsarme Beweglichkeit. Auch Teile der Nase, der Rippen und des Kehlkopfs sind aus Knorpeln geformt. Elastische, biegefeste Knorpel schützen das Außenohr. Besonders druckfeste Knorpel enthalten viele Kollagenfasern, dadurch werden z. B. das Kniegelenk und das Rückgrat gut gepolstert.

Körperfett

Im Fettgewebe speichert der Körper Fett als Kaloriendepot. Sogenanntes Speicherfett kommt in der Unterhaut vor und hier vorrangig als Speckschicht am Bauch, an den Gesäßbacken und am Bauchfell. Das als Baufett bezeichnete Fettgewebe dient der Polsterung und Formgebung. Es befindet sich an Handtellern, Fußsohlen, Nieren, Augen, Gelenken, an der weiblichen Brustdrüse und am Gesäß. Wenn die Fettpolster zu üppig sind, kann es zu gesundheitlichen Problemen kommen.

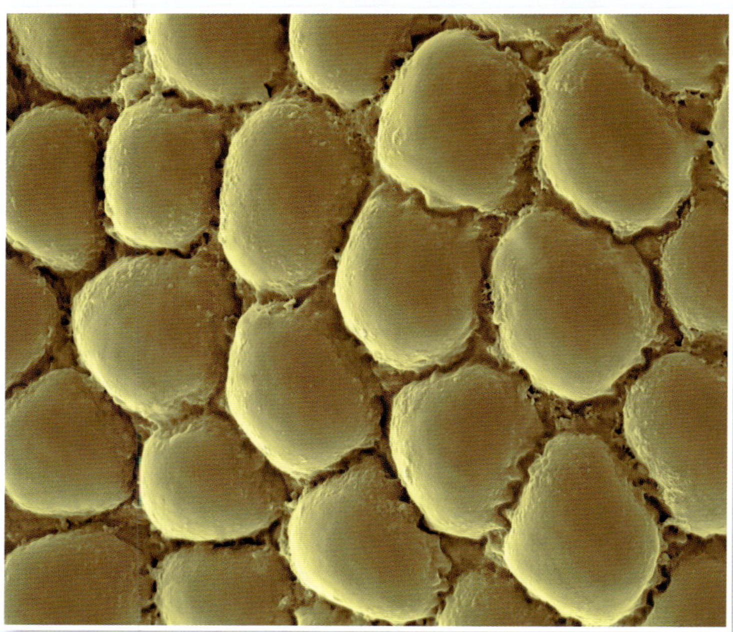

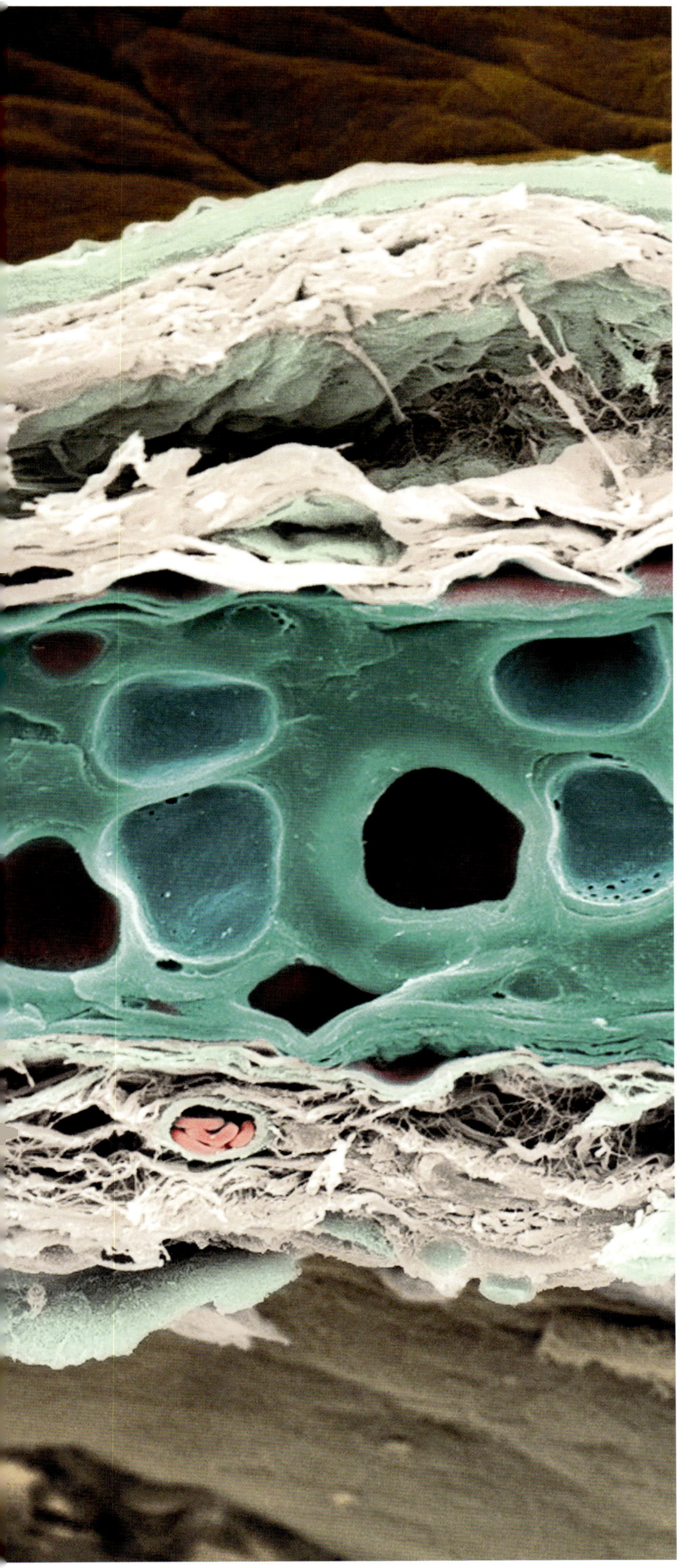

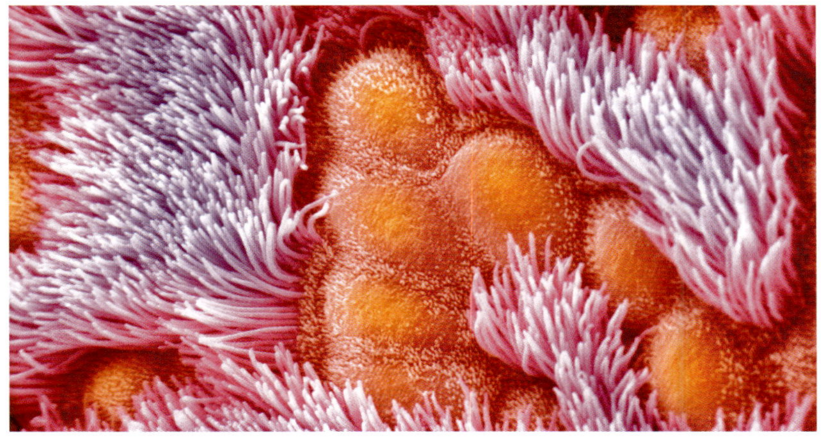

Epithelgewebe
Hier sieht man Flimmerepithel (Schleimhaut mit Flimmerhärchen) in den oberen Bronchien. In der Luftröhre und in den Bronchien wird die eingeatmete Luft angefeuchtet und auf die Temperatur des Körpers gebracht.

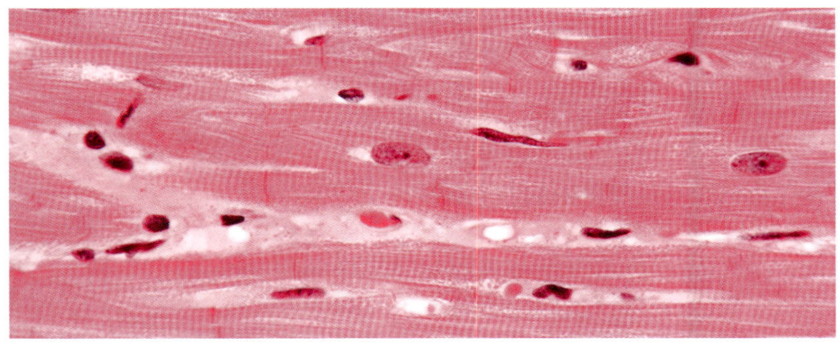

Muskelgewebe
Die Herzmuskulatur ist eine von drei Muskelgewebearten. Die Muskelzellen bilden lange Bündel. Spezielle Verbindungen lassen die Zellen (vertikale, rosa Linien) verschmelzen, dadurch können sie sich einheitlich zusammenziehen.

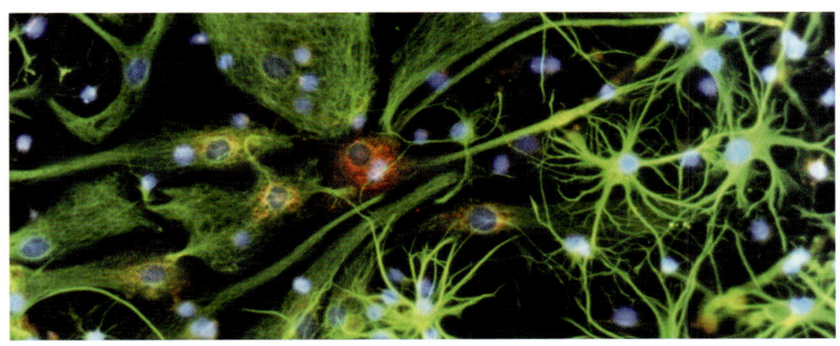

Nervengewebe
Hier sieht man sternförmige Astrozyten, die einen Teil des Nervengewebes im Gehirn bilden. Diese Sternzellen gehören zu den Gliazellen, die am Prozess der Informationsverarbeitung, -speicherung und -weiterleitung mitwirken. Astrozyten stellen die Mehrheit der Gliazellen im zentralen Nervensystem dar.

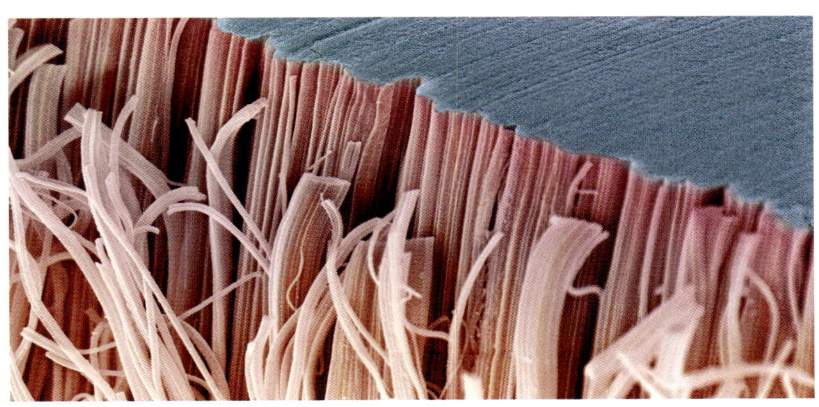

Bindegewebe
Sehnen (rosa) sind die bindegewebigen Teile des Muskels, die ihn mit dem Knochen verbinden. Sie müssen fest und biegsam sein und bestehen aus fixen Zellen sowie kollagenen Fasern. Die Bindegewebsfasern verlaufen nebeneinander und sind untereinander fest verkittet.

Wundheilung

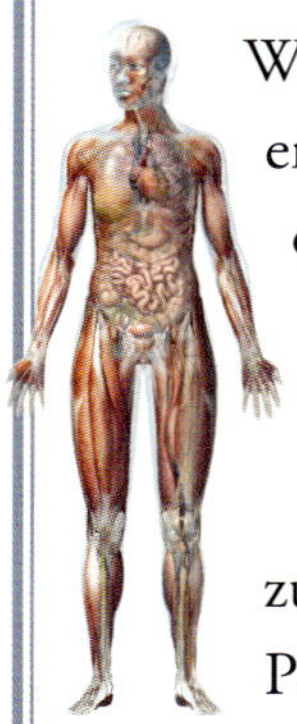

Wenn Gewebe beschädigt wird, kann die Gesundheit ernsthaft gefährdet sein. Besonders Hautverletzungen, durch die Mikroben eindringen und eine Infektion verursachen können, stellen ein Problem dar. Deshalb setzt bei Gewebeschäden ein automatischer Heilungsprozess ein. Wenn sich ein stark aufgeschürftes Knie zum Beispiel entzündet, formt sich aus Blutzellen und Proteinen ein Blutgerinnsel, das die Blutung stoppt und gesundes Gewebe vor Mikroben schützt. Anschließend regeneriert sich das geschädigte Gewebe, indem gesunde Zellen mobilisiert werden, die sich teilen und abgestorbenes Gewebe ersetzen. Nach und nach versorgen neue Gefäße die Zellen in der heilenden Wunde mit Blut. Bestimmte Organe können sogar nachwachsen: Wenn die Leber eines Menschen bis auf ein Drittel entfernt wird, kann der Körper aus diesem Drittel eine vollständige neue Leber bilden.

Erschwerte Wundheilung

Die meisten Wunden verheilen problemlos. Faktoren wie beeinträchtigte Blutzufuhr oder hoher Blutzucker bei Diabetikern können jedoch dazu führen, dass Wunden chronisch werden. Durch Blutunterversorgung wird der automatische Heilungsprozess stark erschwert. Die Wunde ist ständig entzündet und heilt dementsprechend nur sehr langsam ab. Als Folge von Operationen am Herzen oder an Organen im Unterleib entwickeln sich manchmal Verwachsungen aus vernarbtem Gewebe.

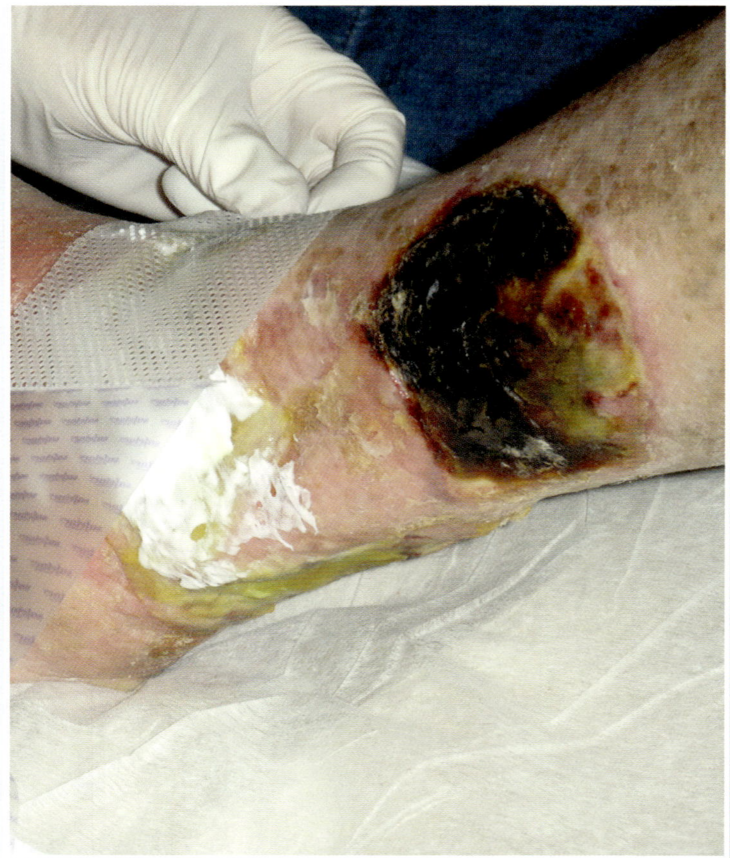

Verlauf der Wundheilung

Eine blutende Wunde löst eine Reihe von Mechanismen aus. Zunächst verengen sich die Blutgefäße und bilden ein Blutgerinnsel, welches das Blutgefäß wie ein Pfropfen abdichtet. Dann bilden sich neue Blutgefäße und an den Rändern der Wunde entsteht neues Bindegewebe, das u.a. aus Kollagenfasern besteht und Granulationsgewebe genannt wird. Schorf bildet sich, von unten wird die Wunde mit Gewebe gefüllt. Nach ein bis zwei Wochen löst sich der Schorf, darunter wird regenerierte Haut sichtbar. Am Ende der Wundheilung kann eine Narbe entstehen.

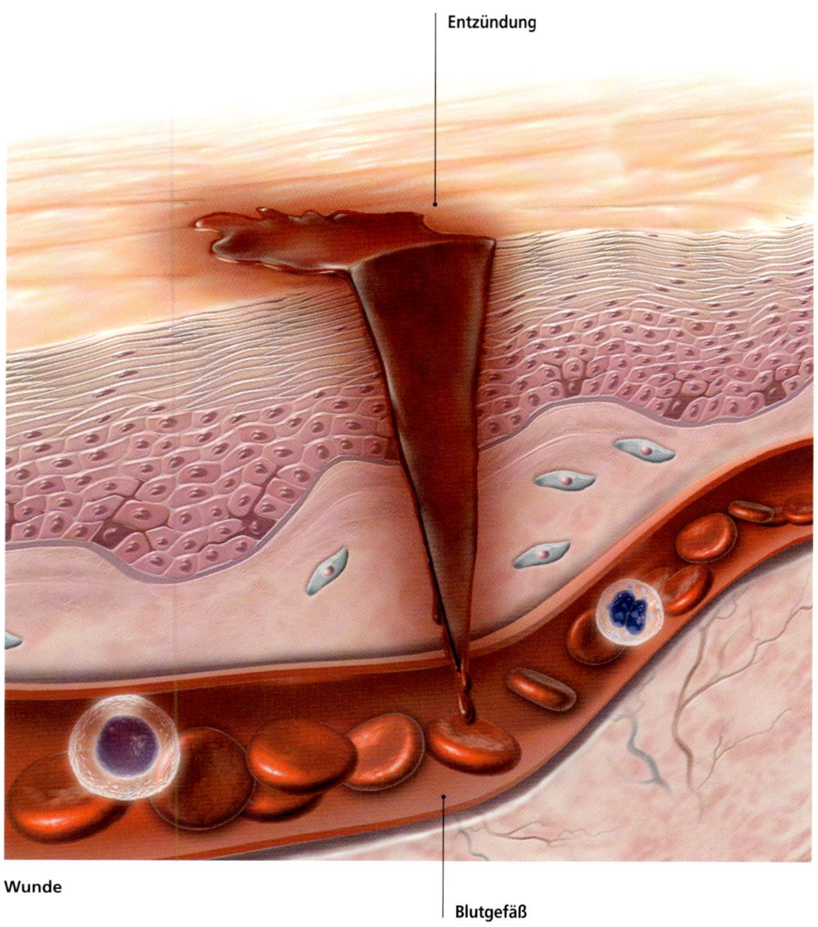

Wunde

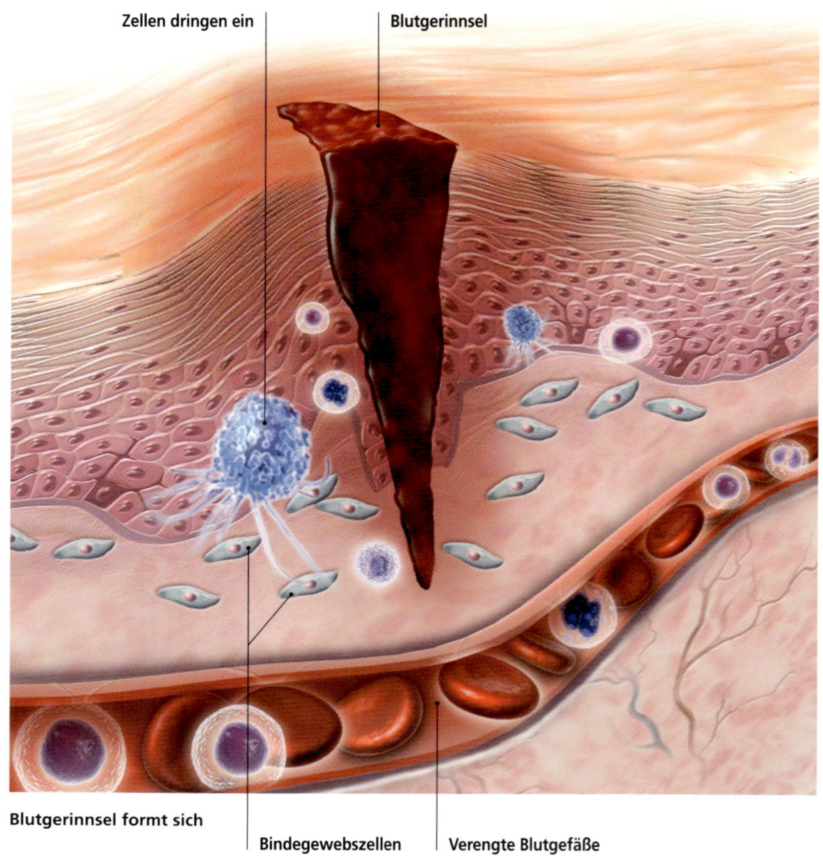

Blutgerinnsel formt sich

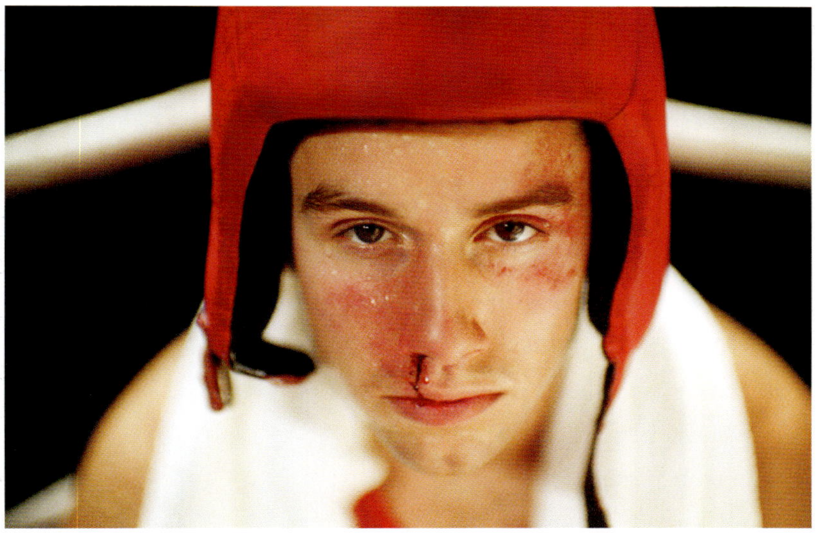

Entzündung
Bei einer Entzündung erweitern sich die Blutkapillaren, und die Durchlässigkeit der Kapillarwände wird erhöht. In den Bereich fließt mehr Blut, und er ist gerötet. Blutzellen werden vermehrt in den Wundbereich transportiert, das verursacht Schwellungen.

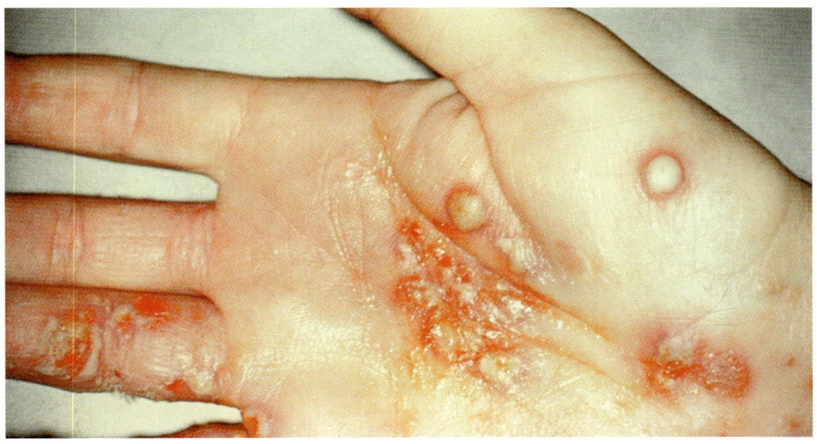

Granulationsgewebe
Das neue Gewebe ist von vielen Blutgefäßen durchzogen und hat ein körniges Aussehen, deshalb heißt es Granulationsgewebe. Hier sieht man ein Eiterekzem. Eine sekundäre Infektion hat zur exzessiven Bildung von Granulationsgewebe geführt.

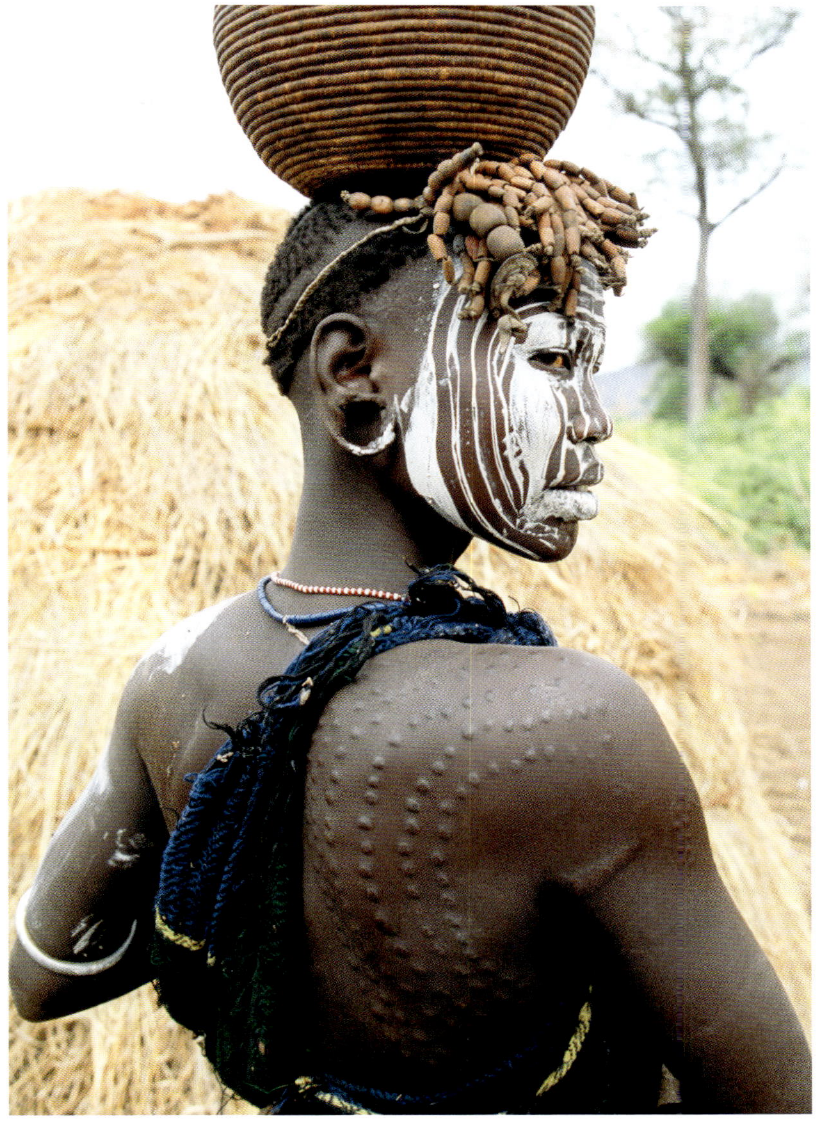

Rituelle Skarifizierung
Beim Volk der Mursi in Äthopien dienen in geometrischen Mustern angebrachte Narben als Körperschmuck, hier als Hinweis, dass das Mädchen im heiratsfähigen Alter ist. Die Narben ergeben sich aus verheilten Schnitten in die Haut.

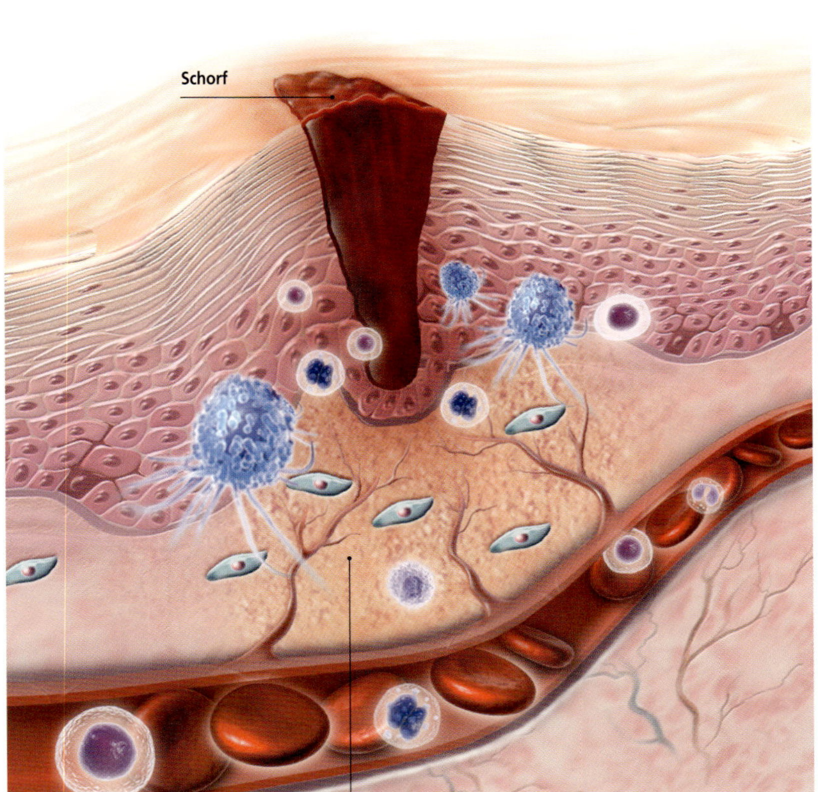

Schorf bildet sich

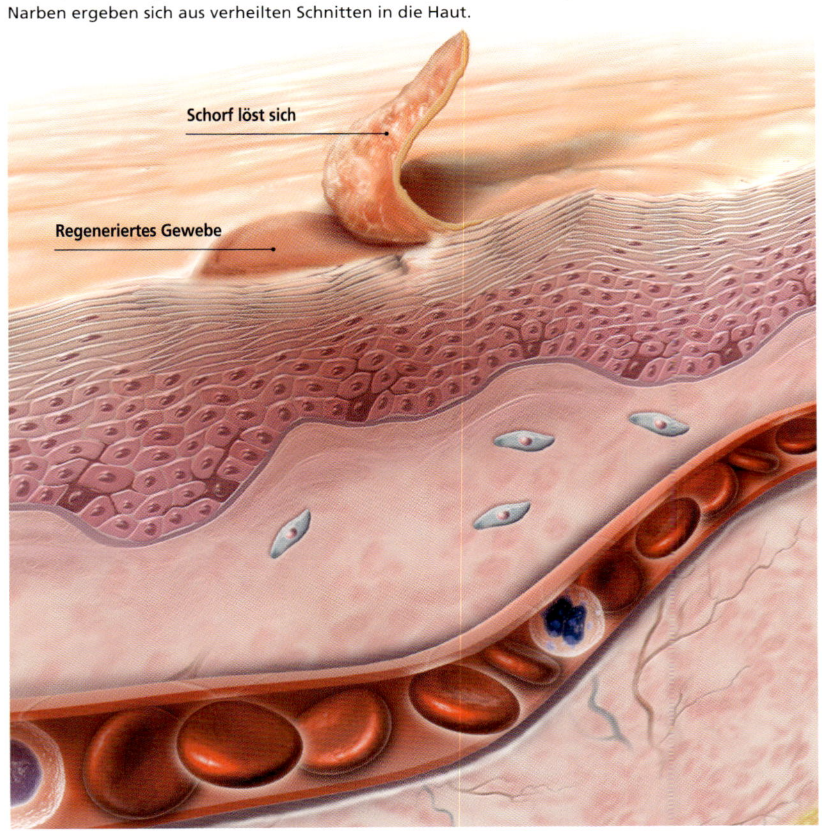

Narbe bildet sich

Schleimhäute und Drüsen

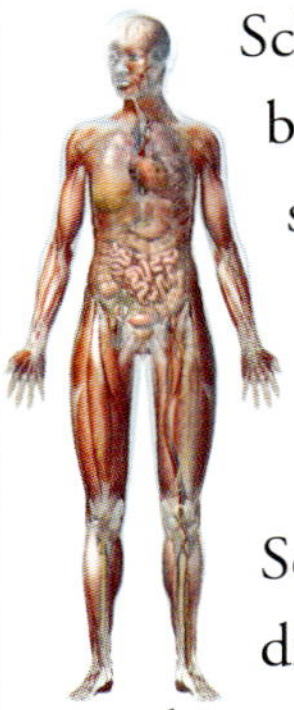

Schleimhäute sind Schutzschichten, die das Innere von Hohlorganen auskleiden; außerdem befinden sie sich in Mund, Nase und den Geschlechtsorganen. Sie bestehen aus einer Eigenschicht, einem Epithel (Zellverband) und Drüsen, die für Feuchtigkeit sorgen. Das Epithel kann ein- oder mehrschichtig sein. Magen-Darm-Trakt, Gebärmutter, Samenleiter und Gallenblase sind jeweils mit einschichtigem Epithelgewebe versehen. Die Eigenschicht der Schleimhaut verfügt meist über Drüsen wie die Drüsenschleimhaut. Sogenannte kutane Schleimhaut ist drüsenlos; hier übernehmen die Drüsensekrete angrenzender Abschnitte oder die Flüssigkeit, die vom Ephitel abgesondert wird, die Aufgabe, Feuchtigkeit zu bilden. Schleimhäute sorgen für die Abgrenzung der Organoberfläche; außerdem können manche Schleimhäute Sekrete in bestimmte Richtungen transportieren, wodurch Resorptionsprozesse ermöglicht werden. Schleimhäute sondern auch Immunstoffe ab und schützen somit vor eindringenden Keimen.

Schleimhaut

Die Atemwege, Teile des Magen-Darm-Trakts, die Vagina sowie ein Großteil des Harntrakts sind mit Schleimhaut ausgekleidet. Die obere Schicht besteht jeweils aus Ephithelgewebe; es enthält viele Zellen, die darauf spezialisiert sind, Schleim zu produzieren. Sogenannte Muzine, das sind Schleimstoffe, bedecken die Schleimhäute mit einer Schutz- und Gleitschicht. In der Nase und in den Bronchien fangen Muzine auch Staub, Bakterien und andere Fremdkörper ab, damit sie nicht in die Lunge gelangen.

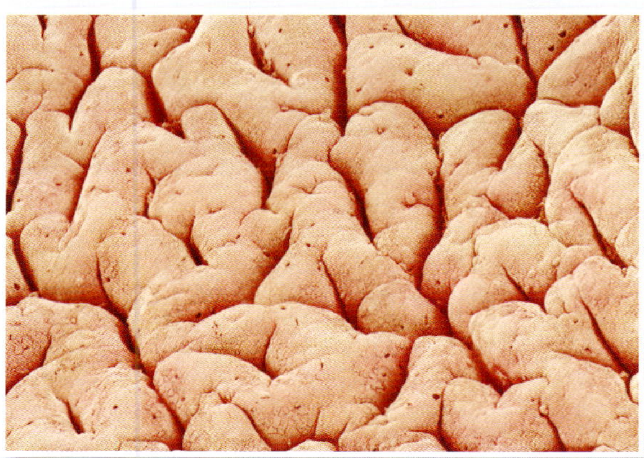

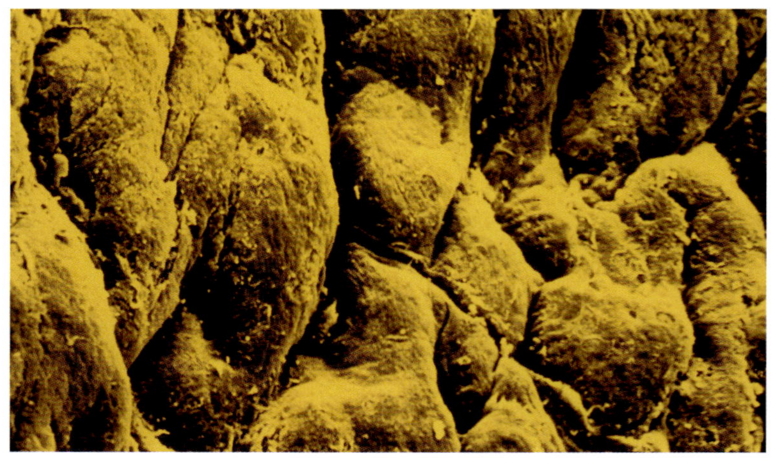

Gelenkinnenhaut
Diese Nahaufnahme zeigt die Gelenkinnenhaut eines menschlichen Knies. Die Gelenkinnenhaut bildet die Gelenkflüssigkeit oder auch Gelenkschmiere, ohne die eine reibungslose Bewegung nicht möglich wäre.

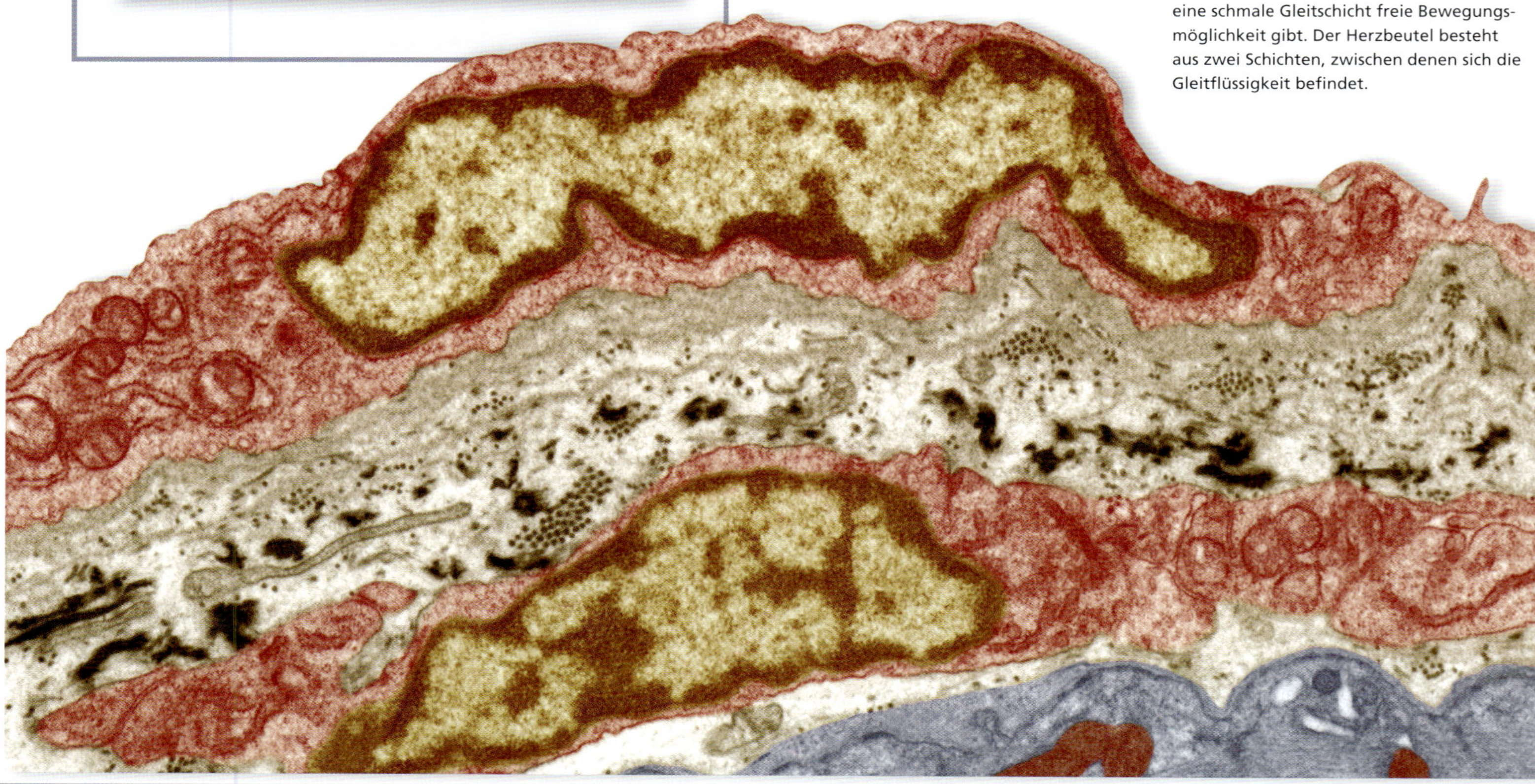

Herzbeutel
Auf dieser elektronenmikroskopischen Aufnahme sieht man einen Teil des Herzbeutels, eines bindegewebigen Sacks, der das Herz (blau) umschließt und ihm durch eine schmale Gleitschicht freie Bewegungsmöglichkeit gibt. Der Herzbeutel besteht aus zwei Schichten, zwischen denen sich die Gleitflüssigkeit befindet.

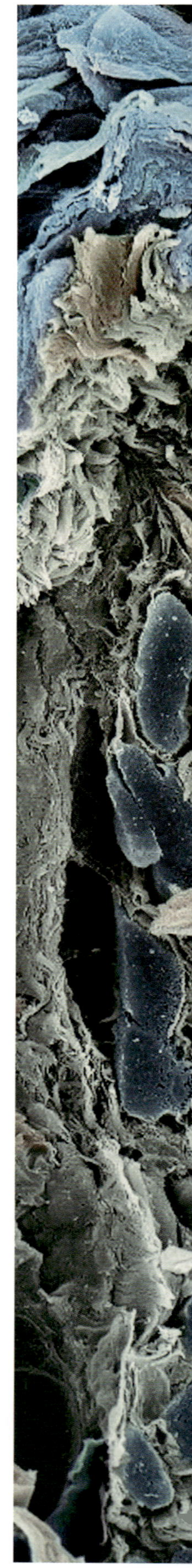

Drüsen

Drüsen liefern Flüssigkeiten, die der Körper braucht, um seine Funktion auszuüben. Sie werden in zwei Grundarten unterteilt: Endokrine Drüsen produzieren Hormone, die direkt in die Blutbahn abgegeben werden. Exokrine Drüsen produzieren Sekrete, die an eine innere oder äußere Oberfläche weitergegeben werden. Exokrine Drüsen sind beispielsweise Schweiß- und Speicheldrüsen, sie geben ihre Produkte über Kanäle nach außen ab. Die Brustdrüsen in der weiblichen Brust sind abgewandelte Schweißdrüsen, die nach Anlegen des Säuglings Milch absondern.

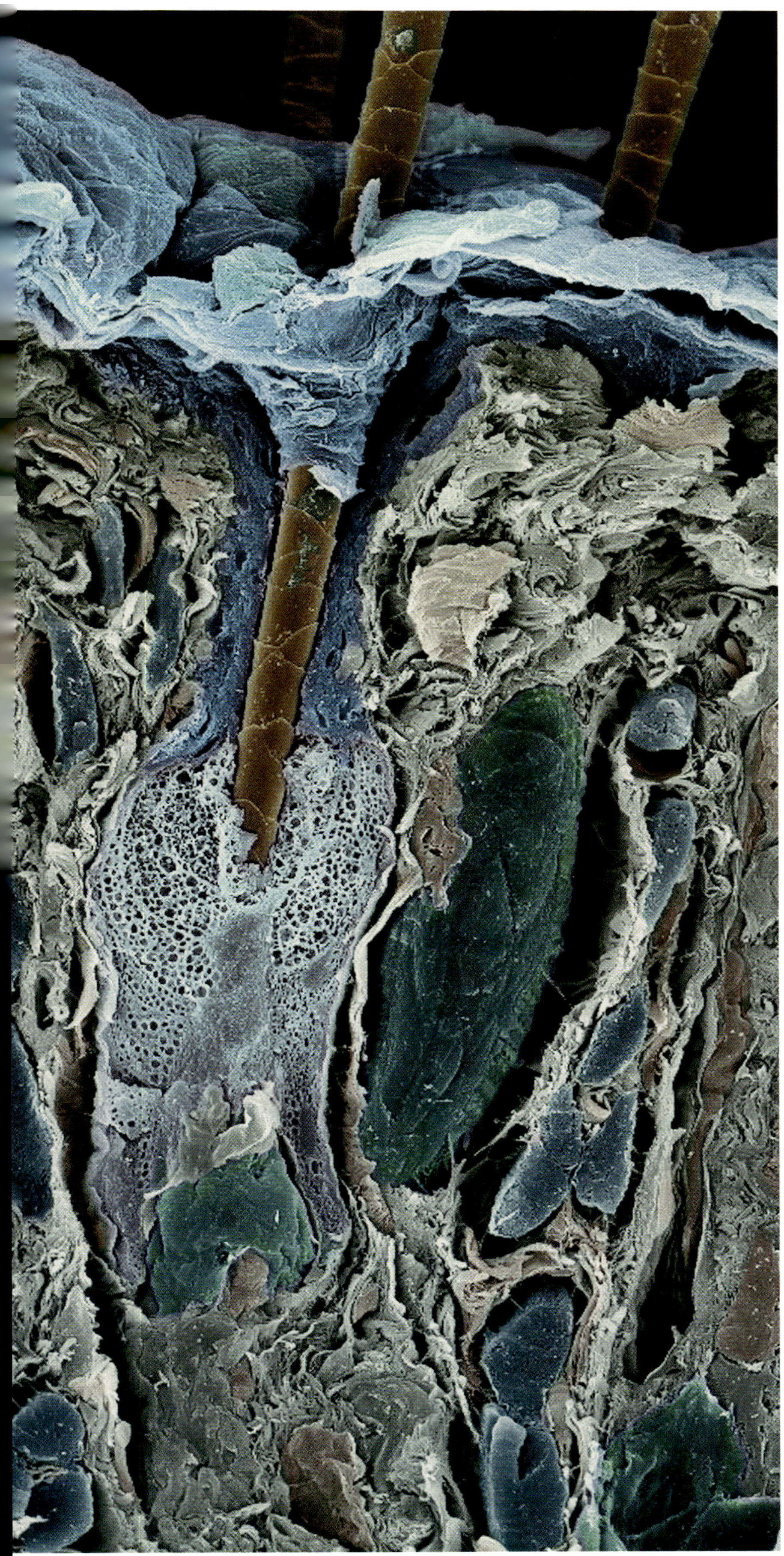

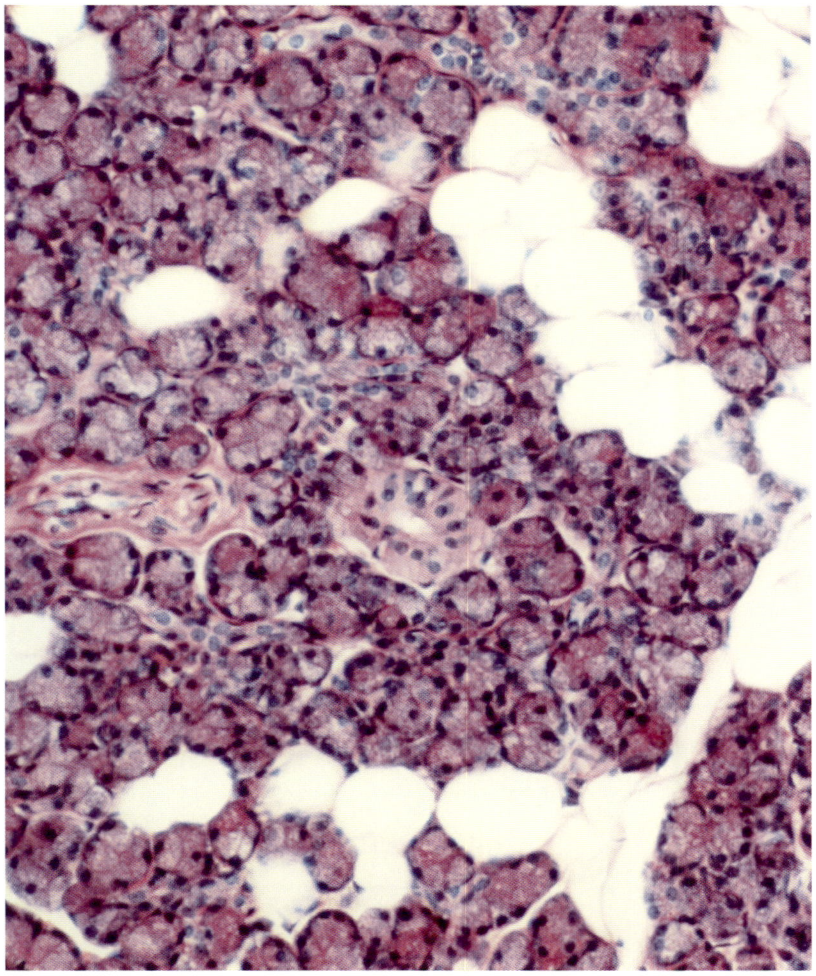

Speicheldrüsen
Die Ohrspeicheldrüse liegt zu beiden Seiten des Gesichts und produziert dünnflüssigen Speichel. Er ist reich an Proteinen und Enzymen, die bei der Zersetzung von Kohlenhydraten behilflich sind. Wie alle exokrinen Drüsen geben Speicheldrüsen ihr Produkt über Ausführgänge ab.

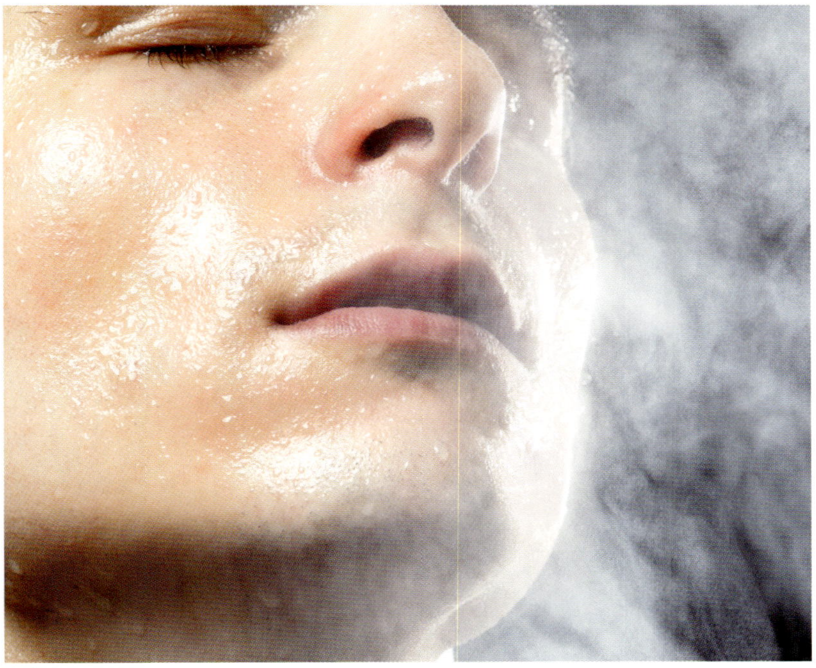

Schweißdrüsen
Der Körper des Menschen besitzt Millionen von Schweißdrüsen, die leicht sauren Schweiß an die Haut oder an Haarfollikel abgeben. Schweiß enthält viel Wasser und schützt den Körper durch Regulierung des Wärmehaushalts vor Überhitzung.

Talgdrüsen
Die meisten Talgdrüsen des Menschen sitzen am Ende eines Haarfollikels. Diese eingefärbte elektronenmikroskopische Aufnahme zeigt den Querschnitt eines Haarfollikels. Die Talgdrüse (hellblau, Mitte unten) hält das Haar und die oberste Schicht der Haut geschmeidig. Der Talg schützt auch vor Hautkrankheiten und Chemikalien.

Organe und Körperhöhlen

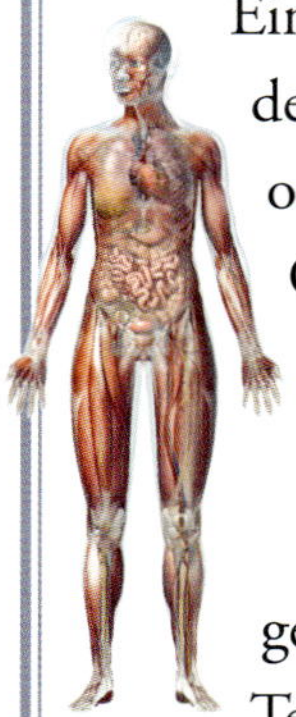

Ein Organ ist ein Körperteil, der aus verschiedenen Zellen und Geweben besteht und eine oder mehrere Funktionen erfüllt. Bekannte Organe sind Gehirn, Leber, Magen und Lunge, doch auch Muskeln und Knochen zählen zu den Organen, da sie Nerven, Blutgefäße und unterschiedliche Bindegewebsarten enthalten. Jedes Organ ist ein Teil der zwölf Organsysteme des Körpers. Lediglich die Geschlechtsorgane tragen nicht zum täglichen Überleben bei; sie werden nur benötigt, um Nachwuchs zu produzieren. Besonders empfindliche Organe sind zum Schutz in Körperhöhlen eingebettet. Bauchhöhle und Beckenraum bilden eine einzige Körperhöhle, die in zwei verschiedenartige Bereiche unterteilt ist.

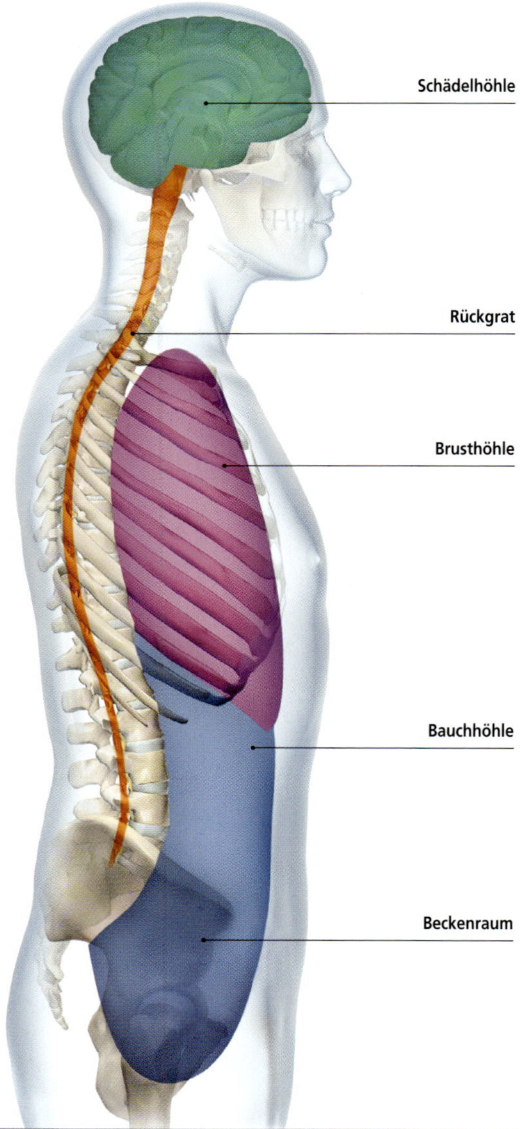

Kleine Körperhöhlen

Zahlreiche kleine Körperhöhlen ergeben sich durch die Formung der Knochen. Allein im Schädel befinden sich vier Höhlen: Augen-, Nasen- und Mundhöhle- sowie Gehörgang. Gehirn und Rückenmark enthalten Vertiefungen, die mit Rückenmarkflüssigkeit gefüllt sind. Knie, Hüft- und Schultergelenk besitzen Spalten, in denen Flüssigkeit (Gelenkschmiere) sitzt.

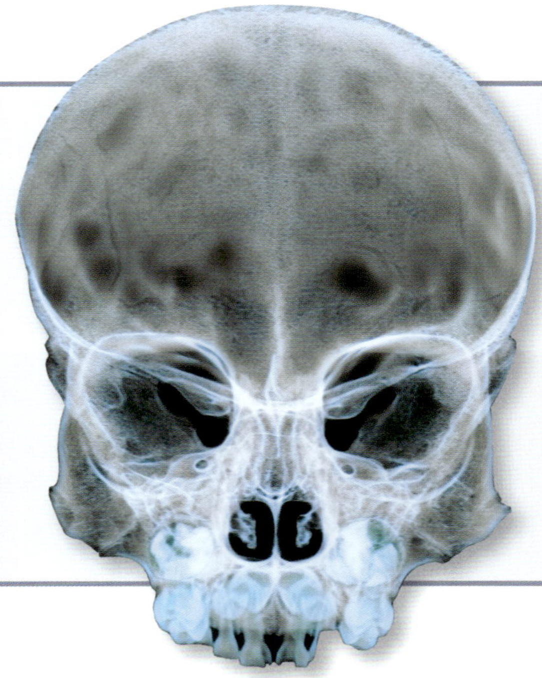

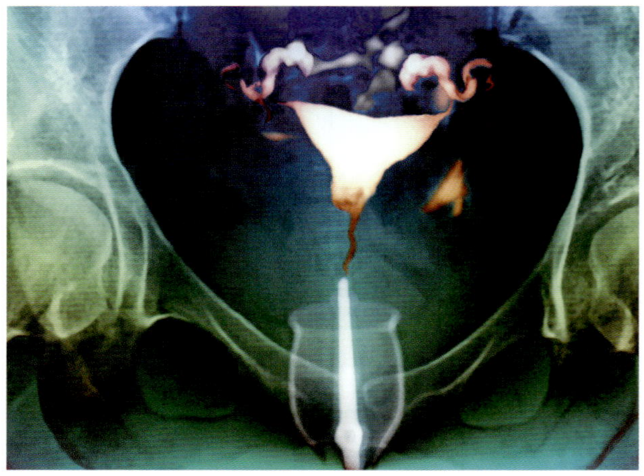

Beckenraum
Diese eingefärbte Röntgenaufnahme eines weiblichen Beckenraums zeigt die Geschlechtsorgane inklusive des Eileiters. Hier wurde durch einen Katheter (weiße Röhre) milchige Substanz eingespritzt, um die Organe besser sichtbar zu machen.

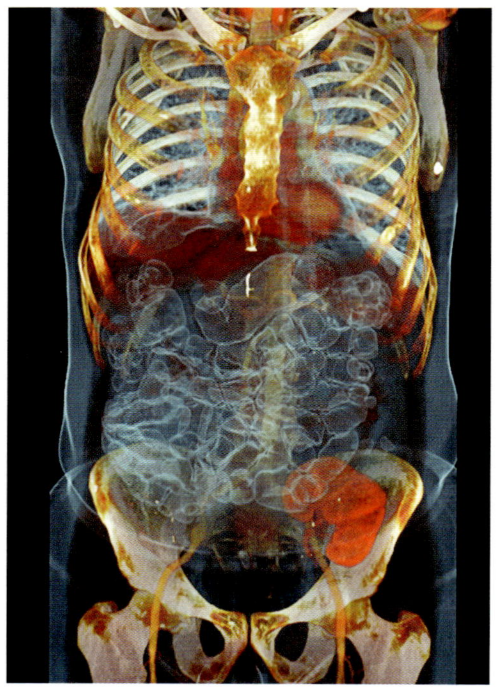

Organe
Der Scan zeigt den Unterleib eines Patienten, dem eine fremde Niere eingepflanzt wurde. Die Spenderniere (orange, unten rechts) wurde mit Blutgefäßen im Unterbauch verbunden. Oberhalb sind die Eingeweide sichtbar.

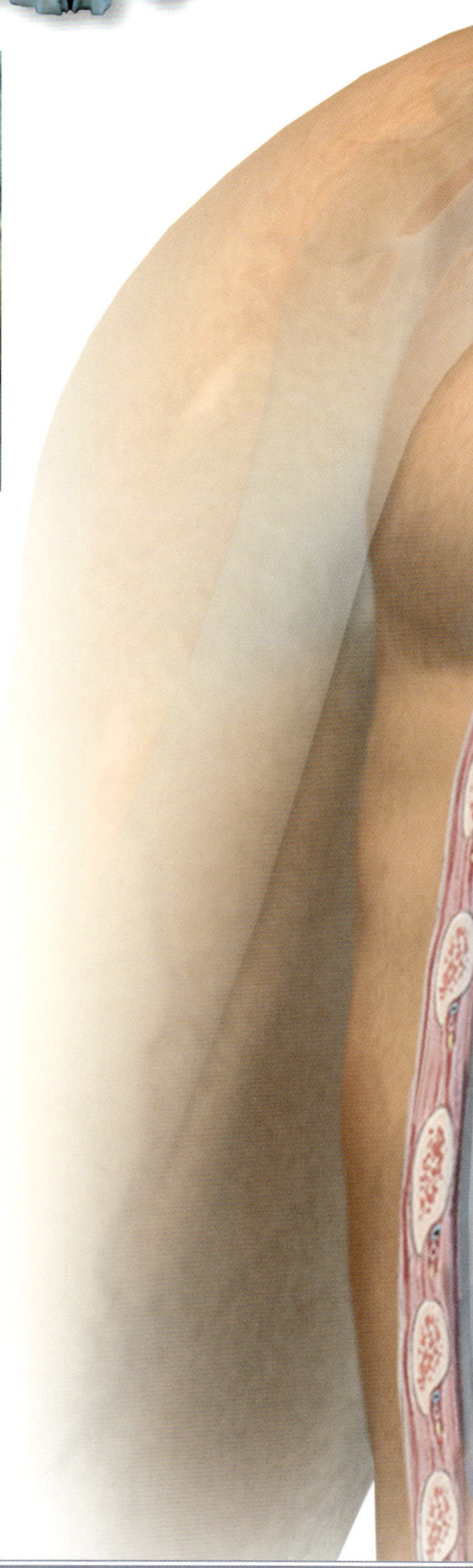

Große Körperhöhlen

Viele innere Organe befinden sich in einer der großen Körperhöhlen. Die Schädelhöhle beherbergt das Gehirn und einen Teil des Rückenmarks. Die Brusthöhle umfasst Herz, Lunge, Luftröhre und andere wichtige Organe. Sie wird nach unten durch das Zwerchfell zum Bauch-Becken-Raum hin begrenzt, in dem sich Bauchspeicheldrüse, Leber, Nieren, Dünndarm und ein Teil des Dickdarms befinden. Die Beckenhöhle umschließt Blase, Geschlechtsorgane und Mastdarm.

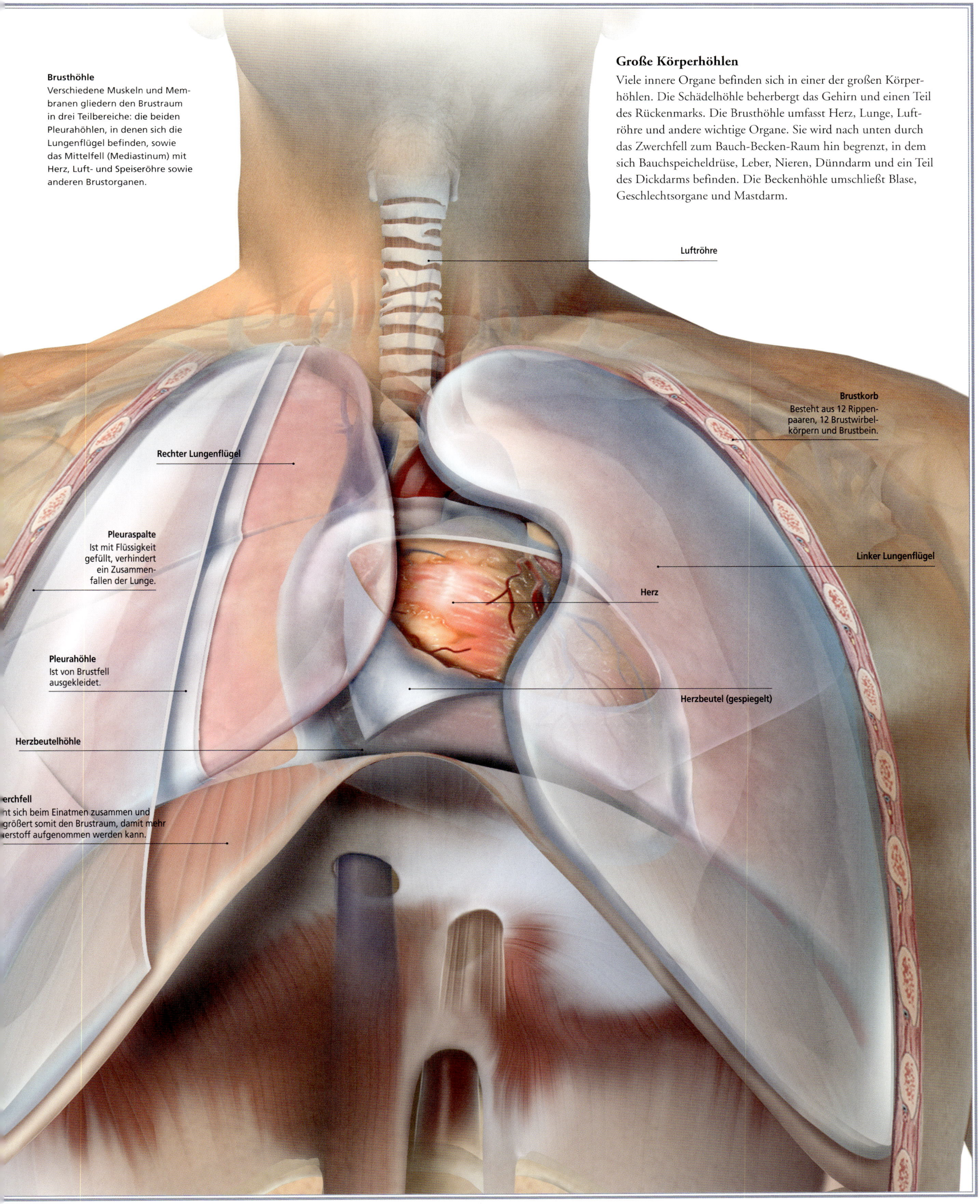

Infektionskrankheiten

Krankheitserreger befinden sich überall: in der Luft, im Wasser, im Boden, in Nahrungsmitteln und sämtlichen Materialien. Manche Infektionskrankheiten sind ansteckend, sie werden von einem Wirt auf den anderen übertragen. Dazu zählen hoch ansteckende Krankheiten wie Erkältung und Grippe. Andere hingegen, zum Beispiel eine Lebensmittelvergiftung, befallen nur die Person, die verdorbenes Essen zu sich genommen hat. Krankheitserreger greifen den Körper auf unterschiedliche Weise an. Viren dringen direkt ein und zerstören Zellen. Bakterien produzieren Giftstoffe, die Zellen schädigen; Endotoxine sind Zerfallsprodukte von bakteriell verseuchten Zellen, während Exotoxine von den Bakterien selbst abgegeben werden. Pilze und Parasiten ernähren sich vom Gewebe des Wirts und können Immunreaktionen wie gefährliche Entzündungen hervorrufen, die den körperlichen Schaden verschlimmern.

Antibiotika-Resistenz

Antibiotika können Bakterien abtöten oder deren Verbreitung unterbinden. Gegen Viren sind sie jedoch nicht wirksam. Der häufige Einsatz dieser Medikamente gegen Viruskrankheiten ist eine der Hauptursachen für die Zunahme von Mikroben, die gegen Antibiotika resistent sind. Erreger für Krankheiten wie Halsentzündung und Tuberkulose konnten zwar nahezu ausgemerzt werden, dafür gibt es jetzt Bakterien wie *Staphylococcus aureus,* die inzwischen gegen die meisten handelsüblichen Antibiotika resistent ist.

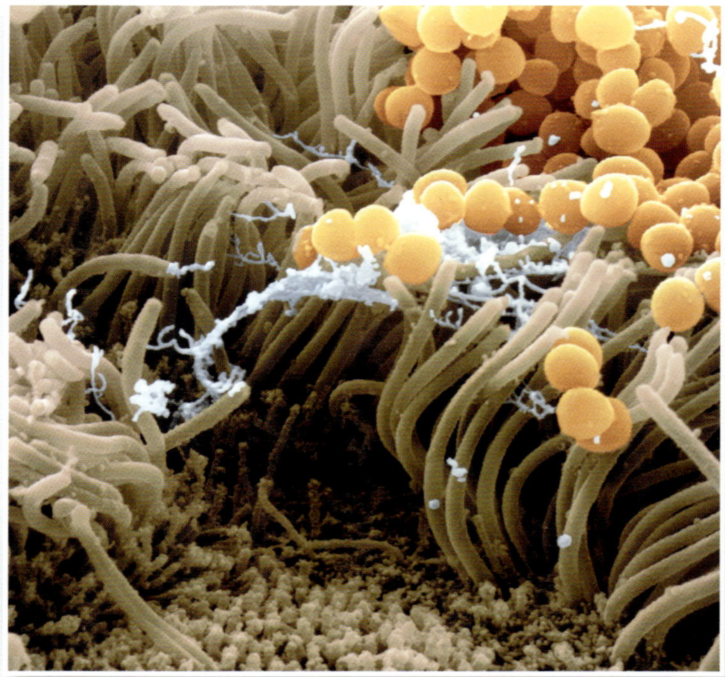

Staphylokokken-Bakterien
Die Bakterien (gelb) haften an Flimmerhärchen (braun), die in der Nase wachsen. Diese Bakterienart kann Abszesse und Infektionen verursachen.

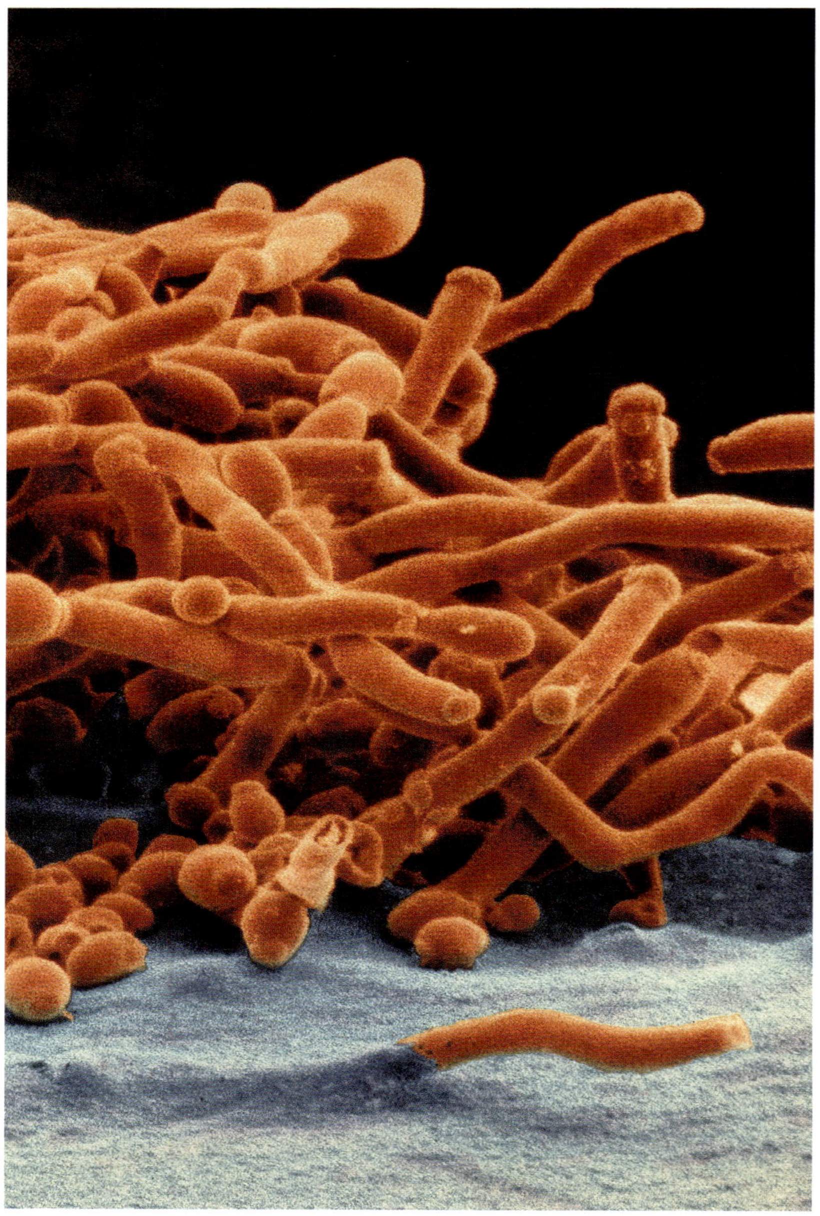

Pilze
Candida albicans gehört zu den Hefepilzen. Er produziert Enzyme, die u. a. Fußpilz auslösen.

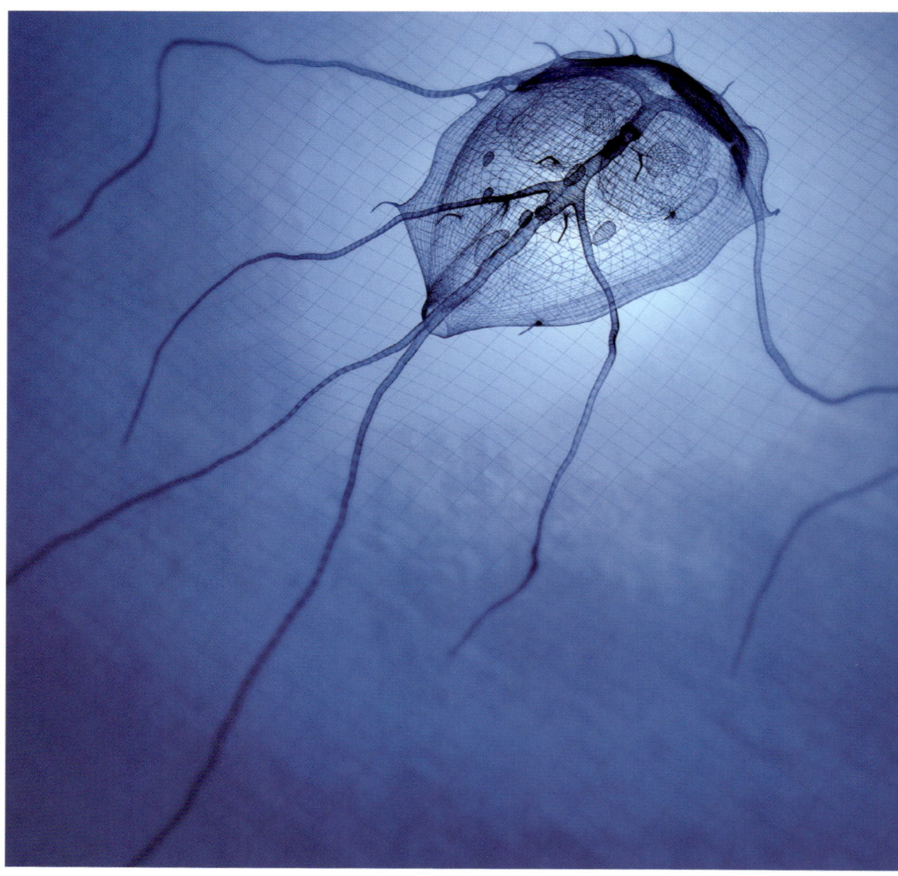

Parasiten
Der Parasit *Giardia intestinalis* kommt in durch Fäkalien kontaminierten Gewässern vor und führt zu Giardiasis, einer Darminfektion.

Infektionskrankheiten		
Erreger	**Angriffsmodus**	**Mögliche Krankheiten**
Bakterien	Nutzen Giftstoffe, um Zellen zu verändern oder gefährliche Immunreaktionen auszulösen	Blutvergiftung, Syphilis, Lungenentzündung, Karies
Pilze	Nutzen Enzyme, um lebendiges sowie totes Material aufzuspalten und zu zersetzen	Kandidose, Fußpilz Histoplasmose, Soor
Parasiten	Ernähren sich von Zellen und Gewebe des Wirts, lösen gefährliche Immunreaktionen aus	Malaria, Leberegel Darminfektion, Giavdiasis
Viren	Befallen lebende Zellen, können die Bildung von Krebszellen hervorrufen	Schweres Akutes Atemwegs-syndrom (SARS), Influenza, Meningitis, Lungenentzündung

Die Skala der Erreger
Häufige Erreger sind Bakterien, Viren, Pilze, Wurmparasiten und winzige Urtierchen. Seltener, aber hoch ansteckend sind Prionen, infektiöse Proteine, die Rinderwahnsinn und andere Krankheiten verursachen. Mykoplasmen sind Bakterien, die u.a. atypische Lungenentzündung auslösen.

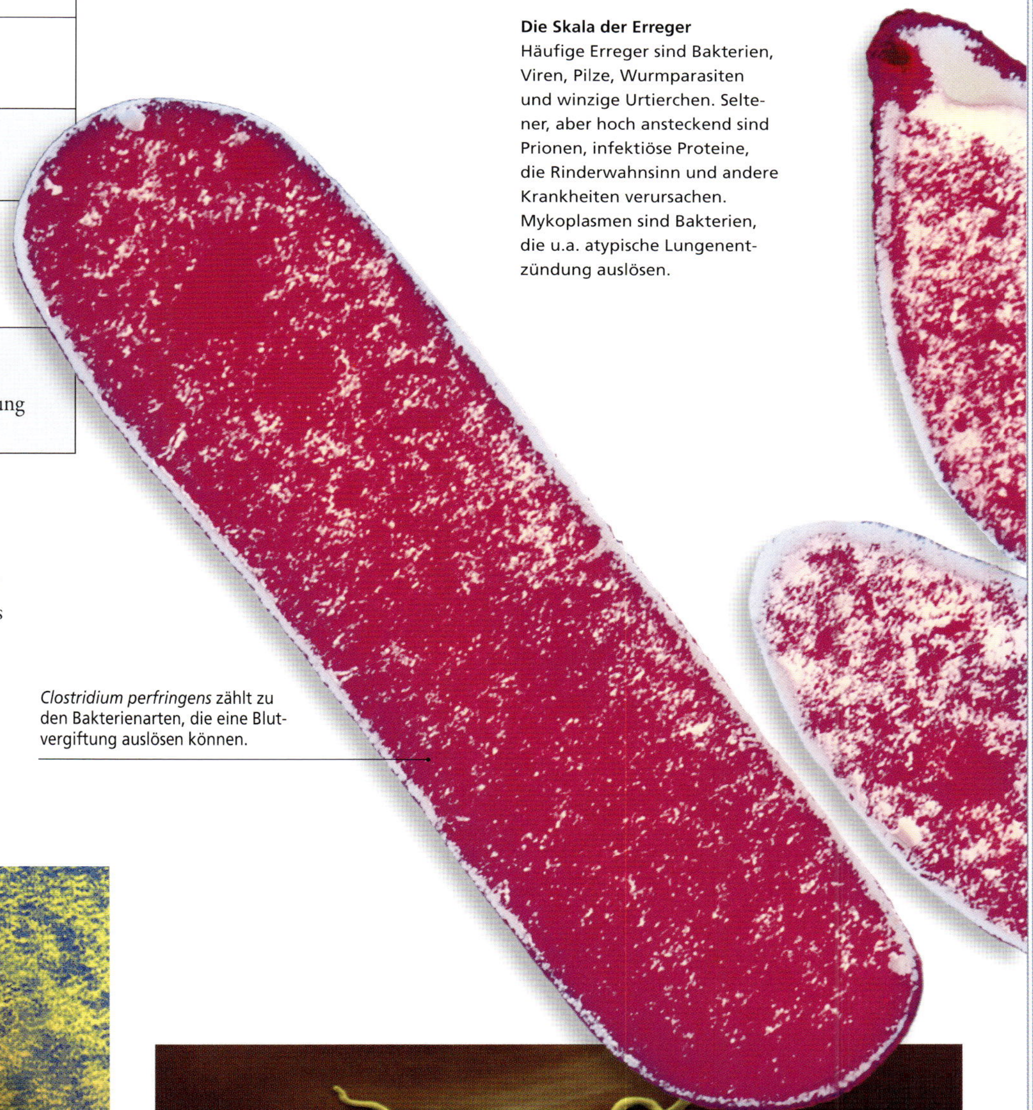

Clostridium perfringens zählt zu den Bakterienarten, die eine Blutvergiftung auslösen können.

Virulenz

Infektionserreger werden nach ihrer Ansteckungskraft oder Gefährdung der Gesundheit klassifiziert. Dabei werden die Funktion des befallenen Bereichs und die Geschwindigkeit, mit der sich der Erreger etabliert, berücksichtigt. Bakterien und Viren, die wichtige Organe wie Gehirn, Leber und Lunge angreifen, sind eine wesentlich größere Gefahr als ein Erkältungsvirus. Zu den hoch ansteckenden Erregern zählen Bakterien, die eine Blutvergiftung (Sepsis) verursachen. Diese Infektion kann rasch zum Tod führen.

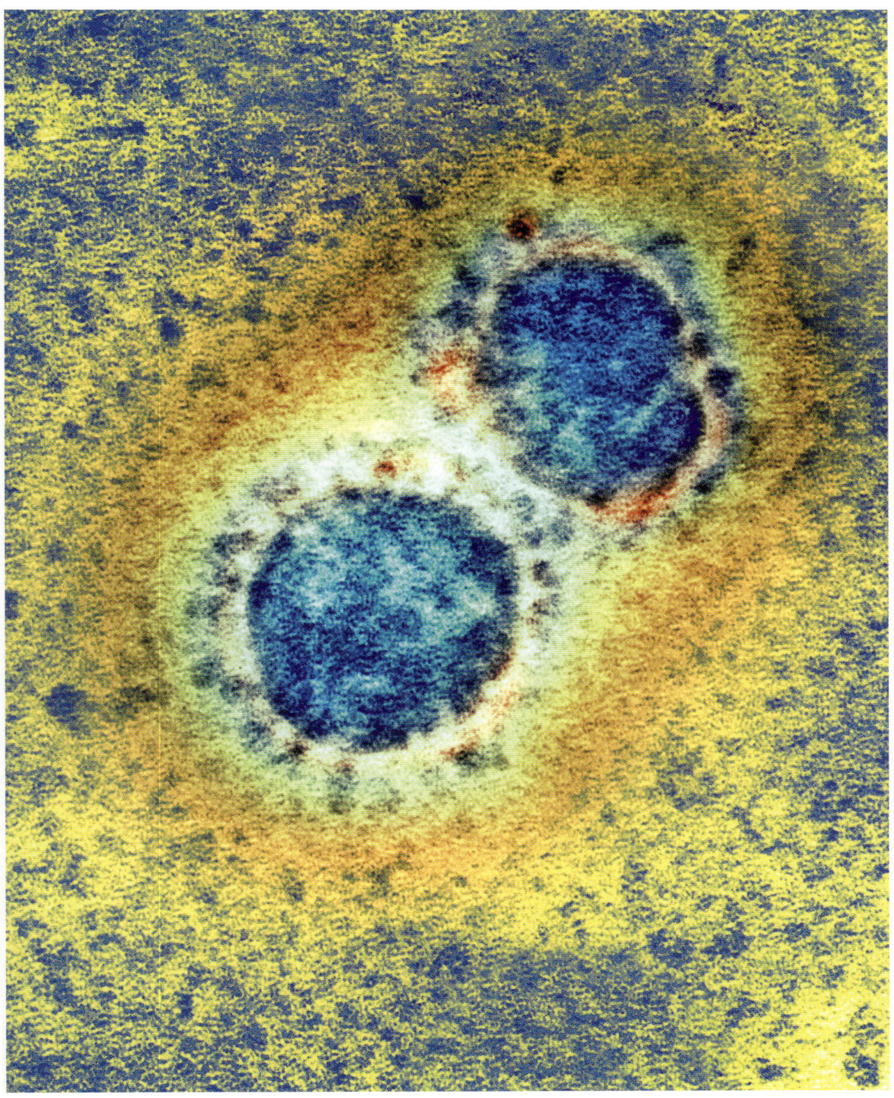

Viren
Das hier gezeigte Virus löst das Schwere Akute Atemwegssyndrom (SARS) aus. Die von ihm befallen Zellen können sich nicht mehr teilen.

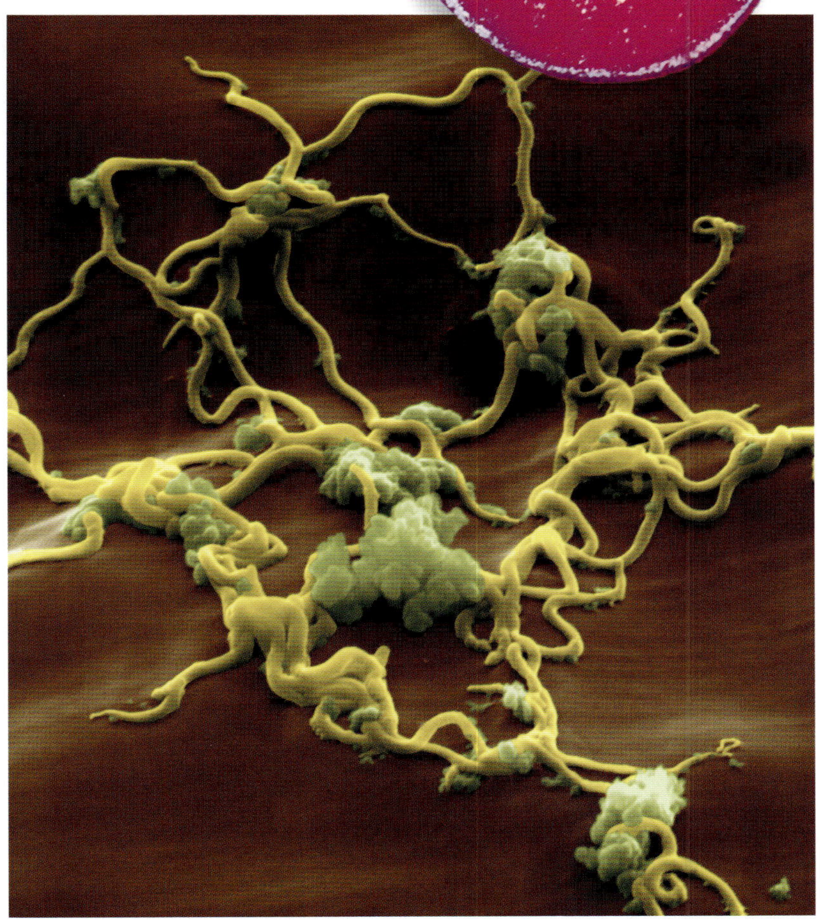

Bakterien
Bakterien haben viele Erscheinungsformen. Diese spiralförmige Art *Borrelia burgdorferi* wird durch Zecken übertragen und verursacht Lyme-Borreliose.

Verbreitung von Krankheiten und Prävention

Infektionskrankheiten sind ansteckend und werden unterschiedlich weitergegeben. Direkt, indem man zum Beispiel eine offene Wunde berührt, oder indirekt durch ein benutztes Taschentuch oder durch das Trinken von verunreinigtem Wasser. Manche Krankheiten werden durch Tiere übertragen, wie Borreliose durch Zecken oder Malaria durch Stechmücken. Doch die meisten Infektionen werden durch Mikroben in der Luft übertragen. Dazu zählt das Grippevirus, das eingeatmet wird, wenn eine erkrankte Person hustet oder niest. Das Wissen um die Verbreitung und das Vorkommen von Krankheiten ist enorm wichtig, um Präventivmaßnahmen zu ergreifen. Die Weltgesundheitsorganisation führt hier einige bewährte Mittel an. Das reicht vom einfachen Händewaschen bis zu Bemühungen der jeweiligen Regierung, den Zugang zu sauberem Wasser, unverseuchter Nahrung und unverseuchten Blutkonserven sicherzustellen.

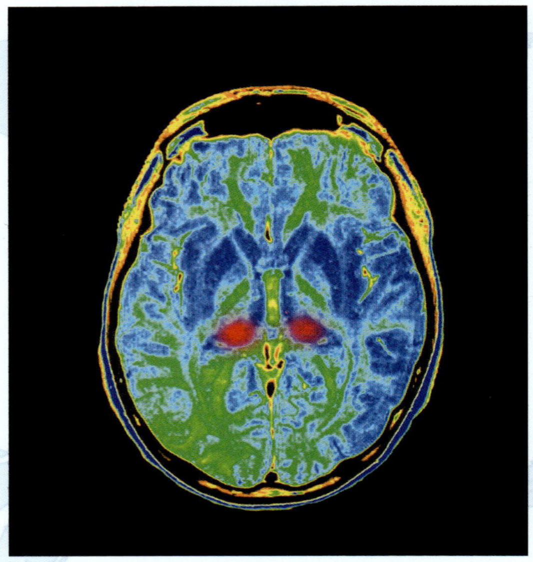

Rinderwahnsinn
Die roten Bereiche auf diesem Scan kennzeichnen die befallenen Stellen im Gehirn eines Jugendlichen, der an der Creutzfeldt-Jakob-Krankheit starb, die Nervenzellen zerstört. Sie wird beim Menschen vermutlich durch den Verzehr von BSE-verseuchtem Rindfleisch hervorgerufen.

Neue und bekannte Krankheiten

Manchmal tauchen neue Infektionskrankheiten auf, die zuvor nur Tiere befallen haben oder die durch bis dato unbekannte Viren ausgelöst werden. Zum Beispiel Rinderwahnsinn, der beim Menschen zur Creutzfeldt-Jakob-Krankheit führen kann, oder das Schwere Akute Atemwegssyndrom, an dem 2002/2003 in China knapp 1000 Menschen starben. Tuberkulose ist wieder zur Gefahr geworden. TB-Bakterien sind inzwischen resistent gegen Antibiotika, außerdem verbreiten sie sich durch den zunehmenden internationalen Reiseverkehr und durch die beengten Lebensumstände in den Städten.

Gefahrenherde
Tiere sind häufig Krankheitsherde für gefährliche Infektionen. Auf dieser Karte sieht man Gefahrenherde durch Tiere. Die meisten liegen in Entwicklungsländern in der Nähe des Äquators.

LEGENDE
- = hochgradig gefährlich
- = mittelmäßig gefährlich
- = kaum gefährlich

Krankheitsherde

Es gibt viele Krankheitsherde. Überall dort, wo ein Erreger überleben kann, bis sich die Gelegenheit ergibt, einen Wirt zu infizieren: in Luft und Erde, in Tieren und im menschlichen Körper selbst. Krankheitsüberträger wie die hier gezeigte Stechmücke sind ebenfalls Herde. Es gibt auch Menschen, die einen Erreger in sich tragen, der bei ihnen keine Symptome verursacht. Manche Erreger kommen sogar nur im Menschen vor, zum Beispiel Erkältungsviren und Bakterien, die Tripper auslösen.

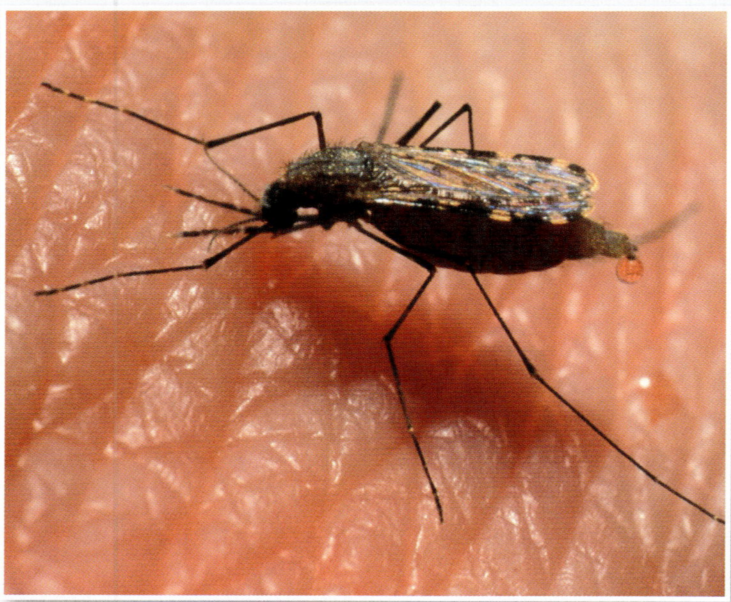

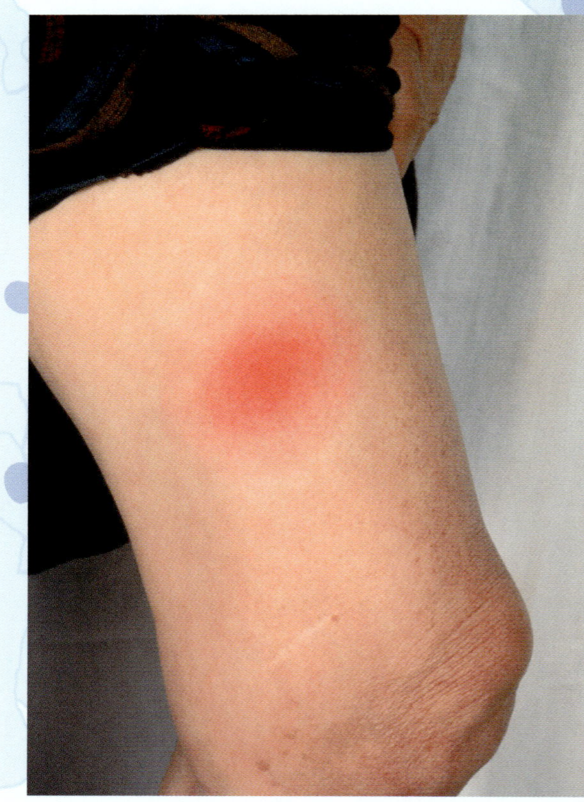

Borreliose
Wird durch Zeckenbiss übertragen und ist in vielen Ländern weit verbreitet. Klassisches Symptom ist ein roter Fleck an der Bissstelle, der sich nach und nach vergrößert.

Krankheitsmuster

Epidemiologen beschäftigen sich mit dem Auftreten einer Krankheit innerhalb einer menschlichen Population. Endemische Krankheiten wie Borreliose kommen innerhalb von bestimmten Regionen ständig vor, sporadische wie die Vogelgrippe nur hin und wieder. Eine Epidemie verbreitet sich innerhalb einer menschlichen Gemeinschaft rasant. Bei einer Pandemie handelt es sich um die länder- und kontinentübergreifende Ausbreitung einer Krankheit. Die größte medizinische Herausforderung bei modernen Pandemien stellt die Verbreitung von HIV-Infektionen und AIDS dar.

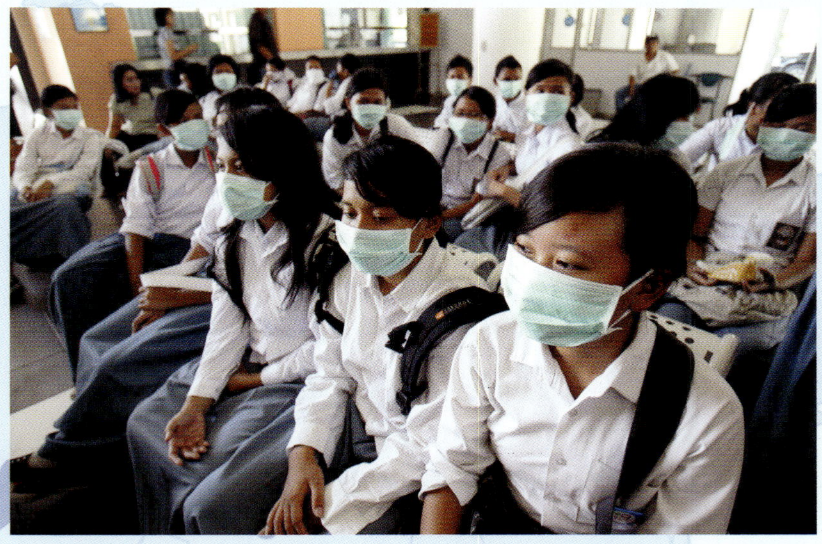

Vogelgrippe
Indonesische Schulkinder tragen Gesichtsmasken, um sich nicht mit Vogelgrippe anzustecken. Diese Erkrankung wird durch den Virus H5N1 verursacht, den Hühner, Gänse und Wildvögel in sich tragen. Die Schüler hatten ein Vogelschutzgebiet besucht, in dem die Krankheit vorkam.

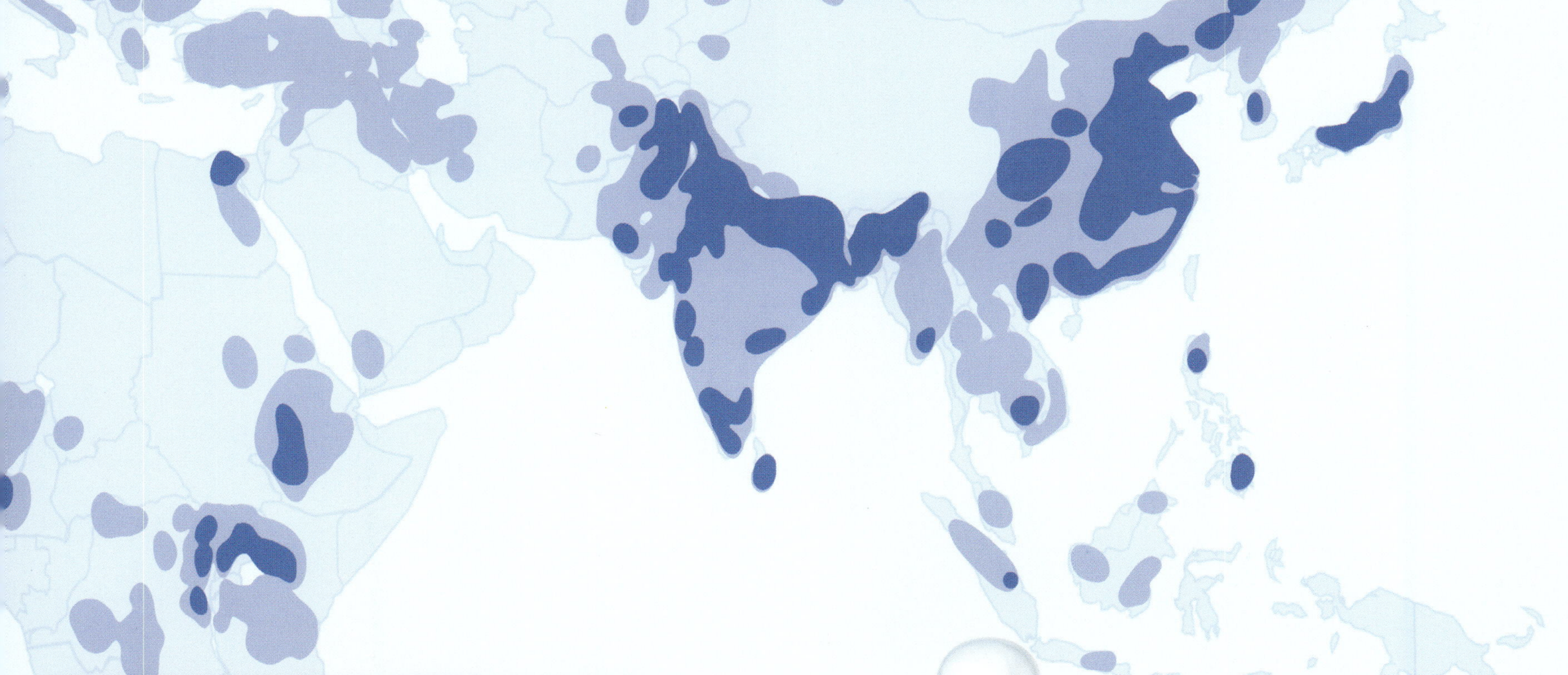

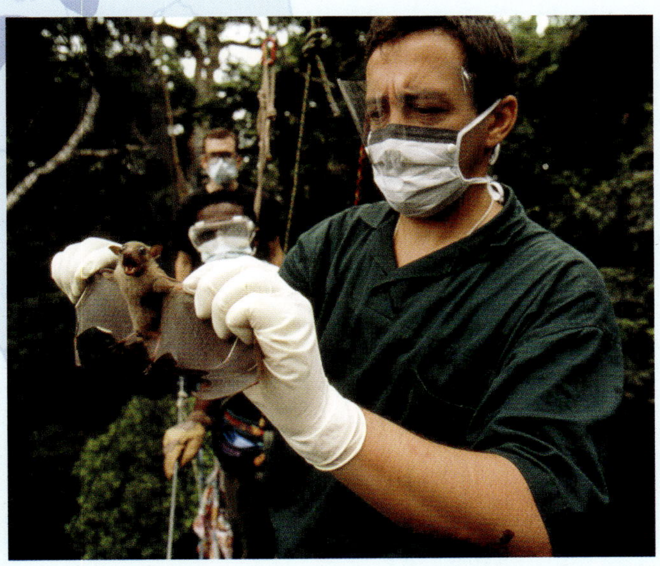

Ebolavirus
Das Ebolavirus verursacht hohes Fieber und starke Blutungen, die meist tödlich enden. Jahrelange Forschungen ergaben, dass es möglicherweise durch den Kot von Fledermäusen übertragen wird. Diese Fledermaus wird auf das Virus getestet.

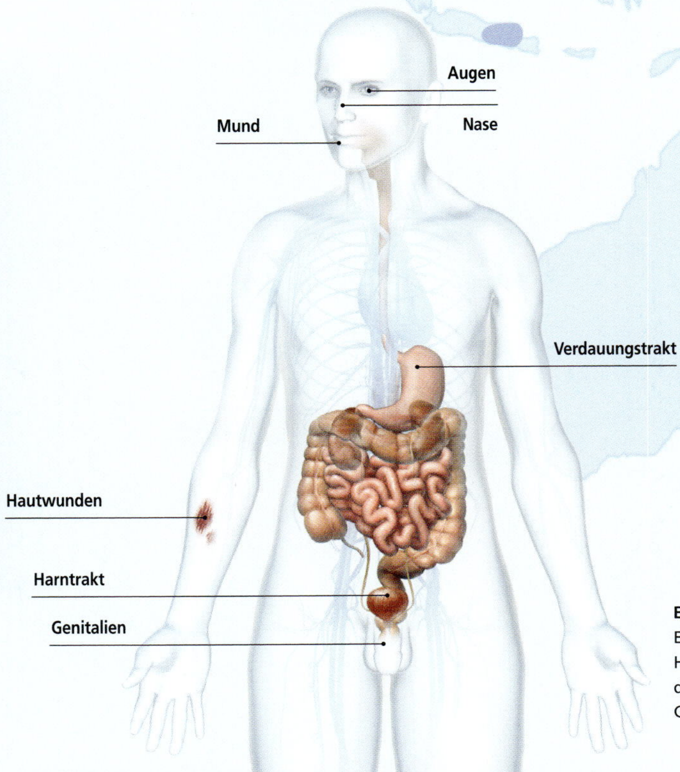

Eintrittsstellen
Erreger dringen in der Regel über Hautwunden, Nase, Mund, Augen, durch Nahrungsaufnahme oder Geschlechtsverkehr in den Körper ein.

Krebs

Krebs umfasst eine Reihe von Krankheiten, die eine gemeinsame Grundlage haben: Der genetische Code für Wachstum und Teilung einer Zelle ist gestört. In einer Krebszelle führen Genmutationen dazu, dass sich die Zelle unkontrollierbar häufig teilt. Dadurch wird der Zellverband aufgelöst. Wenn das Immunsystem die defekten Zellen nicht rasch aufspürt und zerstört, können die sich ständig vermehrenden kranken Zellen in umliegendes Gewebe eindringen und einen Tumor bilden. Die gefährlichsten Krebsarten sind jene, die vom Primärtumor aus Tochtergeschwüre (Metastasen) streuen. Die Entwicklung von Krebs verläuft meist in mehreren Stufen, dabei werden Krebsgene (Onkogene) aktiviert und sogenannte Wächtergene deaktiviert, die normalerweise den Erhalt des genetischen Codes sichern. Krebs kann durch familiäre Veranlagung entstehen, aber auch durch Virusinfektionen, chemische Schadstoffe und ionisierende Strahlungen.

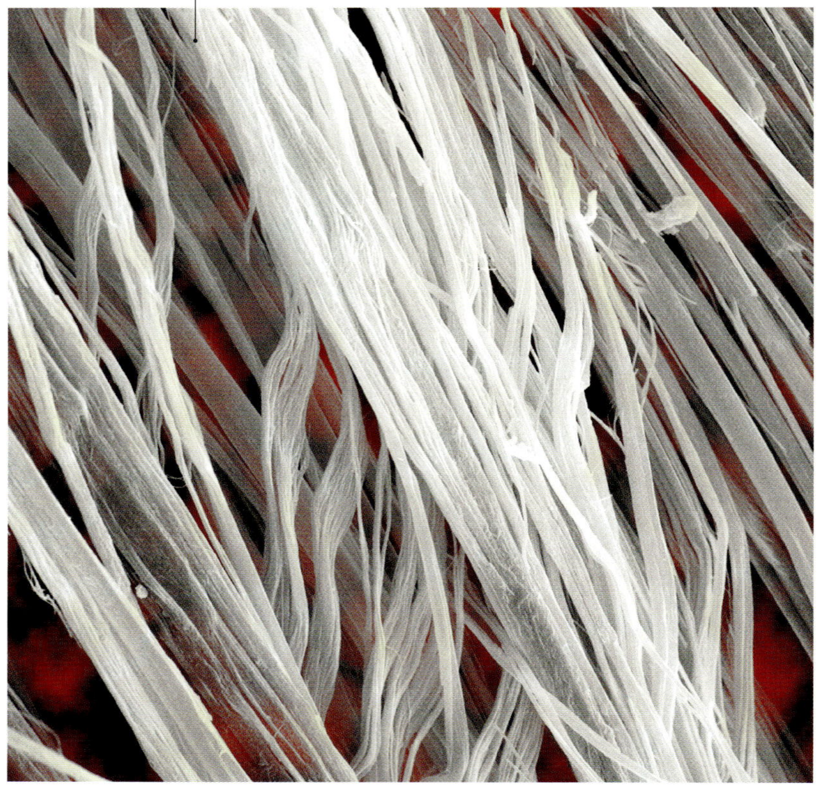

Auslöser von Krebs
Bei nahezu allen Krebsarten kommt es zu einer Veränderung im Erbmaterial einer Körperzelle, die unkontrolliertes Wachstum bewirkt. Dabei können sich normale Gene (Protoonkogene) in Krebsgene (Onkogene) verwandeln. Solche Veränderungen können durch äußere Einflüsse bedingt sein, etwa Infektionen, Medikamente, Röntgen- und UV-Strahlen. Schätzungsweise fünf Prozent aller Krebserkrankungen gehen auf Vererbung zurück.

Krebsdiagnose

Das sicherste Mittel für eine Krebsdiagnose ist eine Gewebeprobe des möglicherweise erkrankten Körperteils, anhand derer ein Pathologe Zellen nach Krebsbefall untersuchen kann. Zuvor wird ein Bluttest gemacht. Bei Prostatakrebs zum Beispiel finden sich im Blut des Patienten sogenannte Tumormarker: Substanzen, die entweder von malignen Zellen oder von gesunden als Abwehr produziert werden. Die exakte Lokalisierung eines Tumors wird durch moderne Ultraschalltechnik und Computertomographie bestimmt.

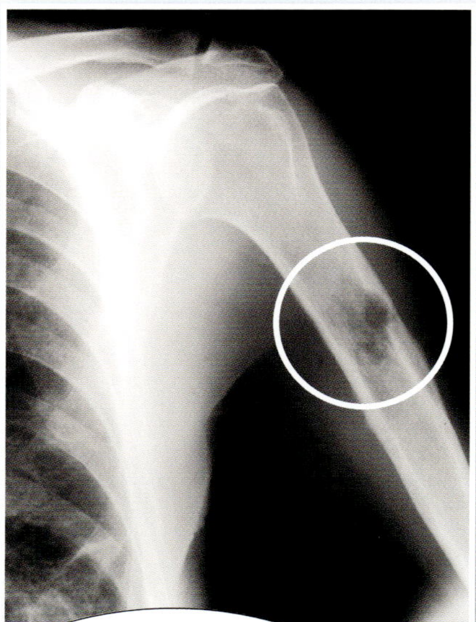

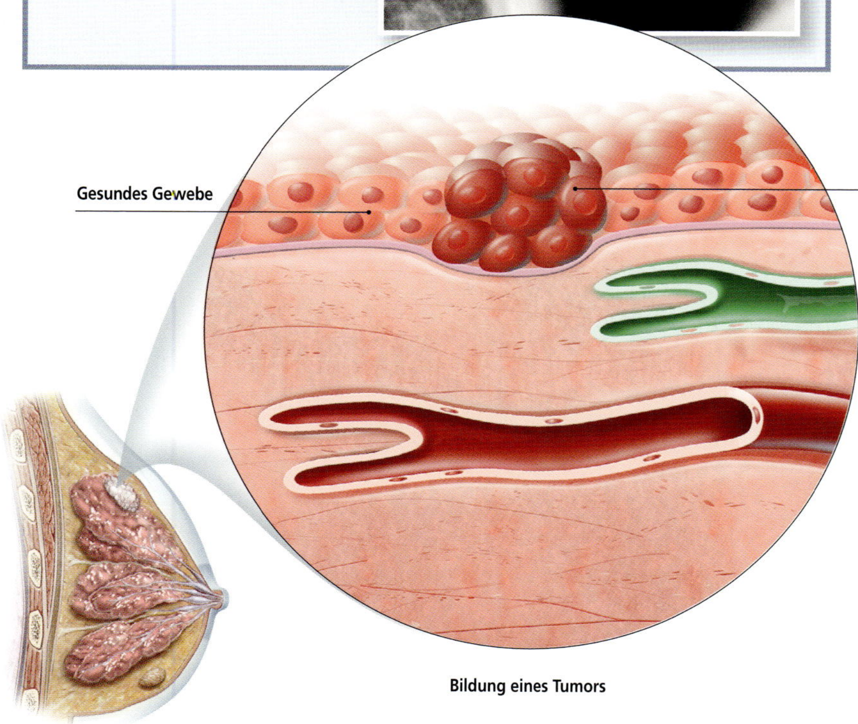

Bildung eines Tumors

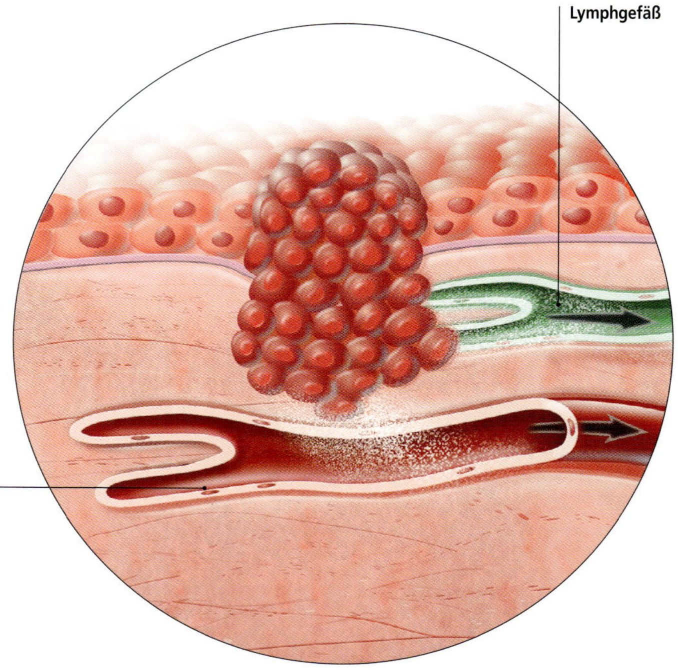

Tumor wächst

Die Entstehung von Metastasen
Krebs verbreitet sich in drei Phasen. Zuerst lösen sich maligne Zellen vom Primärtumor; dann bilden sie Enzyme, durch die sie in Blut- oder Lymphgefäße eindringen können, und schließlich wandern sie über den Blutkreislauf weiter und siedeln sich an einem anderen Ort im Körper an.

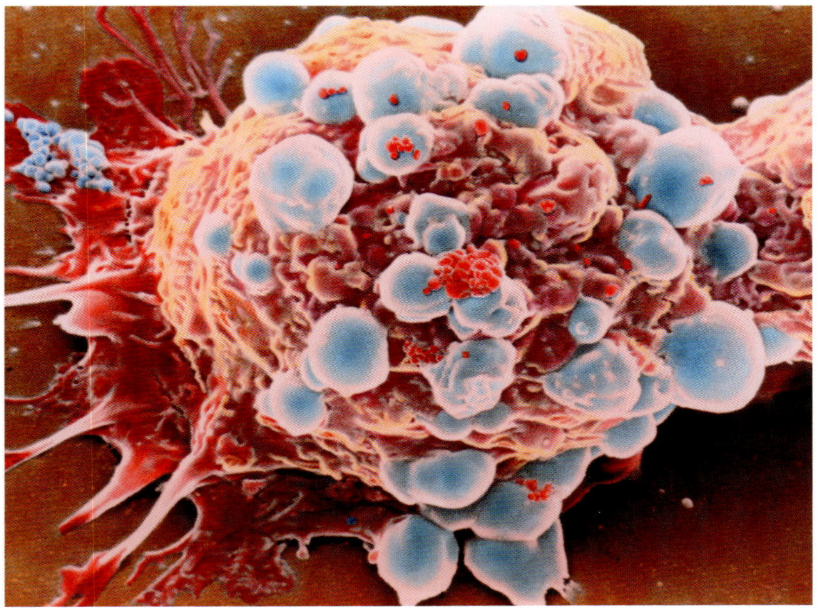

Brustkrebs
In einer von Krebs befallenen Zelle brechen die normalen Strukturen zusammen. Diese Brustkrebszelle hat an der Oberfläche abnorme Bläschen (blau) und ausgefranste Ränder, an denen Zytoplasma (rot, Zellinhalt) sitzt. Das sind sichere Anzeichen für eine verkrebste Zelle.

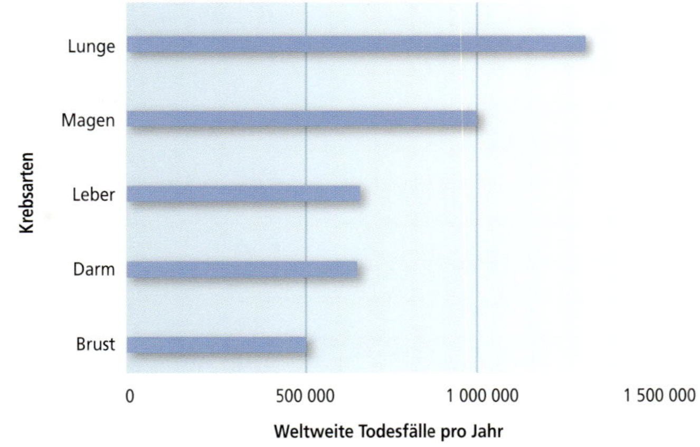

Weltweite Todesfälle durch Krebs
Jedes Jahr sterben weltweit etwa acht Millionen Menschen an Krebs. Am häufigsten an lediglich fünf Arten, und zwar Lungen-, Magen-, Leber-, Darm- und Brustkrebs.

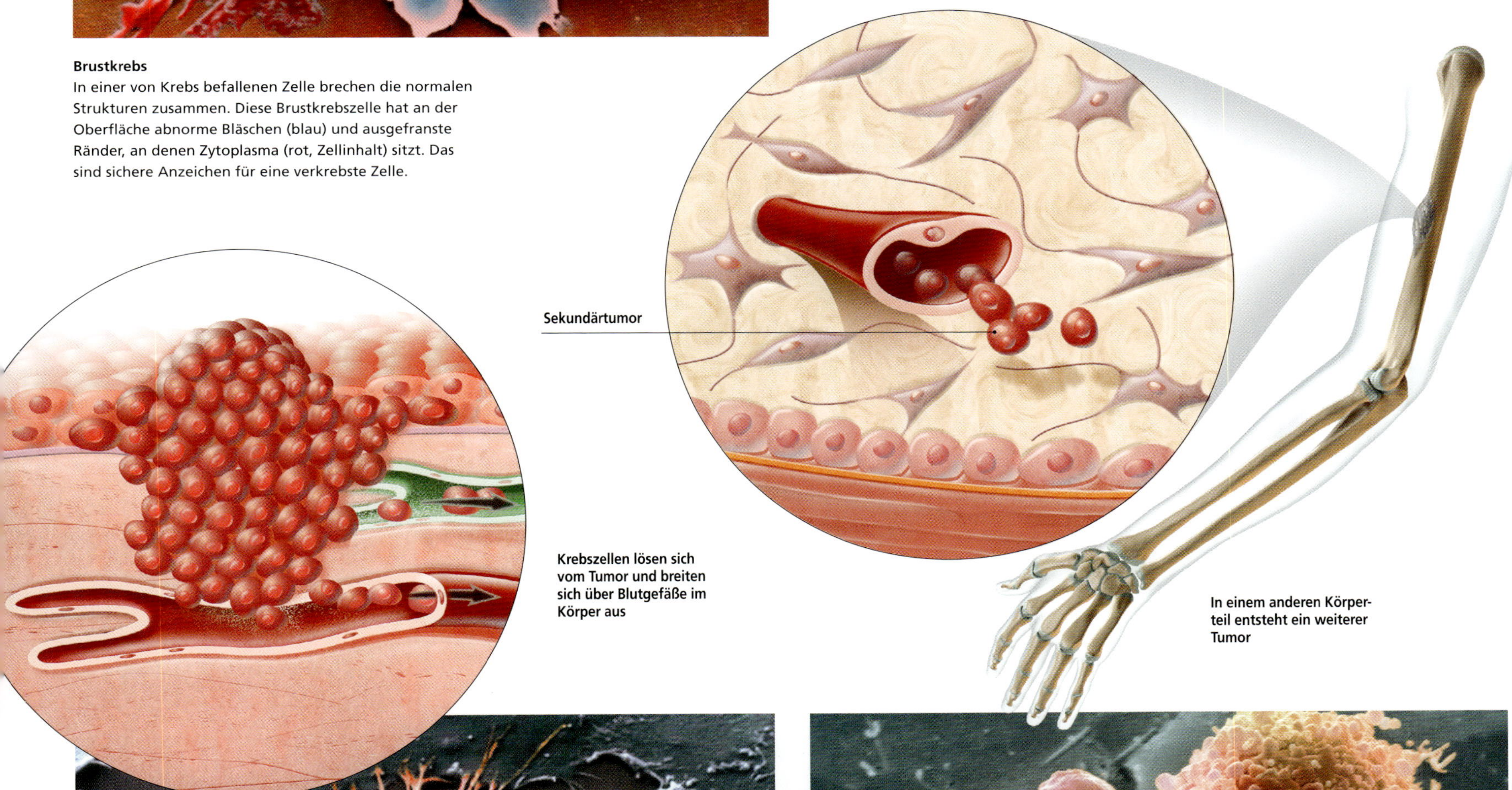

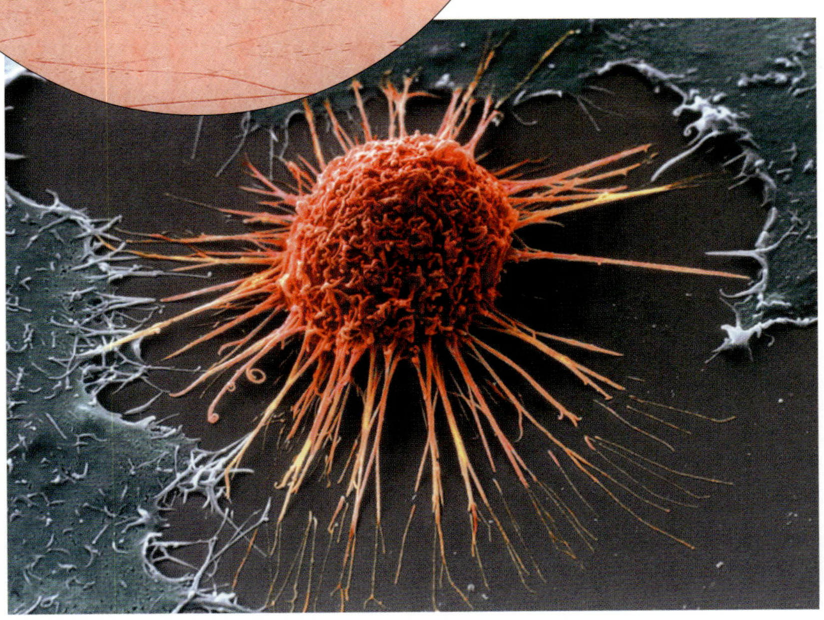

Gebärmutterhalskrebs
Diese Krebszelle im Gebärmutterhals ist abartig groß – ein weiteres Krebsmerkmal. An Gebärmutterhalskrebs erkranken relativ viele Frauen. Er ist jedoch gut heilbar, wenn er früh genug erkannt wird, etwa im Rahmen der jährlichen Vorsorgeuntersuchung.

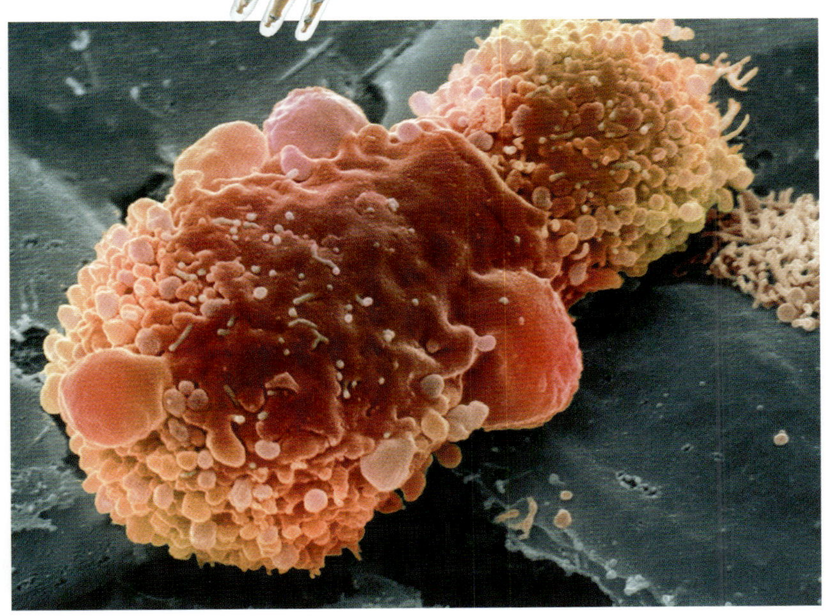

Lungenkrebs
Die unregelmäßige Oberfläche dieser Zelle in der Lunge zeigt, dass sie verkrebst ist. Lungenkrebs wird meist durch das Einatmen von Tabakrauch, industriellen Schadstoffen und Asbest hervorgerufen.

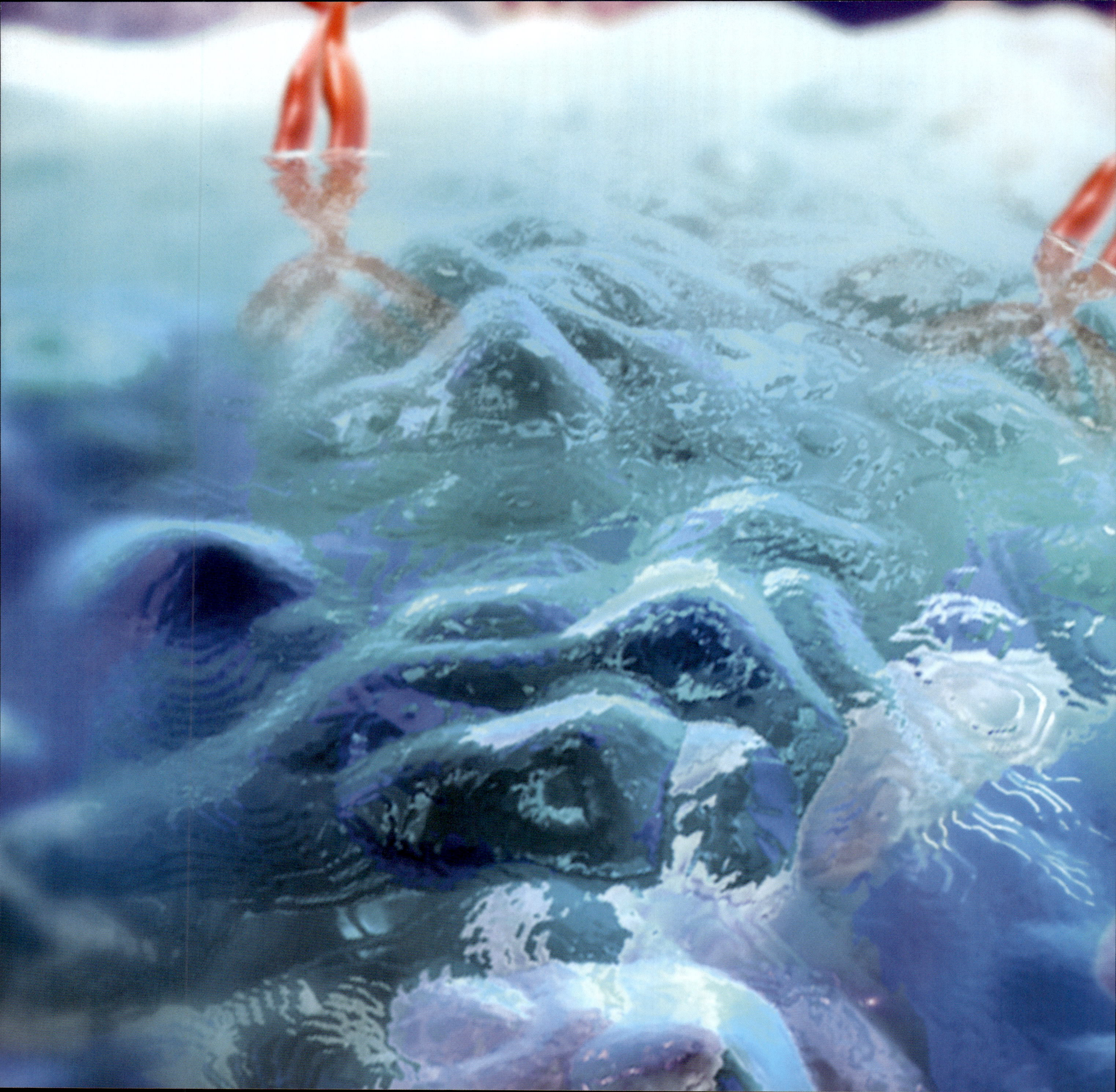

Diese Illustration zeigt das Immunsystem in Aktion. Antikörper erscheinen zunächst wie Antennen an der Oberfläche einer B-Zelle, bereit, einen Erreger zu binden. Durch die Bindung wird die B-Zelle aktiviert und beginnt sich zu teilen. Ein Teil der Zellen wird zu Plasmazellen, die Antikörper produzieren, die den Erreger zur Zerstörung freigeben. B-Zellen sind Antikörperfabriken.

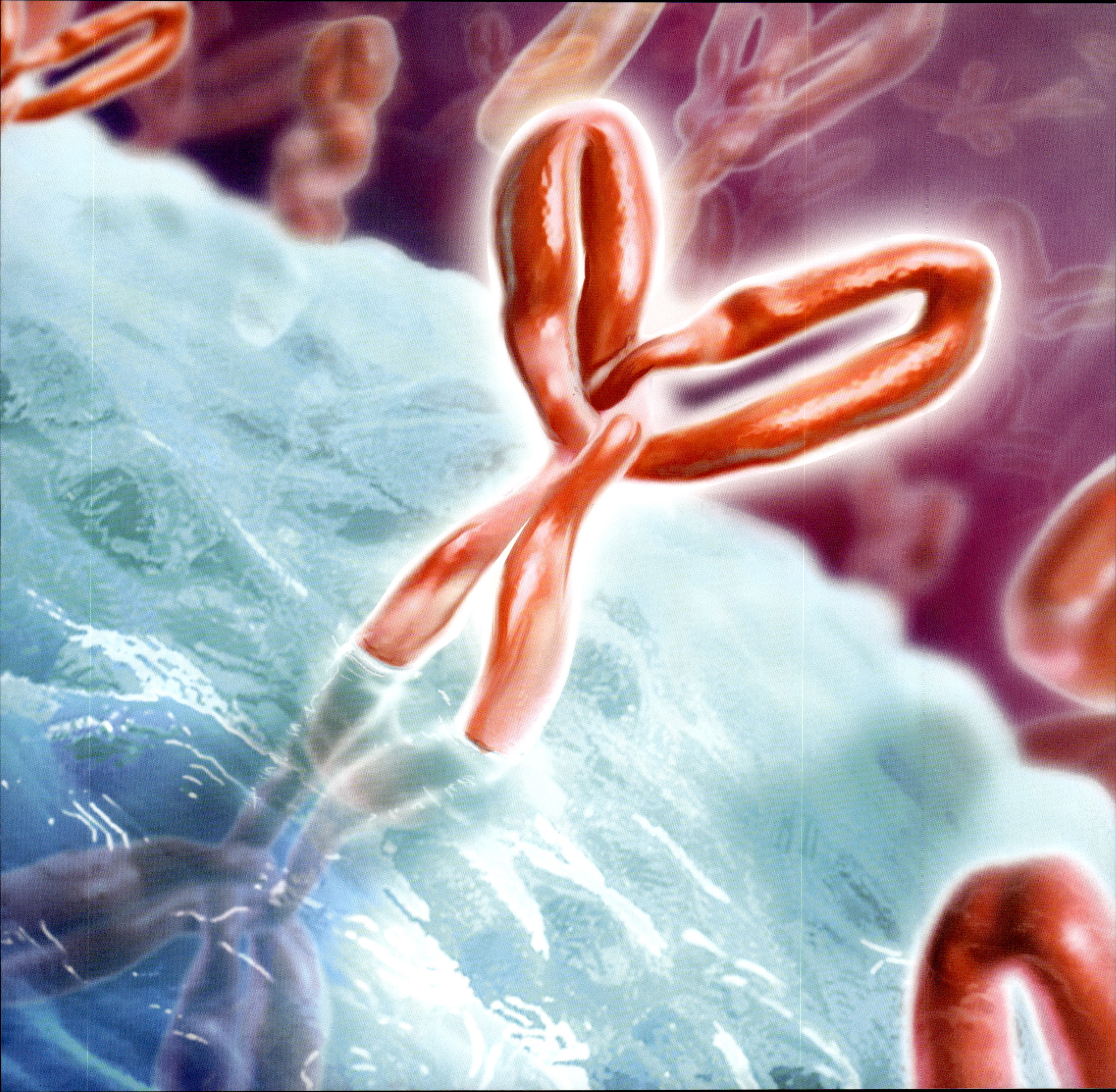

KÖRPER-SYSTEME

Körpersysteme im Überblick

Der menschliche Körper besitzt 12 Organsysteme. Jedes System erfüllt eine bestimmte Funktion. Die äußere Hülle, die Haut, übernimmt eine Vielzahl von Aufgaben. Das Skelett sorgt für Stabilität, während Hunderte von Skelettmuskeln sämtliche Bewegungsabläufe sichern. Im Verdauungsapparat wird aufgenommene Nahrung verarbeitet: Nährstoffe gelangen ins Blut, Abfallstoffe werden ausgeschieden. Durch das Atemwegssystem wird Sauerstoff in den Körper gepumpt und gemeinsam mit Nährstoffen über das Blut in Billionen von Körperzellen transportiert. Abbauprodukte des Zellstoffswechsels werden ebenfalls durch das Blut abtransportiert. Dieser Kreislauf ist eng mit lymphatischen Organen und Gefäßen verbunden, die eine ständige Immunabwehr gewährleisten. Das Harnsystem befreit den Körper von Stickstoffen und reguliert den Wasser- sowie Salzhaushalt. Die Fortpflanzungsorgane schaffen die Voraussetzung für die Produktion von Nachkommen. Hormone und Nervensystem haben dabei die Oberkontrolle über alle Funktionen des Körpers.

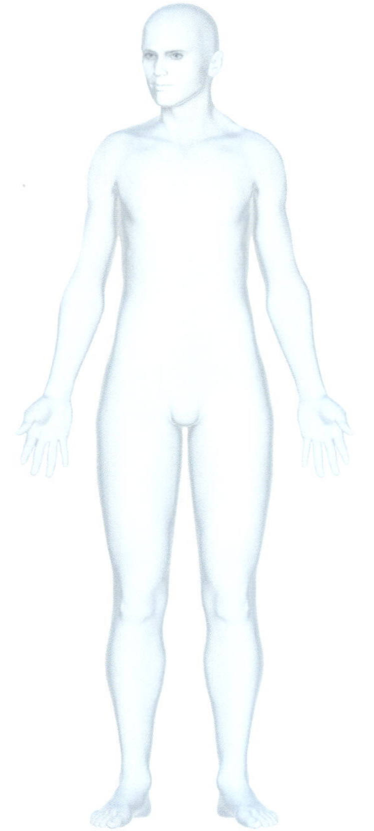

Haut und Hautanhangsorgane
Die Haut ist ein Flächenorgan, das den Körper vor Umwelteinflüssen, Wasserverlust und Mikroben schützt. Hautanhangsorgane sind Haare, Nägel, Schweiß- und Talgdrüsen. Die Haut reguliert die Körpertemperatur und enthält Sinnesrezeptoren, die uns Hitze sowie Kälte erspüren lassen. In der Haut gespeichertes Fett dient als Energiereserve.

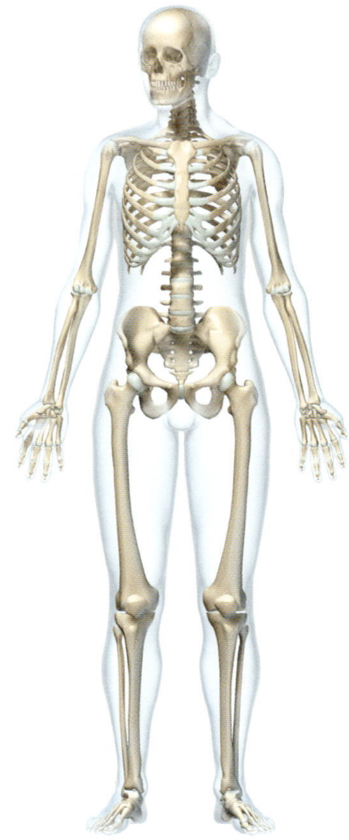

Skelettsystem
Stellt das für den Aufbau des Körpers benötigte Stützsystem dar. Die Knochen schützen empfindliche Gewebe und Organe, zum Beispiel Gehirn, Rückenmark, Herz und Lunge. Am Skelett sind die Skelettmuskeln fixiert, die für die Bewegung des Körpers sorgen. Die Knochen speichern Kalzium und Phosphor, das Knochenmark produziert rote Blutkörperchen.

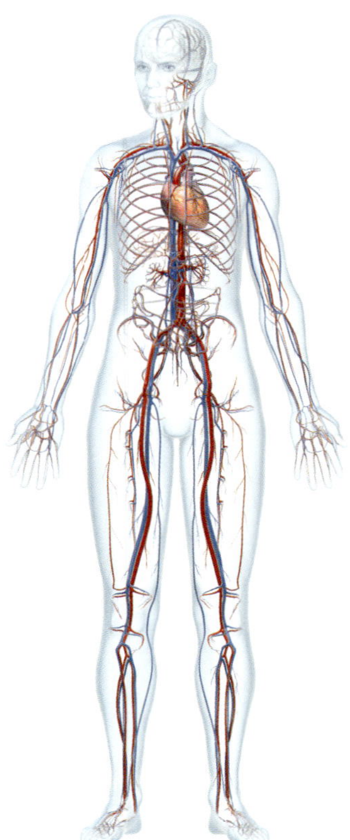

Blutkreislauf
Das Herz pumpt Blut, das durch Blutgefäße im Körper verteilt wird. Das Blut transportiert Sauerstoff, Nährstoffe und Hormone in die Zellen, Kohlenstoffdioxid wird abtransportiert. Außerdem reguliert es Verteilung der Körperwärme und die Immunabwehr.

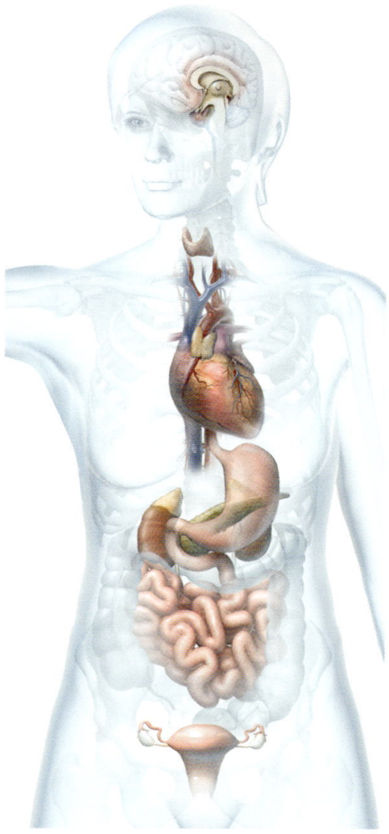

Endokrines System
Umfasst Organe, Gewebe und Zellgruppen, die komplexe Körperfunktionen wie Wachstum oder Fortpflanzung mithilfe von Botenstoffen (Hormonen) steuern. Das endokrine System ist eng an das Nervensystem gekoppelt, die beiden Systeme arbeiten meist zusammen.

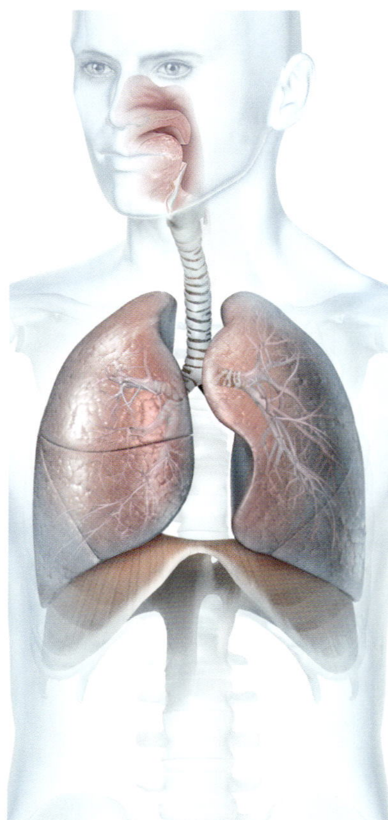

Atemwegsystem
Alle Organe, die der Atmung dienen sorgen dafür, dass der Körper bzw. das Blut mit Sauerstoff versorgt wird. Über die Atemwege wird Kohlendioxid ausgeschieden, sie regeln auch den Säure-Basen-Haushalt.

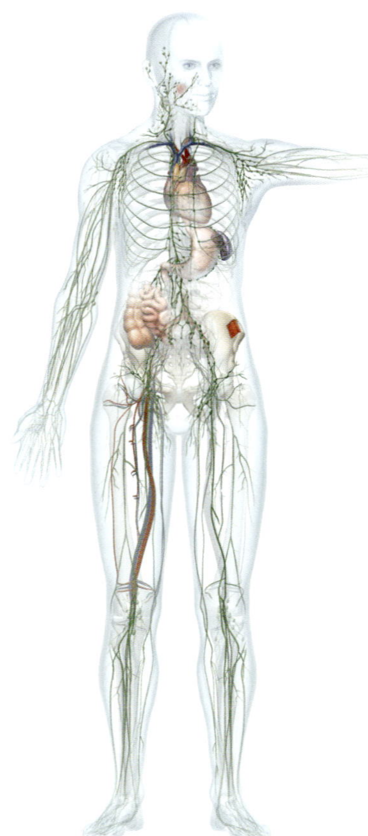

Lymphatisches System (Immunsystem)
Dieses komplexe Netzwerk aus Organen und Gefäßen transportiert Gewebsflüssigkeit und steht in enger Verbindung zum Blutkreislauf. Das lymphatische System ist ein Teil des Immunsystems, das den Körper vor Infektionen schützt.

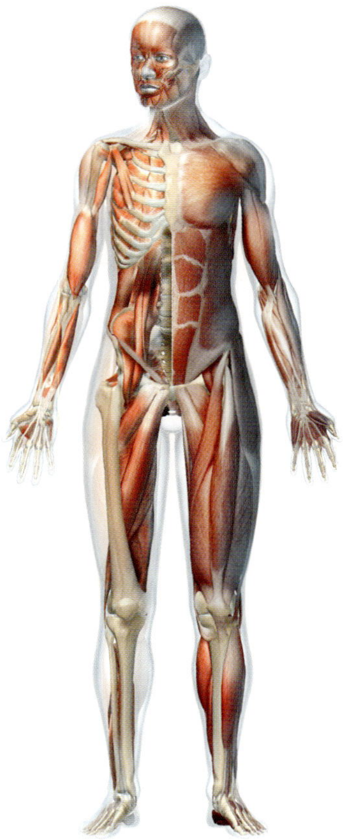

Skelettmuskulatur
Die über 400 Skelettmuskeln des Körpers werden als willkürlich bezeichnet, weil wir sie mithilfe von Knochen bewusst bewegen und steuern können. Glatte Muskeln und Herzmuskeln unterliegen nicht unserer Kontrolle, deshalb nennt man sie unwillkürliche Muskulatur. Skelettmuskeln können auch Körperwärme produzieren und ermöglichen die aufrechte Haltung.

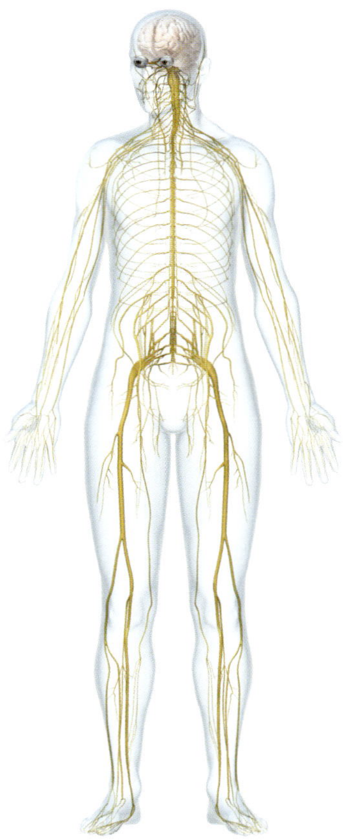

Nervensystem
Dieses System steuert die Aktivitäten aller anderen Organsysteme. Gemeinsam mit den Sinnesorganen nimmt es Reize innerhalb und außerhalb des Körpers wahr und kontrolliert die darauf folgenden Reaktionen. Das zentrale Nervensystem umfasst das Gehirn und das Rückenmark, das periphere Nervensystem bezeichnet alle anderen Nervenstrukturen.

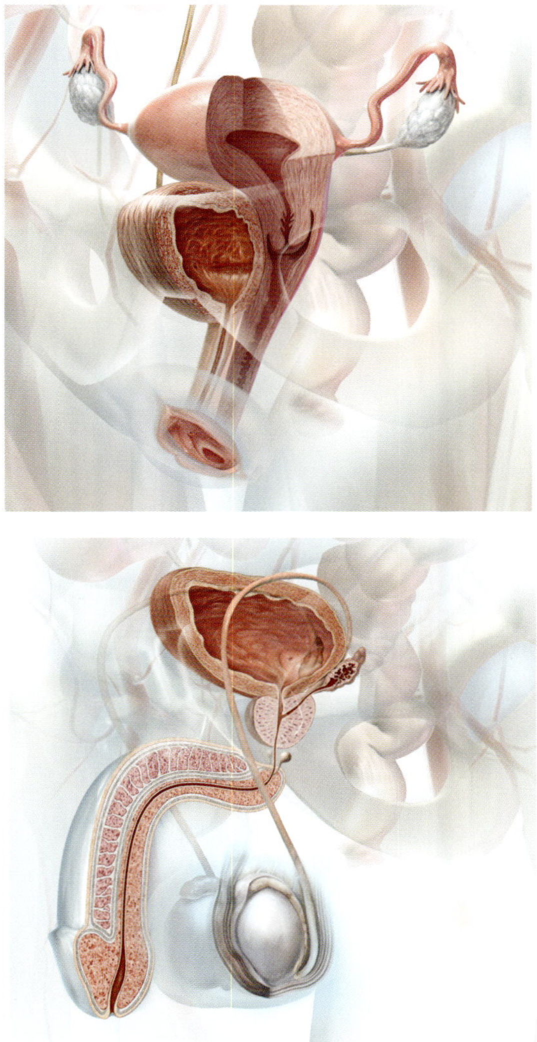

Fortpflanzungssystem
Das weibliche Fortpflanzungssystem produziert Eizellen sowie weibliche Sexualhormone und nährt einen heranwachsenden Embryo. Das männliche Fortpflanzungssystem bildet Samenzellen, männliche Sexualhormone und befördert Sperma in den weiblichen Körper.

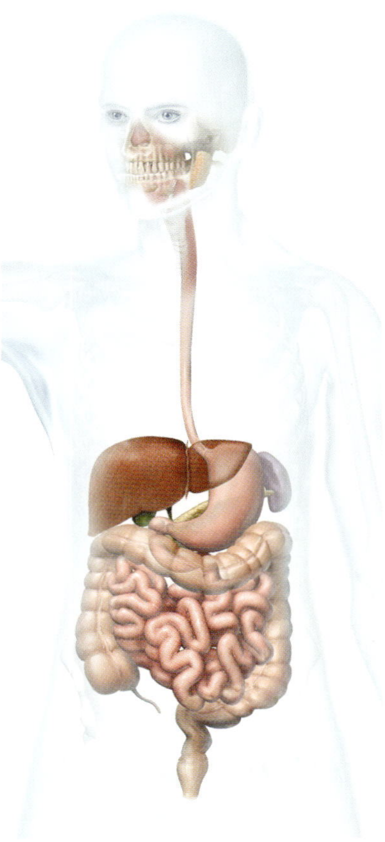

Verdauungssystem
Nimmt Speisen auf und spaltet sie in verwertbare Nährstoffe, die an die Zellen weitertransportiert werden. Leber und Bauchspeicheldrüse liefern die Enzyme für die Verdauung im Dünndarm. Im Dickdarm werden noch unverdaute Nahrungselemente durch Bakterien zersetzt.

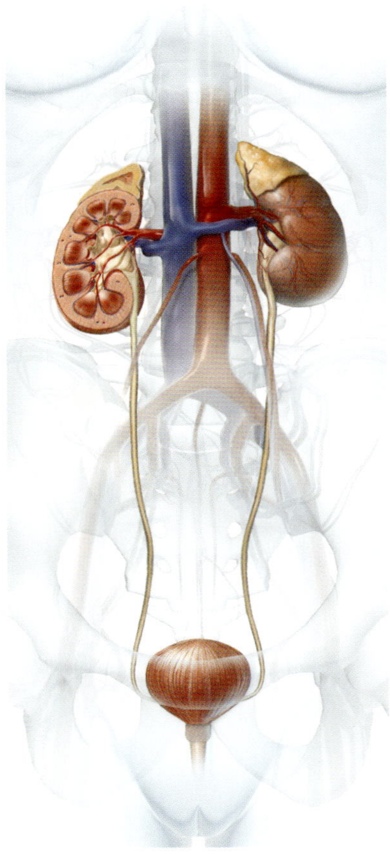

Harnsystem
Ist das Filtersystem des Körpers, das für einen ausgeglichenen Wasserhaushalt sorgt. Bei der Verarbeitung von Eiweiß aus der Nahrung entstehen giftige Stickstoffe, die über das Harnsystem entsorgt werden. Die Nieren ziehen Abfallstoffe aus dem Blut.

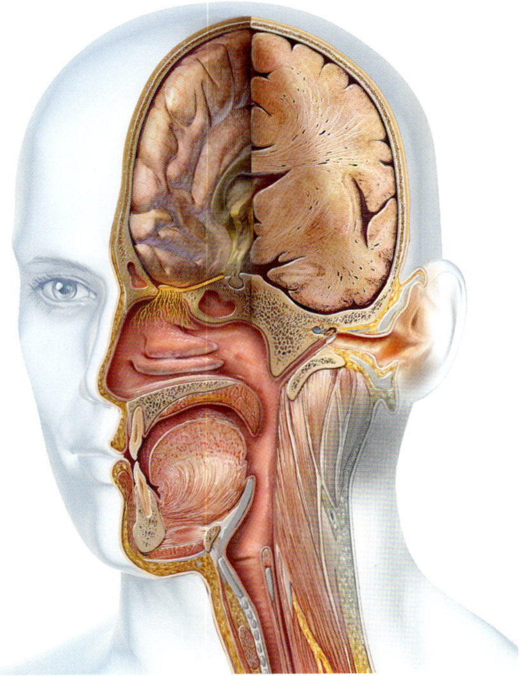

Sinnesorgane
Ermöglichen es dem Körper, Informationen zu erhalten und dementsprechend darauf zu reagieren. Reize aus der Umwelt werden in elektrische Impulse umgewandelt. Sinnesorgane sind Augen (Gesichtssinn), Nase (Geruchssinn), Innenohr (Gehörsinn), Zunge (Geschmackssinn), Haut (Tastsinn) und das Gleichgewichtsorgan im Innenohr (Gleichgewichtssinn).

Die menschliche Haut

Die Haut umhüllt den menschlichen Körper. Bis auf die etwas festere Haut an Fußsohlen und Handinnenflächen ist sie nicht einmal einen Millimeter dick. Dennoch erfüllt sie unzählige, wichtige Funktionen. Sie schützt vor Mikroben, übermäßigem Wasserverlust des Körpers, UV-Strahlung und Überhitzung. Die Haut kann Vitamin D herstellen, das für die Regulierung des Kalziumhaushalts sorgt. Sie enthält Rezeptoren, durch die wir Schmerz und Temperaturen empfinden können, sowie Tastrezeptoren. Die Haut besteht aus drei Schichten: der Oberhaut (Epidermis), der Lederhaut (Dermis) und der Unterhaut (Subcutis). Da sie permanent durch Waschen, Stöße und Dehnungen strapaziert wird, regeneriert sie sich fortlaufend. Abgestorbene Hautzellen werden unmittelbar durch neue ersetzt, durch diesen Prozess heilen auch Wunden in der Haut.

Hautalterung

Die Haut verändert sich im Lauf der Zeit. Ein Neugeborenes hat zarte, weiche Haut mit dünner, durchscheinender Epidermis, einigen Schweißdrüsen und einer isolierenden Fettschicht. In der Pubertät ist die Aktivität der Talgdrüsen erhöht, was zu Akne führen kann. Gleichzeitig enthält junge Haut viel Kollagen, sie ist prall, elastisch und robust. Mit zunehmendem Alter werden Epidermis und Dermis dünner, das Kollagen nimmt ab, die Haut wird schlaff und faltig. Übermäßiges Sonnenbaden lässt die Haut schneller altern.

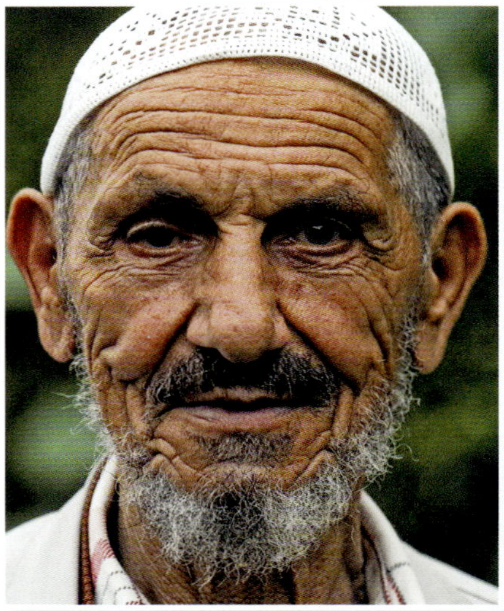

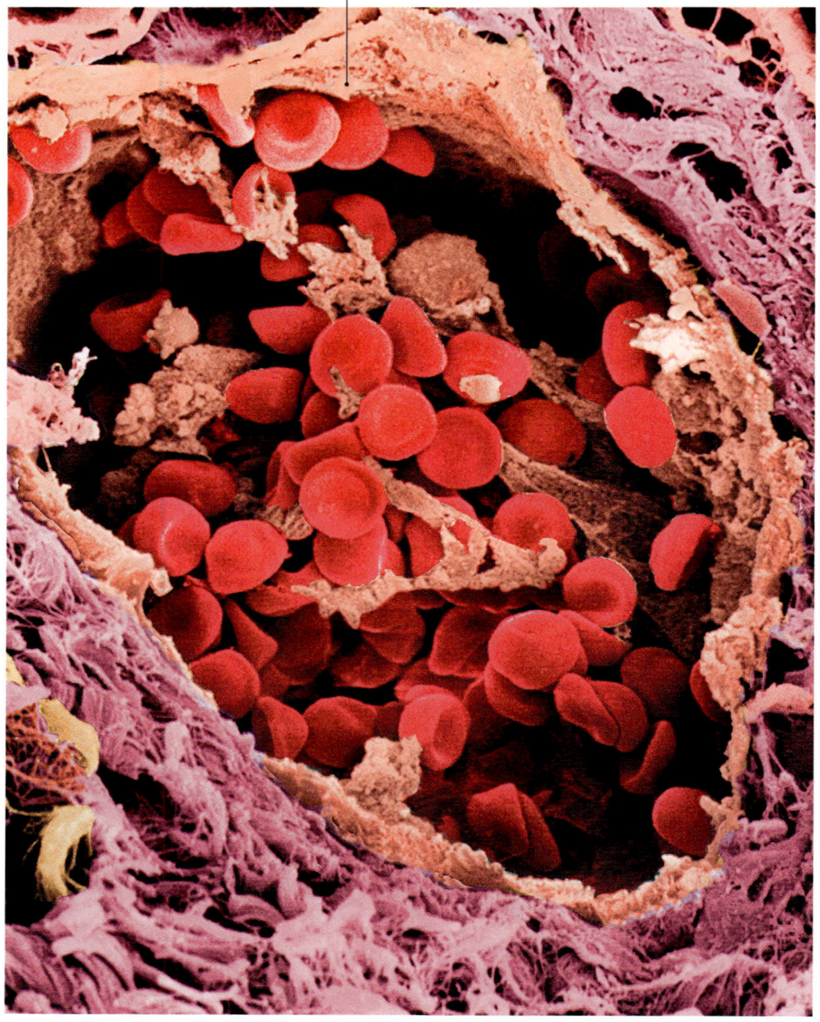

Haut- und Körpertemperatur

Im unteren Bereich des Zwischenhirns liegt der Hypothalamus, das oberste Steuerungsorgan des Hormonsystems. Er überwacht die Körpertemperatur, die idealweise bei 36,8 °C liegen sollte. Wird dieser Wert übermäßig überschritten, signalisiert der Hypothalamus den Blutgefäßen in der Haut, sich zu erweitern. Durch den verstärkten Blutzufluss wird Hitze abgeführt. Ist die Temperatur zu niedrig, ziehen sich die Blutgefäße zusammen.

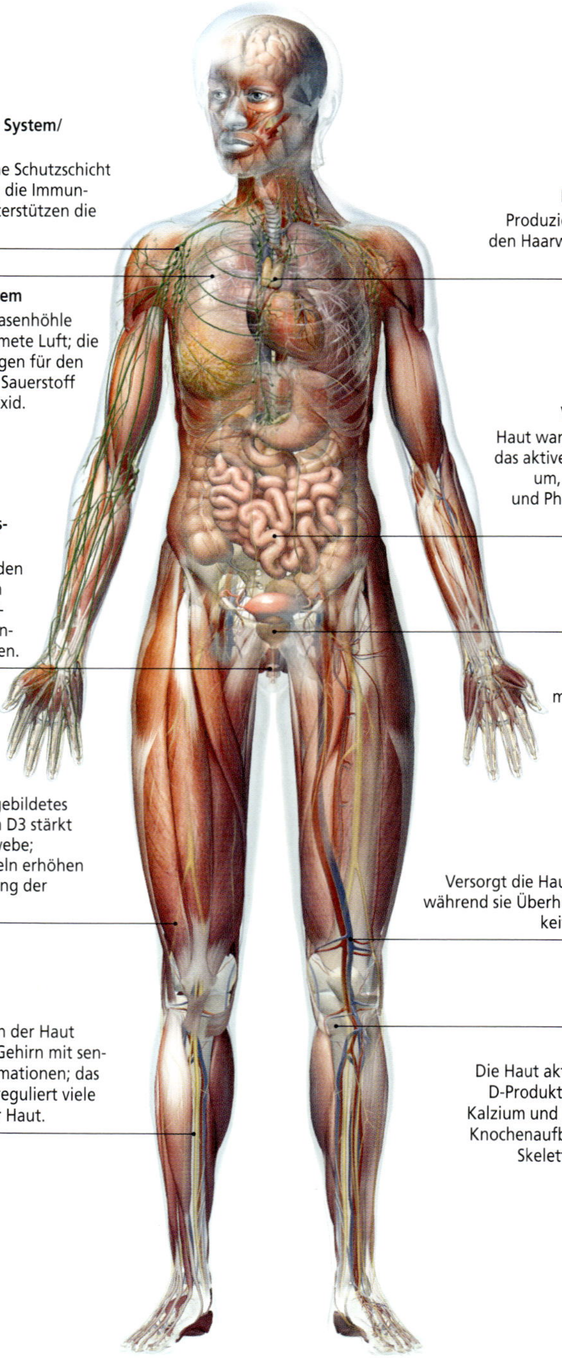

Verkopplung mit anderen Körpersystemen

Die menschliche Haut unterstützt die Funktionen anderer Körpersysteme. Bis auf die Fortpflanzungsorgane tragen alle Systeme zur Erhaltung einer gesunden Haut bei.

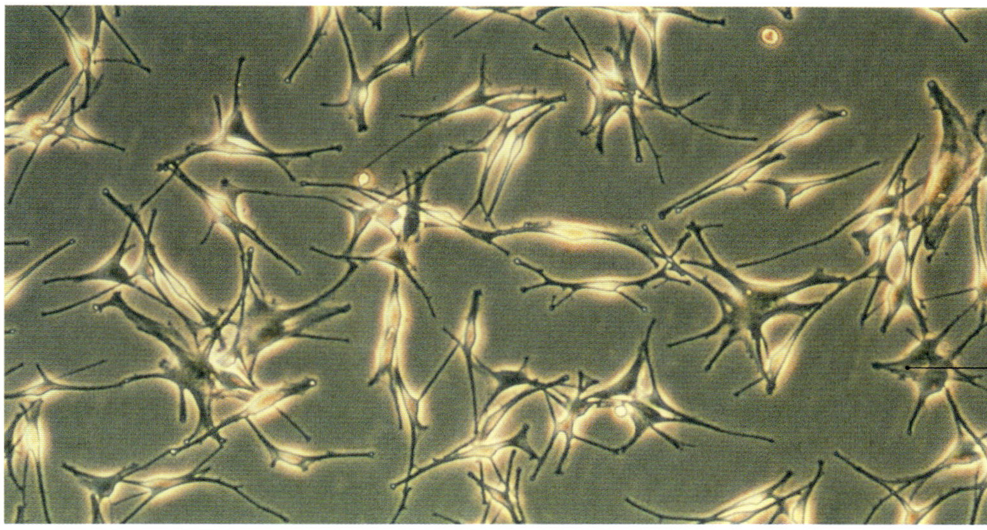

Melanozyten bei Hellhäutigen
Diese Melanozyten eines Hellhäutigen wurden im Labor gezüchtet, sie haben weniger Zellfortsätze und produzieren weniger Melanin als die von Dunkelhäutigen.

Pigmentierung

Das gelborange Pigment Karotin in der Lederhaut verleiht unserer Haut etwas Farbe, doch es sind Melanozyten, Pigmentzellen der Haut, die das schwarzbraune Pigment Melanin hervorbringen. Obwohl jeder Mensch etwa über die gleiche Anzahl an Melanozyten verfügt, gibt es genetische Unterschiede, die bestimmen, wie sie verteilt sind und wie viel Melanin sie produzieren. Bei Menschen mit dunkler Hautfarbe geben die Melanozyten mehr Melanin ab. Die rosa Farbe bei hellhäutigen Menschen wird durch den roten Blutfarbstoff in den Gefäßen unter der Hautoberfläche verursacht.

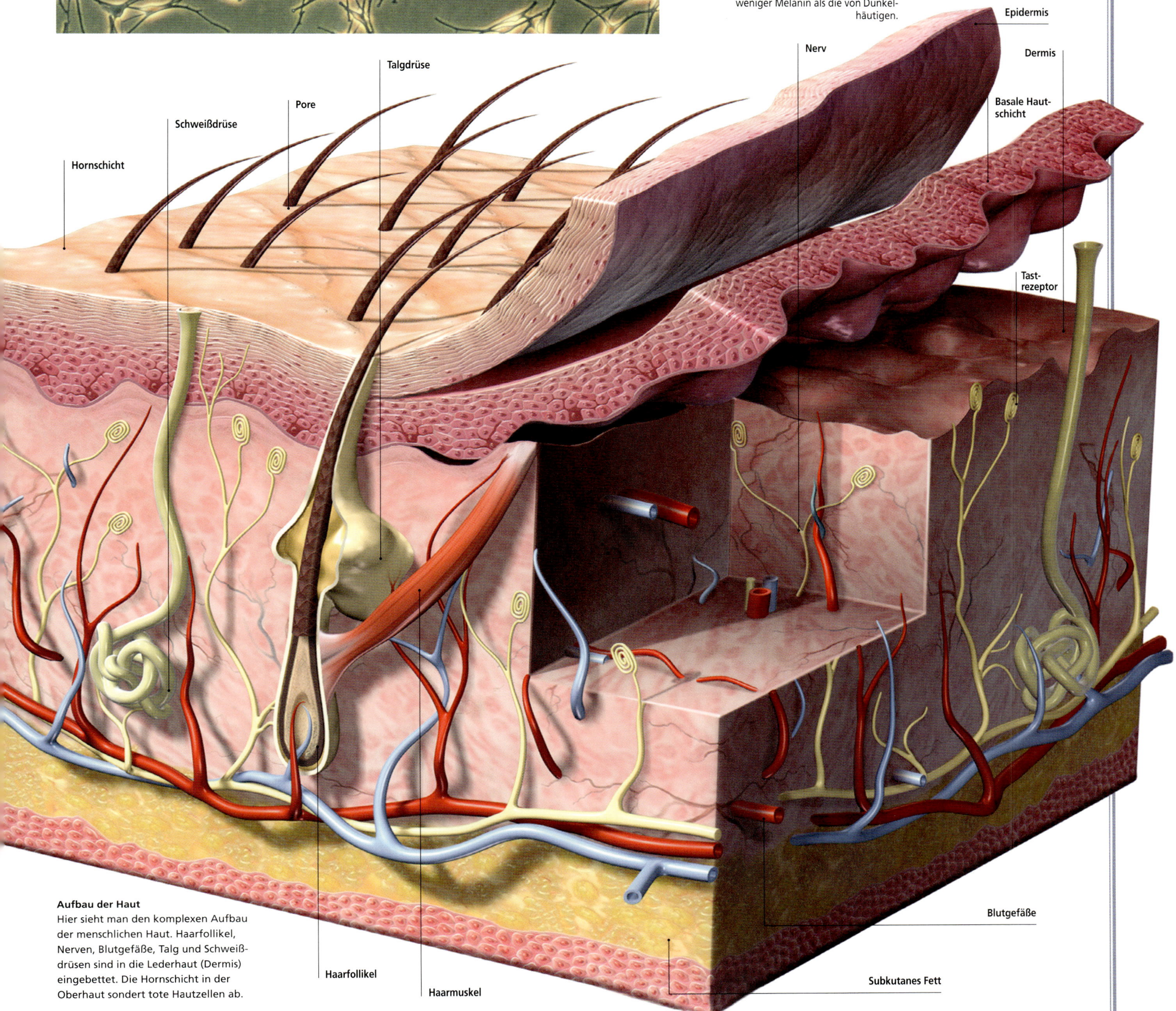

Aufbau der Haut
Hier sieht man den komplexen Aufbau der menschlichen Haut. Haarfollikel, Nerven, Blutgefäße, Talg und Schweißdrüsen sind in die Lederhaut (Dermis) eingebettet. Die Hornschicht in der Oberhaut sondert tote Hautzellen ab.

Hautanhangsorgane

Haare, Nägel, Talg- und Schweißdrüsen sind Anhangsorgane der Haut. Millionen von Haaren wachsen auf der Kopfhaut, in den Achselhöhlen, im Intimbereich und anderswo. Jeder biegsame Haarschaft ist hauptsächlich aus keratinreichen Zellen zusammengesetzt und ragt aus einem Haarfollikel (Haarbalg) hervor, der in der Lederhaut verwurzelt ist. Fingernägel und Fußnägel enthalten eine besonders harte Keratinform. Bei einem Erwachsenen befinden sich am ganzen Körper Talgdrüsen – mit Ausnahme der Handinnenflächen und der Fußsohlen. Der Talg hält Haut und Haare geschmeidig. Darüber hinaus sitzen noch etwa 2,5 Millionen Schweißdrüsen in der Haut. Schweiß besteht im Wesentlichen aus Wasser; wenn er verdunstet, wird der Organismus abgekühlt.

Haarwachstum

Haare wachsen in Zyklen, der Haarfollikel durchläuft dabei mehrere Phasen. In der Wachstumsphase bilden sich an der Wurzel neue Zellen, die die abgestorbenen Zellen nach oben schieben, deshalb wird das Haar länger. Nach einer Ruhephase wächst das Haar weiter. Ein Kopfhaar wächst bis zu sechs Jahre, bevor sich der Follikel regeneriert. Haarwachstum ist hormonabhängig. Glatzenbildung bei Männern spiegelt zum Beispiel die Auswirkung von Testosteron auf die Gene wider, die das Haarwachstum regulieren.

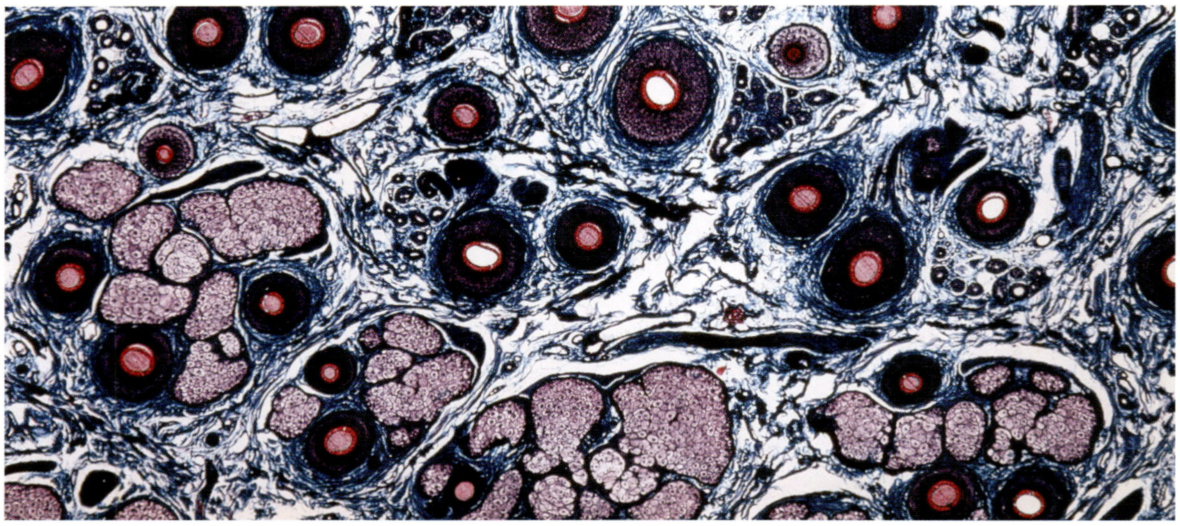

Talgdrüsen
Sondern fetthaltigen Talg ab, der die Haare und die Oberfläche der Haut geschmeidig hält. Die violetten Punkte auf diesem Mikroskopbild stellen Talgdrüsen dar.

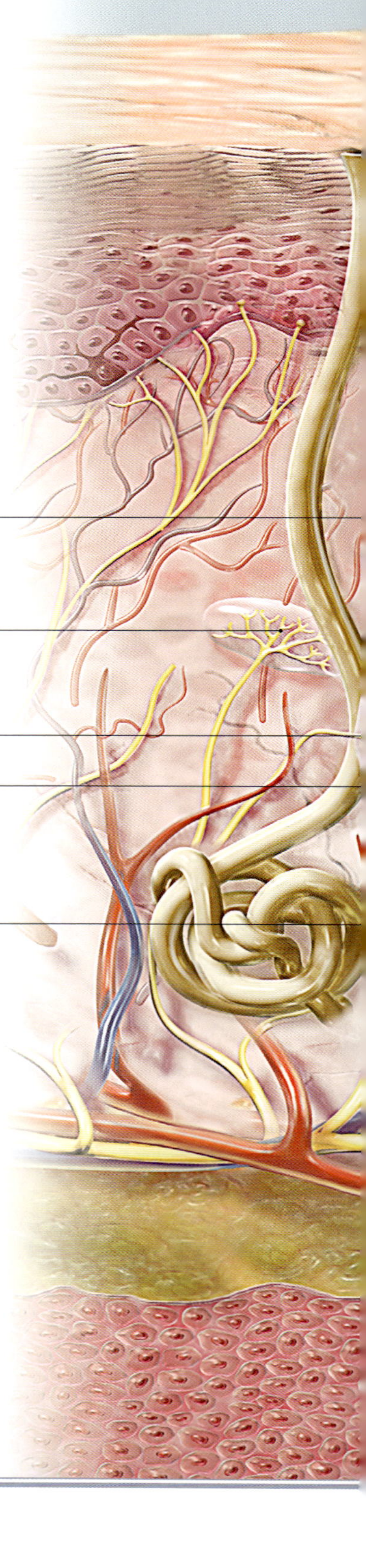

Schweiss

Merokrine Schweißdrüsen sind über den ganzen Körper verteilt und regulieren den Wärmehaushalt. Apokrine Schweißdrüsen werden auch Duftdrüsen genannt und befinden sich nur an bestimmten Körperstellen wie Achselhöhlen, Brustwarzen und Genitalbereich. Sie werden bei sexueller Erregung und Angstzuständen aktiviert, zum Beispiel wenn einem in belastenden Situationen der „kalte Schweiß“ ausbricht.

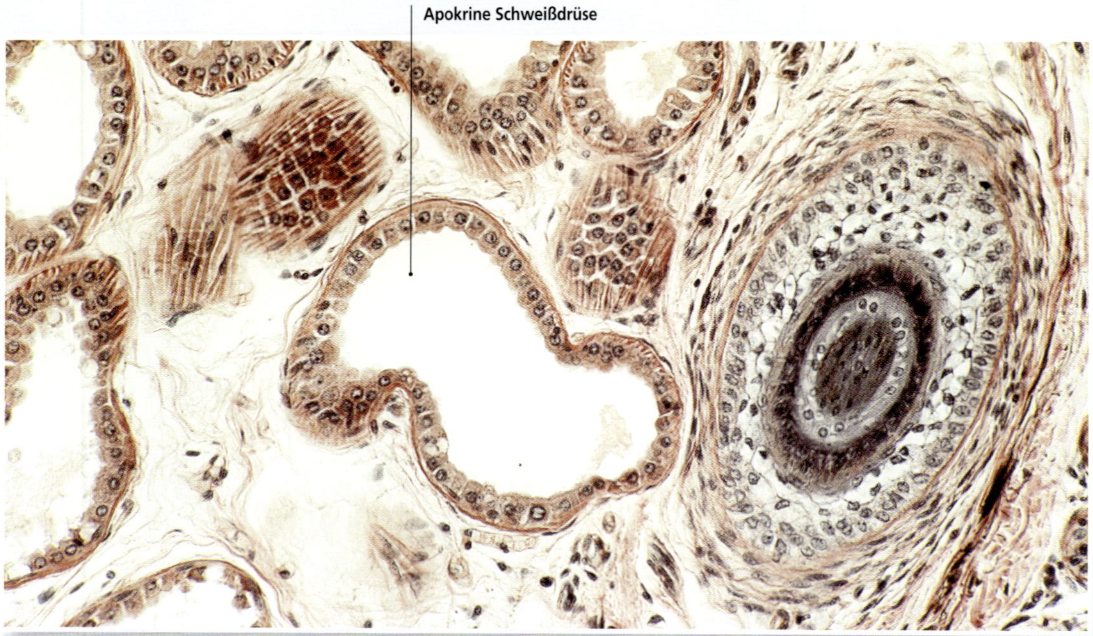

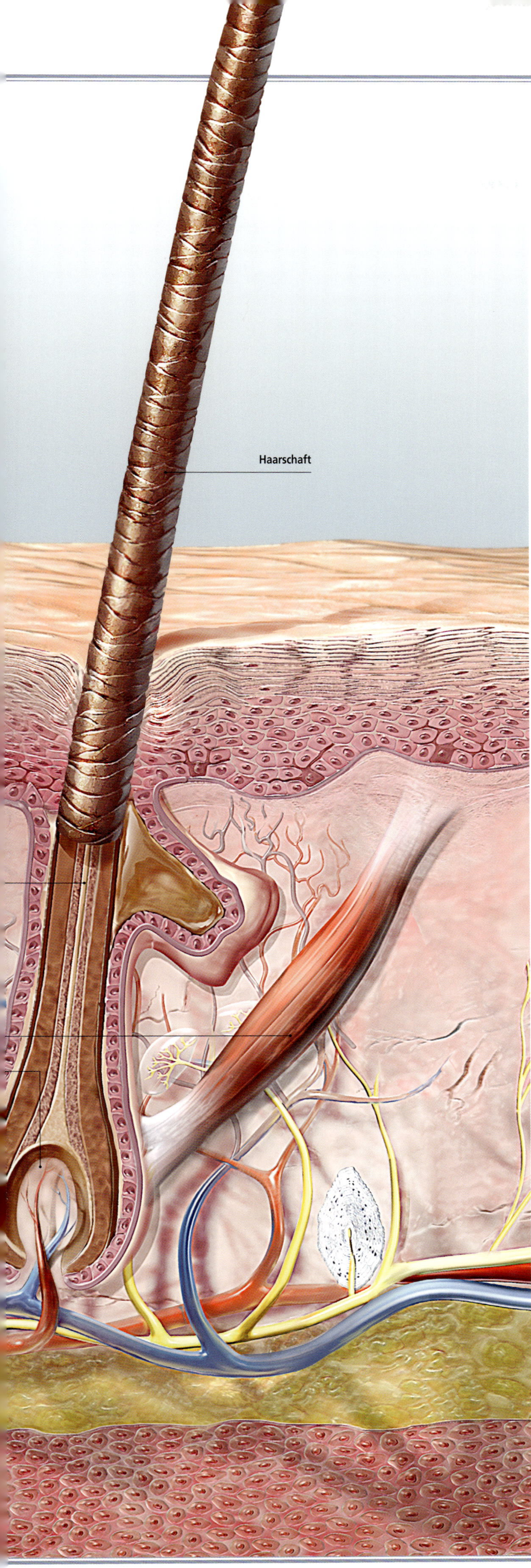

Aufbau des Nagels
Ein Nagel besitzt drei Hauptteile: die Nagelplatte (sichtbarer Teil), das Nagelbett (unter dem Nagel) und den freien Nagelrand. Blutkapillaren (feinste Gefäße) im Nagelbett verleihen dem Nagel seine rosa Farbe.

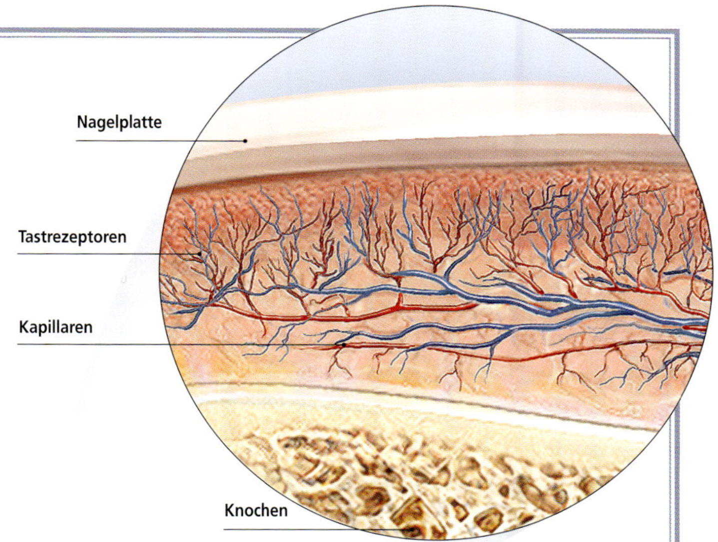

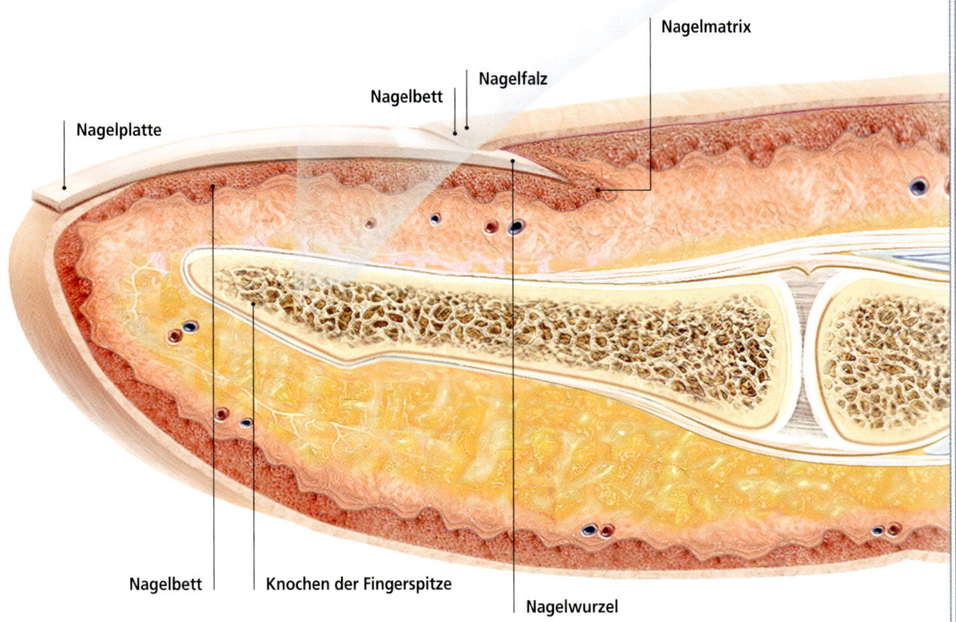

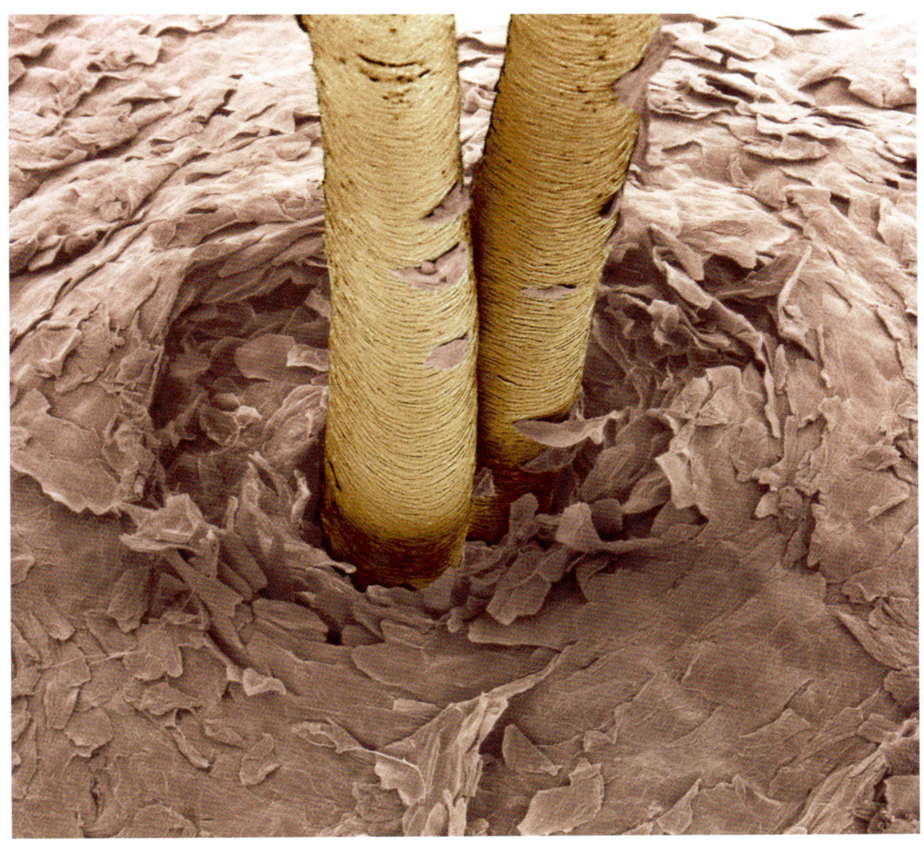

Tausende Haare
Diese Nahaufnahme zeigt, wie ein Haar aus der Kopfhaut wächst. Auf dem Kopf eines Menschen befinden sich etwa 100 000 Haarfollikel in unterschiedlichen Stadien. Wir verlieren täglich 75 bis 100 Haare, auch mehr, wenn jemand eine strenge Diät macht. Unser Kopfhaar wächst in einem Jahr ungefähr 15 cm.

Hautkrankheiten

Die Haut ist vielen Umwelteinflüssen ausgesetzt, durch kleine Verletzungen oder Abschürfungen können Bakterien und Erreger eindringen. Die meisten Hautirritationen werden unter dem Oberbegriff Dermatitis zusammengefasst: entzündliche Reaktionen, die in der Lederhaut (Dermis) auftreten und zu Ausschlägen, Schuppen und Ekzemen führen können. Anzeichen von chronischen Irritationen sind häufig Pusteln, rote Flecken sowie juckende, schuppende oder nässende Hautstellen. Eiterflechten werden durch Bakterien verursacht, Ringelflechten durch eine Pilzinfektion. Akne entsteht durch verstopfte oder entzündete Talgdrüsen und Haarfollikel, die Erkrankung ist in der Regel auf die Pubertät begrenzt. Schuppenflechten siedeln sich gerne an Ellbogen, Kniescheiben und Kopfhaut an, sie sind mit Juckreiz, starken Rötungen, eitrigen Krusten und Schuppen verbunden. Schuppenflechte kann durch Salben behandelt werden.

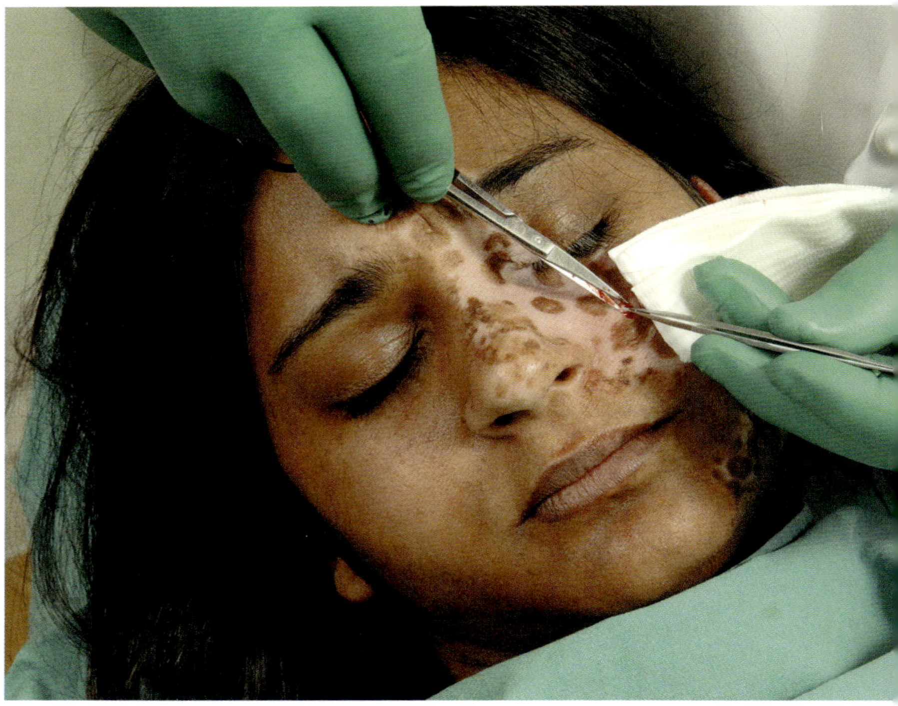

Weißfleckenkrankheit (Vitiligo)
Diese Pigmentstörung ist meist angeboren, ihre Ursachen sind noch nicht vollständig erforscht. Bei der neuesten Behandlung werden in die betroffenen Hautpartien melaninproduzierende Zellen eingepflanzt. Diese Methode ist vor allem im Gesichtsbereich recht erfolgreich.

Verbrennungen

Schädigen oder zerstören die Haut und können durch Feuer, heiße Flüssigkeiten, Chemikalien, elektrischen Strom und Strahlung ausgelöst werden. Verbrennungen werden nach Graden eingeteilt; beim ersten Grad handelt es sich um eine oberflächliche Verletzung, die mit Rötungen und Schmerzen einhergeht, z.B. ein leichter Sonnenbrand (auf dem Foto). Bläschenbildung ist ein Zeichen für eine Verbrennung zweiten Grades. Beim dritten Grad stirbt die Hautoberfläche ab, und der darunterliegende Bereich kann sich entzünden.

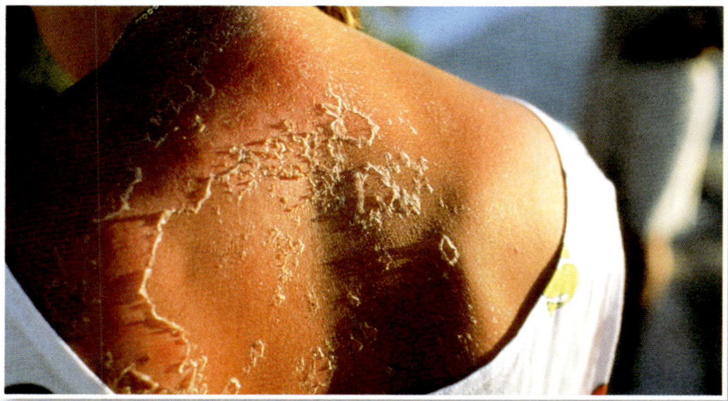

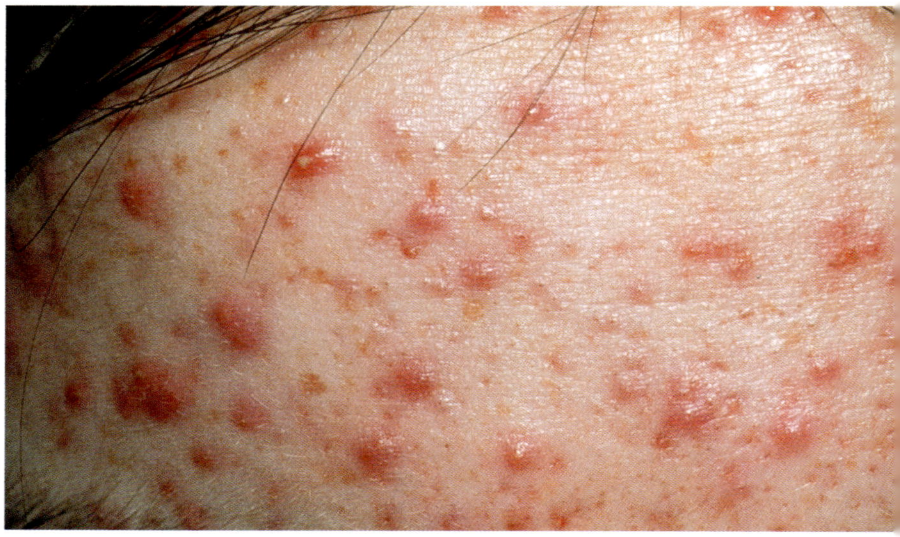

Akne
Ist meist mit Hormonschüben verbunden oder familiär bedingt. Bei Akne entzünden sich die Talgdrüsen; überschüssiger Talg blockiert Haarfollikel, die dann eitrige Pusteln ausformen.

Häufige Hautkrankheiten, Ursachen und Behandlung

Krankheit	Ursachen	Behandlung
Ekzem	Nicht restlos geklärt. Wird durch Seife, Schmuck, Cremes, zu enge Kleidung, Bakterien, Stress und Schweiß ausgelöst	Salben, lose Kleidung tragen, Schmuck meiden
Eiterflechte	Streptokokken (Bakterienart)	Antibiotika, antibakterielle Seife verwenden
Schuppenflechte	Autoimmune Krankheit. Entsteht oft durch Stress, Trauma, Infektionen oder Hormone	viel Sonne, warme Ölbäder Teersalbe, Vitamin D3- und Vitamin-A-Präparate
Ringflechte	Pilzinfektion	Antimykotika
Weissfleckenkrankheit	Angeboren, Zellen in der Haut, die den Farbstoff Melanin herstellen (Melanozyten), sind gestört	Sonne meiden, kurze Anwendung von Kortisonsalbe, vollständige Heilung bis jetzt nicht möglich
Akne	Entzündete Talgdrüsen	Klärendes Gesichtswasser, antibakterielle Seife verwenden

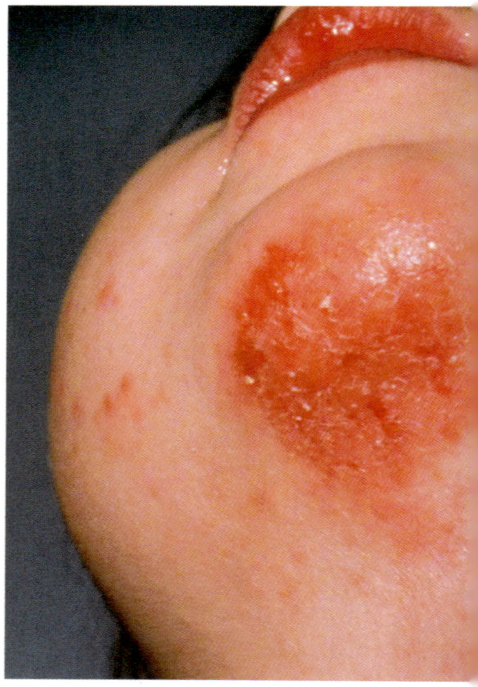

Ekzem
Bei vielen Menschen sind Ekzeme genetisch veranlagt und treten oft in der frühen Kindheit auf. Sie werden in der Regel mit Salben und Umschlägen behandelt.

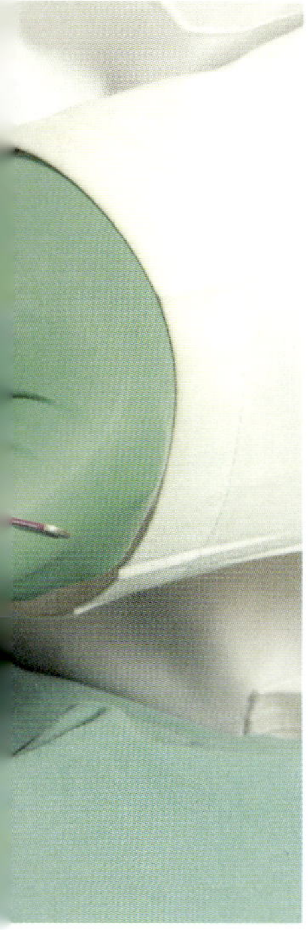

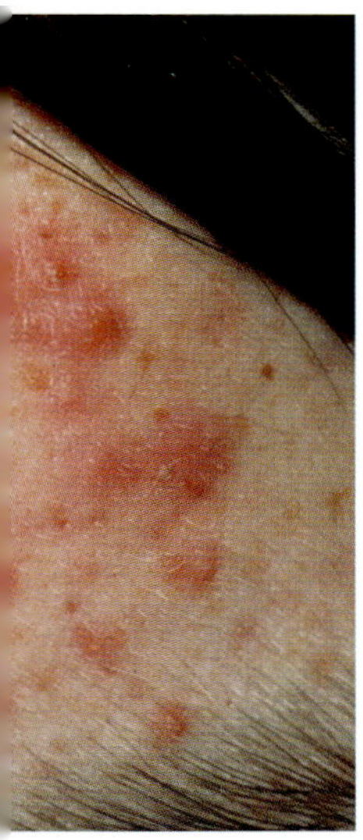

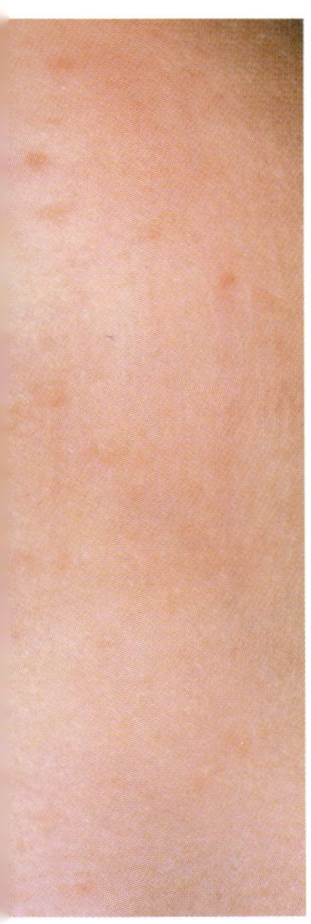

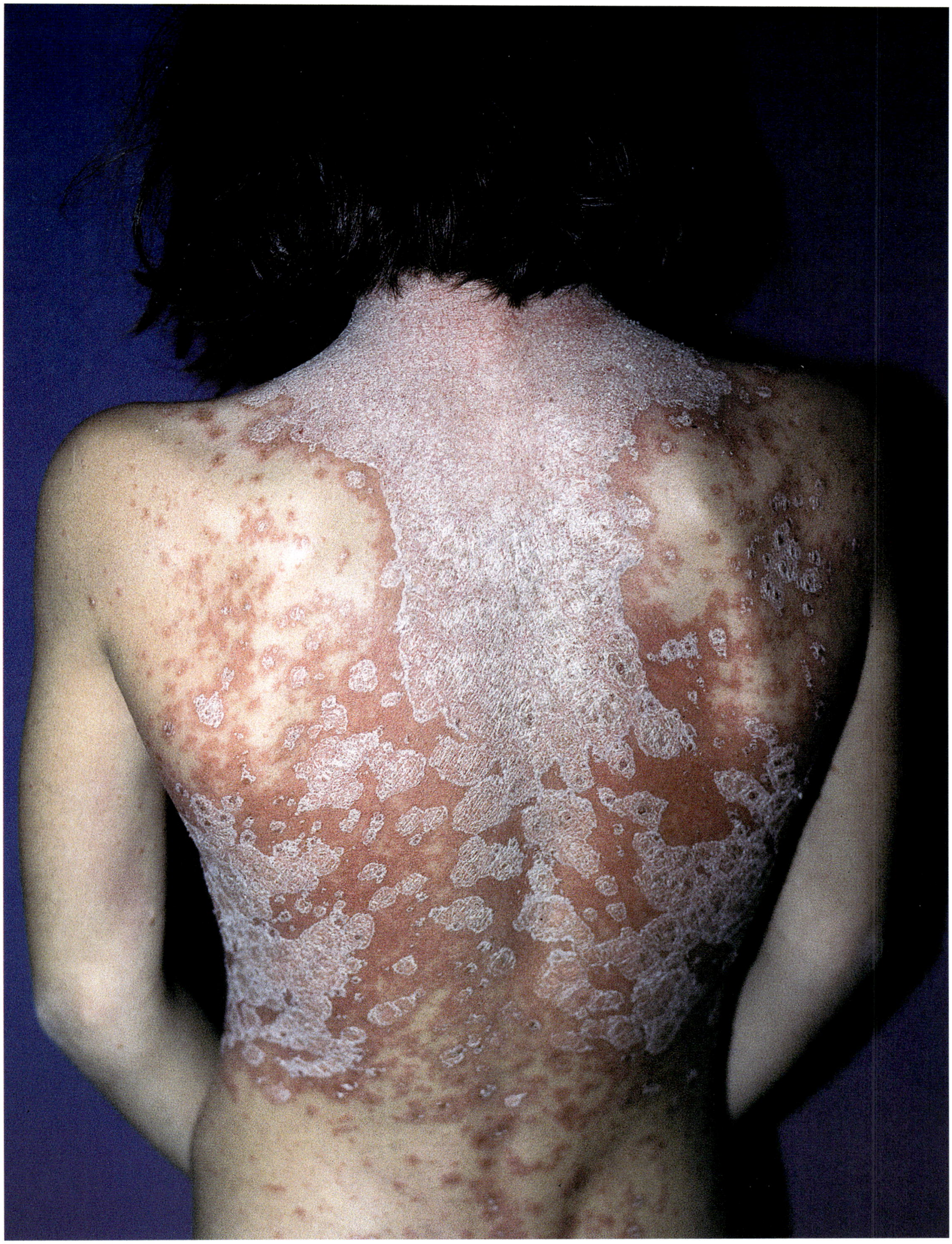

Problemhaut behandeln

Die Ursachen von chronischen Hautkrankheiten wie Schuppenflechte (Foto oben) und Ekzem sind nicht genau bekannt, daher ist die Behandlung der Symptome dementsprechend schwierig. Empfohlen werden Ölbäder, Vaseline, die Salycilsäure (Wirkstoff zur Ablösung großer Schuppen) enthält, Teersalbe, verschiedene Medikamente sowie Vitamin-D3- und Vitamin-A-Präparate. Manchmal ist auch eine Kombination dieser Mittel erfolgreich.

Hautkrebs

Bösartige Veränderungen der Haut sind relativ häufig. Die drei Hauptformen von Hautkrebs – Basalzellkarzinom, spinozelluläres Karzinom und malignes Melanom – werden auf übermäßiges UV-Licht zurückgeführt, sei es in Form von Sonnenstrahlen oder Solarien. Die häufigste Hautkrebsart ist das Basalzellkarzinom. Ein Geschwulst kann bei einem ambulanten Eingriff meist mühelos entfernt werden und bildet keine Metastasen. Etwas gefährlicher ist das sich an der Hautoberfläche bildende spinozelluäre Karzinom, da es schneller wächst und nahe liegende Lymphknoten befallen kann. Ein malignes Melanom wird oft für ein harmloses Muttermal gehalten und kann sich ausbreiten, bevor der Betroffene bemerkt, dass die Wucherung abnorm ist. Seltener ist das Merkelzellkarzinom. Merkelzellen sind spezielle Tastzellen in der Haut. Diese Krebsform tritt meist bei älteren Menschen im Gesicht auf und ist sehr aggressiv. Hellhäutige Menschen sind stärker gefährdet, an Hautkrebs zu erkranken, als Asiaten und Afrikaner.

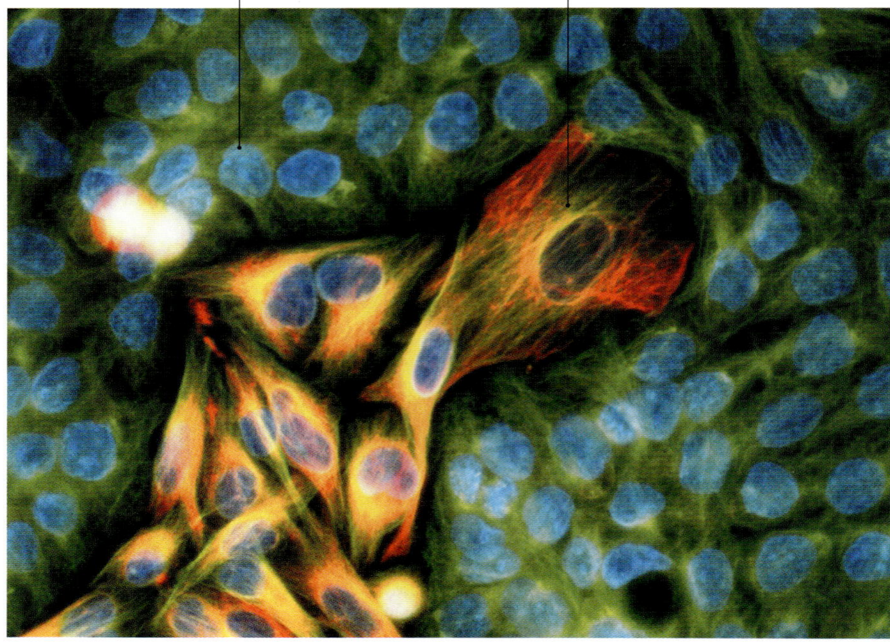

Krebszellen eines Melanoms
Diese Mikrofotografie zeigt Krebszellen eines Melanoms, die sich im Hautepithel ausbreiten. Die bösartigen Zellen können sich rasch teilen und umliegendes, gesundes Gewebe angreifen. Maligne Melanome sind ziemlich aggressiv.

Synthetische Haut

Im Labor hergestellte synthetische Haut soll Verbrennungs- und Hautkrebsopfern helfen. Nach der Transplantation auf die betroffene Hautpartie siedeln sich dort Blutgefäße und Epithelzellen an. Nach einiger Zeit verfällt die synthetische Haut, und es bildet sich ein gesundes, neues Hautstück. Synthetische Haut besteht hauptsächlich aus Silikon und Kollagen, damit es zu keinen Abwehrreaktionen des Körpers kommt.

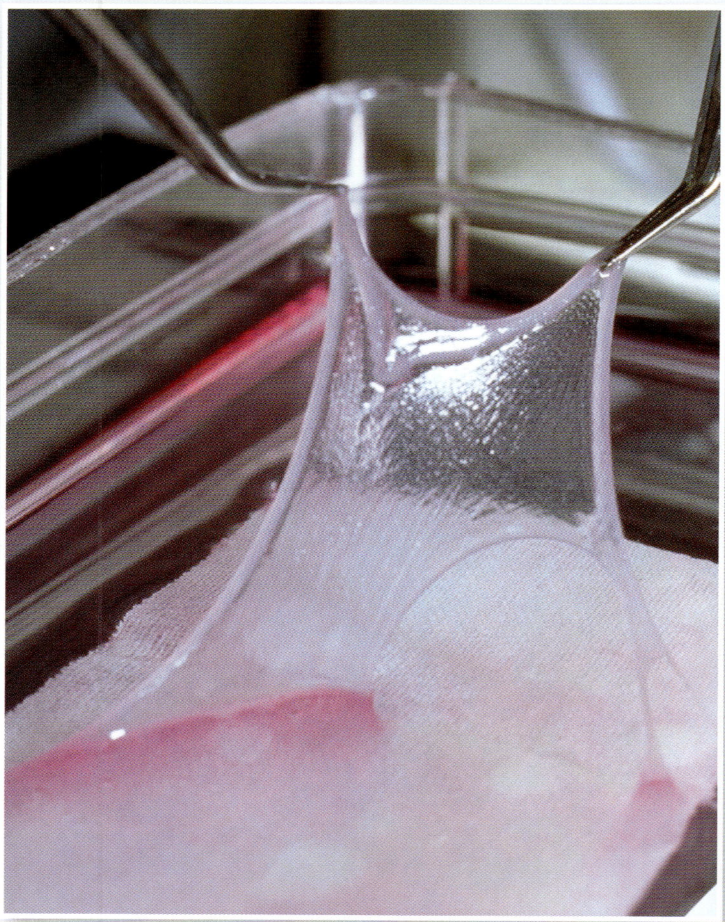

Basalzellkarzinom
Wird die Haut übermäßig viel ultravioletten Strahlen ausgesetzt, können die Zellen der Epidermis geschädigt werden; langsam wachsende, bösartige Zellen können sich bilden.

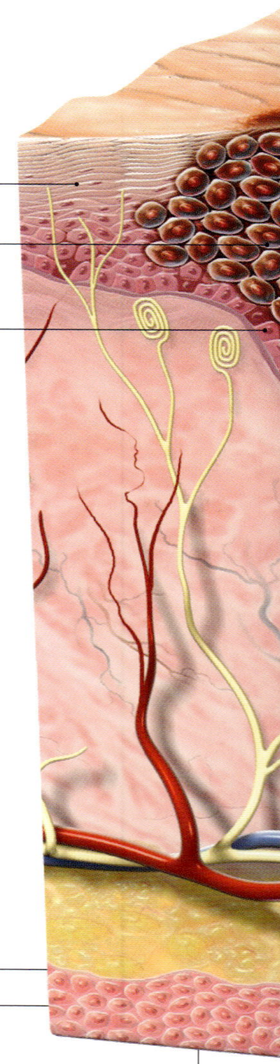

Hautkrebs vorbeugen

Da die meisten Hautkrebsformen auf dauerhafte, zu intensive UV-Licht-Einstrahlung zurückgeführt werden, empfiehlt es sich, starkes Sonnenlicht zu meiden – vor allem um die Mittagszeit – und die Haut durch Kleidung zu schützen. Sonnencremes mit hohem Lichtschutzfaktor sind ebenfalls sinnvoll. Im frühen Stadium können Basalzellkarzinome und spinozelluläre Karzinome mittels Laser oder Kryochirurgie entfernt werden.

Risikofaktoren für Hautkrebs	Anzeichen
Intensives Sonnenbaden, regelmäßiger Solariumsbesuch, Kontakt mit Arsen	Nicht heilende Wunde
Chronische Hautentzündung, Geschwüre, Narben, Verbrennungen, helle Haut	Unregelmäßig begrenzter oder pigmentierter Leberfleck, meist größer als 5 mm, scharf begrenzte, hellbraune bis graubraune Pigmentierung in der Haut, meist in sonnenexponierten Arealen
Strahlenbehandlung	
Einnahme von Immunsuppressiva	

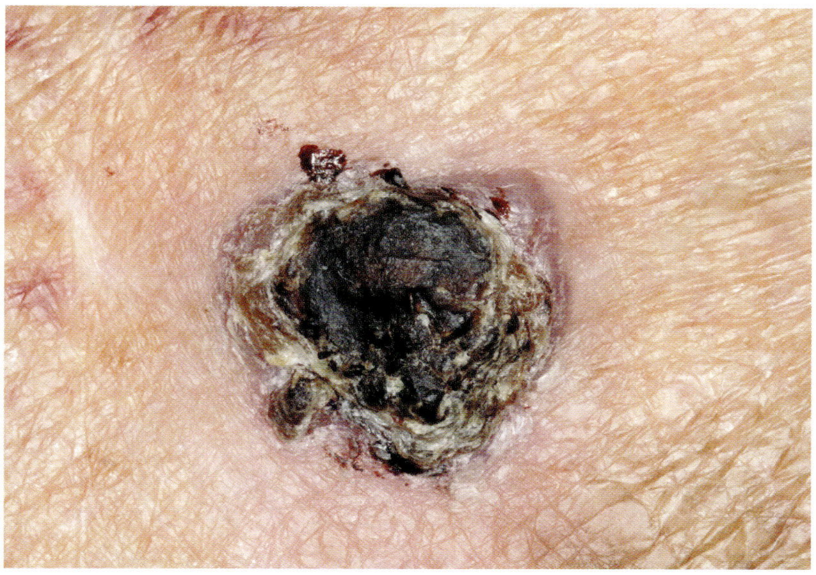

Spinozelluläres Karzinom
Ein dunkler, warzenhafter Hof ist typisch für ein spinozelluläres Karzinom oder Spinaliom, der zweithäufigsten Hautkrebsform. Sie entwickelt sich vorrangig auf dem Boden schwer sonnengeschädigter Haut und kommt in der Regel bei älteren Menschen vor.

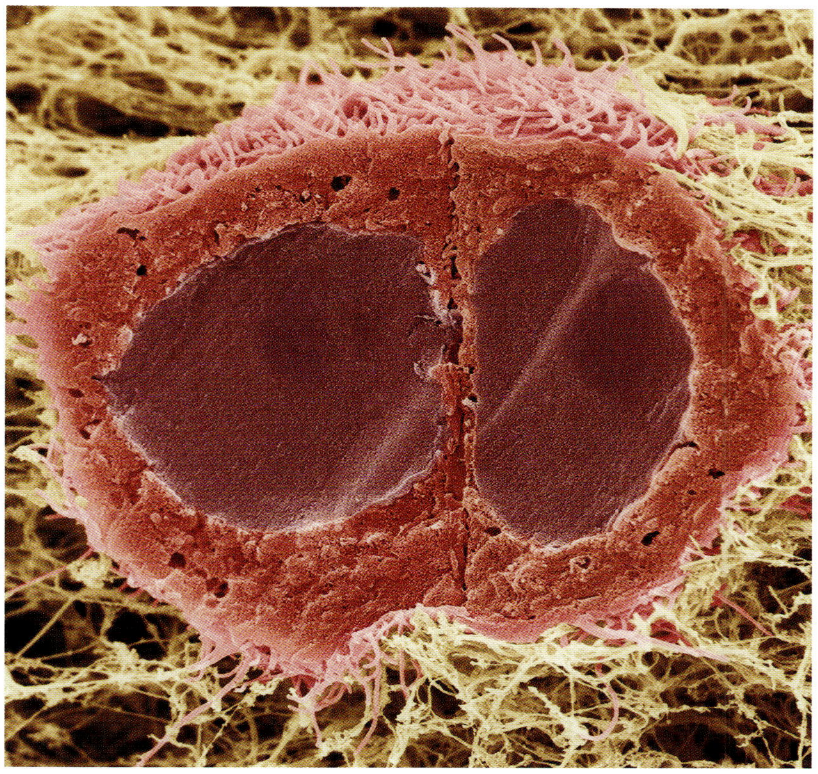

Teilung einer Hautkrebszelle
Auf dieser eingefärbten Mikrofotografie sieht man eine aufgeschnittene Hautkrebszelle. Sie hat sich gerade geteilt und weist zwei Zellkerne auf. In der nächsten Phase werden sich zwei Tochterzellen bilden, die zur Verbreitung des Krebses führen.

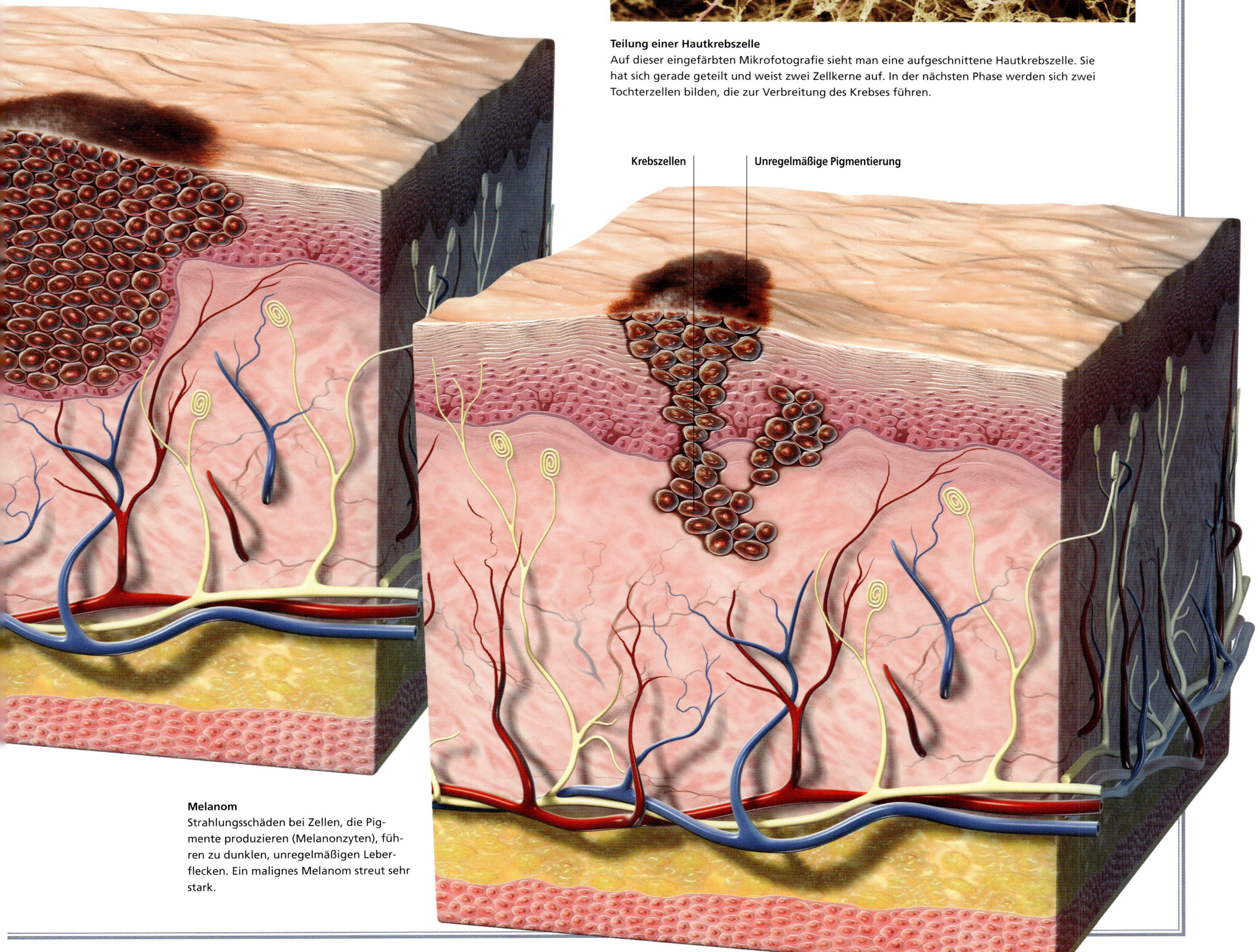

Melanom
Strahlungsschäden bei Zellen, die Pigmente produzieren (Melanonzyten), führen zu dunklen, unregelmäßigen Leberflecken. Ein malignes Melanom streut sehr stark.

Skelett

Bei einem Erwachsenen setzt sich das Skelett aus 206 Knochen zusammen, die durch eine Vielzahl von Gelenken miteinander verbunden sind. Durch dieses komplexe Knochengefüge können wir viele Bewegungen ausführen, außerdem schützen die Knochen empfindliche innere Organe. Das Skelett wird in zwei Bereiche unterteilt: das Achsenskelett und das Gliedmaßenskelett. Zum Achsenskelett gehören der Schädel, die Wirbelsäule und der Brustkorb. Zum Gliedmaßenskelett zählen die oberen und unteren Extremitäten sowie der Becken- und Schultergürtel. Da jeder Knochen eine bestimmte Funktion erfüllt, haben Knochen unterschiedliche Größen und vier Grundformen: lang, kurz, platt und unregelmäßig. Die Hüftknochen müssen das gesamte Körpergewicht tragen, daher sind sie wesentlich massiver als beispielsweise die feinen Fingerknochen, welche die menschliche Hand zu einem vielseitigen Werkzeug machen.

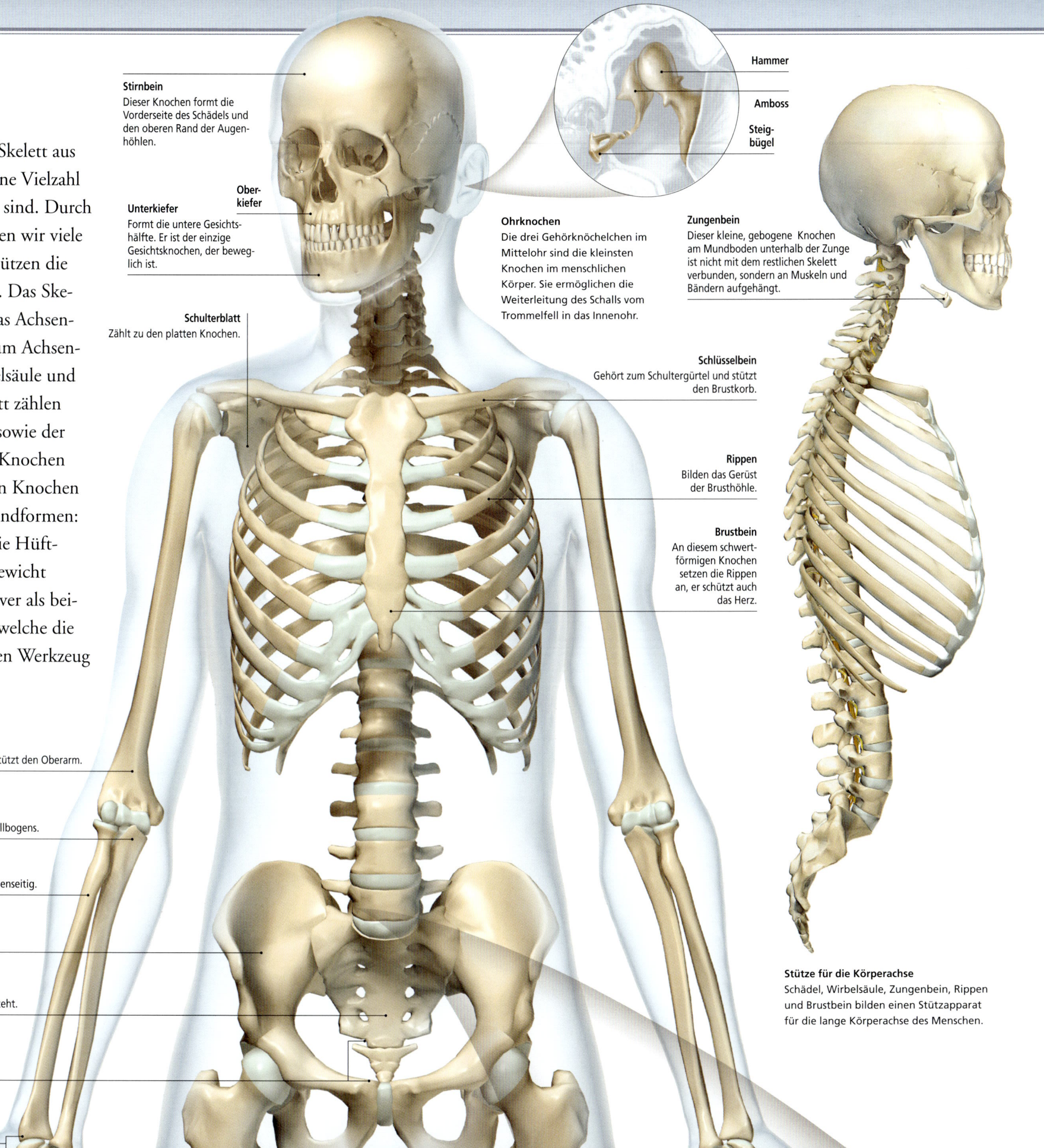

Stirnbein
Dieser Knochen formt die Vorderseite des Schädels und den oberen Rand der Augenhöhlen.

Oberkiefer

Unterkiefer
Formt die untere Gesichtshälfte. Er ist der einzige Gesichtsknochen, der beweglich ist.

Schulterblatt
Zählt zu den platten Knochen.

Ohrknochen
Die drei Gehörknöchelchen im Mittelohr sind die kleinsten Knochen im menschlichen Körper. Sie ermöglichen die Weiterleitung des Schalls vom Trommelfell in das Innenohr.

Zungenbein
Dieser kleine, gebogene Knochen am Mundboden unterhalb der Zunge ist nicht mit dem restlichen Skelett verbunden, sondern an Muskeln und Bändern aufgehängt.

Schlüsselbein
Gehört zum Schultergürtel und stützt den Brustkorb.

Rippen
Bilden das Gerüst der Brusthöhle.

Brustbein
An diesem schwertförmigen Knochen setzen die Rippen an, er schützt auch das Herz.

Oberarmknochen
Dieser lange Knochen stützt den Oberarm.

Elle
Das obere Ende dieses Knochens bildet einen wichtigen Teil des Ellbogens.

Speiche
Einer der beiden Knochen des Unterarms, die Speiche liegt daumenseitig.

Hüftbein
Besteht aus drei Knochen und formt einen Großteil des Beckens.

Kreuzbein
Kreuzförmiger Knochen, auf dem die Wirbelsäule steht.

Steißbein
Besteht aus Wirbeln, gilt als Rudiment der Schwanzwirbel bei Säugetieren.

Handwurzelknochen
Diese acht Knochen bilden das Handgelenk.

Stütze für die Körperachse
Schädel, Wirbelsäule, Zungenbein, Rippen und Brustbein bilden einen Stützapparat für die lange Körperachse des Menschen.

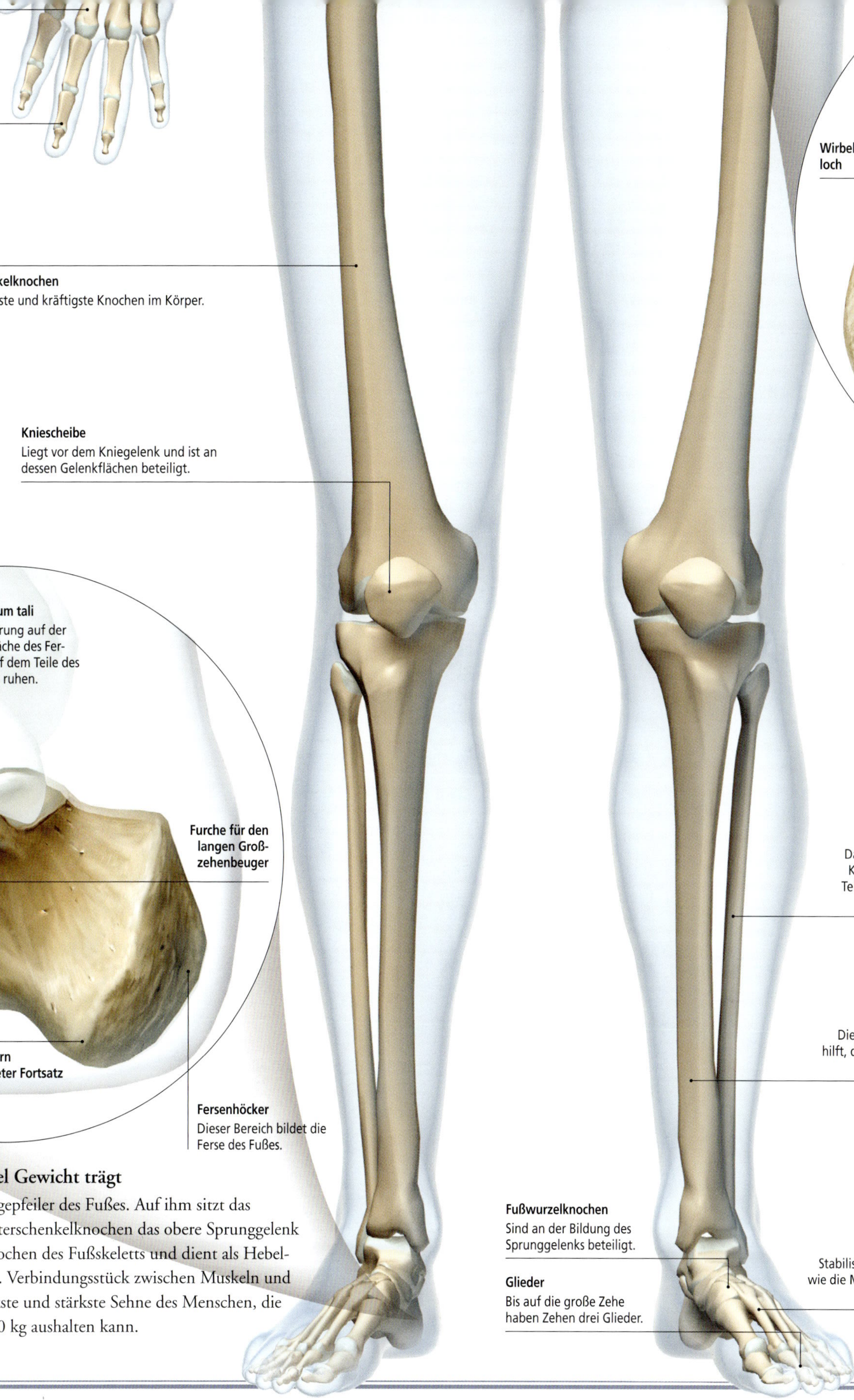

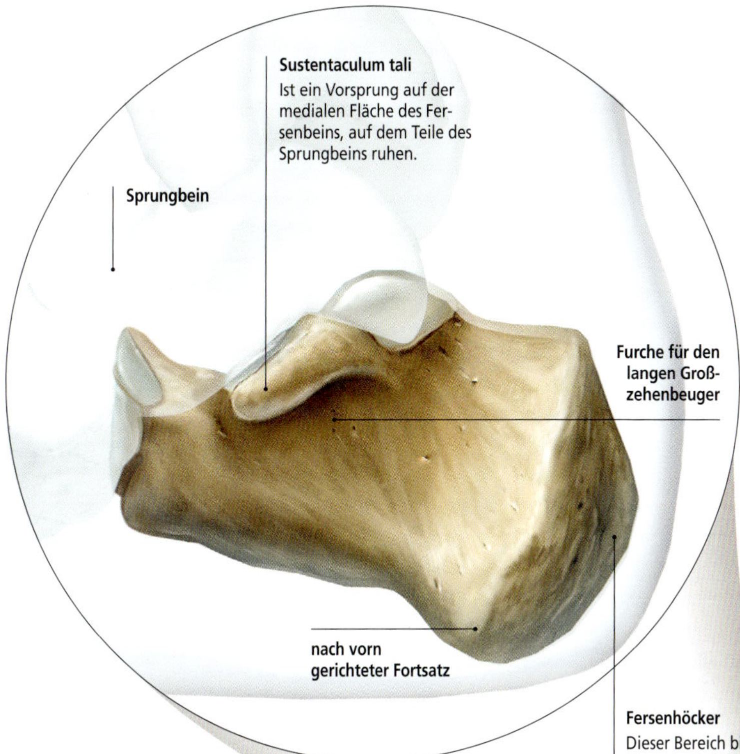

Fersenbein: kurzer Knochen, der viel Gewicht trägt

Das Fersenbein ist der starke hintere Tragepfeiler des Fußes. Auf ihm sitzt das Sprungbein, das nach oben mit dem Unterschenkelknochen das obere Sprunggelenk bildet. Das Fersenbein ist der größte Knochen des Fußskeletts und dient als Hebelarm für die Muskeln des Unterschenkels. Verbindungsstück zwischen Muskeln und Fersenbein ist die Achillessehne, die dickste und stärkste Sehne des Menschen, die theoretisch eine Belastung von bis zu 800 kg aushalten kann.

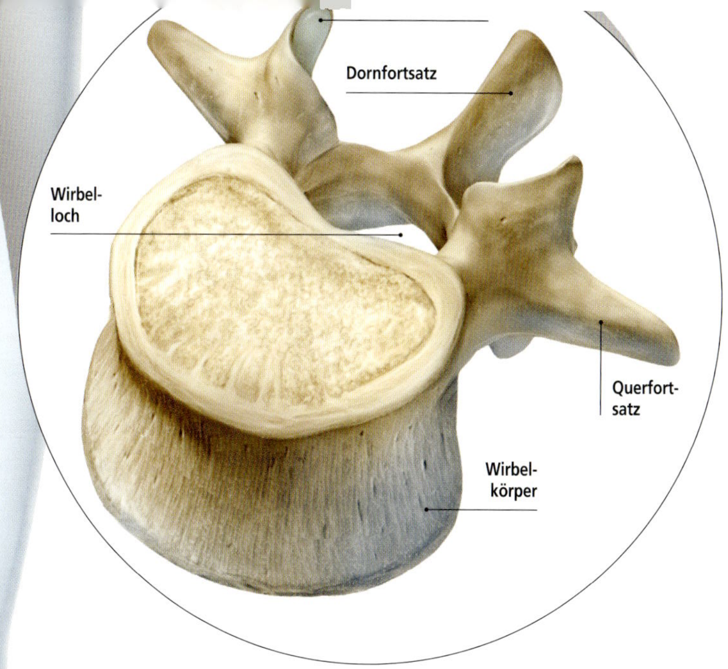

Wirbelsäule

Die wichtigste Stützstruktur unseres Körpers besteht aus 33 bis 34 Wirbeln, das sind unregelmäßige Knochenelemente mit Wirbelkörper, Wirbelbogen, zwei Querfortsätzen, dem Dornfortsatz und vier Gelenkfortsätzen. Die Knochen verleihen der Wirbelsäule Kraft und Halt, die aus Knorpelgewebe bestehenden 23 Bandscheiben sowie zahlreiche Bänder die nötige Flexibilität. Dank der Wirbelsäule kann sich der Mensch in alle Richtungen bewegen.

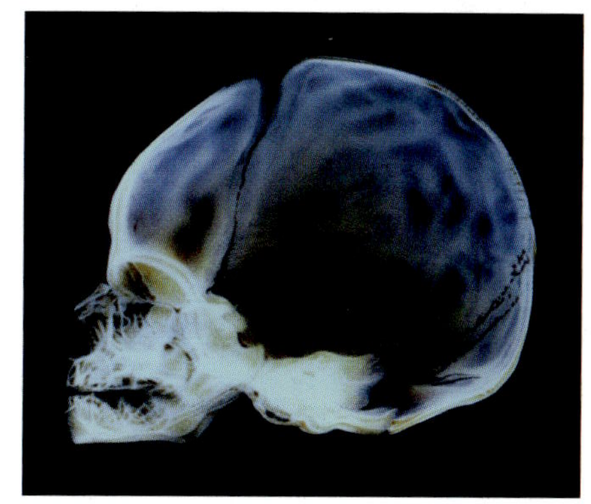

Schädel eines Neugeborenen
Die helmartigen Schädelknochen umschließen und schützen das Gehirn. Die Knochen sind zwar relativ dünn, aber durch ihre Wölbung erstaunlich stabil. Diese Röntgenaufnahme zeigt den Schädel eines Neugeborenen. Deutlich sichtbar sind die Knochenlücken (Fontanellen). Bei Säuglingen sind Teile des Hirnschädels noch nicht vollständig verwachsen und verknöchert. Die Lücken schließen sich im Lauf der ersten Lebensjahre.

Knochenaufbau

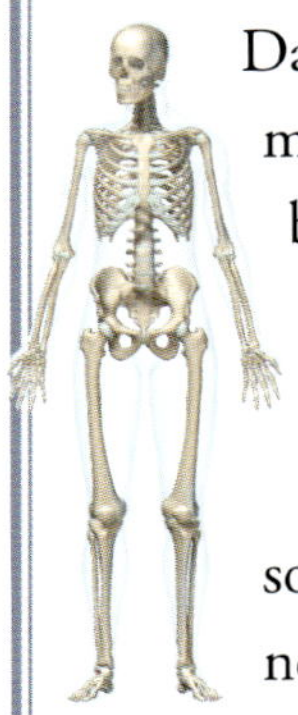

Damit das Skelett den Körper ausreichend stützen kann, müssen Knochen kräftig und hart sein. Der Knochenaufbau wird dieser Anforderung gerecht, ohne dass das Skelett dabei zu schwer wird. Die Substanz eines Knochens besteht aus Knochenzellen, die von einer Bindegewebshaut umgeben sind. Knochenbildungszellen (Osteoblasten) sorgen für den Aufbau des Gewebes, die Osteoklasten übernehmen den Abbau. Die Knochenmatrix enthält Kollagenfasern, Kalzium sowie Phosphate. Eine kompakte Knochenmasse bildet die äußere Schicht, die den inneren Kern aus kleinen Knochenbälkchen umgibt. Die Knochenbälkchen sind ein schwammartiges Füllmaterial, das den Knochen äußerst stabil macht. In den Hohlräumen großer Knochen ist Knochenmark eingelagert. Im Knochenmark werden täglich bis zu fünf Milliarden Blutzellen gebildet.

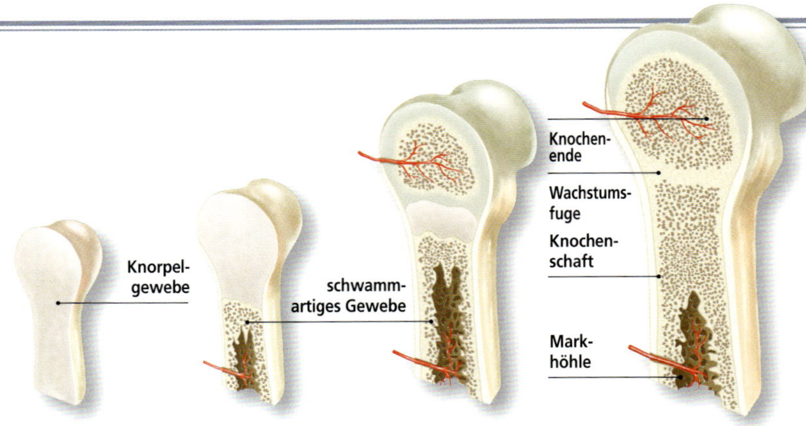

Entstehung eines langen Knochens
Die Knochen eines Fetus bestehen aus Knorpelgewebe. Sobald sich Knochenzellen entwickeln, werden die Knorpel durch schwammartiges Gewebe ersetzt, das von Blutgefäßen durchzogen ist. Mit der Zeit bilden sich Knochenenden und eine Knochenmarkhöhle.

Knochennahrung

Vitamin D spielt bei der Aufnahme von Kalzium in das Blut eine entscheidende Rolle. Kinder, die an Vitamin-D-Mangel leiden, können Rachitis bekommen, die zur Verformung der Knochen führt, z. B. gebogene Beine und andere Knochenprobleme.

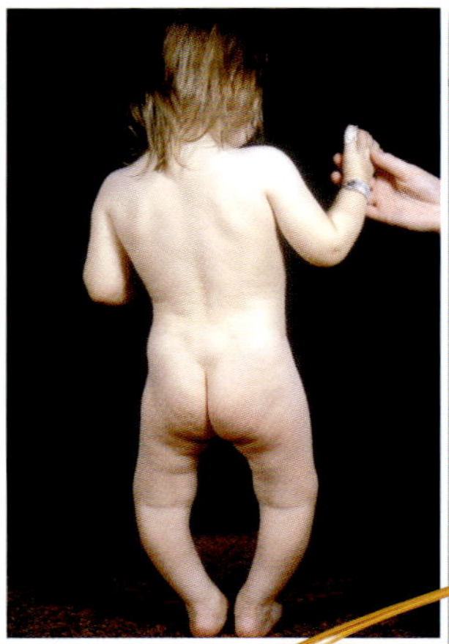

Das Kind auf diesem Foto leidet durch Vitamin-D-Mangel an Rachitis, die unter anderem zu gebogenen Beinen führt.

Wichtiger Kalziumspeicher

Osteoblasten bilden fortlaufend neues Knochengewebe. Damit der Knochen nicht ständig weiterwächst, verfügt er über andere Zellen, die Osteoklasten, die das Gewebe wieder abbauen. 99 Prozent des gesamten Kalziumgehalts im Körper befinden sich in den Knochen. Wenn der Kalziumspiegel im Blut unter einen bestimmten Wert sinkt, wird das Hormon Parathormon, das in der Nebenschilddrüse hergestellt wird, aktiviert. Es regt die Osteoklasten an, Kalzium aus den Knochen zu lösen und ins Blut abzugeben. Wenn der Körper über die Nahrung nicht genügend Kalzium erhält, kann es daher zu Knochenschäden kommen.

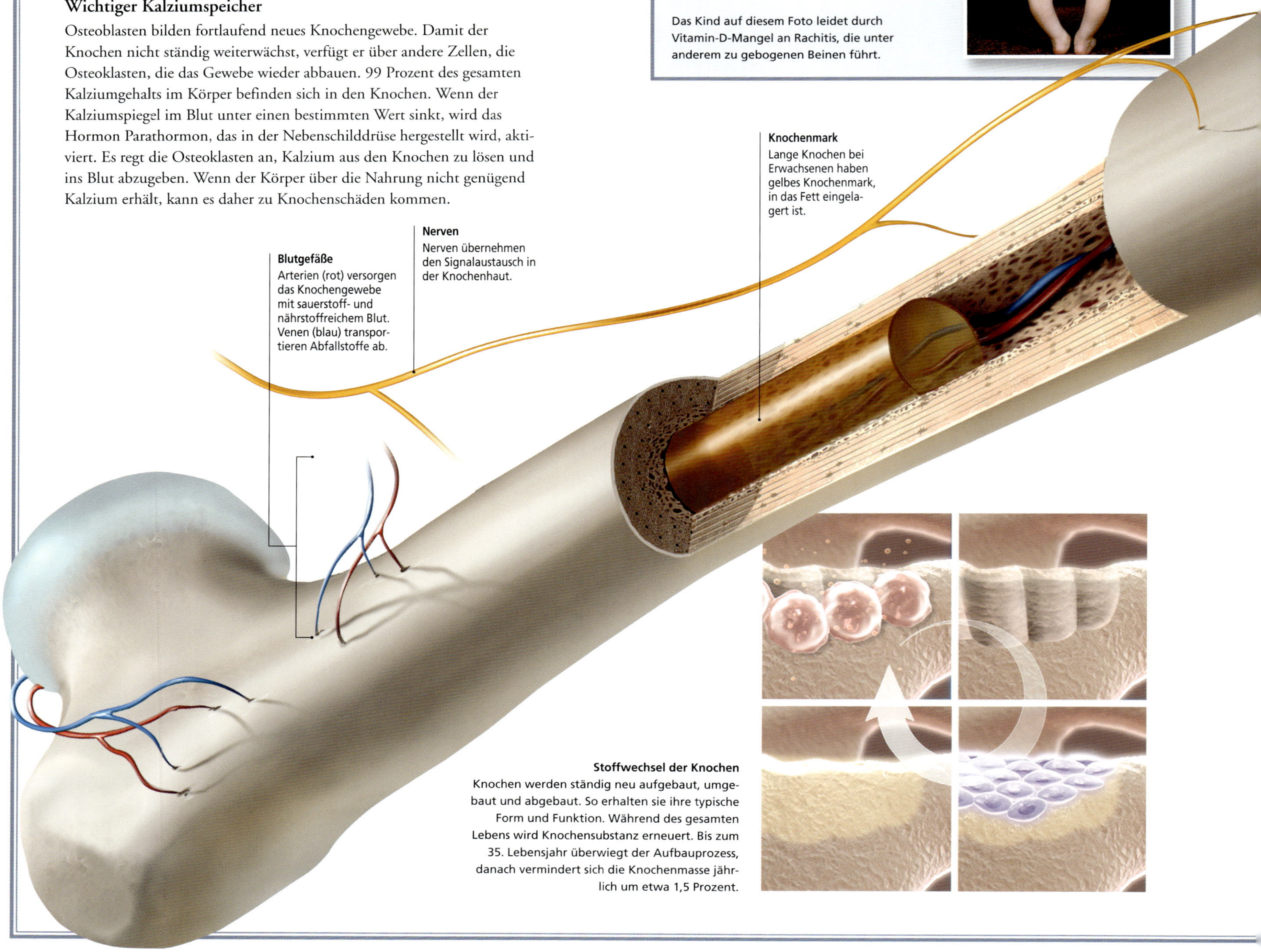

Stoffwechsel der Knochen
Knochen werden ständig neu aufgebaut, umgebaut und abgebaut. So erhalten sie ihre typische Form und Funktion. Während des gesamten Lebens wird Knochensubstanz erneuert. Bis zum 35. Lebensjahr überwiegt der Aufbauprozess, danach vermindert sich die Knochenmasse jährlich um etwa 1,5 Prozent.

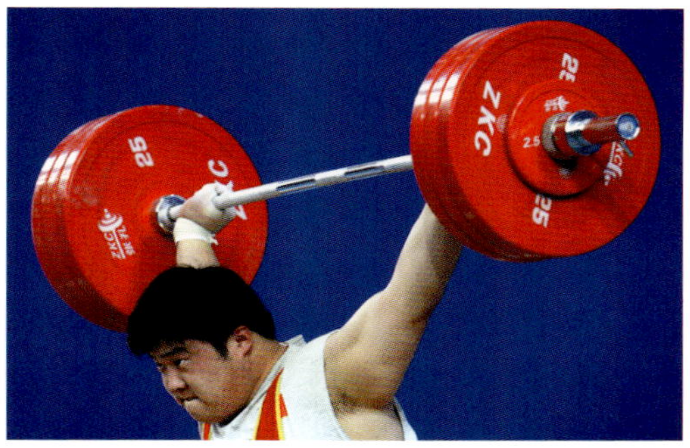

Belastung und Stärke der Knochen
Gesunde Knochen werden durch Belastungen wie Gewichtheben stärker. Die Beanspruchung beeinflusst die Aktivität von Osteoblasten und Osteoklasten, es wird mehr Knochensubstanz auf- als abgebaut.

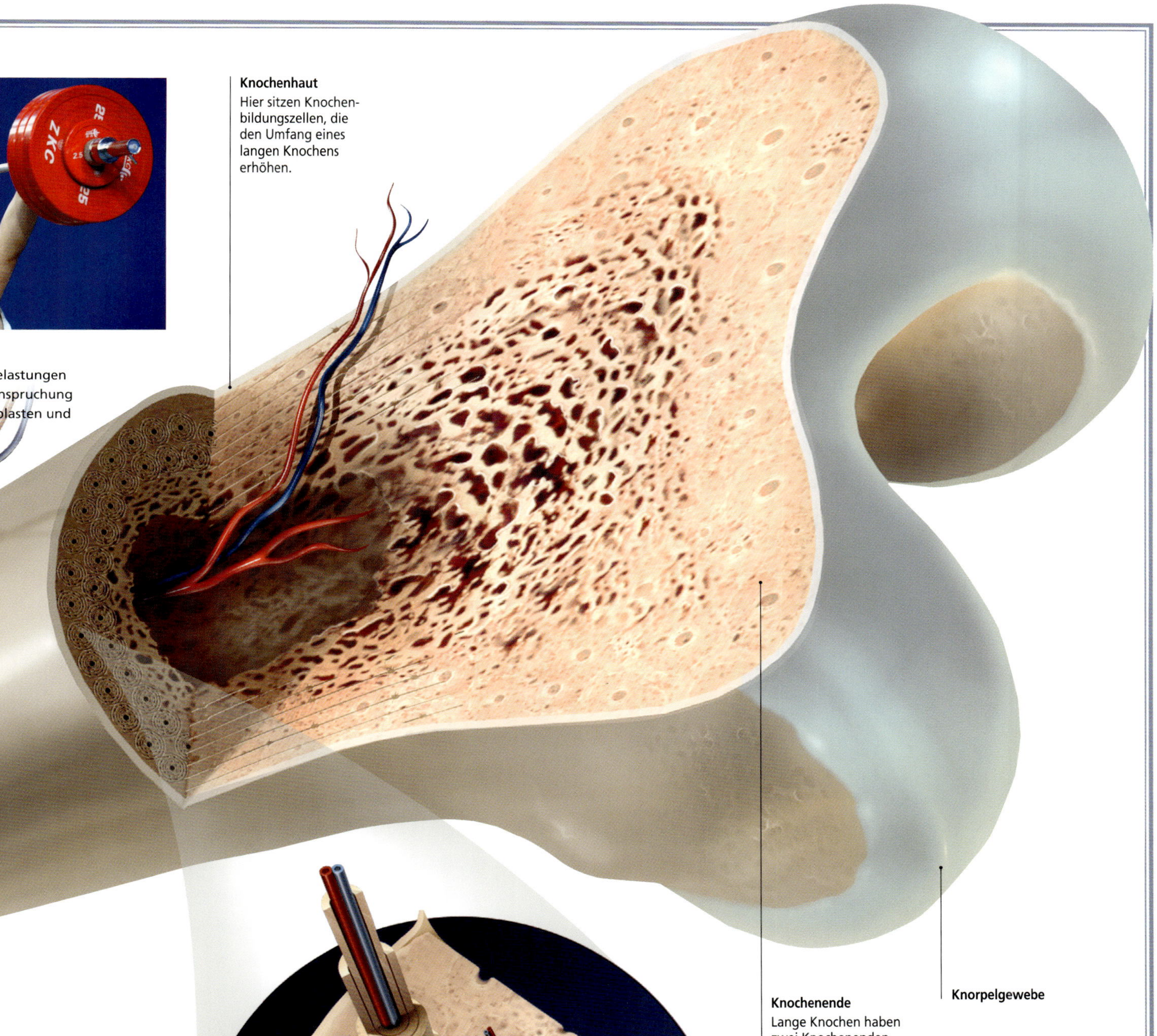

Osteon
Ist eine funktionelle Einheit aus einem zentralen Knochenkanal und konzentrisch darum angeordneten Knochenlamellen, die man im kompakten Teil des Knochens findet. Im Zentrum des Osteons ist ein kleines Knochenkanälchen, in dem ernährende Blutgefäße laufen.

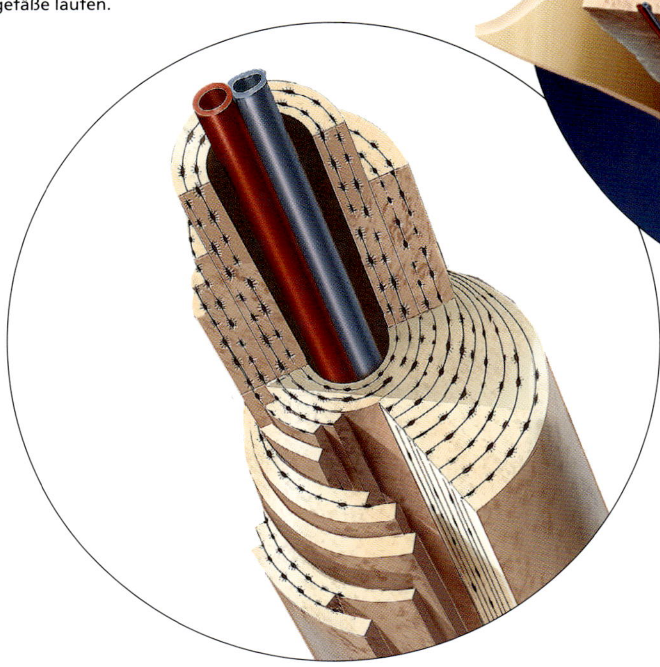

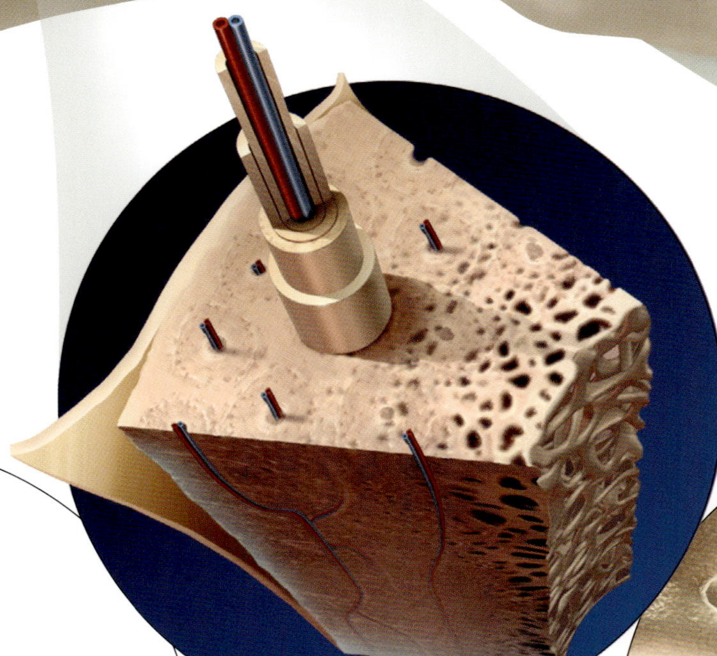

Kompakter Knochen
Besteht aus geschichteten Zylindern (Osteonen). Die Kammern zwischen den Schichten enthalten Knochenzellen; sie werden über Blutgefäße und Nerven versorgt, die durch Kanäle in der Matrix verlaufen.

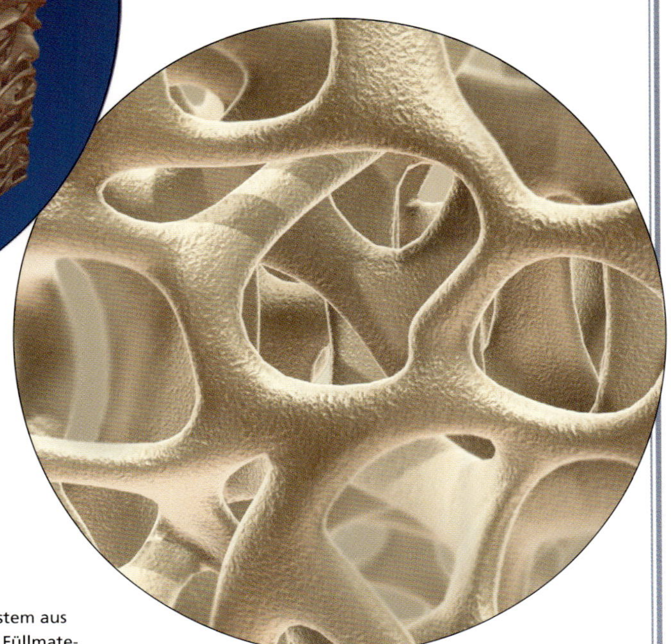

Schwammartiges Gerüstwerk
Das schwammartig aufgebaute System aus feinen Knochenbälkchen dient als Füllmaterial. Bei blutbildenden Knochen wie Brustbein, Becken und Wirbelkörpern befindet sich in den Zwischenräumen rotes Mark.

Achsenskelett

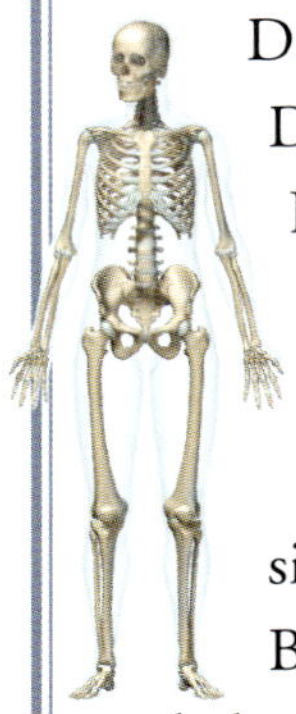

Das Achsenskelett ist das Stützsystem des Körperstamms. Die entlang der Axis angeordneten 82 Knochen stützen Kopf, Hals, Brust und Bauchraum. Außerdem schützen sie Gehirn, Rückenmark und Herz. Als Achsenskelett werden alle rumpfbildenden Knochen bezeichnet, die meist platt oder unregelmäßig sind. Durch ihre Form schaffen sie geschützte Hohlräume für empfindliche Organe oder Bahnen für Blutgefäße und Nerven. Die Schädelknochen beherbergen das äußerst bedeutsame Gehirn und bilden rund um unsere Sinnesorgane Schutzkammern. Denn im Kopf sitzen die Organe für unseren Gehör-, Geruchs-, Geschmacks-, Gleichgewichts- und Gesichtssinn. Die Wirbelsäule ist eine bewegliche Stütze, die das Gewicht des Rumpfes trägt. Die Rippenpaare formen rund um Herz, Lunge und die größten Blutgefäße des Körpers einen robusten Korb.

Nasennebenhöhlen

Umfassen Kiefer-, Stirn-, Keilbeinhöhle, Siebbeinzellen und natürlich die Nasenhöhle selbst. Über kurze Durchtrittsstellen sind die einzelnen Nebenhöhlen mit der inneren Nase und auch untereinander verbunden. Deshalb können Infektionen der Nase, wie z. B. eine schmerzhafte Sinusitis, auf die Nebenhöhlen übergreifen.

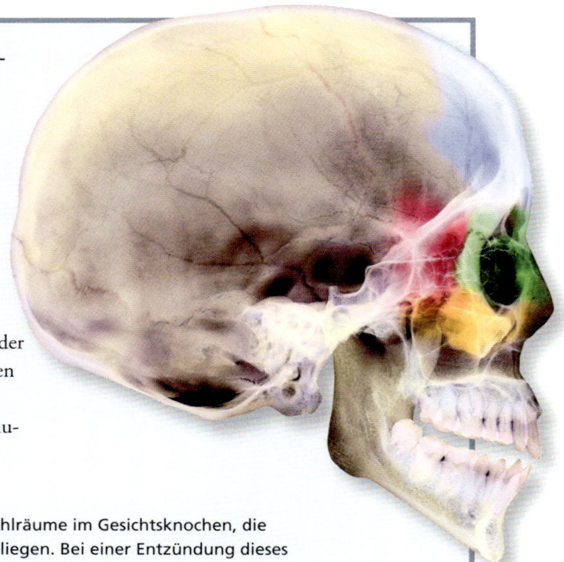

Nasennebenhöhlen sind Hohlräume im Gesichtsknochen, die auf beiden Seiten der Nase liegen. Bei einer Entzündung dieses Bereichs (Sinusitis) schmerzt oft das ganze Gesicht.

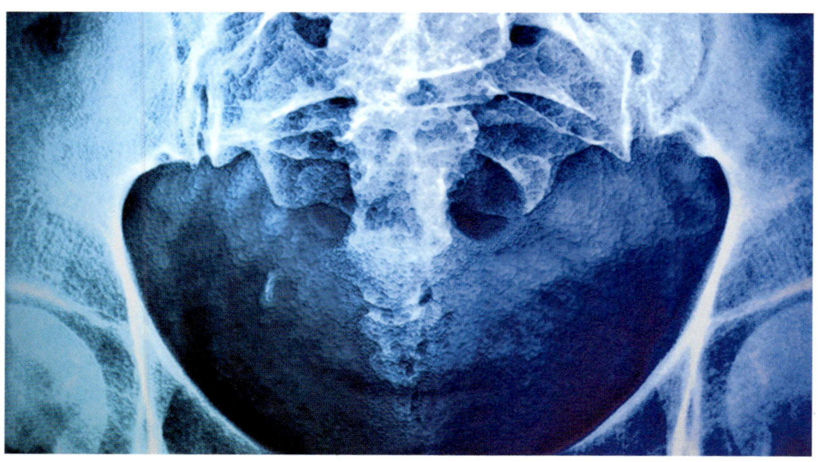

Die Geschichte des Steißbeins
Das Steißbein ist die untere Spitze des Kreuzbeins, das unterhalb der Wirbelsäule liegt. Es gilt als Rudiment der Schwanzwirbel und hat sich im Laufe der Evolution zurückgebildet. Heute dient es verschiedenen Bändern und Muskeln des Beckens als Ansatzpunkt.

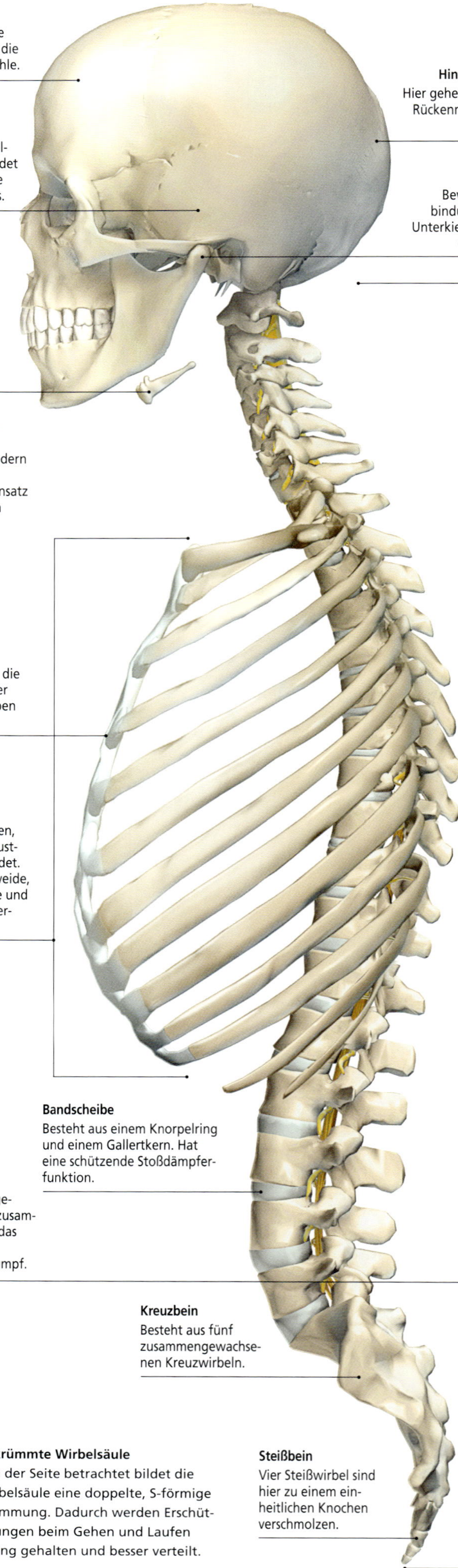

Gekrümmte Wirbelsäule
Von der Seite betrachtet bildet die Wirbelsäule eine doppelte, S-förmige Krümmung. Dadurch werden Erschütterungen beim Gehen und Laufen gering gehalten und besser verteilt.

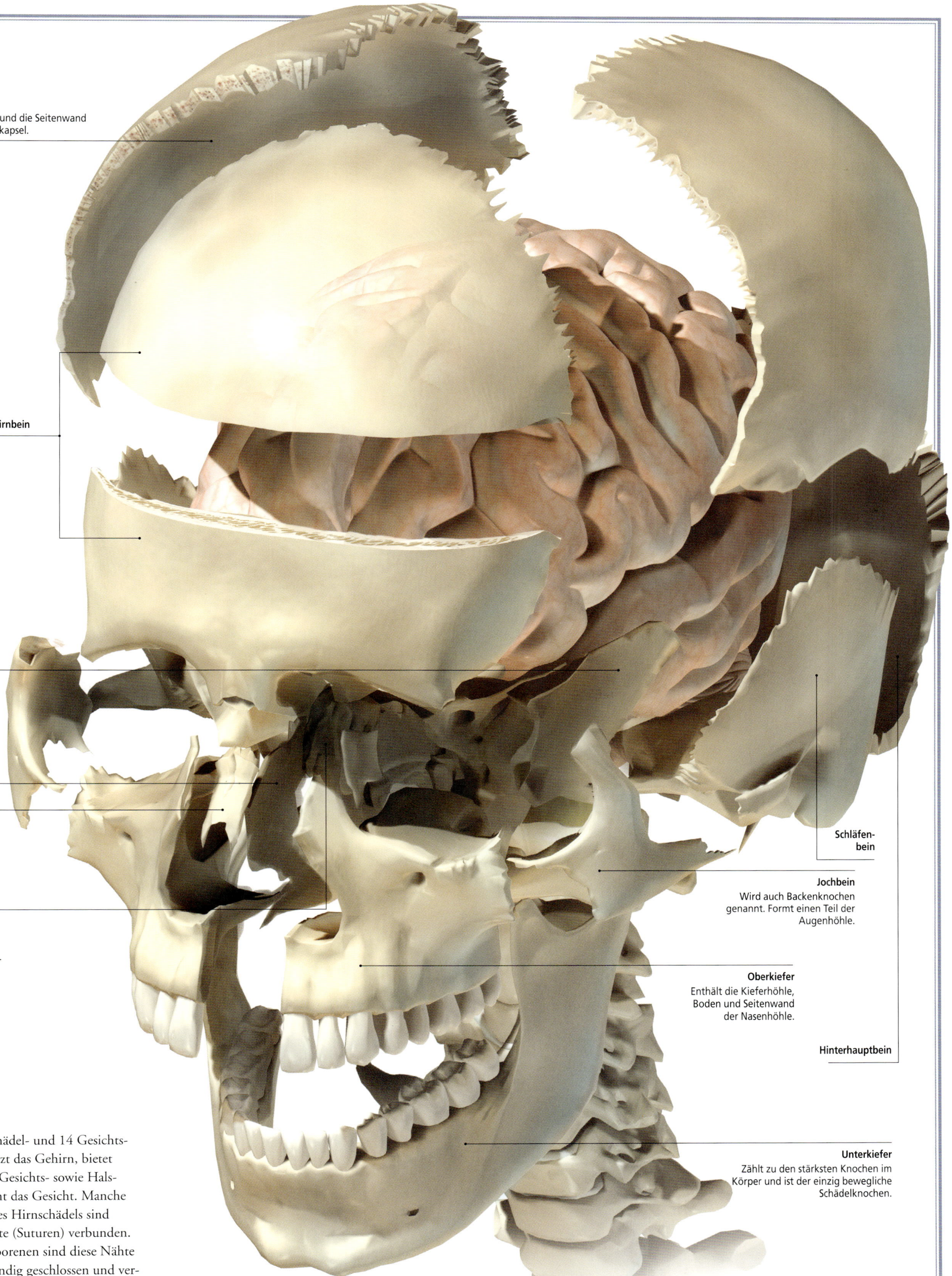

Der Schädel

Besteht aus 22 Schädel- und 14 Gesichtsknochen. Er schützt das Gehirn, bietet Ansatzpunkte für Gesichts- sowie Halsmuskeln und formt das Gesicht. Manche Plattenknochen des Hirnschädels sind durch Schädelnähte (Suturen) verbunden. Bei einem Neugeborenen sind diese Nähte noch nicht vollständig geschlossen und verknöchert. Dies geschieht in der Regel bis zum zweiten Lebensjahr.

Gliedmassenskelett

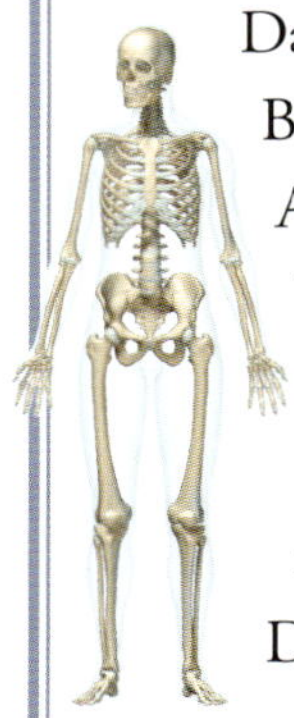

Das Gliedmaßenskelett umfasst die Extremitäten, den Becken- und Schultergürtel sowie alle Teile, die mit dem Achsenskelett verbunden sind und hauptsächlich der Fortbewegung dienen. Unsere oberen Gliedmaßen, vor allem Handgelenke und Hände, sind komplex aufgebaut. In jeder Hand befinden sich 27 Knochen, die durch Gelenke miteinander oder mit dem Handgelenk verbunden sind. Deshalb sind unsere Hände derart vielseitig einsetzbar und extrem beweglich. Das Schultergelenk ist ebenfalls sehr beweglich, so können wir unseren Oberarmknochen vielseitig einsetzen, z. B. einen Ball werfen, einen Golfschläger schwingen oder schwere Dinge über unseren Kopf heben. Der Beckengürtel und die unteren Extremitäten sind etwas massiver und nicht ganz so beweglich, dafür ermöglichen sie den aufrechten Gang.

Anzahl der Knochen
Ein Erwachsener hat 206 Knochen, 126 davon befinden sich im Gliedmaßenskelett. Jede Hand weist 27, jeder Fuß 26 Knochen auf.

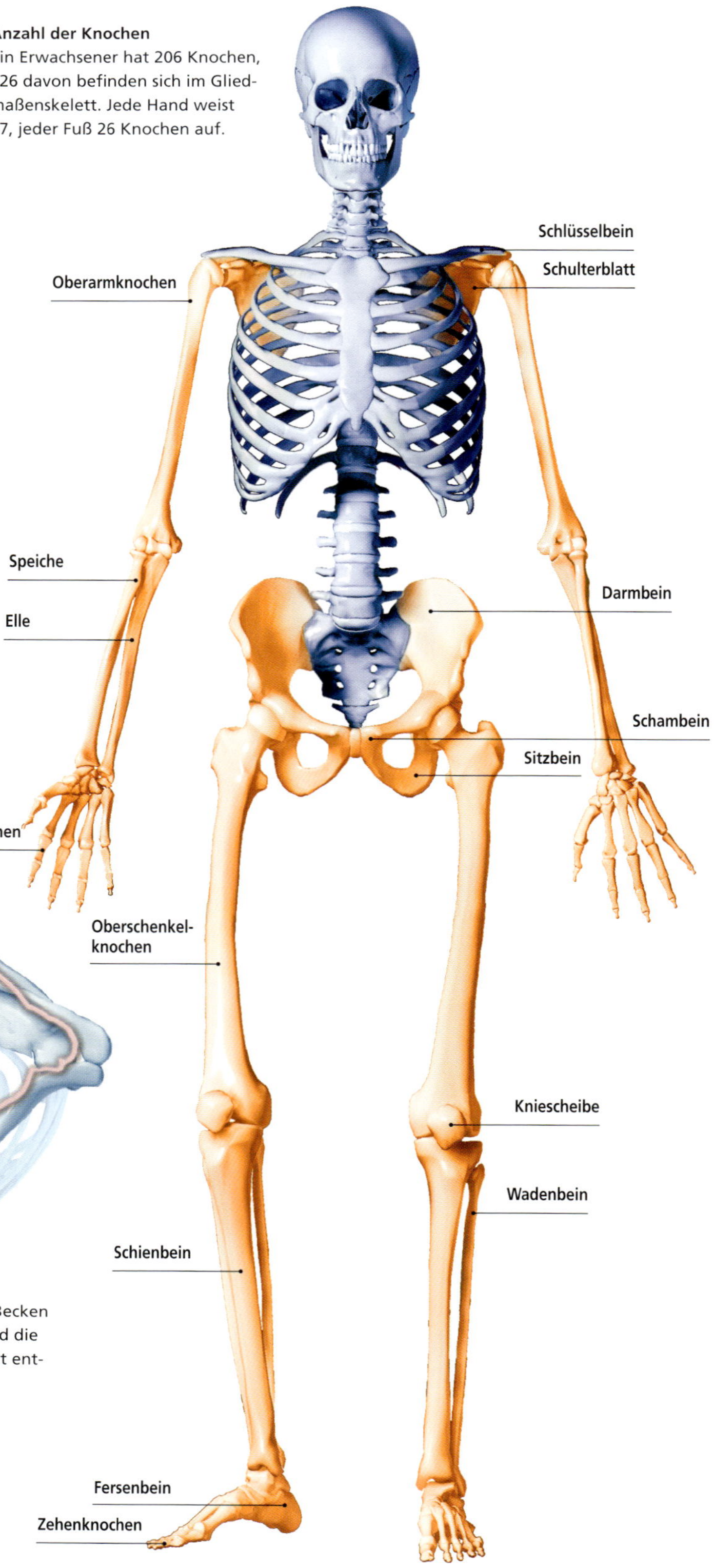

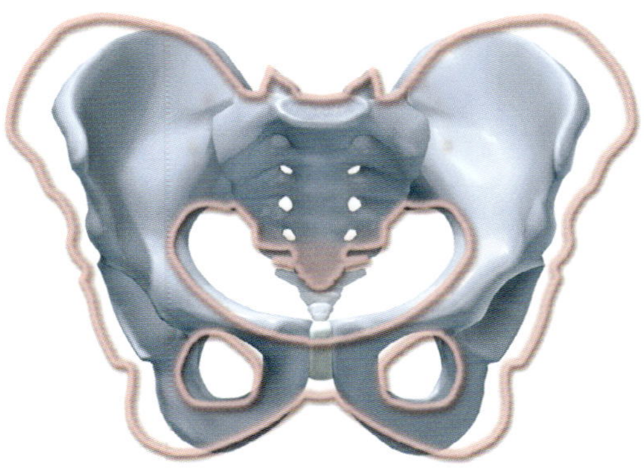

Weibliches Becken
Im Vergleich zum männlichen Becken sind die Knochen des weiblichen relativ dünn und weniger kompakt. Dafür ist der Beckenausgang bei Frauen breiter, und das Hüftbeinloch ist ausladender.

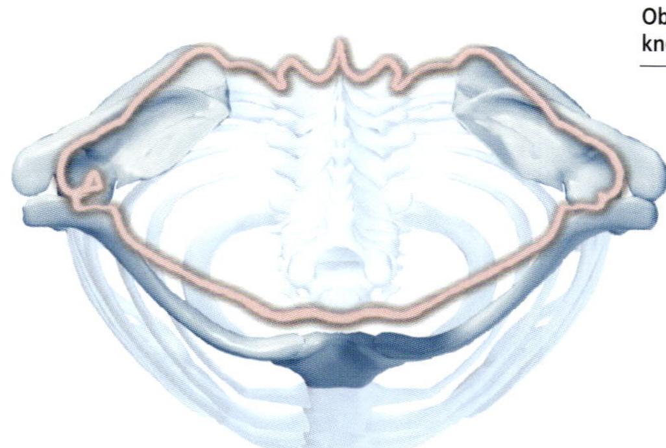

Männliches Becken
Männer haben ein kräftigeres, schmaleres Becken als Frauen. Es stützt die muskulöse Brust und die breiten Schultern, die sich nach der Pubertät entwickeln.

Körperprothesen

Die ersten einfachen Prothesen für Gliedmaßen, die es bereits im Mittelalter gab, bestanden aus Holz oder Eisen. Moderne Prothesen für Arme, Beine und Hände sind ein Wunderwerk an Biotechnik. Arm- oder Beinprothesen sind mikroprozessorgesteuert und ermöglichen komplexe Bewegungen sowie sportliche Betätigungen. Der Mikroprozessor reagiert sogar auf Nervenimpulse.

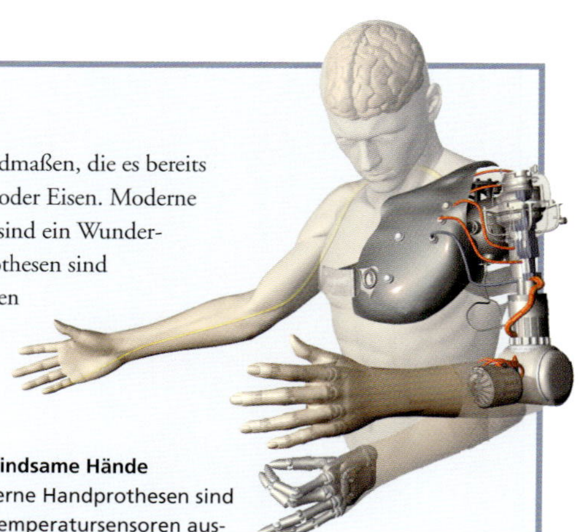

Empfindsame Hände
Moderne Handprothesen sind mit Temperatursensoren ausgestattet, die den Träger Kälte und Hitze spüren lassen.

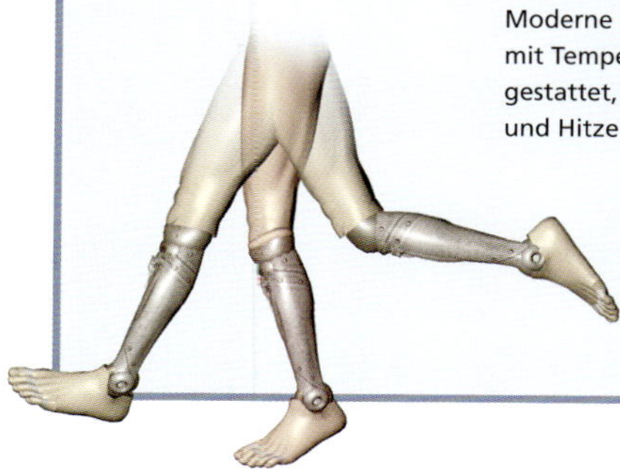

Gleichgewicht und Spannkraft
Neuartige Beinprothesen sind fest mit dem Oberschenkelknochen verbunden. Dadurch kann der Träger wie ein Gesunder problemlos laufen und Fahrrad fahren.

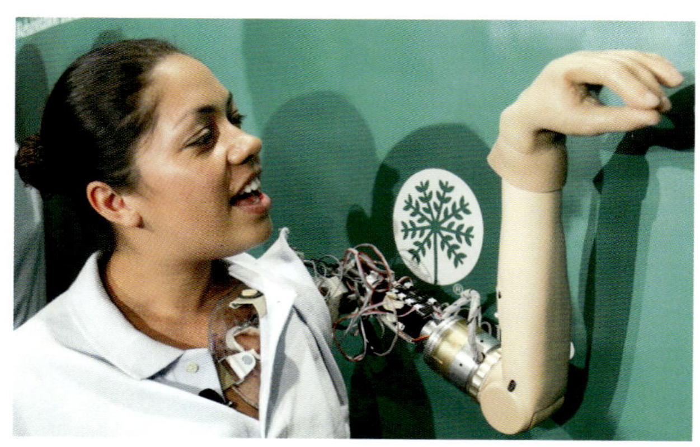

Gedankengesteuerte Armprothese
Diese junge Frau kann ihre Armprothese mit dem Gehirn steuern. Dafür müssen die Nerven, die ursprünglich zum amputierten Arm führten, verlagert und mit Elektroden in der Prothese verbunden werden.

Was das Skelett verrät

Das Skelett ist sozusagen die knöcherne Biografie seines Besitzers. Weibliche Skelette sind kleiner und leichter als männliche. Bei der Untersuchung eines anonymen Skeletts betrachten Forensiker sofort das Becken, um festzustellen, ob es sich um eine Frau oder einen Mannn handelt. Weibliche Becken sind ausladender als männliche. Größe, Form und Abnutzung der Knochen verweisen auf das Alter einer Person, den Gesundheitszustand zu Lebzeiten und in manchen Fällen sogar auf die Todesursache.

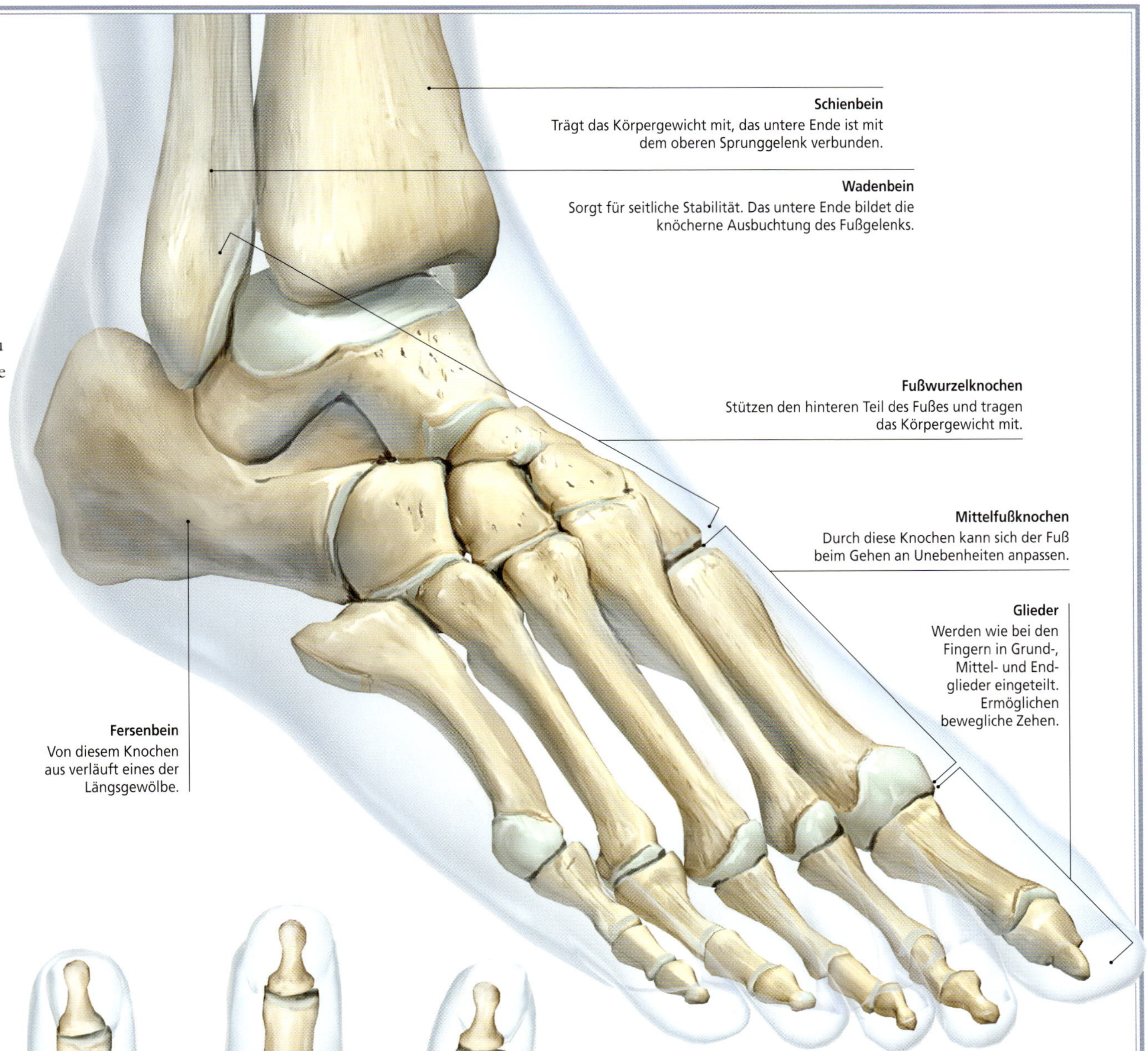

Schienbein
Trägt das Körpergewicht mit, das untere Ende ist mit dem oberen Sprunggelenk verbunden.

Wadenbein
Sorgt für seitliche Stabilität. Das untere Ende bildet die knöcherne Ausbuchtung des Fußgelenks.

Fußwurzelknochen
Stützen den hinteren Teil des Fußes und tragen das Körpergewicht mit.

Mittelfußknochen
Durch diese Knochen kann sich der Fuß beim Gehen an Unebenheiten anpassen.

Glieder
Werden wie bei den Fingern in Grund-, Mittel- und End-glieder eingeteilt. Ermöglichen bewegliche Zehen.

Fersenbein
Von diesem Knochen aus verläuft eines der Längsgewölbe.

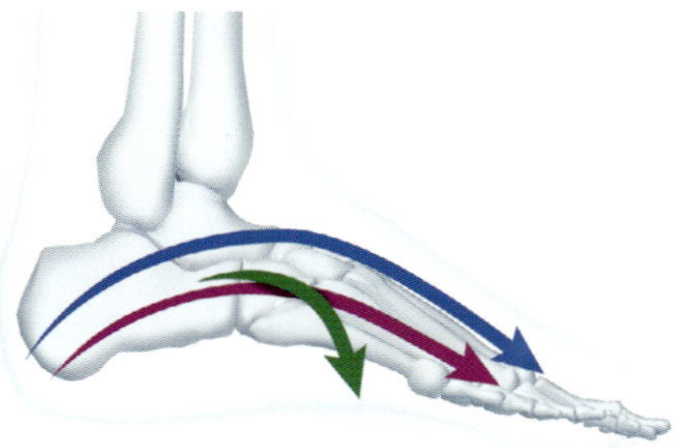

Fußwölbungen
Das Fußskelett und damit auch der Körper wird durch ein Quer- und zwei Längsgewölbe gehalten und gestützt. Sind diese Wölbungen geschädigt oder verändert, kommt es zu Senk-, Platt-, Hohl- oder Spreizfüßen.

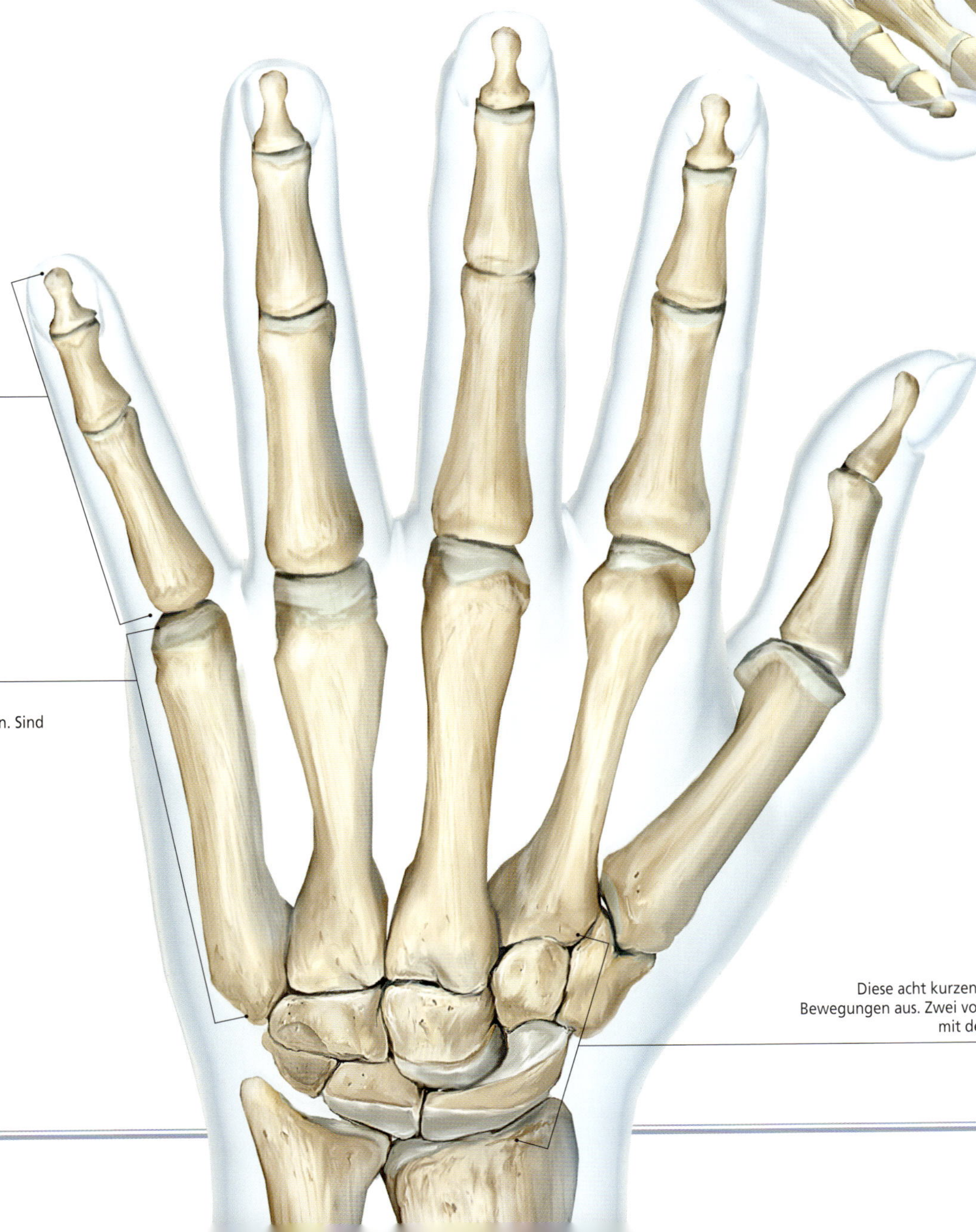

Gliederknochen
Gelenke zwischen den Fingergliedern sind für die enorm vielseitige Beweglichkeit der Finger verantwortlich.

Mittelhandknochen
Stützen die Handinnenflächen. Sind durch Fingerknöchel mit den Fingergliedern verbunden.

Oppositionsbewegung des Daumens
Der Daumen ist in der Lage, die Fingerspitzen der restlichen vier Finger zu berühren, das macht Greifbewegungen möglich. Das Zusammenspiel zwischen Daumensattelgelenk und Daumengrundgelenk ist die Ursache für die gute Beweglichkeit des Daumens.

Handwurzelknochen
Diese acht kurzen Knochen führen gleitende Bewegungen aus. Zwei von ihnen formen zusammen mit der Speiche das Handgelenk.

Knochen-verbindungen

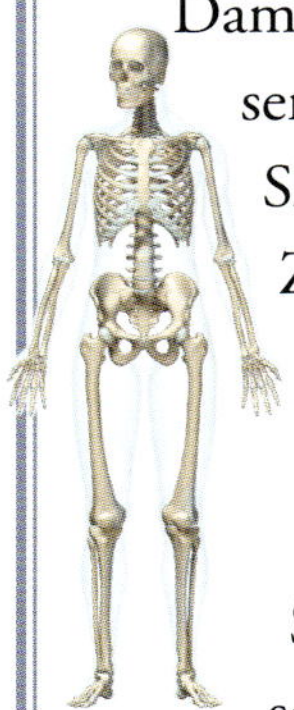

Damit sich die Knochen des Skeletts bewegen können, müssen sie durch Gelenke verbunden sein. Beim menschlichen Skelett gibt es zwei Gelenkgrundarten, echte und unechte. Zu den unechten zählen bindegewebige, knorpelige und knöcherne Verbindungen. Bei echten Gelenken ist das Gelenk in eine Gelenkkapsel eingebettet; diese bildet einen abgeschlossenen Hohlraum, die Gelenkhöhle. Sie ist mit einer viskosen Flüssigkeit gefüllt, der Gelenkschmiere. Gelenkbänder halten das Gelenk zusammen und erlauben optimale Beweglichkeit. Weniger beweglich sind Knorpelgelenke, etwa bei der Verbindung zwischen Rippen und Brustbein. Bei Fasergelenken besteht das Zwischenmaterial aus straffem Bindegewebe, wie zum Beispiel zwischen Elle und Speiche. Knöcherne Verbindungen finden sich am Schädel, Kreuzbein und Hüftbein.

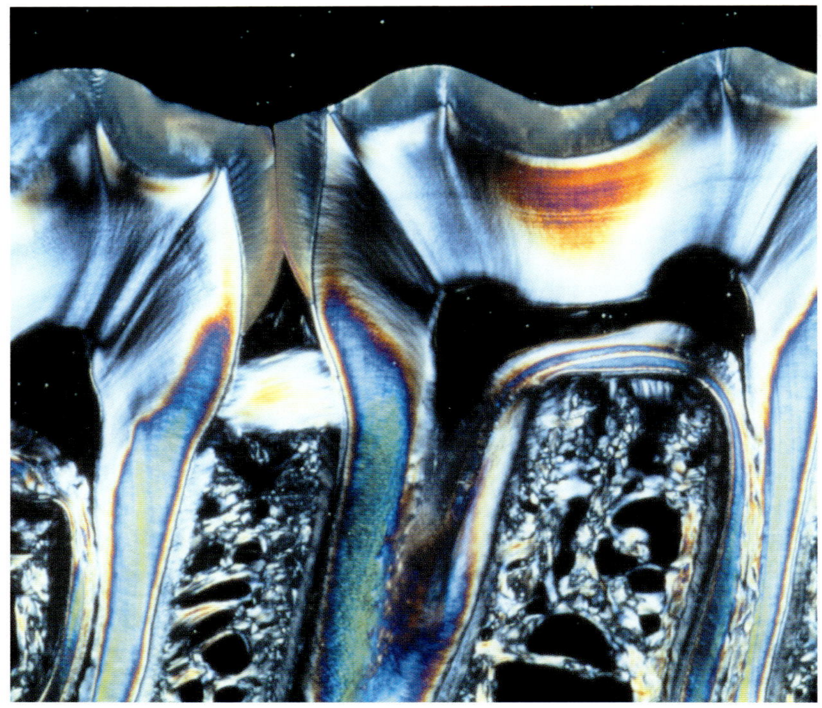

Fest verankerte Zähne
Bindegewebsfasern verankern jeden Zahn in seinem Zahnfach. Diese Verbindung des Zahns mit dem Kieferknochen ist straff, aber beweglich. Die Fasern verhindern ein zu starkes Eindrücken der Zahnwurzel in den Knochen.

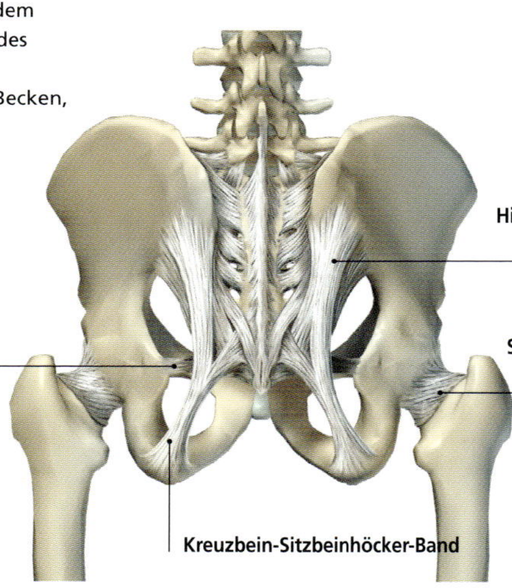

Stützende Bänder
Das Hüftgelenk ist mit dem stärksten Bandapparat des menschlichen Körpers versehen. Er verbindet Becken, Hüfte, Oberschenkel und Rückgrat.

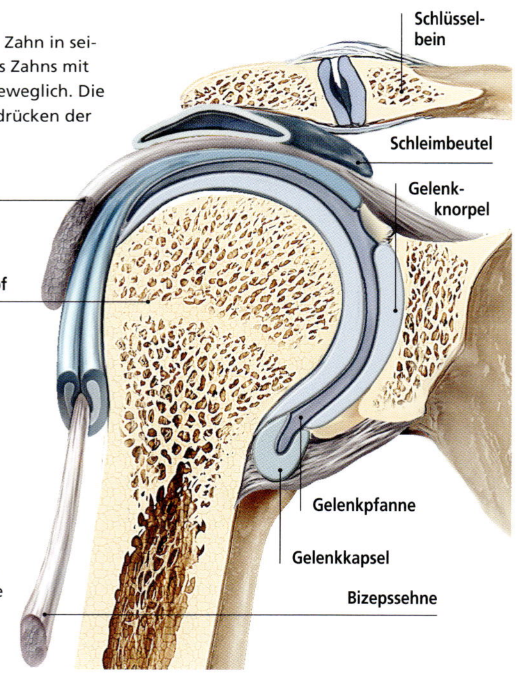

Maximale Beweglichkeit
Das Schultergelenk ist das frei beweglichste unseres Körpers. Es wird hauptsächlich durch Muskeln gesichert. Sehnen vom Bizeps aus und von Muskeln, die die Rotatorenmanschette rund um das Gelenk bilden, sorgen für zusätzliche Stabilität.

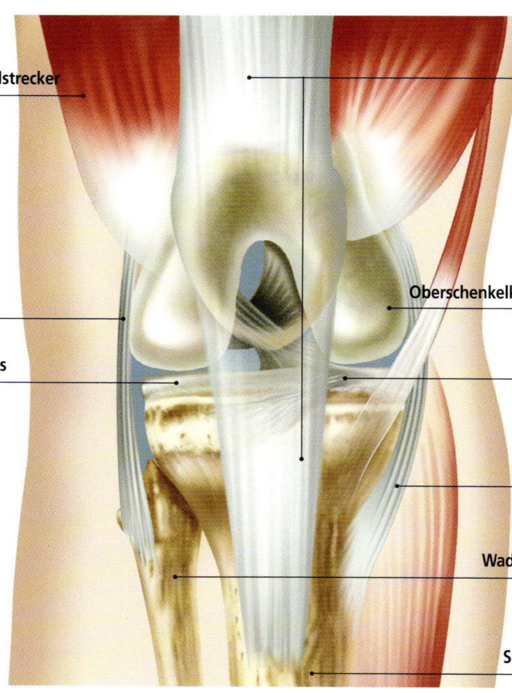

Stabilität und Beweglichkeit
Zahlreiche Bänder, scheibenförmige Knorpel (Meniskus) sowie starke Muskeln von Hüfte und Bein stabilisieren und stärken das Kniegelenk, das sich wie ein Scharnier auf und ab bewegt. Seitliche Bewegungen oder Verdrehungen können einen Bänderriss verursachen.

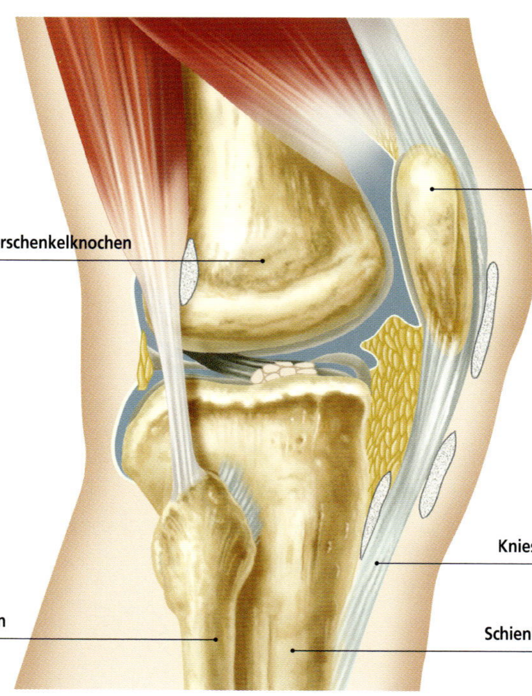

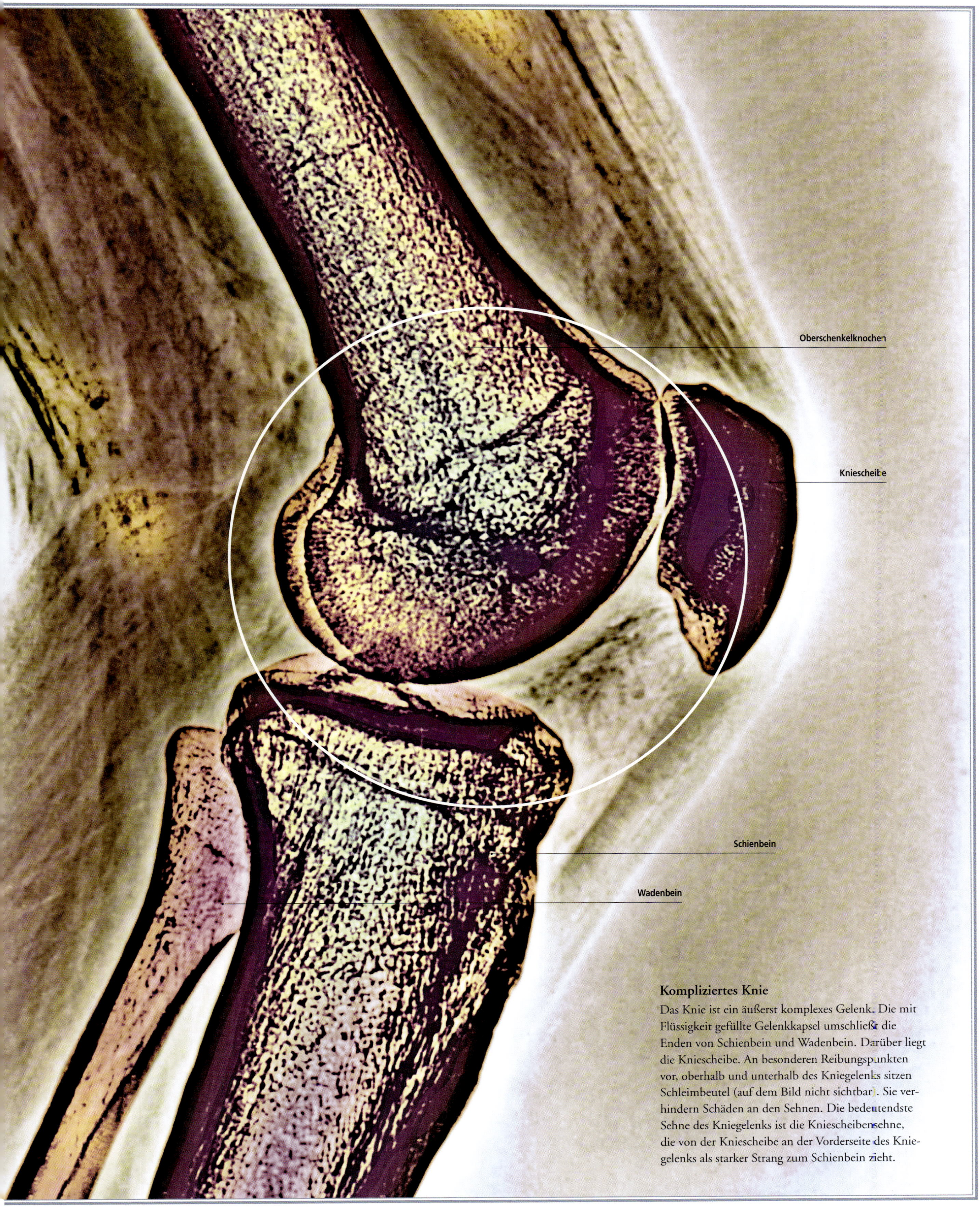

Kompliziertes Knie

Das Knie ist ein äußerst komplexes Gelenk. Die mit Flüssigkeit gefüllte Gelenkkapsel umschließt die Enden von Schienbein und Wadenbein. Darüber liegt die Kniescheibe. An besonderen Reibungspunkten vor, oberhalb und unterhalb des Kniegelenks sitzen Schleimbeutel (auf dem Bild nicht sichtbar). Sie verhindern Schäden an den Sehnen. Die bedeutendste Sehne des Kniegelenks ist die Kniescheibensehne, die von der Kniescheibe an der Vorderseite des Kniegelenks als starker Strang zum Schienbein zieht.

Gelenke

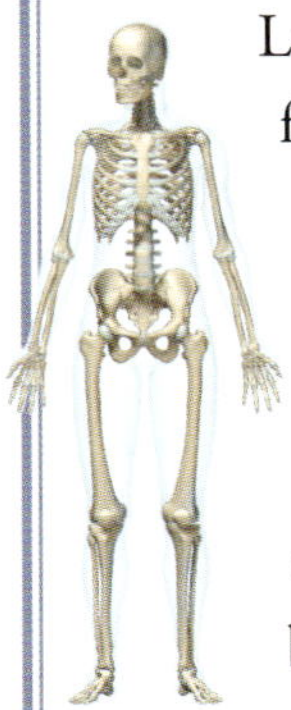

Laufen, essen, Nummern in ein Mobiltelefon eintippen – wir vollführen täglich mannigfache Bewegungen, die ohne Gelenke nicht möglich wären. Alle sogenannten echten Gelenke sind ähnlich aufgebaut. Eine Gelenkkapsel, die aus feiner Gelenkinnenhaut und einer robusten Bindegewebsfaserschicht besteht, umschließt die Enden der Knochen, die das Gelenk bilden. Im Gelenkspalt, dem Hohlraum zwischen den Knorpelflächen des Gelenks, befindet sich Gelenkflüssigkeit. Die Gelenkflächen sind jeweils von einem schützenden Gelenkknorpel überzogen. Das Gelenk wird durch kräftige Gelenkbänder und Muskeln gestützt. Dank dieser gut geschmierten, beweglichen Verbindungen können wir unsere Glieder beugen und strecken, mit den Achseln zucken oder vor Überraschung den Unterkiefer heruntersinken lassen. Je nachdem, wie Gelenke, Bänder und Muskeln angeordnet sind, können die unterschiedlichsten Bewegungen mühelos ausgeführt werden.

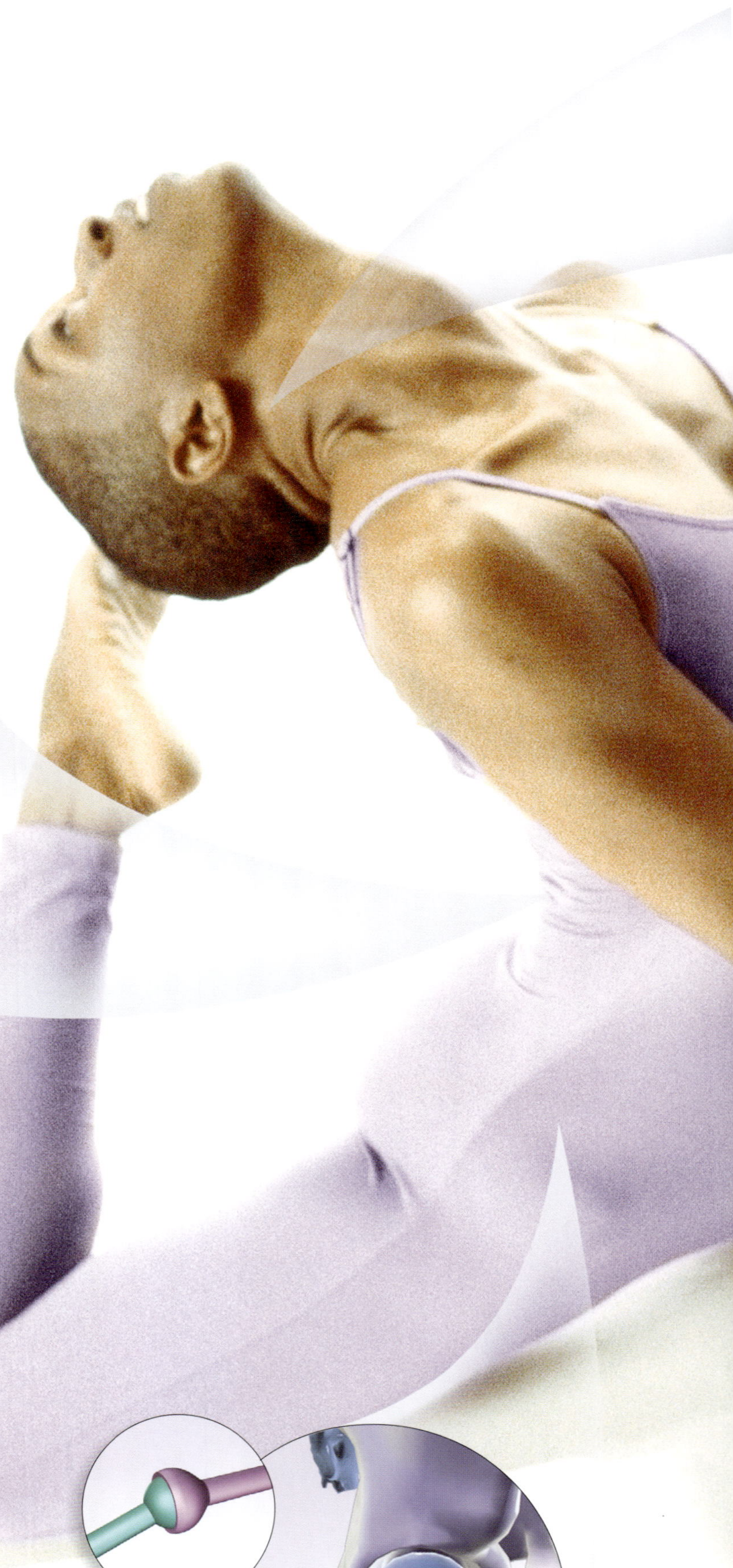

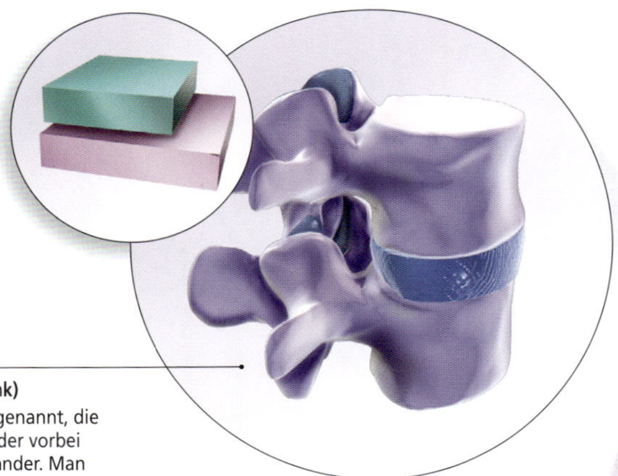

Drehgelenk (ebenes Gelenk)
Wird auch planes Gelenk genannt, die Knochen können aneinander vorbei gleiten, aber nicht umeinander. Man findet es zum Beispiel als Verbindung zwischen Wirbelfortsätzen.

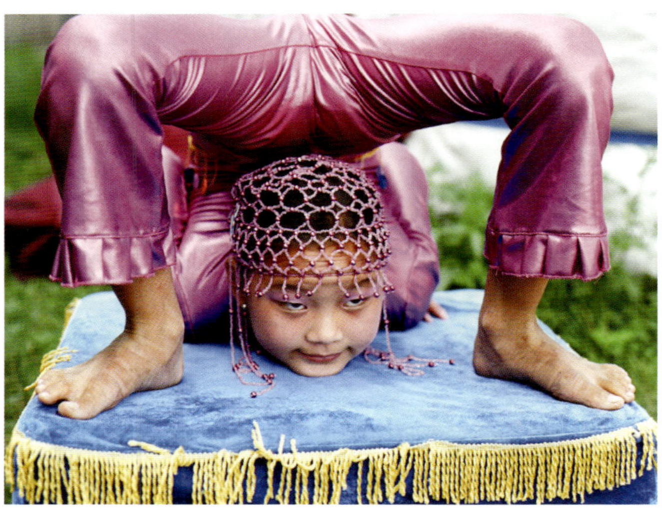

Extrem bewegliche Gelenke
Jeder Mensch hat die gleiche Anzahl an Gelenken, doch bei manchen sind sie erstaunlich biegsam. Das kann von jahrelangem Training herrühren oder angeboren sein, etwa wenn die Gelenke und Bänder in Rückgrat, Knien oder Schultern extrem locker sind. Solche Menschen können ihren Körper zwar unglaublich verbiegen, laufen aber leicht Gefahr, sich etwas auszukugeln oder sich zu verrenken.

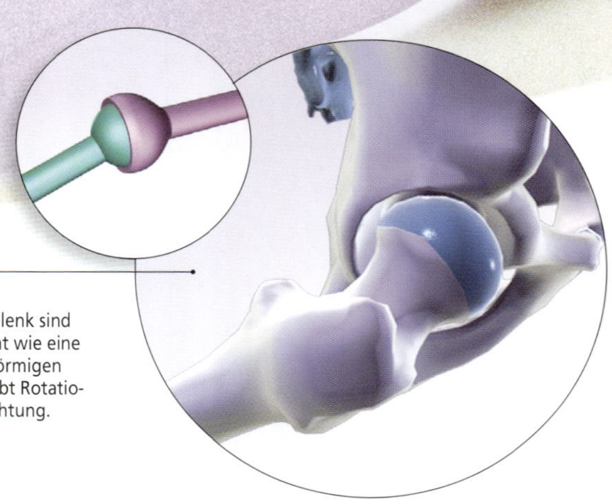

Kugelgelenk
Das Schultergelenk und das Hüftgelenk sind Kugelgelenke. Der Gelenkkopf sieht wie eine Kugel aus und ruht in einer kugelförmigen Gelenkpfanne. Dieses Gelenk erlaubt Rotationen sowie Bewegungen in jede Richtung.

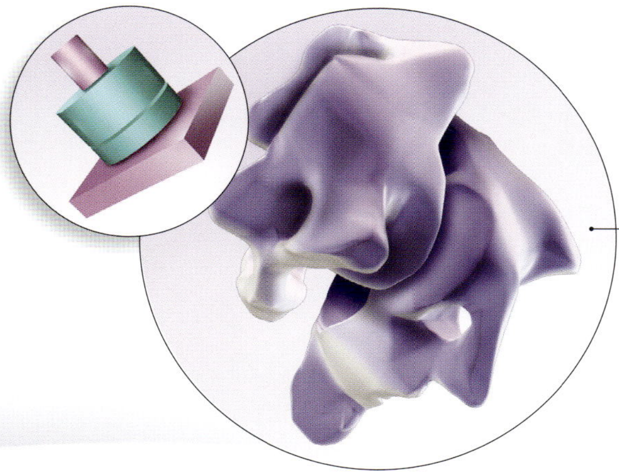

Zapfengelenk
Beim Zapfengelenk ist die Gelenkfläche wie ein Zylinder geformt, der sich innerhalb eines Rings bewegt. Zwischen den ersten beiden Halswirbelknochen findet sich ein Zapfengelenk, damit können wir den Kopf vorwärts oder rückwärts beugen.

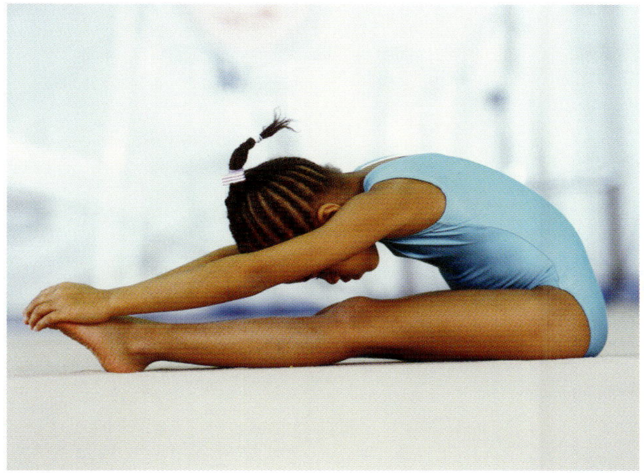

Flexibilität
Kinder, Tänzer und gut trainierte Athleten haben einen wunderbar biegsamen Körper. Sie können Rumpf und Glieder mühelos beugen, strecken und drehen. Mit steigendem Alter nimmt die Beweglichkeit der Gelenke normalerweise ab. Doch durch regelmäßiges Muskeltraining und gesunde Ernährung kann man seinen Körper bis ins hohe Alter fit halten.

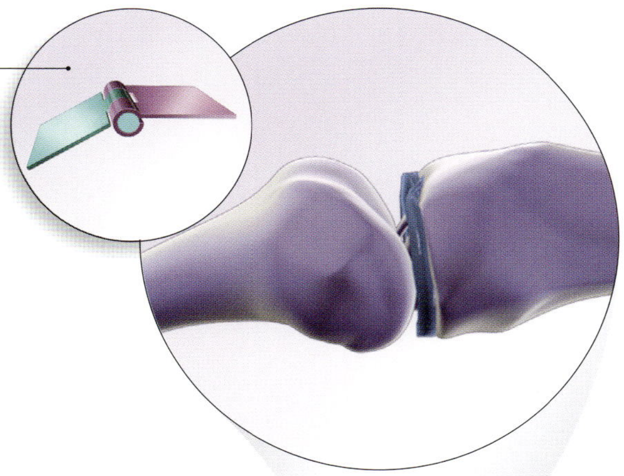

Scharniergelenk
Scharniergelenke wie das Knie funktionieren wie eine Schwingtür. Beim Strecken des Knies wird der Winkel zwischen Oberschenkel- und Beinknochen vergrößert, beim Beugen des Knies wird der Winkel verkleinert.

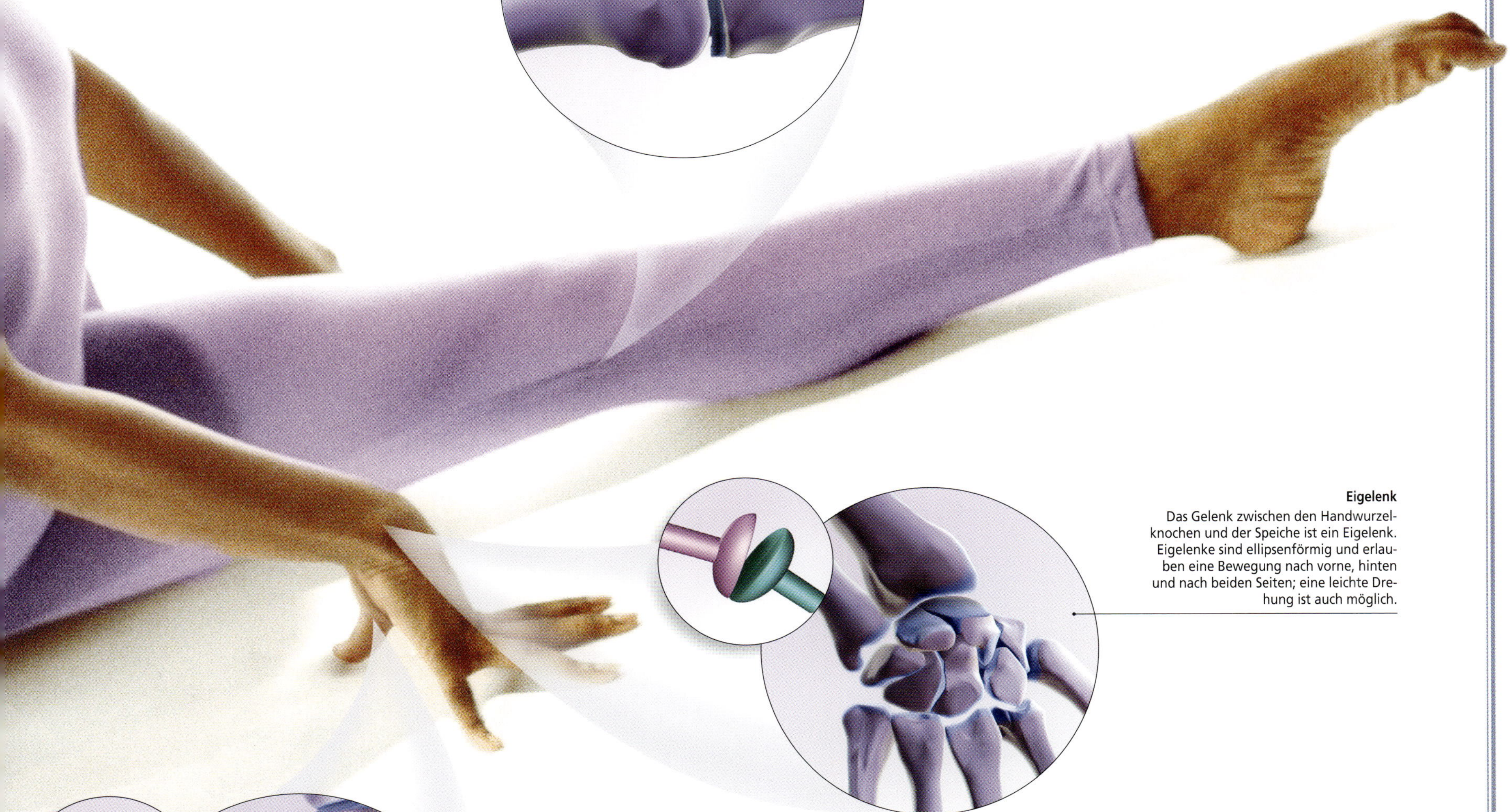

Eigelenk
Das Gelenk zwischen den Handwurzelknochen und der Speiche ist ein Eigelenk. Eigelenke sind ellipsenförmig und erlauben eine Bewegung nach vorne, hinten und nach beiden Seiten; eine leichte Drehung ist auch möglich.

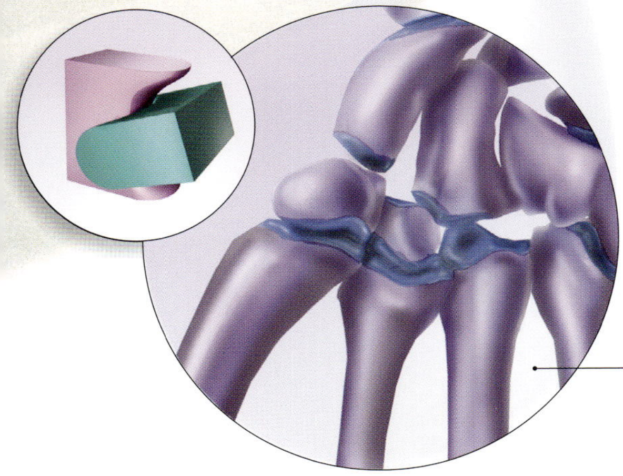

Sattelgelenk
Das Sattelgelenk hat zwei konkav geformte Gelenkflächen, die wie ein Sattel aussehen. Es befindet sich z.B. zwischen Handwurzelknochen und Mittelhandknochen des Daumens und hat zwei Bewegungsachsen. Daher ist unser Daumen sehr beweglich.

Gelenke in Bewegung

Gelenke ermöglichen sechs Grundbewegungen: Beugung, wenn man z. B. das Kinn zur Brust senkt, und Streckung, durch die man das Kinn in seine ursprüngliche Position bringt. Abspreizen, z. B. wenn man einen Arm zur Seite hebt. Beim Heranführen tätigt man die gegensätzliche Bewegung, der Arm wird wieder an den Körper herangezogen. Bei einer Drehung, die vor und zurück ausgeführt wird, spricht man von Rotation. Das Schultergelenk kann zum Beispiel rotieren. Die kreisförmige Bewegung einer Hand, eines Fußes oder eines Fingers nennt man Zirkumduktion.

Knochen-krankheiten

Knochen sind zwar hart und widerstandsfähig, aber keineswegs unzerstörbar. Sie können brechen, von Mikroben befallen, durch Osteoporose geschwächt oder durch Krebs und genetische Störungen geschädigt werden. Allein die Degenerationskrankheit Arthrose verursacht bei etwa 70 Prozent der Menschen über 65 mehr Beschwerden als jede andere Knochenkrankheit. Tiefe Wunden oder schwerwiegende Brüche können eine Bakterieninfektion auslösen, die die Knochen und das Knochenmark angreift, die Osteomyelitis. Junge Menschen sind für den aggressiven Knochenkrebs Osteosarkom besonders anfällig. Am meisten verbreitet sind aber nach wie vor gut heilbare Knochenverletzungen wie Prellungen, Stauchungen und Auskugelungen von Gelenken. Bei einer Knochenverletzung wird der gesamte Bewegungsapparat stark in Mitleidenschaft gezogen.

Im Alter verändern sich die Knochen

Die stärksten Knochen haben wir vermutlich zwischen dem 25. und 30. Lebensjahr. Im Alter nimmt ihre Elastizität ab, und wir verlieren mehr Knochenmasse, als wir produzieren. An älteren Knochen entstehen manchmal Sporen, die zu Gelenkschmerzen und eingeschränkter Beweglichkeit führen können. Knochensporen verschlimmern auch eine Arthrose, die durch Verschleiß von Knorpelschichten entsteht. Bei Arthrose reiben Knochen gegeneinander, weil die Knorpelschicht nicht mehr ausreichend dämmt. Das kann zu schmerzhaften Gelenkentzündungen führen.

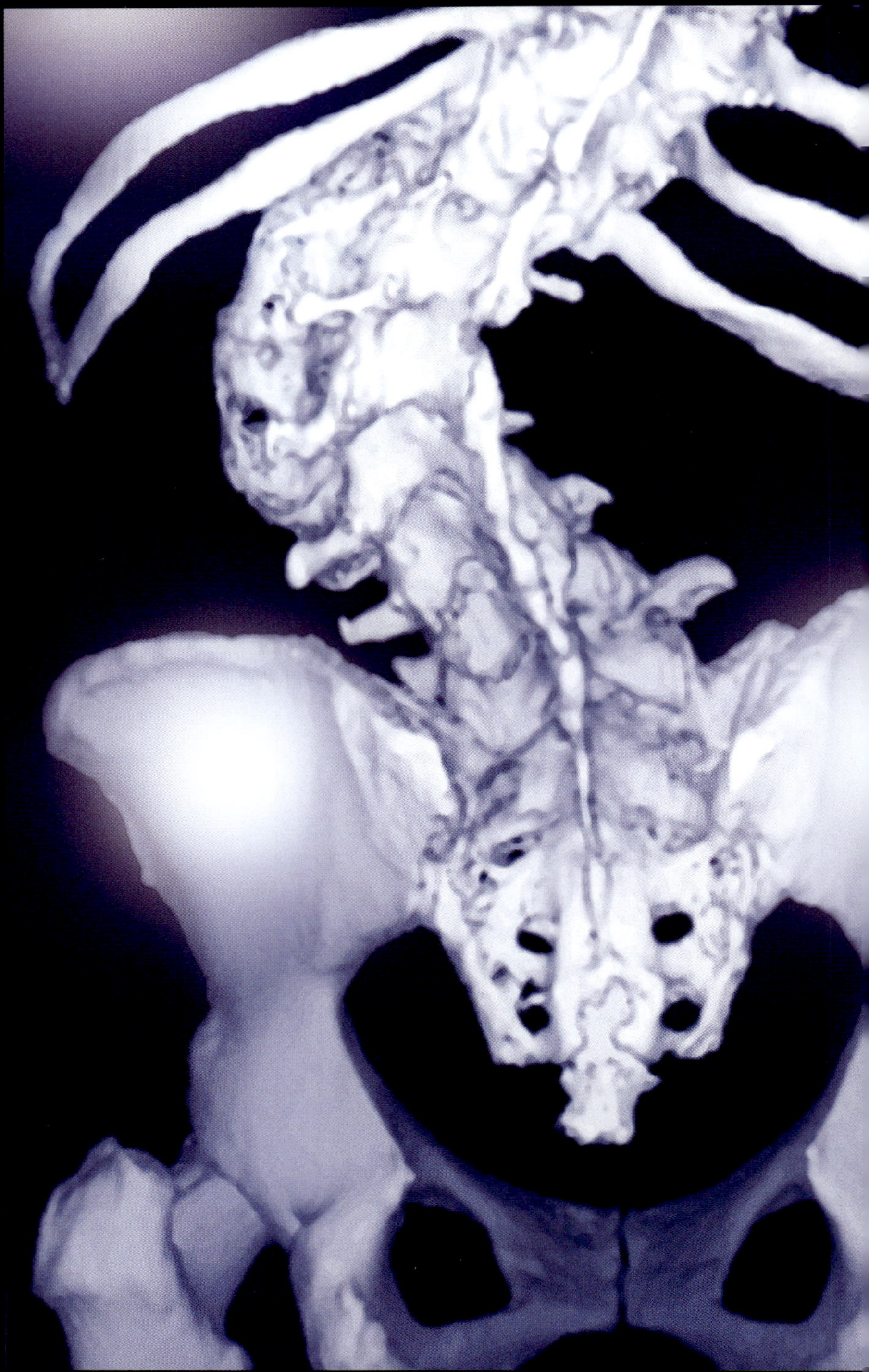

Skoliose
Ist eine Seitverbiegung der Wirbelsäule bei gleichzeitiger Rotation der Wirbel, die sich nicht mehr aufrichten können. Skoliose tritt häufig bei Wachstumsschüben, also in der Pubertät auf, Mädchen erkranken daran viermal häufiger als Jungen. Skoliose entwickelt sich auch oft in Verbindung mit Muskellähmung oder wenn ein Bein kürzer als das andere ist.

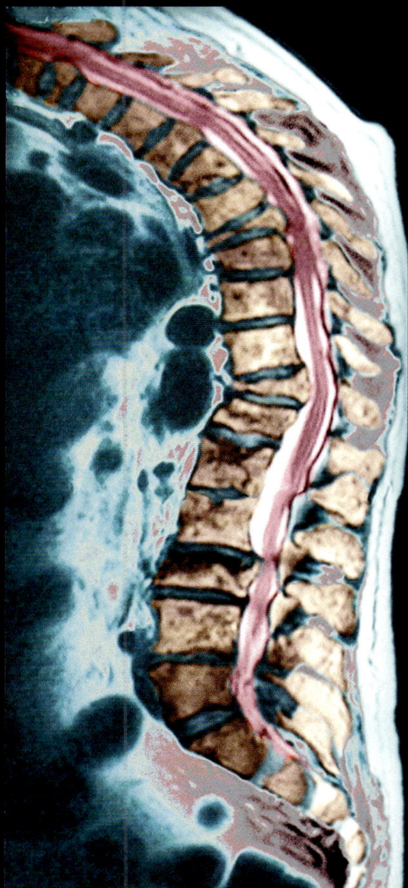

Osteoporose an der Wirbelsäule
Bei der Wirbelsäule zeigt Osteoporose sichtbare Auswirkungen. Wirbel werden brüchig und fallen in sich zusammen. Bei mehreren Brüchen bilden sich Keilwirbel, die Wirbelsäule krümmt sich nach vorne und die Körpergröße nimmt ab. Auf diese Weise entsteht ein Buckel am Rücken.

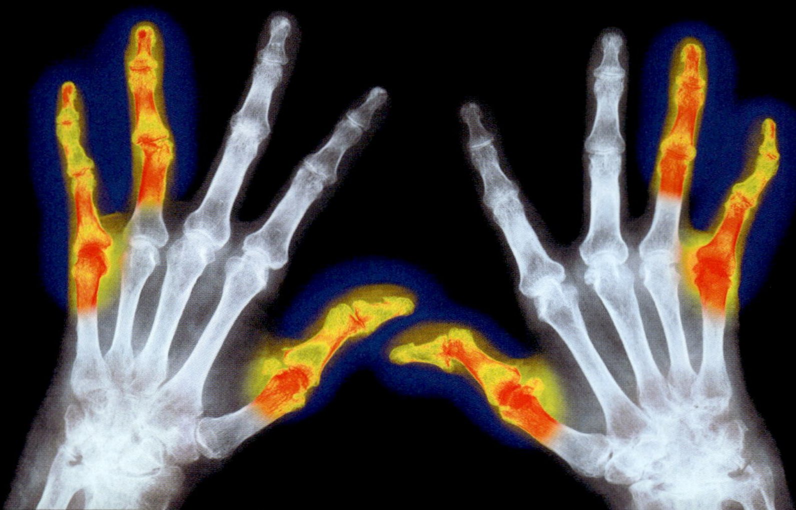

Rheumatische Arthritis
Bei dieser entzündlichen Erkrankung der Gelenke handelt es sich um eine Autoimmunkrankheit. Das Immunsystem des Betroffenen greift eigene Gelenkknorpel an. In schweren Fällen kann es zu einer starken Deformation von Fingern oder Zehen kommen.

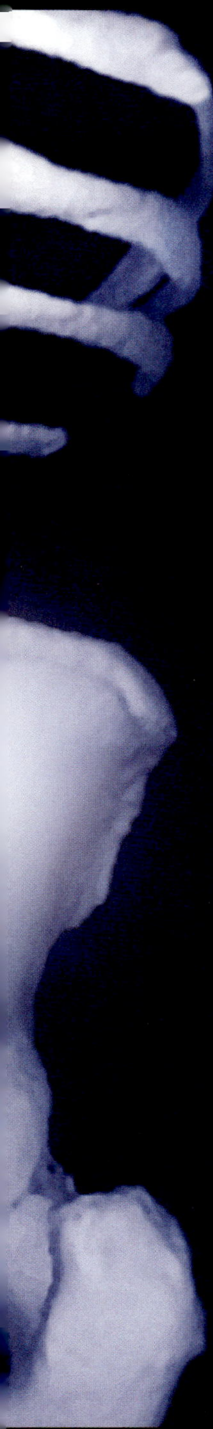

Knochenbrüche

Die Klassifizierung von Knochenbrüchen hängt von der Position und Schwere des Bruchs ab. Von einer geschlossenen Fraktur spricht man, wenn keine Haut und/oder Weichteile verletzt wurden und der Knochen nur an einer Stelle „sauber" gebrochen wurde. Offene Frakturen sind wesentlich schwerwiegender, weil dabei auch Nerven, Gefäße oder Haut verletzt wurden und die Knochen zertrümmert oder zersplittert sind. Die Heilung von offenen Frakturen verläuft naturgemäß langsamer als die von geschlossenen.

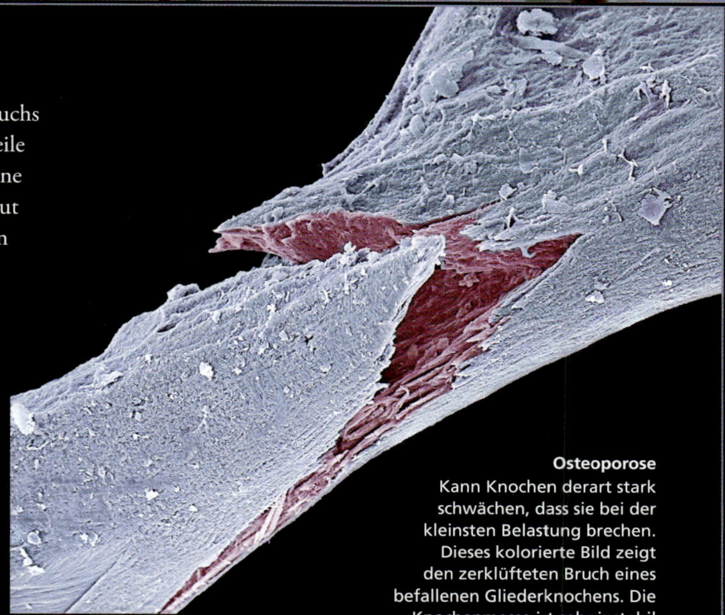

Osteoporose
Kann Knochen derart stark schwächen, dass sie bei der kleinsten Belastung brechen. Dieses kolorierte Bild zeigt den zerklüfteten Bruch eines befallenen Gliederknochens. Die Knochenmasse ist sehr instabil und hat keine natürliche Widerstandskraft mehr.

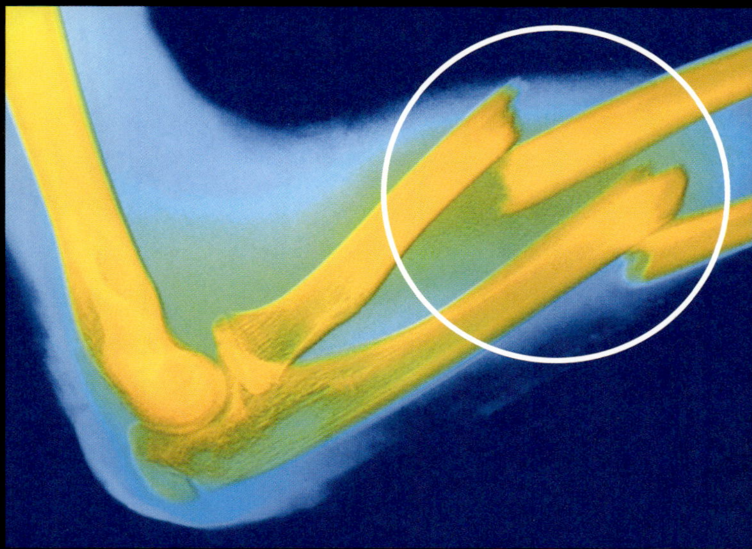

Komplizierter Bruch
Auf dieser Röntgenaufnahme sieht man, dass Speiche und Elle im Unterarm des Patienten vollständig gebrochen sind. Das geschieht manchmal, wenn Menschen auf den ausgestreckten Arm fallen. Diese Brüche sind quer verlaufend.

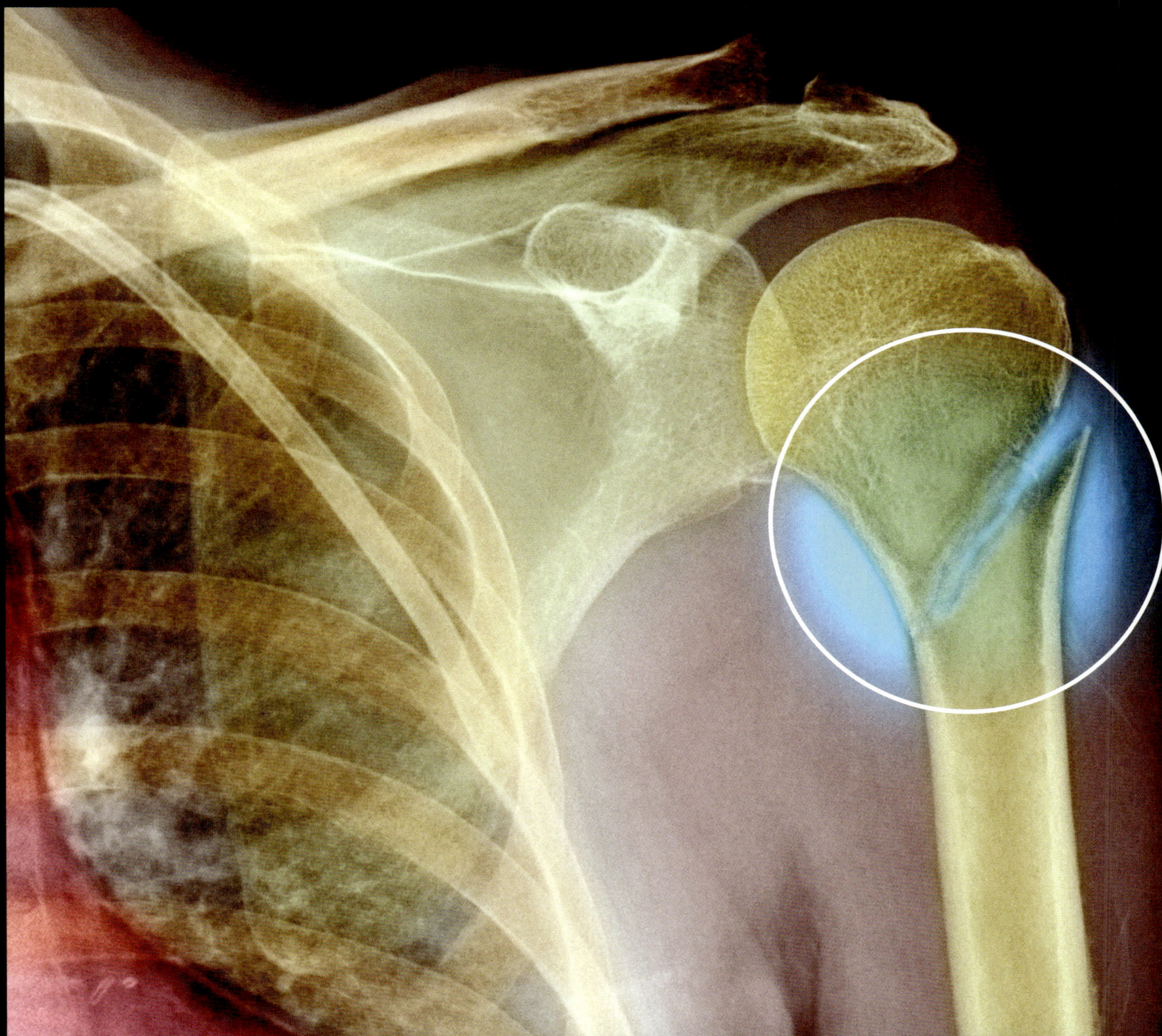

Geschlossene Fraktur
Auf diesem Röntgenbild sieht man den kompletten Bruch des Oberarmknochens, der normalerweise sehr stark ist. Wenn die Haut über dem Bruch verletzt ist, können über die Wunde Bakterien eindringen.

GELENKHEILUNG UND -ERSATZ

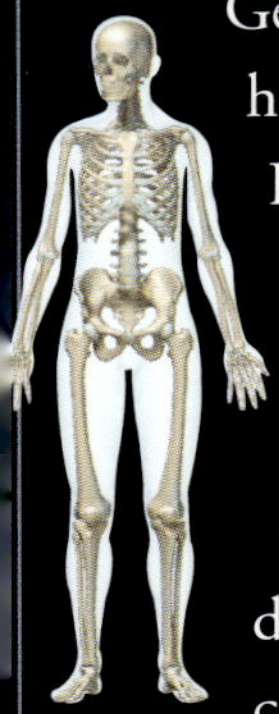

Gelenkverletzungen und -entzündungen sind oft sehr schmerzhaft, zudem beeinträchtigen sie die Beweglichkeit von Hüfte, Knie, Schultern, Fingern usw. erheblich. In der Behandlung von Gelenkschäden hat die Medizin große Fortschritte erzielt. Viele Gelenke können heutzutage erfolgreich ersetzt werden. Beim Eingriff wird nur ein minimaler Schnitt gemacht, dadurch verliert der Patient weniger Blut, und der Heilungsprozess geht schneller vonstatten. Für künstliche Gelenke wurde neuartiges Material entwickelt, darunter Titan- und Kobalt-Chrom-Legierungen, die eine Lebensdauer von über 20 Jahren haben; das ist für junge Patienten ein echter Segen. Das hochschmelzende Metall Tantal wird aufgrund seiner guten Formbarkeit und Härte zunehmend für Implantate und Prothesen eingesetzt. All diese Entwicklungen tragen dazu bei, dass Menschen mit Gelenkproblemen nach der Operation wieder ein unbeschwertes Leben führen können.

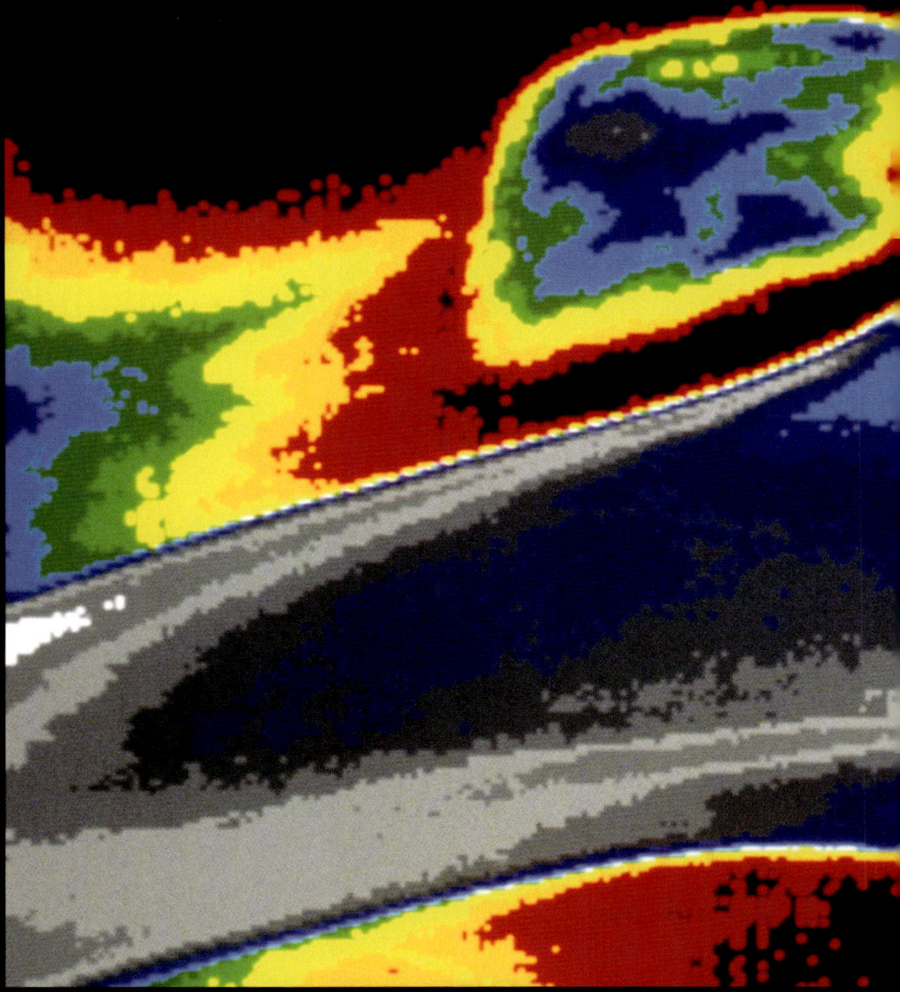

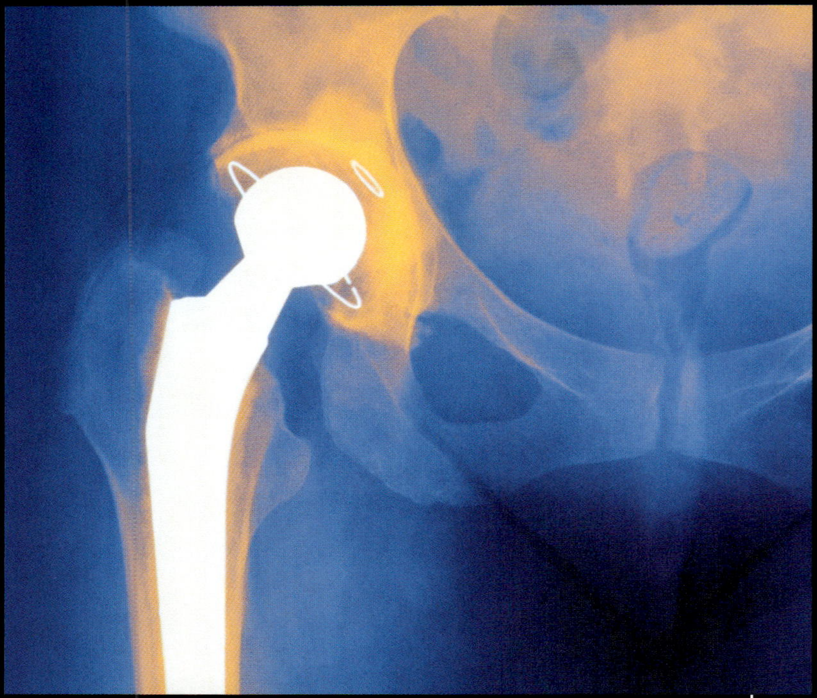

Künstliches Hüftgelenk
Hierbei werden Gelenkkopf und Gelenkpfanne (orange) durch Metall und Kunststoff ersetzt. Bei einer zementierten Prothese werden Gelenkpfanne und Schaft einzementiert, bei einer zementfreien Prothese wird der Ersatz mit den Knochen verschraubt. Mit der Zeit wächst der Knochen an der Prothesenoberfläche an, somit entsteht eine dauerhafte Fixierung.

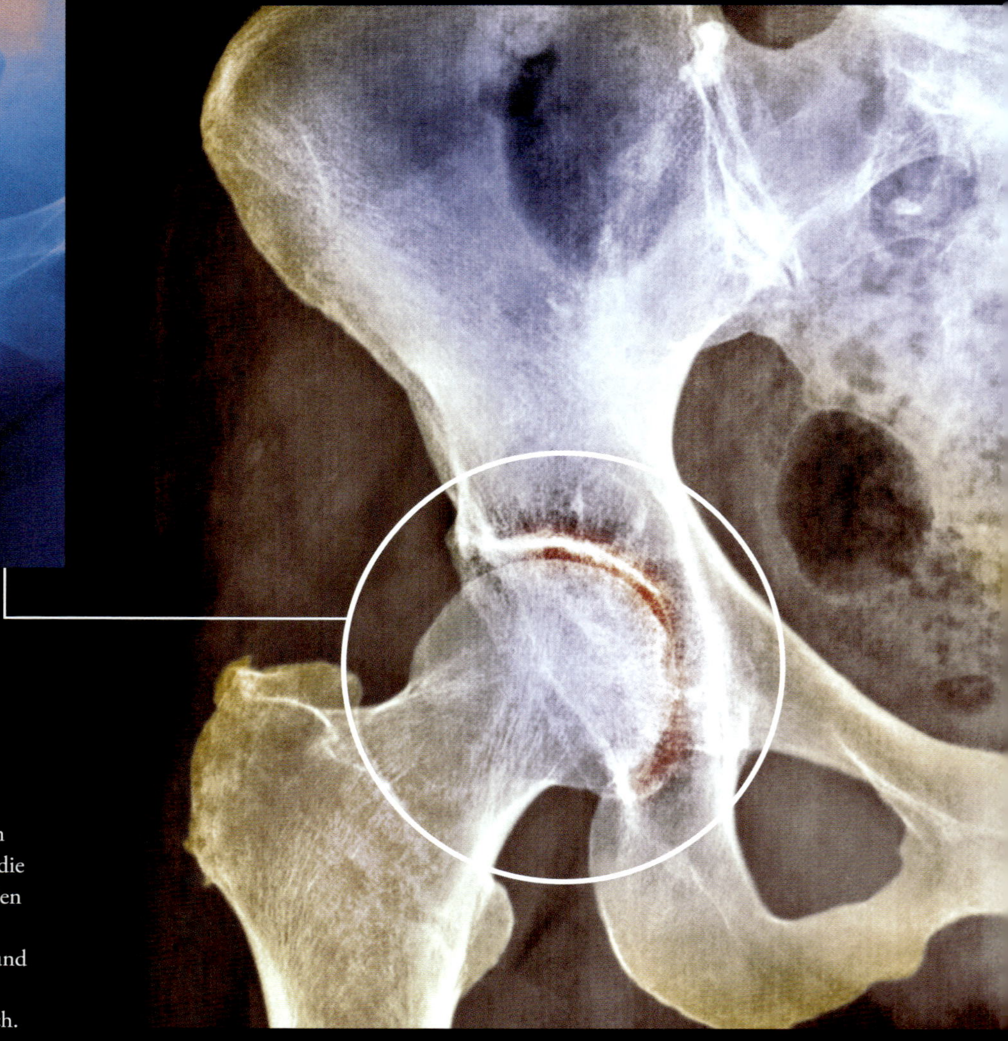

Einsatz von künstlichen Gelenken

Ist auf dem Vormarsch, da die Menschen heutzutage älter werden und damit auch degenerative Gelenkerkrankungen zunehmen. Viele üben zudem Sportarten aus, die die Gelenke stark strapazieren. Beim Ersatz eines Hüft- und Schultergelenks werden geschädigte Knorpel und Knochen gegen künstliches Material ausgetauscht. Bei Kniegelenken werden die von der Arthrose zerstörten Knorpelflächen der Ober- und Unterschenkel auch mit anatomisch genau angepassten Metallimplantaten überzogen. Diese Methoden werden ständig weiterentwickelt und sind recht erfolgreich.

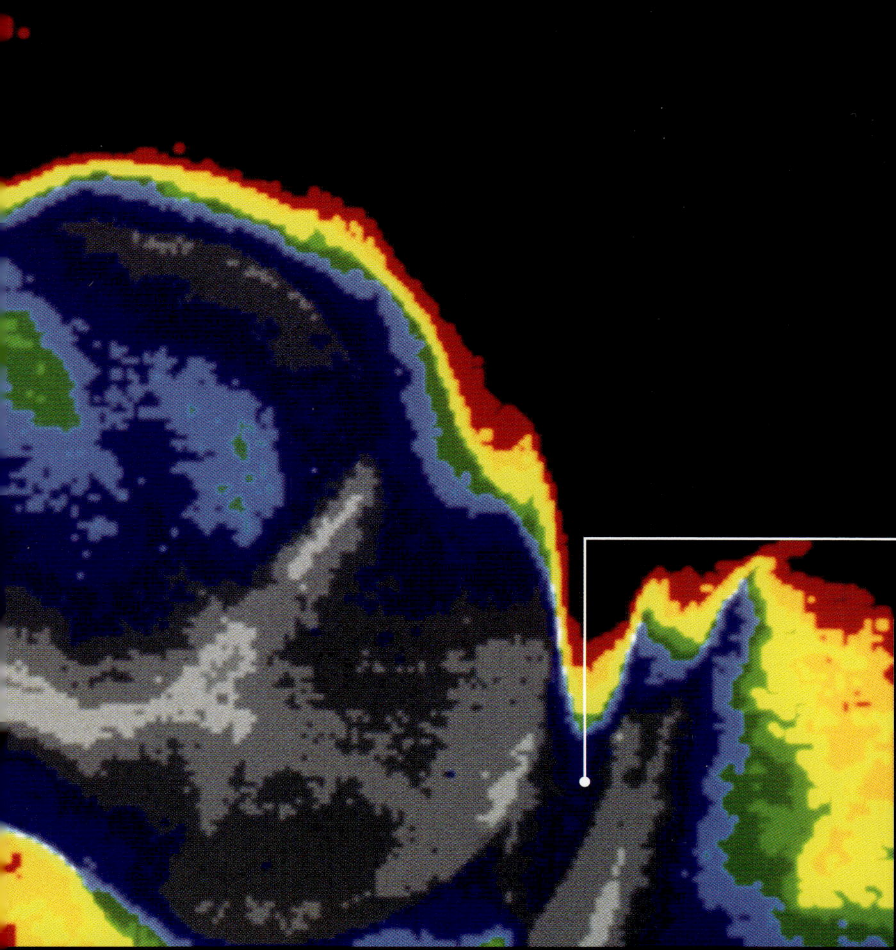

Knieverletzung
Dieses Bild zeigt eine verrenkte Kniescheibe (oben Mitte), die nach außen gedreht ist. Dadurch kann der Patient sein Bein nicht mehr strecken. Zum Glück kann man diese Verletzung durch Ruhestellung, Vereisung und Medikamente gut behandeln.

Anfällige Bänder

Wenn die Bänder, die Schultern, Hüften, Knie und Fußgelenke stabilisieren, überdehnt werden oder reißen, lockern sich die Gelenke, und die dadurch verbundenen Knochen sind nicht mehr korrekt ausgerichtet. Ein Bänderriss kann durch einen Sturz, Sprung oder Schlag verursacht werden, manchmal auch durch eine jähe Bewegung. Skifahrer, Läufer und Fußballspieler sind für diese Verletzung besonders anfällig. Aus unbekannten Gründen tritt sie bei Frauen häufiger auf. Solch ein Riss kann eine Operation nach sich ziehen und monatelange, intensive Nachbetreuung.

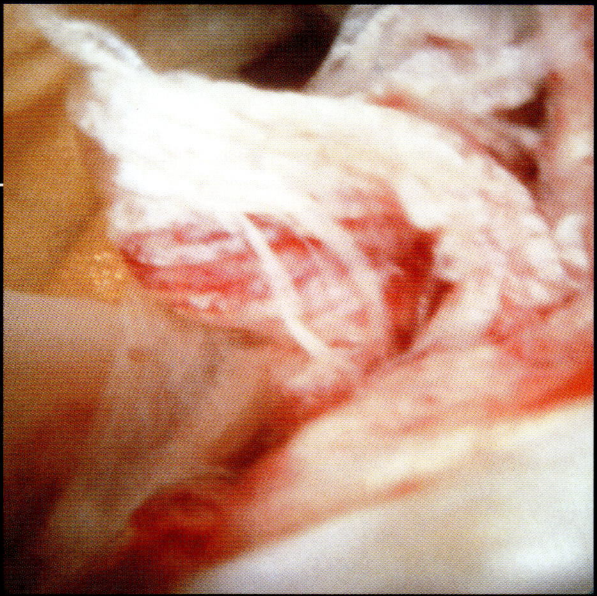

Bänderriss
Hier wurde ein gerissenes Kreuzband am Knie freigelegt. Kreuzbandrisse zählen zu den häufigsten Sportverletzungen. Die Medizin arbeitet derzeit an der Entwicklung von künstlichen Bändern. Das würde die Heilung erheblich beschleunigen.

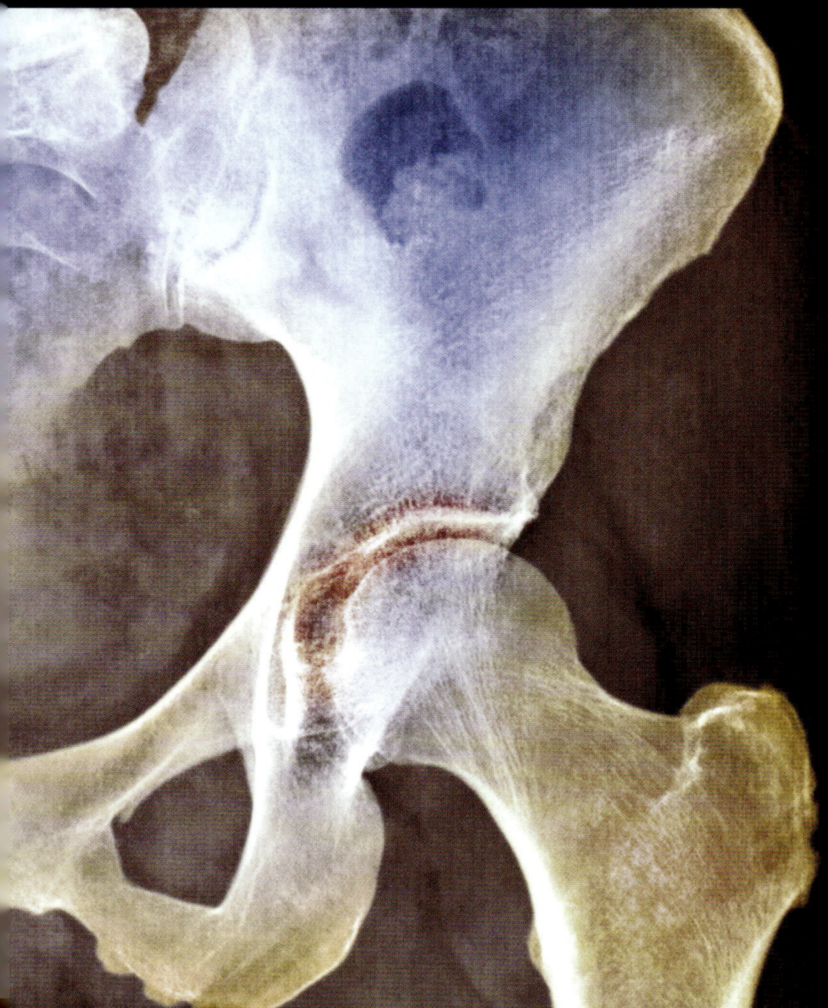

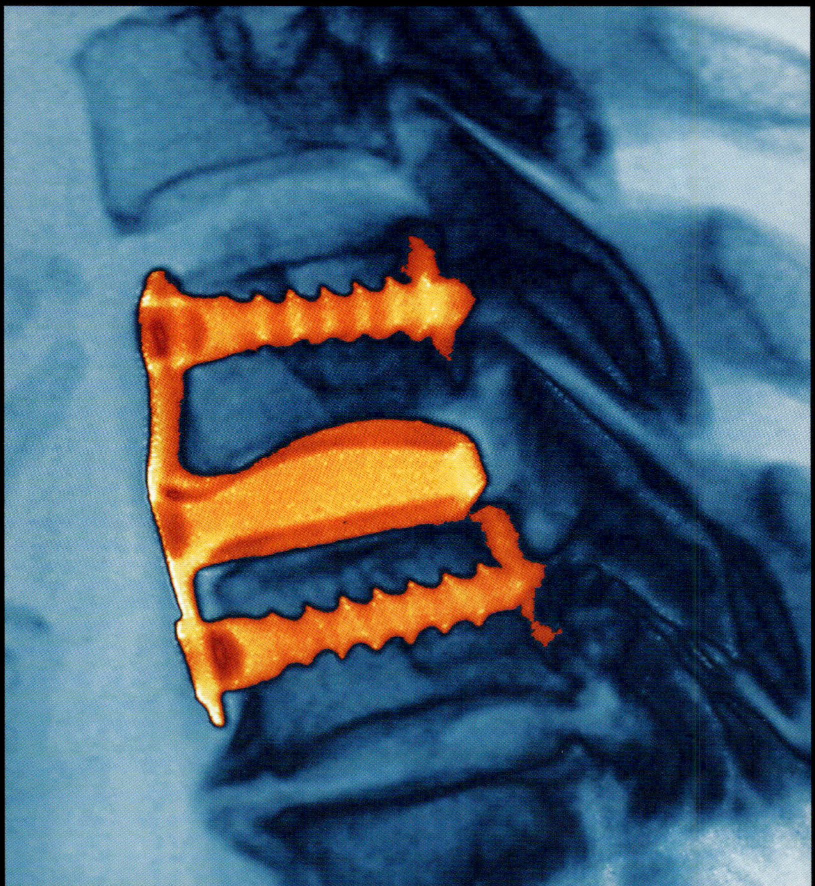

Neue Bandscheiben
Bandscheibenersatz wird bei Patienten durchgeführt, deren Schäden an den Bandscheiben unheilbar sind. Meist findet der Eingriff an der Lendenwirbelsäule statt. Diese künstliche Bandscheibe (orange) wurde mit Schrauben in der Halswirbelsäule eines Patienten fixiert, der seinen Hals durch Arthrose kaum mehr bewegen konnte.

Muskulatur

Muskeln machen etwa 40 Prozent unseres Körpergewichts aus. Ohne Muskeln wären wir unbeweglich; jede unserer Haltungen oder Bewegungen erfordert die Aktivität bestimmter Muskeln. Zirka 650 Muskeln besitzt der Körper, allein an einem Stirnrunzeln sind etwa 40 Muskeln beteiligt. Muskelbewegungen sind nur in Verbindung mit dem Nervensystem und dem Gehirn möglich. Über die Sinnesorgane nehmen wir Reize auf, die über das Nervensystem an das Gehirn weitergeleitet werden. Das Gehirn reagiert mit entsprechenden Befehlen, die wiederum über das Nervensystem an die Muskeln weitergegeben werden. Nur die Muskeln der inneren Organe und des Herzens lassen sich nicht bewusst steuern. Man unterscheidet zwischen willkürlicher, quergestreifter Muskulatur, unwillkürlicher, glatter Muskulatur und der Herzmuskulatur. Willkürlich nennt man die Skelettmuskulatur, die man mit dem Willen beeinflussen kann. Muskeln, die lebenswichtige Funktionen erfüllen, bewegen sich unwillkürlich.

Unterschiede bei den Geschlechtern

Bei einem erwachsenen Mann beträgt der Anteil der Muskelmasse am Körpergewicht etwa 42 Prozent, bei einer Frau durchschnittlich 36 Prozent. Diesen Umstand schreiben Wissenschaftler der Tatsache zu, dass Männer mehr Testosteron produzieren; dieses Hormon unterstützt die Entwicklung von Muskelfasern. Die Skelettmuskeln einer Frau sind aber trotzdem genauso stark wie die eines Mannes.

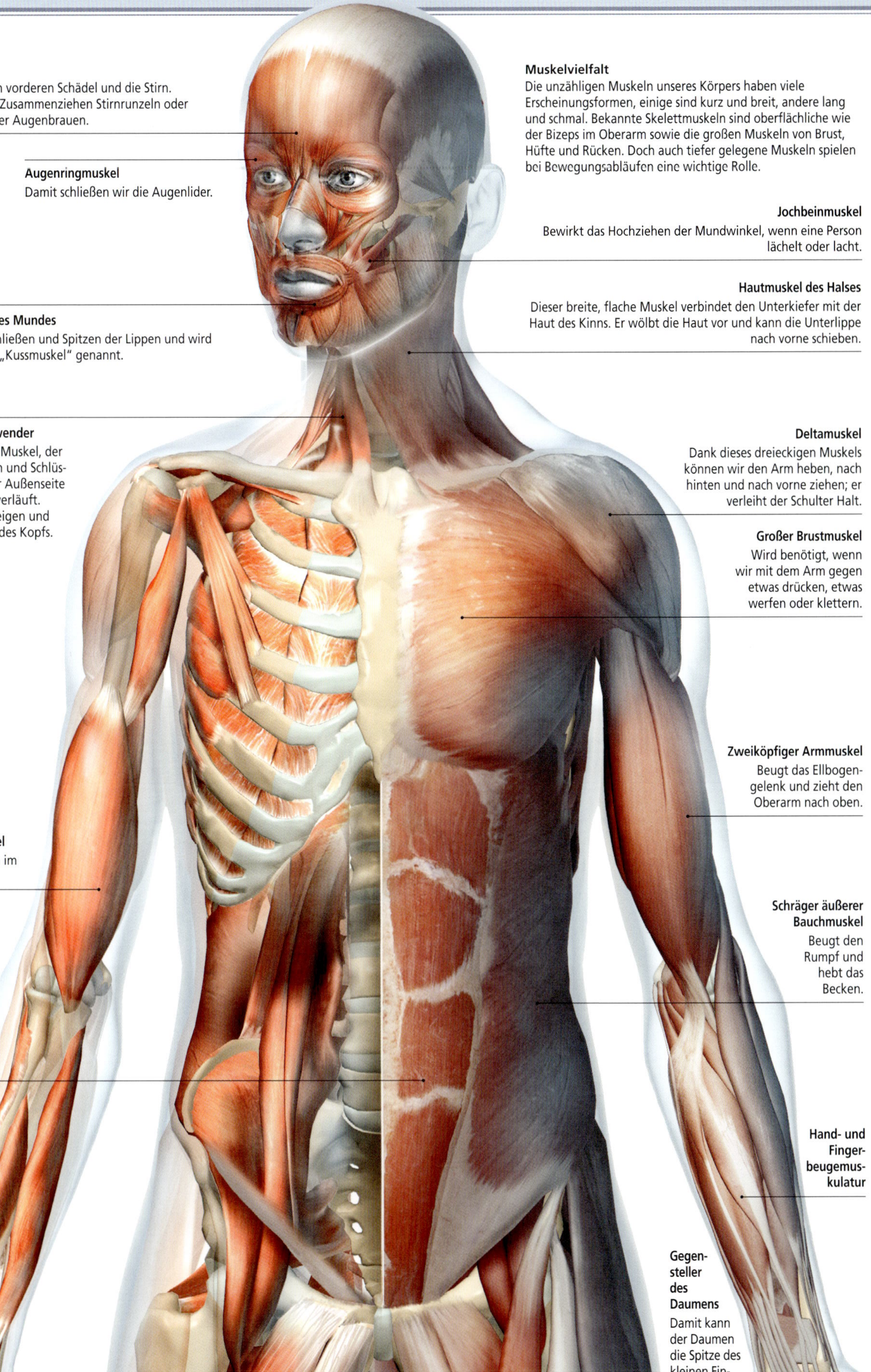

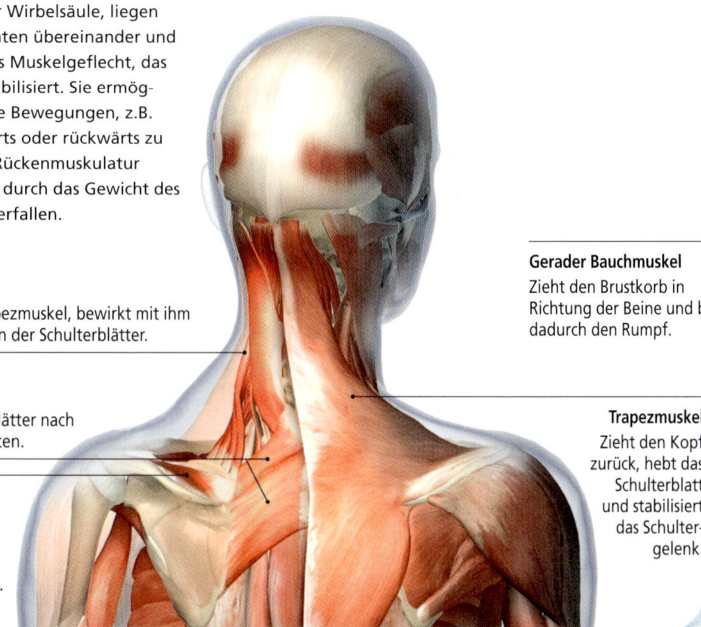

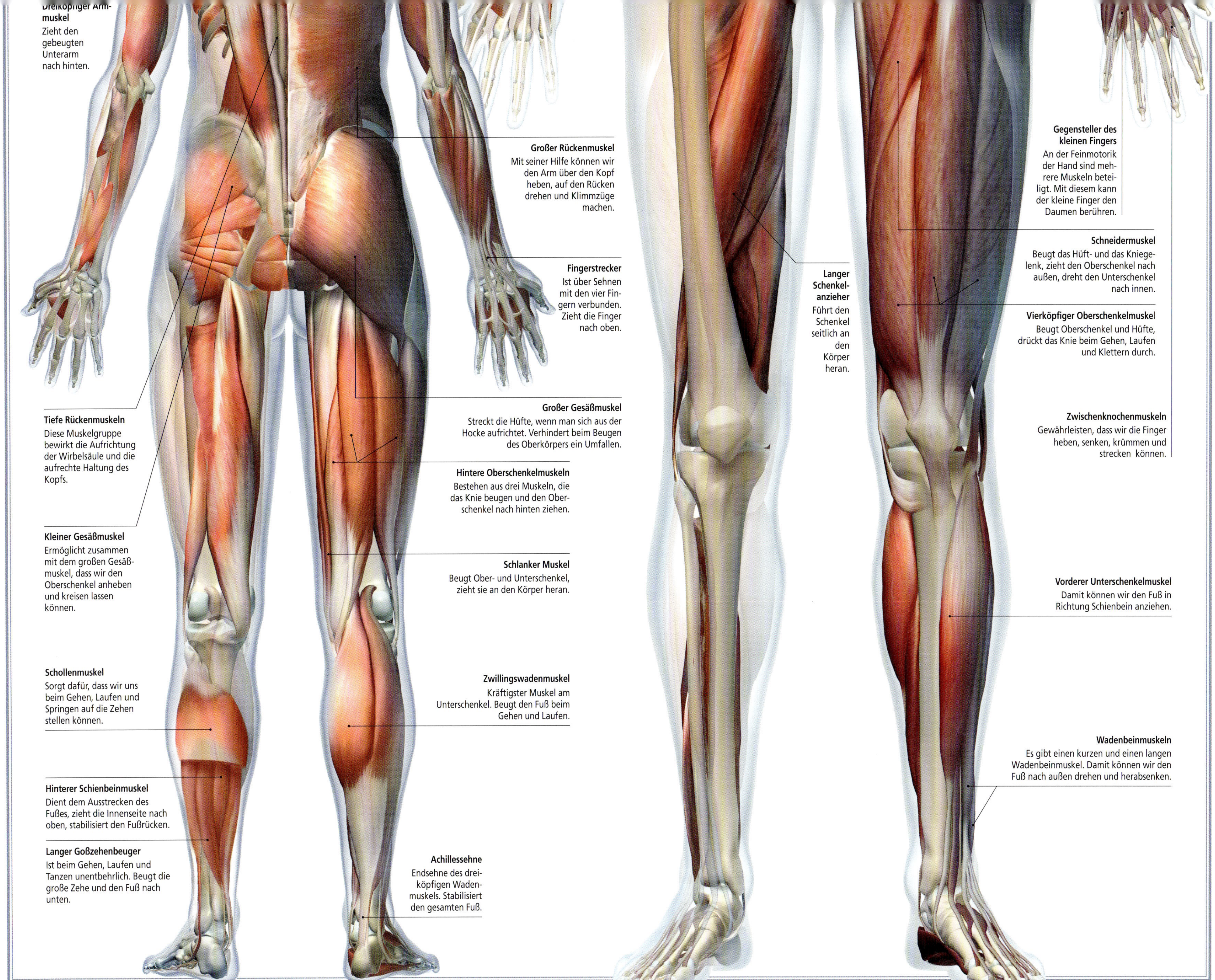
Dreiköpfiger Armmuskel
Zieht den gebeugten Unterarm nach hinten.
Tiefe Rückenmuskeln
Diese Muskelgruppe bewirkt die Aufrichtung der Wirbelsäule und die aufrechte Haltung des Kopfs.
Kleiner Gesäßmuskel
Ermöglicht zusammen mit dem großen Gesäßmuskel, dass wir den Oberschenkel anheben und kreisen lassen können.
Schollenmuskel
Sorgt dafür, dass wir uns beim Gehen, Laufen und Springen auf die Zehen stellen können.
Hinterer Schienbeinmuskel
Dient dem Ausstrecken des Fußes, zieht die Innenseite nach oben, stabilisiert den Fußrücken.
Langer Goßzehenbeuger
Ist beim Gehen, Laufen und Tanzen unentbehrlich. Beugt die große Zehe und den Fuß nach unten.
Großer Rückenmuskel
Mit seiner Hilfe können wir den Arm über den Kopf heben, auf den Rücken drehen und Klimmzüge machen.
Fingerstrecker
Ist über Sehnen mit den vier Fingern verbunden. Zieht die Finger nach oben.
Großer Gesäßmuskel
Streckt die Hüfte, wenn man sich aus der Hocke aufrichtet. Verhindert beim Beugen des Oberkörpers ein Umfallen.
Hintere Oberschenkelmuskeln
Bestehen aus drei Muskeln, die das Knie beugen und den Oberschenkel nach hinten ziehen.
Schlanker Muskel
Beugt Ober- und Unterschenkel, zieht sie an den Körper heran.
Zwillingswadenmuskel
Kräftigster Muskel am Unterschenkel. Beugt den Fuß beim Gehen und Laufen.
Achillessehne
Endsehne des dreiköpfigen Wadenmuskels. Stabilisiert den gesamten Fuß.
Langer Schenkelanzieher
Führt den Schenkel seitlich an den Körper heran.
Gegensteller des kleinen Fingers
An der Feinmotorik der Hand sind mehrere Muskeln beteiligt. Mit diesem kann der kleine Finger den Daumen berühren.
Schneidermuskel
Beugt das Hüft- und das Kniegelenk, zieht den Oberschenkel nach außen, dreht den Unterschenkel nach innen.
Vierköpfiger Oberschenkelmuskel
Beugt Oberschenkel und Hüfte, drückt das Knie beim Gehen, Laufen und Klettern durch.
Zwischenknochenmuskeln
Gewährleisten, dass wir die Finger heben, senken, krümmen und strecken können.
Vorderer Unterschenkelmuskel
Damit können wir den Fuß in Richtung Schienbein anziehen.
Wadenbeinmuskeln
Es gibt einen kurzen und einen langen Wadenbeinmuskel. Damit können wir den Fuß nach außen drehen und herabsenken.

Skelett-muskeln

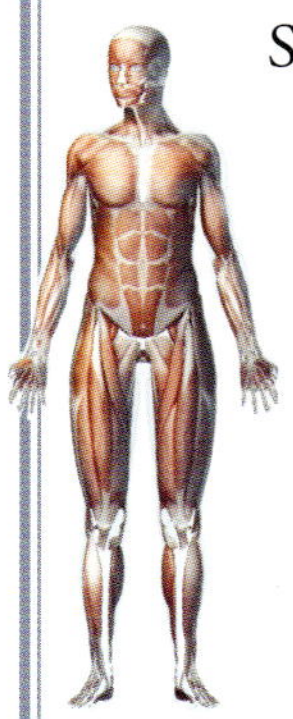

Skelettmuskeln ziehen sich auf Befehl zusammen und entspannen dann wieder. Jeder Muskel respektive jede Muskelgruppe hat zwei oder mehrere Ansatzpunkte an den zu bewegenden Knochen und ist zusätzlich durch Sehnen fixiert. Kontrahiert sich der Muskel, bewegen sich die Ansatzpunkte aufeinander zu, und das dazwischenliegende Gelenk wird gebeugt. In der Regel gibt es einen entgegengesetzt arbeitenden Muskel. Zum Beispiel, wenn wir den Unterarm anwinkeln: Der große Bizepsmuskel zieht sich zusammen, und der Trizeps wird entspannt. Manche Muskelgruppen unterstützen sich auch gegenseitig. Ein Muskel dient als primäre Triebkraft, ein zweiter oder weitere sorgen für Stabilität und zusätzliche Kraft. Als Ursprung des Muskels bezeichnet man die direkt von der Knochenhaut ausgehenden Fasern, an der Ansatzstelle ist der Muskel meist verjüngt und läuft in einer Sehne aus.

Muskelkontraktion

Setzt ein, wenn Nervenimpulse die Sarkomere in den Muskelfasern dazu bringen, sich der Länge nach wie ein Akkordion zusammenzuziehen. Sarkomere sind winzige, aneinandergereihte Kammern, in denen zwei fadenförmige Proteine, Myosin und Aktin, agieren. Die Myosinmoleküle greifen wie kleine Widerhaken in die Aktinfäden und ziehen sie aufeinander zu. Dadurch schieben sich die beiden Eiweiße ineinander, die Muskelfaser verkürzt sich und wird dicker. Auf diese Weise werden unzählige Muskelzellen koordiniert, wenn wir einen Bewegungsablauf ausführen.

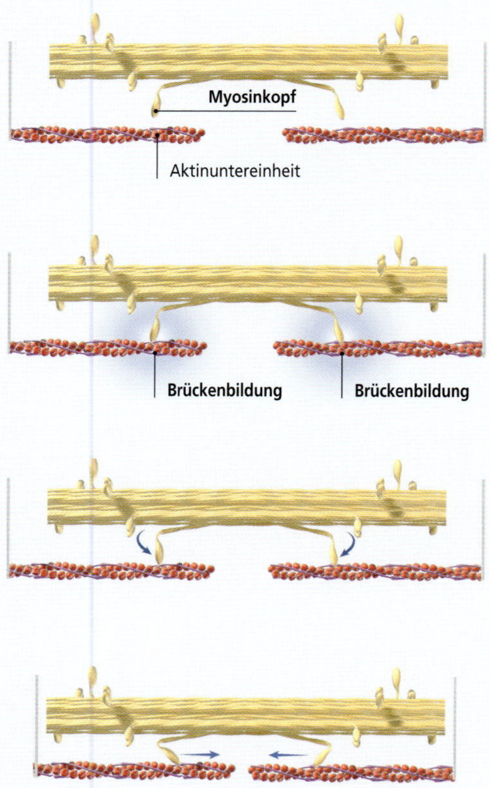

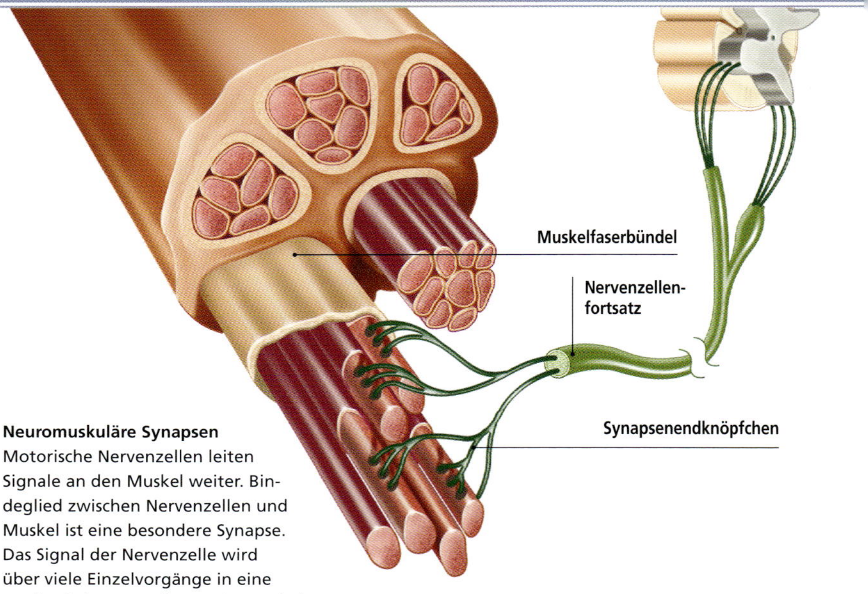

Neuromuskuläre Synapsen
Motorische Nervenzellen leiten Signale an den Muskel weiter. Bindeglied zwischen Nervenzellen und Muskel ist eine besondere Synapse. Das Signal der Nervenzelle wird über viele Einzelvorgänge in eine mechanische Veränderung im Muskel umgewandelt.

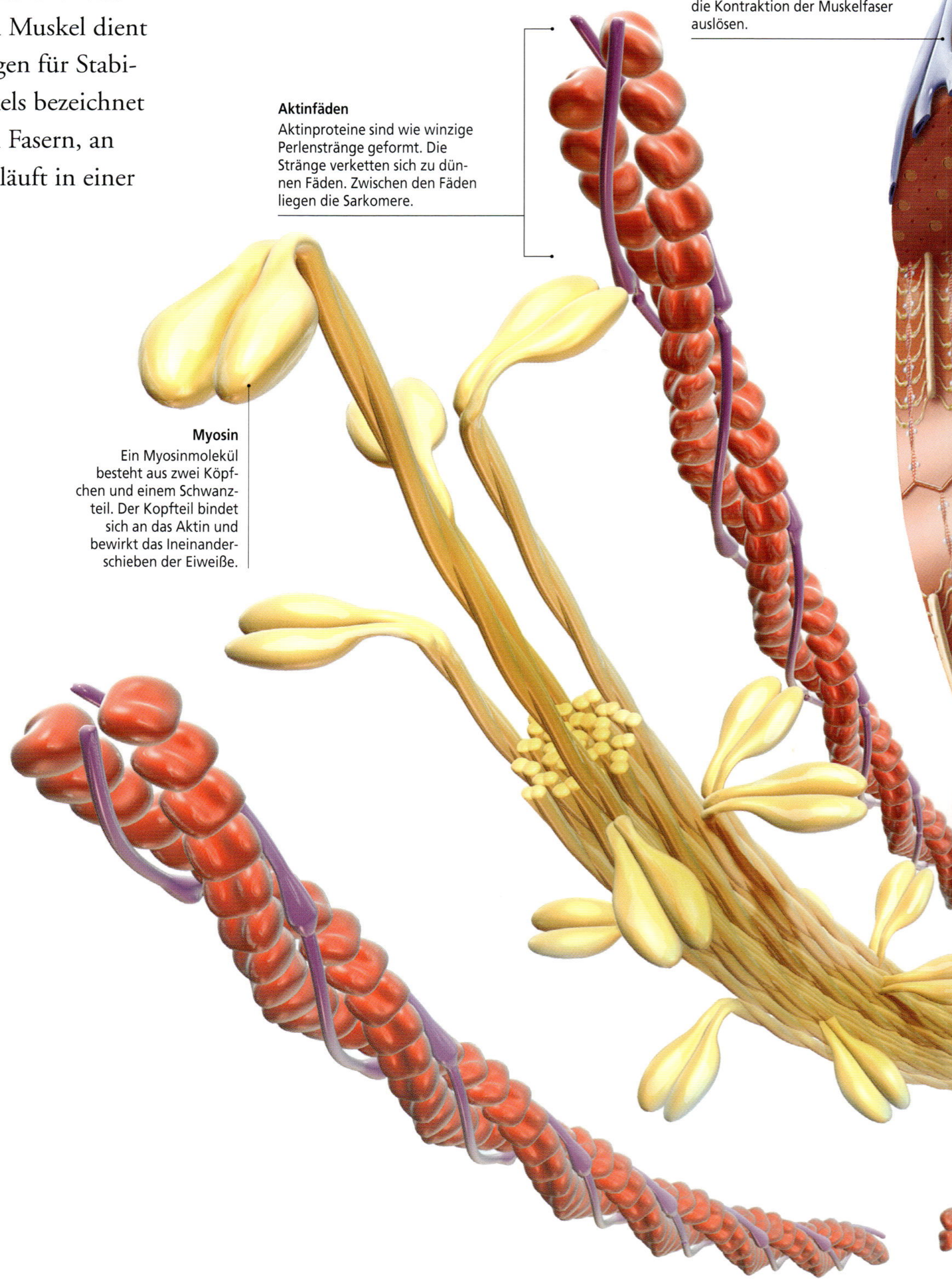

Sarkoplasmatisches Retikulum
Speichert Kalziumionen, die beim Eintreffen eines Nervenimpulses freigesetzt werden und die Kontraktion der Muskelfaser auslösen.

Aktinfäden
Aktinproteine sind wie winzige Perlenstränge geformt. Die Stränge verketten sich zu dünnen Fäden. Zwischen den Fäden liegen die Sarkomere.

Myosin
Ein Myosinmolekül besteht aus zwei Köpfchen und einem Schwanzteil. Der Kopfteil bindet sich an das Aktin und bewirkt das Ineinanderschieben der Eiweiße.

Aufbau eines Muskels

Beim Zusammenziehen verkürzt sich der Muskel. Er ist aus Muskelfaserbündeln zusammengesetzt. Muskelfasern bestehen aus in Längsrichtung verlaufenden Strukturen, den Myofibrillen, deren kleinere Einheit die Sarkomeren sind – in diesen findet der Prozess statt, der zur Kontraktion führt. Ein Muskel ist wie ein dickes Kabel in verschiedene Strukturen gebündelt und in feste Hüllen verpackt.

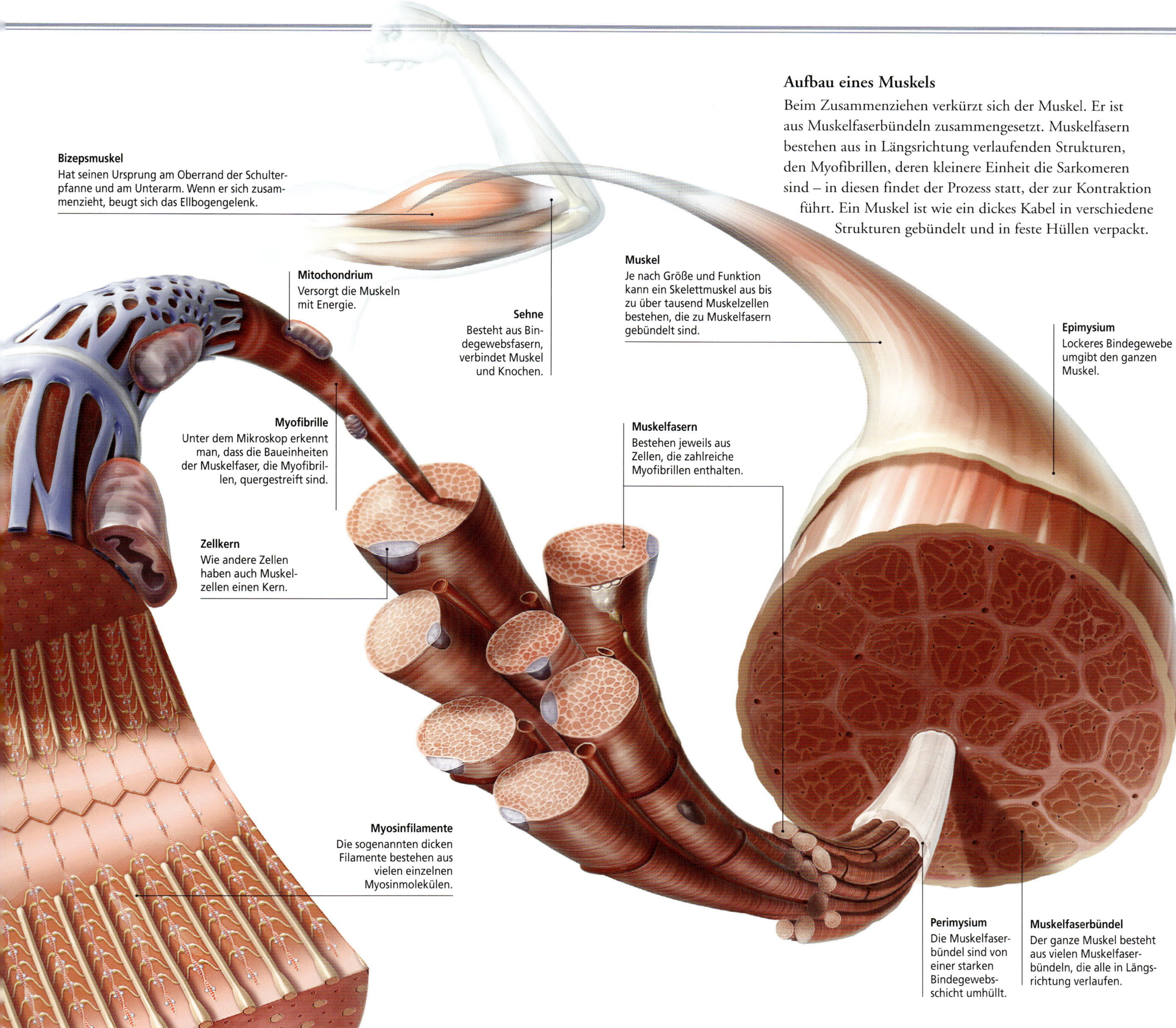

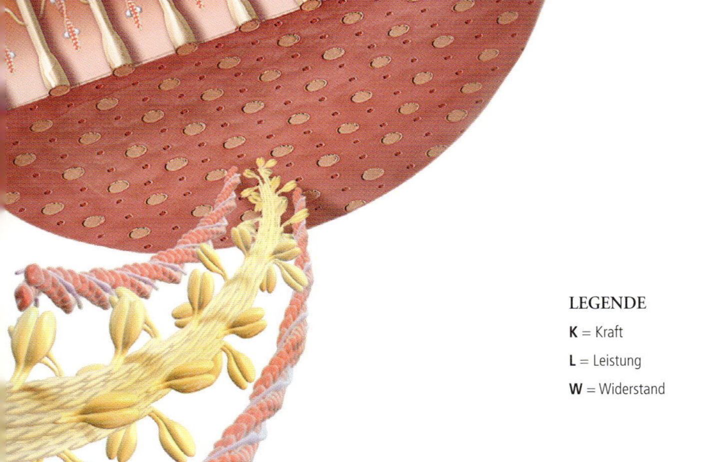

LEGENDE
K = Kraft
L = Leistung
W = Widerstand

Natürliche Hebelwirkung

Die Zusammenarbeit von Muskeln und Knochen gleicht einem Hebelsystem. Durch Muskelkontraktion wird an einem Drehmoment, dem Gelenk, Kraft freigesetzt, die eine Last, den Knochen, bewegt.

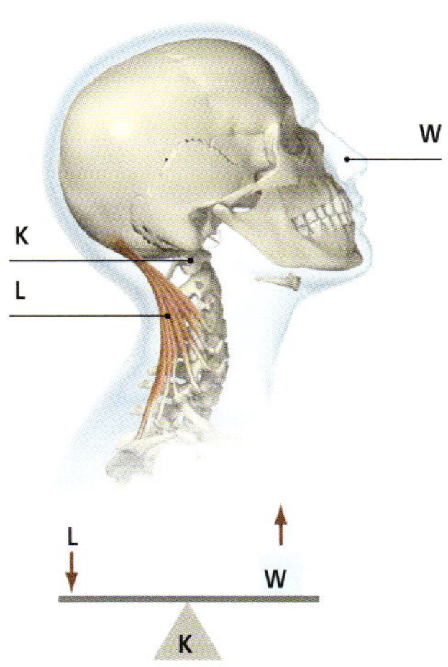

Hebelsystem I
Die Kraft hebt eine Last auf der gegenüberliegenden Seite eines Drehmoments. Die Nackenmuskeln ziehen an der Rückseite des Schädels, der Kopf hebt sich. Der Drehpunkt liegt in der Wirbelsäule.

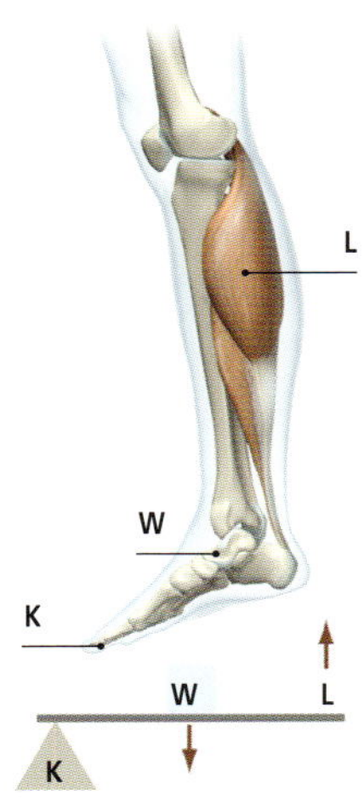

Hebelsystem II
Die Last liegt zwischen Kraft und Drehmoment. Die Wadenmuskeln heben das Körpergewicht, damit wir auf Zehenspitzen stehen können. Bei diesem Beispiel liegt der Drehpunkt im Fersenbein.

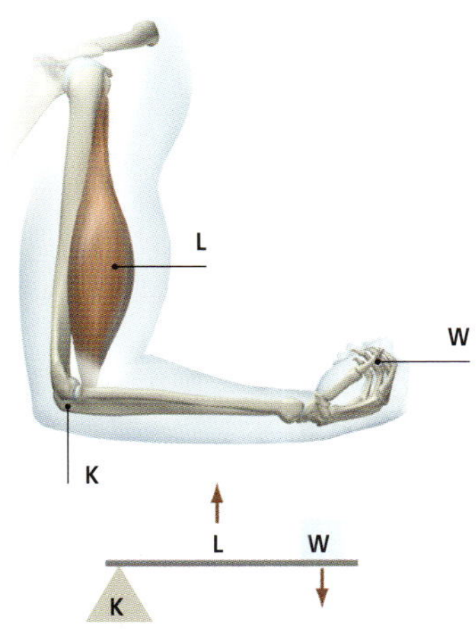

Hebelsystem III
Ist das häufigste System im Körper. Die angewandte Kraft liegt zwischen Drehpunkt und Last, wenn der Bizeps Hand und Unterarm anhebt. Das Ellbogengelenk bildet dabei das Drehmoment.

Gesichtsmuskeln

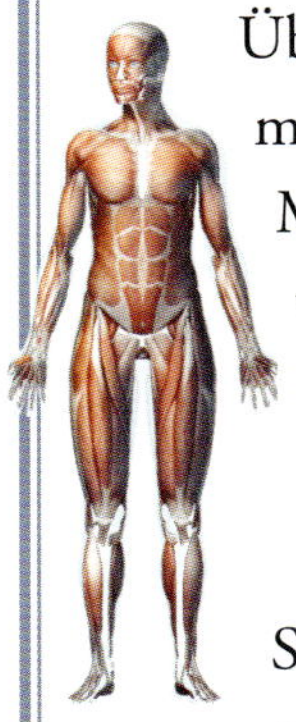

Über fünfzehn Muskeln bestimmen die Konturen des menschlichen Gesichts. Ein Großteil davon dient der Mimik, also der nonverbalen Kommunikation, mit der wir Gefühle ausdrücken, etwa Lächeln, Stirnrunzeln, Augenbrauen zusammenziehen usw. Im Gegensatz zu anderen Körpermuskeln bewegen Gesichtsmuskeln kein Gelenk, sondern die Haut oder andere Muskeln. Sie sorgen auch dafür, dass wir Mund und Augen öffnen sowie schließen können. Die Muskeln rund um den Mund und im Kiefer ermöglichen Aufnahme, Kauen und Schlucken von Nahrung. Mit anderen können wir die Lippen spitzen, die Mundwinkel nach oben oder unten ziehen, die Nasenflügel blähen oder mit den Augenlidern flattern.

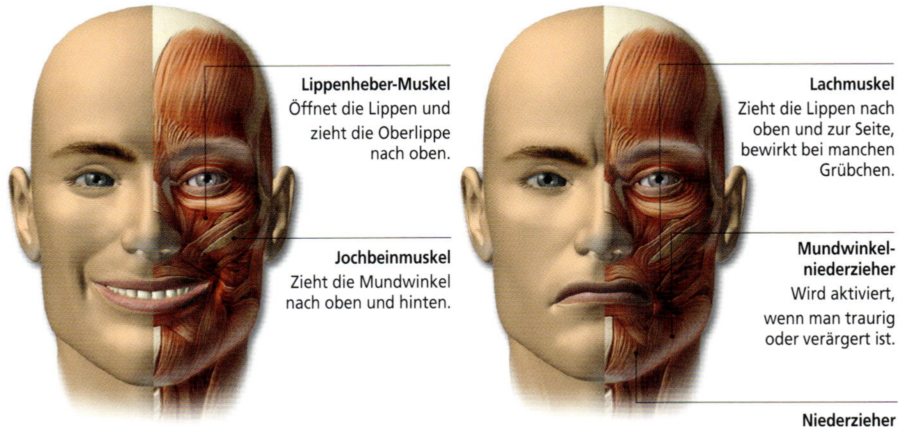

Freundlicher und unfreundlicher Gesichtsausdruck
Wenn wir ein offenes oder abweisendes Gesicht machen, sind daran Muskeln beteiligt, die unsere Mundwinkel nach oben, unten oder zur Seite ziehen. Mit dem Augenringmuskel können wir die Augen weiten oder zusammenziehen.

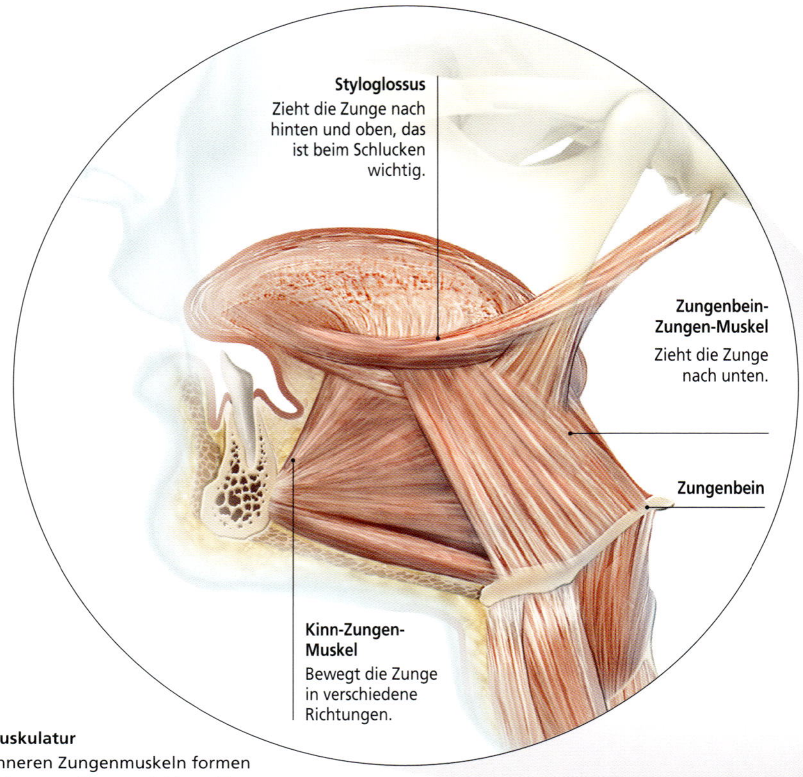

Zungenmuskulatur
Mit den inneren Zungenmuskeln formen wir Sprechlaute und kauen. Weitere Zungenbewegungen hängen von Muskeln ab, die an Schädelknochen fixiert sind.

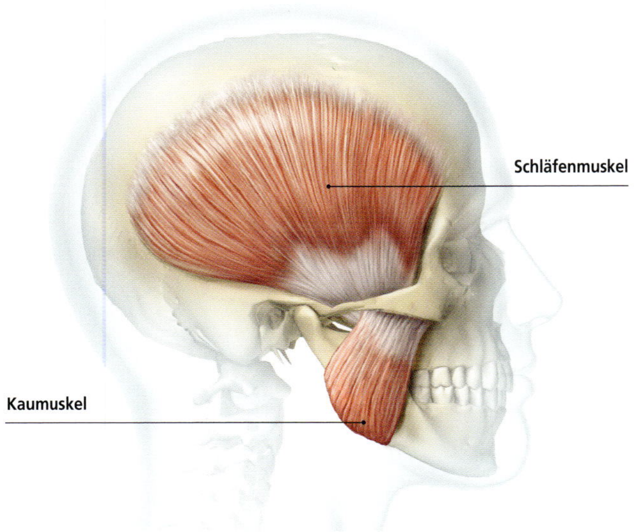

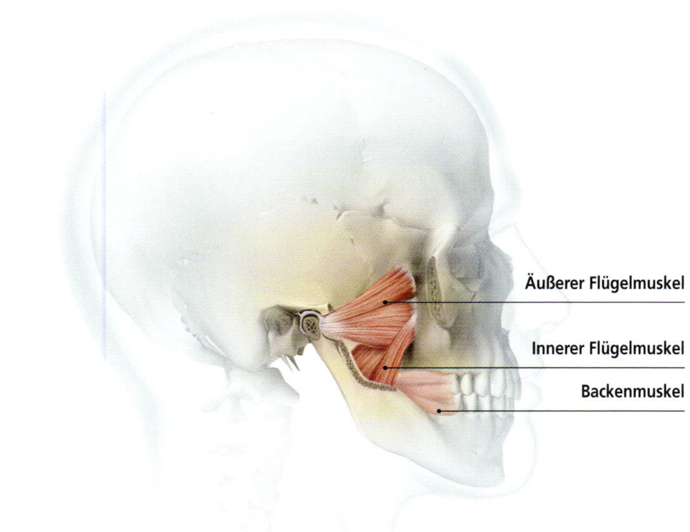

Kaumuskulatur
Wir benutzen beim Kauen fünf Muskeln plus den Mundringmuskel, mit dem wir die Lippen öffnen. Der kräftige Kaumuskel zieht den Unterkiefer Richtung Oberkiefer. Mit dem Schläfenmuskel und dem äußeren sowie inneren Flügelmuskel wird die Nahrung zermahlen. Der Backenmuskel schiebt die Nahrung beim Kauen nach hinten in Richtung Backenzähne.

Schönheitsspritze

Das Nervengift Botox® wird zur Glättung von Falten im Gesicht eingesetzt. *Botulinum* ist ein Bakterium, das die Muskelkontraktion unterdrückt, indem es die Erregungsübertragung von den Nervenzellen zum Muskel hemmt. Niedrig dosiert, entspannt es Gesichtsmuskeln, die Falten bilden.

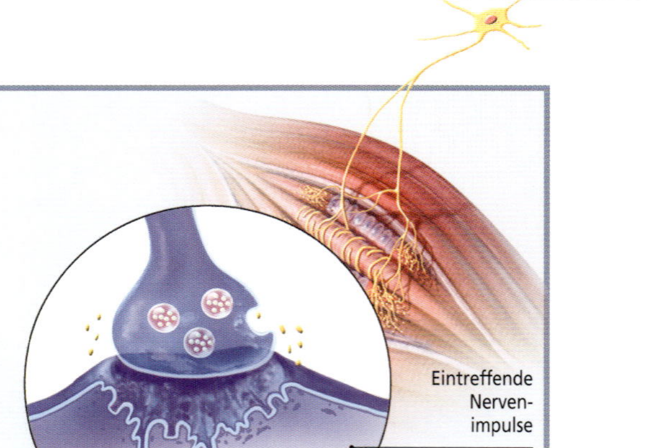

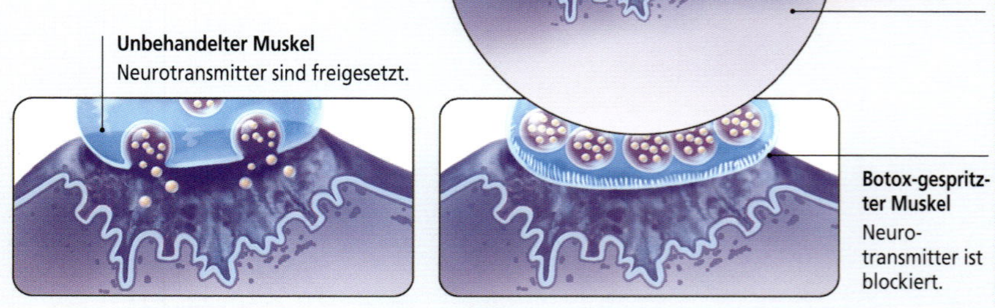

Gesichtsmuskeln

Bestimmen zusammen mit dem Gesichtsnerv unseren Gesichtsausdruck. Wird der Gesichtsnerv durch einen Hirnschlag oder eine Verletzung geschädigt, kann es zu einer einseitigen Gesichtslähmung kommen.

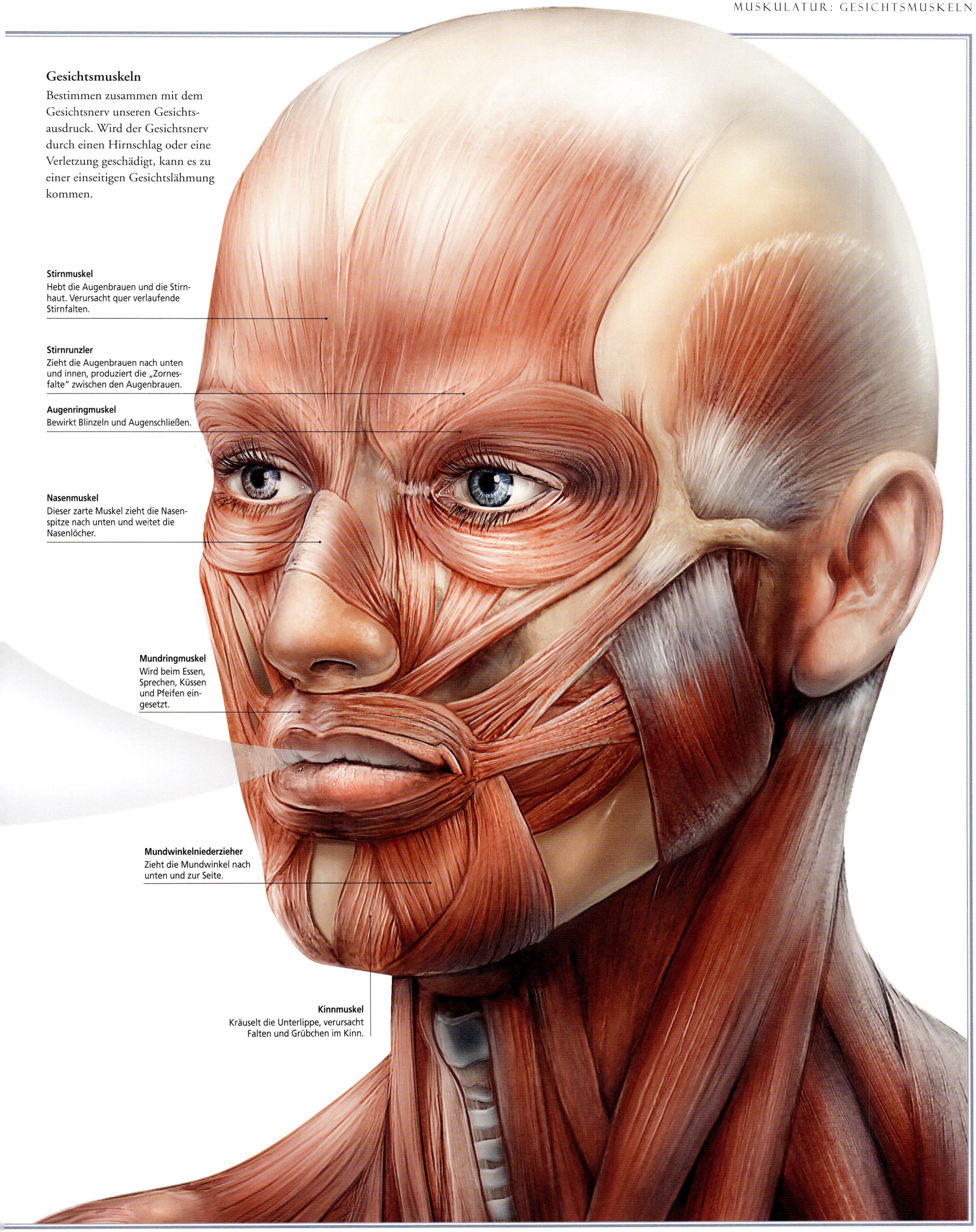

Glatte Muskeln

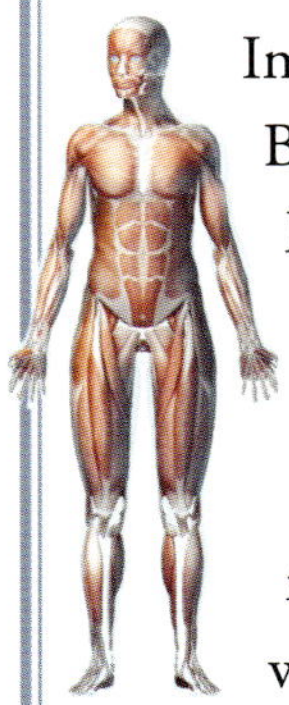

Im Gegensatz zu Skelettmuskeln, die sich auf Befehl des Gehirns zusammenziehen, sind glatte Muskeln von uns nicht bewusst steuerbar. Sie kleiden Hohlorgane wie Magen, Darm, Blase und Gebärmutter aus, deshalb nennt man sie auch Eingeweidemuskulatur. Sie kommen ferner in den Wänden von Blutgefäßen und Atemwegen vor sowie in verschiedenen Kanälen, die im Verdauungstrakt und im Fortpflanzungsapparat Substanzen von einem Ort zum anderen bringen. Bei den Augen sorgen feine glatte Muskeln dafür, dass sich die Pupillen an den jeweiligen Lichteinfall anpassen. All diese Aktionen werden von Nervenimpulsen, Hormonen oder den Muskelfasern selbst gesteuert, die sich langsam zusammenziehen, damit Nahrung, Blut und Urin konstant durch den Körper transportiert werden. Die glatte Muskulatur ist sogar an der Geburt eines Kindes beteiligt.

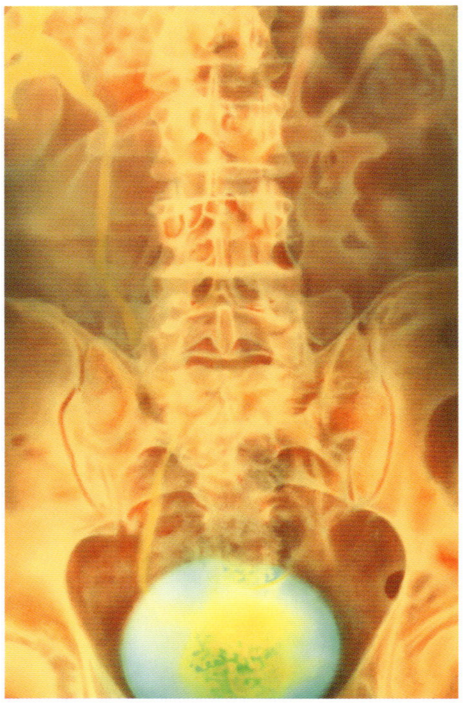

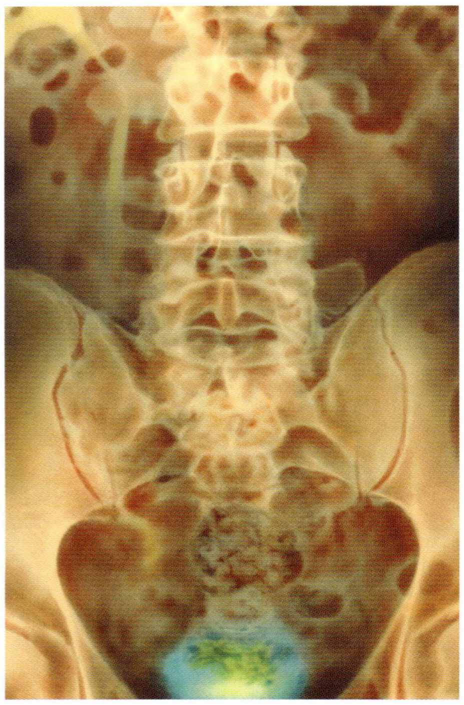

Langsam, unermüdlich und anpassungsfähig
Skelettmuskeln ziehen sich schnell zusammen, dabei verbrauchen sie jedoch viel Energie und ermüden rasch. Glatte Muskeln kontrahieren hingegen langsam, deshalb sind sie wesentlich ausdauernder. In der Wand von Blutgefäßen sind sie zum Beispiel jahrelang ständig im Einsatz. Außerdem sind sie dehnbar: Eine volle Blase kann den Urin im Notfall stundenlang halten, auch Magen und Darm bewahren Nahrung so lange auf, bis sie verdaut ist.

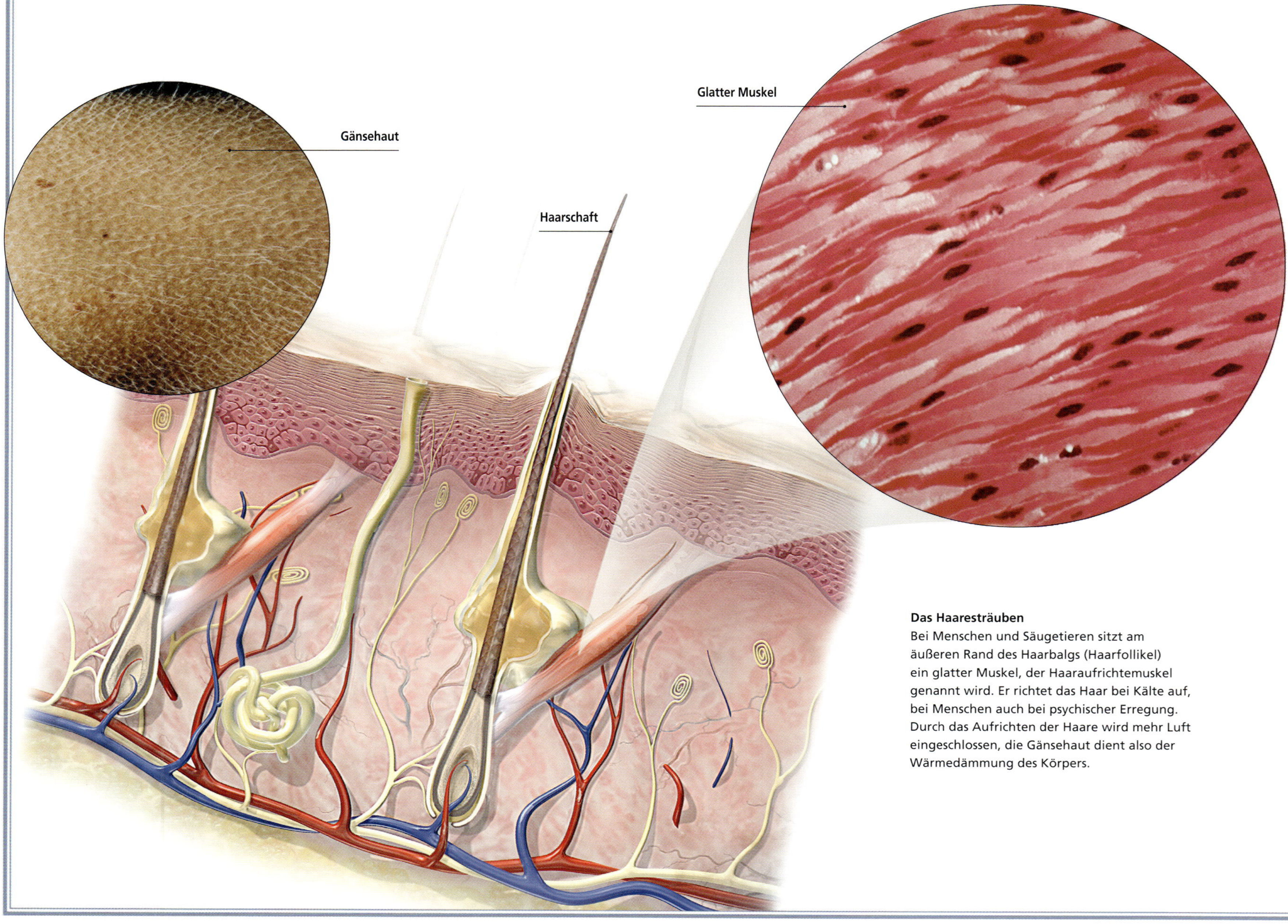

Das Haaresträuben
Bei Menschen und Säugetieren sitzt am äußeren Rand des Haarbalgs (Haarfollikel) ein glatter Muskel, der Haaraufrichtemuskel genannt wird. Er richtet das Haar bei Kälte auf, bei Menschen auch bei psychischer Erregung. Durch das Aufrichten der Haare wird mehr Luft eingeschlossen, die Gänsehaut dient also der Wärmedämmung des Körpers.

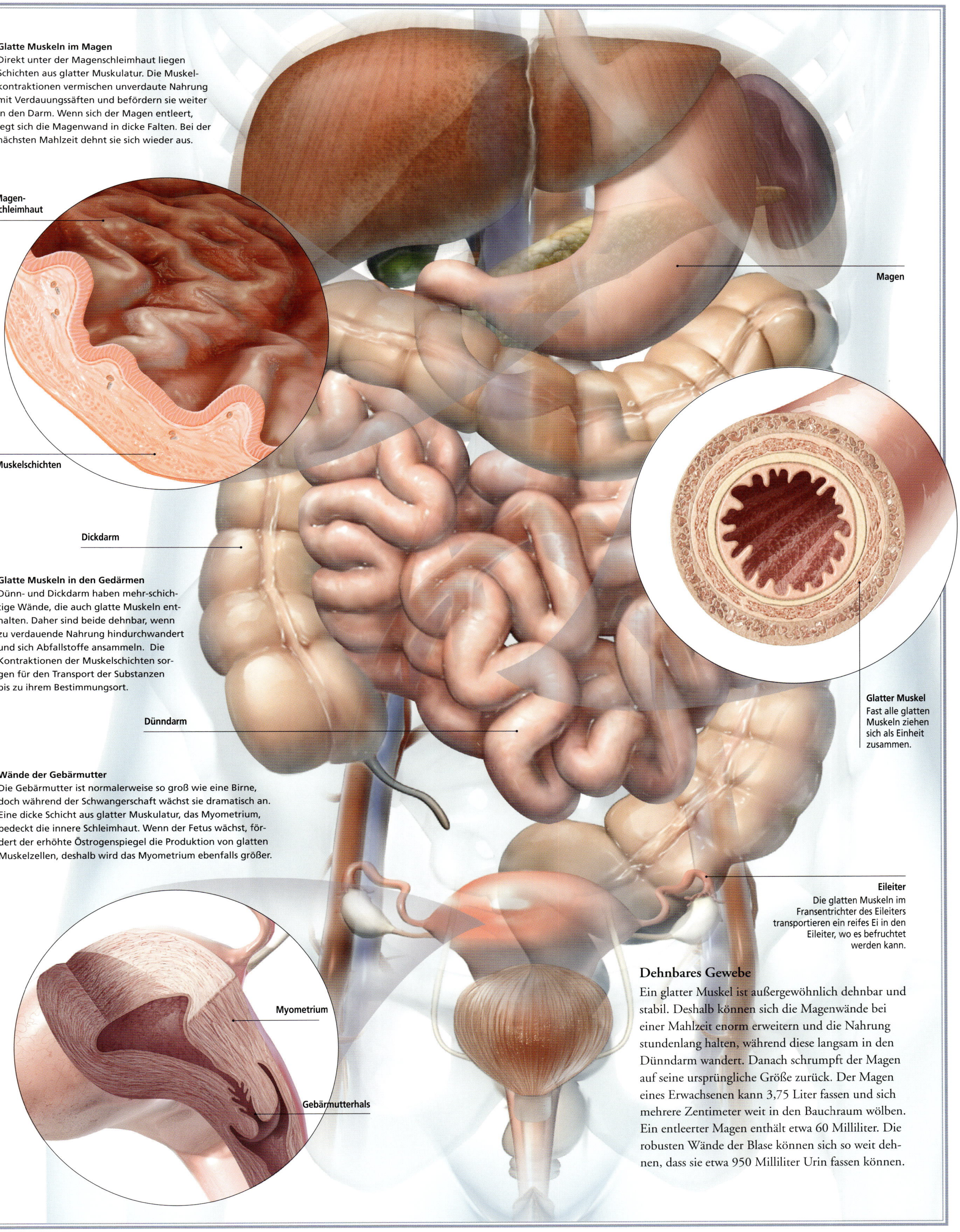

Glatte Muskeln im Magen
Direkt unter der Magenschleimhaut liegen Schichten aus glatter Muskulatur. Die Muskelkontraktionen vermischen unverdaute Nahrung mit Verdauungssäften und befördern sie weiter in den Darm. Wenn sich der Magen entleert, legt sich die Magenwand in dicke Falten. Bei der nächsten Mahlzeit dehnt sie sich wieder aus.

Glatte Muskeln in den Gedärmen
Dünn- und Dickdarm haben mehr-schichtige Wände, die auch glatte Muskeln enthalten. Daher sind beide dehnbar, wenn zu verdauende Nahrung hindurchwandert und sich Abfallstoffe ansammeln. Die Kontraktionen der Muskelschichten sorgen für den Transport der Substanzen bis zu ihrem Bestimmungsort.

Wände der Gebärmutter
Die Gebärmutter ist normalerweise so groß wie eine Birne, doch während der Schwangerschaft wächst sie dramatisch an. Eine dicke Schicht aus glatter Muskulatur, das Myometrium, bedeckt die innere Schleimhaut. Wenn der Fetus wächst, fördert der erhöhte Östrogenspiegel die Produktion von glatten Muskelzellen, deshalb wird das Myometrium ebenfalls größer.

Glatter Muskel
Fast alle glatten Muskeln ziehen sich als Einheit zusammen.

Eileiter
Die glatten Muskeln im Fransentrichter des Eileiters transportieren ein reifes Ei in den Eileiter, wo es befruchtet werden kann.

Dehnbares Gewebe

Ein glatter Muskel ist außergewöhnlich dehnbar und stabil. Deshalb können sich die Magenwände bei einer Mahlzeit enorm erweitern und die Nahrung stundenlang halten, während diese langsam in den Dünndarm wandert. Danach schrumpft der Magen auf seine ursprüngliche Größe zurück. Der Magen eines Erwachsenen kann 3,75 Liter fassen und sich mehrere Zentimeter weit in den Bauchraum wölben. Ein entleerter Magen enthält etwa 60 Milliliter. Die robusten Wände der Blase können sich so weit dehnen, dass sie etwa 950 Milliliter Urin fassen können.

Muskelkrankheiten und -verletzungen

Skelettmuskeln werden meist während einer Bewegung geschädigt. Jeder von uns kennt das plötzlich auftretende Zucken eines Muskels, das in einen Krampf ausarten kann, wenn man den Muskel nicht sofort entlastet. Am häufigsten sind Muskelkrämpfe in Oberschenkel und Wade; sie können auf Kaliummangel hinweisen, diesen Mineralstoff benötigen wir für die Muskelkontraktion. Eine leichte Zerrung kann durch Überdehnung oder einen Schlag ausgelöst werden. In der Regel heilt sie in ein bis zwei Wochen. Bei einer ernsthaften Zerrung dauert der Heilungsprozess wesentlich länger. Bei einem Muskelriss muss man mit Monaten rechnen, bis der Muskel wieder belastbar ist; wenn das Gewebe vernarbt, verliert der Muskel möglicherweise seine ursprüngliche Kraft. Eine Muskeldystrophie ist genetisch bedingt, sie führt zu einer fortschreitenden Muskelschwäche und zu unheilbarem Muskelschwund.

Tetanus
„Kiefersperre" und andere Symptome der Infektionskrankheit Tetanus treten auf, wenn der Nabel eines Neugeborenen mit dem Bakterium *Clostridium tetani* infiziert wird. Tetanus erzeugt Lähmung und Muskelkrämpfe, ist jedoch vollständig heilbar, sofern eine sofortige Behandlung erfolgt.

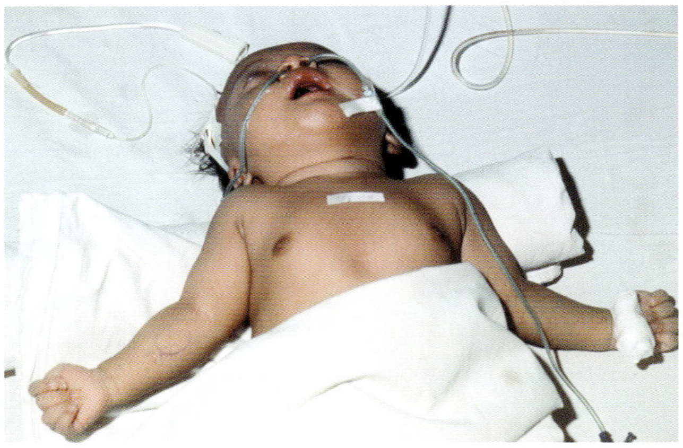

Muskeldystrophien
Die schwerwiegendste ist die Duchenne-Muskeldystrophie, die bereits im frühen Kindesalter ausgeprägten Muskelschwund zeigt und durch Befall der Atem- und Herzmuskulatur tödlich endet. Von der myotonen Muskeldystrophie sind meist Erwachsene betroffen, und zwar besonders im Gesicht, am Hals und an den unteren Gliedmaßen. Die Erkrankung ist wie alle Muskeldystrophien erblich und geht mit Muskelschwund sowie -schwäche einher. Die Lebenserwartung der Patienten hängt davon ab, inwieweit das Herz betroffen ist. Befallene Organe können ansonsten medikamentös behandelt werden.

Rollstuhlbasketball
Huang Xuman erzielt beim Internationalen Basketballturnier 2008 im Spiel Kanada gegen China einen Korb. Das Turnier ist Bestandteil der Paralympics, der Olympischen Spiele für Sportler mit einer körperlichen Behinderung. Huangs Beinmuskeln sind gelähmt, doch hartes Training hat die Skelettmuskeln seines Oberkörpers enorm gekräftigt.

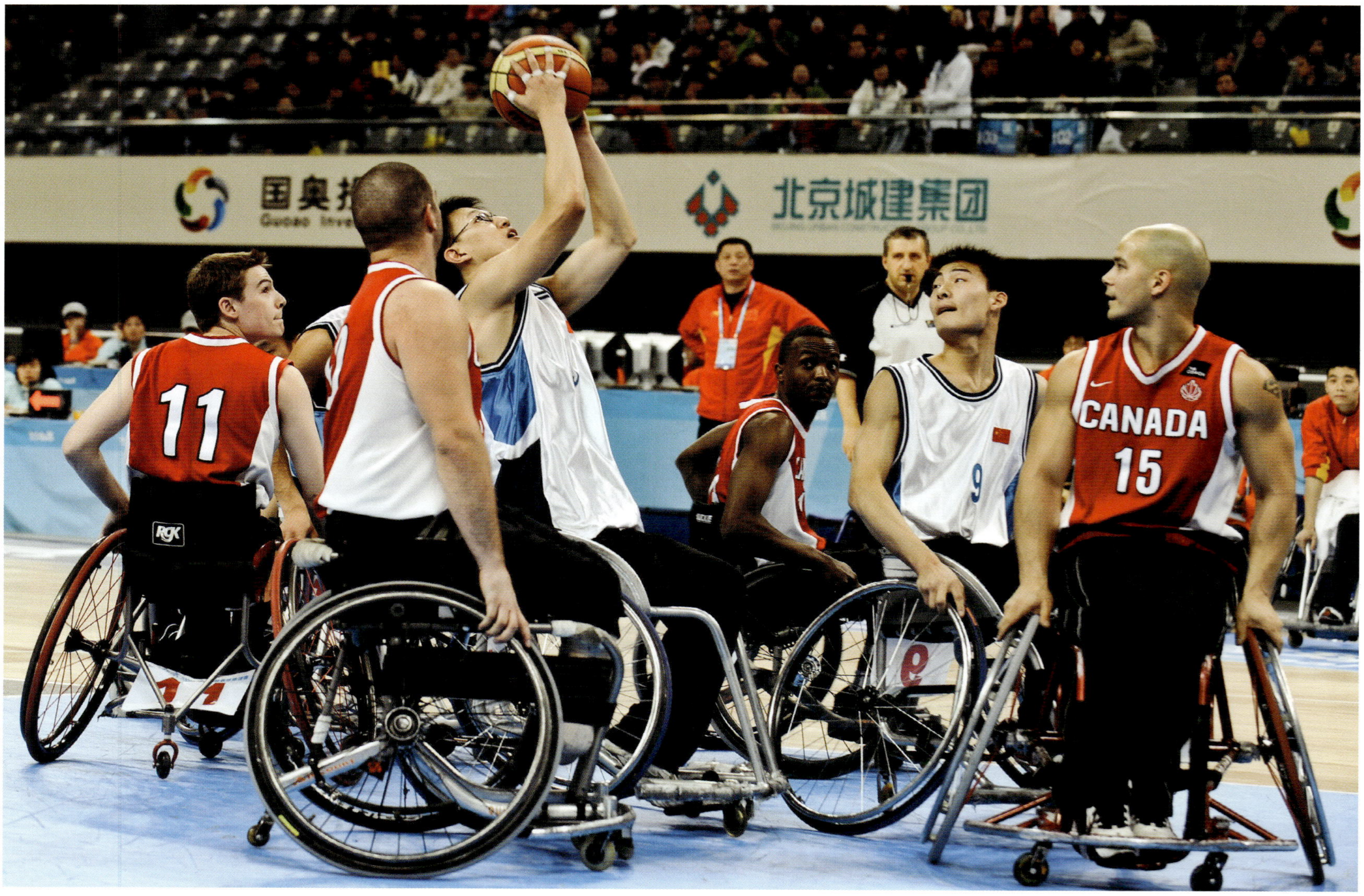

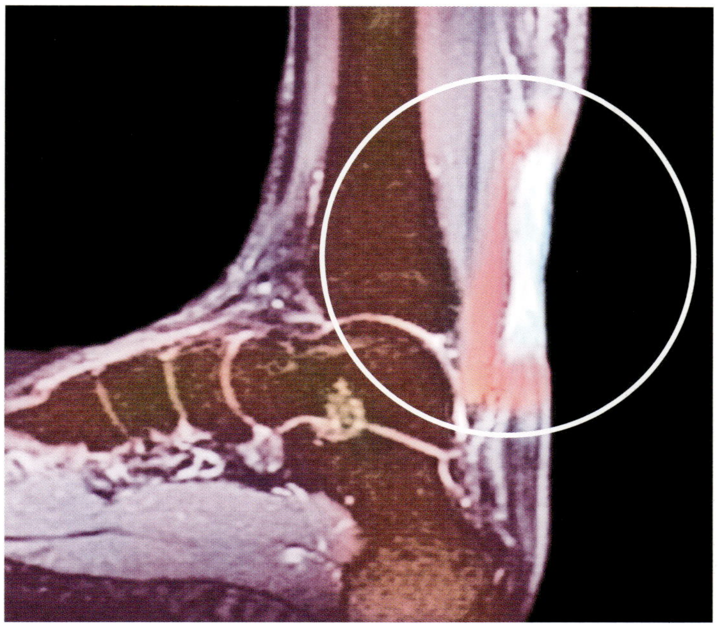

Achillesferse
Eine überstrapazierte Sehne kann unvermittelt reißen. Auf diesem Bild sieht man eine gerissene Achillessehne. Normalerweise verbindet sie den Wadenmuskel mit dem Fersenbein. In diesem Fall ist eine Operation unumgänglich.

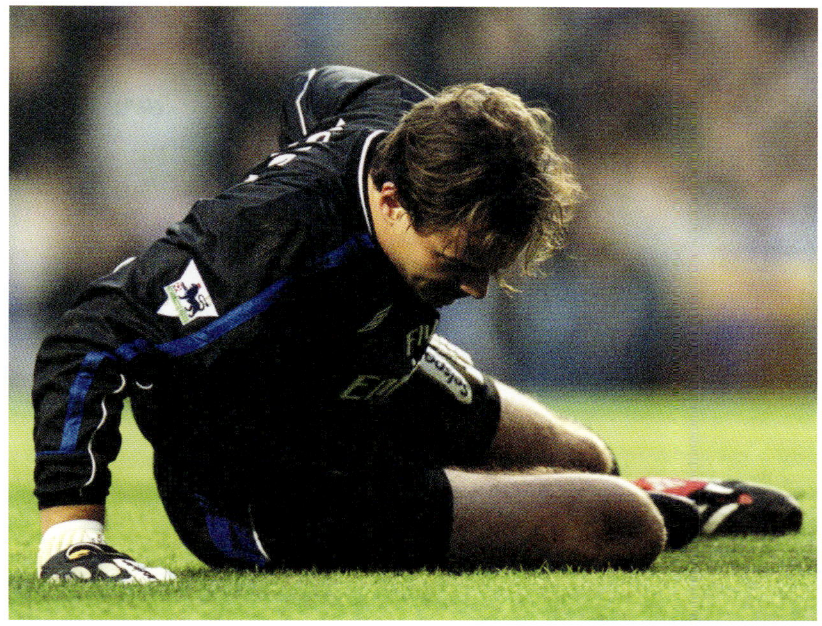

Schmerzhaftes Warnsignal
Je nach Schwere der Muskelverletzung sind die dabei empfundenen Schmerzen leicht bis stark. Dieser Fußballspieler hat heftige Schmerzen, weil sein Oberschenkelmuskel gerade gerissen ist.

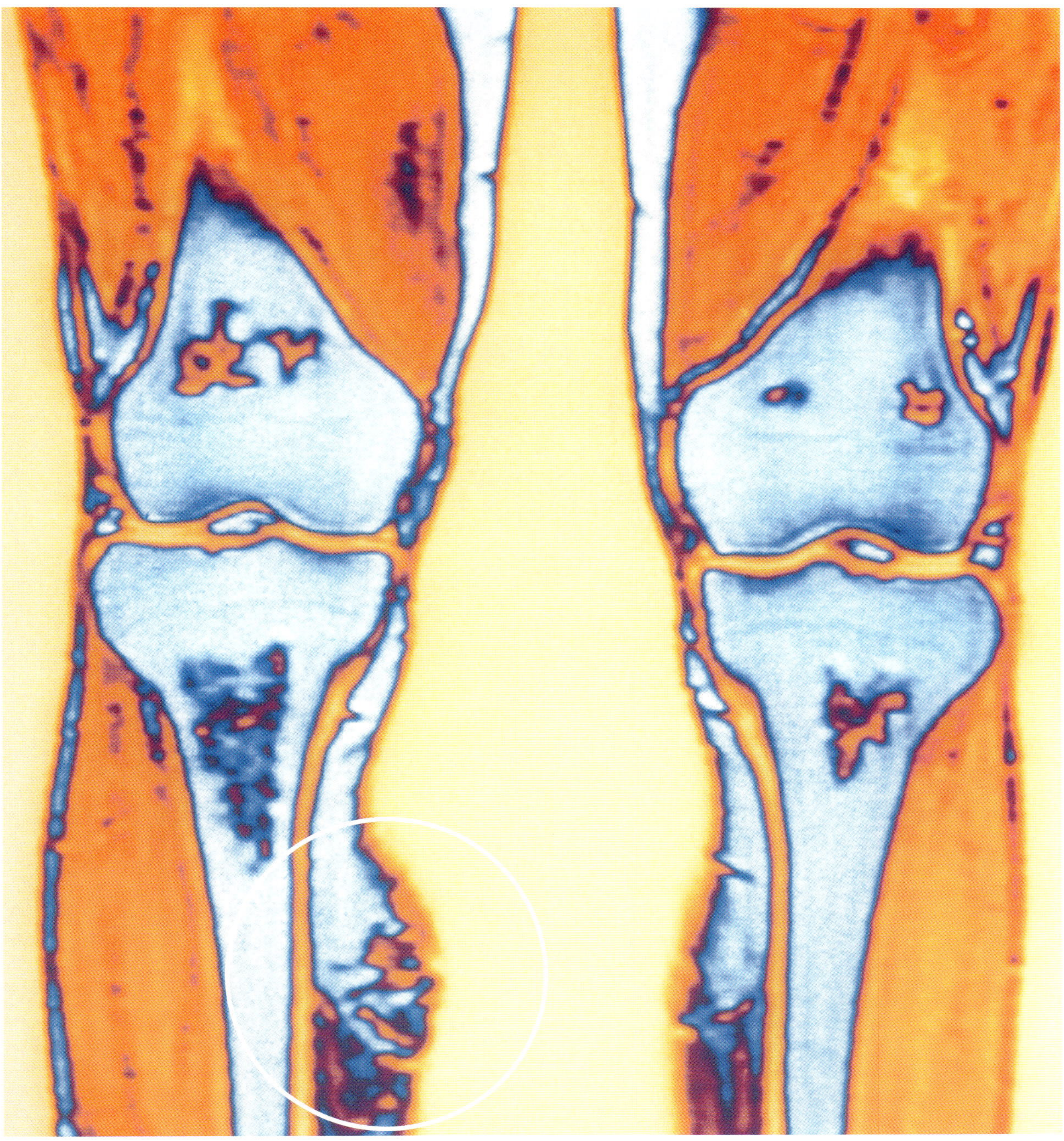

Vorbeuge- und Behandlungsmaßnahmen
Diese Magnetresonanztomographie zeigt einen gerissenen Wadenmuskel. Derartige Verletzungen können durch regelmäßige Bewegung und ausreichendes Aufwärmen vor sportlicher Betätigung vermieden werden. Muskelverspannungen sollten stets ernst genommen werden. Muskelverletzungen werden meist durch Ruhigstellung des betroffenen Körperteils behandelt.

Zu starke Belastung

Bei anstrengender körperlicher Arbeit oder Extremsportarten können Muskelfasern durchaus einmal reißen. Dabei wird Milchsäure freigesetzt und die Glykogenreserve des Muskels verringert. Der Muskel wird steif, schmerzt und ist erst nach einigen Tagen wieder einsetzbar. Schmerzen deuten immer auf eine Überstrapazierung hin, der Muskel sollte in jedem Fall geschont und mit Eis gekühlt werden.

Nervensystem

Das Nervensystem ist eine ausgeklügelte Kommando- und Schaltzentrale, die drei schwierige Aufgaben zu bewältigen hat. Erstens sorgt die Basis – Milliarden von Neuronen und ein komplexes Gehirn – fortlaufend für die Überwachung des Körperzustands und der Gegebenheiten in der Umwelt. Zweitens werden ständig Reize (Informationen) innerhalb sowie außerhalb des Körpers aufgenommen und verarbeitet. Und drittens sendet das Nervensystem Impulse, die durch die Reize ausgelöst werden, an Organe, Zellen und Gewebe.

Diese Anforderungen können nur durch Arbeitsteilung erfüllt werden. Gehirn und Rückenmark bilden das zentrale Nervensystem (ZNS). Dort werden alle Informationen gesammelt, verarbeitet und sinnvoll miteinander verknüpft. Die Ergebnisse dieser zentralen Verarbeitung werden von ableitenden Nerven (peripheres Nervensystem, PNS) zu den betreffenden Stellen weitergeleitet.

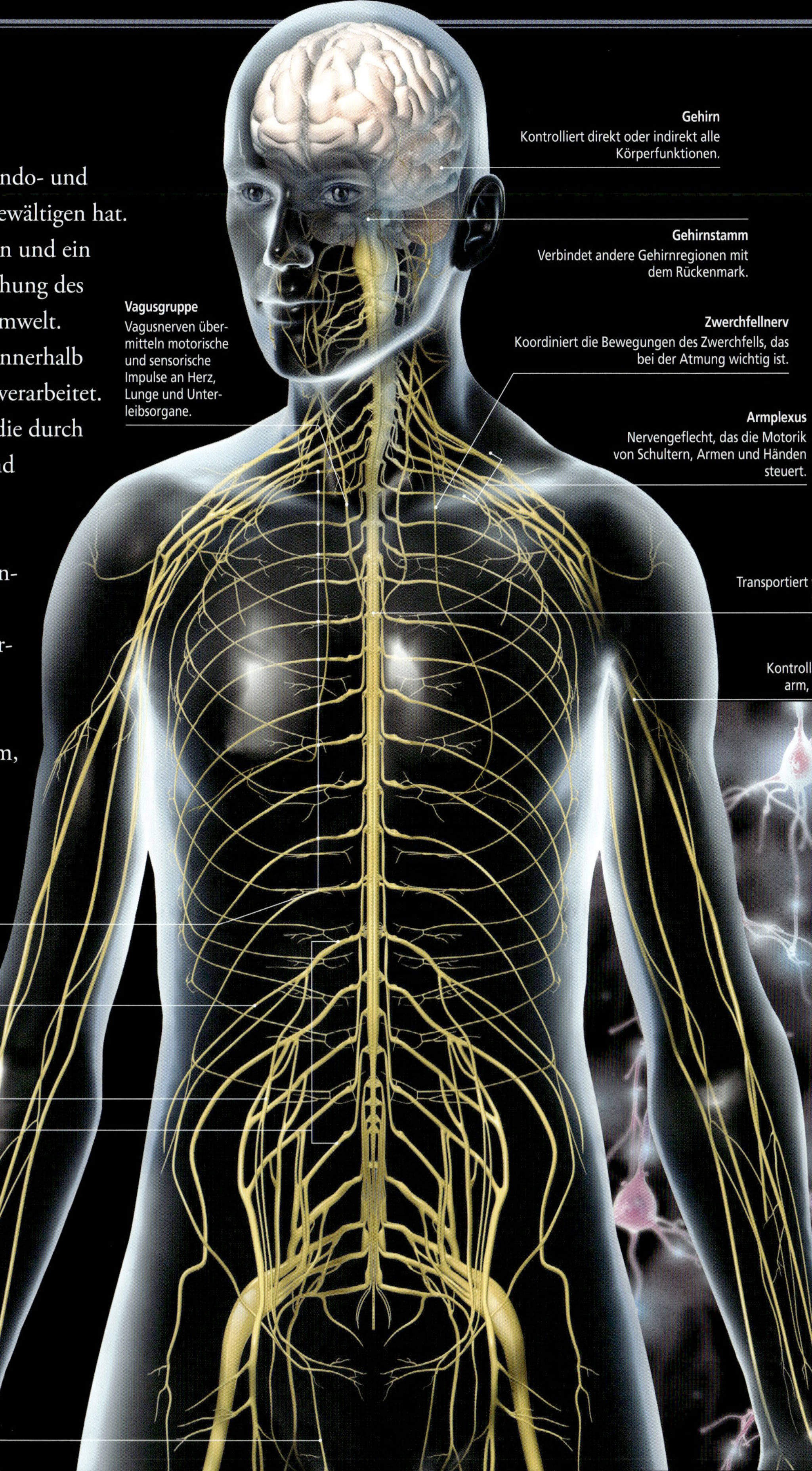

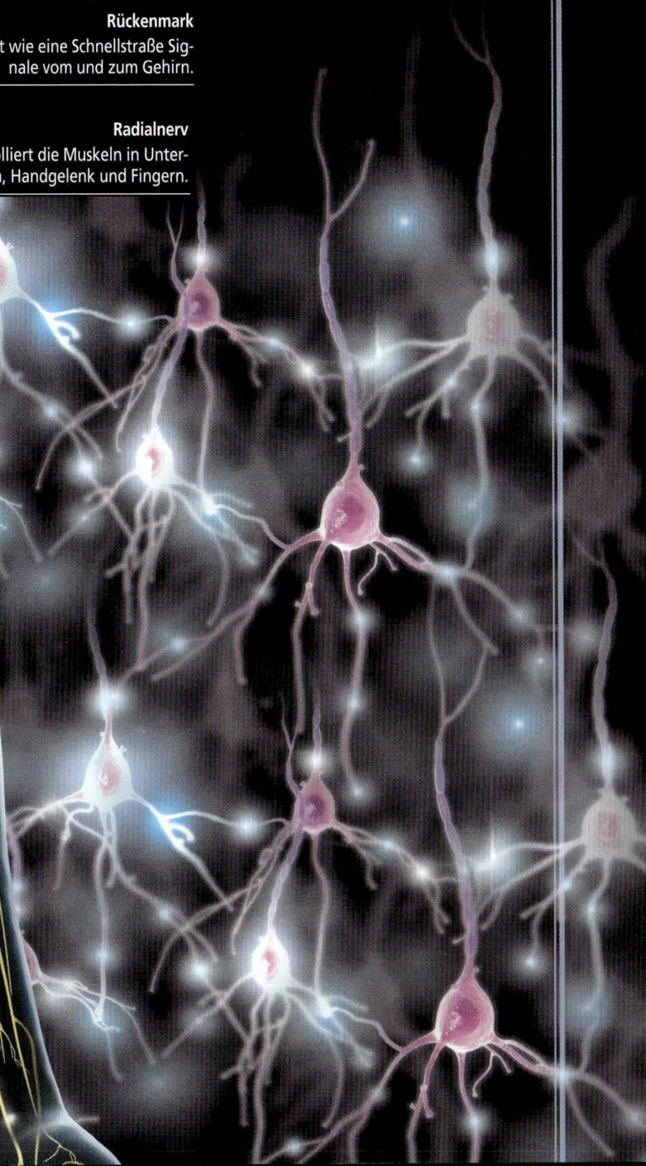

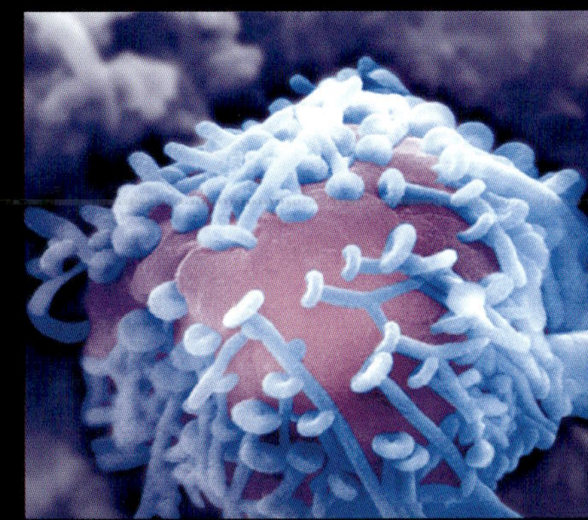

Kommunikation durch Neuronen
Neuronen sind Nervenzellen mit Fortsätzen (Dendriten), die als Informationsträger fungieren. Die Dendriten sind eine Art Verbindungskabel zu anderen Nervenzellen, um mit ihnen zu kommunizieren. Dieses Bild zeigt den pinkfarbenen Zellkörper eines Neurons mit unzähligen Fortsätzen (blau).

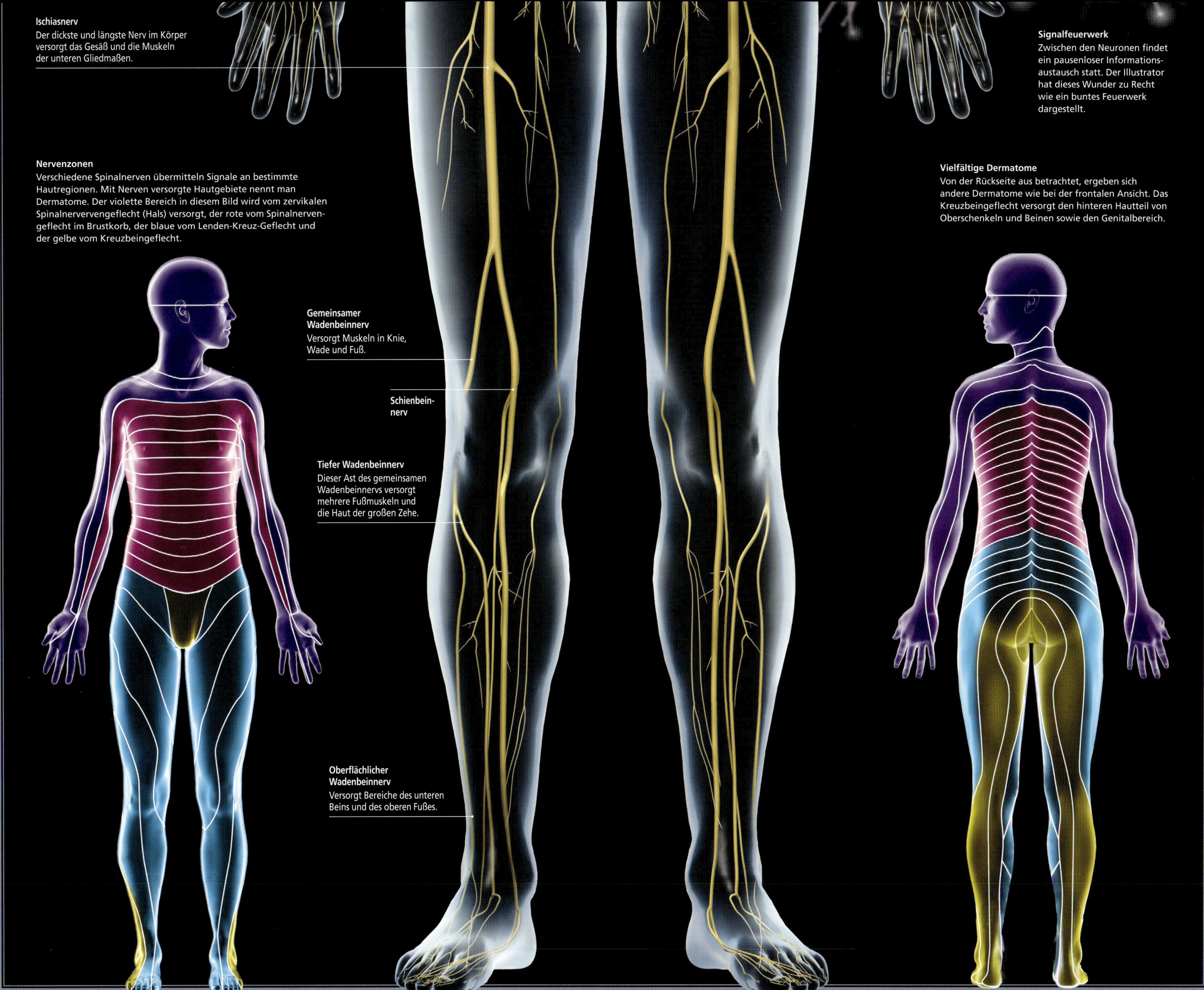

Ischiasnerv
Der dickste und längste Nerv im Körper versorgt das Gesäß und die Muskeln der unteren Gliedmaßen.

Nervenzonen
Verschiedene Spinalnerven übermitteln Signale an bestimmte Hautregionen. Mit Nerven versorgte Hautgebiete nennt man Dermatome. Der violette Bereich in diesem Bild wird vom zervikalen Spinalnervenvengeflecht (Hals) versorgt, der rote vom Spinalnervengeflecht im Brustkorb, der blaue vom Lenden-Kreuz-Geflecht und der gelbe vom Kreuzbeingeflecht.

Signalfeuerwerk
Zwischen den Neuronen findet ein pausenloser Informationsaustausch statt. Der Illustrator hat dieses Wunder zu Recht wie ein buntes Feuerwerk dargestellt.

Vielfältige Dermatome
Von der Rückseite aus betrachtet, ergeben sich andere Dermatome wie bei der frontalen Ansicht. Das Kreuzbeingeflecht versorgt den hinteren Hautteil von Oberschenkeln und Beinen sowie den Genitalbereich.

Rückenmark

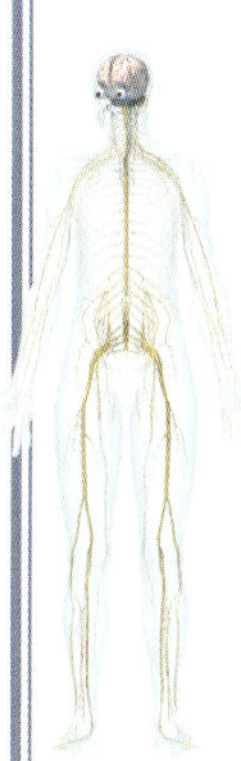

Das Rückenmark ist eine Art Verbindungsstraße zwischen dem Gehirn und anderen Körperteilen. Es transportiert einen unaufhörlichen Informationsfluss – eingehende sensorische Signale von Haut, Muskeln und Drüsen sowie vom Gehirn ausgesandte Befehle für Bewegungen, Funktionsablauf von Herz und anderen wichtigen Organen. Das periphere Nervensystem empfängt Reaktionen und vermittelt sie weiter. Diese Kommunikation gliedert sich in zwei Hauptabteilungen: das cerebrospinale Nervensystem und das autonome Nervensystem. Das cerebrospinale Nervensystem umfasst Nerven, die Rückenmark oder Gehirn direkt mit Skelettmuskeln und Sehnen verbinden, es ist für alle Bewegungsabläufe von Kopf, Rumpf und Gliedmaßen zuständig. Das autonome Nervensystem reguliert die Tätigkeit der inneren Organe und stimmt alle lebensnotwendigen, meist unbewusst ablaufenden Vorgänge sinnvoll aufeinander ab, etwa die Atmung oder die Verdauung.

Das autonome Nervensystem

Gliedert sich in Sympathicus und Parasympathicus, die als Gegenspieler fungieren. Der Symphaticus steigert die Leistung des Organismus, regelt die Herztätigkeit sowie den Blutkreislauf und hemmt die Darmtätigkeit. Der Parasympathicus dämpft den Herzschlag und fördert die Verdauung. Das Zusammenwirken dieser beiden Systeme ermöglicht eine äußerst feine Steuerung der Organe.

Der Reflexbogen

Bei einem Reflexbogen ist eine sensorische Nervenzelle direkt oder indirekt mit einer motorischen Nervenzelle oder -bahn verschaltet. Dies führt zu willentlich nicht kontrollierbaren Reaktionen wie dem Kniesehnenreflex, der eintritt, wenn wir unterhalb der Kniescheibe einen leichten Schlag erhalten. Der Schlag aktiviert Rezeptoren in der Sehne, die über sensorische Nervenfasern einen Impuls in das Rückenmark senden. Dort wird das Signal an motorische Nervenzellen weitergeleitet, die den Quadrizepsmuskel veranlassen, sich zusammenzuziehen; dadurch wird das untere Bein kurz angehoben.

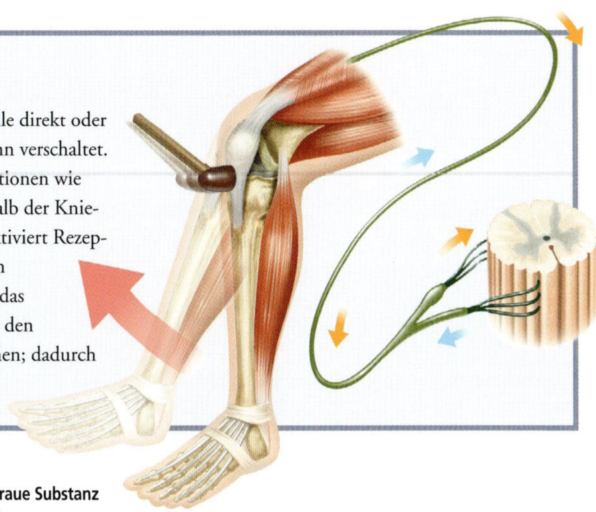

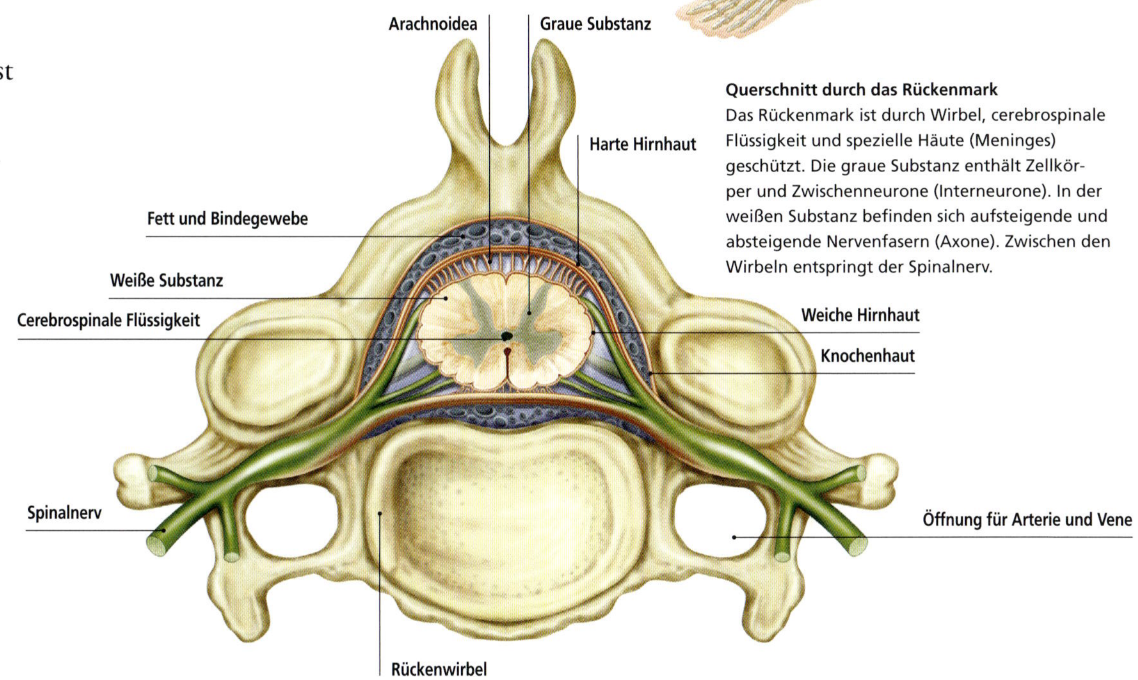

Querschnitt durch das Rückenmark
Das Rückenmark ist durch Wirbel, cerebrospinale Flüssigkeit und spezielle Häute (Meninges) geschützt. Die graue Substanz enthält Zellkörper und Zwischenneurone (Interneurone). In der weißen Substanz befinden sich aufsteigende und absteigende Nervenfasern (Axone). Zwischen den Wirbeln entspringt der Spinalnerv.

Kampf oder Flucht
Bei körperlichem oder psychischem Stress löst der Sympathicus das sogenannte Kampf-Flucht-Syndrom aus: vertiefte Atmung, erhöhten Herzschlag und verminderte Darmtätigkeit.

Parasympathicus sorgt für Erholung
Der Parasympathicus dämpft den Herzschlag und fördert die Verdauung. Er gleicht somit die Signale des Sympathicus aus, der den Körper in erhöhte Leistungsbereitschaft versetzt.

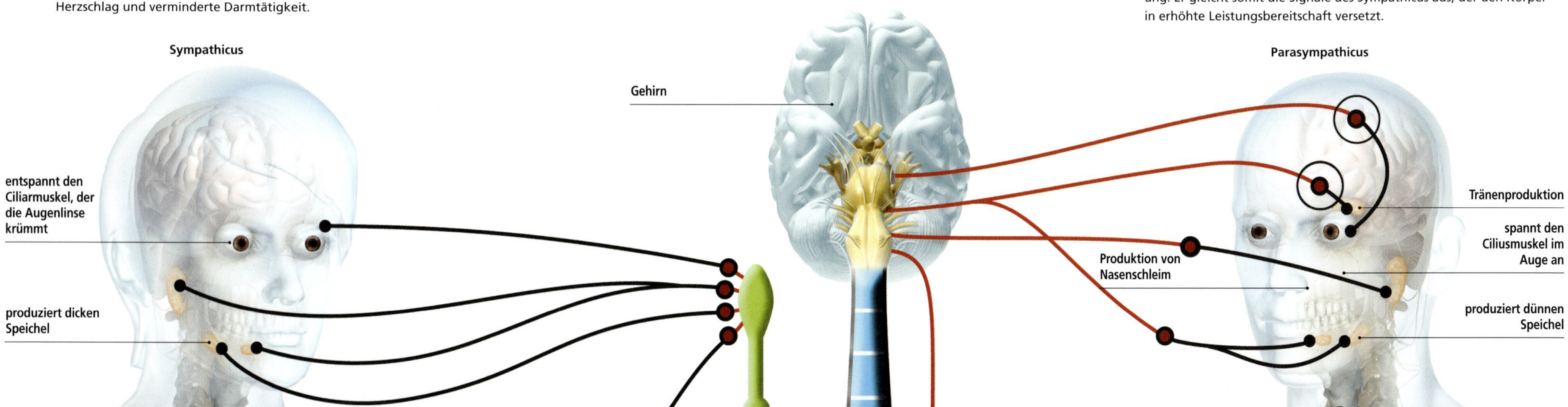

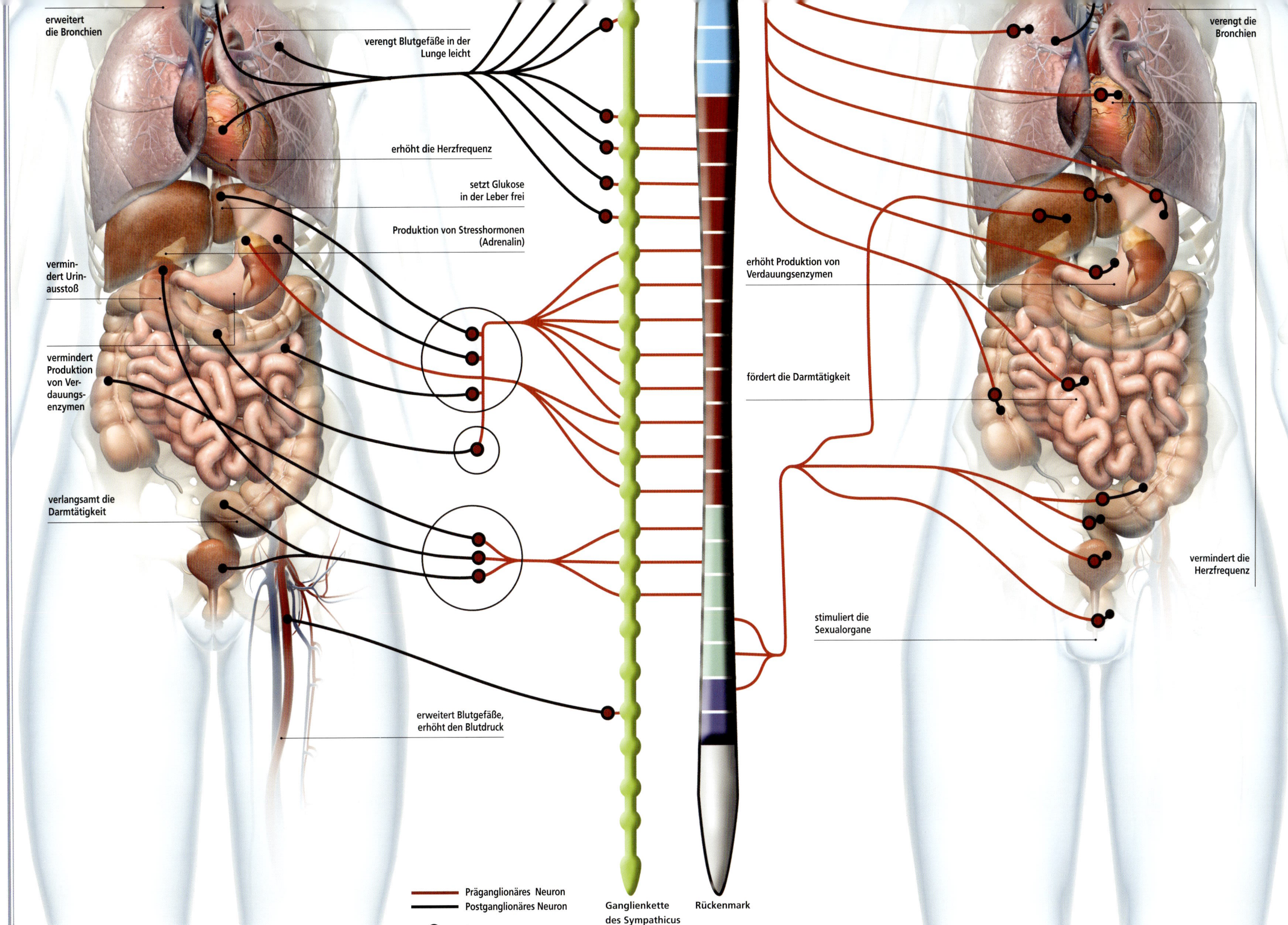

Nervenbahnen

Die Bahnen von Sympathicus und Parasympathicus laufen vom Zentralnervensystem zu ihren Zielorganen. Die Bahnen bestehen aus zwei Neuronen, die an Synapsen „umgeschaltet" werden. Die Synapsen liegen in Ganglien (Nervenknoten). Das erste Neuron dieser Bahn, welches das ZNS verlässt und zu einem Ganglion läuft, heißt präganglionär; das folgende Neuron, welches vom Ganglion zum Zielorgan läuft, heißt postganglionär.

NEURONEN UND NERVEN

Neuronen (Nervenzellen) haben einen Zellkörper mit zwei Arten von Fortsätzen: Axone, die Signale vom Zellkörper wegleiten, und Dendrite, die eingehende Signale empfangen. Die ausgefeilte Kommunikation des Nervensystems wird von drei Grundneuronenarten ausgeführt. Die Vermittlung bestimmter Sinne wie Geruchs-, Seh-, Geschmacks-, Tast-, Gehör- und Gleichgewichtssinn wird von sensorischen Neuronen übernommen, die Rezeptoren in Haut, Augen, Ohren etc. mit Rückenmark und Gehirn verbinden. Motorische Neuronen leiten Impulse vom zentralen Nervensystem weiter, übermitteln Signale an Muskeln sowie Drüsen und sorgen dort für eine Kontraktion oder die Ausschüttung von Hormonen. Interneuronen (Zwischenneuronen) bilden die größte Menge an Neuronen im Nervensystem, sie dienen als Vermittler zwischen sensorischen und motorischen Nervenzellen.

Nervenschaltkreis

Neuronen sind oft zu Kreisen verschaltet. Bei konvergierenden Kreisen laufen mehrere Impulse an einem einzigen Neuron zusammen, es erhält viele Reize auf einmal. Bei auseinanderstrebenden Kreisen wird das Signal an eine Reihe von Nervenzellen gesendet, dadurch werden zahlreiche Stellen im Gehirn aktiviert. Die rhythmische Muskelkontraktion beim Atmen wird von einem Schaltkreis gesteuert, der einem Widerhall ähnelt. Das Axon eines Neurons gibt den Impuls an das nächste Neuron weiter, das wiederum das Ausgangsneuron anstößt, das Signal wird erneut verwendet.

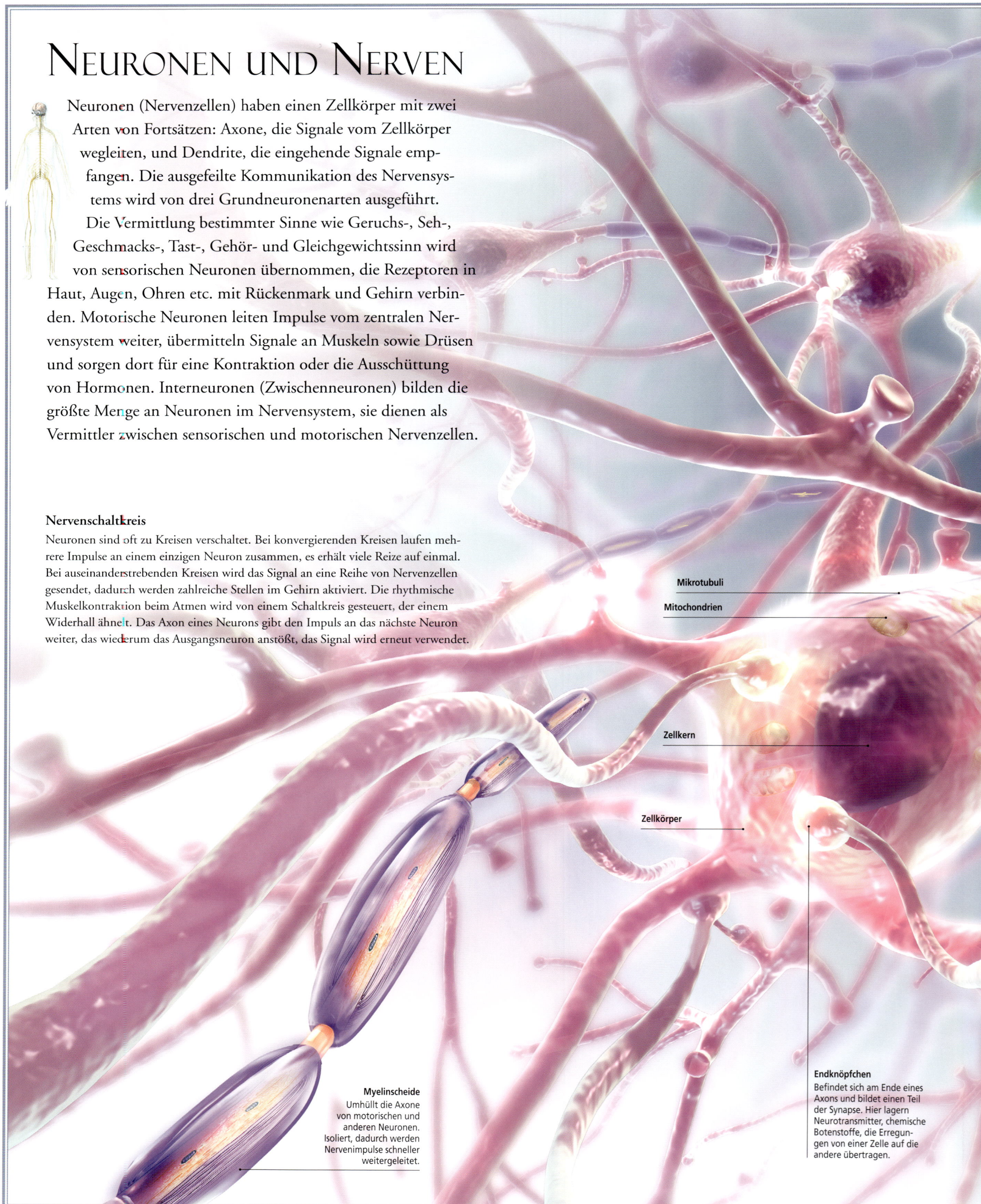

Gliazellen

Machen fast 90 Prozent aller Zellen im zentralen Nervensystem aus, dabei sind Astrozyten die häufigsten. Diese sternförmigen Zellen stützen Neuronen und nähren sie, weil sie am Austausch von Nährstoffen zwischen Neuronen und Blut beteiligt sind. Sie helfen auch Neuronen bei der Übertragung von Signalen, zudem fördern sie Nervenverbindungen, die für das Erinnerungs- und Lernvermögen benötigt werden.

Astrozyten
Ihre ausgeprägten Zellfortsätze bilden Grenzmembranen zu Blutgefäßen und zur Gehirnoberfläche.

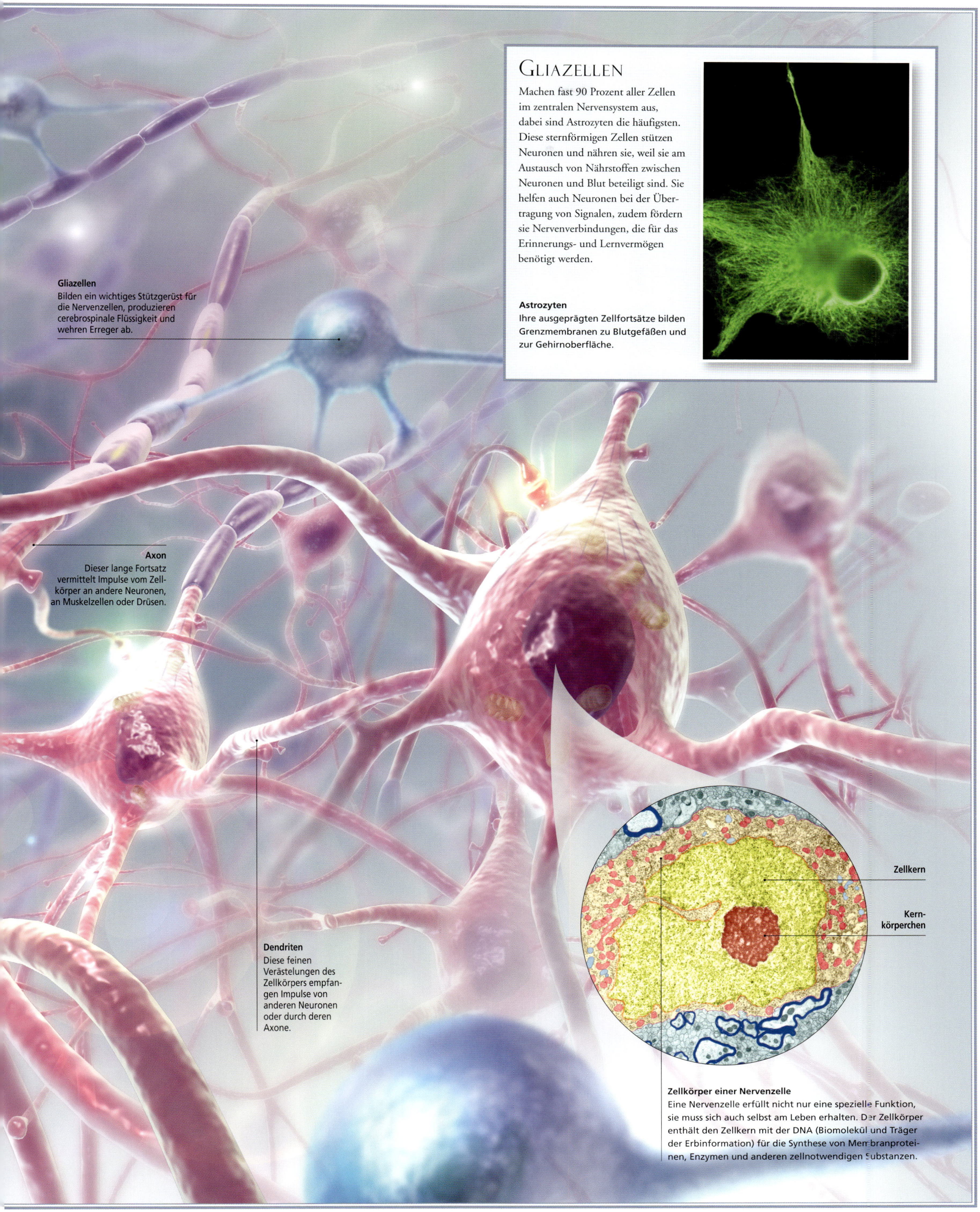

Zellkörper einer Nervenzelle
Eine Nervenzelle erfüllt nicht nur eine spezielle Funktion, sie muss sich auch selbst am Leben erhalten. Der Zellkörper enthält den Zellkern mit der DNA (Biomolekül und Träger der Erbinformation) für die Synthese von Membranproteinen, Enzymen und anderen zellnotwendigen Substanzen.

Nervenimpulse und Synapsen

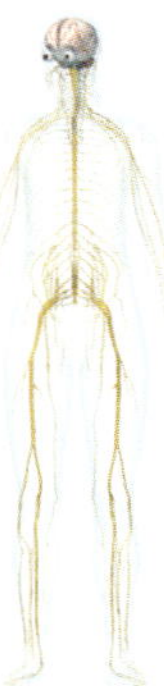

Ein Neuron ist erregbar: Wenn es den richtigen Reiz erhält, feuert es Nervenimpulse ab. Im inaktiven Zustand gleicht ein Neuron einer Batterie. Die Gewebsflüssigkeit außerhalb des Neurons ist elektronisch positiv geladen, die Flüssigkeit innerhalb der Zelle hingegen negativ. Diese Spannung nennt man Ruhepotenzial, weil sie die Fähigkeit hat, physiologische Arbeit zu verrichten, wenn die Pole ihre Vorzeichen wechseln. Trifft ein Impuls auf den Zellkörper, ist das Innere der Zelle kurzzeitig positiv geladen und das Äußere negativ. Das Ruhepotenzial verwandelt sich in Aktionspotenzial. Der Impuls wandert am Axon entlang bis zu dessen verzweigtem Ende, dem Endknöpfchen. Eine Synapse ist eine Kontaktstelle, an ihr findet die Erregungsübertragung von einem Axon auf eine andere Zelle statt. Im Synapsenendknöpfchen werden Neurotransmitter freigesetzt, die bei der empfangenden Zelle schließlich eine Reaktion auslösen.

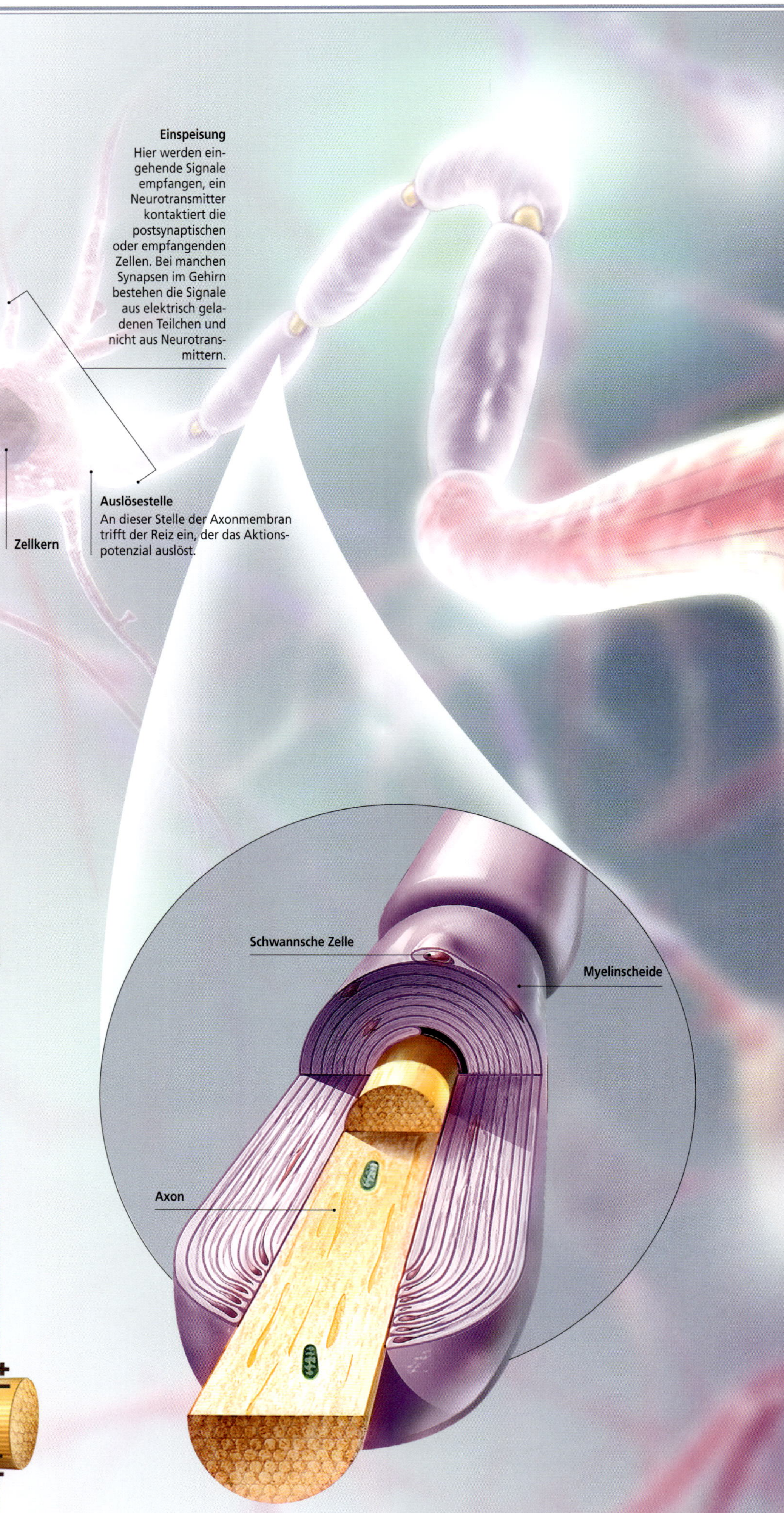

Myelinscheide
Im peripheren Nervensystem sind Axone von Schwannschen Zellen, fettreichem Myelin, umhüllt. Im ZNS werden sie von anderen Gliazellen geschützt. Nervenimpulse werden entlang der Nervenfaser mit einer Geschwindigkeit von 120 Metern pro Sekunde übertragen.

Neurotransmitter sind biochemische Botenstoffe

Sie enthalten Dutzende von Substanzen, die von Neuronen hergestellt werden und in den Synapsenendknöpfchen der Axone lagern, bis sie durch einen Nervenimpuls freigesetzt werden. Sie können den Impuls, der weitergegeben wird, verstärken oder abschwächen, das hängt auch von der Empfängerzelle ab. Wichtiger Neurotransmitter im Gehirn ist Glutamat (Glutaminsäure). Acetylcholin vermittelt die willkürliche Kontraktion der Skelettmuskulatur.

Nervenimpulse

Dendriten funktionieren wie Antennen, die Signale von Neurotransmittern empfangen und ein Neuron aktivieren. Wenn sich der Nervenimpuls an einer bestimmten Stelle des Axons entwickelt, öffnen sich die Tore der Natriumkanäle in diesem Bereich kurzzeitig, und die Natriumionen strömen herein. An dieser Stelle wechselt die Spannung an der Innenseite der Membran von negativ zu positiv, weil die Natriumionen positive Ladungen haben, die sie nach innen bringen.

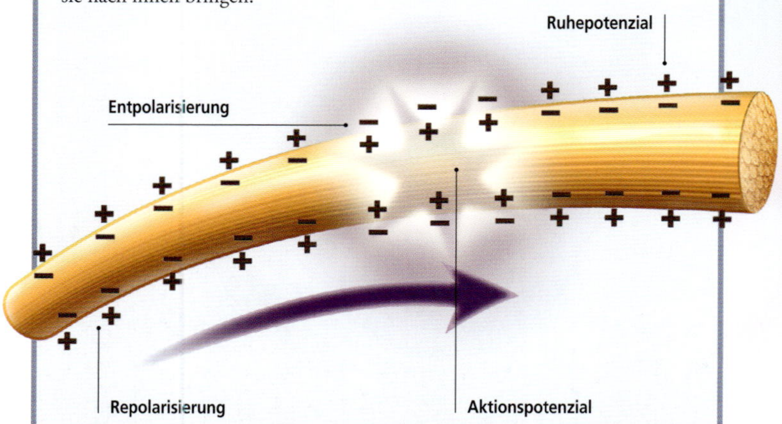

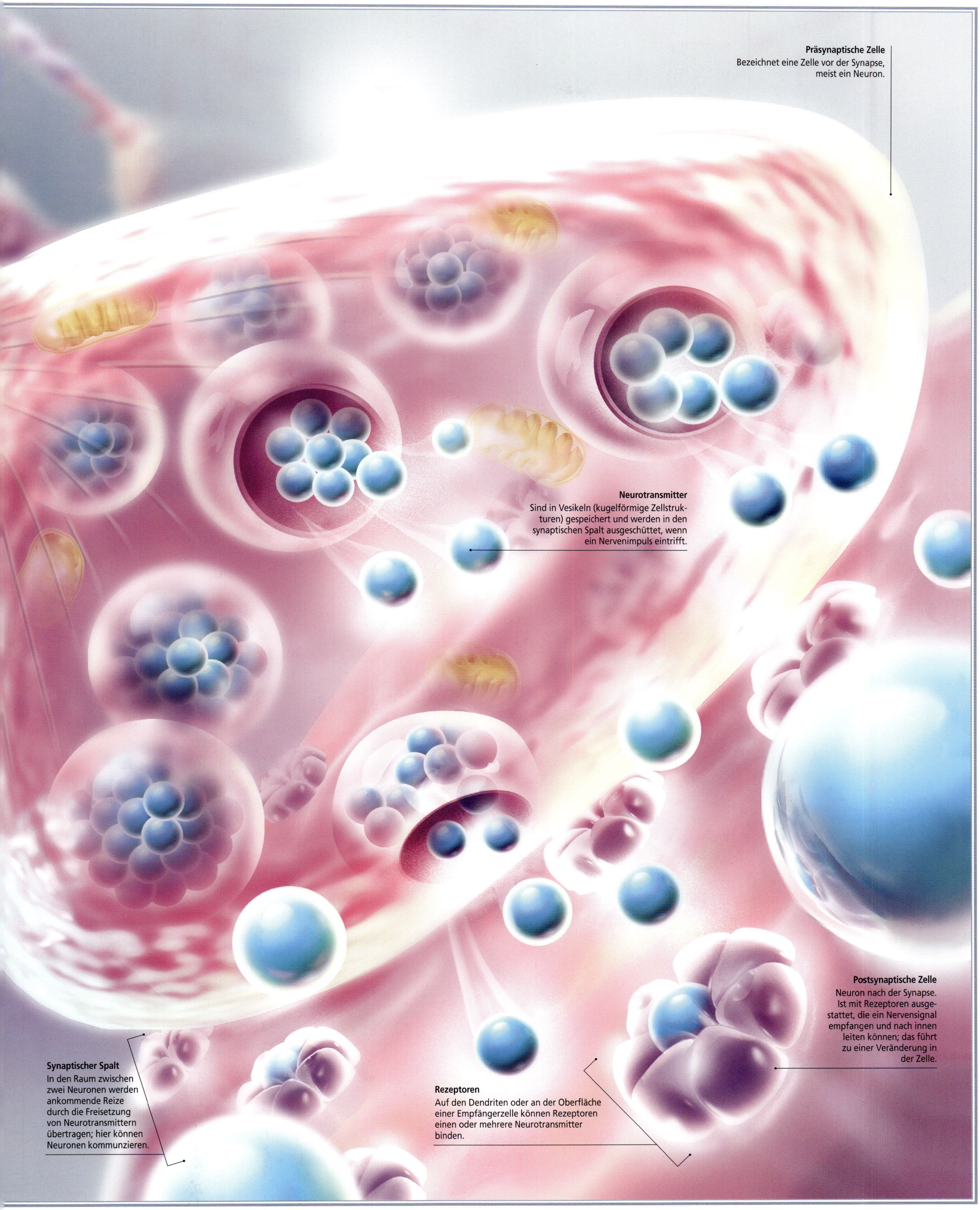
Präsynaptische Zelle
Bezeichnet eine Zelle vor der Synapse, meist ein Neuron.
Neurotransmitter
Sind in Vesikeln (kugelförmige Zellstrukturen) gespeichert und werden in den synaptischen Spalt ausgeschüttet, wenn ein Nervenimpuls eintrifft.
Postsynaptische Zelle
Neuron nach der Synapse. Ist mit Rezeptoren ausgestattet, die ein Nervensignal empfangen und nach innen leiten können; das führt zu einer Veränderung in der Zelle.
Synaptischer Spalt
In den Raum zwischen zwei Neuronen werden ankommende Reize durch die Freisetzung von Neurotransmittern übertragen; hier können Neuronen kommunzieren.
Rezeptoren
Auf den Dendriten oder an der Oberfläche einer Empfängerzelle können Rezeptoren einen oder mehrere Neurotransmitter binden.

Anatomie des Gehirns

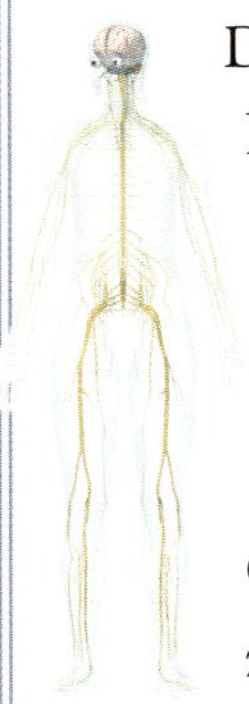

Das Gehirn ist nicht nur die oberste Schaltzentrale für alle Körperfunktionen, es verleiht Menschen auch einzigartige kognitive und mentale Fähigkeiten. Bei einem Erwachsenen wiegt es etwa 1400 Gramm. Anatomisch gesehen teilt sich das Großhirn in zwei Hälften, in die rechte und die linke Gehirnhälfte, die durch einen dicken Nervenstrang, den Corpus callosum, verbunden sind. Ferner unterscheidet man zwischen Kleinhirn, Mittelhirn, Stammhirn, Frontal-, Temporal-, Okzipital- und Parietallappen; die Lappen sind nach den Schädelknochen benannt, von denen sie umgeben sind. Zentrum unserer Wahrnehmungen ist das Großhirn, das Mittelhirn ist eine Umschaltstelle, die Erregungen der sensorischen Nerven zum Großhirn schickt oder an motorische Nerven weiterleitet. Das Kleinhirn koordiniert die Bewegungen des Körpers und hält ihn im Gleichgewicht.

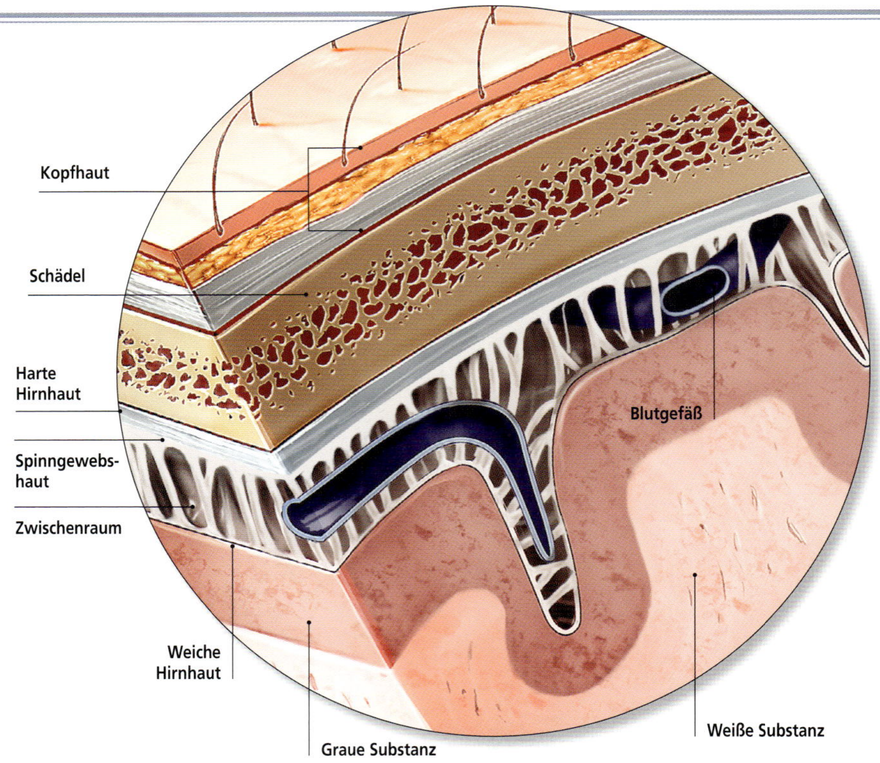

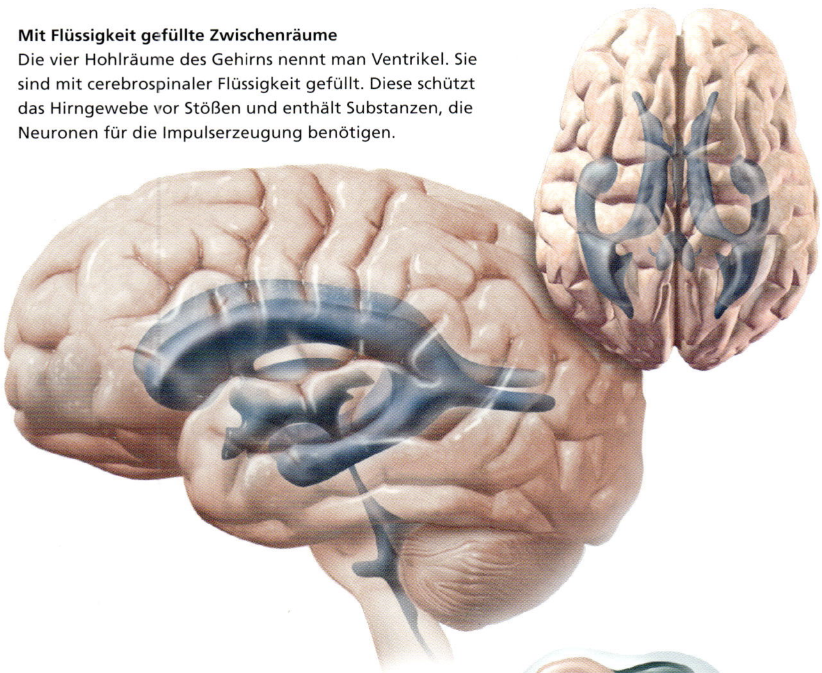

Mit Flüssigkeit gefüllte Zwischenräume
Die vier Hohlräume des Gehirns nennt man Ventrikel. Sie sind mit cerebrospinaler Flüssigkeit gefüllt. Diese schützt das Hirngewebe vor Stößen und enthält Substanzen, die Neuronen für die Impulserzeugung benötigen.

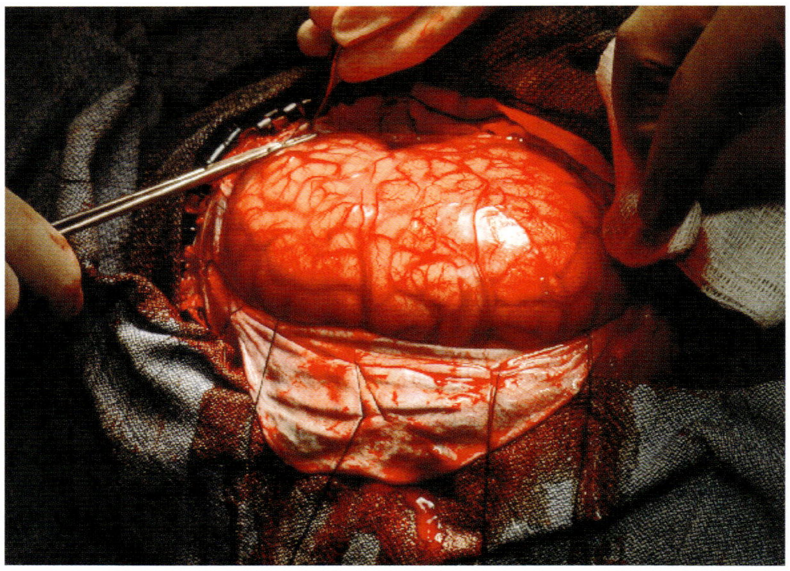

Oberfläche des Gehirns
Hier wurden für eine Operation die beiden oberen Hirnhäute zurückgeschlagen. Darunter kommen die durchsichtige, weiche Hirnhaut (Pia mater) und das Netz an Blutgefäßen zum Vorschein.

Entwicklung des Gehirns

Ein zwei Wochen alter Embryo verfügt über drei Gewebearten, die später die Organe und andere Körperteile bilden. Aus dem Ektoderm entwickelt sich das Gehirn, bereits in der vierten Woche entsteht eine Ausbuchtung für das zentrale Nervensystem, an deren oberem Ende das künftige Gehirn sitzt. Die Hirnhälften sind anfangs glatt, aber wenn sich die Großhirnrinde herausbildet, wird das Gewebe verschlungen und stark gefurcht. Die tiefe Furchung macht das Gehirn kompakter, es passt dann besser in den Schädel.

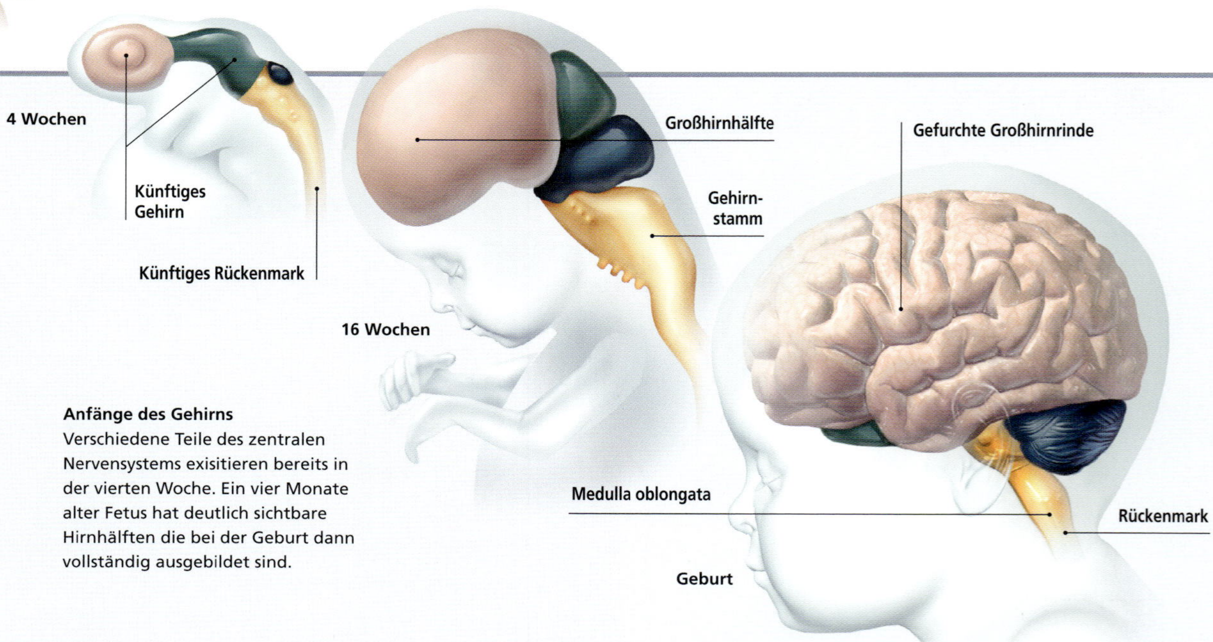

Anfänge des Gehirns
Verschiedene Teile des zentralen Nervensystems exisitieren bereits in der vierten Woche. Ein vier Monate alter Fetus hat deutlich sichtbare Hirnhälften die bei der Geburt dann vollständig ausgebildet sind.

Dicke Schutzschicht

Das Gehirn wird durch Schädelknochen und Hirnhäute geschützt. Die äußere Hirnhaut ist dick und lederartig, die innere überzieht die Hirnmasse wie eine Plastikfolie. Die Spinngewebshaut enthält Blutgefäße sowie Zwischenräume, die mit Hirnflüssigkeit gefüllt sind. Die Hirnhäute gehen bis zum Rückgrat und umhüllen auch das Rückenmark.

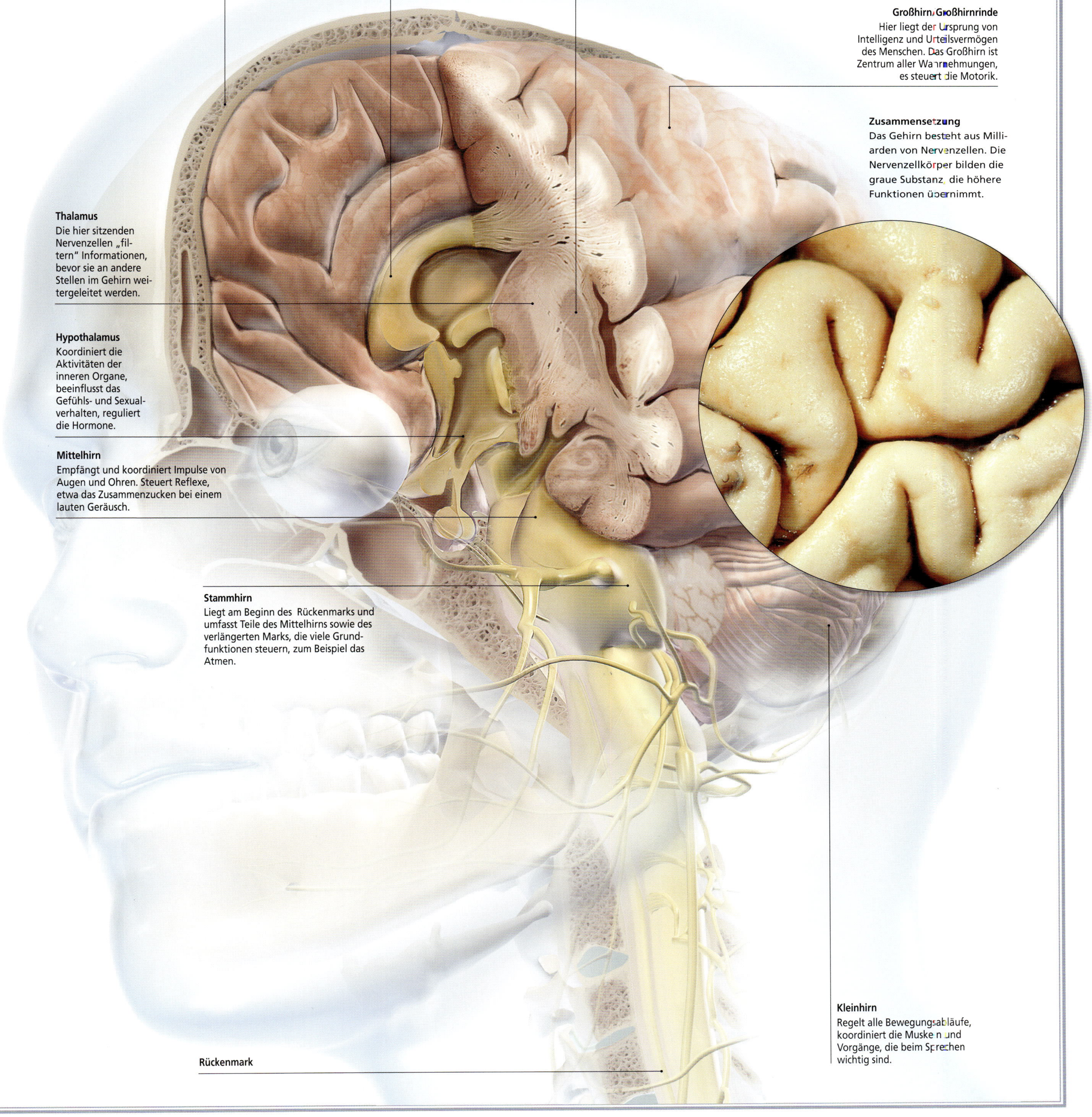

Stammhirn

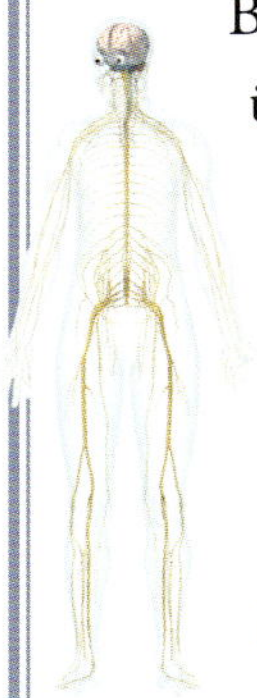

Bildet die Schnittstelle zwischen Rückenmark und dem übrigen Gehirn. Es umfasst das verlängerte Mark (Medulla oblongata), die Brücke (Pons), Teile des Mittelhirns und ist nur etwa 2,5 Zentimeter lang. Trotz seiner geringen Größe stellt das Stammhirn einen äußerst wichtigen Bestandteil des zentralen Nervensystems dar. Die Medulla oblongata steuert Herzfrequenz, Blutdruck und Atmung. Die Brücke leitet motorische Informationen überkreuz weiter, daher wird die linke Körperhälfte von der rechten Gehirnhälfte gesteuert und umgekehrt. Das Mittelhirn kontrolliert und koordiniert viele sensorische sowie motorische Körperfunktionen. Durch das Stammhirn verläuft ein Geflecht aus Fasern und Nervenzellen, das Formatio reticularis genannt wird. Es durchzieht das gesamte Zentralnervensystem und ist der Schlüssel zu unserem Bewusstseins- und Wachzustand.

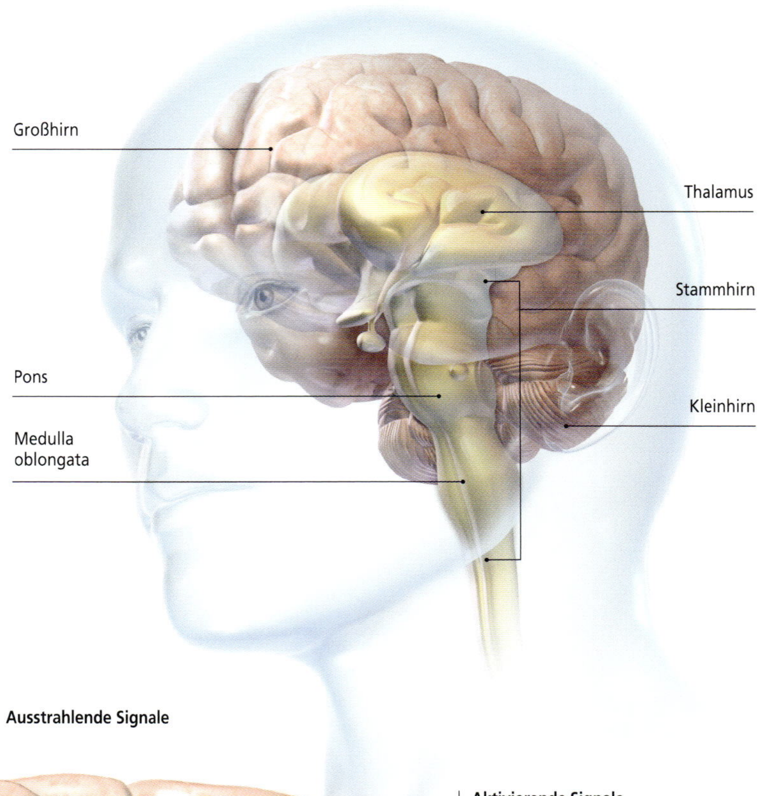

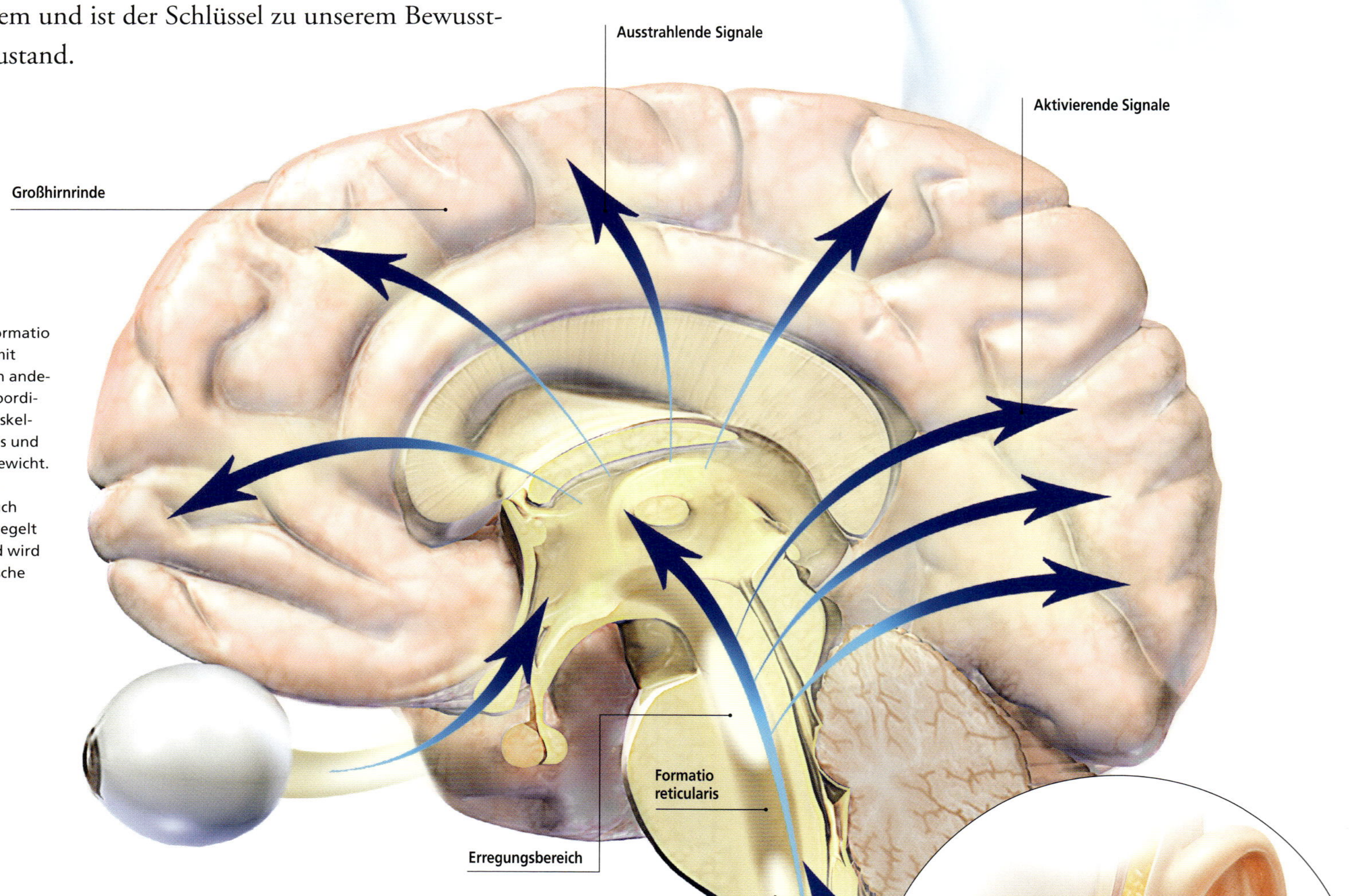

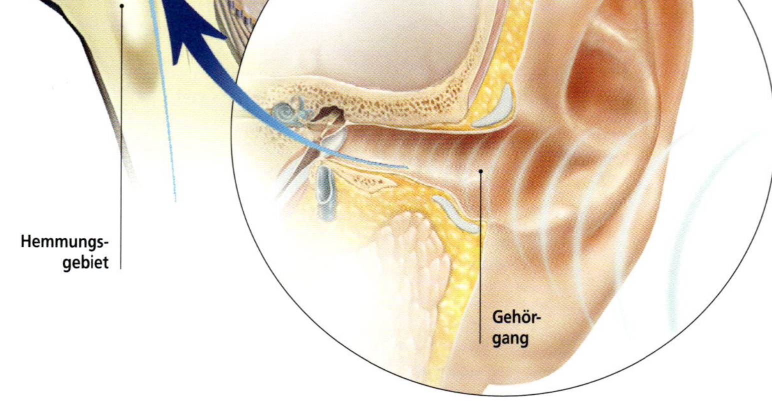

Netzwerkmanagement
Das Neuronennetzwerk – Formatio reticularis – kommuniziert mit dem Rückenmark und vielen anderen Teilen des Gehirns. Es koordiniert die Steuerung der Muskelkontraktion, des Herzschlags und sorgt für das Körpergleichgewicht. Das aufsteigende retikuläre Aktivierungssystem zählt auch zur Formatio reticularis. Es regelt das Schlaf-Wach-System und wird aktiv, wenn es durch Geräusche oder Licht stimuliert wird.

Koma

Im Koma sind das aufsteigende retikuläre Aktivierungssystem und andere Hirnbereiche so geschädigt, dass das Gehirn seine Tätigkeit einstellt. Ein Komapatient ist vollständig bewusstlos. Im Ernstfall stellt das Koma eine Vorstufe zum Gehirntod dar.

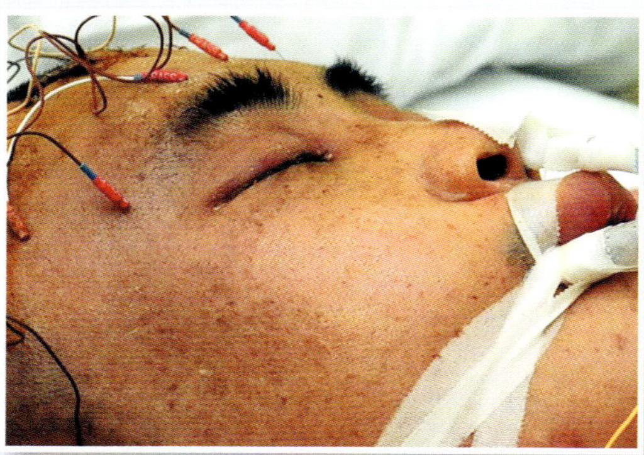

Bewusstseinsverlust
Koma sieht täuschend echt wie ein Schlafzustand aus. Manche Fälle sind reversibel.

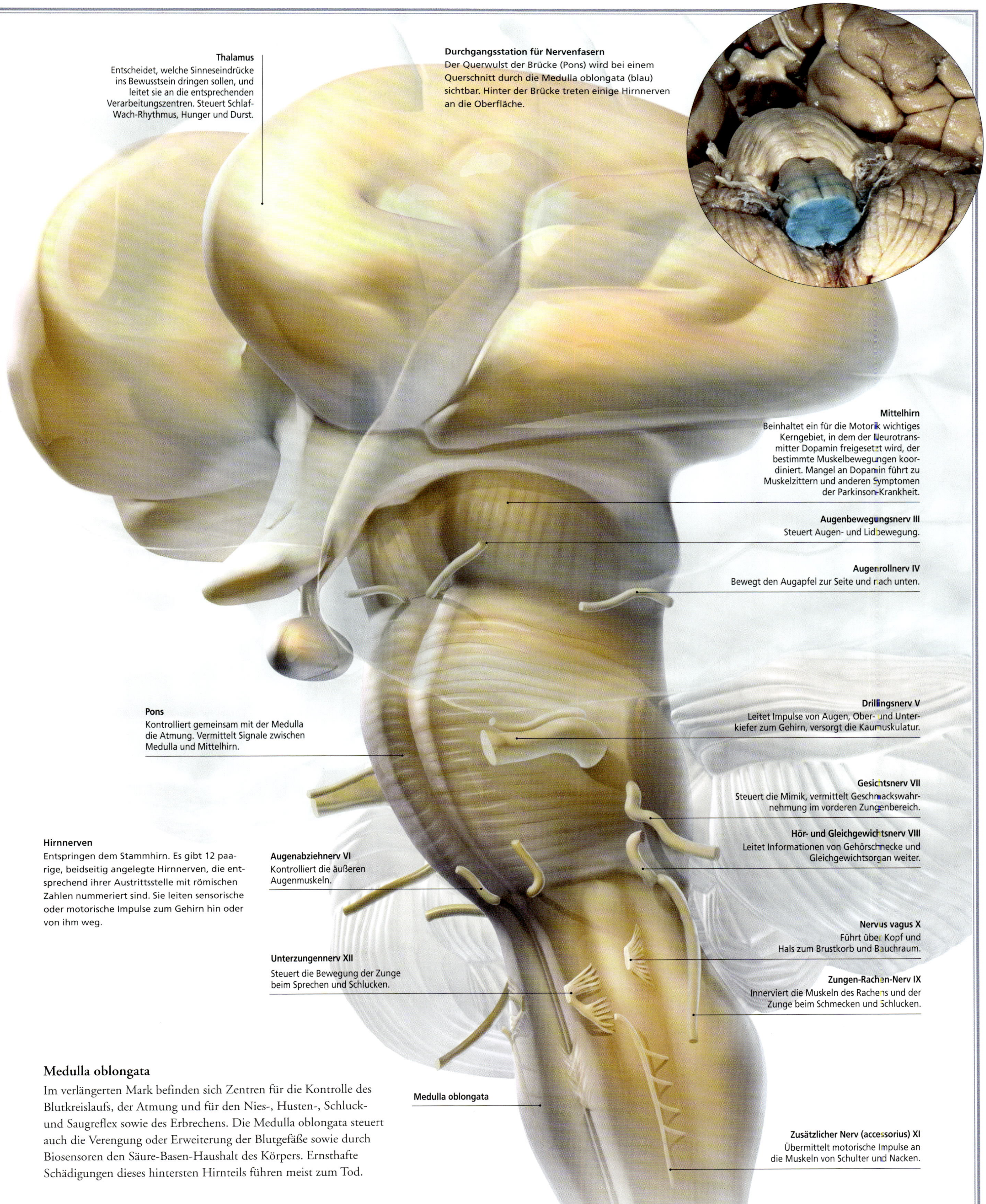

Medulla oblongata

Im verlängerten Mark befinden sich Zentren für die Kontrolle des Blutkreislaufs, der Atmung und für den Nies-, Husten-, Schluck- und Saugreflex sowie des Erbrechens. Die Medulla oblongata steuert auch die Verengung oder Erweiterung der Blutgefäße sowie durch Biosensoren den Säure-Basen-Haushalt des Körpers. Ernsthafte Schädigungen dieses hintersten Hirnteils führen meist zum Tod.

Kleinhirn

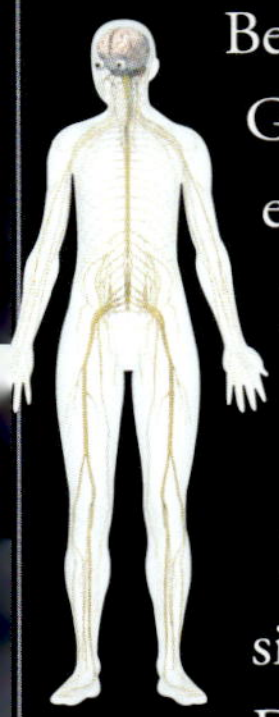

Befindet sich in der hinteren Schädelgrube und ist dem Gehirnstamm aufgelagert. Das Kleinhirn umfasst zwar nur etwa 10 Prozent des gesamten menschlichen Gehirns, ist jedoch ein hochentwickeltes Koordinationszentrum. Mit Hilfe sensibler Nerven werden unablässig alle Bewegungen des Körpers kontrolliert und Impulse ausgesandt, die zu Muskelkontraktionen führen. Diese unbewussten Vorgänge sind Voraussetzung für Körpergleichgewicht und Motorik. Deshalb sind wir in der Lage, schnelle Bewegungen auszuführen, die mit komplexen Abläufen verbunden sind, zum Beispiel Autofahren, Tanzen und Computerspiele spielen. Zum Kleinhirn gelangen auch alle Informationen, die unsere Sinnesorgane weiterleiten. Neuere Forschungen zeigen, dass das Kleinhirn sogar an bestimmten bewussten Aktivitäten beteiligt ist. Diese unerwartete Erkenntnis wird derzeit eifrig untersucht.

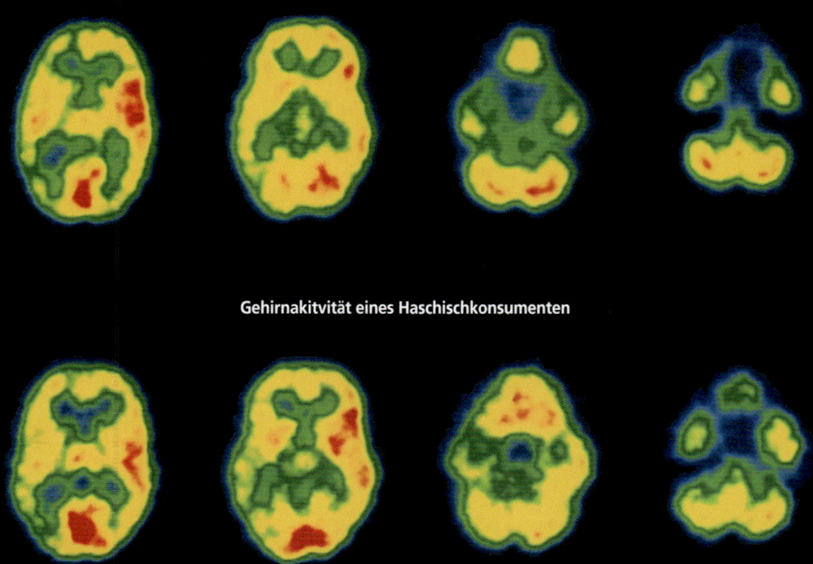

Digitale Aufnahmen der Gehirnaktivität
Diese Scans zeigen, dass Tetrahydrocannabinol (THC), der Hauptwirkstoff der Hanfpflanze, die Aktivität des Kleinhirns hemmt, das beeinträchtigt die Motorik des Haschischkonsumenten. Die vier Bilder stellen jeweils immer tiefere Hirnschichten dar. Blaue Bereiche markieren reduzierte Aktivität, auf dem unteren Bild ganz rechts gut sichtbar. Die roten Bereiche auf dem oberen Bild ganz rechts stellen normal aktive Neuronen dar.

Ataxie – Störungen des Kleinhirns

Wenn die Funktion des Kleinhirns durch Krankheit, Verletzung oder Psychopharmaka stark beeinträchtigt wird, kann es zur Ataxie kommen, das heißt, dass bestimmte Körperbewegungen nicht mehr koordiniert werden können. Die Symptome reichen von der Unfähigkeit, gerade zu sitzen oder zu stehen, bis zu unsicherem Gang, unkontrollierten Bewegungen und Lähmungserscheinungen. Bei manchen Menschen lösen bereits geringe Mengen Alkohol ataxieähnliche Zustände aus, sie können nicht mehr geradeaus gehen oder sich mit geschlossenen Augen an die Nase fassen.

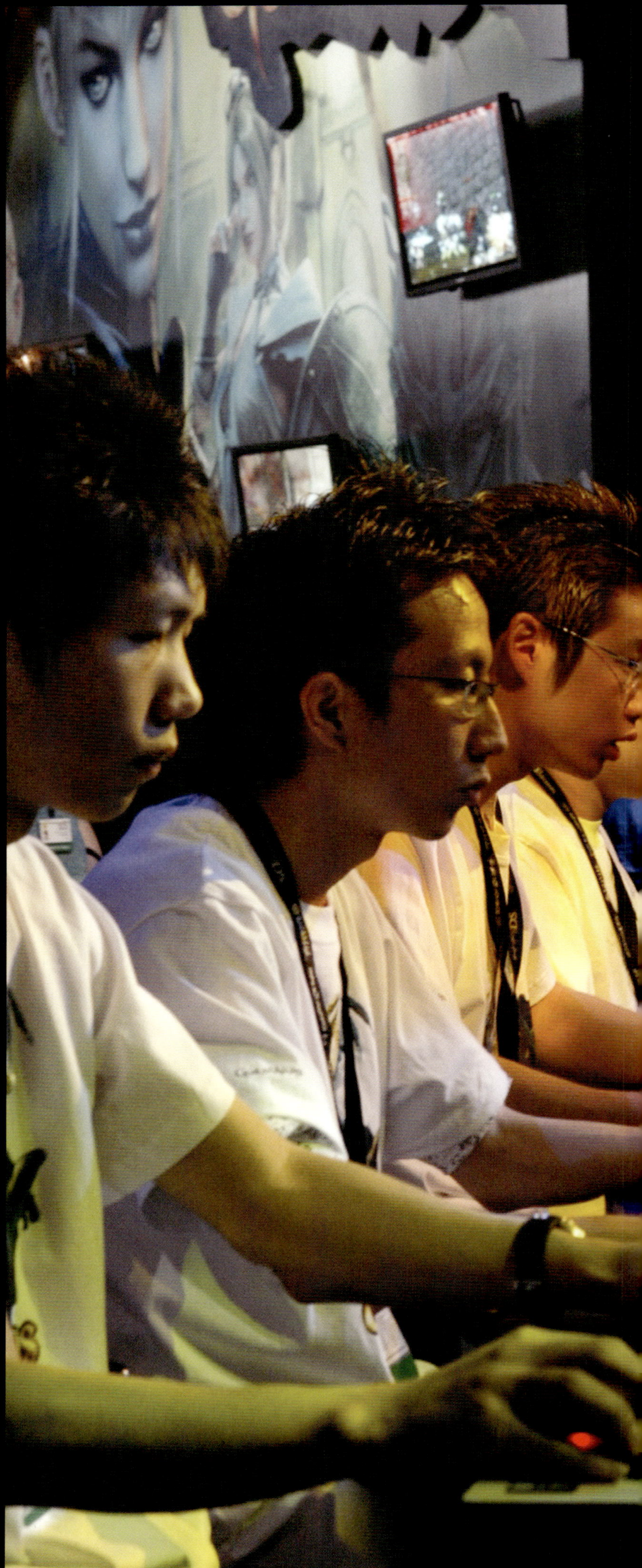

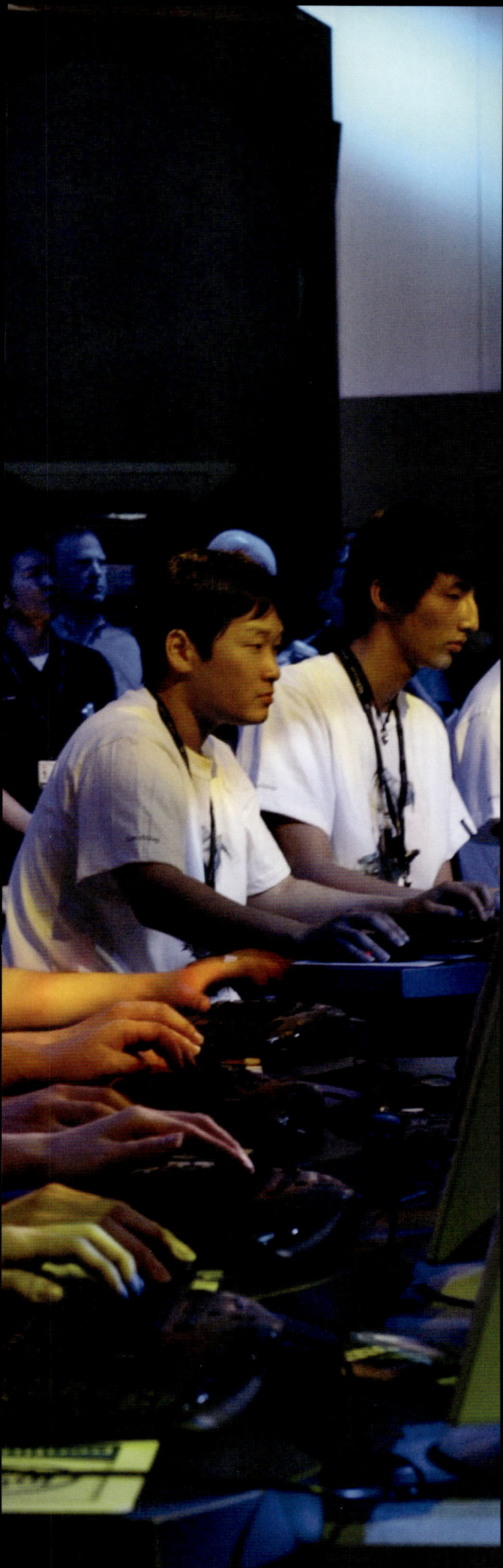

Steuerung und Regulierung von Bewegungen

Eingehende Impulse über die Aktivität von Muskeln und Gliedmaßen erhält das Kleinhirn über die Brücke (Pons) und das verlängerte Mark (Medulla oblongata). Nachdem es Position, Gleichgewicht und Bewegungsdauer der Körperteile eingeschätzt hat, sendet das Kleinhirn eine Botschaft an den Thalamus, der die Information an die motorische Hirnrinde weitergibt. Die Hirnrinde sorgt für die Feinabstimmung der Muskelkontraktionen, also für Geschwindigkeit, Kraft und Zielsetzung der Bewegungen, etwa, wenn wir auf einer Tastatur schreiben oder eine Computermaus bedienen.

Struktur

Das Kleinhirn hat feine, blattförmige Windungen, die von grauer Substanz umhüllt sind. Die weiße Substanz des Kleinhirns – die Fortsätze der Nervenzellen – liegt im Inneren und sieht im Querschnitt wie ein Baum aus, daher nennt man sie Arbor vitae, Lebensbaum. Im Kleinhirn sitzen über die Hälfte aller zentralnervösen Neurone, ein weiterer Hinweis auf die enorme Wichtigkeit dieses Gehirnabschnitts.

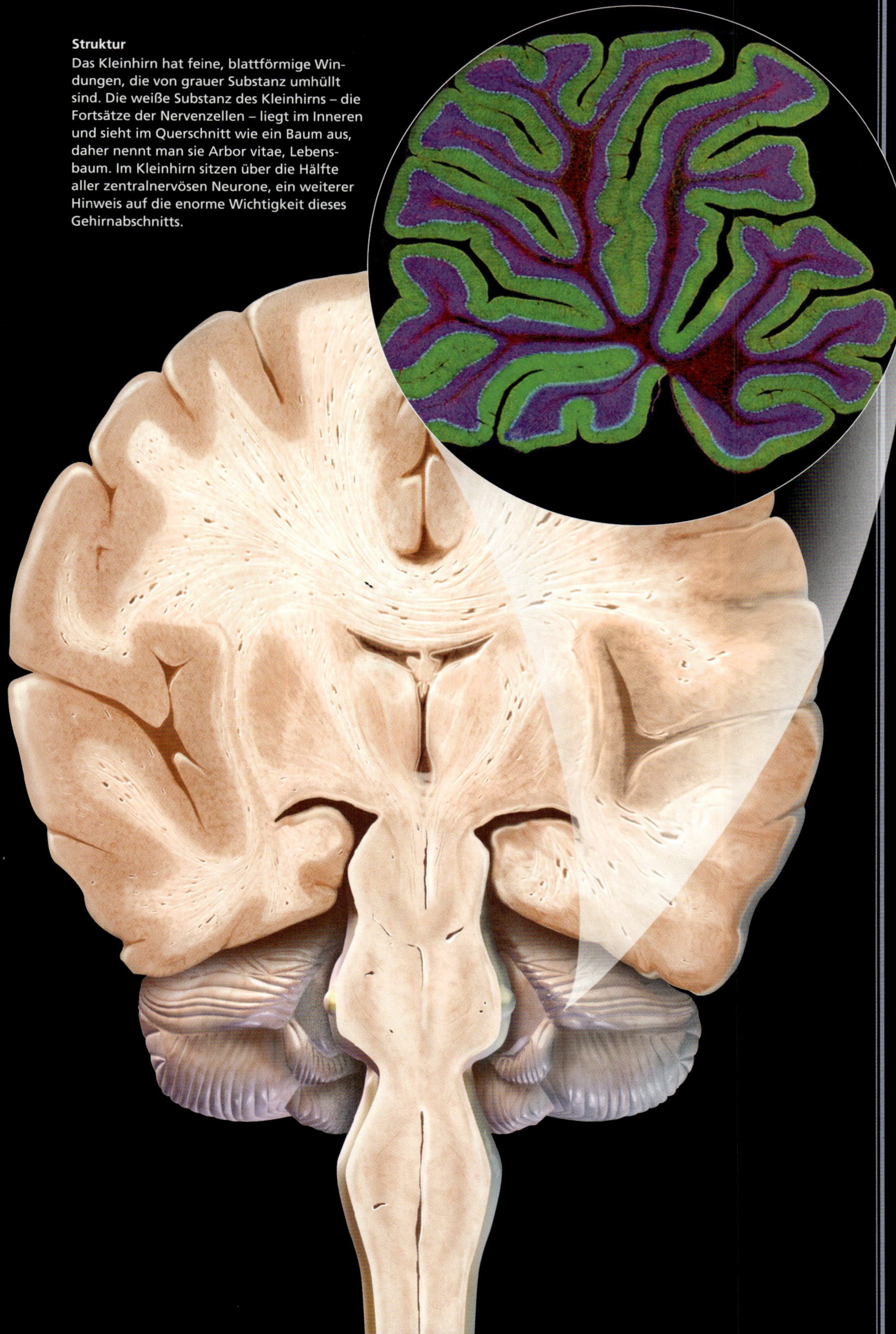

Evolution des Kleinhirns

Eine frühe Version des Kleinhirns entstand vor Millionen von Jahren, als sich bei Tieren ein komplexes Nervensystem herausbildete. Ein Hinweis auf die entscheidende Rolle, die Gehirnzentren bei der Steuerung von sämtlichen Bewegunsabläufen spielen. Magnetresonanztomographieaufnahmen haben jetzt gezeigt, dass das Kleinhirn auch beim Sprechen aktiv ist oder bei Tätigkeiten, die eine Problemlösung erfordern.

Intelligenz

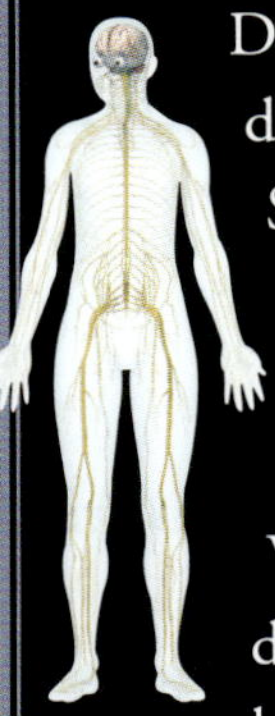

Dass Menschen als vernunftbegabte Wesen gelten, haben sie der Aktivität der Großhirnrinde zu verdanken. Die äußere Schicht des Großhirns ist nur 2 bis 5 Millimeter dick und enthält Milliarden von Neuronen, insgesamt zirka 40 Prozent des Gehirns. Signale der Großhirnrinde kontrollieren bewusstes Verhalten, logisches Denken, Sprache und Verstehen. Das komplizierte Zusammenspiel von Neuronen, das planvollem Handeln, kognitiven Prozessen, Persönlichkeit, Lern- und Urteilsvermögen zugrunde liegt, findet in der präfrontalen Großhirnrinde statt. Dieser vordere Teil des Gehirns hängt eng mit dem limbischen System zusammen, dem Sitz der Emotionen. In der Großhirnrinde befinden sich auch die Zentren für Motorik und Sensorik. Das sensorische Zentrum steht im Informationsaustausch mit Haut und Muskeln, das motorische regelt die willkürliche Muskelbewegungen.

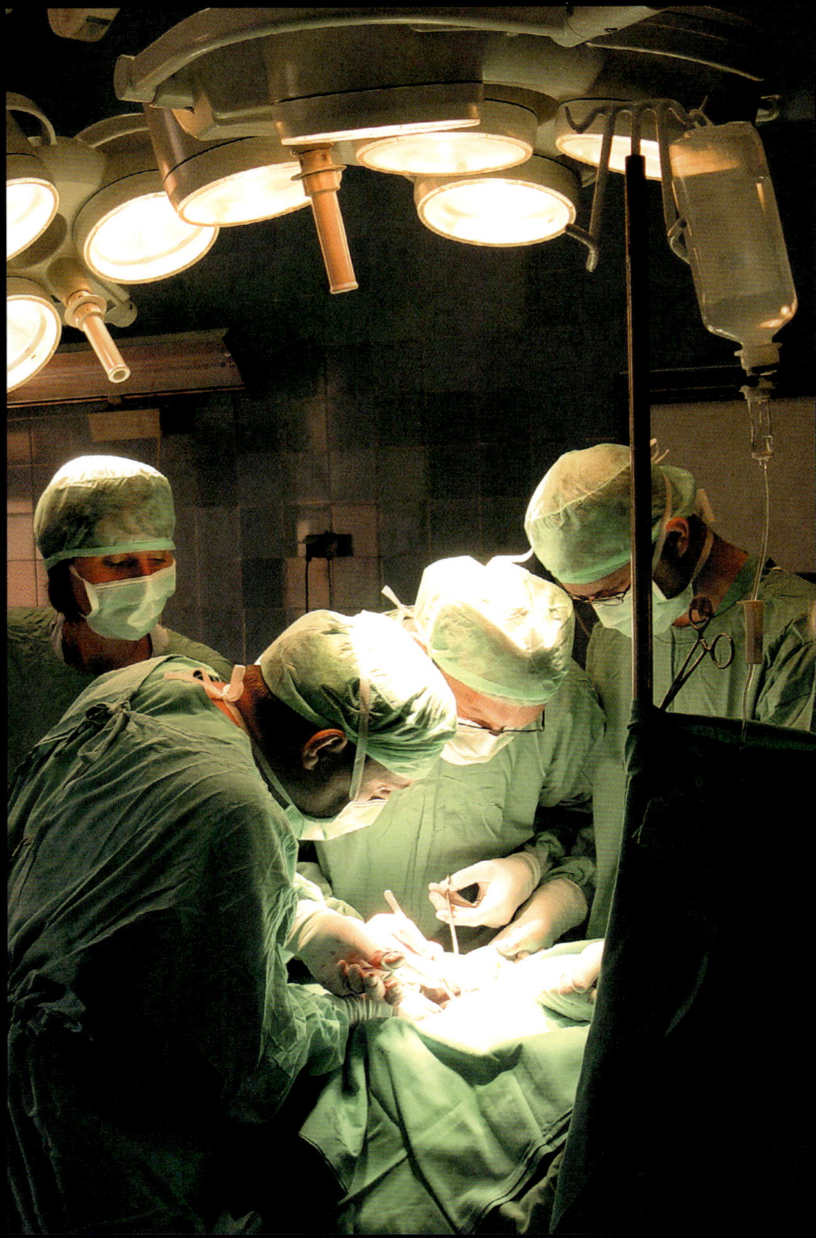

Erfahrung und motorische Präzision
Die Fähigkeiten, die ein Chirurg mitbringen muss, um erfolgreich operieren zu können, werden von der präfrontalen Großhirnrinde gesteuert. Er greift auf erlerntes sowie praktiziertes Wissen zurück, und die Bewegungen seiner Hände sowie Finger sind punktgenau.

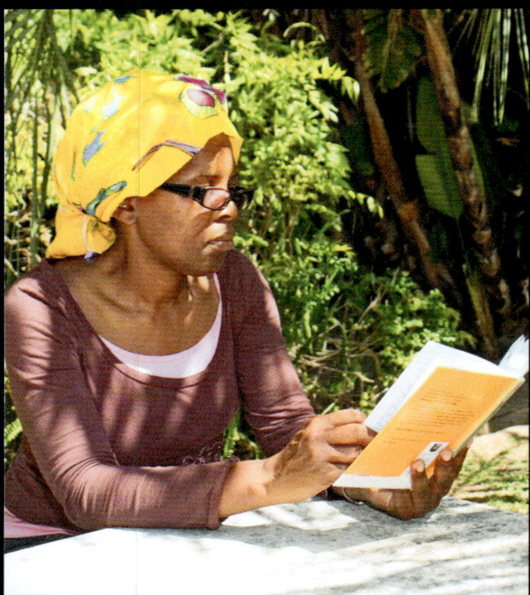

Sprache und Mathematik
Mathematisches Denken und sprachliche Fähigkeiten wie Lesen und Schreiben sind mit der Leistung des Gehirns verbunden, das abstrakte Symbole erkennen und in eine logische Reihenfolge bringen kann. Rationale Sprachinhalte und Mathematik werden üblicherweise in der linken Gehirnhälfte verarbeitet, künstlerische Inhalte wie Musik in der rechten.

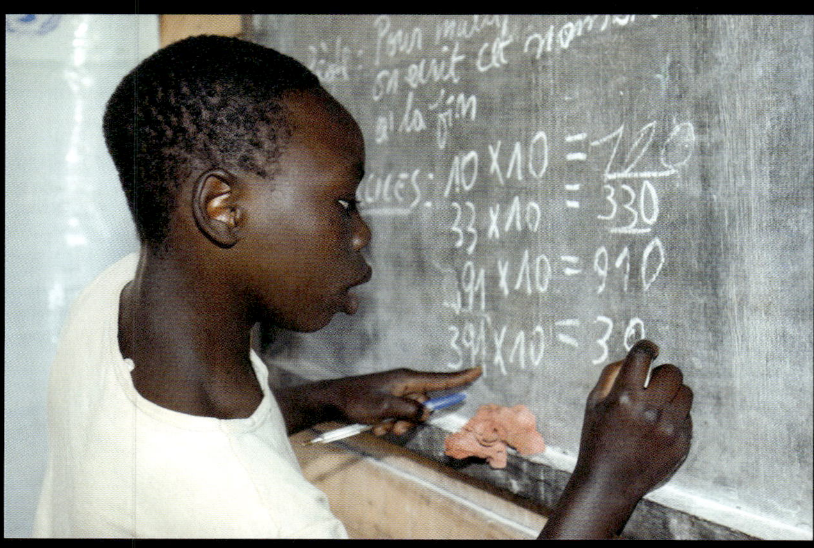

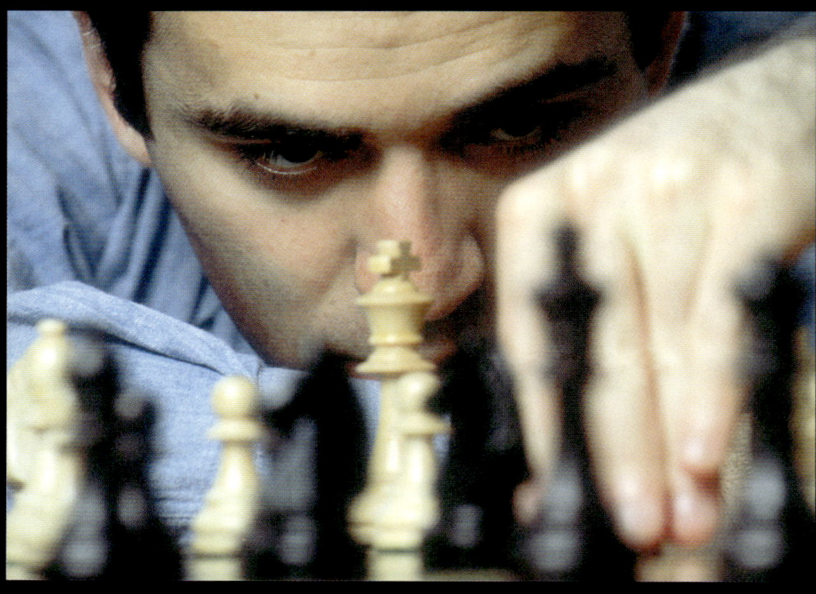

Konzentrationsfähigkeit und strategisches Denken
Beim Schachspielen kommen verschiedene Teile des Großhirns zum Einsatz. Bereits gemachte Erfahrungen werden genutzt, um den möglichen Ausgang einer Situation einzuschätzen und Strategien zu entwickeln. Gute Schachspieler haben eine hohe Konzentrationsfähigkeit und stellen zudem eine unbewegte Miene zur Schau, um den Gegenspieler zu verunsichern.

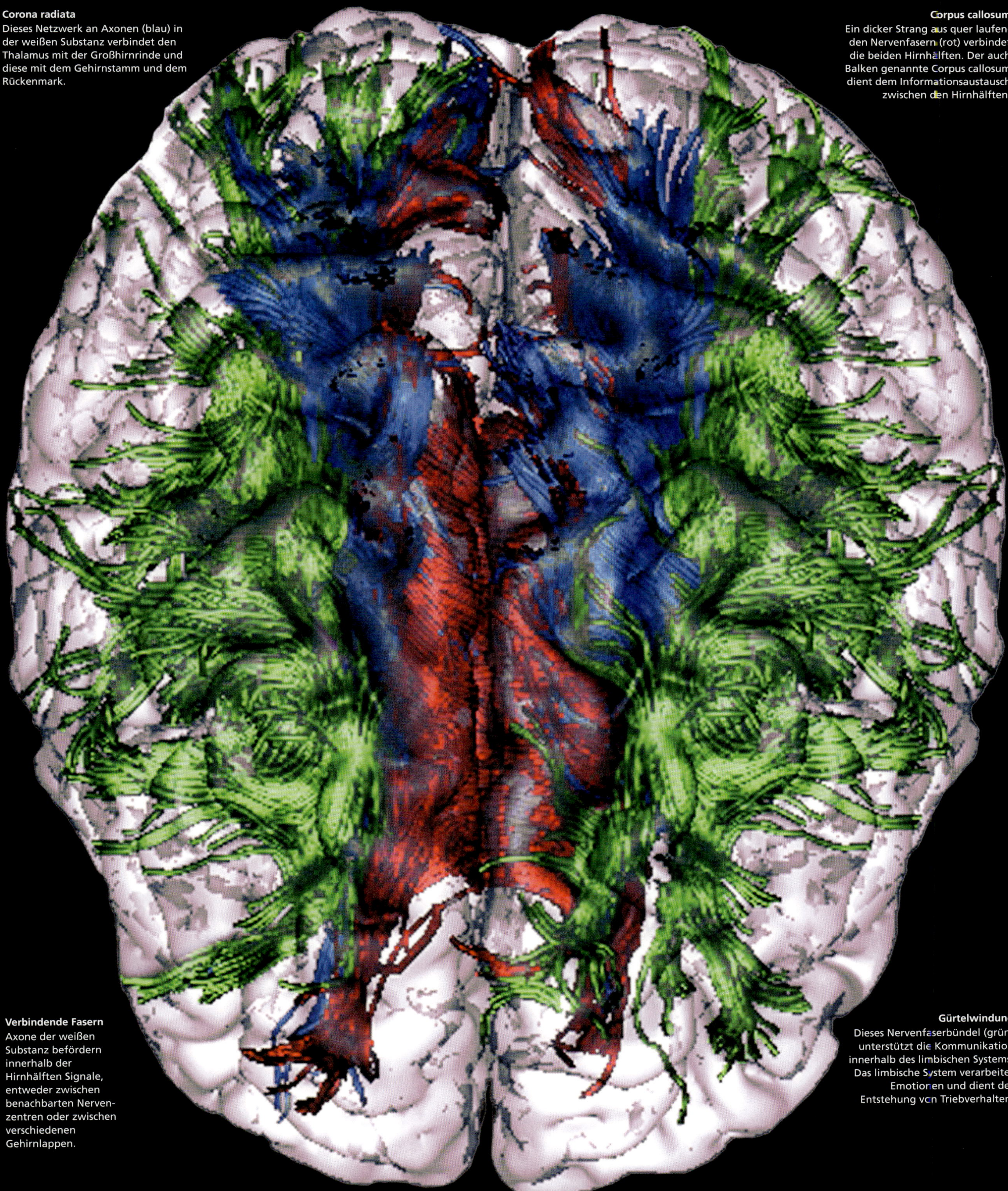

Weiße Gehirnsubstanz

Besteht überwiegend aus myelinisierten (durch eine Fettscheide isolierte) Nervenfasern. Diese sind zu Strängen gebündelt, über die Nervenimpulse innerhalb des Gehirns und vom Gehirn ins Rückenmark vermittelt werden. Horizontale Stränge verbinden die beiden Hirnhälften, vertikale den Gehirnstamm mit dem motorischen sowie dem sensorischen Zentrum.

Sitz der Motorik

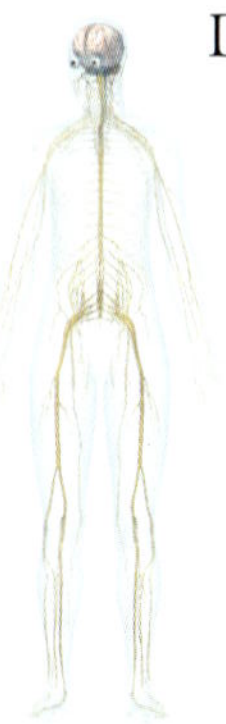

Die prämotorische Rinde steuert alle willkürlichen Bewegungen des Körpers. Dieses ausgedehnte Rindengebiet liegt im hinteren Teil des Stirnlappens und enthält Neuronen, deren Axone mit dem Rückenmark verbunden sind. Die Axone der Hirnhälften überkreuzen sich, daher werden die Muskeln der linken Körperseite von der rechten Hirnhälfte kontrolliert und umgekehrt.

Für die Feinmotorik werden wesentlich mehr Neuronen benötigt als für die Grobmotorik. Deshalb verlaufen viele Nervenbahnen zu Muskeln in Körperteilen, die präzise Bewegungen ausführen müssen, etwa Hände, Augen und Gesichtsbereiche.

Nahaufnahme
Auf dieser Abbildung sieht man, welcher Bereich der motorischen Rinde jeweils für die Bewegung einzelner Körperteile zuständig ist. Die Mehrheit der Neuronen steuert komplexe, präzise Bewegungen, die von den Muskeln in Gesicht und Händen ausgeführt werden.

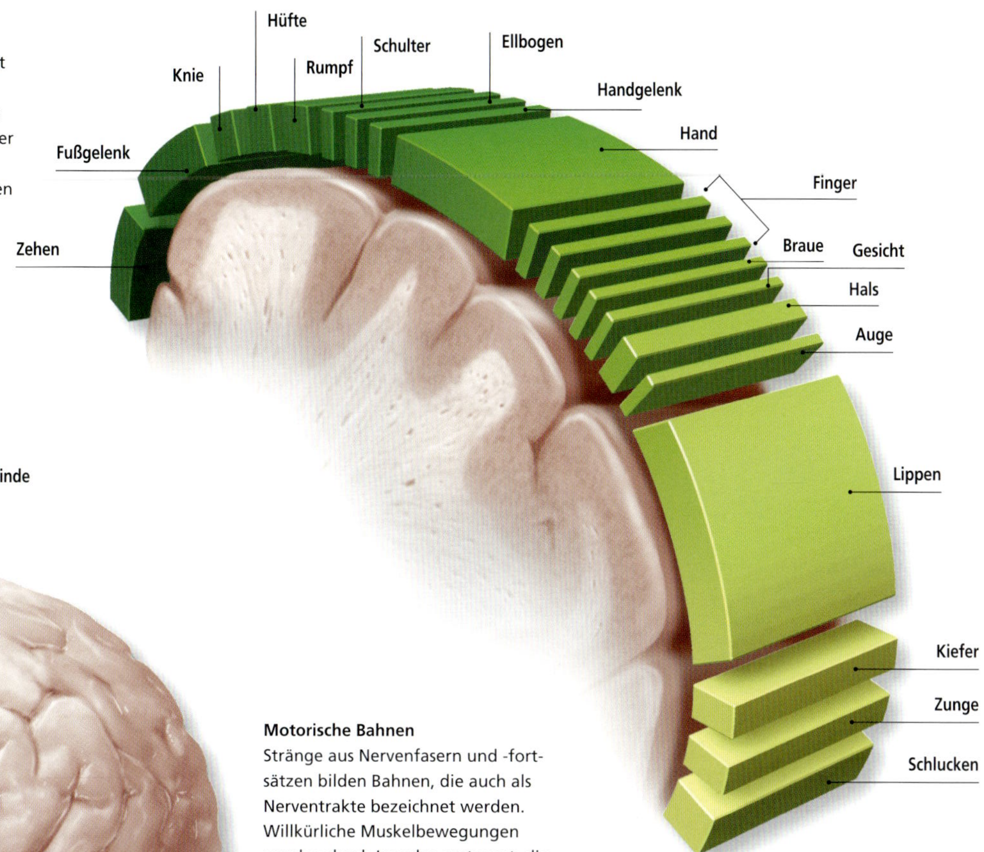

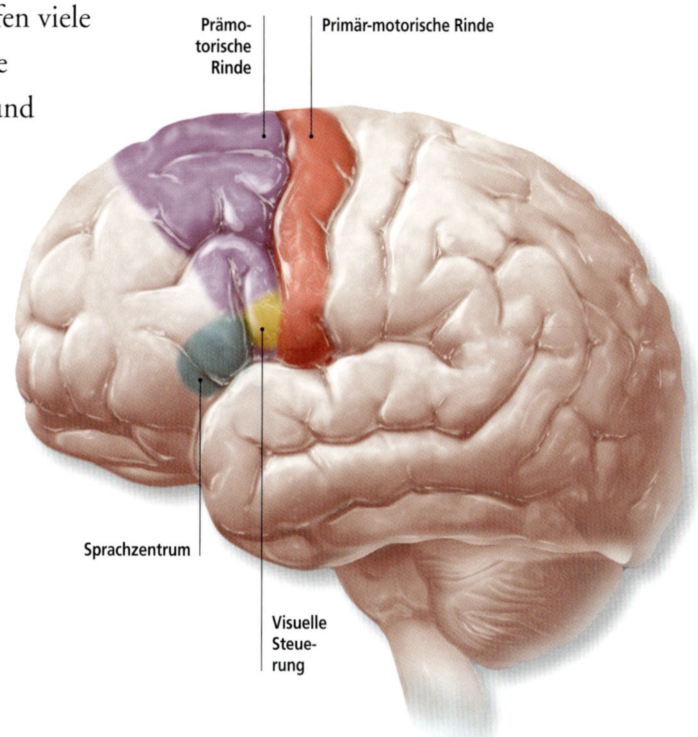

Rindenfelder

Die prämotorische Rinde dient als Speicher bestimmter, erlernter Bewegungsabfolgen, die zum Beispiel beim Schreiben erforderlich sind. Darunter liegt ein Rindenfeld, das die willkürlichen Bewegungen der Augen steuert. Das Sprachzentrum in der linken Hirnhälfte wird aktiv, wenn eine Person zum Sprechen ansetzt, also wenn die Muskeln der Lippen, der Zunge und anderer Bereiche, die benötigt werden, um Laute zu formen, in Bewegung gesetzt werden sollen.

Motorische Bahnen
Stränge aus Nervenfasern und -fortsätzen bilden Bahnen, die auch als Nerventrakte bezeichnet werden. Willkürliche Muskelbewegungen werden durch Impulse gesteuert, die mittels dieser Bahnen vom Gehirn über das Rückenmark bis in die Muskeln wandern. Zwei Bahnen übertragen die Impulse für willkürliche Bewegungen von der motorischen Rinde direkt in das Rückenmark. Es gibt auch Bahnen für motorische Impulse, die anderen Bereichen des Gehirns entspringen.

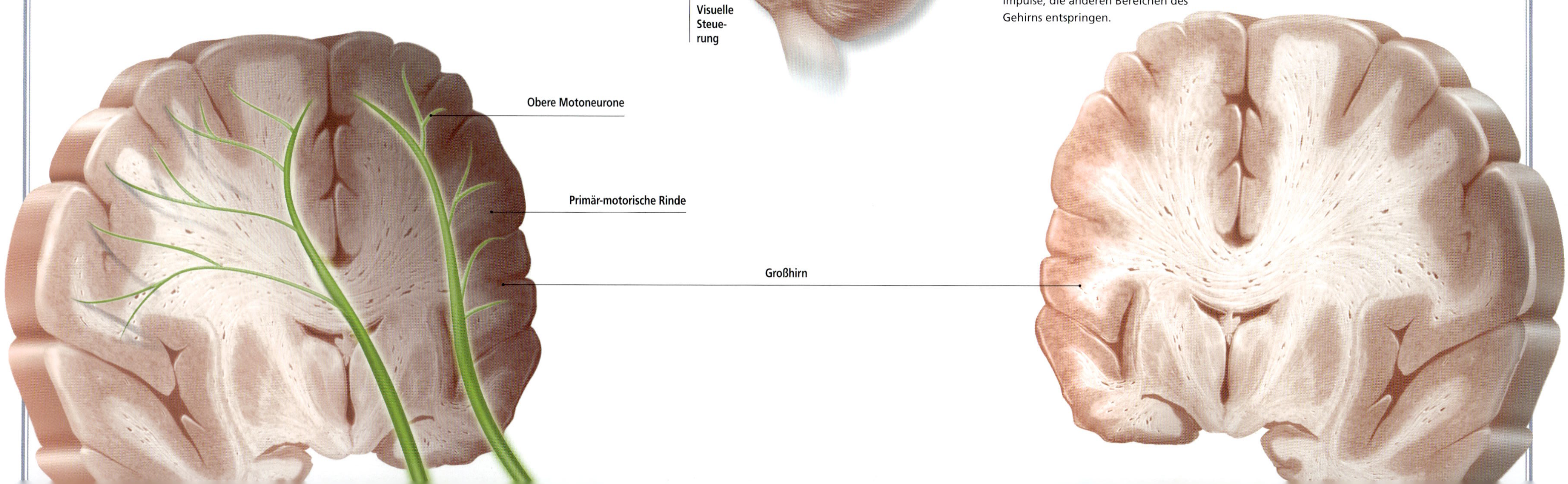

Direkte motorische Bahnen
Nervenimpulse für willkürliche Muskelbewegungen wandern über direkte Bahnen vom motorischen Zentrum der Großhirnrinde zum Rückenmark und von dort zu den Muskeln.

Indirekte motorische Bahnen
Nervenimpulse wandern auch über indirekte motorische Bahnen zu den Muskeln. Diese Bahnen entspringen allerdings dem Gehirnstamm und nicht der Großhirnrinde.

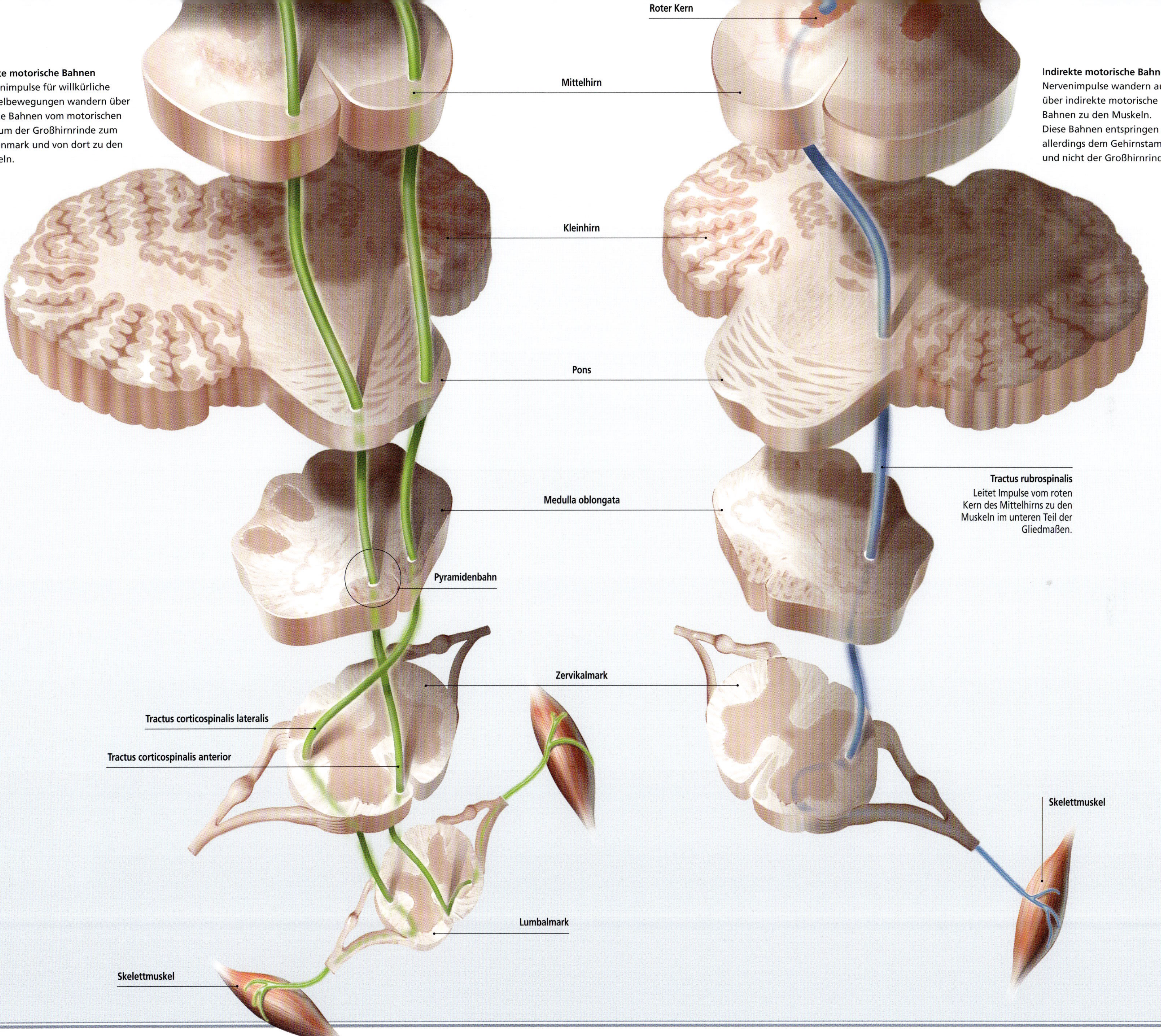

Das aktive Gehirn

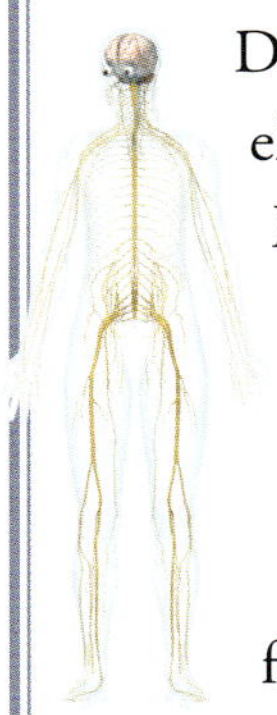

Die Nervenzellen des Gehirns senden bereits vor der Geburt elektrische Signale aus und setzen diese Aktivität bis zum Moment des Todes fort. Der Grad ihrer Aktivität hängt von den verschiedenen Bewusstseinszuständen ab; ob wir hellwach, schläfrig oder im Tiefschlaf sind. Anhand von Elektroenzephalographie (EEG) und Computertomographie kann man Hirnströme zwar messen, aber nicht festlegen, welche genau unseren „Geist" ausmachen. Kognitive Vorgänge wie Nachdenken, Träumen, Begreifen, zielgerichtetes Planen, Entscheidungen fällen und Grübeln finden im Großhirn statt. Dort werden alle Informationen verarbeitet. Es hat sich jedoch herausgestellt, dass auch andere Bereiche des Gehirns aktiv sind, wenn unser Geist arbeitet. Wahrscheinlich sind an unserer mentalen Leistung viele Regionen des Gehirns beteiligt.

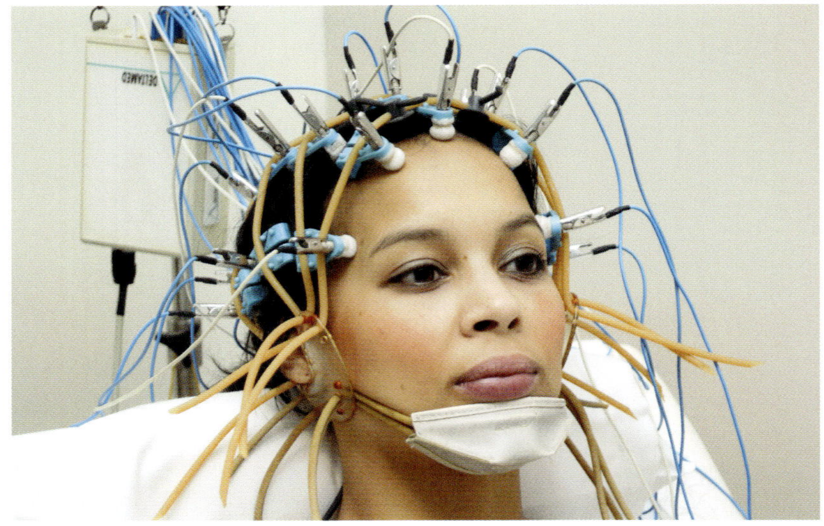

Messen der Gehirnaktivität
Durch EEG lassen sich Gehirnerkrankungen feststellen. Der Betroffene sitzt dabei entspannt in einem Sessel und wird aufgefordert, einfache Fragen zu beantworten. Die an der Kopfhaut angebrachten Elektroden zeichnen die elektrische Aktivität in verschiedenen Bereichen des Gehirns auf.

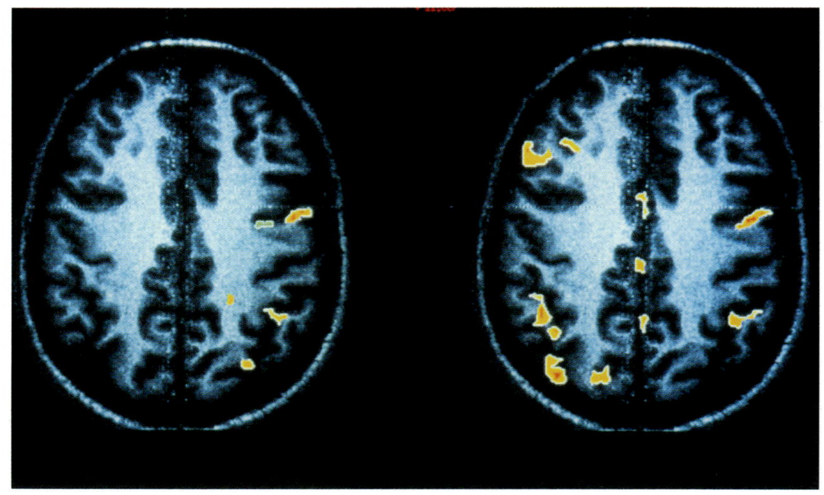

Das mathematische Gehirn
Die orangefarbenen Bereiche auf diesen Bildern kennzeichnen jene Gehirnregionen, die am aktivsten sind, wenn eine Person unterschiedliche Rechenaufgaben löst. Beim Multiplizieren wird nur eine Hirnhälfte aktiv (links), am Subtrahieren sind beide Hirnhälften beteiligt (rechts). Durch solche Studien soll herausgefunden werden, wie das Gehirn bei bestimmten Problemlösungen genau arbeitet.

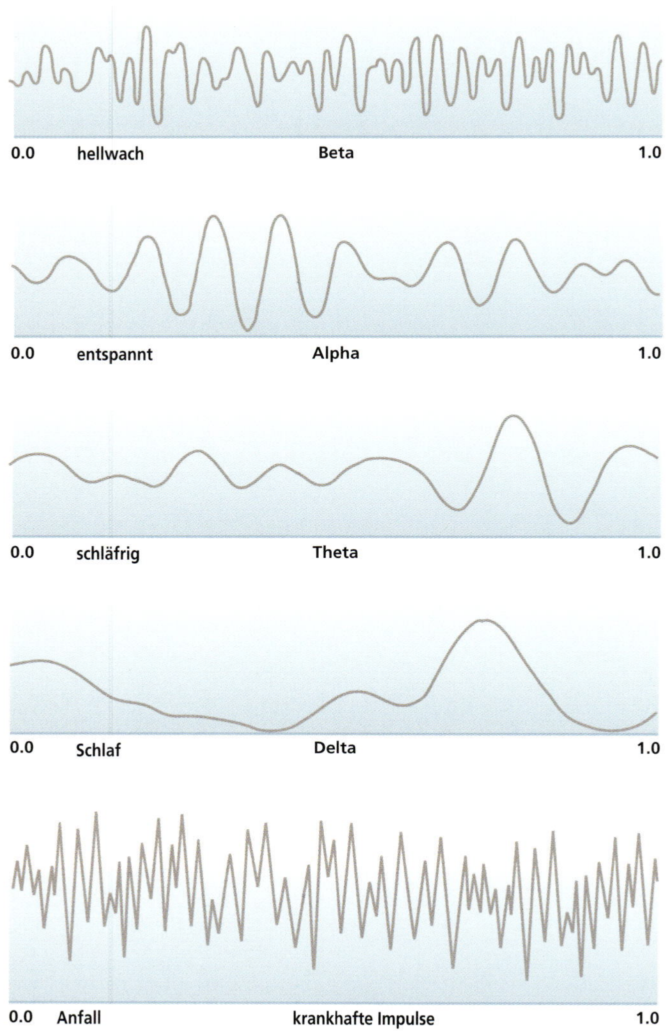

Hirnströme/Epilepsie
Hirnströme reflektieren die elektrische Aktivität des Gehirns. Wenn eine Person sehr aufmerksam ist, werden rasche, unregelmäßige Beta-Wellen aufgezeichnet. Ist sie sehr entspannt, zeigen sich langsamere, regelmäßigere Alpha-Wellen. Theta-Wellen und Delta-Wellen erscheinen, wenn jemand schläfrig ist, im Koma liegt oder narkotisiert ist. Bei einem epileptischen Anfall lassen sich scharfe oder steile Wellen nachweisen, die Nervenzellen produzieren dann krankhafte Impulse.

Entspannung

Meditation ist eine Entspannungstechnik, bei der sich der Betroffene auf einen einzigen Gedanken oder Klang konzentriert. Durch das Schließen der Augen werden mögliche Ablenkungen vermieden. Während einer Meditation verwandeln sich die Beta-Wellen mit 14 bis 30 Ausschlägen pro Sekunde in langsamere Alpha- oder sogar Theta-Wellen. Regelmäßige Meditation baut Stress ab, senkt den Blutdruck und ist insgesamt gesundheitsfördernd.

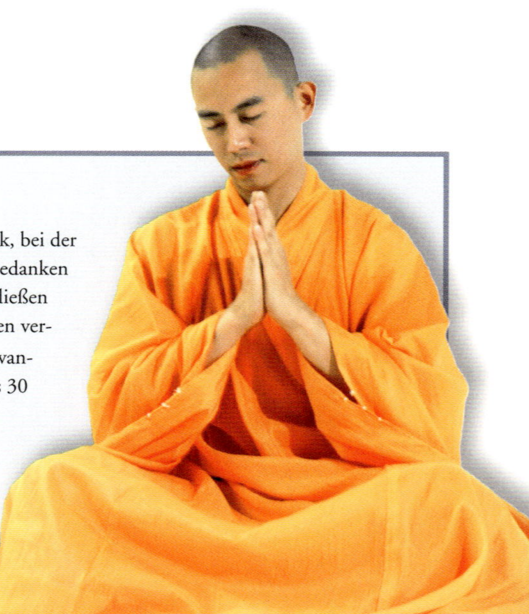

Die Entdeckung des Geistes

Es zählt nach wie vor zu den großen Geheimnissen des Gehirns, wo genau bewusstes Erleben stattfindet. Durch moderne Techniken wie funktionelle Magnetresonanztomographie (fMRT) soll herausgefunden werden, wie kognitive Vorgänge ablaufen. Man weiß bereits, dass hochaktive Zellen mehr Sauerstoff verbrauchen als weniger aktive. Durch Einfärben der sauerstoffreichen Regionen lässt sich bei fMRT aufzeigen, wie aktiv unterschiedliche Bereiche des Gehirns sind, wenn ein Proband bestimmte mentale Aufgaben lösen muss.

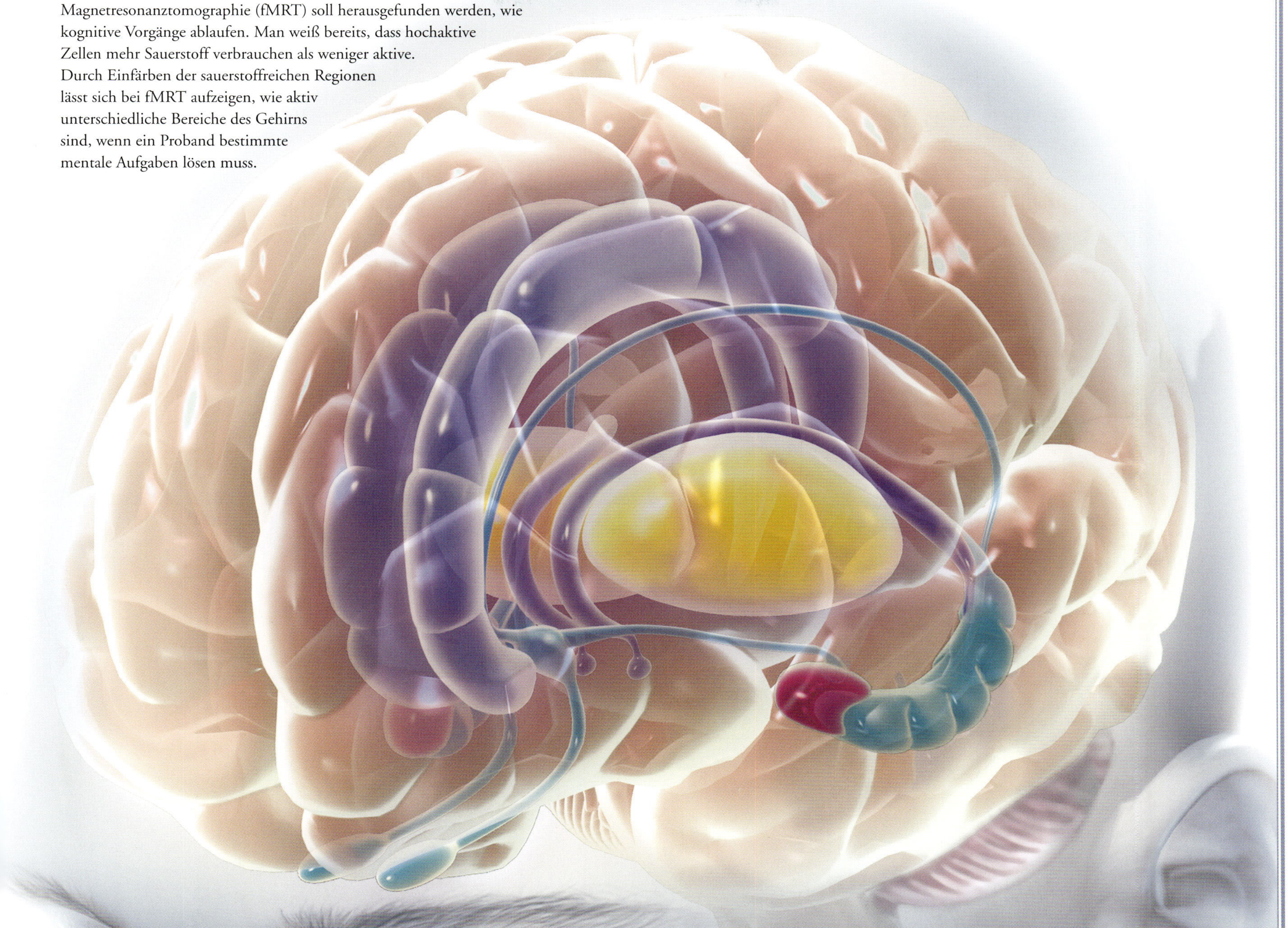

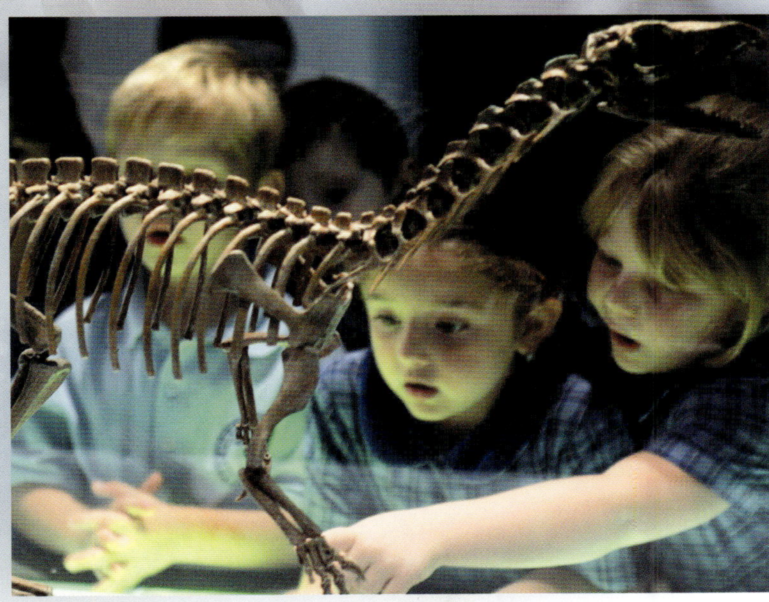

Gespannte Aufmerksamkeit
Beim Anblick eines Dinosaurierskeletts sind die geistigen Fähigkeiten von Kindern vollständig aktiviert. Diese hohe Konzentration würde durch Beta-Wellen widergespiegelt werden.

Sprache

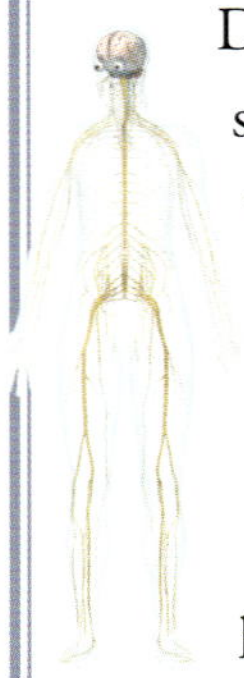

Die Fähigkeit, sich in einer komplizierten Sprache zu verständigen, unterscheidet Menschen von ihren engsten Verwandten in der Tierwelt. Bei den meisten Menschen ist die dafür zuständige Region der Großhirnrinde in der linken Hirnhälfte angesiedelt. Neuronennetze im sogenannten Broca-Areal steuern die Muskelbewegungen, die benötigt werden, um mithilfe von Kehle, Zunge und Lippen Laute hervorzubringen. Patienten, die einen Schlaganfall erlitten haben oder deren Broca-Areal anderweitig geschädigt wurde, können nicht mehr sprechen. Das Wernicke-Areal bildet das sensorische Sprachzentrum, hier finden Prozesse statt, die das Sprachverständnis betreffen. Mit seiner Hilfe können wir aus Worten einen zusammenhängenden Satz bilden und die Äußerungen unseres Gegenübers gedanklich einordnen.

Erforschung der menschlichen Sprache

Abbildungstechniken wie Positronen-Emissions-Tomographie (PET) und funktionelle Magnetresonanztomographie (fMRT) ermöglichen Wissenschaftlern große Fortschritte im Verständnis der Gehirnaktivitäten, während wir Wörter sprechen und begreifen. Heute kann man genau feststellen, welche Nervenzellen zu welchem Zeitpunkt aktiv sind. Forschungen ergaben außerdem, dass es kein einzelnes, unabhängiges Sprachzentrum gibt, sondern dass am Sprachprozess mehrere unterschiedliche Bereiche des Gehirns beteiligt sind.

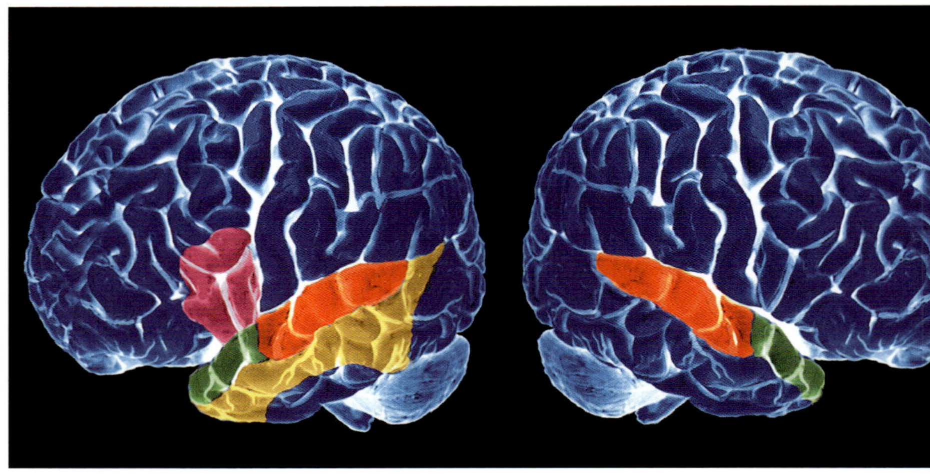

Dominante linke Hirnhälfte
Bei den meisten Menschen werden rationale Sprachinhalte in der linken Hirnhälfte verarbeitet und emotionale Komponenten in der rechten. Dieses Abtastbild zeigt die Gehirnaktiviät, während man gesprochene Wörter hört und begreift. In der linken Hirnhälfte (links) sind mehr Bereiche aktiv, darunter das Broca-Areal (rot) und Regionen im Temporallappen (gelb), die zum Verständnis beitragen. Die Hörzentren sind in beiden Hirnhälften aktiv.

Zeichensprache
Bei der Zeichensprache verständigt man sich lautlos: durch Gesten und Mimik. Beim Sprechen ist die linke Hirnhälfte aktiv, bei Zeichensprache hingegen beide Hirnhälften. Im Chinesischen kommt es auf den genauen Tonfall an, um ähnlich ausgesprochene Wörter voneinander zu unterscheiden, deshalb arbeitet die chinesische Zeichensprache zusätzlich mit leichten Augen- oder Kopfbewegungen.

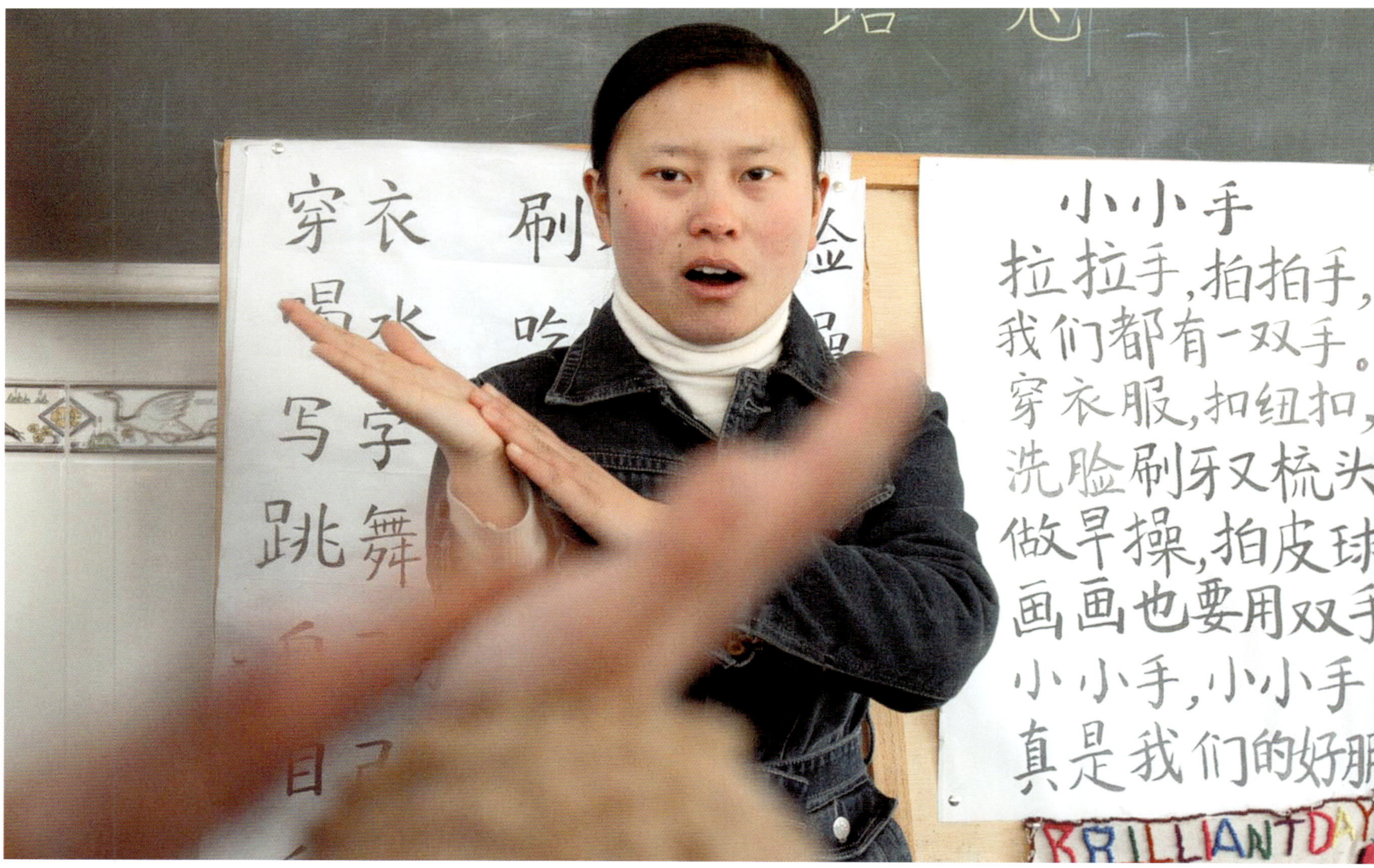
穿衣
写字
跳舞
小小手
拉拉手，拍拍手，
我们都有一双手。
穿衣服，扣纽扣，
洗脸刷牙又梳头
做早操，拍皮球
画画也要用双手
小小手，小小手
真是我们的好

Gehirnaktitivität
PET-Abbildungen zeigen, welche Gehirnbereiche beim Sprachprozess aktiv sind (rotorange). Auf dem unteren Scan sind Teile des Temporallappens aktiv, dort sitzt die Hörrinde. Auf dem oberen Scan sieht man das Broca-Areal (motorisches Sprachzentrum) und das Wernicke-Areal (sensorisches Sprachzentrum).

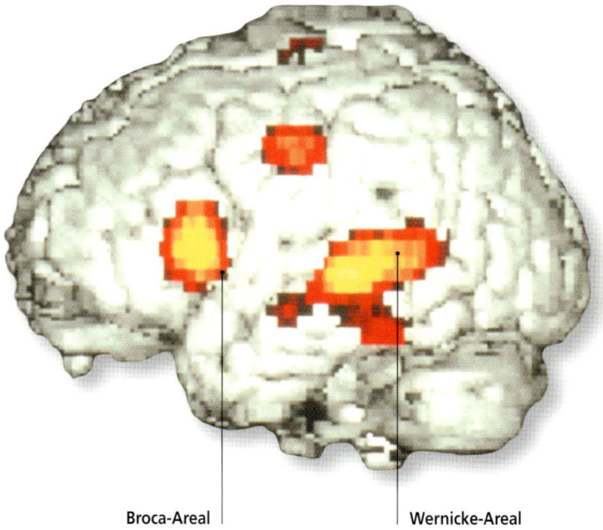

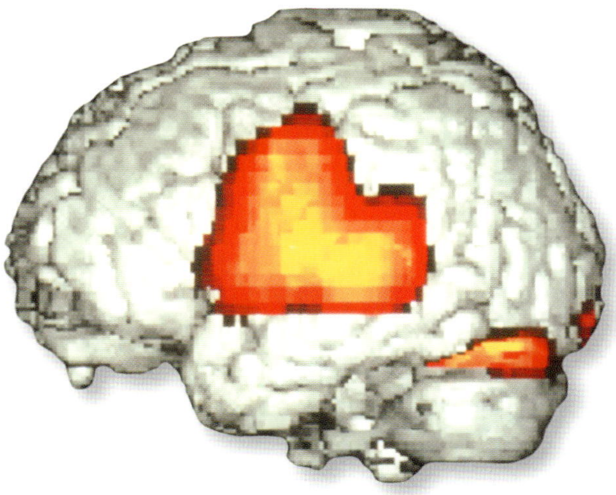

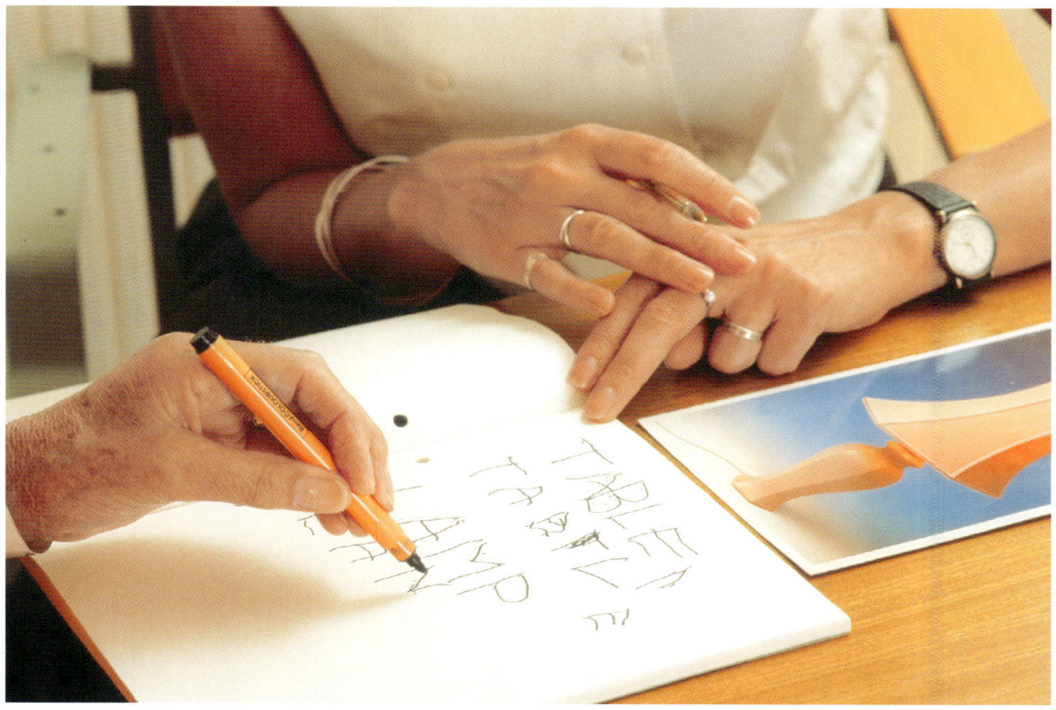

Wiederlernen des Schreibvorgangs
Diese Schlaganfallpatientin war früher Rechtshänderin und lernt gerade, mit der linken Hand zu schreiben. Bei einem Schlaganfall können auf einer Seite Lähmungserscheinungen zurückbleiben.

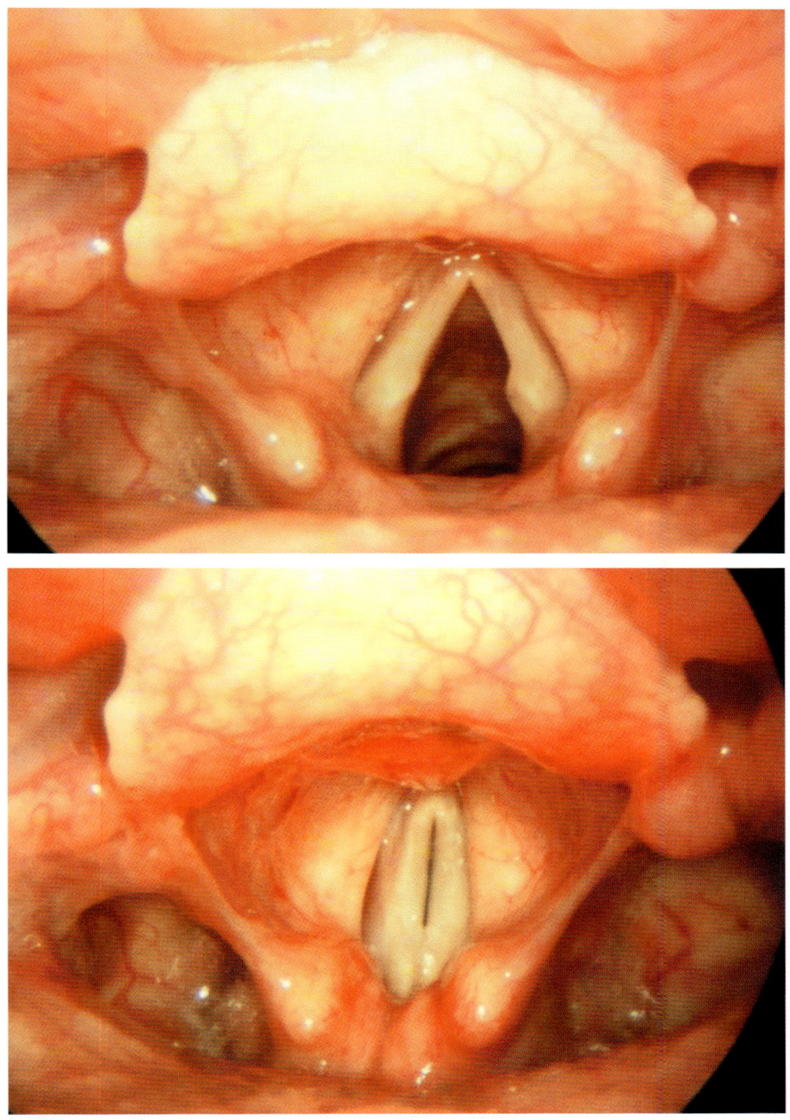

Hervorbringen von Lauten
Die menschliche Stimme produziert Laute durch Vibration und nachhallende Luft. Im Kehlkopf sitzen die beiden Stimmbänder, zwei elastische Muskelbänder, die sich entspannen, zusammen- und in die Länge ziehen. Wenn wir normal atmen, sind die Bänder entspannt (oben) und weit geöffnet; sie bringen keinen Laut hervor. Sind sie gespannt (unten), werden sie durch die aus der Lunge strömende Luft in Schwingungen versetzt und erzeugen stimmhafte Töne.

Aphasie

Unter Aphasie versteht man den Verlust der normalen Sprachfähigkeit, die durch einen Unfall oder Schlaganfall verursacht werden kann. Bei der Broca-Aphasie kann der Patient keine Wörter mehr formulieren, wohl aber verstehen. Bei der Wernicke-Aphasie versteht der Patient den Sinn der Wörter nicht mehr, seine Sprache enthält viele Verdrehungen und Verwechslungen, und er kann sich kaum verständigen. Diese MRT zeigt das Gehirn eines Patienten nach einem Schlaganfall mit Broca-Aphasie.

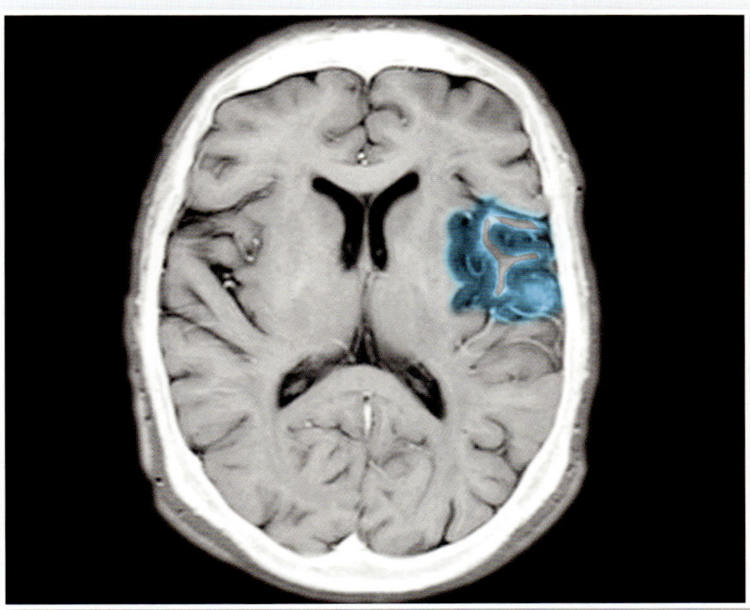

Schlaf

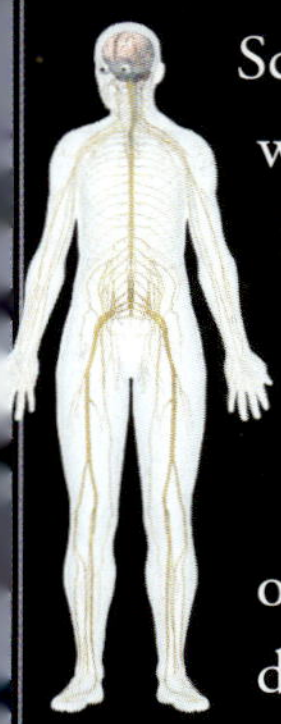

Schlaf ist ein Zustand äußerster Ruhe, der überlebenswichtig zu sein scheint. Drei Gruppen von Nervenzellen im Gehirnstamm sind für den Schlaf-Wach-Rhythmus zuständig. Wenn eine Person einschläft, wird die Aktivität der Großhirnrinde gehemmt, jedoch nicht völlig ausgeschaltet, denn sobald der Wecker klingelt oder ein Lichtstrahl durch ein Fenster auf das Gesicht des Schlafenden fällt, erwacht er. Während des Schlafs wechseln sich NREM-Phasen (non-rapid eye movement) mit REM-Phasen (rapid eye movement) ab, letztere sind durch schnelle Augenbewegungen gekennzeichnet und werden auch Traumschlaf genannt. Beim NREM-Schlaf sinken Puls, Atemfrequenz und Blutdruck. Normalerweise tritt alle 90 Minuten der REM-Schlaf ein, der mit erhöhter Gehirnaktivität verbunden ist.

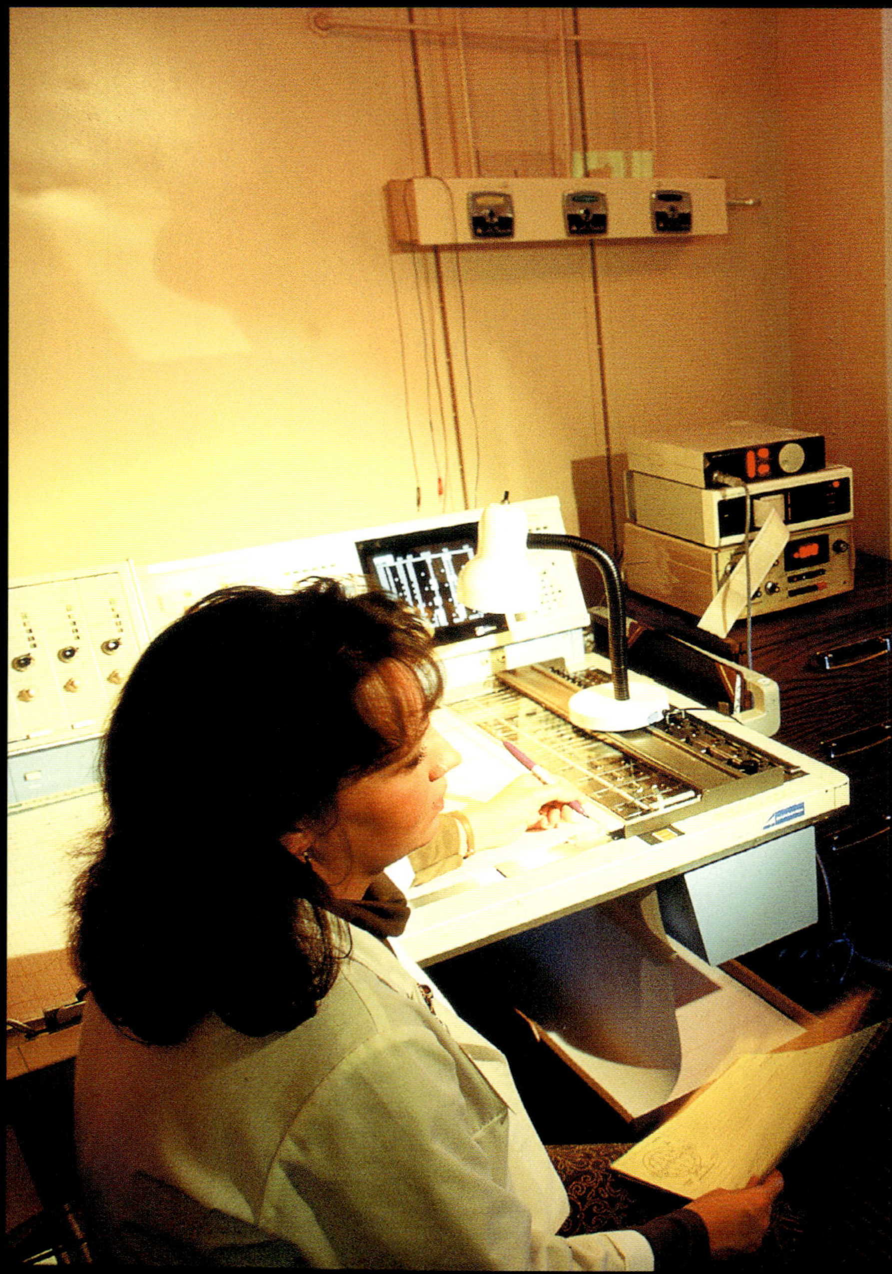

Schlafstörungen

Angst, Altern und andere Faktoren können chronische Schlaflosigkeit verursachen. Eine Person mit Narkolepsie (Schlafkrankheit) wechselt unberechenbar zwischen hellwachem Zustand und REM-Schlaf. Bei Schlafapnoe schreckt eine Person nachts mehrmals auf, weil der Atem stillsteht. Dieses Syndrom ist in der Regel mit Schnarchen verbunden. Beim Syndrom der ruhelosen Beine (restless-legs-syndrom) kommt es durch Kribbeln oder andere als unangenehm empfundende Gefühle zum unwiderstehlichen Drang, die Beine zu bewegen. Da die Beschwerden nur im Liegen auftreten, hat der Betroffene Probleme mit dem Durchschlafen.

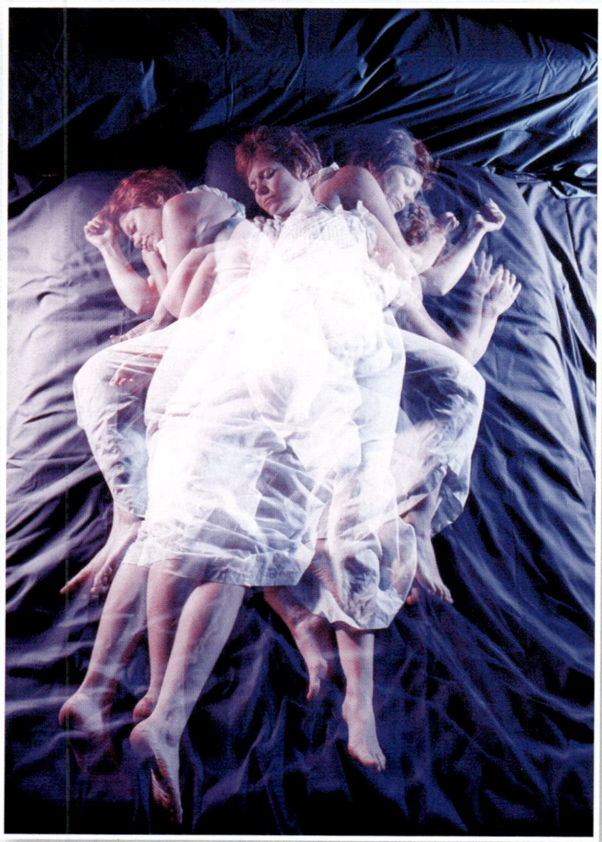

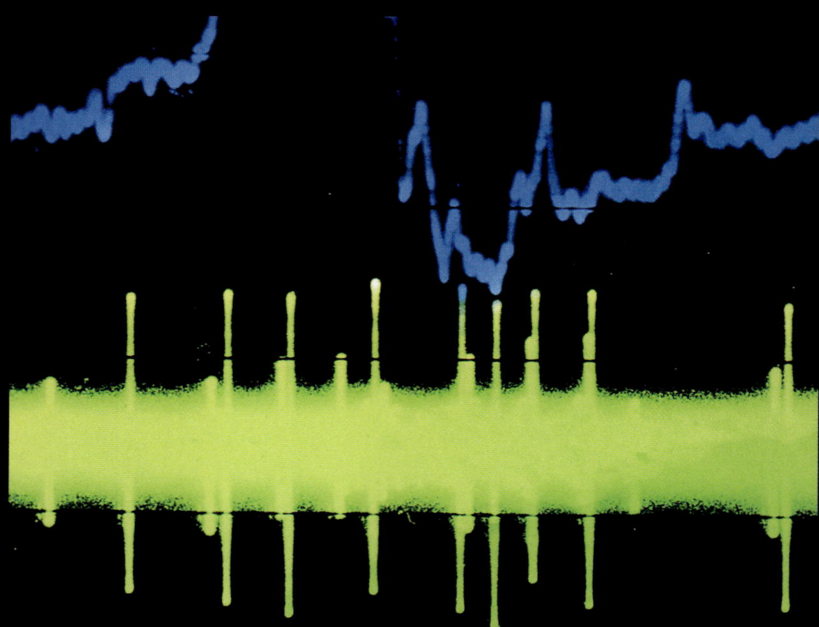

Gehirnwellen während des Schlafs
Hier sieht man ein Polysomnogramm, dabei werden die Daten der Augen- und Gehirnaktivitäten während des Schlafs aufgezeichnet. Die blaue Grafik zeigt die Gehirnwellen, die grüne die Augenbewegungen.

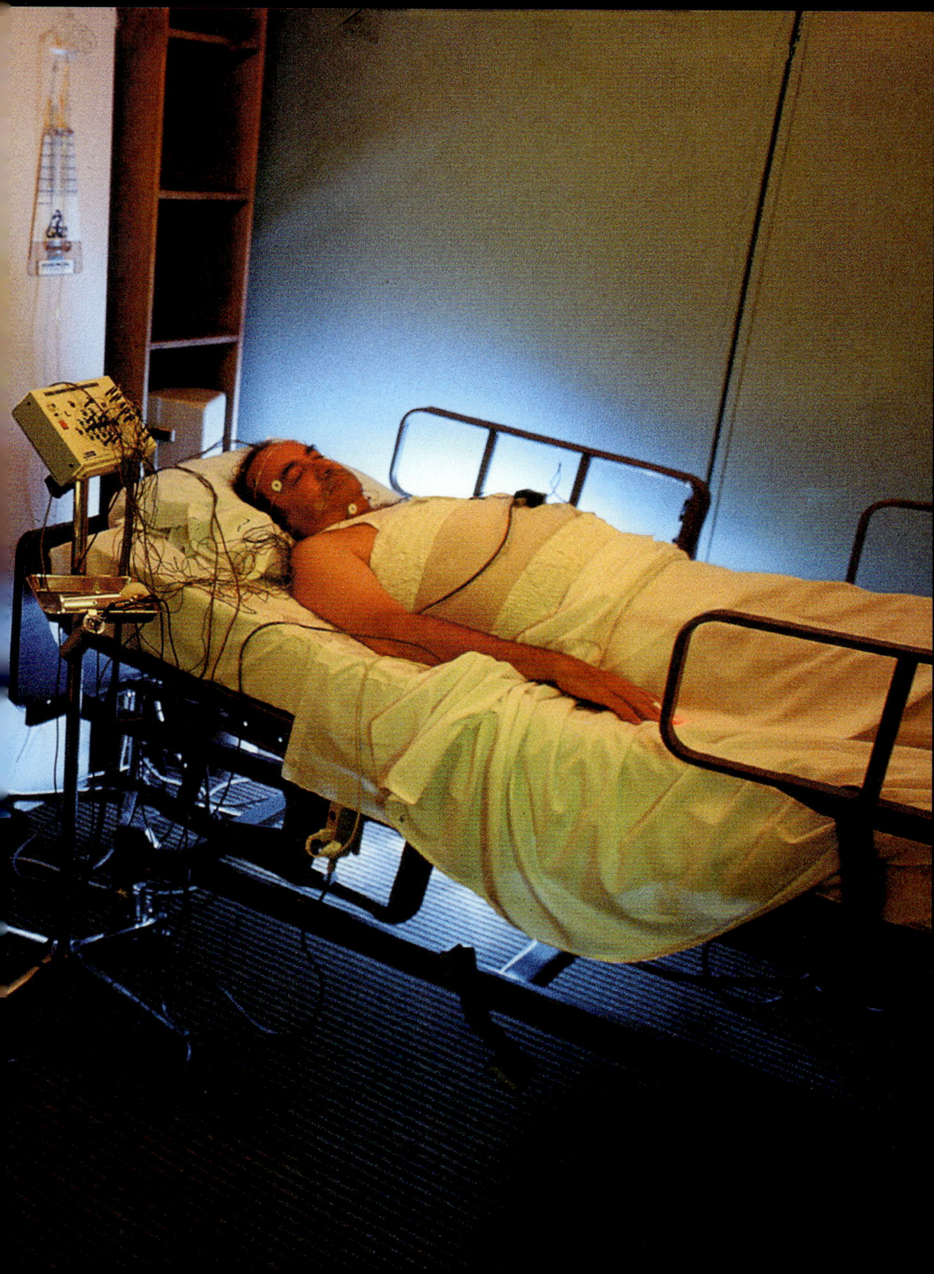

Schlafforschung
Während der REM-Phase, in der Menschen üblicherweise träumen, sind das limbische System und die visuellen Zentren des Gehirns hochaktiv. Forscher führen diesen Umstand auf die intensiven Bilder und Emotionen zurück, die viele Träume prägen.

Tag-Nacht-Rhythmus

Die biologische Uhr des Körpers regelt Schlaf und andere physiologische Zustände in einem 24-Stunden-Zyklus, der etwa dem Tag-Nacht-Wechsel folgt. Diese innere Uhr wird von einem Kerngebiet im Hypothalamus gesteuert, dem sogenannten Nucleus suprachiasmaticus (SCN). Dieser empfängt von speziellen Photorezeptoren in der Netzhaut Impulse, die Auskunft über die Lichtverhältnisse geben. Der SCN sendet Signale an die Zirbeldrüse, die bei Dunkelheit das schlafördernde Hormon Melatonin ausschüttet.

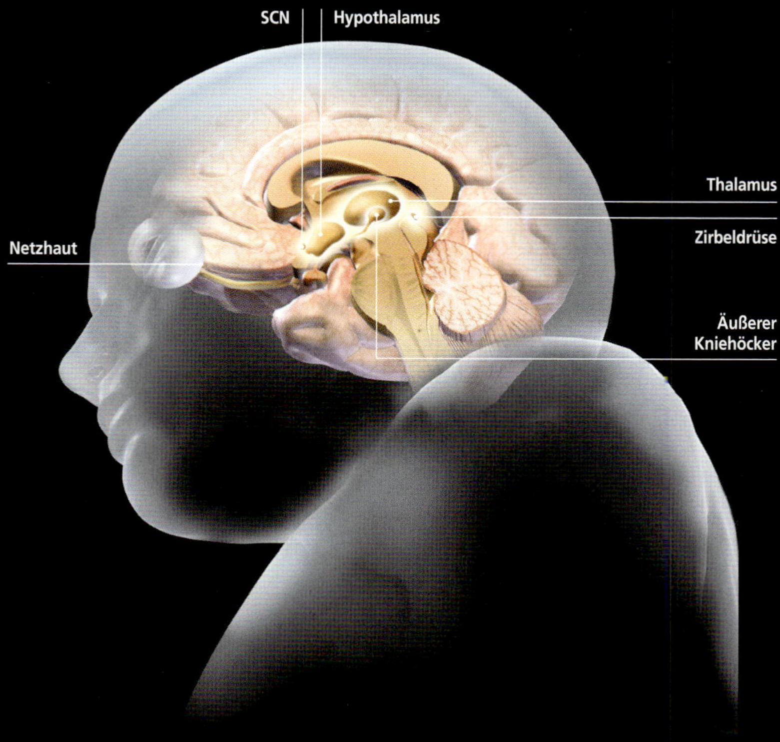

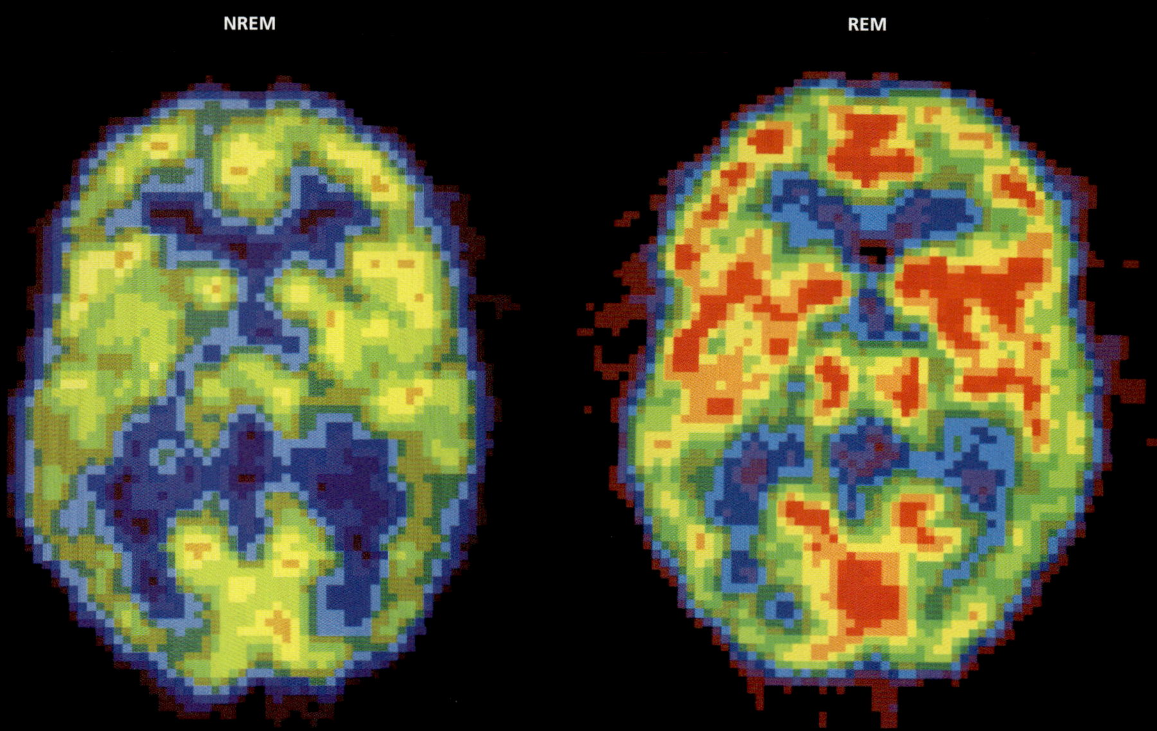

Schlafphasen

Forscher haben herausgefunden, dass die einzelnen Schlafphasen straff organisiert sind. NREM-Schlaf besteht aus vier aufeinanderfolgenden Phasen. In Phase 1 ist der Schlaf leicht und wird dann immer tiefer bis zur tiefsten Phase 4. Im Laufe der Nacht wird der NREM-Schlaf von kurzen REM-Phasen unterbrochen. Diese kolorierten PET-Abbildungen zeigen das Gehirn in der NREM-Phase (links) und in der REM-Phase (rechts). Die aktiven Regionen der Großhirnrinde sind rot gekennzeichnet. Beim NREM-Schlaf ist das Gehirn passiv, bei der REM-Phase gleicht die Gehirnaktivität dem Wachzustand.

Emotionen

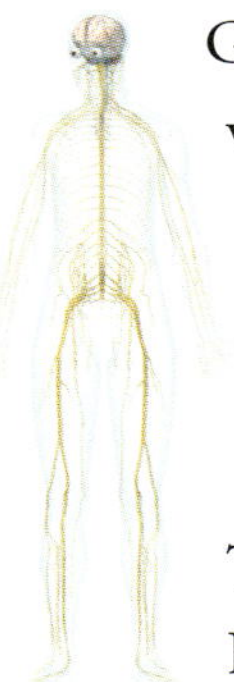

Grundlegende Aspekte des menschlichen Lebens werden von einer ringförmigen Funktionseinheit im Gehirn, dem limbischen System, verarbeitet. Diese Einheit wurde lange Zeit „emotionales Gehirn“ genannt; sie umfasst die Amygdala, den Hippocampus, den Hypothalamus sowie den Thalamus. Diese Bestandteile sind mit anderen Hirnregionen verbunden und ermöglichen die ganze Bandbreite menschlicher Gefühle: Freude, Zorn, Furcht, Liebe, Sehnsucht, Mitgefühl usw. Sie spielen auch beim Gedächtnis eine wichtige Rolle und beeinflussen unsere Wahrnehmungsfähigkeit der Umwelt. Reguliert werden Emotionen durch das Zusammenspiel des limbischen Systems mit Bereichen in der vorderen Großhirnrinde. Durch moderne Abbildungstechniken wie funktionelle Magnetresonanztomographie (fMRT) lässt sich feststellen, inwieweit Denkmuster von Emotionen geprägt sind.

Emotionen und Stress

Die Verbindung zwischen limbischem System und Hypothalamus erklärt möglicherweise, warum Stressfaktoren wie finanzielle Probleme, eine schwierige Beziehung oder die Krankheit eines Angehörigen zu körperlichen Beschwerden führen können. Der Hypothalamus schüttet ein Hormon namens Kortikotropin aus, das die Nebennieren anregt, das Stresshormon Cortisol zu produzieren. Cortisol erhöht den Blutdruck und hemmt die Funktionen des Immunsystems. Man nimmt an, dass Menschen, die chronisch unter Belastung stehen, anfälliger sind für Krankheiten wie Bluthochdruck und Krebs.

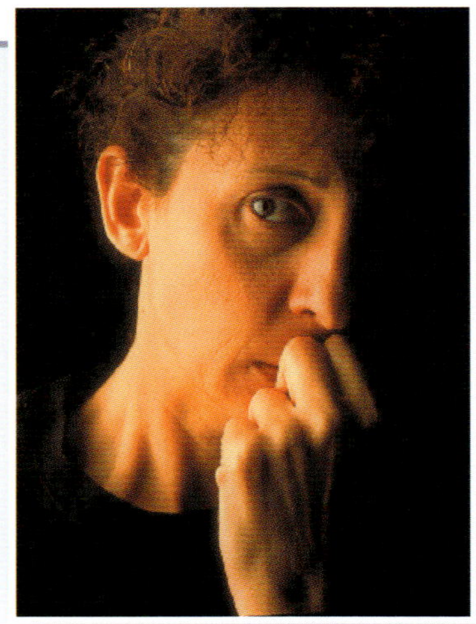

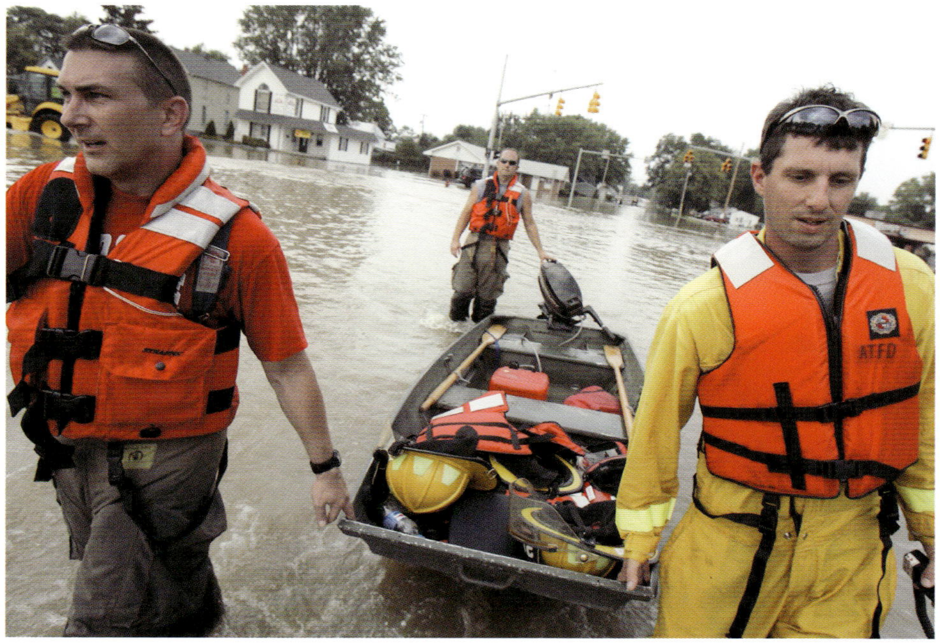

Reifes Erwachsenenalter
Die Nervenverbindungen zwischen den Zentren für Emotionen und Denken im Gehirn sind erst ab dem 25. Lebensjahr voll entwickelt. Von da an wird unser Verhalten „erwachsen“, wir haben uns insgesamt besser unter Kontrolle und können eine Krisensituation mit Ruhe und überlegtem Handeln meistern.

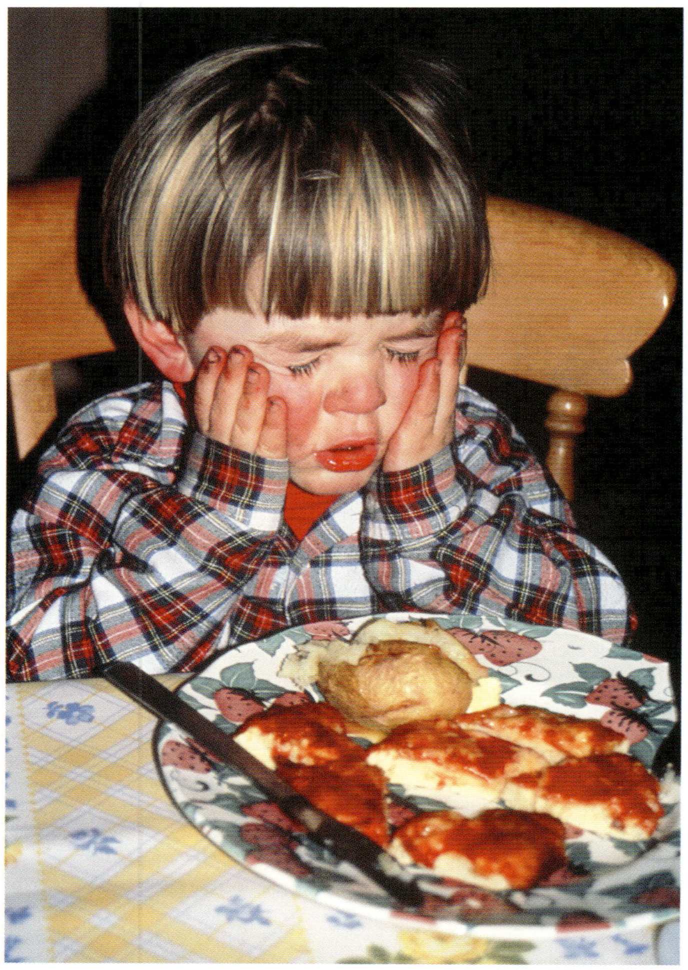

Wutanfall bei Kleinkindern
Kleinkinder können starke Gefühle empfinden, jedoch nicht kontrollieren, dazu ist ihr limbisches System noch nicht weit genug entwickelt. Im Lauf der Zeit bilden sich im limbischen System auch Nervenverbindungen heraus, die dem Langzeitgedächtnis zugrunde liegen.

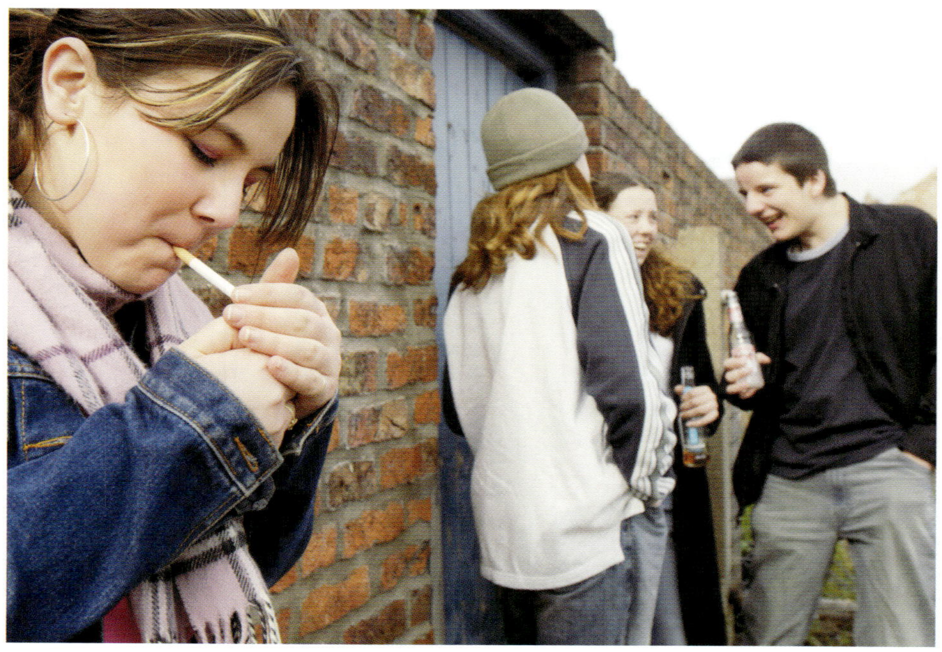

Risikobereitschaft bei Jugendlichen
Das limbische System ist bei Jugendlichen zwar voll entwickelt, doch jener Teil der Großhirnrinde, der planvolles Handeln und Denken steuert, noch nicht. Deshalb sind Jugendliche anfälliger, sich Gefahren wie Alkohol- und Drogenmissbrauch auszusetzen.

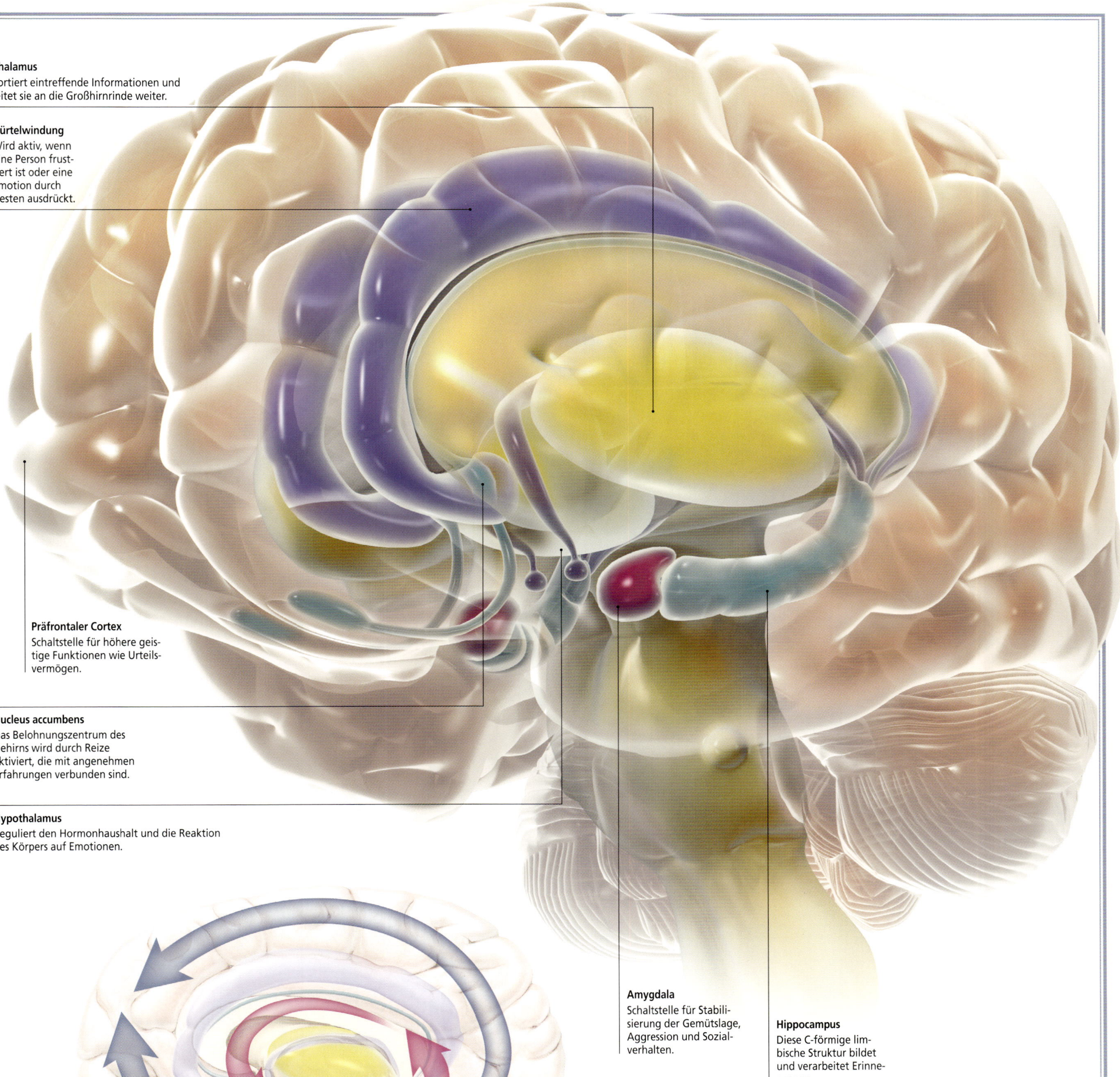

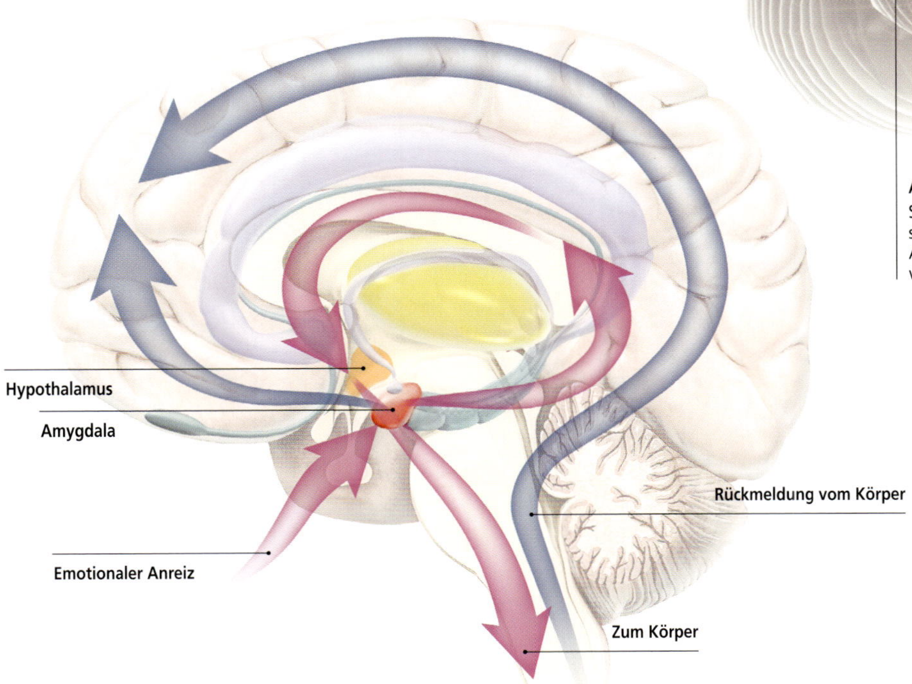

Körperliche Reaktionen auf Emotionen
Angst, Freude usw. sind eine Mischung aus Gefühlen und körperlichen Symptomen, zum Beispiel Herzklopfen oder Tränenausbruch. Diese Vorgänge werden von der Amygdala koordiniert, sie verarbeitet Anreize und leitet sie an den Hypothalamus weiter, es werden körperliche Reaktionen ausgelöst. Wenn die betroffenen Organe Rückmeldung an den präfrontalen Cortex erstatten, erleben wir die Emotion samt Begleiterscheinungen.

Einschätzung von Gefahr

Gehirnforschungen ergaben, dass die Amygdala und andere Teile des limbischen Systems bei der emotionalen Bewertung von Situationen eine wichtige Rolle spielen. Patienten, deren Amygdala durch einen Unfall zerstört wurde, verlieren ihr Furcht- und Aggressionsempfinden. Diese Warn- und Abwehrreaktionen können überlebenswichtig sein, weil sie uns Gefahr erkennen lassen. Die Amygdala ist außerdem an Lernprozessen und an der Gedächtnisbildung beteiligt. Sie wird auch Mandelkern genannt und liegt paarig an der medialen Spitze des Temporallappens.

Gedächtnis

Gedächtnis ist die Fähigkeit des Gehirns, aufgenommene Informationen zu behalten, zu ordnen und wieder abzurufen. Es ist die Voraussetzung für Lernprozesse und dafür, dass unser Verhalten auf gemachten Erfahrungen basieren kann. Nach heutigem Wissensstand sind viele Bereiche im Gehirn an der Gedächtnisbildung beteiligt. Neue Informationen erreichen das Gehirn über die Sinnesorgane, werden zwischengespeichert und dann von tiefer liegenden Regionen im Gehirn und vom limbischen System weiterverarbeitet. Je nach Dauer der Speicherung unterscheidet man zwischen sensorischem Gedächtnis (Ultrakurzzeitgedächtnis), Kurzzeitgedächtnis und Langzeitgedächtnis. Die Zimmernummer in einem Hotel wird eher im Kurzzeitgedächtnis abgespeichert, gravierende Ereignisse wie ein Verkehrsunfall landen im Langzeitgedächtnis.

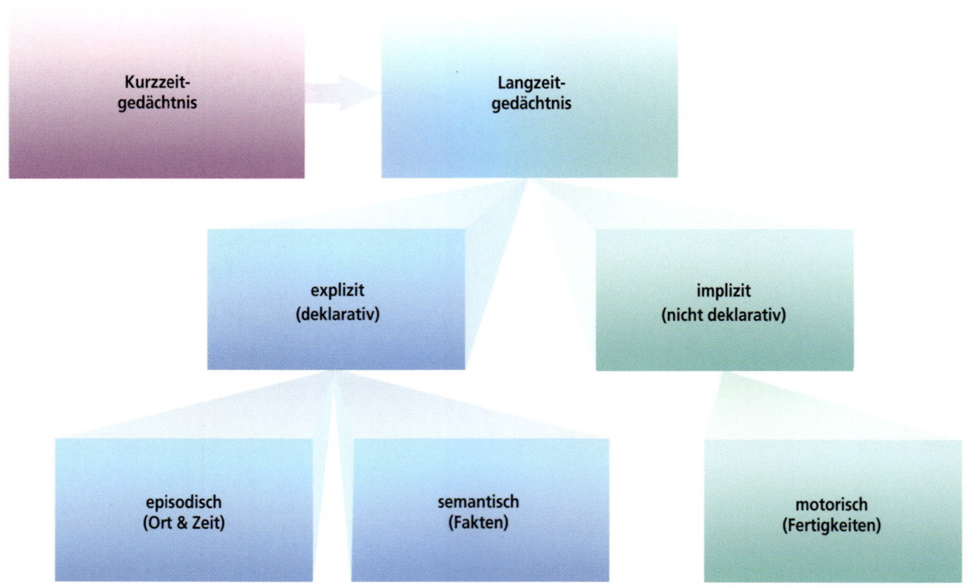

Gedächtnisformen
Im Kurzzeitgedächtnis werden belanglose Informationen wie die Telefonnummer des Taxistands höchstens ein paar Stunden gespeichert. Das Langzeitgedächtnis speichert komplexe Erinnerungen, entweder als Fakten oder als motorische Fertigkeiten.

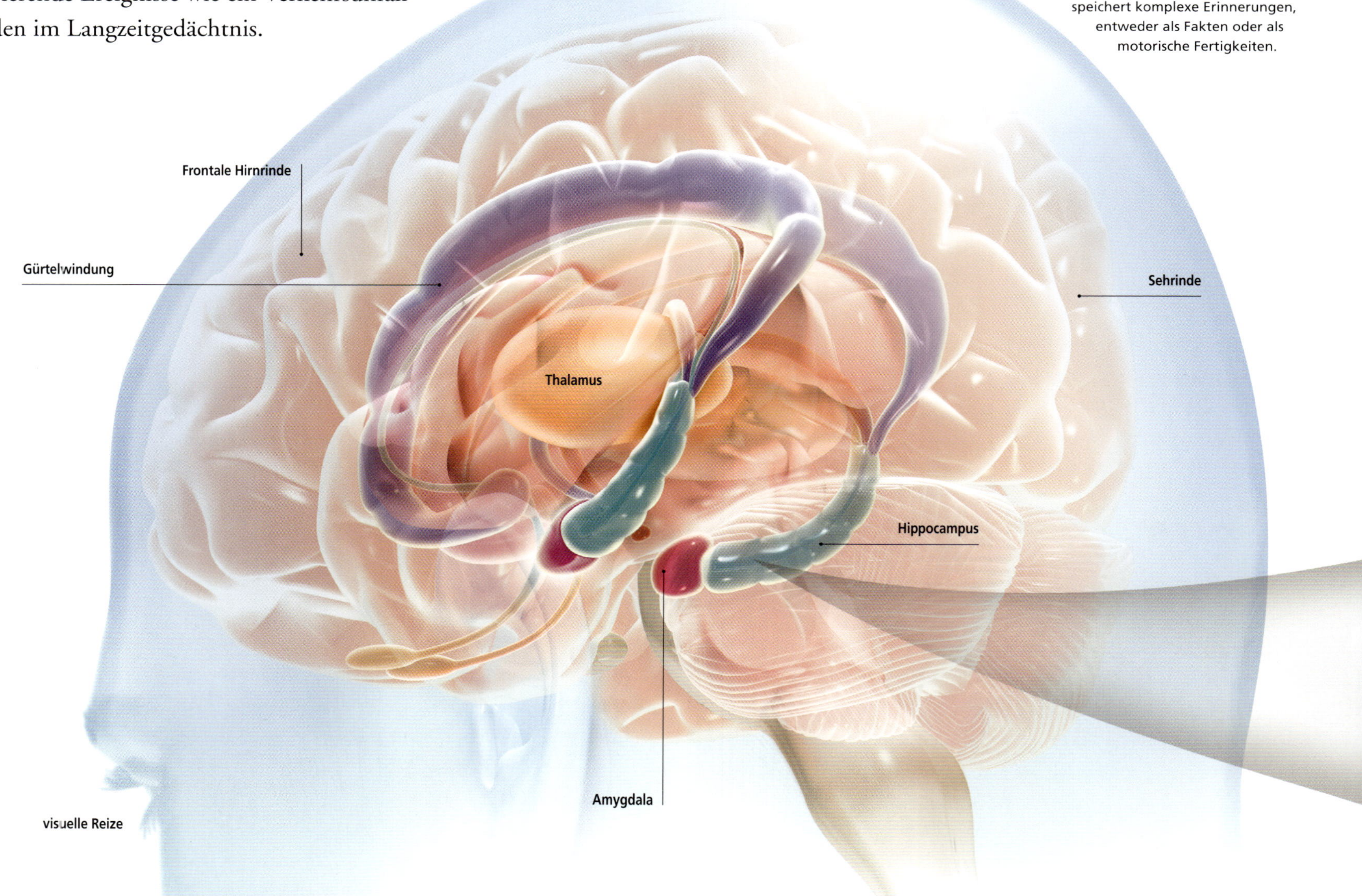

Abspeichern von Ereignissen
Gedächtnisprozesse finden in weitverzweigten Netzwerken statt. Explizite (bewusst wiedergebbare) Erinnerungen werden gebildet, wenn Reize von Augen, Ohren und Nase an der sensorischen Hirnrinde eintreffen. Von dort werden sie über Amygdala und Hippocampus an den Thalamus weitergeleitet und landen schließlich in der frontalen Hirnrinde. Sensorische Informationen werden nur dann im Langzeitgedächtnis gespeichert, wenn sie durch eine Bahn wandern, die wie eine Schlinge zwischen Hippocampus, Basalganglien, Thalamus und der sensorischen Hirnrinde liegt.

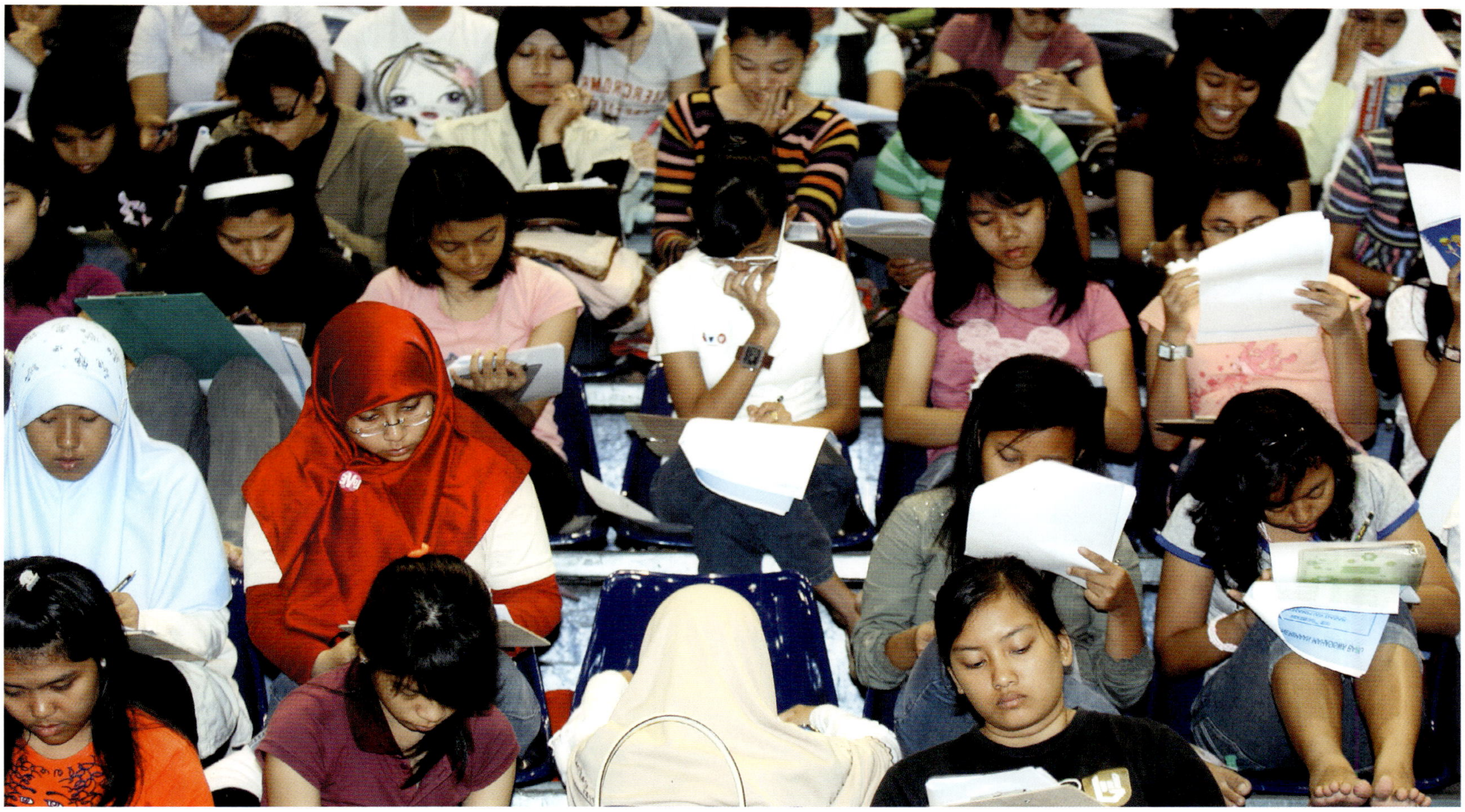

Explizites Gedächtnis
Wird auch Wissensgedächtnis genannt und speichert Tatsachen, die bewusst wiedergegeben werden können, etwa zwei plus zwei ergibt vier. Fakten werden durch Begriffe, Symbole und Bilder verkörpert. Informationen, die mit starken Emotionen oder einem sich wiederholenden Ablauf (z. B. eine Liste) verbunden sind, werden im Langzeitgedächtnis gespeichert.

Feinstruktur des Hippocampus
Auf diesem Bild wurden die Nervenzellen des Hippocampus hochvergrößert (grün).

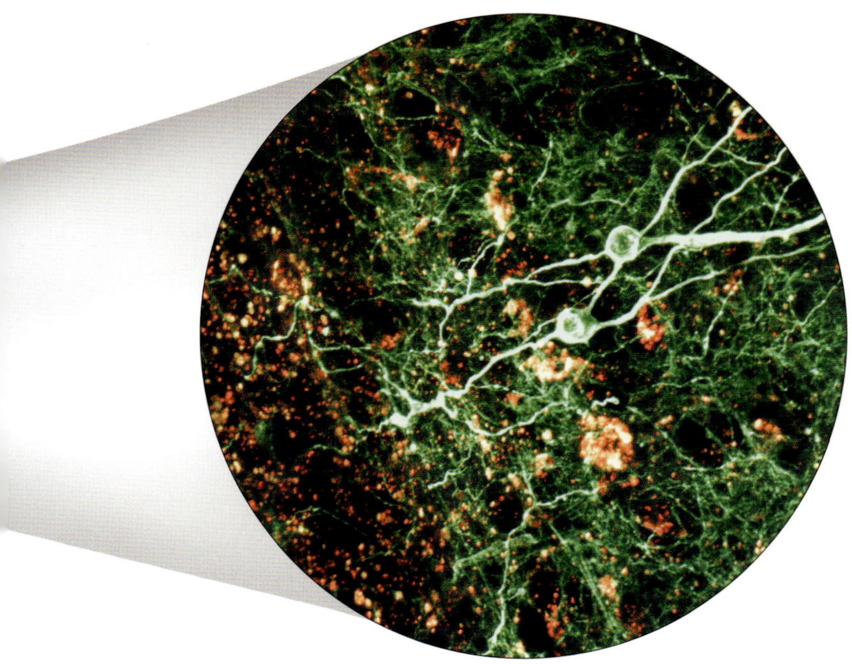

Implizites Gedächtnis
Auch Verhaltensgedächtnis genannt, zählt zum Langzeitgedächtnis und speichert unbewusste Erwartungen, Verhaltensweisen oder motorische Fertigkeiten wie zum Beispiel Tanzschritte. Im Lauf der Zeit „verinnerlicht" man die Abfolge der Schritte und muss bei ihrer Ausführung nicht länger darüber nachdenken. Das Gleiche gilt für Dinge wie Radfahren, Schwimmen, Klavierspielen usw. Der Gedächtnisinhalt ist in den Verbindungen der Nervenzellen, den Synapsen, niedergelegt.

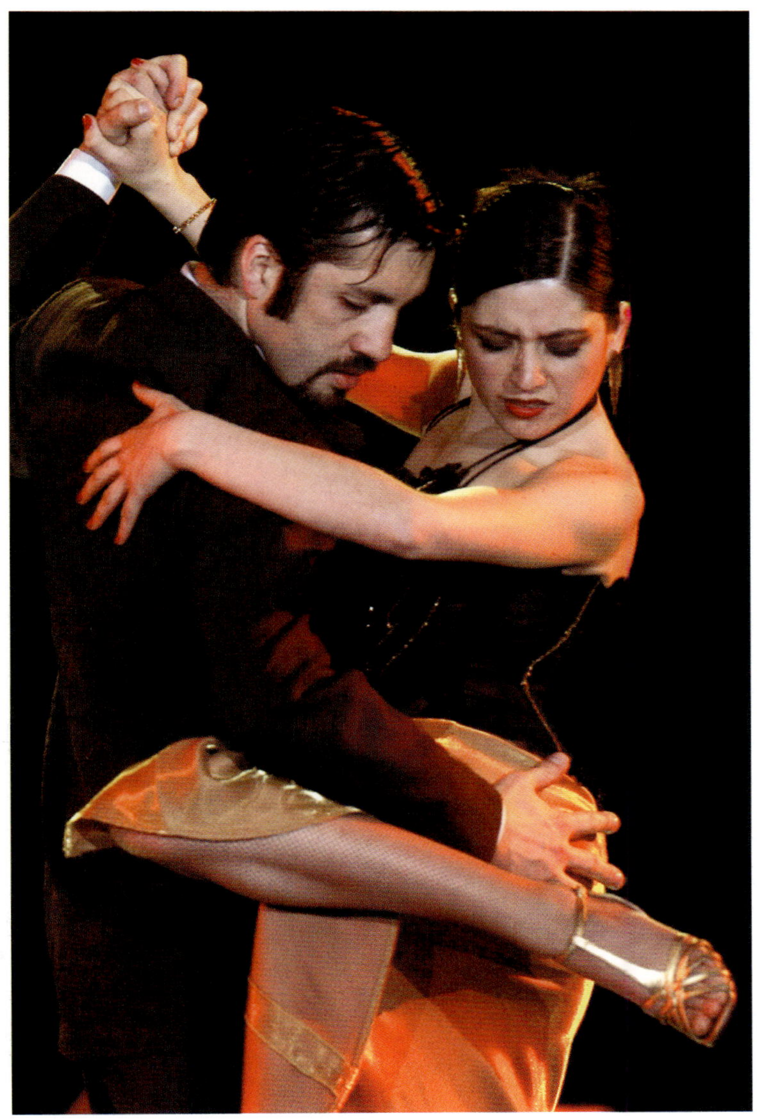

Erkrankungen des Nervensystems

Verschleiß, Verletzungen, Autoimmunkrankheiten oder andere Erkrankungen können dazu führen, dass die Neuronen des Zentralnervensystems nicht mehr normal miteinander kommunizieren. Viele Menschen leiden an Wirbelsäulenarthrose oder Bandscheibenvorfall; diese Beschwerden sind zwar nicht lebensbedrohend, aber sehr schmerzhaft und hindern die Betroffenen daran, ein normales Leben zu führen. Spinale Tumoren verursachen oft ähnliche Symptome, weil sie auf das Rückenmark oder die davon ausgehenden Nervenwurzeln drücken. Bakterien, die ins Zentralnervensystem eindringen, können Meningitis hervorrufen, eine gefährliche Entzündung der Hirnhäute, die mit Antibiotika behandelt wird. Bei Multipler Sklerose (MS) und Amyotropher Lateralsklerose (ALS) kommt es zu einer fortschreitenden Schädigung der Nervenzellen. Schwere Schädigungen des Rückenmarks führen zu teilweiser oder ganzer Körperlähmung oder sogar zum Tod.

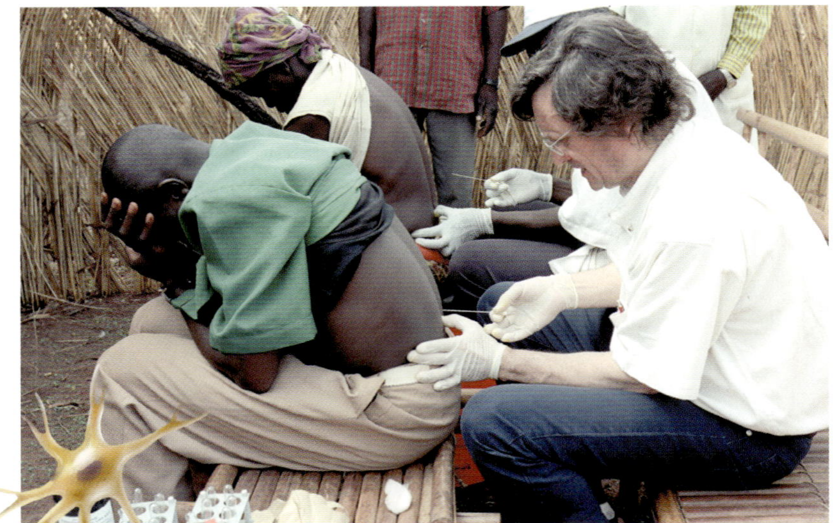

Meningitis
Durch Entnahme und Analyse von Rückenmarksflüssigkeit kann der Arzt sicher feststellen, ob ein Patient an Meningitis leidet. Bei der sogenannten Lumbalpunktion wird zuvor lokal betäubt und dann eine Hohlnadel in den Lumbalkanal zwischen dem zweiten bis fünften Lendenwirbel eingeführt, um Nervenwasser zu entnehmen.

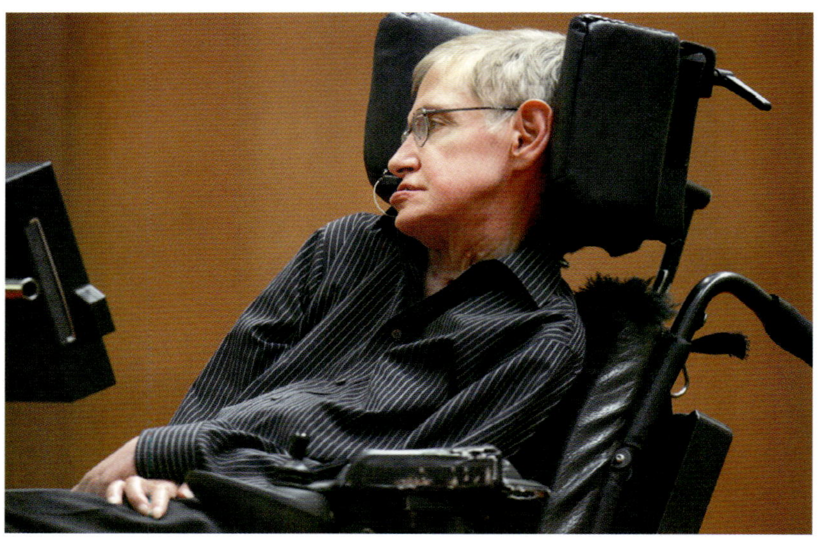

Amyotrophe Lateralsklerose
Bei ALS bilden sich die Neuronen in den motorischen Nervenbahnen des Rückgrats und in Teilen des Gehirns zurück. Mögliche Ursachen für diese seltene Krankheit sind genetische Faktoren und Umweltfaktoren. Die Muskeln schwinden, und die meisten Patienten sterben innerhalb von fünf Jahren. Eine bemerkenswerte Ausnahme bildet der Astrophysiker Stephen Hawking, der seit Jahrzehnten an ALS leidet.

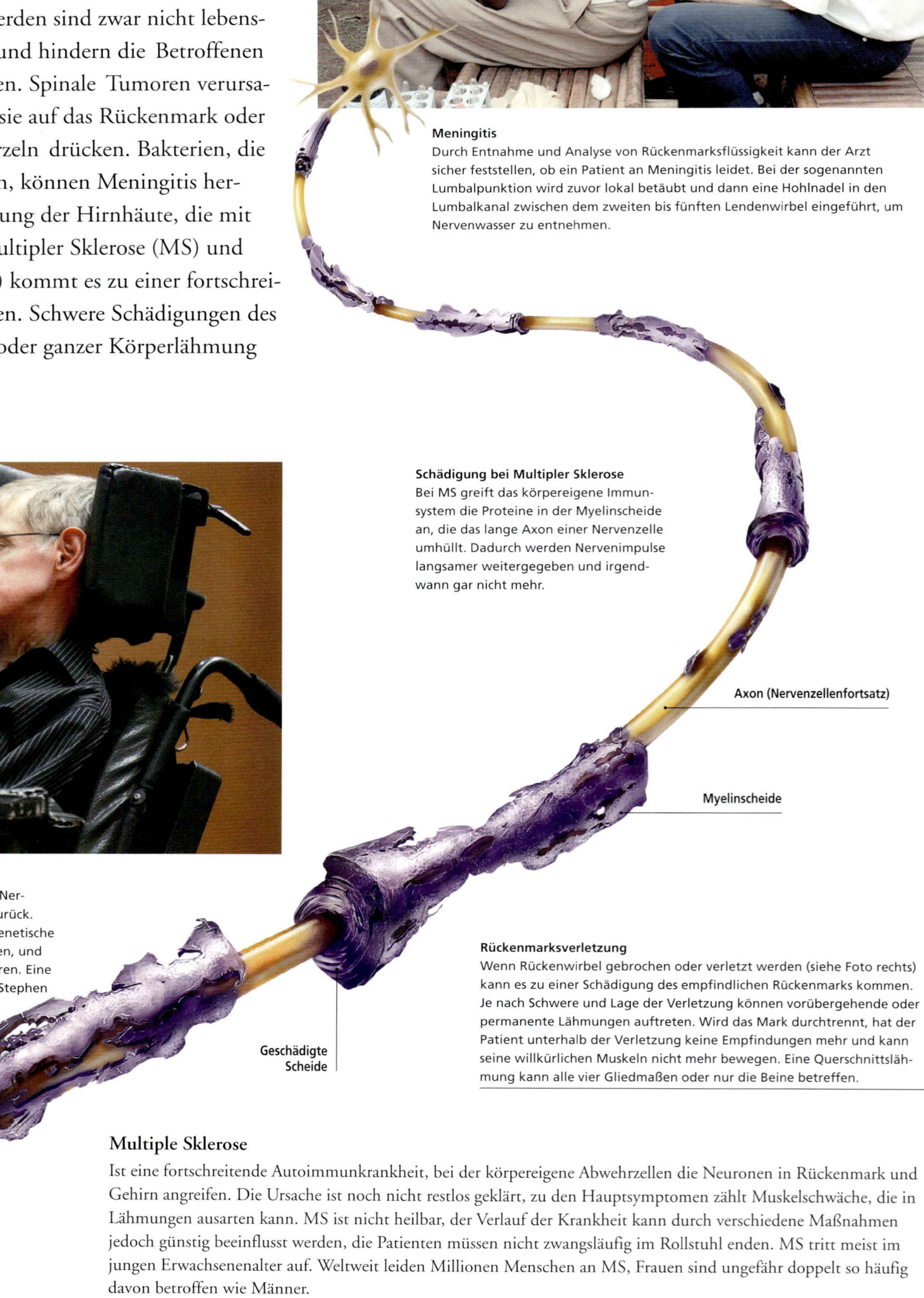

Schädigung bei Multipler Sklerose
Bei MS greift das körpereigene Immunsystem die Proteine in der Myelinscheide an, die das lange Axon einer Nervenzelle umhüllt. Dadurch werden Nervenimpulse langsamer weitergegeben und irgendwann gar nicht mehr.

Rückenmarksverletzung
Wenn Rückenwirbel gebrochen oder verletzt werden (siehe Foto rechts) kann es zu einer Schädigung des empfindlichen Rückenmarks kommen. Je nach Schwere und Lage der Verletzung können vorübergehende oder permanente Lähmungen auftreten. Wird das Mark durchtrennt, hat der Patient unterhalb der Verletzung keine Empfindungen mehr und kann seine willkürlichen Muskeln nicht mehr bewegen. Eine Querschnittslähmung kann alle vier Gliedmaßen oder nur die Beine betreffen.

Multiple Sklerose

Ist eine fortschreitende Autoimmunkrankheit, bei der körpereigene Abwehrzellen die Neuronen in Rückenmark und Gehirn angreifen. Die Ursache ist noch nicht restlos geklärt, zu den Hauptsymptomen zählt Muskelschwäche, die in Lähmungen ausarten kann. MS ist nicht heilbar, der Verlauf der Krankheit kann durch verschiedene Maßnahmen jedoch günstig beeinflusst werden, die Patienten müssen nicht zwangsläufig im Rollstuhl enden. MS tritt meist im jungen Erwachsenenalter auf. Weltweit leiden Millionen Menschen an MS, Frauen sind ungefähr doppelt so häufig davon betroffen wie Männer.

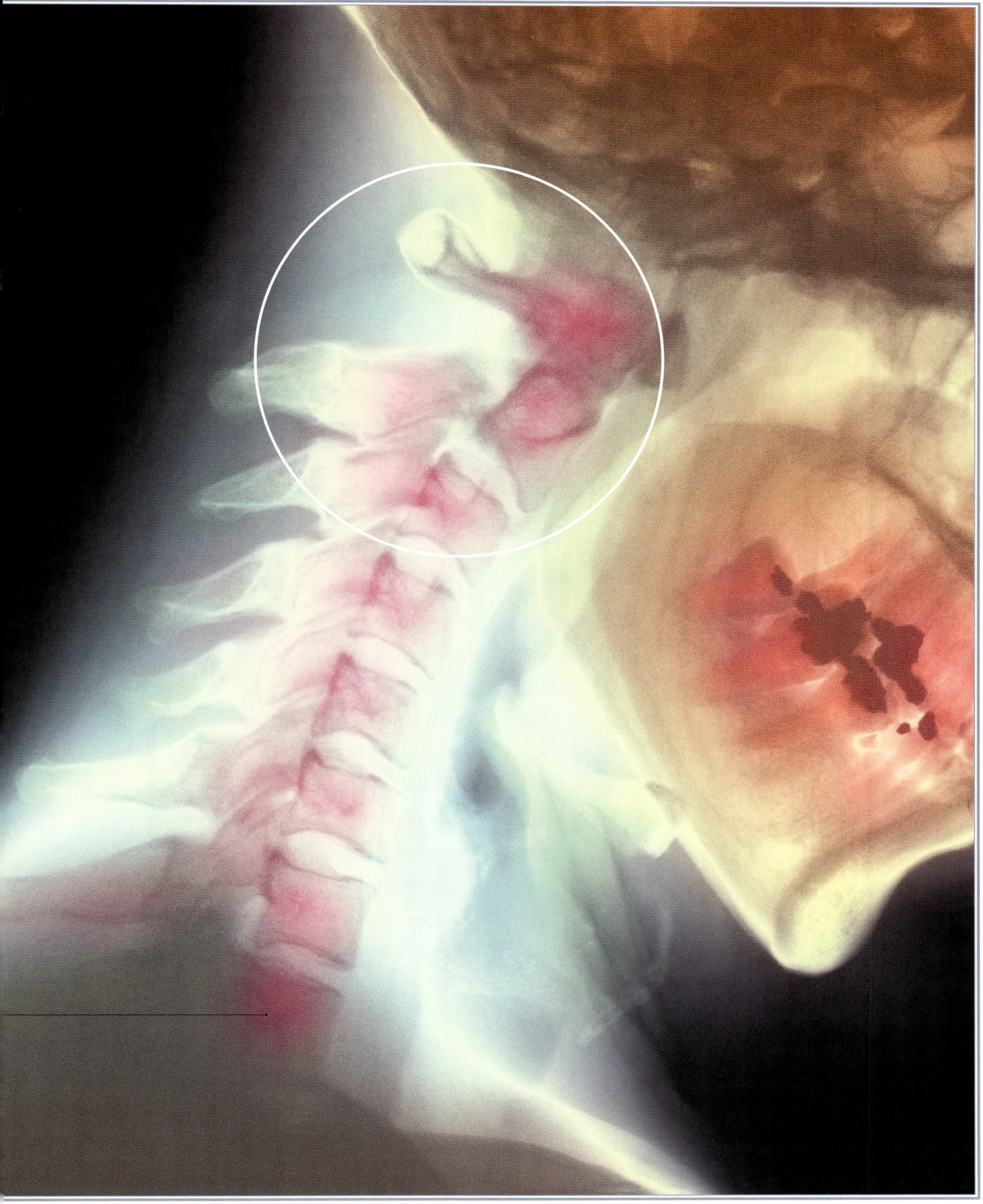

Gehirn-störungen

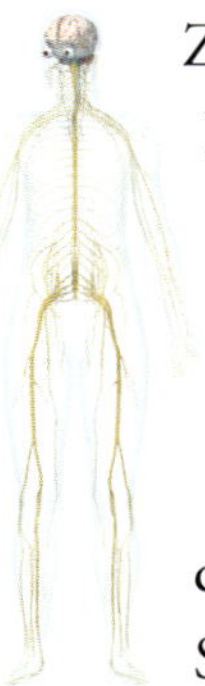

Zu den bekannten Gehirnerkrankungen zählen Parkinson-Krankheit und Alzheimer. Einen Schlaganfall erleiden jährlich weltweit Millionen Menschen, er ist die häufigste Todesursache; verstirbt der Patient nicht, kann es zu eingeschränkter Gehirnfunktion kommen. Gehirntumoren machen sich nur bemerkbar, wenn sie auf die Hirnmasse drücken. Bei Epilepsie senden viele Nervenzellen gleichzeitig Signale. Störungen des Gehirns haben weitreichende Folgen für Geist und Körper. Manchmal treten unvermutet ernsthafte gesundheitliche Probleme auf, weil dem Gehirn die sensorischen Rezeptoren für Schmerz fehlen.

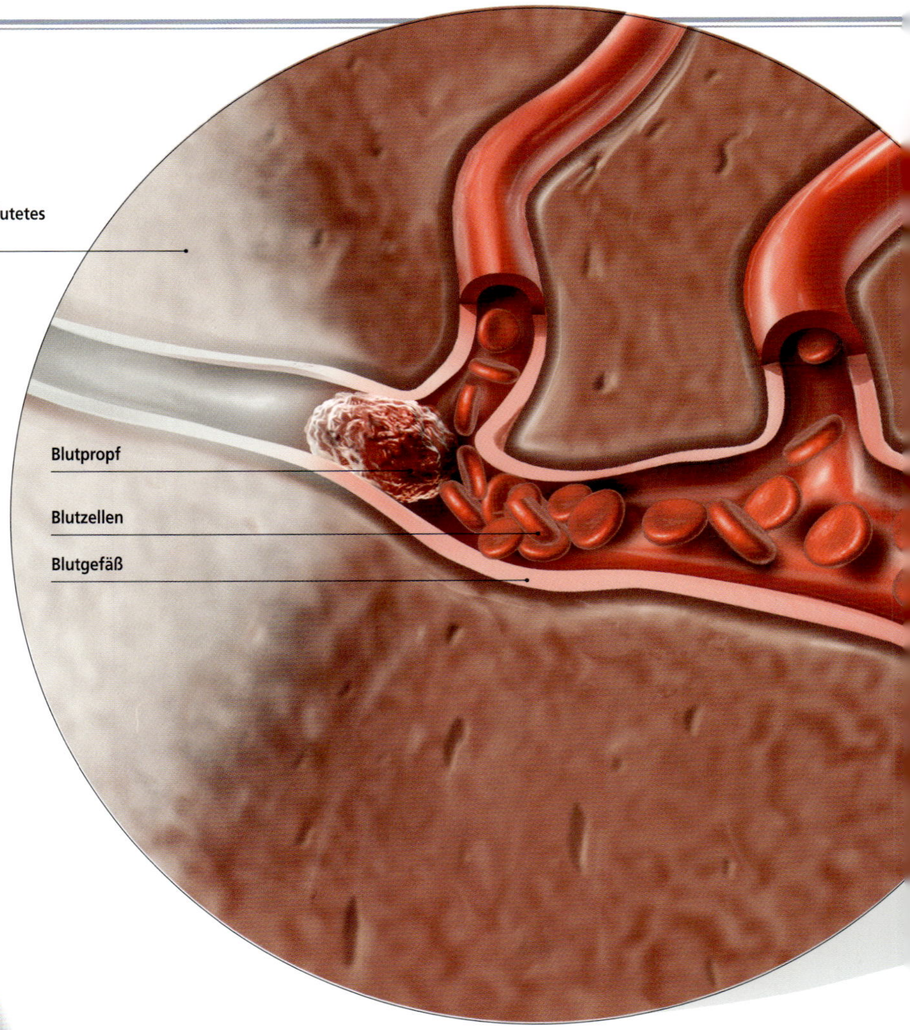

Alzheimer

Im Gehirn von Alzheimer-Patienten bilden sich Eiweißablagerungen (siehe nebenstehendes Bild). Im weiteren Verlauf der Krankheit sterben Nervenzellen und Nervenzellen-kontakte ab. Außerdem wird der Botenstoff Acetylcholin nicht mehr in ausreichenden Mengen produziert, das bringt die Nervenfunktionen in der Großhirnrinde und im limbischen System zum Erliegen. Es kommt zu Gedächtnis- und Orientierungs-störungen sowie zu Störungen des Denk- und Urteilsvermögens.

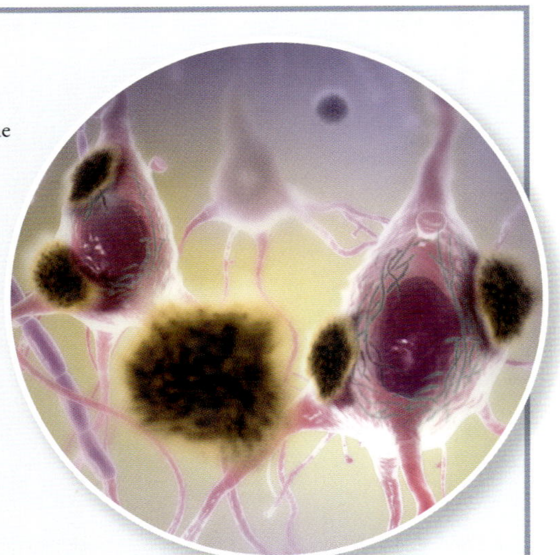

Vorboten für Schlaganfall
• Plötzlich auftretender, heftiger Kopfschmerz
• Taubheitsgefühl in Gesicht, Armen oder Beinen (besonders halbseitig)
• Gleichgewichtsstörungen, unsicherer Gang
• Seh- und Sprechstörungen, Wortfindungsstörungen
• Plötzliche Verwirrtheit
• Unerklärliche Übelkeit oder Erbrechen
• Plötzliche Muskelschwäche
• Kurzer Bewusstseinsverlust

Hämatom

Tritt aus den Blutgefäßen Blut in das umliegende Gewebe aus, entsteht ein Bluterguss oder Hämatom. Befindet sich das Hämatom im Gehirn, kann es auf die Hirnmasse drücken und Kopfschmerzen sowie Schwindel verursachen. Oft hilft nur eine Operation.

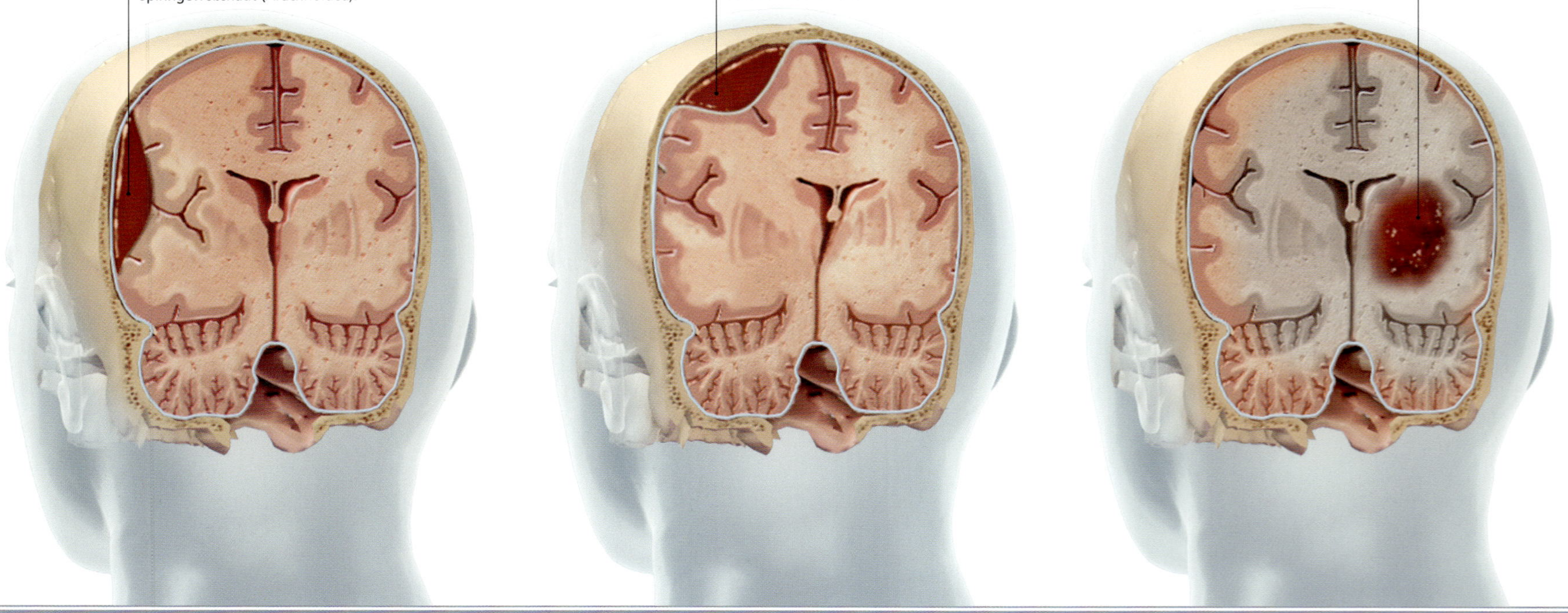

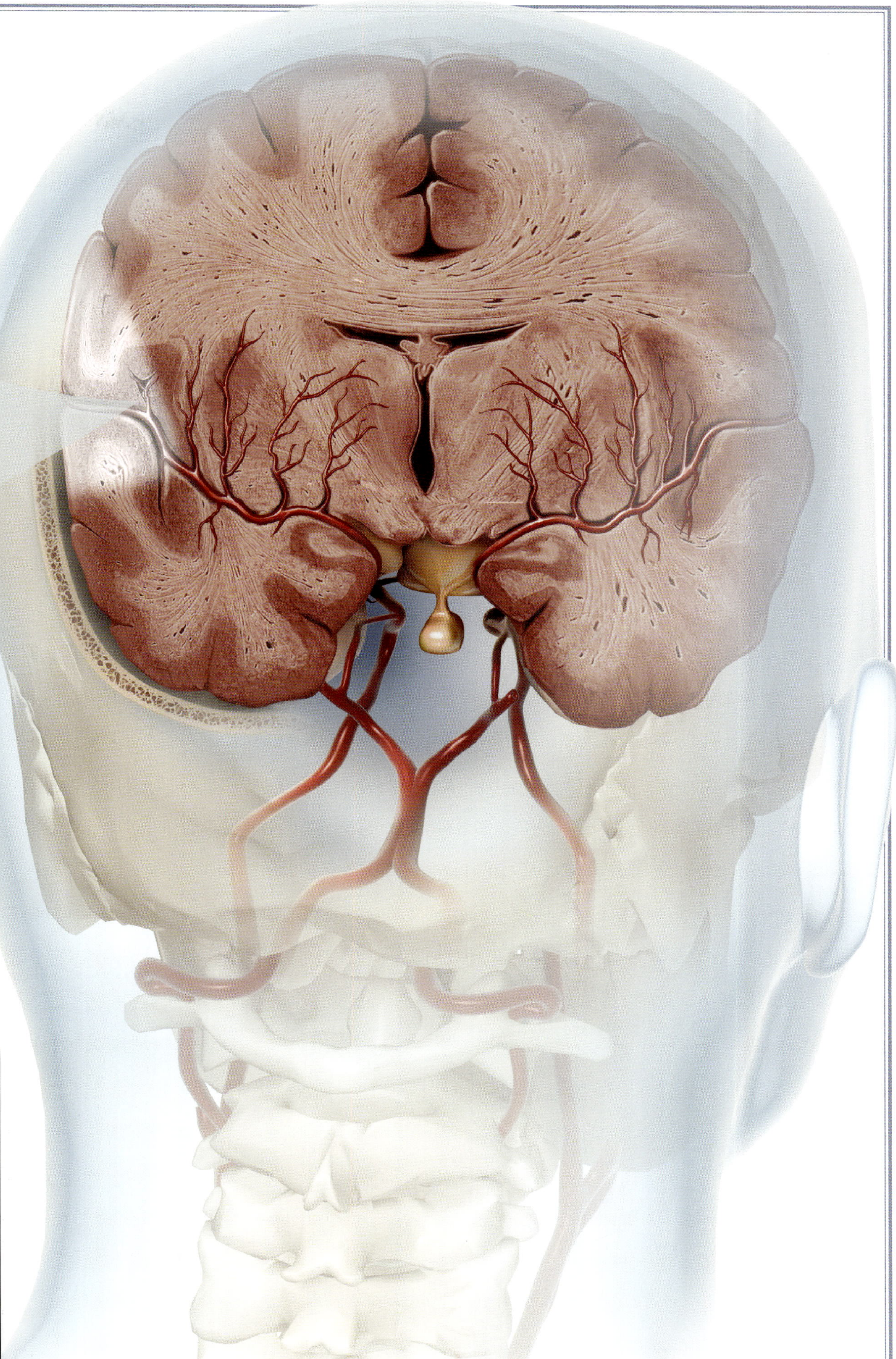

Blutgerinnsel im Gehirn
Wenn sich im Gehirn ein Blutgerinnsel bildet, kommt es meist zu einem ischämischen Schlaganfall (durch Blutleere bedingter Hirninfarkt). Der Blutpfropf, der das Gefäß verschließt, kann durch Gefäßverkalkung entstehen.

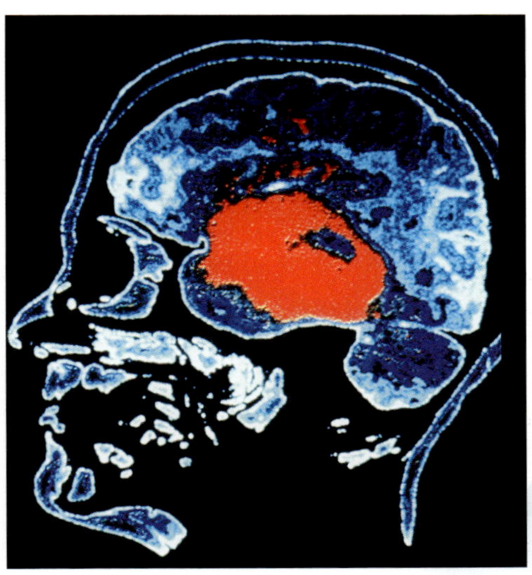

Tumoren im Gehirn
Es kann sich dabei um sekundäre Tumoren handeln, also um Metastasen eines Primärtumors. Der bösartigste und tödlichste Hirntumor ist Glioblastoma multiforme, er entsteht in den Gliazellen und wächst extrem schnell. Auf diesem Scan sieht man ein Gehirn mit einem Tumor (rot).

Schlaganfall

Etwa 20 Prozent der Schlaganfälle entstehen, wenn ein Blutgefäß platzt und eine Hirnblutung verursacht. Ungefähr 80 Prozent der Schlaganfälle sind ischämische (durch Blutleere bedingte) Schlaganfälle, eine plötzlich auftretende Durchblutungsstörung des Gehirns, weil ein Gefäß durch einen Blutpfropf verschlossen wurde. Gehirnzellen können nur kurze Zeit ohne Sauerstoffversorgung durch das Blut überleben. Deshalb muss ein Schlaganfall sofort ärztlich versorgt werden. Man versucht, das Blutgerinnsel mithilfe von Medikamenten aufzulösen.

Psychische Störungen

Psychisch kranke Menschen stellen für die Medizin und die jeweilige Gesellschaft eine große Herausforderung dar. Bei einer Geistesstörung handelt es sich meist um eine Kombination aus Fehlfunktionen im Gehirn und belastenden, äußeren Einflüssen, etwa einem traumatischen Erlebnis. Bei häufig vorkommenden psychischen Störungen konnten Neurologen eine abnorme Hirnchemie nachweisen, welche die mentalen Funktionen verzerrt. An schwerwiegenden Geisteskrankheiten wie Schizophrenie leiden nur relativ wenige Menschen, Depressionen und bipolare Störungen sind hingegen weit verbreitet, Millionen Erwachsene, Jugendliche und sogar Kinder sind weltweit davon betroffen. Die Symptome können so heftig sein, dass Beruf, Ausbildung und Sozialleben stark davon in Mitleidenschaft gezogen sind. Auch Angststörungen wie Phobie, Zwangsstörung und posttraumatische Belastungsstörung (PTBS) können das Alltagsleben beeinträchtigen. Autismus ist eine tiefgreifende Entwicklungsstörung, die sich bereits im frühen Kindheitsalter bemerkbar macht. Ausmaß und Auswirkungen dieser rätselhaften Krankheit sind sehr unterschiedlich, als Ursache vermutet man genetische Faktoren.

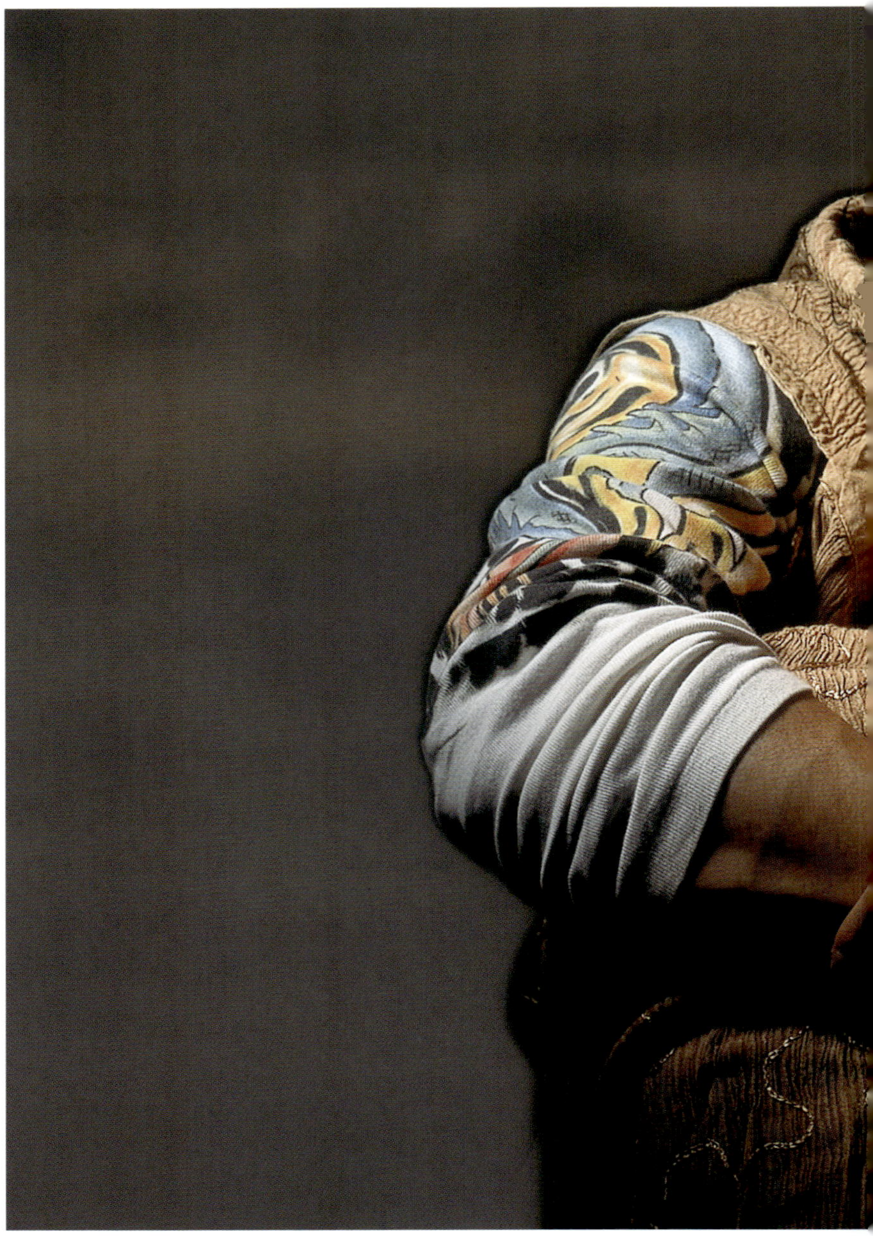

Depression
Klinische Depression kann eine hartnäckige Krankheit sein. Die Betroffenen fühlen sich zutiefst verzweifelt und leiden an Konzentrationsschwierigkeiten, Schlaflosigkeit, Lethargie sowie Appetitlosigkeit. Sie denken auch an Selbstmord. Diese Symptome werden dem Mangel an Serotonin und anderen Botenstoffen zugeschrieben.

Botenstoffe und die Funktion des Gehirns

Botensstoffe oder Neurotransmitter spielen bei psychischen Erkrankungen eine entscheidende Rolle. Sie sorgen dafür, dass ein Nervenimpuls ausgelöst oder unterdrückt wird. Sind zu viele oder zu wenige Botenstoffe vorhanden, ist die Kommunikation zwischen den Neuronen gestört. Ein Mangel an Serotonin und Noradrenalin wird zum Beispiel mit klinischer Depression in Verbindung gebracht. Antidepressiva erhöhen den Anteil dieser Botenstoffe im Gehirn.

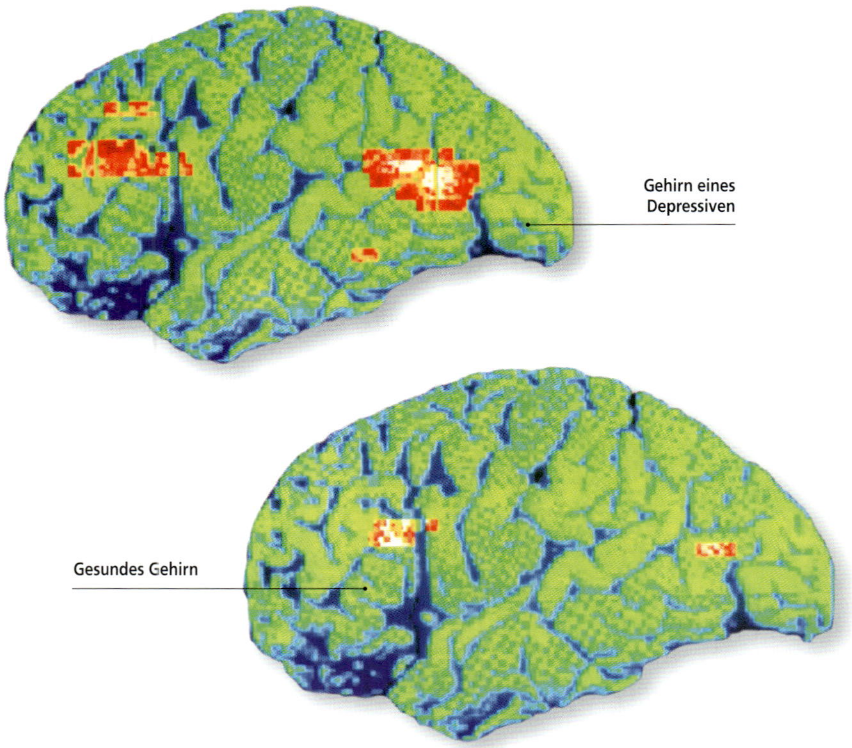

Gehirn eines depressiven Menschen
Diese Positronen-Emmissions-Tomographie zeigt das Hirn eines Depressiven (oben), in den rot-gelben Bereichen ist die Aktivität der Neuronen abnorm reduziert. Medikamente können diese Regionen erfolgreich anregen.

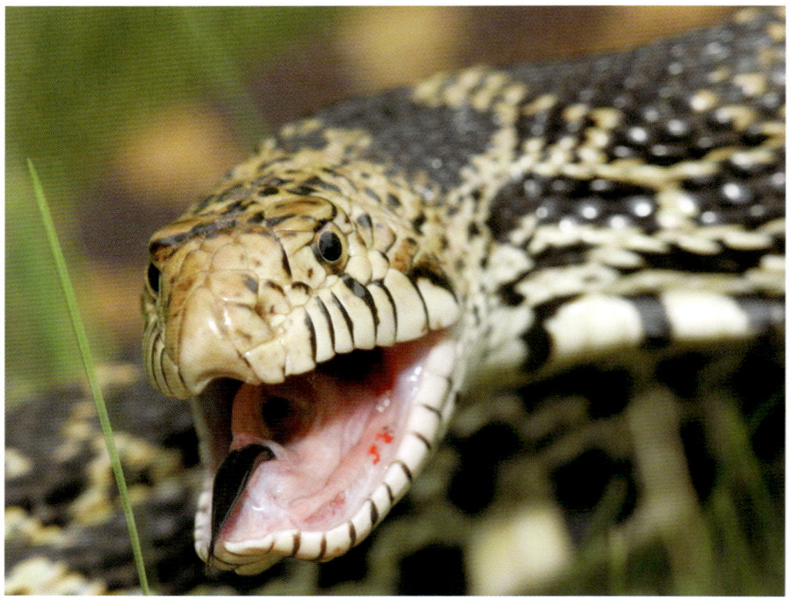

Phobien
Viele Menschen fürchten sich vor Schlangen, Spinnen und Höhe. Bei einer echten Phobie kommt es zu irrationalen, intensiven Angstgefühlen in einer bestimmten Situation – vielleicht wegen genetischer Veranlagung plus einer schlechten Erfahrung.

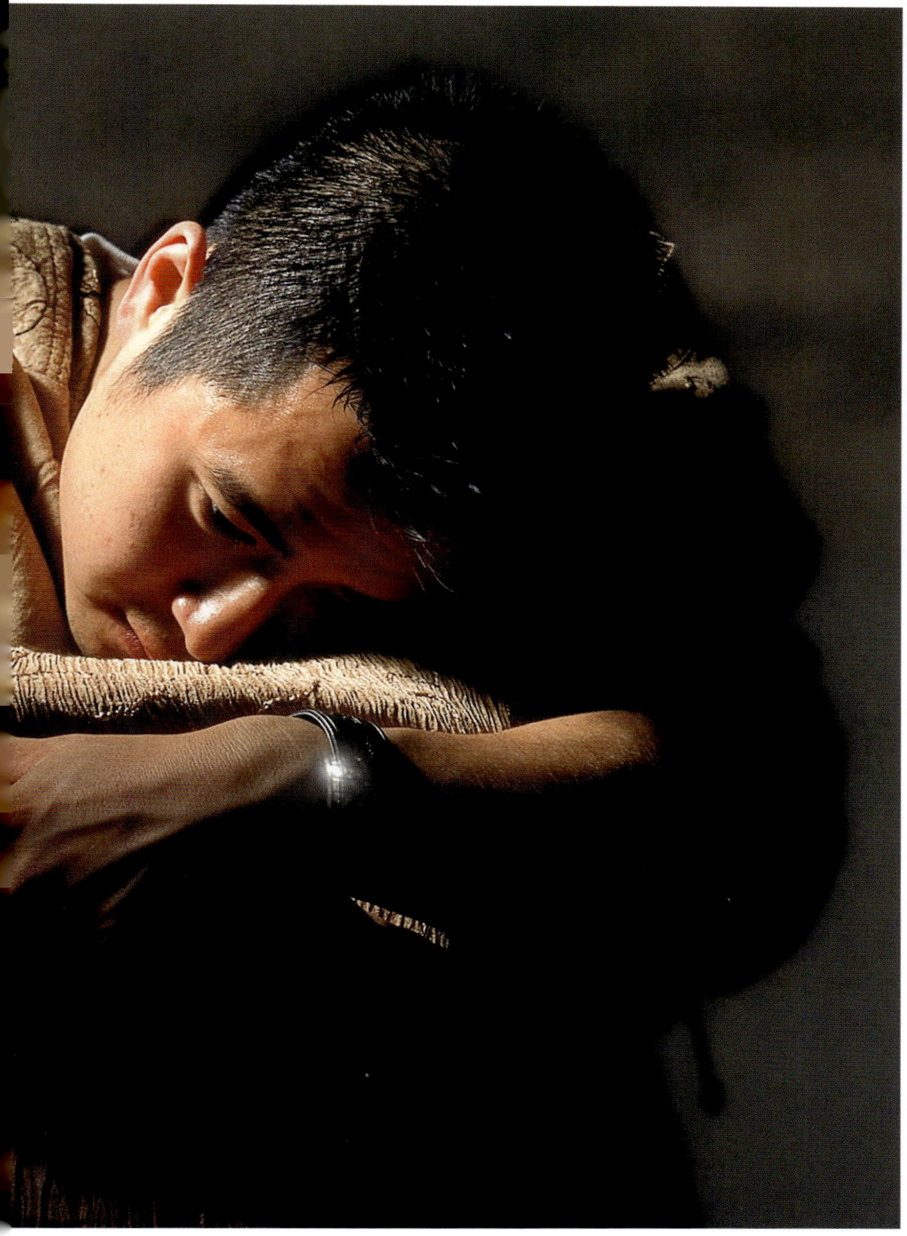

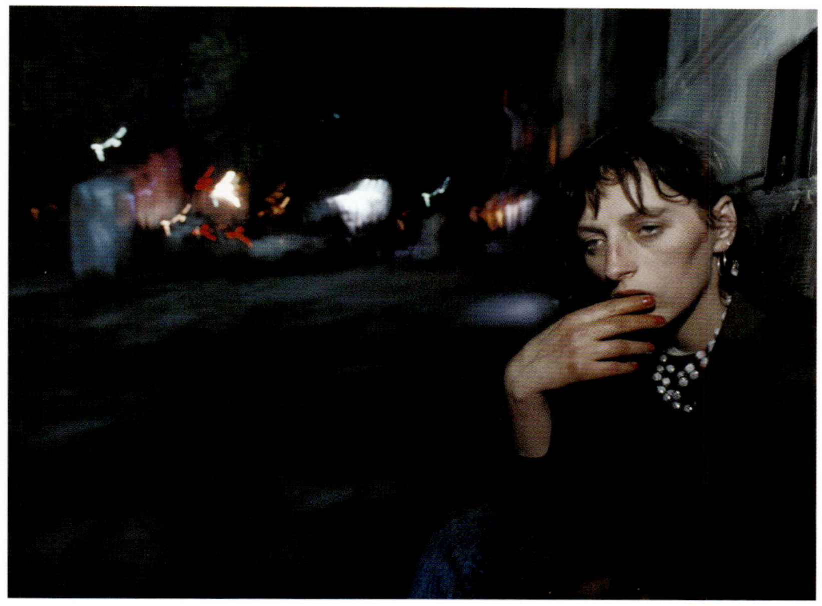

Schizophrenie
Zu den klassischen Symptomen dieser Krankheit zählen Wahnvorstellungen, akustische Halluzinationen und Denkstörungen. Die Forschung untersucht derzeit die genetischen Faktoren dieser schwerwiegenden psychischen Störung, die meist im jungen Erwachsenenalter einsetzt.

ABHÄNGIGKEITEN

Bei einer Sucht wird das Gehirn von der chemischen Wirkung einer Substanz abhängig, z.B. von Alkohol, Nikotin, Kokain, Schmerzmitteln oder Psychopharmaka. Diese Stoffe beeinflussen die Aktivität von Botenstoffen, die entweder verstärkt, gemindert oder verlangsamt wird. Alle Suchtmittel fördern die Freisetzung des Neurotransmitters Dopamin, das im Volksmund Glückshormon genannt wird. Die Anfälligkeit für Sucht ist bei jedem Menschen sehr unterschiedlich, manchmal spielen auch die Gene, also die Veranlagung eine Rolle.

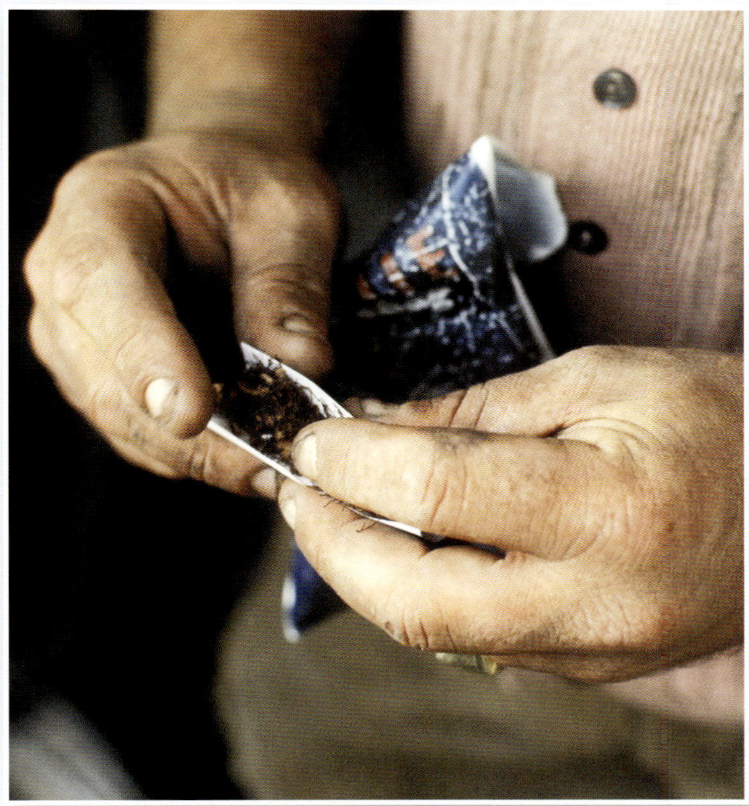

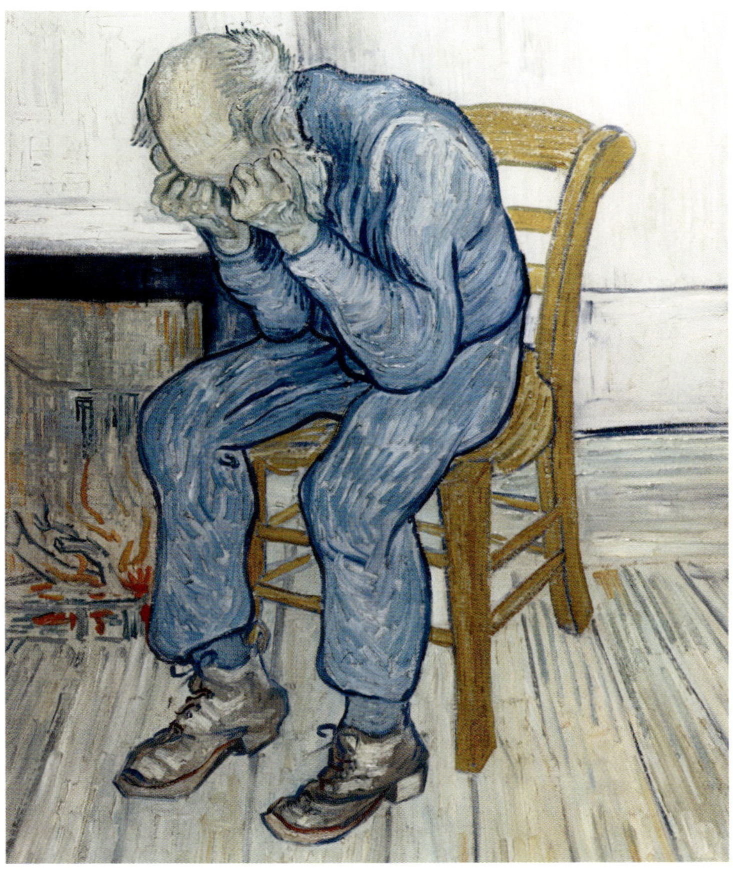

Bipolare Störung
Hieß früher manische Depression und heißt heute bipolare Störung, weil die Stimmung zwischen himmelhochjauchzend und zu Tode betrübt schwankt. Sie könnte genetisch bedingt sein. Experten glauben, dass sie zum Selbstmord von Vincent van Gogh geführt haben könnte.

Hormonsystem

Im Zusammenspiel mit dem Nervensystem steuern Hormone komplexe Körperfunktionen. Die über 30 unterschiedlichen Hormone werden von Hirnanhangsdrüse, Schilddrüse, Nebenschilddrüse, Zirbeldrüse, Nebenniere, Bauchspeicheldrüse und den Geschlechtsdrüsen produziert. Darüber hinaus sind viele andere Organe bzw. Gewebe in der Lage, Hormone zu bilden und auszuschütten. Oft sind an einem Vorgang mehrere Hormone beteiligt, doch im Gegensatz zu den flinken Nervenimpulsen agieren Hormone langsamer, außerdem wandern sie über den Blutkreislauf zu ihren Zielorganen. Bestimmte Hormone benötigt der Körper ständig, andere bei Bedarf und manche stoßweise. Die Geschlechtshormone Östrogen und Testosteron werden zum Beispiel stoßweise ausgeschüttet. Hormone sind chemische Botensubstanzen, die nur von Rezeptoren in spezifischen Zielzellen entziffert werden können und die dort unterschiedliche Reaktionen auslösen, etwa dass Körperzellen Blut und Zucker aufnehmen oder dass sich Muskelzellen teilen.

Thymus und T-Zellen

Die Thymusdrüse liegt hinter dem Brustbein und produziert Hormone, die für ein intaktes Immunsystem enorm wichtig sind. Nachdem die Stammzellen im Knochenmark weiße Blutkörperchen gebildet haben, wandern diese neuen „Blutpolizisten" über Blutbahnen zum Thymus. Dort werden sie mehrere Tage den Hormonen des Thymus ausgesetzt. Bei diesem Prozess entstehen T-Zellen, das Abwehrbataillon des Immunsystems, das sich in Killerzellen, Helferzellen und Gedächtniszellen gliedert.

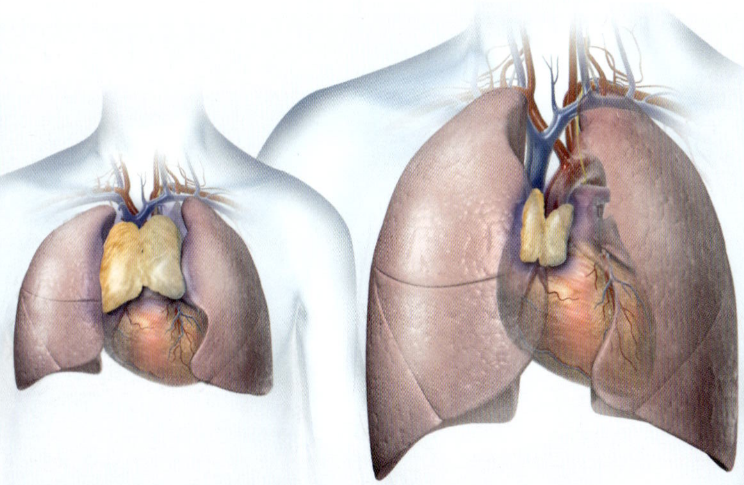

Die „Ausbildung" von T-Zellen zu effektiven Abwehrzellen findet bereits im Fetus und in der frühen Kindheit statt. Deshalb schrumpft der Thymus mit zunehmendem Alter, bei älteren Personen ist das einst stattliche Organ kaum mehr auffindbar.

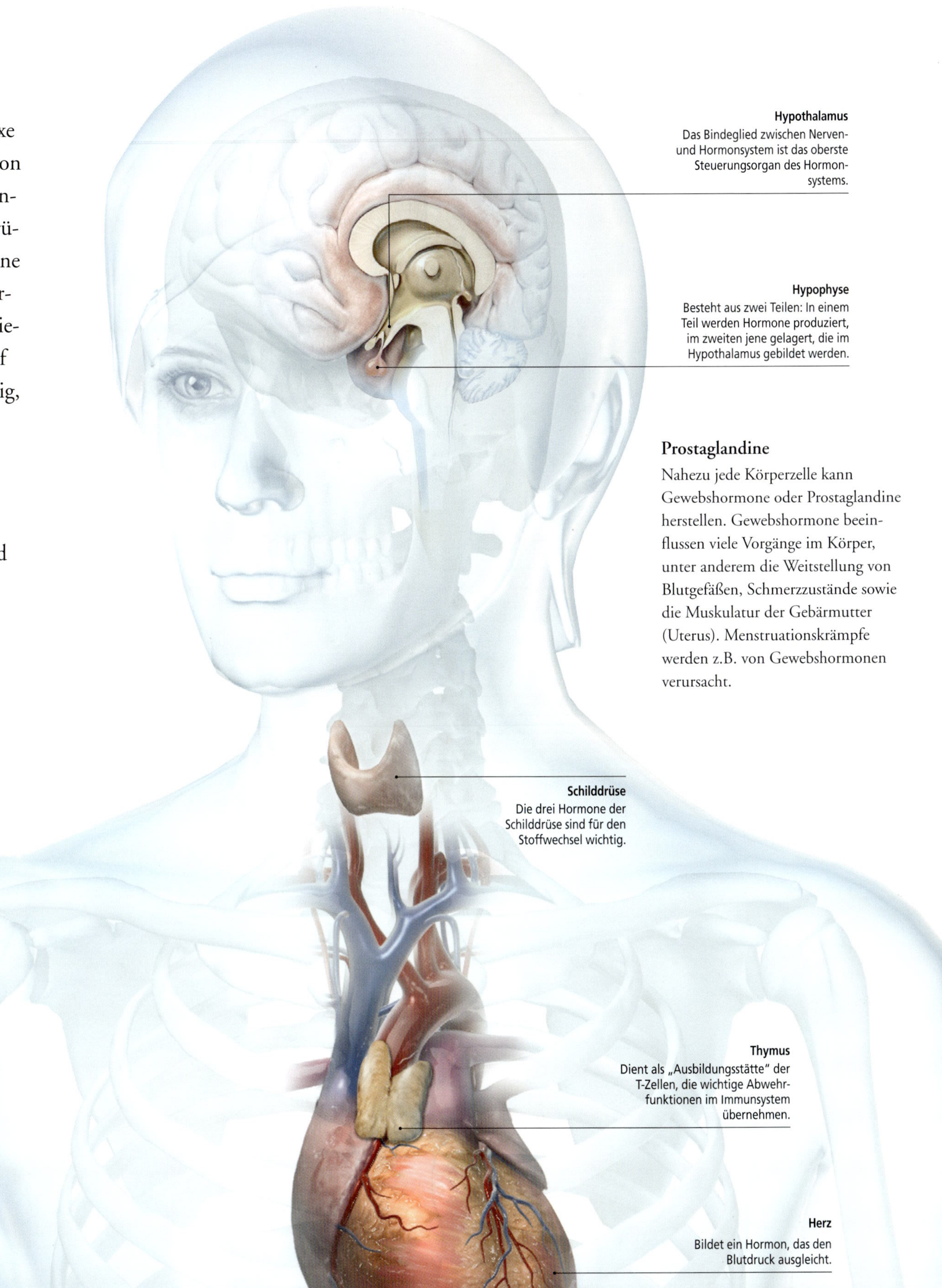

Prostaglandine

Nahezu jede Körperzelle kann Gewebshormone oder Prostaglandine herstellen. Gewebshormone beeinflussen viele Vorgänge im Körper, unter anderem die Weitstellung von Blutgefäßen, Schmerzzustände sowie die Muskulatur der Gebärmutter (Uterus). Menstruationskrämpfe werden z.B. von Gewebshormonen verursacht.

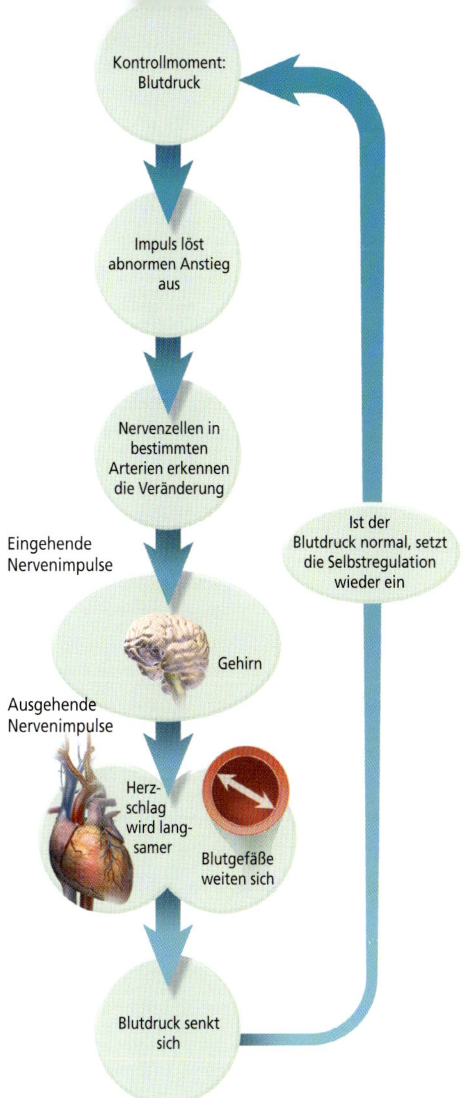

Rückkopplungsmechanismus
Die Freisetzung der meisten Hormone wird durch negative Rückkopplungen gesteuert. Zielzellen und -gewebe reagieren auf ein Hormon, indem sie das Anreizsignal aufheben: Folglich wird die Hormonausschüttung eingestellt.

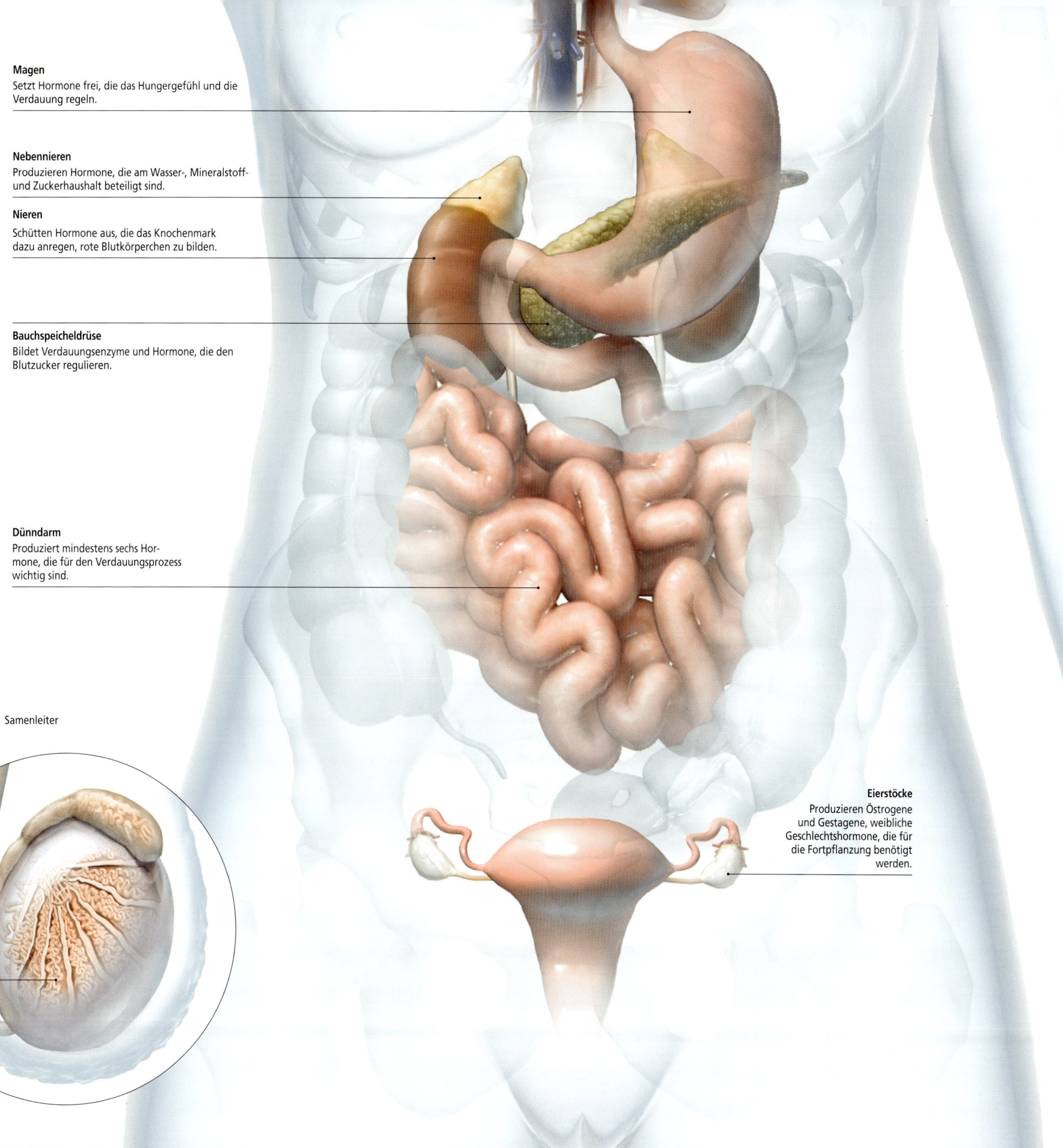

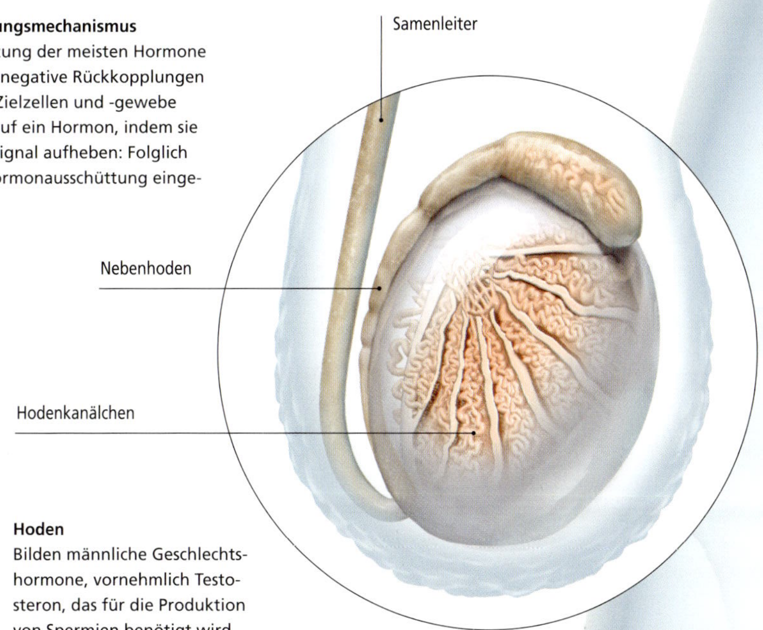

Hypophyse und Hypothalamus

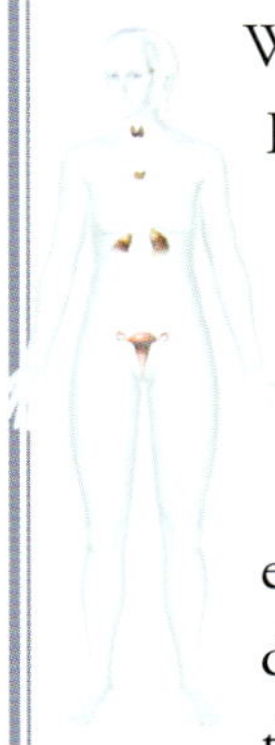

Wachstum, Stoffwechsel der Zellen, Entwicklung sowie Funktion der Fortpflanzungsorgane, Körperreaktionen auf Stress – all diese Prozesse hängen von Hypothalamus und Hypophyse ab, die eine funktionelle Einheit bilden. Der Hypothalamus kontrolliert nicht nur körperliche, sondern auch psychische Abläufe. Zum Beispiel überwacht er Körpertemperatur sowie Kreislauf und ist gleichzeitig an der Entwicklung von Emotionen beteiligt. Zellen im Hypothalamus empfangen Botschaften von Gehirnzellen, die den Hypothalamus veranlassen, Hormone in die Hypophyse auszuschütten. Dort werden sie entweder gelagert oder direkt in die Blutbahnen geleitet. Die Hypophyse wird auch als Hirnanhangsdrüse bezeichnet und gliedert sich in Vorder- und Hinterlappen. Im Vorderlappen sitzt die Hormondrüse, die sich aus unterschiedlichen Zelltypen zusammensetzt. Der Hinterlappen besteht aus Nervenfasern und Nervenenden.

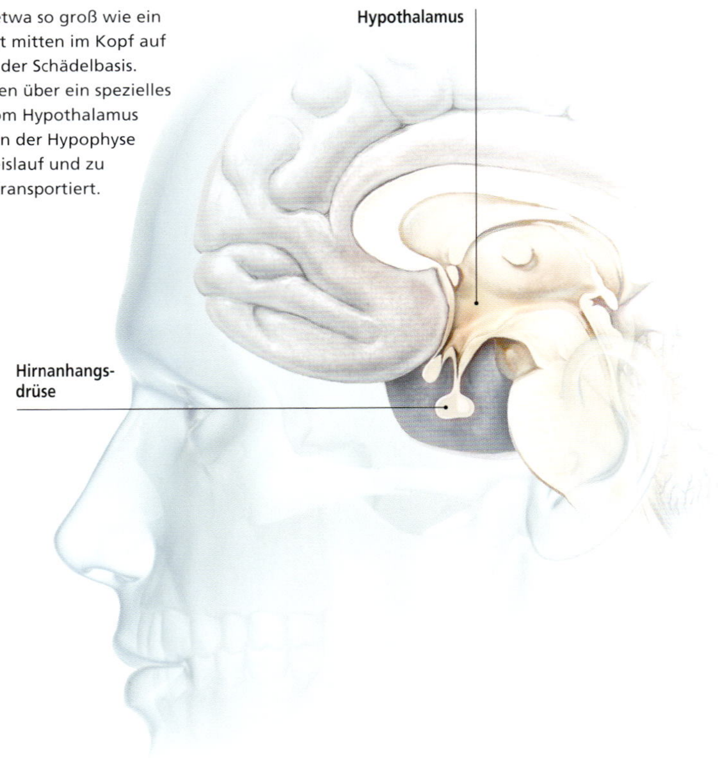

Hirnanhangsdrüse
Die Hypophyse ist etwa so groß wie ein Kirschkern und liegt mitten im Kopf auf einem Knochenteil der Schädelbasis. Die Hormone werden über ein spezielles Blutgefäßsystem vom Hypothalamus in den Vorderlappen der Hypophyse oder in den Blutkreislauf und zu ihren Zielorganen transportiert.

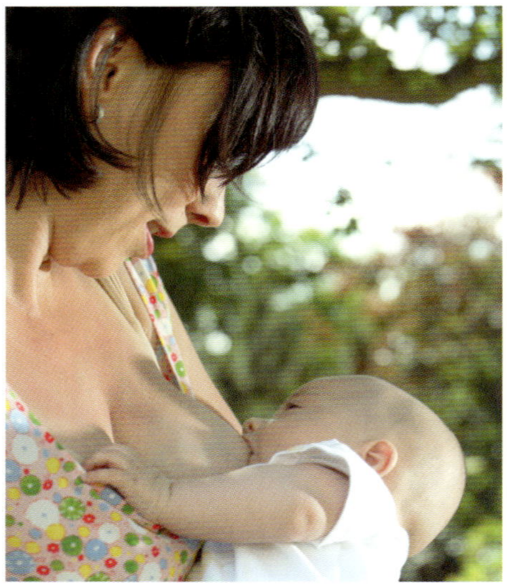

Stillen
Zwei Hormone sind erforderlich, damit man ein Baby stillen kann: Prolaktin, das die Milchproduktion anregt, und Oxytocin, das die Zellen der Milchdrüse in der Brustwarze stimuliert, Milch fließen zu lassen. Diesen Prozess regeln Hypothalamus und Hypophyse.

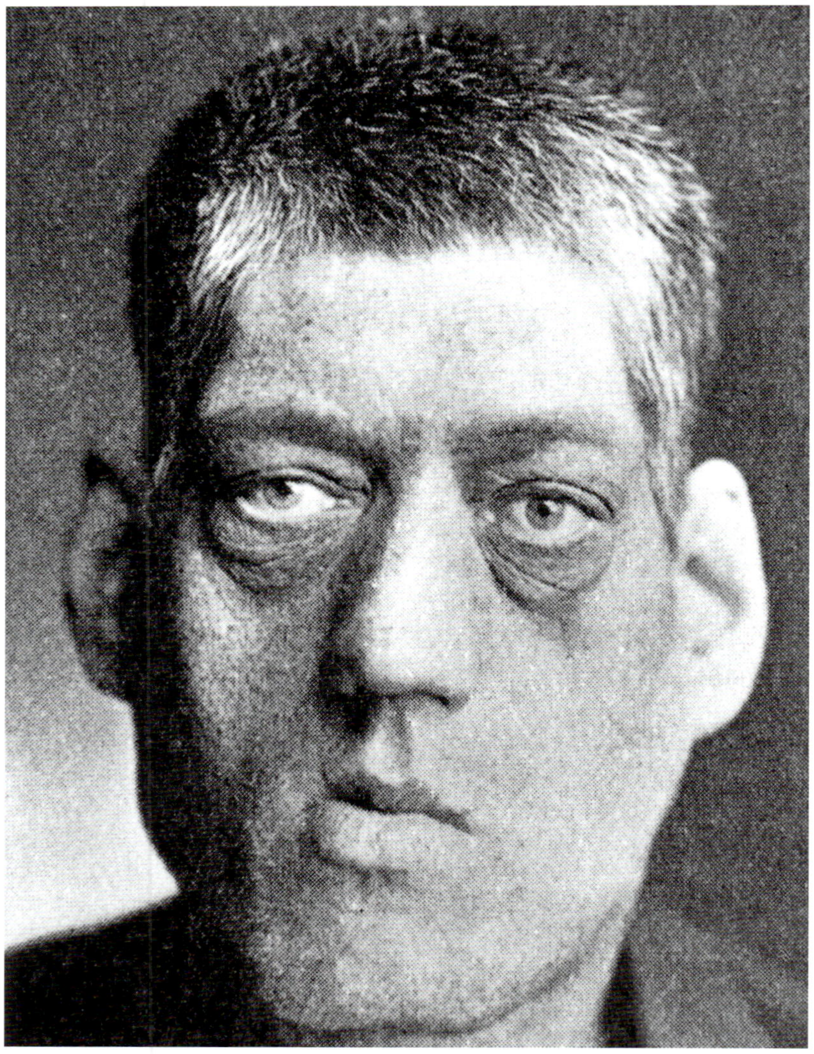

Riesenwuchs
Werden bei einem Erwachsenen zu viele Wachstumshormone produziert, kommt es zu Akromegalie, einer seltenen Krankheit, bei der sich Nase, Kinn, Ohren, Unterkiefer, Augenbrauenwülste, Lippen, Hände und Füße abnorm vergrößern.

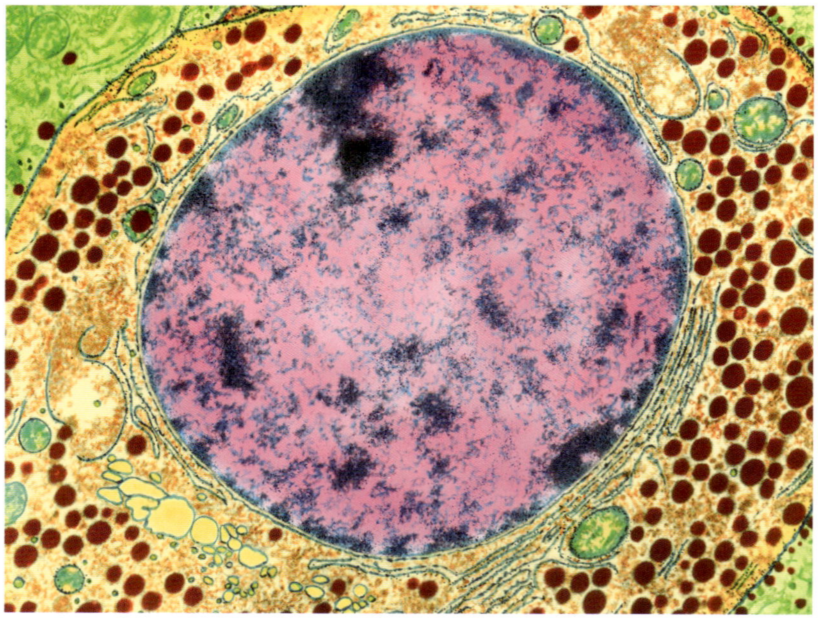

Wachstumshormone
Diese Zelle im Vorderlappen der Hypophyse lagert Wachstumshormone in kleinen Vesikeln (Bläschen, braun). Diese Hormone regen das Wachstum von Muskeln, Knochen und anderem Gewebe an. Sie werden auch bei der Krebsbehandlung und gegen AIDS eingesetzt.

Schaltzentrum des Hormonsystems

Ein schmaler Stiel verbindet Hypothalamus und Hypophyse, die im Zwischenhirn liegen und gemeinsam als Kontrollzentrum des Hormonsystems fungieren. Hormone vom Hypothalamus regulieren die Freisetzung oder Blockierung von Hormonen durch die Hypophyse. Sie wandern durch die Blutbahnen direkt zu Zielorganen oder stimulieren andere hormonbildende Organe wie Schilddrüse, Nebennieren, Eierstöcke und Hoden. In den Nervenzellen des Hypothalamus werden Oxytocin und ADH (antidiuretisches Hormon, reguliert den Wasserhaushalt) gebildet. Sie werden im Hypophysehinterlappen gespeichert und von dort je nach Bedarf ins Blut abgegeben.

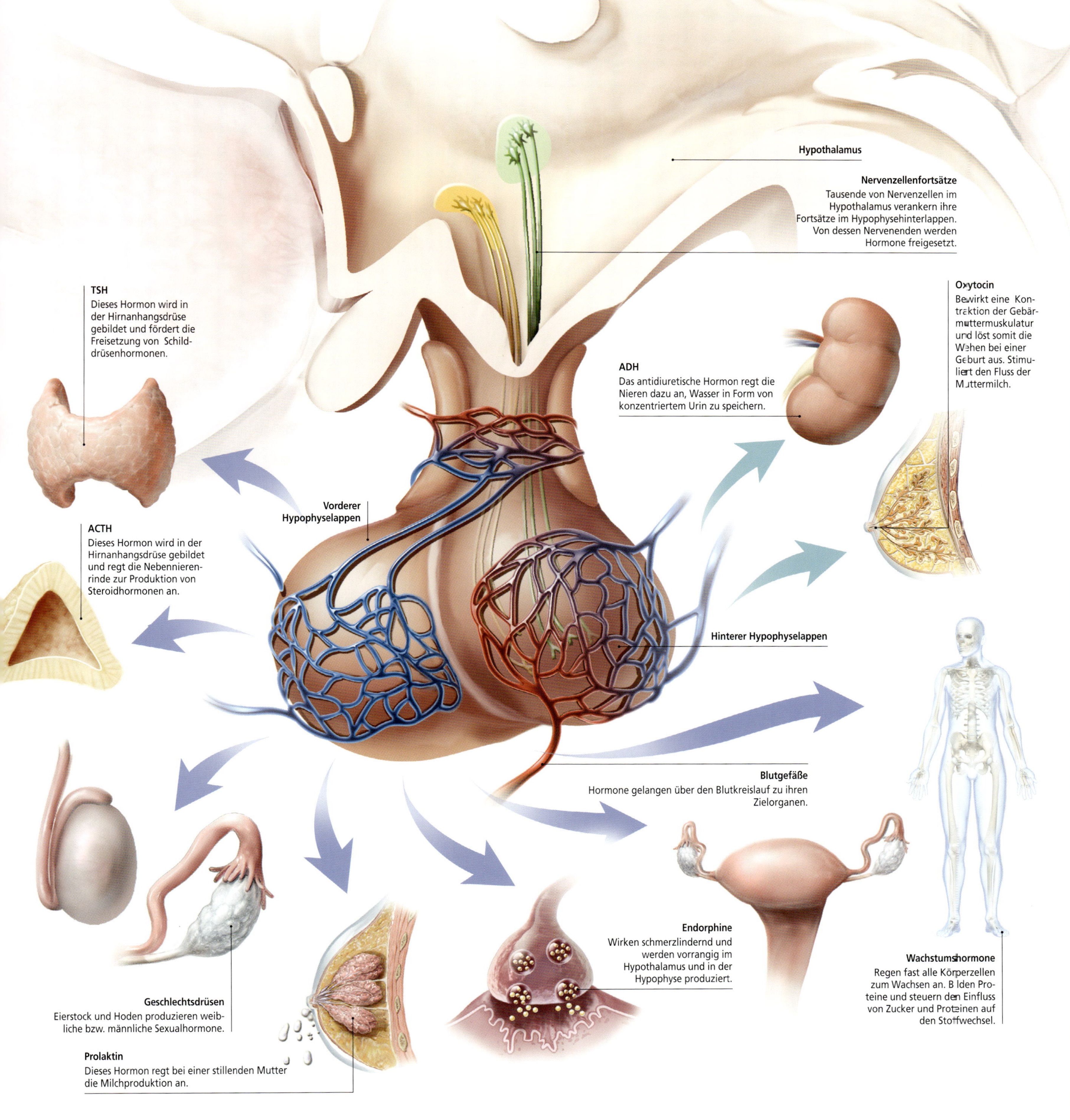

Schild- und Bauchspeicheldrüse

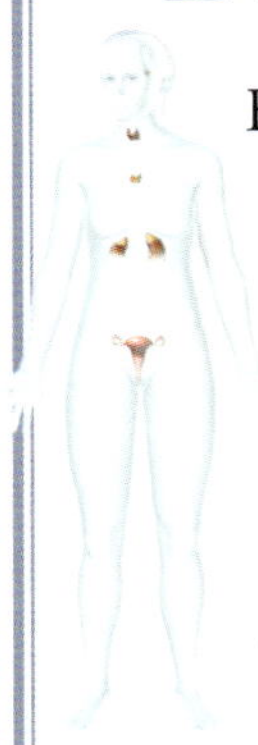

Es gibt nur wenige Drüsen im Körper, deren Hormone derart zahlreiche Funktionen haben wie die der Schilddrüse. Dieses lebenswichtige Organ liegt im Kehlkopf, vor und zu beiden Seiten der Luftröhre. Rechter und linker Seitenlappen der Schilddrüse sind über eine kleinere Brücke miteinander verbunden. Die Schilddrüse stellt drei Hormone her, zwei davon, Trijodthyronin (T3) und Thyroxin (T4), werden unter dem Begriff Schilddrüsenhormone zusammengefasst. Fast jede Körperzelle verfügt über Rezeptoren für Schilddrüsenhormone, deshalb beeinflussen sie Wachstum, Stoffwechsel und Funktionszustand nahezu jeden Organs. Das dritte Hormon, das in der Schilddrüse gebildet wird, heißt Calcitonin; es sorgt für einen ausreichenden Kalziumgehalt im Blut, der unter anderem für die Muskelkontraktion benötigt wird. Die Bauchspeicheldrüse (Pankreas) produziert Verdauungshormone, Verdauungsenzyme und Insulin, das den Blutzuckerspiegel reguliert.

Hormone von Schilddrüse und Bauchspeicheldrüse		
Hormon	**gebildet von**	**Funktion**
Calcitonin	Schilddrüse	hemmt den Kalziumabbau aus den Knochen, reguliert den Kalziumgehalt im Blut
Trijodthyronin (T3)	Schilddrüse	reguliert den Stoffwechsel
Thyroxin (T4)	Schilddrüse	stimuliert den Stoffwechsel
Insulin	Bauchspeicheldrüse	senkt den Blutzuckerspiegel
Glukagon	Bauchspeicheldrüse	regt die Leber an, Zucker ins Blut abzugeben
Somatostatin	Bauchspeicheldrüse	reguliert die A- und B-Zellen

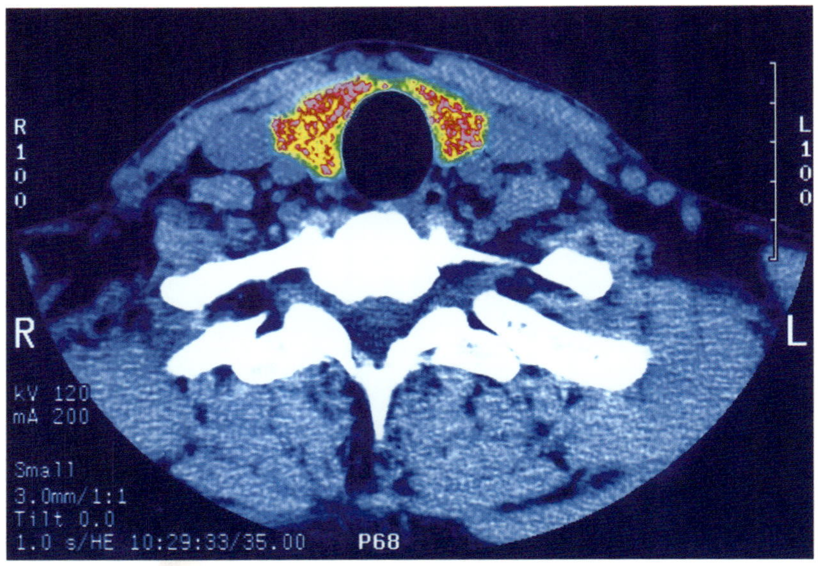

Die Schilddrüse
Dieses Organ, hier erkennbar an den rot-gelben Bereichen vor der Luftröhre, zählt zu den größten Hormondrüsen des Körpers. Die Lappen enthalten zahlreiche runde Hohlräume, in denen die Zellen sitzen, welche die drei Hormone der Schilddrüse bilden.

Die Bauchspeicheldrüse
Fällt der Blutzuckergehalt unter einen bestimmten Wert, bilden die A-Zellen in der Bauchspeicheldrüse das Hormon Glukagon. Es sorgt für die Abgabe von Zucker aus den Vorräten der Leber. Ist der Blutzuckergehalt zu hoch, produzieren die B-Zellen der Bauchspeicheldrüse Insulin, es ermöglicht die Aufnahme von Zucker in die Körperzellen und senkt somit den Blutzuckerspiegel. Die D-Zellen geben das Hormon Somatostatin ab, es reguliert die Aktivität der A- und B-Zellen.

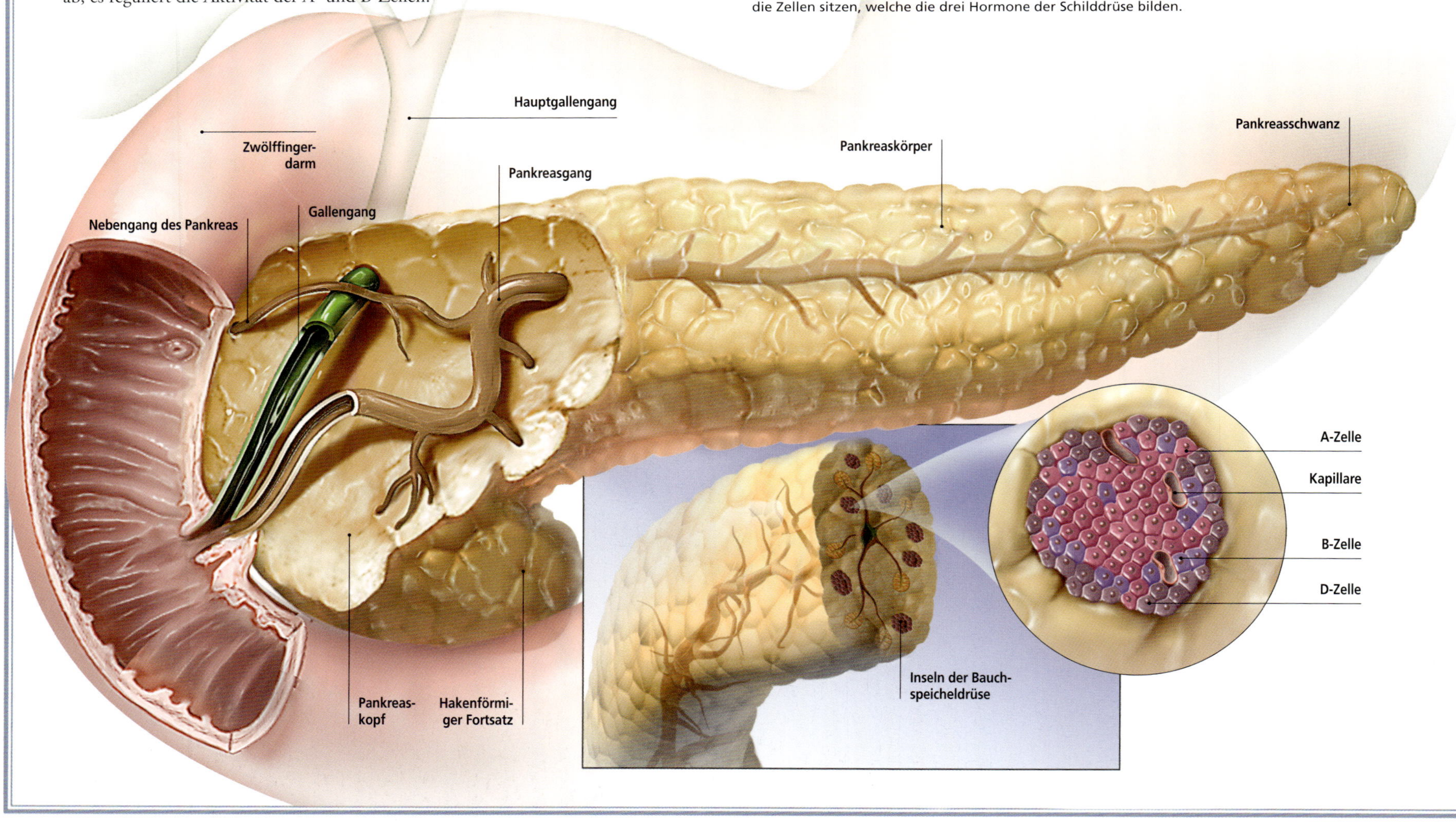

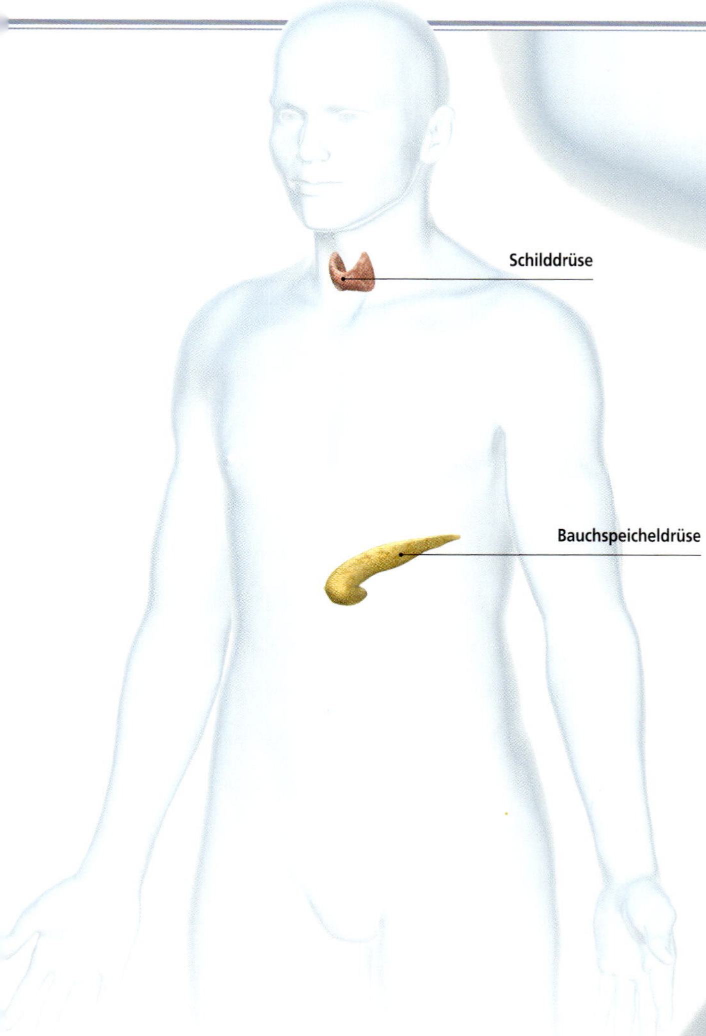

Schilddrüse und Stoffwechsel

Die Hauptaufgabe der Schilddrüse ist die Regulation des Energiestoffwechsels. Sie regt die Körperzellen an, Blutzucker und Sauerstoff aufzunehmen, um Adenosintriphosphat (ATP) herzustellen, ein Molekül, das die Zellen mit Energie versorgt. Schilddrüsenhormone wirken auf Herz und Kreislauf, sie erweitern die Blutgefäße, beschleunigen den Herzschlag und lassen so den Blutdruck ansteigen. Sie aktivieren aber auch den Fett- und Bindegewebsstoffwechsel, die Schweiß- und Talgdrüsen der Haut und die Darmtätigkeit. Ohne sie würde unser Körper nicht funktionieren.

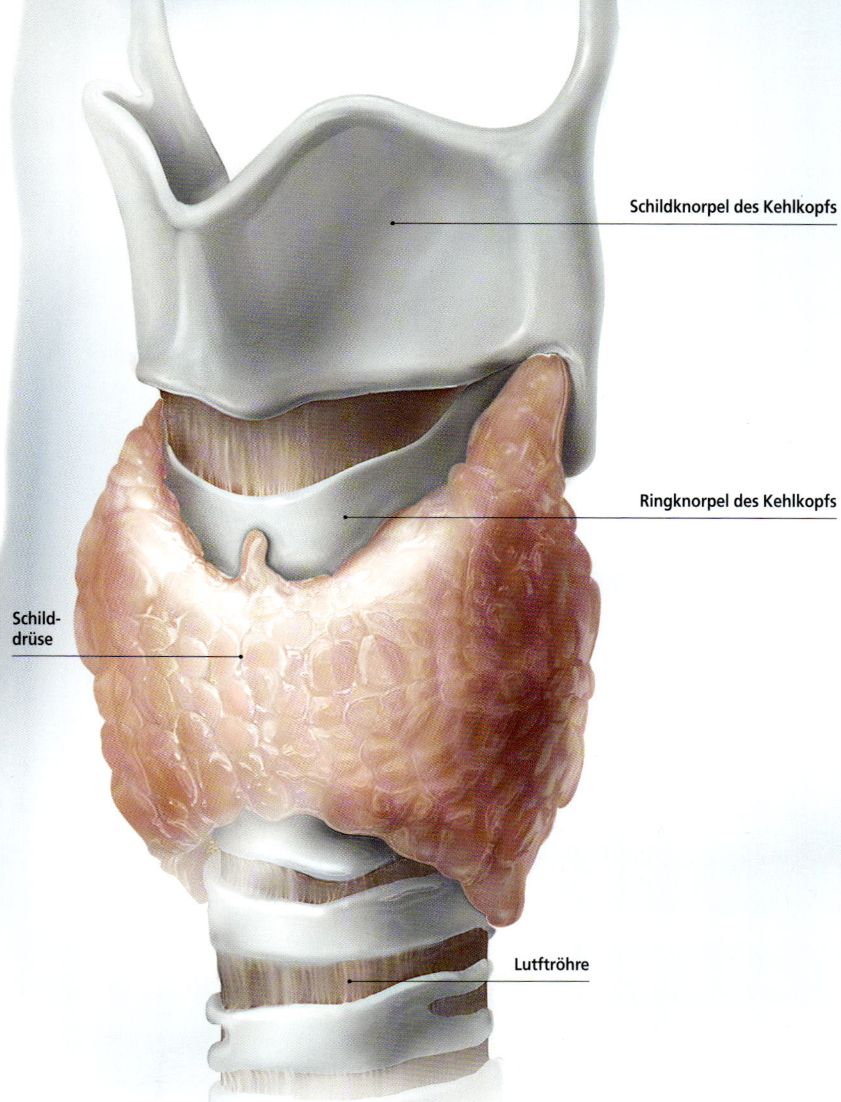

Blutzuckerhaushalt
Insulin senkt den Blutzuckerspiegel, Glukagon erhöht ihn. Das Zusammenwirken dieser Hormone gewährt einen gesunden Blutzuckerhaushalt. Das ist für die Gewichtskontrolle und den Allgemeinzustand wichtig. Vor allem das Gehirn ist zwingend auf Zucker angewiesen, da es nicht auf andere Nahrungsbestandteile zurückgreifen kann.

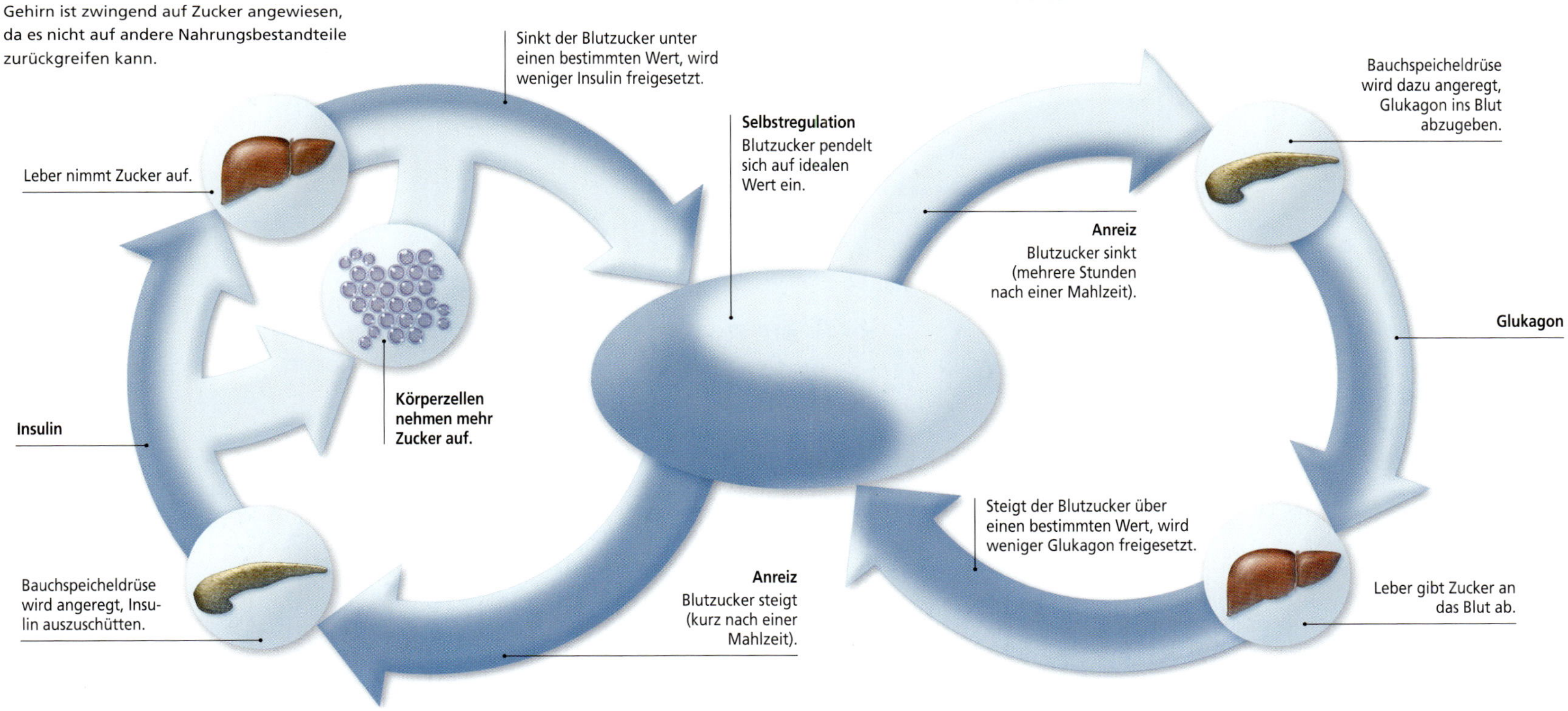

Nebenschilddrüse und Nebennieren

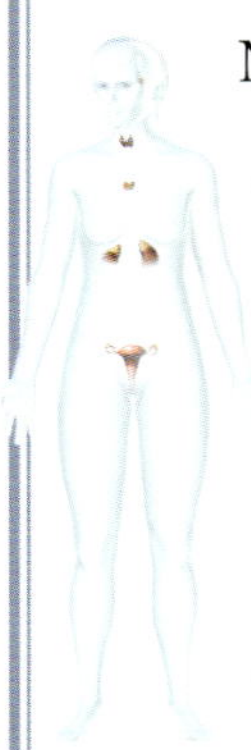

Nebenschilddrüse und Nebennieren werden von der Hypophyse gesteuert. Die Nebenschilddrüsen bestehen aus insgesamt vier linsengroßen Drüsen, die hinter der Schilddrüse liegen. Gemeinsam mit der Schilddrüse regulieren sie den Kalziumspiegel im Blut. Ist die Kalziumkonzentration im Blut zu gering, wird das Hormon Parathormon (PTH) freigesetzt, das dafür sorgt, dass das Knochengewebe Kalzium und andere Mineralien abgibt. Ist ausreichend Kalzium vorhanden, wird die Ausschüttung von PTH durch Calcitonin, ein Hormon der Schilddrüse, gehemmt. Die Nebennieren befinden sich direkt über den Nieren. Sie bilden mehrere Hormone, darunter Steroide, die den Blutdruck konstant halten, am Energiestoffwechsel beteiligt sind und die sexuellen Funktionen beeinflussen. Die Nebennieren bilden auch Hormone, die dem Körper helfen, mit Stress umzugehen.

Hormone von Nebenschilddrüse und Nebennieren		
Hormon	**gebildet von**	**Funktion**
Aldosteron	Nebennierenrinde	regelt den Natrium- und Flüssigkeitshaushalt
Cortisol	Nebennierenrinde	Regelt den Salz- ud Wasserhaushalt in der Niere
Adrenalin und Noradrenalin	Nebennierenmark	Erhöht Herzschlag und Blutdruck, um die Kampf- oder Flucht-Reaktion zu erhalten
Sexualhormone	Nebennierenrinde	beeinflussen Spermienproduktion beim Mann sowie Eisprung und Menstruation bei Frauen
Parahormon (PTH)	Nebenschilddrüse	reguliert den Kalziumgehalt des Blutes und die Kalziumaufnahme der Zellen

Nebenschilddrüse

Das Parathormon (PTH) der Nebenschilddrüse reguliert den Kalziumstoffwechsel des Körpers. Befindet sich im Blut zu wenig Kalzium, bewirkt die Ausschüttung von PTH, dass Knochengewebe Kalzium an das Blut abgibt. Gleichzeitig werden die Nieren stimuliert, in den Urin weniger Kalzium auszuscheiden. Wird von den Nebenschilddrüsen zu viel Parathormon produziert, kommt es zur Veränderung des Knochenaufbaus.

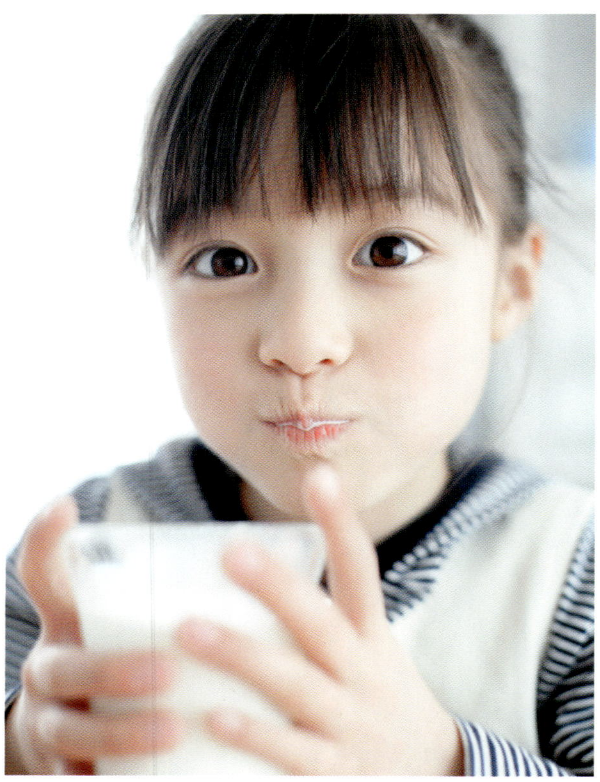

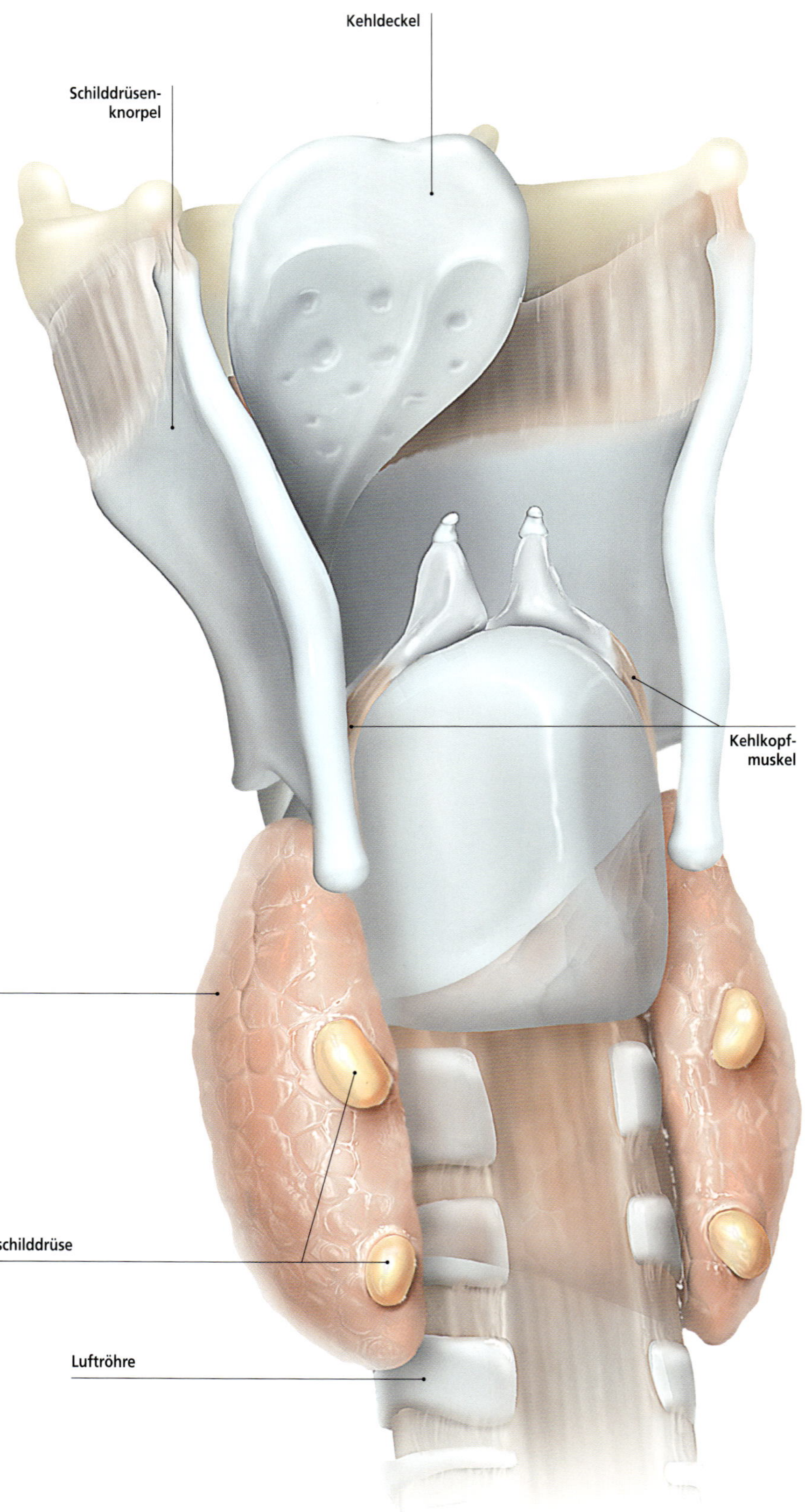

Kalziumaufnahme

Fast jede Zelle benötigt Kalzium, um ihre Funktionen erfüllen zu können. Parathormon sorgt im Zusammenspiel mit Vitamin D dafür, dass ausreichend Kalzium im Blut vorhanden ist. Der Kalziumlieferant Milch enthält auch tierische Eiweiße, die einen Kalziumverlust durch den Harntrakt bewirken. Deshalb ist Milch für den Kalziumhaushalt nicht so gut, wie immer behauptet wird.

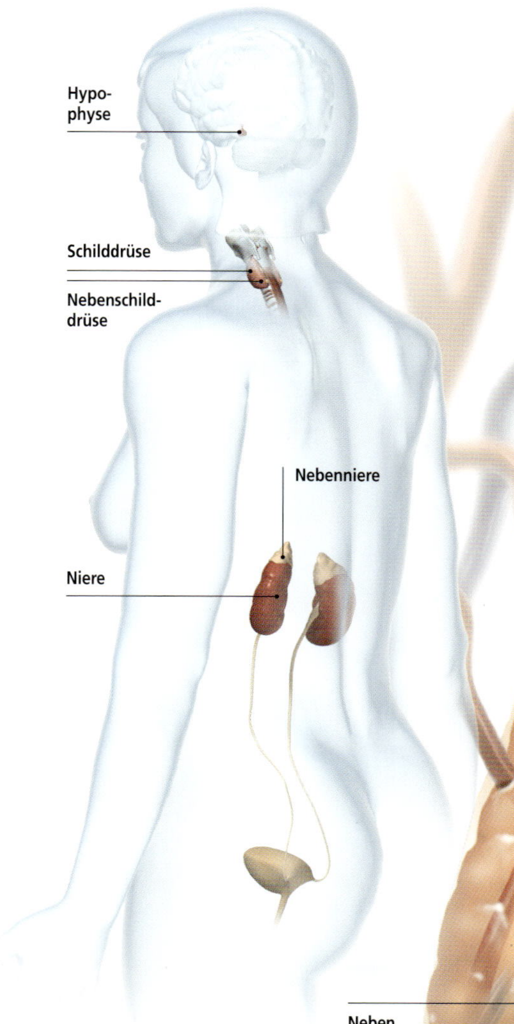

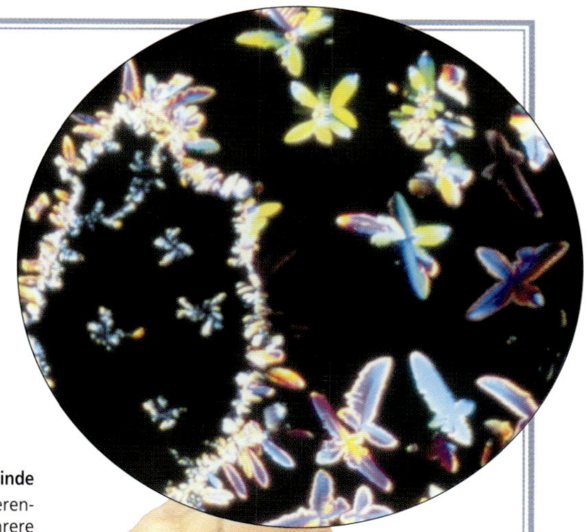

Cortisol
Dieses Bild zeigt die Kristalle von Cortisol. Dieses Hormon beeinflusst den Kohlenhydrathaushalt, den Fettstoffwechsel und den Proteinumsatz. Außerdem ist es ein wichtiges Stresshormon.

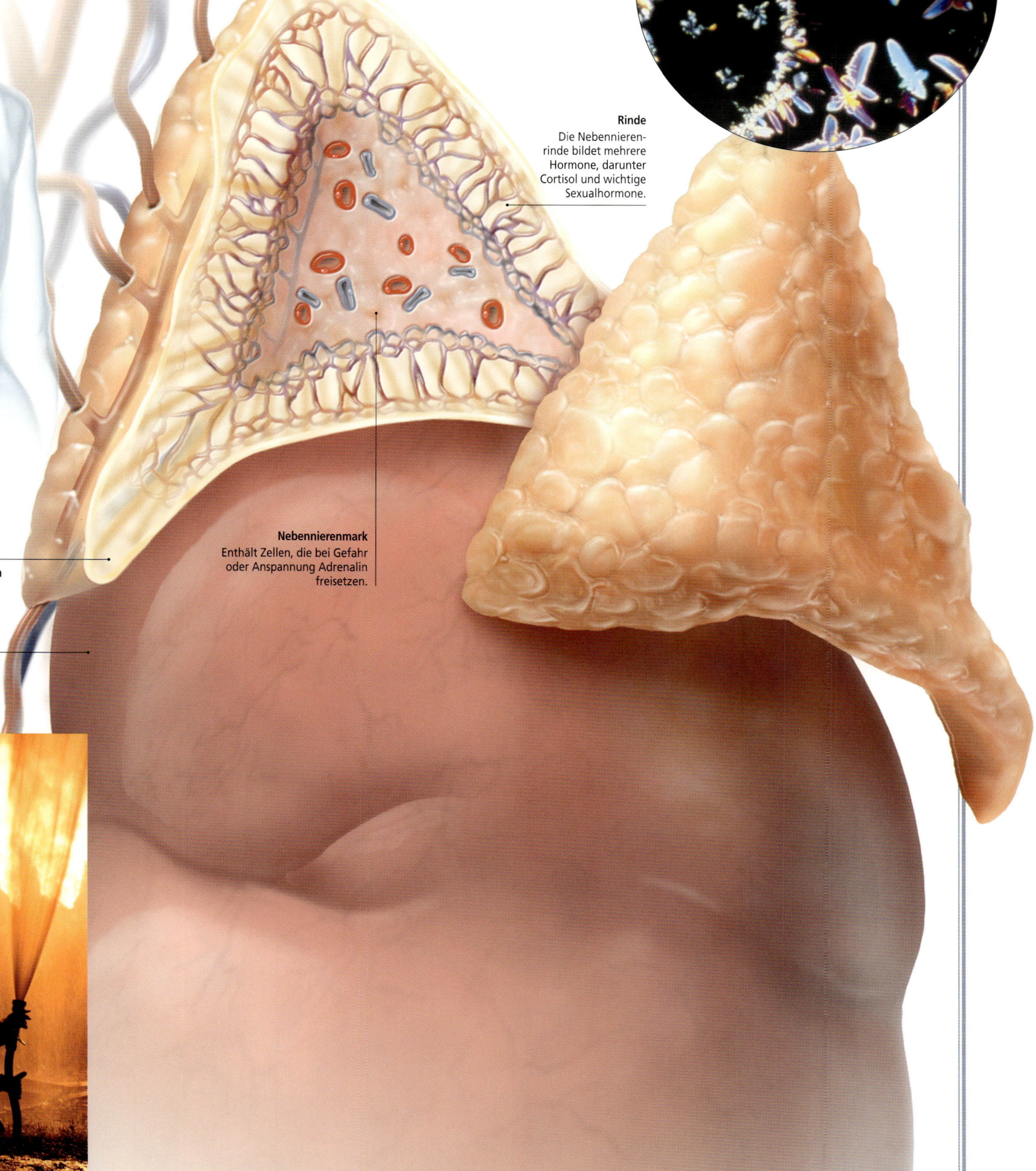

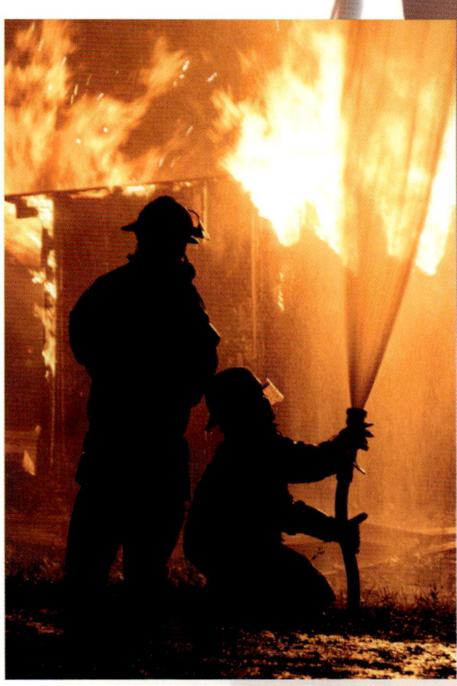

Kampf oder Flucht
Bei Gefahr regt das Nervensystem das Nebennierenmark an, Adrenalin auszuschütten. Adrenalin löst das Kampf-Flucht-Syndrom aus; Atemfrequenz und Herzschlag werden schneller, damit der Körper auf einen Notfall reagieren kann. Dann lautet die Devise: sich stellen oder weglaufen.

Nebennieren

Sind von einer Kapsel umgeben und bestehen aus der außen liegenden Nebennierenrinde und dem inneren Nebennierenmark. Cortisol baut Fett ab und erhöht den Abbau von Eiweiß. Zusätzlich wirkt es entzündungshemmend. Aldosteron regelt den Salz- und Wasserhaushalt. Androgene sind Sexualhormone, die im Körper in das Geschlechtshormon Testosteron umgewandelt werden.

Weitere Hormonproduzenten

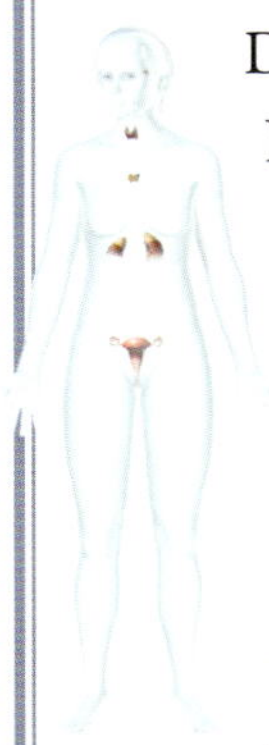

Die Chemie im Körper ist fein aufeinander abgestimmt. Neben bekannten Hormonquellen wie Schilddrüse, Bauchspeicheldrüse und Hypophyse gibt es Nervenzellen, spezielle Gewebe und Drüsen im Magen-Darm-Trakt, die Hormone bilden. Bestimmte Zellen im Verdauungstrakt sind darauf spezialisiert, Magensäfte freizusetzen oder ein Hungergefühl auszulösen. Selbst die Haut produziert einen wichtigen Hormonvorläufer: Bei Sonnenbestrahlung bildet sie Cholecalciferol, das vom Körper in das für den Kalziumhaushalt wichtige Vitamin D umgewandelt wird. Gewebe in Herz, Nieren und Thymus schütten ebenfalls Hormone aus. Zur Vielzahl der biochemischen Botenstoffe zählt auch Melatonin. Dieses Hormon wird in der Zirbeldrüse, einem winzigen Teil des Zwischenhirns, hergestellt und regelt den Tag-Nacht-Rhythmus des Körpers. Wird nur ein einziges Hormon zu viel oder zu wenig produziert, hat das erhebliche Auswirkungen auf den gesamten Organismus.

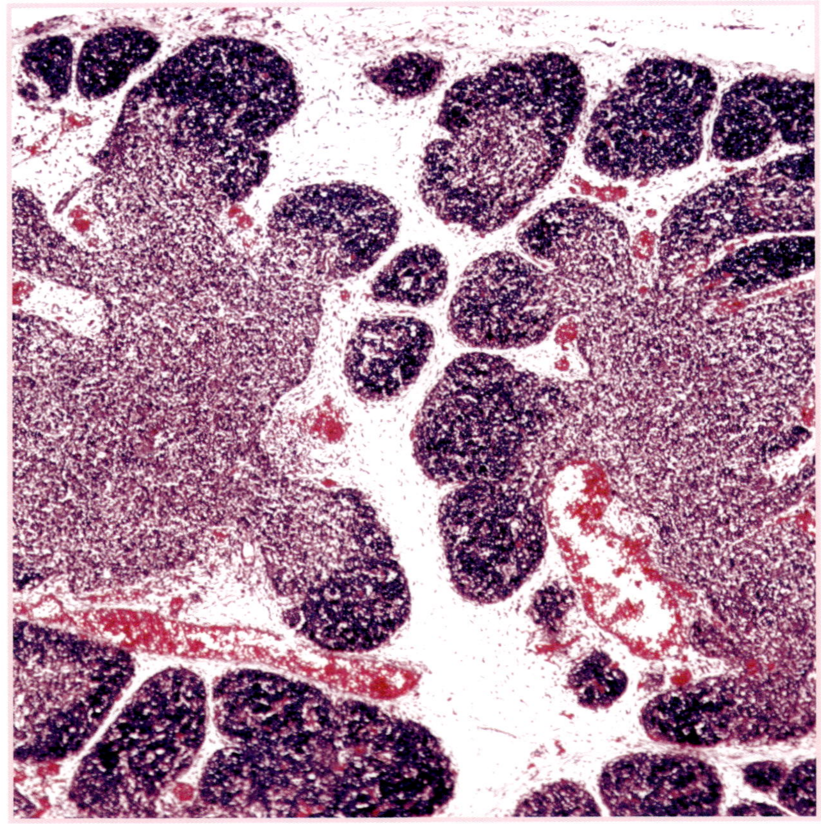

Der Thymus als Ausbildungsstätte
T-Zellen werden im Knochenmark gebildet und wandern über Blutbahnen zum Thymus, wo sie für einige Zeit Hormonen ausgesetzt werden, die sie in erfolgreiche Abwehrzellen verwandeln. Dieser Vorgang findet in erster Linie in der Kindheit und Pubertät statt, in dieser Phase ist der Thymus voll ausgebildet. Danach schrumpft er gewaltig, bei Erwachsenen ist er kaum noch sichtbar.

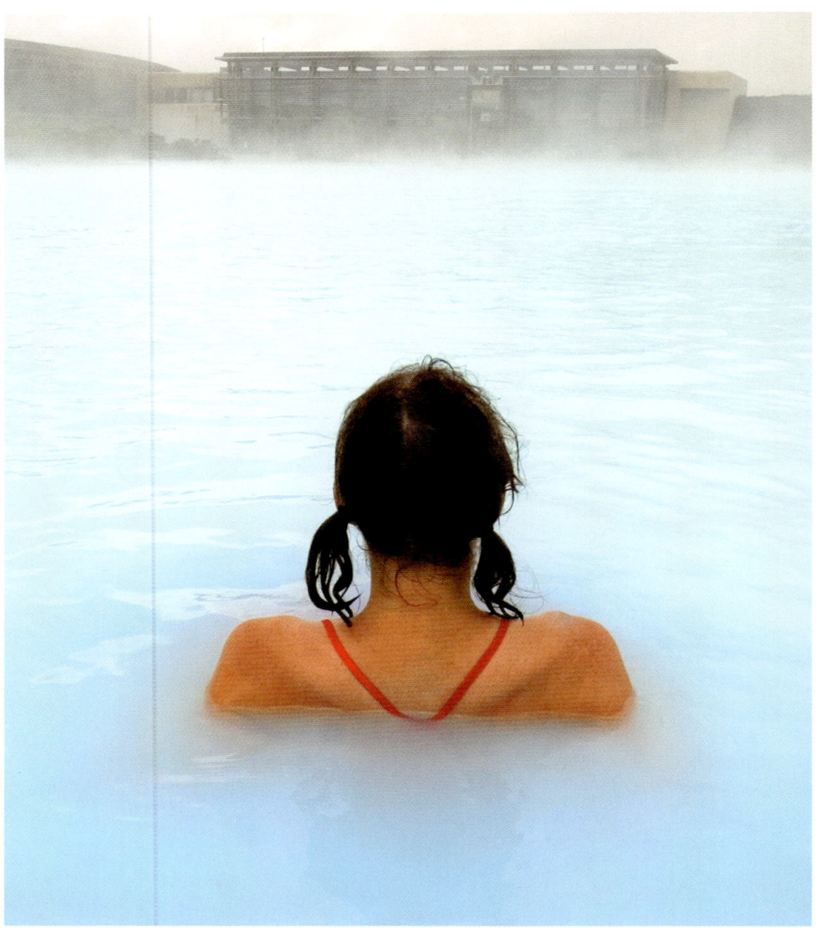

Heißes Wasser und „Ruf der Natur"
Ein warmes Bad kann Harndrang auslösen. Wenn erwärmtes Blut den linken Vorhof des Herzens füllt, registriert die Herzkammer diese Veränderung als erhöhtes Blutvolumen. Sie setzt atriales natriuretisches Hormon (ANH) frei, als Folge bilden die Nieren wässrigen Urin, und die Blase füllt sich.

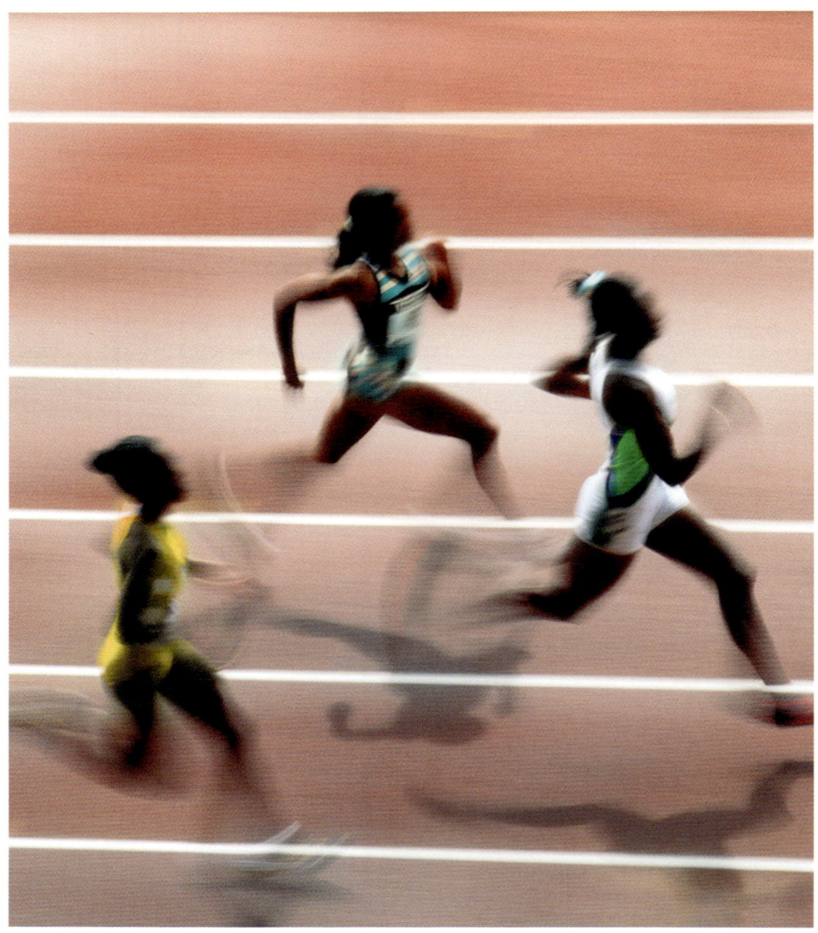

Erythropoetin
Die Nieren produzieren das Hormon Erythropoetin (EPO), das die Bildung roter Blutzellen in den Stammzellen des Knochenmarks anregt. Eine vermehrte Anzahl roter Blutzellen verbessert die Sauerstoffaufnahme des Bluts und bewirkt somit eine gesteigerte Ausdauer. Seit 1983 lässt sich EPO synthetisch herstellen, was zu zahlreichen Dopingskandalen im Hochleistungssport führte.

Das Herz-Hormon

Einer der Mechanismen, der den Blutdruck reguliert, findet im Herzen selbst statt. Eine erhöhte Wassermenge im Blutplasma kann den Blutdruck gefährlich ansteigen lassen. Wenn sich das Blutvolumen erhöht, dehnt sich der linke Herzvorhof. Daraufhin bilden Muskelzellen im rechten Herzvorhof das atriale natriuretische Hormon (ANH). Es wird über das Blut in die Nieren transportiert, die das überschüssige Wasser in den Urin ausscheiden. Das Plasmavolumen des Blutes wird verringert, und der Blutdruck sinkt.

Weitere Hormonlieferanten
Thymus und Zirbeldrüse sind hormonbildende Organe. Im rechten Vorhof des Herzens, in den Nieren und im Magen-Darm-Trakt sitzen Zellen, die Hormone liefern. Das Gewebe, das diese Zellen umgibt, hat eine vollkommen andere Funktion.

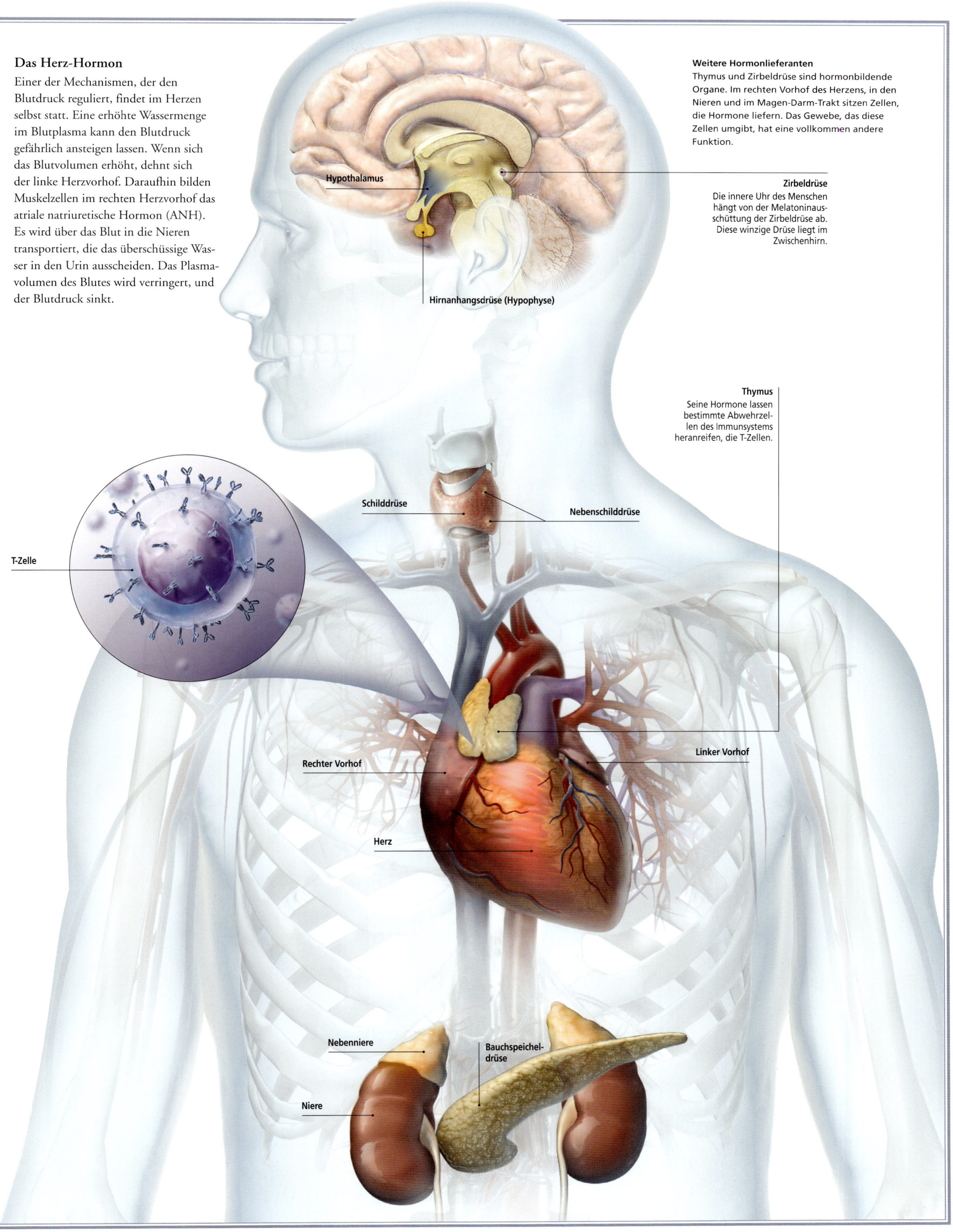

Hormone und Hungergefühl

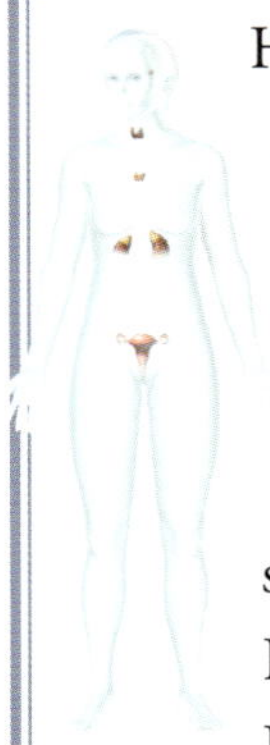

Hunger ist eine unangenehme Empfindung, die uns veranlasst, Nahrung aufzunehmen. Die biologische Funktion dieses Reizes besteht darin, unsere Energiedepots aufzufüllen. Appetit ist hingegen ein psychisches Phänomen: Wir essen, weil es Vergnügen bereitet. Wie alle lebenswichtigen Prozesse wird auch die Nahrungsaufnahme vom Nervensystem gesteuert, doch bei unserem Essverhalten spielen Hormone ebenfalls eine entscheidende Rolle. Verschiedene Hormone, die im Verdauungstrakt oder in den Fettzellen gebildet werden, wandern über den Blutkreislauf zu Rezeptoren im Hypothalamus. Normalerweise stellt sich Hunger ein, wenn der Blutzucker sinkt. Ist der Stoffwechsel ausreichend genährt, stellt sich ein Sättigungsgefühl ein. Die Regulation von Hunger und Sättigung ist ein äußert komplexer Vorgang, der derzeit eifrig medizinisch erforscht wird, um Essstörungen wie Mager- und Fettsucht erfolgreich bekämpfen zu können.

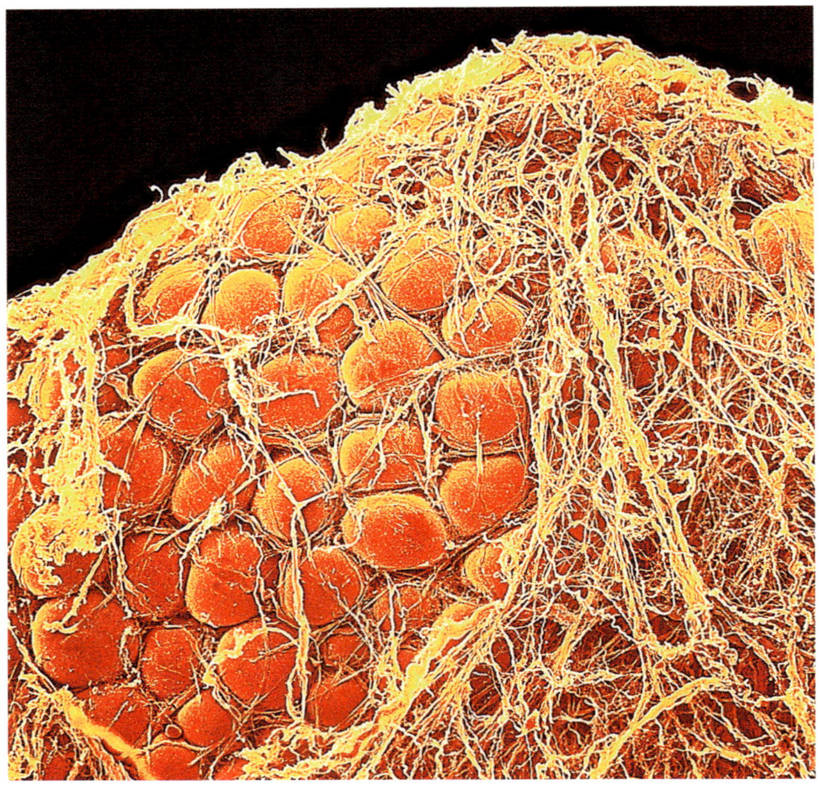

Fettdepots
Menschliche Fettzellen sind in Bindegewebe eingelagert. Hier wird überschüssiger Blutzucker als Fett gespeichert, damit der Körper in Notzeiten darauf zurückgreifen kann. Je nach Fettzufuhr wachsen die Fettzellen an oder gehen zurück.

Emotionales Essen

Viele Menschen essen gelegentlich aus emotionalen Gründen, sie kompensieren damit Stress, Langeweile, Angst, Einsamkeit oder Trauer. Bei emotionalen Essern bestimmen die Gefühle und nicht der Körper, wie viel gegessen wird. Typisch ist auch das Verlangen nach fetthaltigen, salzigen und süßen Nahrungsmitteln wie Pizza, Pommes frites oder Schokoriegeln. Schokolade enthält chemische Stoffe, die eine stimmungsaufhellende Wirkung haben.

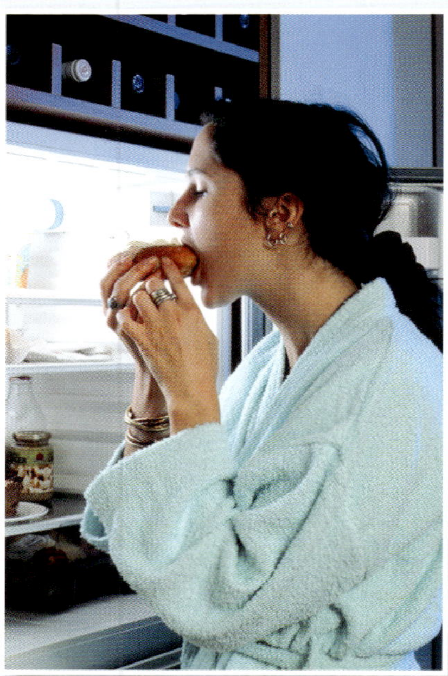

Nächtliche Heißhungerattacken führen meist zu Gewichtszunahme, weil sich der Stoffwechsel des Körpers in Ruhephasen oder während des Schlafs verlangsamt.

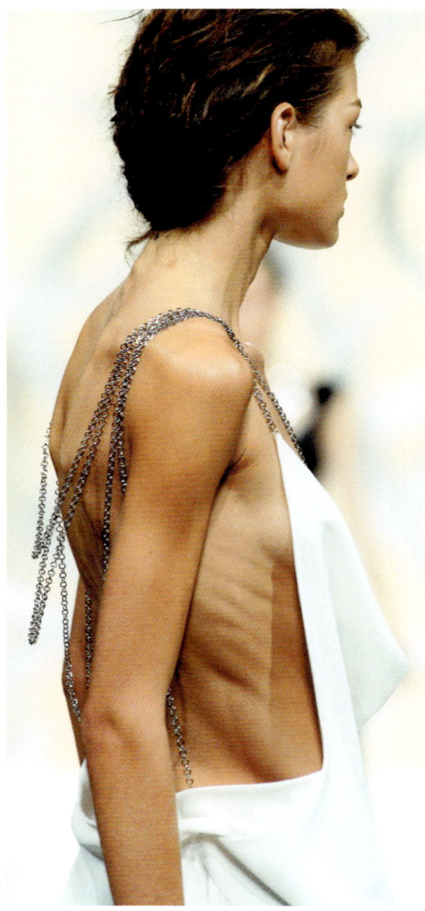

Extremes Hungern
Bei Anorexie kommt es zum Verlust des Verlangens nach Nahrung. Magersucht (Anorexia nervosa) ist eine psychisch bedingte Form der Anorexie. Es handelt sich um eine schwerwiegende Störung, die Betroffenen hungern, manchmal treiben sie gleichzeitig übermäßig Sport. Manche hungern sich tatsächlich zu Tode, andere gehen in Therapie, um zu normalem Essverhalten zurückfinden zu können.

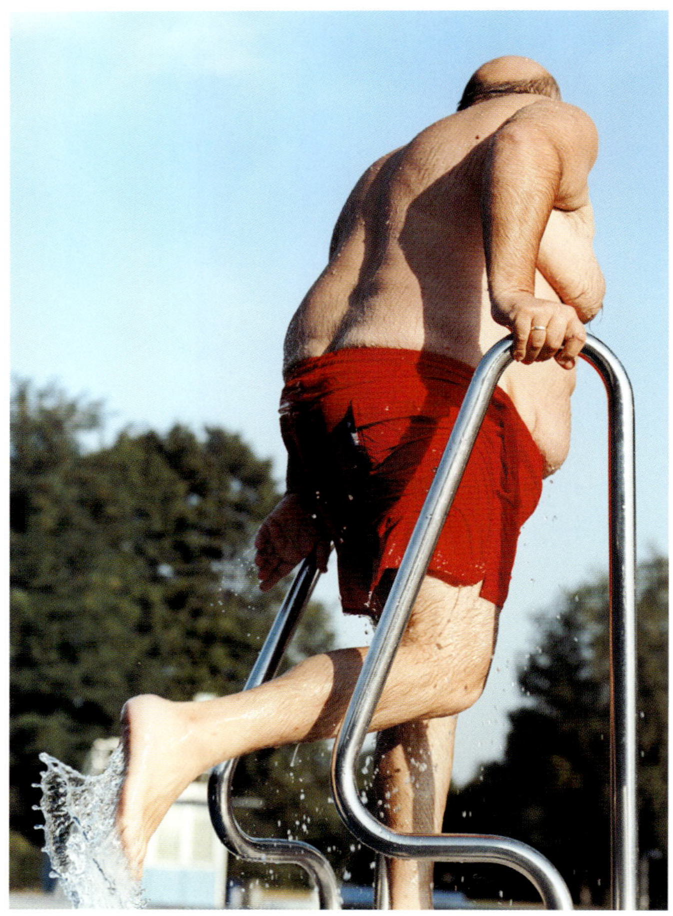

Extremes Essen
Fettsucht ist von starkem Übergewicht gekennzeichnet, das mit krankhafter Vermehrung des Körperfetts einhergeht. In manchen Fällen ist Fettsucht genetisch oder hormonell bedingt, meist nehmen die Betroffenen aber mehr Nahrung auf, als der Körper verwerten kann. Die Weltgesundheitsorganisation stuft Fettsucht als ernsthaftes Gesundheitsproblem ein, das Diabetes, Herzkrankheiten und sogar Krebs verursacht. Fettsucht nimmt weltweit zu, sowohl in Industrieländern als auch in Schwellenländern wie China und Indien.

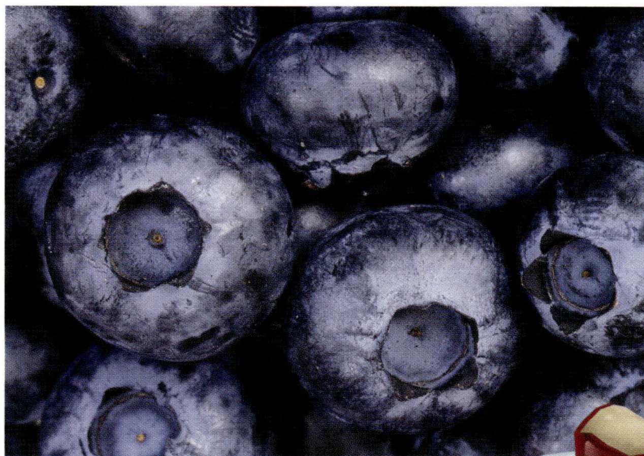

Appetit
Bei einem reichhaltigen Büffet oder einem lebhaften gesellschaftlichen Ereignis essen die meisten Leute viel, unabhängig davon, wie viel Hunger sie haben. Die Farbe Blau wirkt hingegen appetitmindernd, es gibt nur wenige natürliche Nahrungsmittel, die blau sind. Deshalb lösen zum Beispiel Heidelbeeren nicht automatisch Appetit aus.

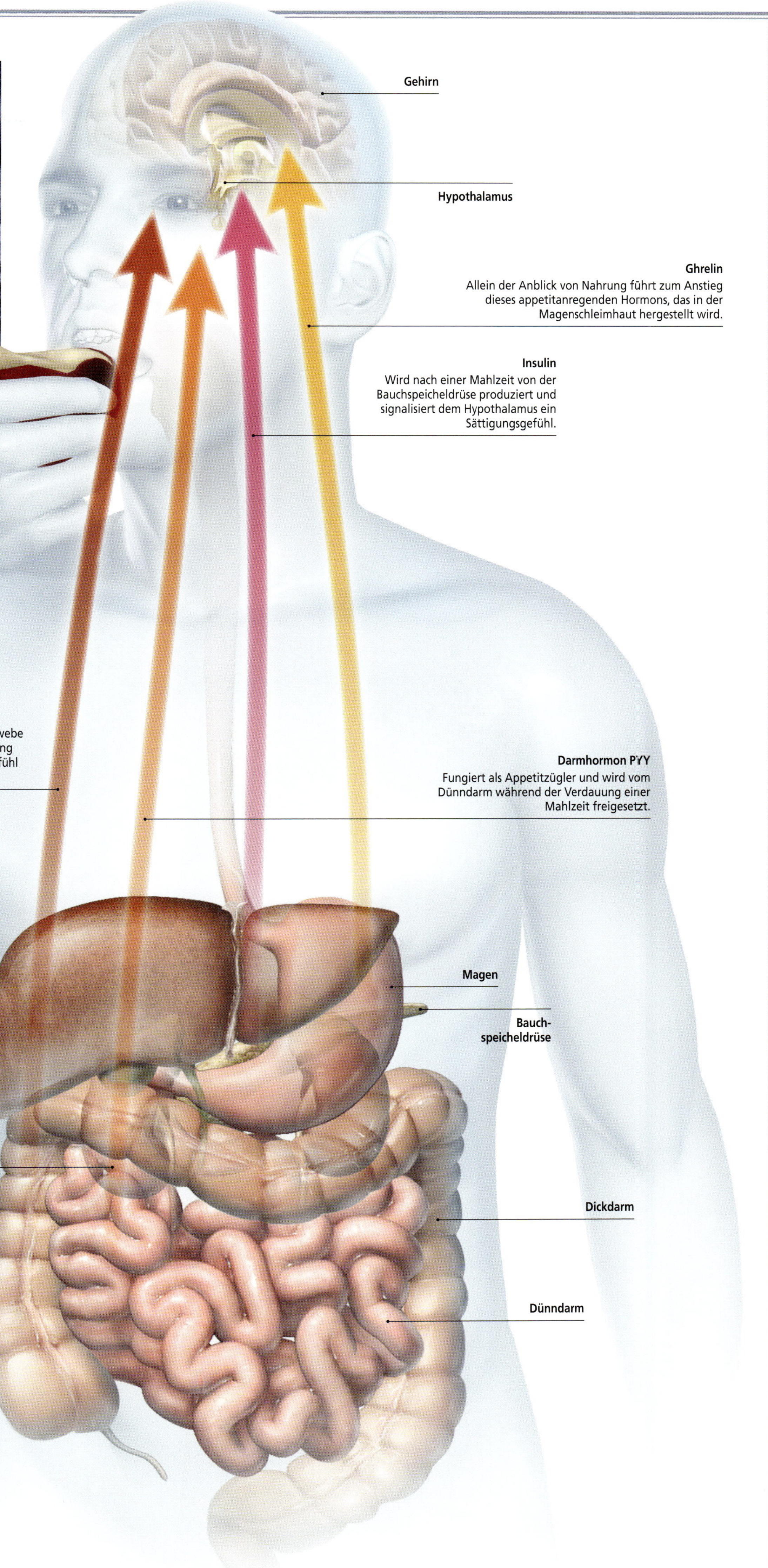

Hormone and Appetit

Zahlreiche Chemorezeptoren in Darm und Leber senden durch Hormone Botschaften an den Hypothalamus, die entweder ein Hunger- oder ein Sättigungsgefühl auslösen. Auch vom limbischen System und von der Großhirnrinde erhält der Hypothalamus Signale, die appetitzügelnd oder appetitfördernd wirken. Nervensignale, die mit Depressionen oder extremem psychologischem Stress verbunden sind, wirken beim Hypothalamus als starke Appetitzügler.

Hormon-krankheiten

Unsere Drüsen sondern Hormone stoßweise und in äußerst geringen Mengen ab. Häufig müssen mehrere Hormone gemeinsam agieren, damit die gewünschte Wirkung eintritt. Wichtige hormonbildende Organe wie Schilddrüse, Nebennieren, männliche sowie weibliche Fortpflanzungsorgane werden von Hormonen der Hypophyse gesteuert. Normalerweise ist die Hormonabgabe exakt aufeinander abgestimmt. Kommt es jedoch zu irgendeiner Störung im Hormonhaushalt, kann das abartige Veränderungen von Körperform, Geweben oder Organen nach sich ziehen. Wucherungen in der Hypophyse können zum Beispiel dazu führen, dass zu wenige oder zu viele Wachstumshormone gebildet werden; es entstehen Akromegalie, Zwergen- oder Riesenwuchs. Manchmal werden diese Störungen durch eine Autoimmunkrankheit verursacht, bei der Abwehrzellen hormonbildende Zellen angreifen oder deren Funktion beeinträchtigen.

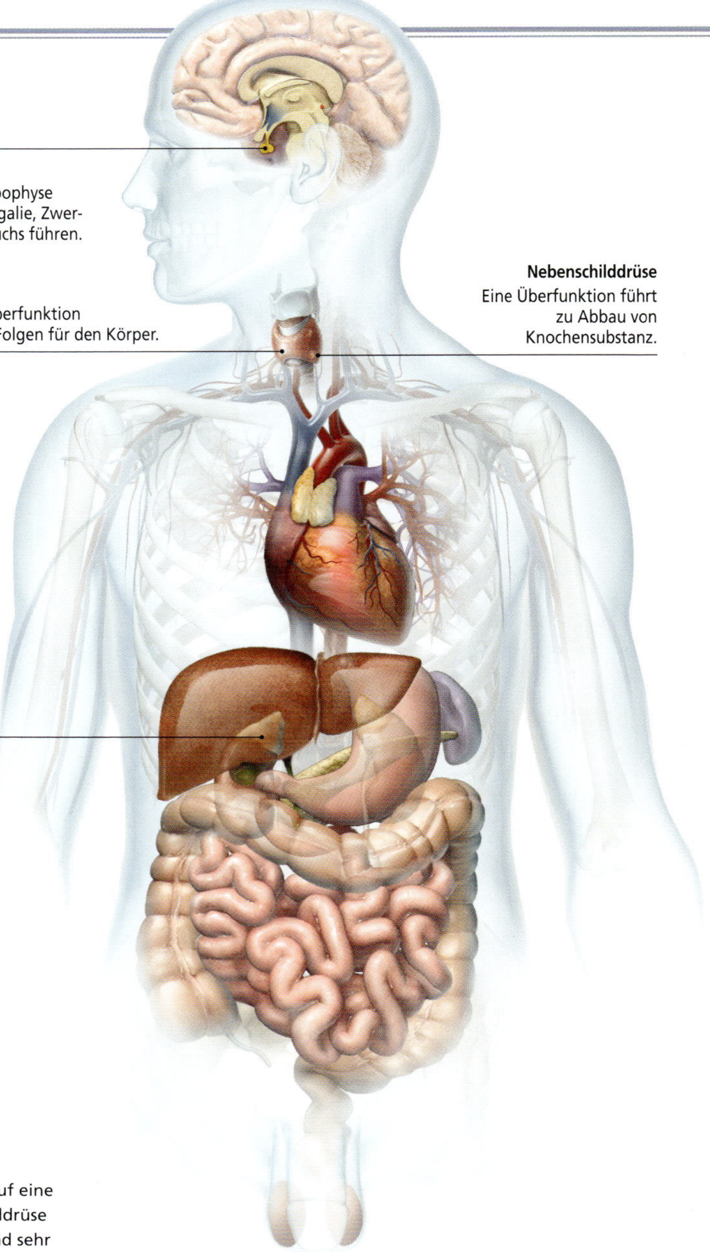

Hormonstörungen
Haben oft abormen Körperwuchs oder Stoffwechselstörungen zur Folge, die auf eine Fehlfunktion von Hypophyse und Schilddrüse zurückzuführen sind. Die Symptome sind sehr vielfältig, da viele Zellen Rezeptoren für die Hormone dieser Drüsen haben. Die Störungen lassen sich durch operative Teilentfernung der erkrankten Drüse und/oder Hormongaben erfolgreich behandeln.

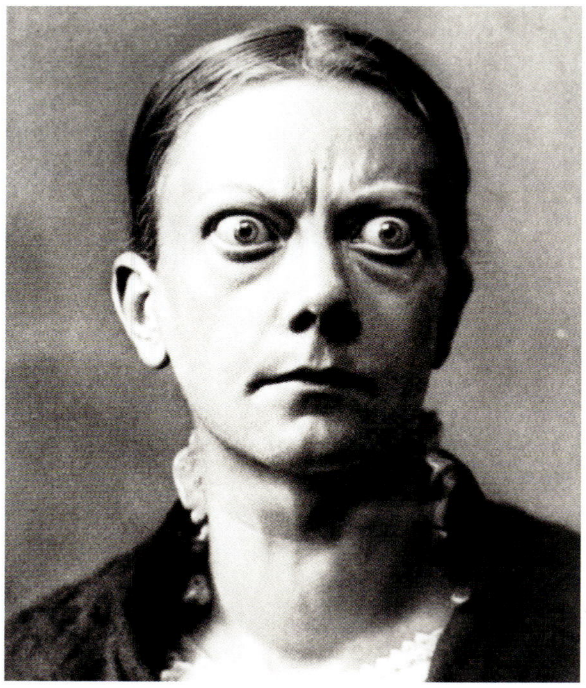

Basedow-Krankheit
Hervorquellende Augen, Haarausfall und Herzrasen sind häufige Symptome dieser Autoimmunkrankheit der Schilddrüse. Die Antikörper des Immunsystems regen die Zellen der Schilddrüse zu einer verstärkten Hormonbildung an. Die Krankheit wird durch Bestrahlung oder eine Operation behandelt.

Krankheit	Symptome
Akromegalie Wachstumshormon-produzierender Tumor in der Hypophyse	Abnorme Vergrößerung der Gliedmaßen, des Kiefers und der Lippen
Addison-Krankheit Die Nebennierenrinde produziert nicht genug Cortisol	Gewichtsverlust, Muskelschwäche, niedriger Blutdruck, Müdigkeit
Hyperaldosteronismus Die Nebennierenrinde produziert zu viel Aldosteron	Hoher Blutdruck, starkes Durstgefühl Schwäche, Muskelkrämpfe
Hyperparathyreoidismus seltene Erkrankung, bei der die Nebenschilddrüse zu viel Parathormon bildet	Abbau von Knochensubstanz, Müdigkeit
Prolaktinom gutartiger Tumor im Hypophysevorderlappen, der Prolaktin produziert, das Hormon, das die Milchproduktion einleitet	Spontaner Milchfluss, Unfruchtbarkeit, Kopfschmerzen, Verlust der Libido

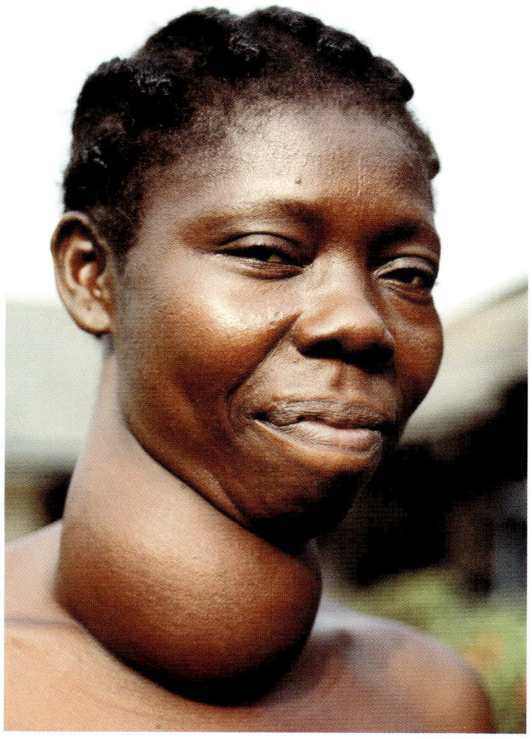

Kropf
Ist eine extreme Vergrößerung der Schilddrüse, häufigste Ursache ist Jodmangel. Ein Kropf kann aber auch entstehen, wenn die Schilddrüse auf Anreiz der Hypophyse keine Hormone freisetzt. Im Lauf der Zeit führt die ständige Stimulation durch Hypophysehormone zu einer starken Vergrößerung der Schilddrüse. Dann kommen Radiojodtherapie oder eine Operation infrage.

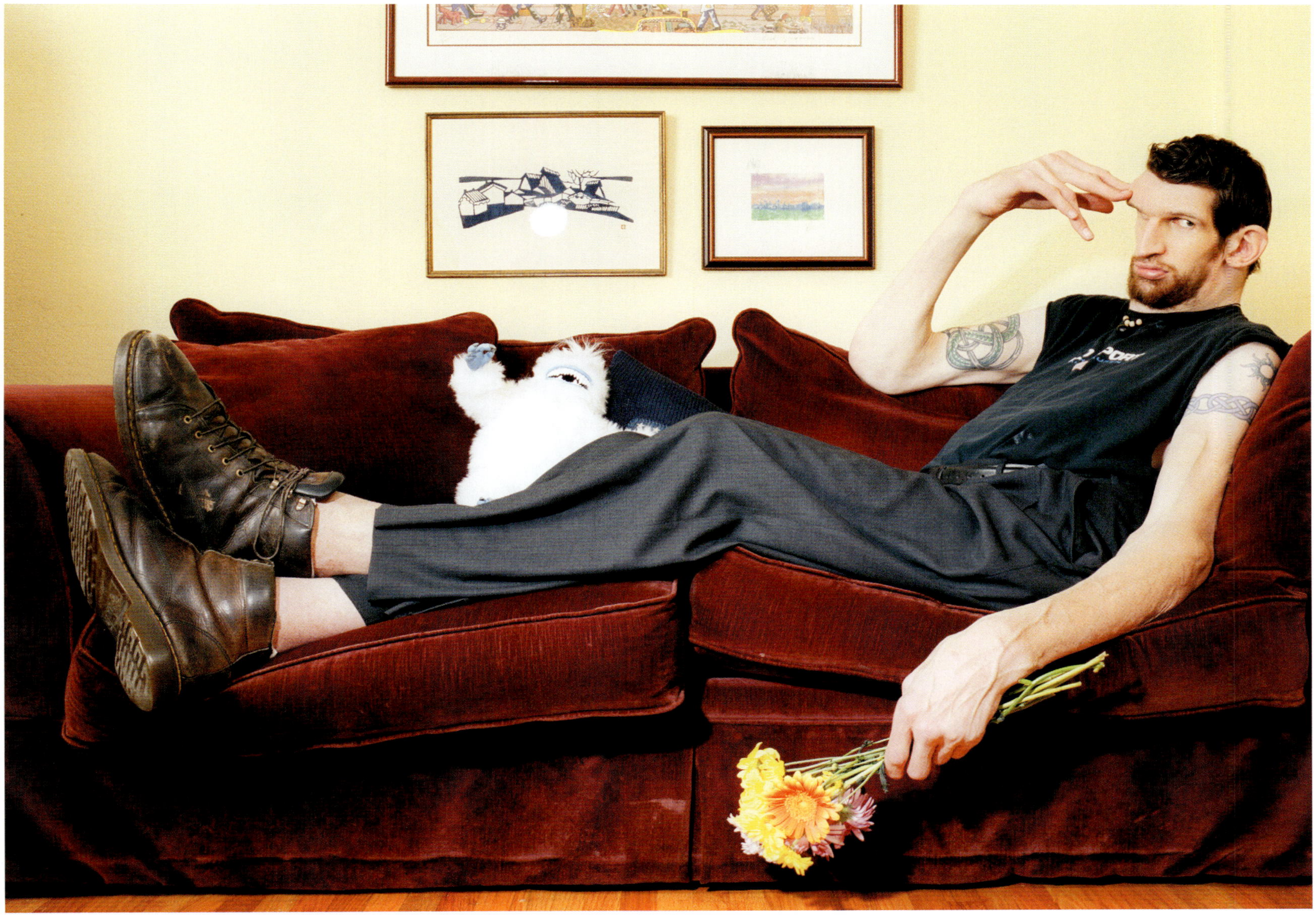

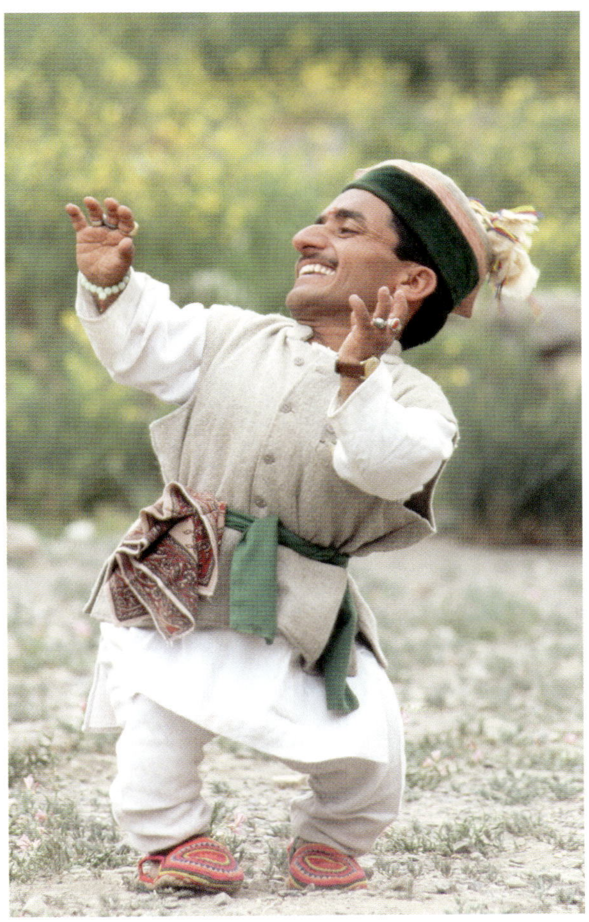

Riesenwuchs und Zwergenwuchs

Ein gutartiger Tumor in der Hypophyse, der Wachstumshormone produziert, ist für Riesenwuchs verantwortlich. Der Betroffene kann bis zu 2,72 Meter groß werden (Rekord von Robert Wadlow). Bei Zwergen- oder Minderwuchs wachsen die Knochen extrem langsam, die maximale Größe der Betroffenen beträgt 1,20 Meter. Geringes Wachstum kann vielfältige Ursachen haben.

Cushing-Syndrom
Dieses Foto zeigt Muskelschwäche durch Überschuss an Cortisol. Die Krankheit hat aber noch viele andere Symptome, darunter Stiernacken, „Mondgesicht" und Knochenschwund. Mögliche Ursachen sind Störungen der Nebenniere oder der Hirnanhangsdrüse sowie ein Tumor, der das Steuerhormon ACTH bildet, das die Freisetzung von Cortisol kontrolliert.

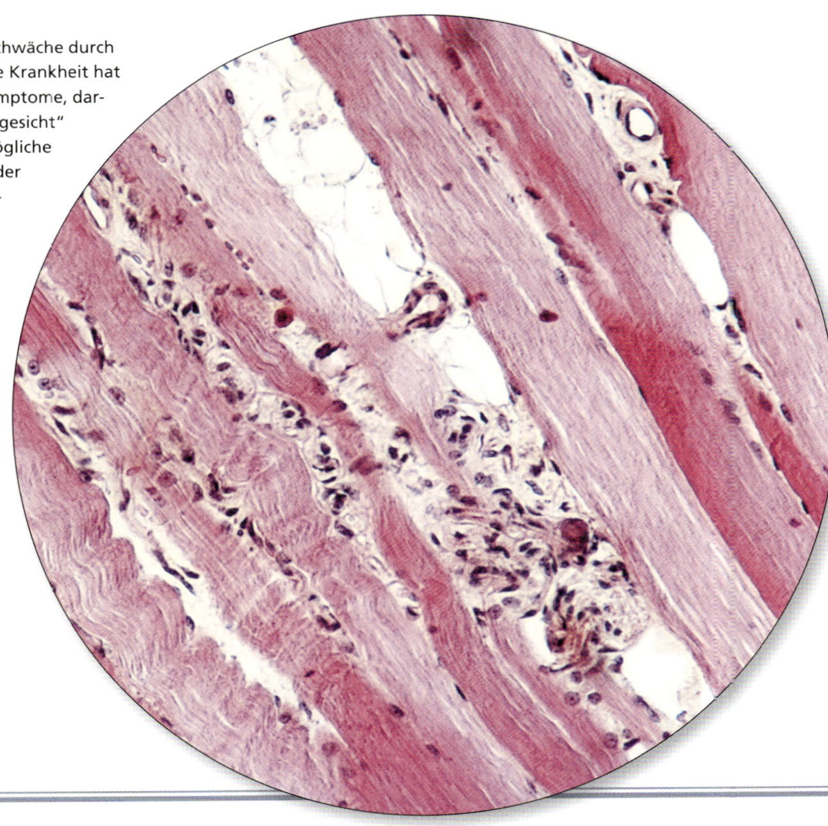

Diabetes

Diabetes mellitus (Zuckerkrankheit) ist eine chronische Stoffwechselkrankheit. Dabei kann der Zucker, der über die Nahrung ins Blut gelangt, von den Körperzellen nicht aufgenommen und verarbeitet werden. Man unterscheidet zwischen Typ-1-Diabetes und Typ-2-Diabetes. Typ 1 tritt meist in der Jugend auf, bei diesem Typ werden bestimmte Zellen in der Bauchspeicheldrüse zerstört, die Insulin bilden. Insulin sorgt für die Zuckerverwertung. Ist zu wenig Insulin vorhanden, verbleibt der Zucker im Körper, folglich steigt der Blutzuckerspiegel. Bei Typ 2 wird zwar ausreichend Insulin ausgeschüttet, doch die Zellen, die das Hormon aufnehmen sollen, reagieren zu schwach und nehmen nicht genug Blutzucker auf. Typ-1-Diabetiker müssen regelmäßig Insulin spritzen. Typ 2 wird oft durch Fettsucht ausgelöst, an der weltweit Millionen Menschen leiden. Sie laufen Gefahr, an Diabetes zu erkranken.

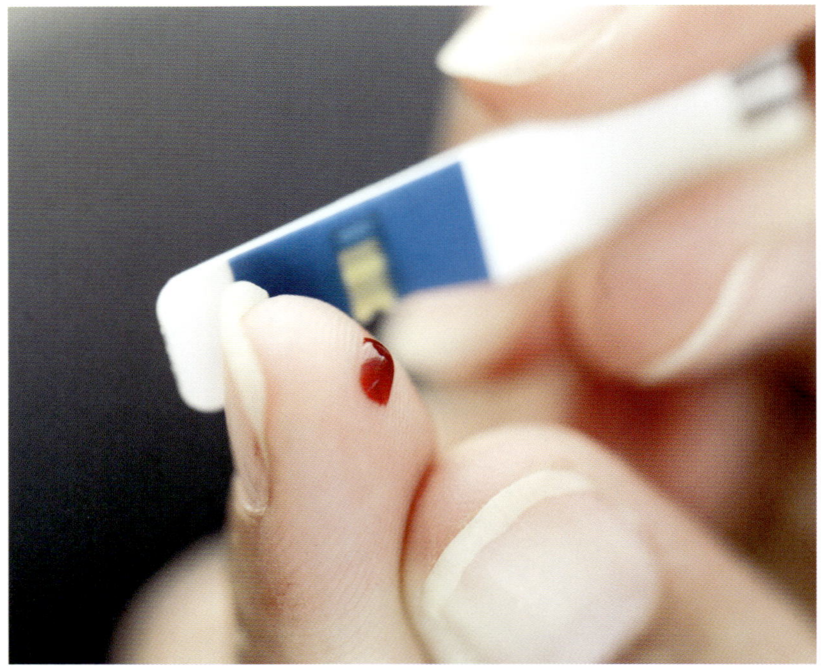

Blutzucker messen
Diabetiker müssen regelmäßig ihren Blutzuckerspiegel überprüfen, um weitere Komplikationen der Krankheit zu verhindern. Hierfür gibt es Blutzuckermessgeräte, die vom Betroffenen problemlos zu Hause bedient werden können.

Weltweite Epidemie

Die Weltgesundheitsorganisation (WHO) verzeichnet einen dramatischen Anstieg von Diabeteserkrankungen, die häufig durch Fettsucht ausgelöst werden. Zu wenig Bewegung, ungesunde Ernährung und zu hoher Zuckerkonsum tragen zum Anwachsen der Diabetiker bei. Die WHO hat ein internationales Programm gestartet, das die Menschen dazu bringen soll, ihren Lebensstil zu ändern und ihr Bewusstsein für die gesundheitlichen Risiken, die mit Übergewicht verbunden sind, zu schärfen.

Globales Phänomen
Weltweit erkranken immer mehr Menschen an Diabetes, meist am Typ 2. Das zeigen die Statistiken der WHO. Insgesamt sollen es etwa 285 Millionen sein.

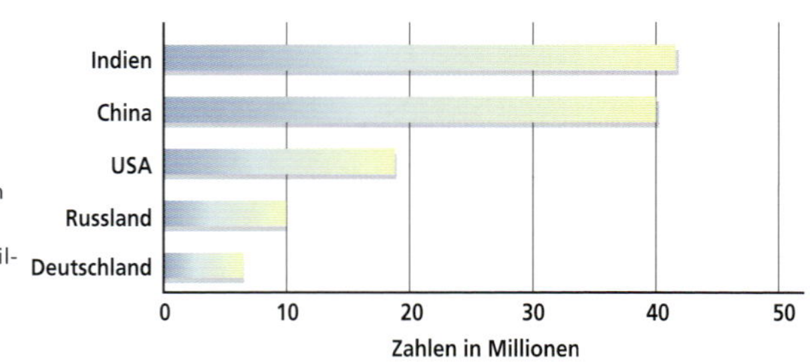

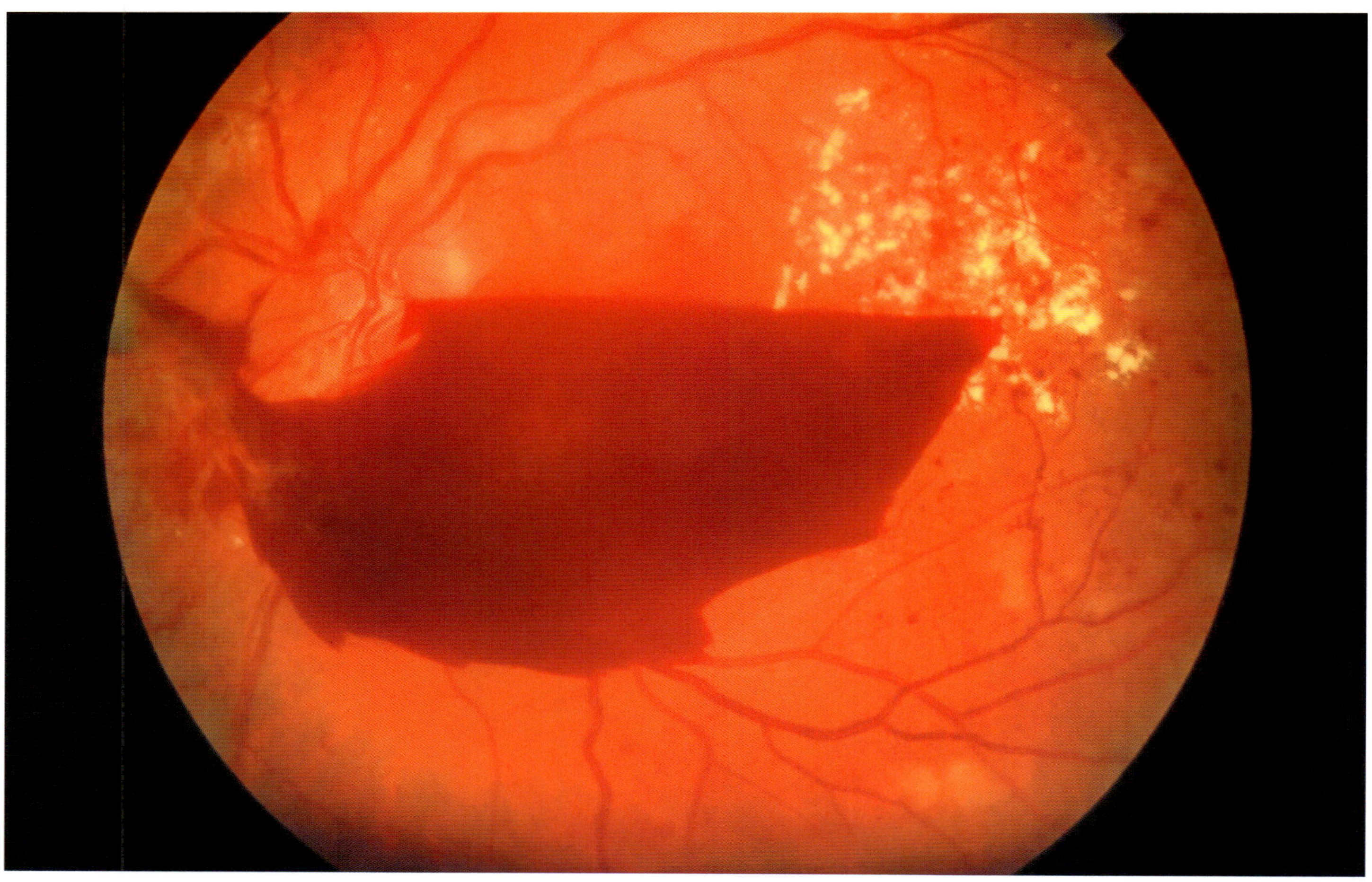

Diabetische Retinopathie
Bei Diabetikern können geschädigte Blutgefäße in der Netzhaut Flüssigkeit absondern, was zu Schwellungen und Sehstörungen führen kann. Besonders schwer geschädigte Blutgefäße können Blut in die Netzhaut abgeben. Das Symptom betrifft meist beide Augen und kann zu Blindheit führen.

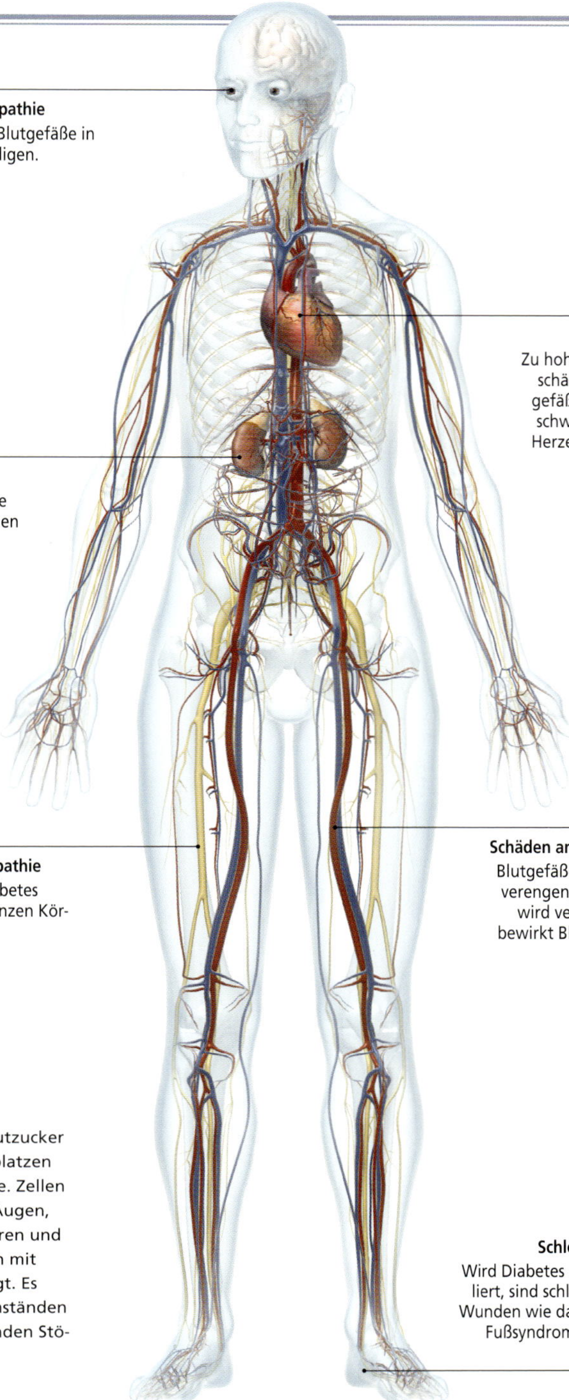

Auswirkungen
Bei zu hohem Blutzucker über lange Zeit platzen kleine Blutgefäße. Zellen und Gewebe in Augen, Gliedmaßen, Nieren und Herzen sind dann mit Blut unterversorgt. Es kommt unter Umständen zu schwerwiegenden Störungen.

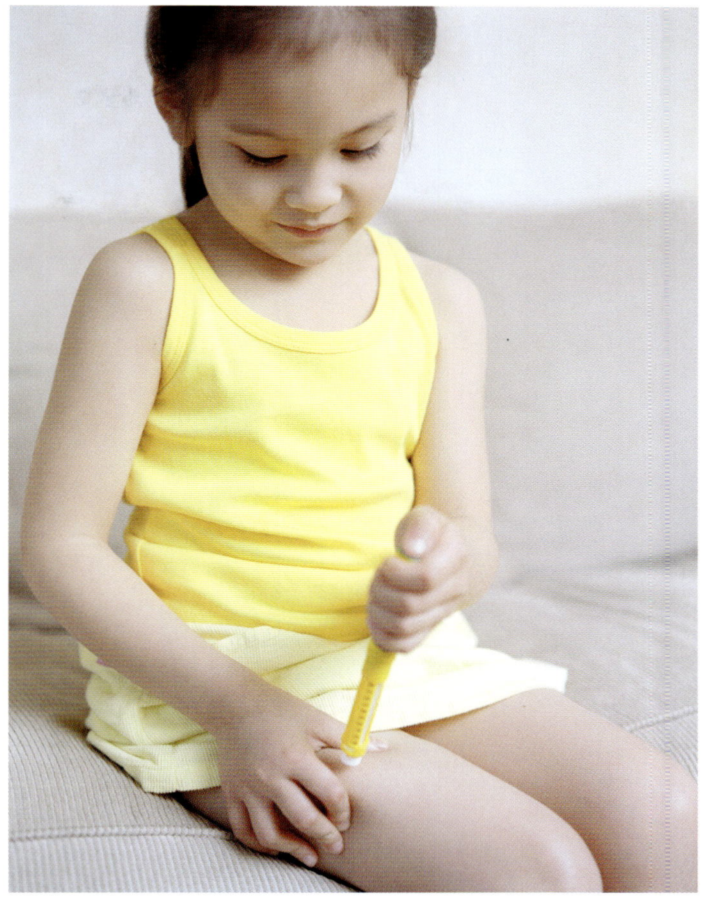

Insulin spritzen
Dieses Mädchen hat Typ-1-Diabetes, dabei werden die insulinproduzierenden Zellen in der Bauchspeicheldrüse zerstört. Sie muss ihr Leben lang Insulin spritzen, ist darin aber bereits gut geübt, wie das Foto zeigt.

Metabolisches Syndrom

Menschen mit diesem Syndrom riskieren, an Diabetes Typ 2 zu erkranken. Kriterien für die Diagnose sind der Bauchumfang – bei Männern 94 Zentimeter, bei Frauen 80 –, Bluthochdruck sowie erhöhte Blutzucker- und Cholesterinwerte.

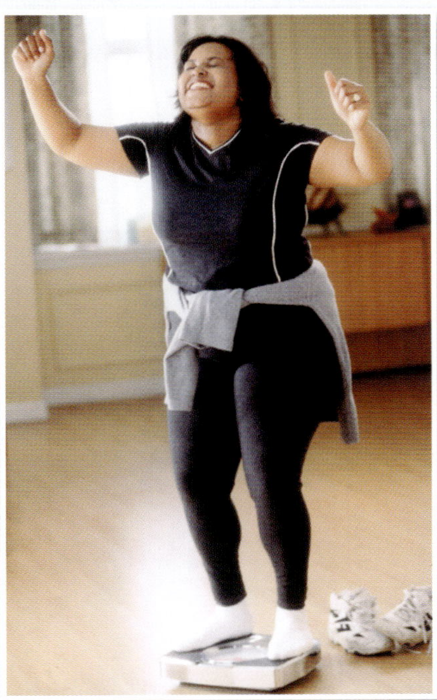

Risiko einschränken
Gewichtsabnahme, regelmäßiger Sport und der Verzicht auf fett- und zuckerreiche Nahrung sind probate Mittel, um eine Diabeteserkrankung zu verhindern.

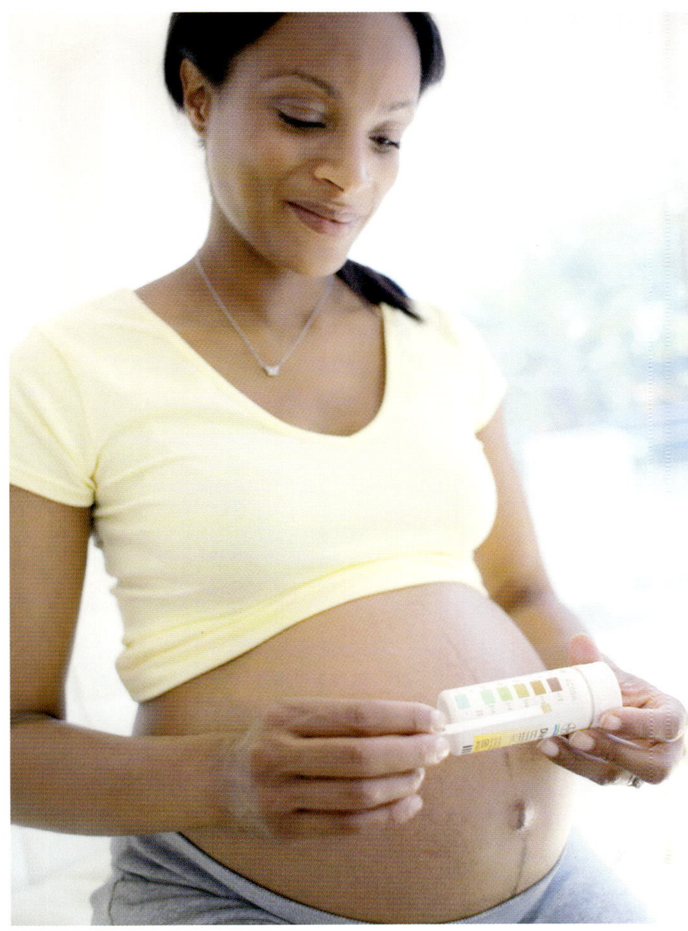

Schwangerschaftsdiabetes
Tritt während der Schwangerschaft auf und verschwindet dann meist wieder. Er zählt zu den häufigsten schwangerschaftsbegleitenden Erkrankungen und ist oft familiär bedingt. Manche Frauen, die während einer Schwangerschaft an dieser Form des Diabetes leiden, entwickeln in den folgenden Jahren einen Typ-2 Diabetes.

Kreislaufsystem

Blut ist tatsächlich der „Fluss des Lebens". Es erhält den Stoffwechsel jeder einzelnen Körperzelle und damit den gesamten. Es transportiert Sauerstoff aus den Lungen in die Zellen und Kohlendioxid in entgegengesetzter Richtung. Aus der Verdauung gewonnene Nährstoffe wie Fette, Zucker oder Eiweiße werden vom Blut aus dem Verdauungstrakt in die einzelnen Gewebe transportiert, um dort je nach Bedarf weiterverarbeitet oder gespeichert zu werden. Abfallprodukte werden zu den Ausscheidungsorganen wie Nieren und Dickdarm gebracht. Auch Hormone wandern über Blutbahnen. Das Herz pumpt das Blut durch den Körper und nutzt hierfür ein weit verzweigtes, in sich geschlossenes Netz aus Blutgefäßen. Diejenigen, die zum Herzen führen, werden als Venen bezeichnet; führen sie vom Herzen weg, nennt man sie Arterien.

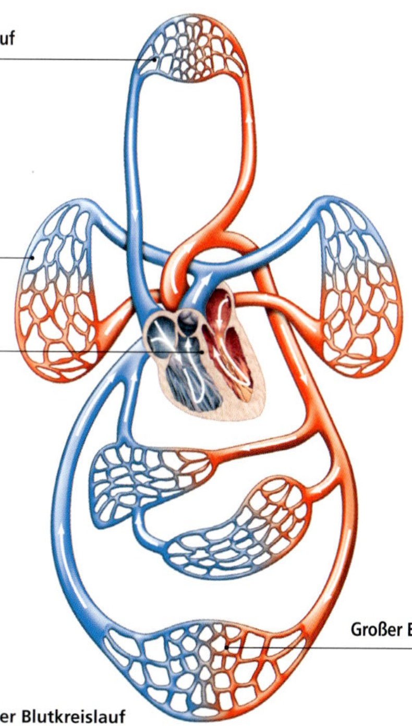

Kleiner und großer Blutkreislauf
Der Lungenkreislauf oder kleine Blutkreislauf empfängt sauerstoffarmes Blut von der rechten Herzkammer und bringt es in die Lunge. Dort findet der Gasaustausch statt, das Blut gibt Kohlendioxid ab und nimmt Sauerstoff auf. Das nun sauerstoffreiche Blut fließt über Lungenvenen zurück zum linken Vorhof des Herzens und gelangt somit in den großen Blutkreislauf, der den gesamten Körper mit Blut versorgt.

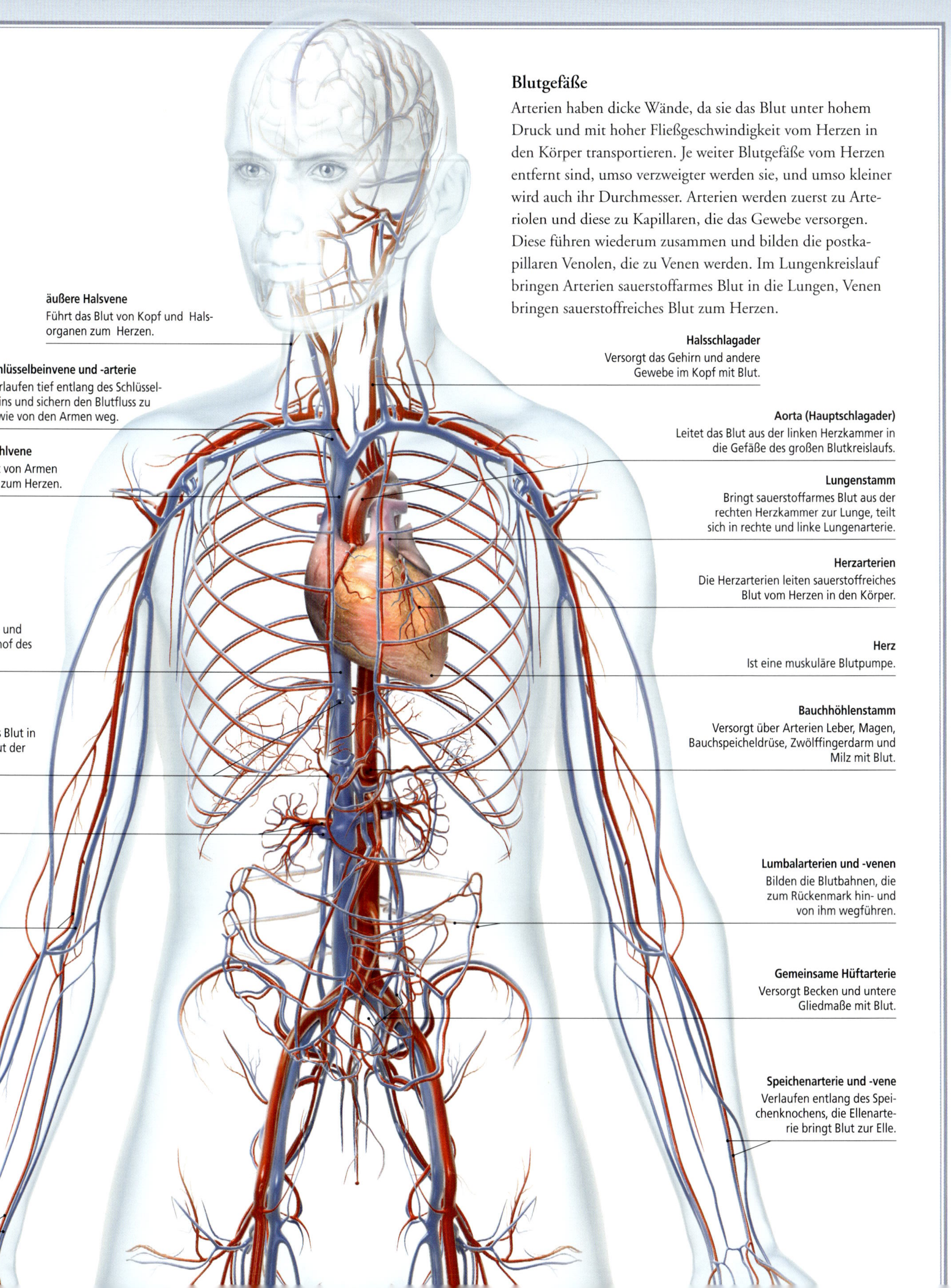

Blutgefäße

Arterien haben dicke Wände, da sie das Blut unter hohem Druck und mit hoher Fließgeschwindigkeit vom Herzen in den Körper transportieren. Je weiter Blutgefäße vom Herzen entfernt sind, umso verzweigter werden sie, und umso kleiner wird auch ihr Durchmesser. Arterien werden zuerst zu Arteriolen und diese zu Kapillaren, die das Gewebe versorgen. Diese führen wiederum zusammen und bilden die postkapillaren Venolen, die zu Venen werden. Im Lungenkreislauf bringen Arterien sauerstoffarmes Blut in die Lungen, Venen bringen sauerstoffreiches Blut zum Herzen.

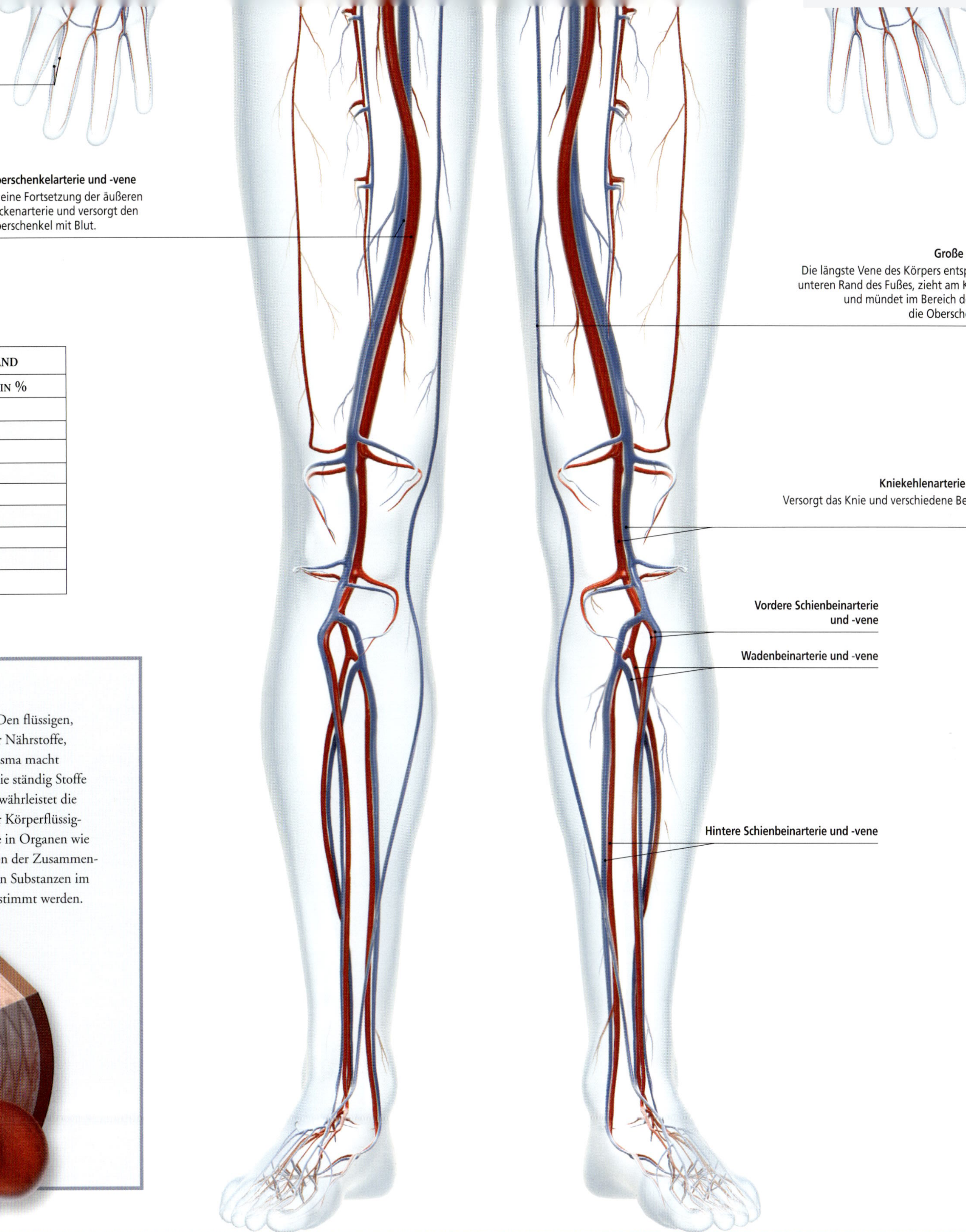

Blutbedarf einzelner Körperteile im Ruhezustand

Organ oder System	Geschätzte Blutzufuhr in %
Verdauungstrakt	21 %
Leber	6 %
Nieren	20 %
Skelettmuskeln	15 %
Gehirn	13 %
Haut	9 %
Knochen	5 %
Herz	5 %
Alle anderen Teile zusammen	6 %

Zusammensetzung des Blutes

Blut besteht aus Zellen und Flüssigkeit, in der die Zellen schwimmen. Den flüssigen, zellfreien Teil nennt man Blutplasma. Es dient als Transportmedium für Nährstoffe, Hormone, Stoffwechselprodukte, Kohlendioxid und Sauerstoff. Blutplasma macht etwa 55 % des Blutvolumens aus und erhält die Blutzellen am Leben, die ständig Stoffe aufnehmen oder abgeben. Es gewährleistet die chemische Balance der Körperflüssigkeiten, weil Prozesse in Organen wie den Nieren von der Zusammensetzung von Substanzen im Blut bestimmt werden.

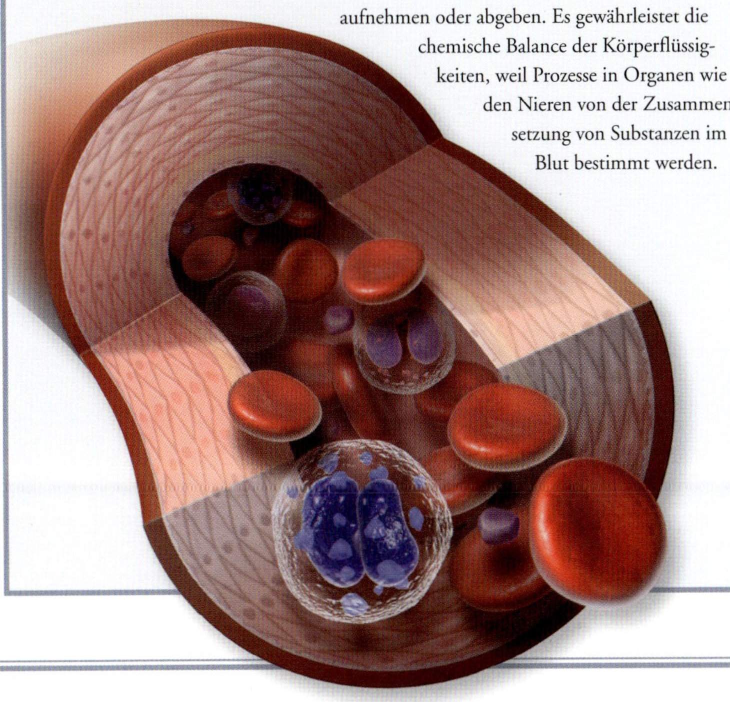

HERZ

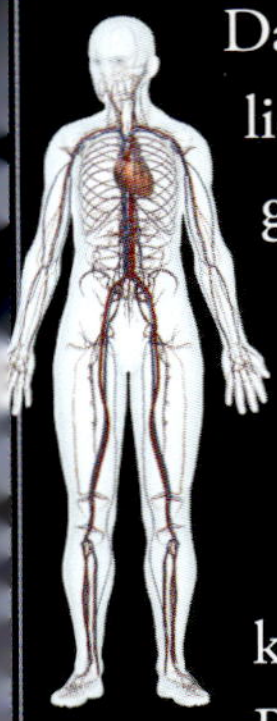

Das Herz ist zirka faustgroß und wiegt etwa 450 Gramm. Es liegt hinter dem Brustbein im Brustkorb in einem bindegewebigen Herzbeutel (Perikard), der es völlig umschließt. Zwischen Herzbeutel und äußerster Herzwand befindet sich ein mit Flüssigkeit gefüllter Spaltraum, der dem Herzen einen gewissen Freiraum ermöglicht. Die rechte und linke Herzhälfte besteht jeweils aus einer Kammer (Ventrikel) und einem Vorhof (Atrium). Über die Venen fließt das Blut zum rechten Vorhof und weiter in die rechte Kammer. Von dort wird es in die Lunge gepumpt und mit Sauerstoff angereichert. Das sauerstoffreiche Blut gelangt über den linken Vorhof in die linke Kammer. Von dort aus wird das Blut durch den gesamten Körper gepumpt.

Erstaunliches Organ

Obwohl das Herz nur so groß wie eine Faust ist, kommen etwa acht Prozent unseres gesamten Sauerstoffverbrauchs auf dieses Pumporgan. Dabei bezieht es keinen Sauerstoff aus dem Blut, das es pumpt, sondern über die rechten und linken Herzarterien, die ihr Blut von der Aorta erhalten. Die Hauptarterien verzweigen sich in mehrere kleine Blutgefäße und anschließend in zahlreiche Kapillaren. Über die Herzvenen gelangen etwa 60 Prozent sauerstoffarmes Blut in den rechten Vorhof, das restliche Blut fließt über winzige Venen direkt in die rechte Herzkammer.

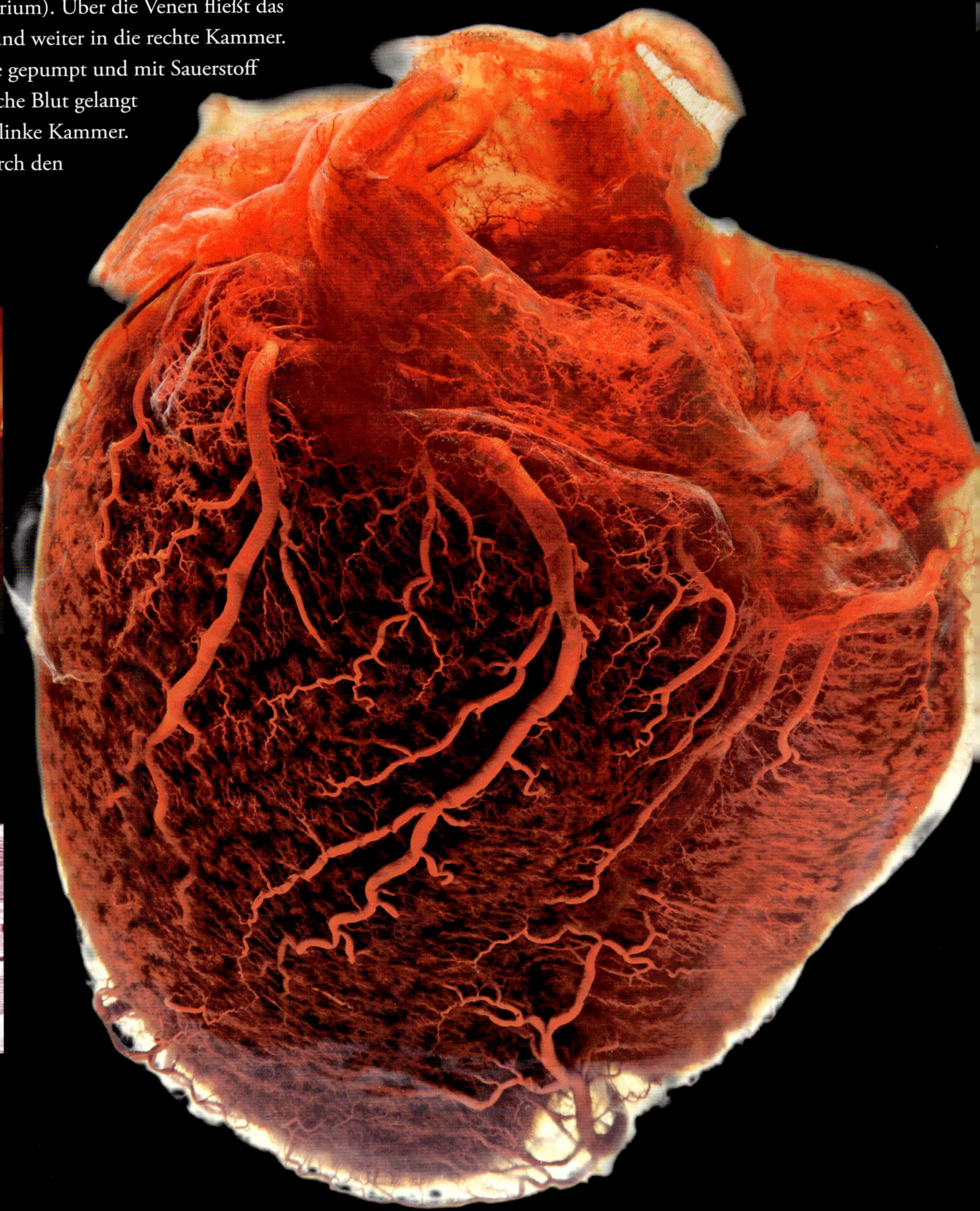

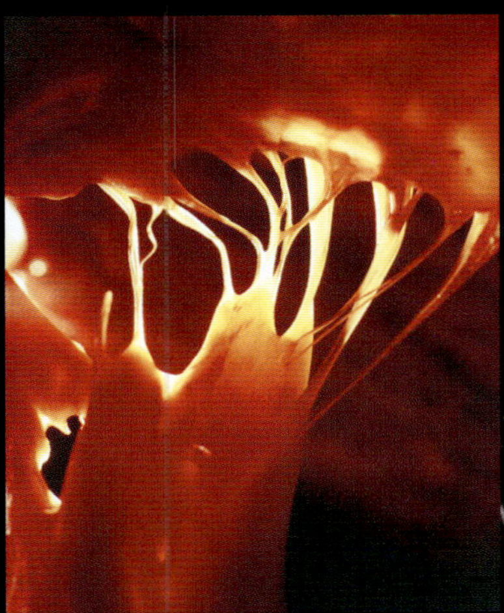

Herzklappen
Wirken im Herz wie Ventile und verhindern, dass das Blut in die falsche Richtung zurückfließt. Jede Herzhälfte hat eine Segelklappe und eine Taschenklappe.

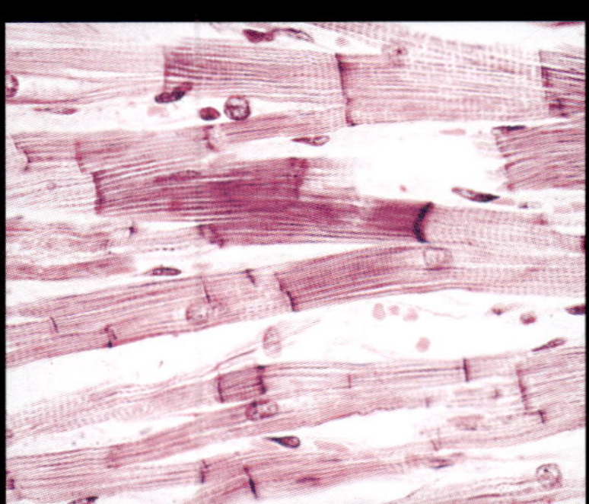

Herzmuskel
Die Muskelfasern im Herzen werden durch spezielle Zellverbindungen, sogenannte Glanzstreifen, zusammengehalten. Auf dieser Mikroskopaufnahme bilden sie die violetten Querstreifen. Durch sie können Nervenimpulse problemlos von Faser zu Faser übertragen werden.

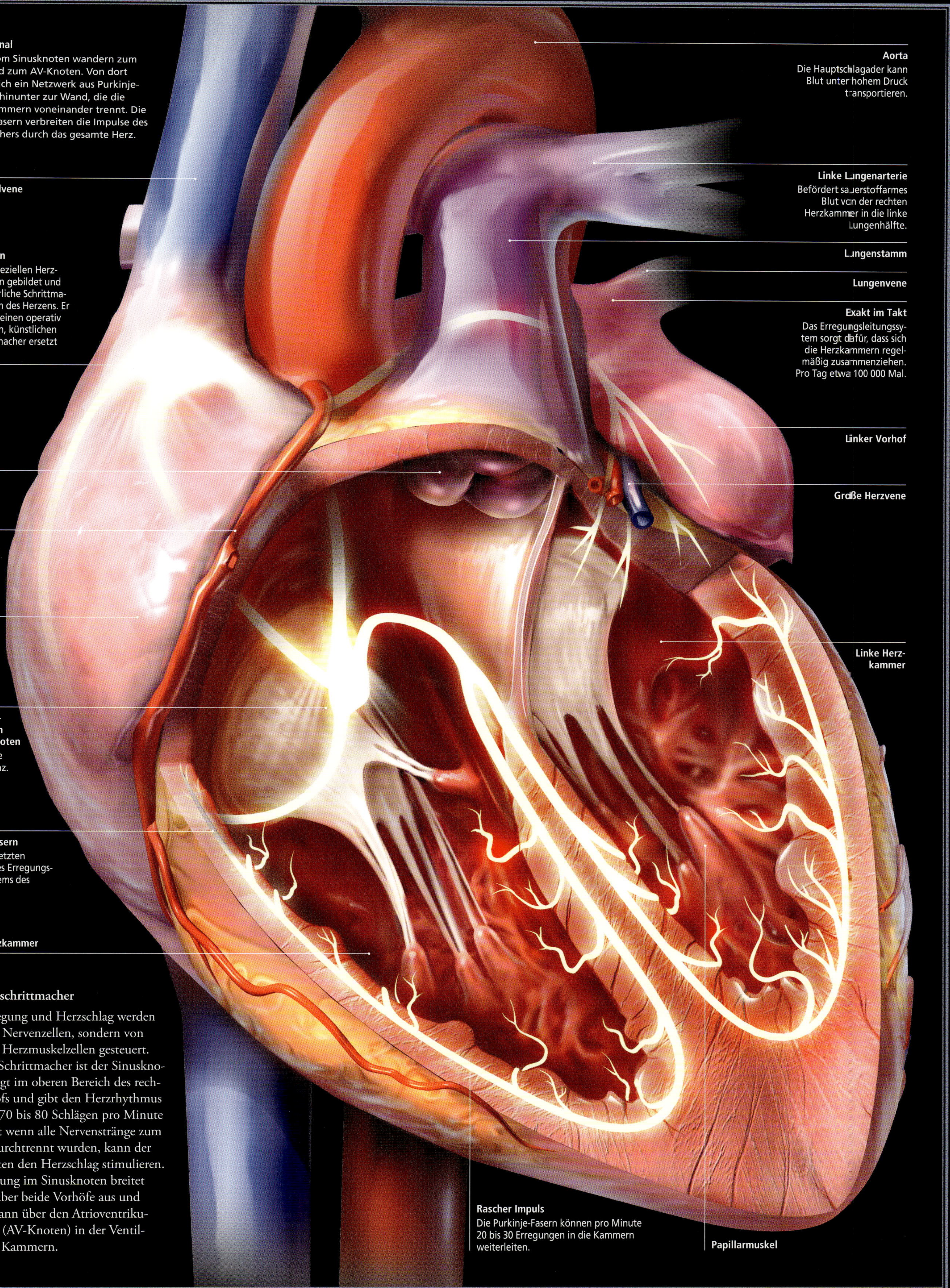

Der Herzschrittmacher

Herzbewegung und Herzschlag werden nicht von Nervenzellen, sondern von speziellen Herzmuskelzellen gesteuert. Primärer Schrittmacher ist der Sinusknoten. Er liegt im oberen Bereich des rechten Vorhofs und gibt den Herzrhythmus von etwa 70 bis 80 Schlägen pro Minute vor. Selbst wenn alle Nervenstränge zum Herzen durchtrennt wurden, kann der Sinusknoten den Herzschlag stimulieren. Die Erregung im Sinusknoten breitet sich erst über beide Vorhöfe aus und erreicht dann über den Atrioventrikularknoten (AV-Knoten) in der Ventilebene die Kammern.

Herzkreislauf

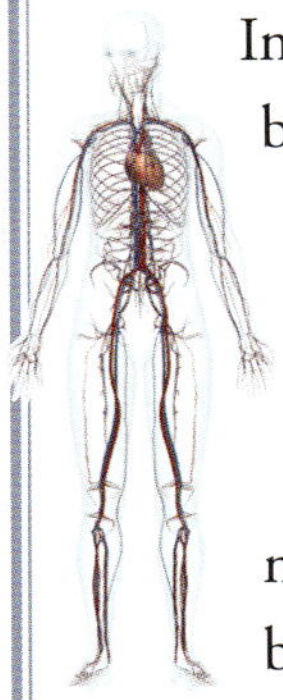

Im Laufe eines Tages schlägt unser Herz etwa 100 000 Mal, bei durchschnittlicher Lebensdauer sind das insgesamt über 2,6 Milliarden Schläge. Jeder Schlag ist eine rasche Abfolge von Kontraktion und Erschlaffung des Herzmuskels. Das Zusammenziehen des Herzmuskels erfolgt durch elektrische Erregungen, die im Sinusknoten, dem natürlichen Schrittmacher des Herzens, gebildet werden. Der medizinische Fachbegriff für die Anspannungsphase lautet Systole, die Erschlaffungsphase wird als Diastole bezeichnet. Wenn bei der Systole Blut in den Lungenkreislauf gepumpt wird, entsteht das typische Schlaggeräusch des Herzens. Mit den Anspannungs- und Entspannungsphasen des Herzmuskels steigt und fällt dort der Druck. Die dadurch entstehende Druckwelle kann man als Puls tasten.

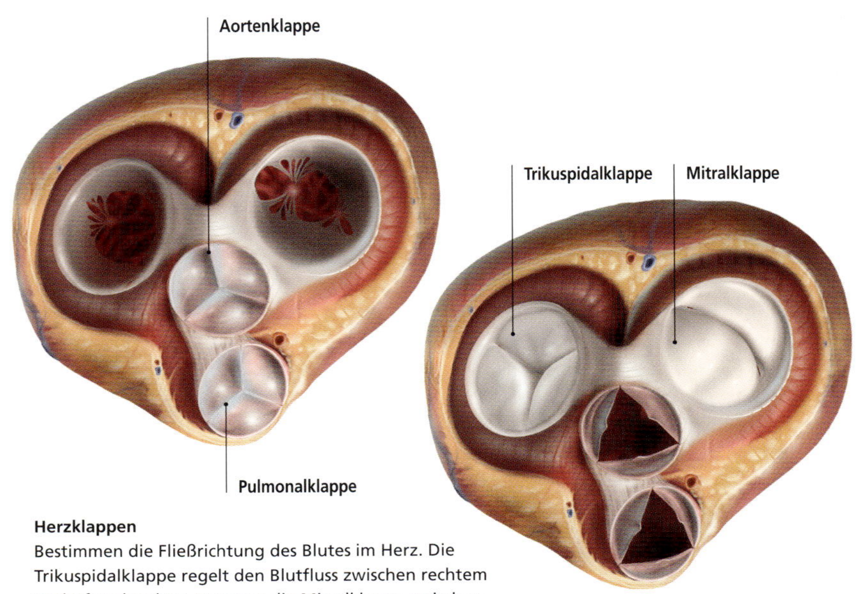

Herzklappen
Bestimmen die Fließrichtung des Blutes im Herz. Die Trikuspidalklappe regelt den Blutfluss zwischen rechtem Vorhof und rechter Kammer, die Mitralklappe zwischen linkem Vorhof und linker Kammer. Aorten- und Pulmonalklappe verhindern den Rückfluss aus den Arterien in die Herzkammern.

Belastungs-EKG
Bei dieser Art von Elektrokardiogramm (EKG) wird der Anstieg von Blutdruck und Herzfrequenz unter Anstrengung gemessen. Der Oberkörper des Patienten ist mit Elektroden versehen, welche die elektrischen Aktivitäten des Herzens aufzeichnen.

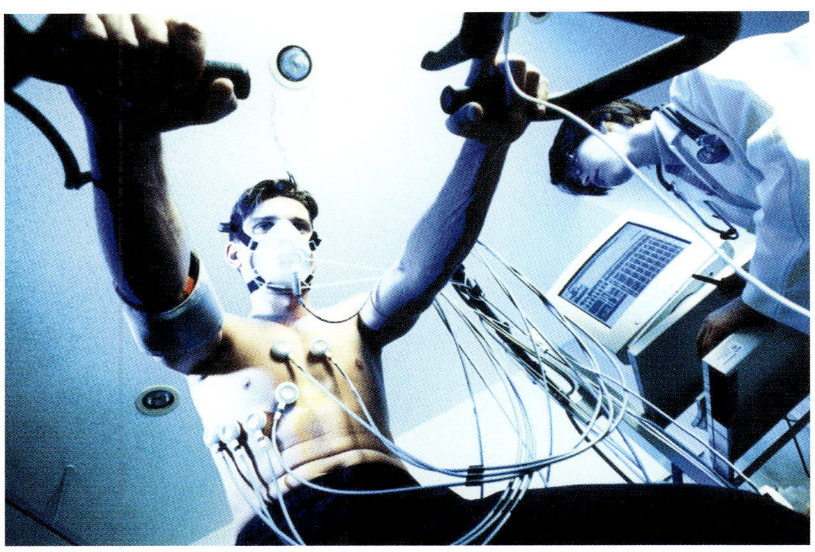

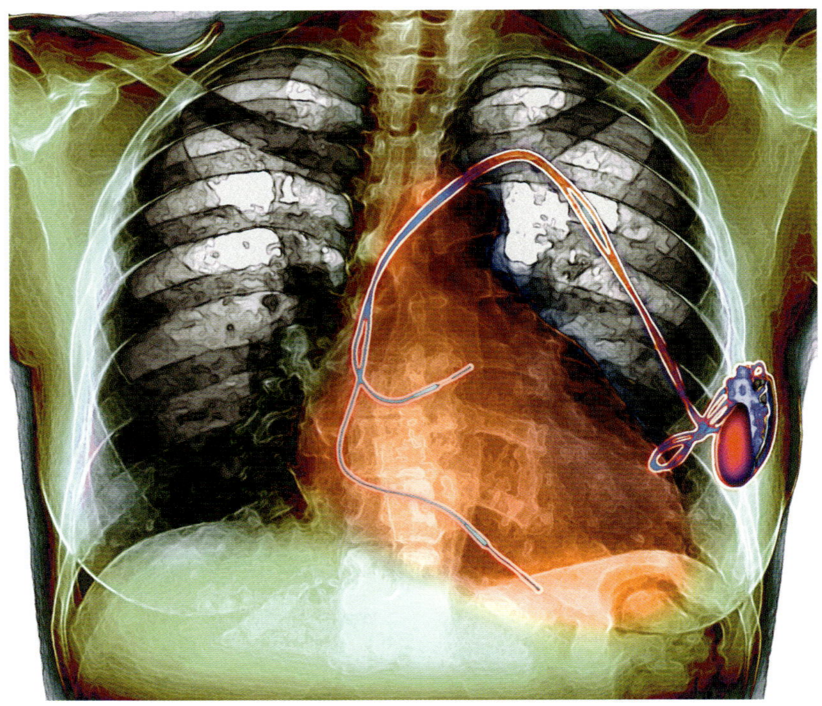

Das Tempo vorgeben
Der Sinusknoten, unser natürlicher Herzschrittmacher, ist eine Ansammlung von Muskelzellen. Er bestimmt die Frequenz, mit der das Herz schlägt, indem er elektrische Impulse aussendet. Bei Patienten mit Herzrhythmusstörungen wird ein künstlicher Schrittmacher eingepflanzt. Er ist etwa so groß wie eine Taschenuhr und stimuliert oder reguliert den Herzschlag.

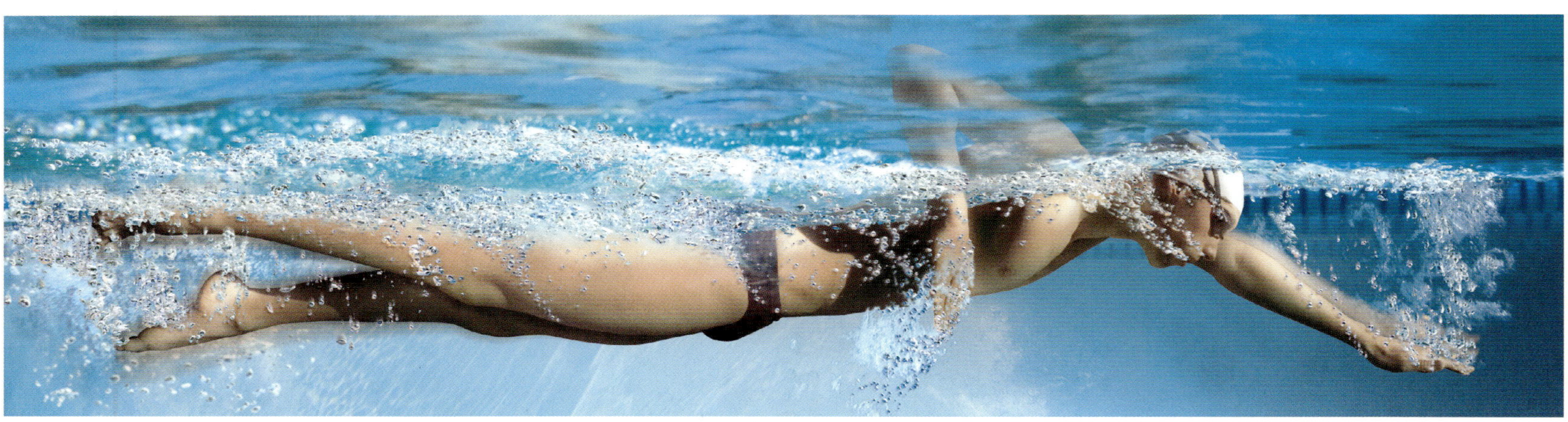

Aerobische Fitness
Schnelles Gehen, Joggen oder Schwimmen, das länger als 20 Minuten ausgeübt wird, fördert die aerobische Fitness, weil der Organismus dabei mit reichlich Sauerstoff versorgt wird. Diese Sportarten sind gut für das Herz, weil der Herzschlag im Ruhezustand dadurch gesenkt wird.

Herzfunktion

Das Herz versorgt zwei ineinandergreifende Kreisläufe: Das linke Herz pumpt Blut in den Körperkreislauf, das rechte in den Lungenkreislauf. Im rechten Vorhof sammelt sich das sauerstoffarme Blut aus dem Körperkreislauf, im linken Vorhof das sauerstoffreiche Blut aus der Lunge. Die Herzkammern werden von einer starken Muskelschicht umschlossen, denn sie müssen das Blut in die Kreisläufe pumpen. Die linke Kammer erhält ihr Blut aus dem linken Vorhof und pumpt es dann in den Körperkreislauf. Die rechte Kammer nimmt das Blut aus dem rechten Vorhof auf und presst es in den Lungenkreislauf.

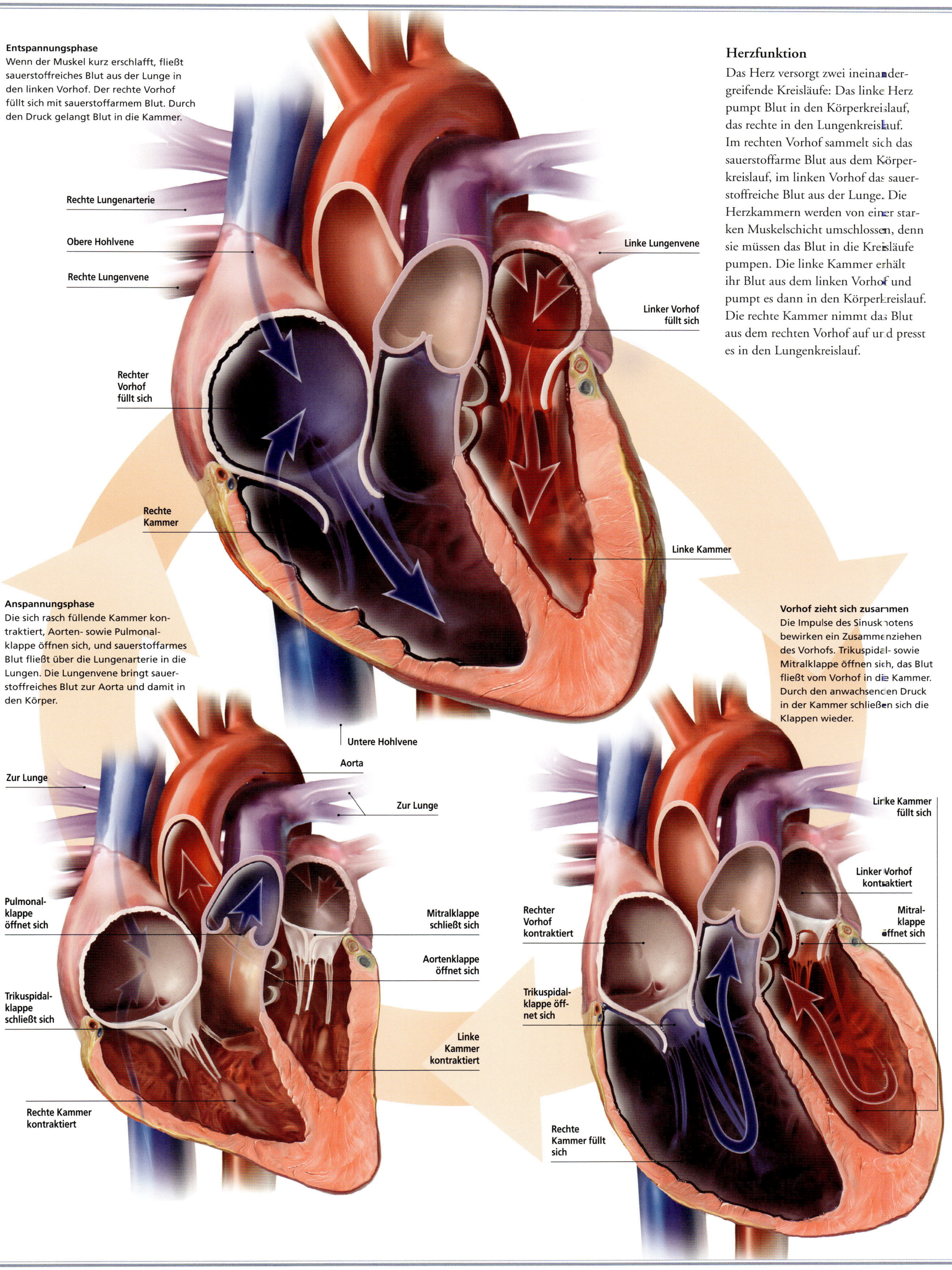

Entspannungsphase
Wenn der Muskel kurz erschlafft, fließt sauerstoffreiches Blut aus der Lunge in den linken Vorhof. Der rechte Vorhof füllt sich mit sauerstoffarmem Blut. Durch den Druck gelangt Blut in die Kammer.

Anspannungsphase
Die sich rasch füllende Kammer kontraktiert, Aorten- sowie Pulmonalklappe öffnen sich, und sauerstoffarmes Blut fließt über die Lungenarterie in die Lungen. Die Lungenvene bringt sauerstoffreiches Blut zur Aorta und damit in den Körper.

Vorhof zieht sich zusammen
Die Impulse des Sinusknotens bewirken ein Zusammenziehen des Vorhofs. Trikuspidal- sowie Mitralklappe öffnen sich, das Blut fließt vom Vorhof in die Kammer. Durch den anwachsenden Druck in der Kammer schließen sich die Klappen wieder.

Blutgefässe

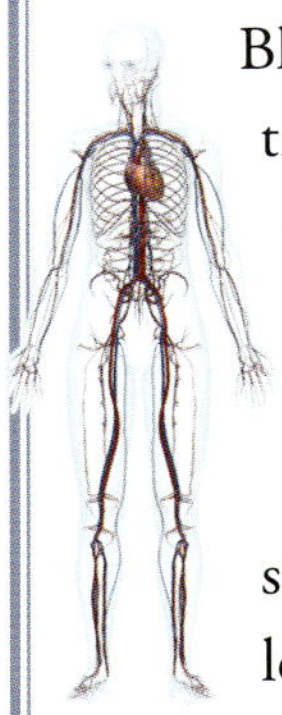

Blutgefäße sind röhrenförmige Hohlkörper, die das Blut transportieren. Arterien führen vom Herzen weg und haben dicke, leicht elastische Wände, die dem Druck des frischen Blutes aus dem Herzen standhalten. Sie verzweigen sich in die schmaleren Arteriolen, die sich schneller zusammenziehen und entspannen können, weil ihre Wände dünner sind. Ein Großteil des Blutes im Körper fließt durch Arteriolen, sie passen ihren Durchmesser dem jeweiligen Blutvolumen an. Blut aus den Arteriolen fließt in die feinen Kapillaren, die jede einzelne Körperzelle mit Nährstoffen versorgen und Abfallprodukte abtransportieren. Venen bringen das Blut zurück zum Herzen. Besonders kleine und dünne Venen werden als Venolen bezeichnet. Sie bilden den Übergang zwischen den Kapillaren und den größeren Venen.

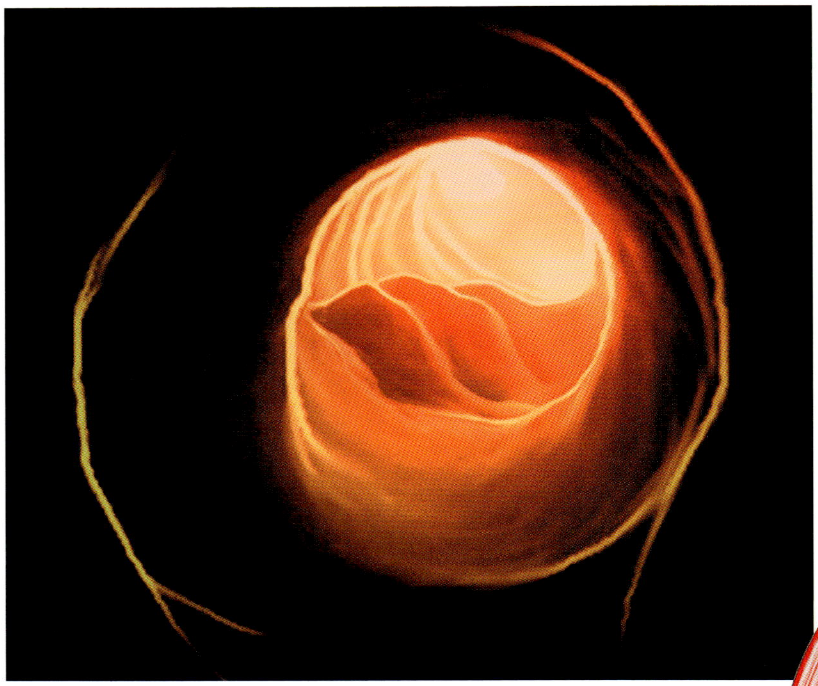

Gefäßverengende Plaques
Ablagerungen an der Gefäßwand einer Arterie, sogenannte Plaques, sind mit Fett angereicherte Fresszellen, die eigentlich geschädigtes Gewebe heilen sollen. Im Ernstfall können Plaques eine Arterie komplett verschließen.

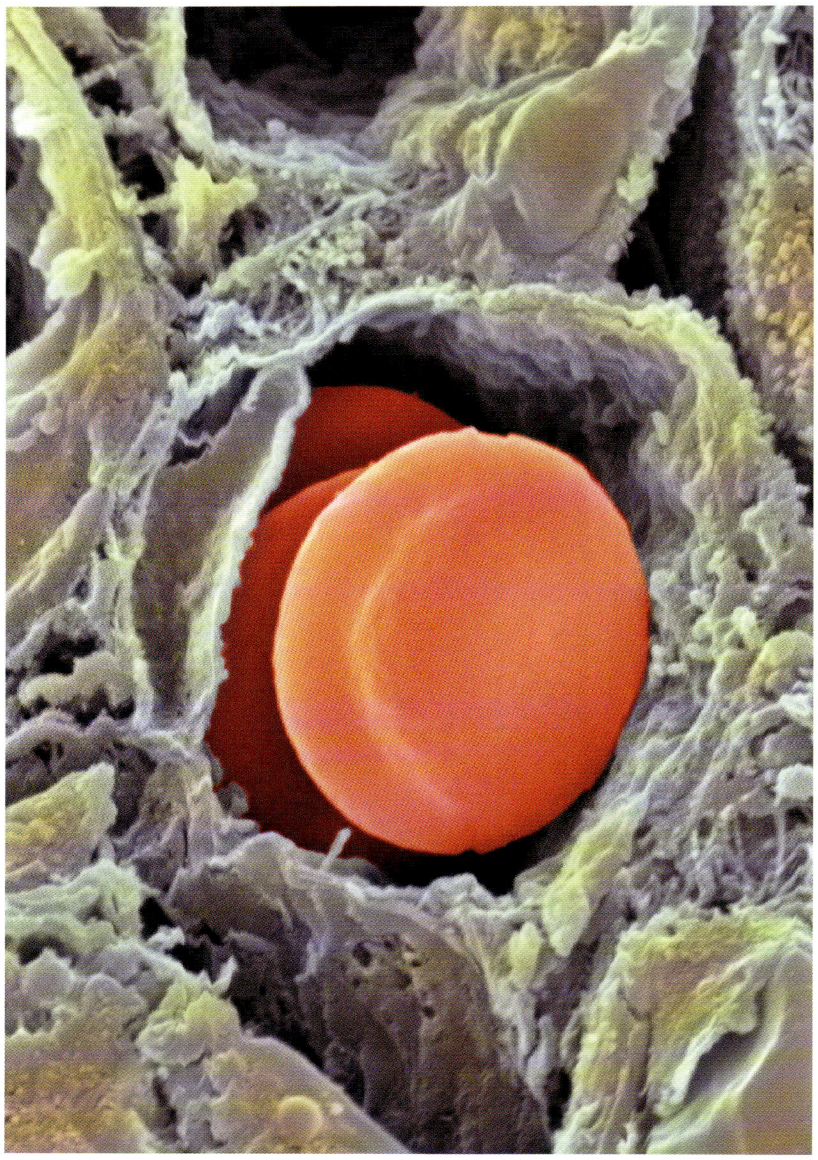

Millimetergroße Kapillaren
Werden auch Haargefäße genannt, weil sie extrem fein sind. Sie bestehen aus einer dünnen Zellschicht, die den optimalen Austausch von Substanzen einschließlich Sauerstoff zwischen Blut und Gewebe sichert. Sie sind so schmal, dass rote Blutzellen oft der Reihe nach durch sie wandern, wie auf diesem Bild zu sehen ist.

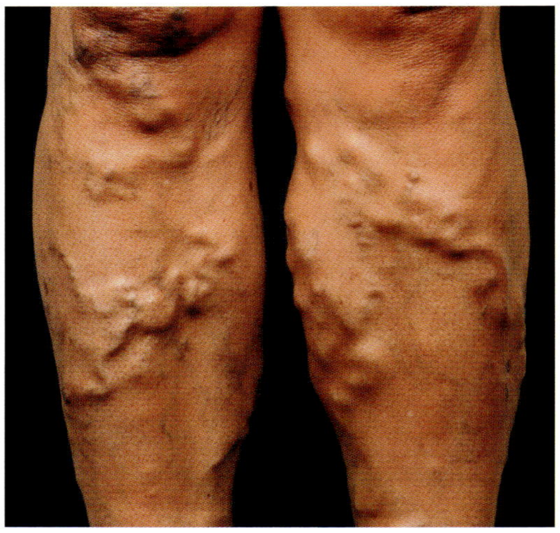

Krampfadern
Entstehen, wenn die Funktion der Venenklappen gestört ist. Das Blut staut sich und bringt die Gefäßwände zum Schwellen. Mögliche Ursachen sind langes Stehen oder Sitzen, Übergewicht, Schwangerschaft oder Bewegungsmangel.

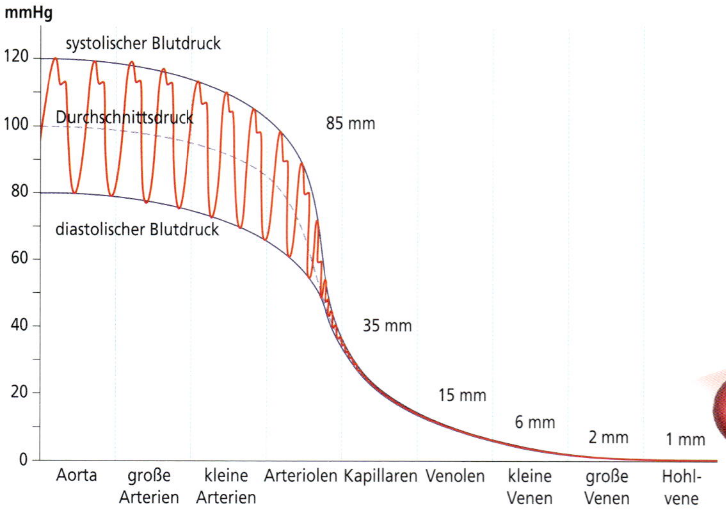

Wechselnder Blutdruck
In der Aorta ist der Blutdruck am höchsten. Fließt das Blut weiter in Arteriolen und Kapillaren, ist er dementsprechend geringer. Der Druck in den Venen, die das Blut zum Herzen zurückführen, entspricht einem Bruchteil des anfänglichen Drucks in der Aorta.

Arterien und Venen

Die Wände von Blutgefäßen haben drei Schichten. Die mittlere Schicht der großen Arterien des Körpers besteht aus elastischen Fasern und glatten Muskelzellen. Die Dicke dieser Muskelschicht ist je nach Funktion des Gefäßes unterschiedlich. Eine elastische Membran haben nur Arterien, bei Venen sind die Wandschichten dünner. Dafür ist der Innendurchmesser (Lumen) bei Venen größer, da sie nicht so dehnbar wie Arterien sind. Außerdem verfügen Venen über Klappen, die dafür sorgen, dass das Blut nur in eine Richtung, nämlich herzwärts, fließt.

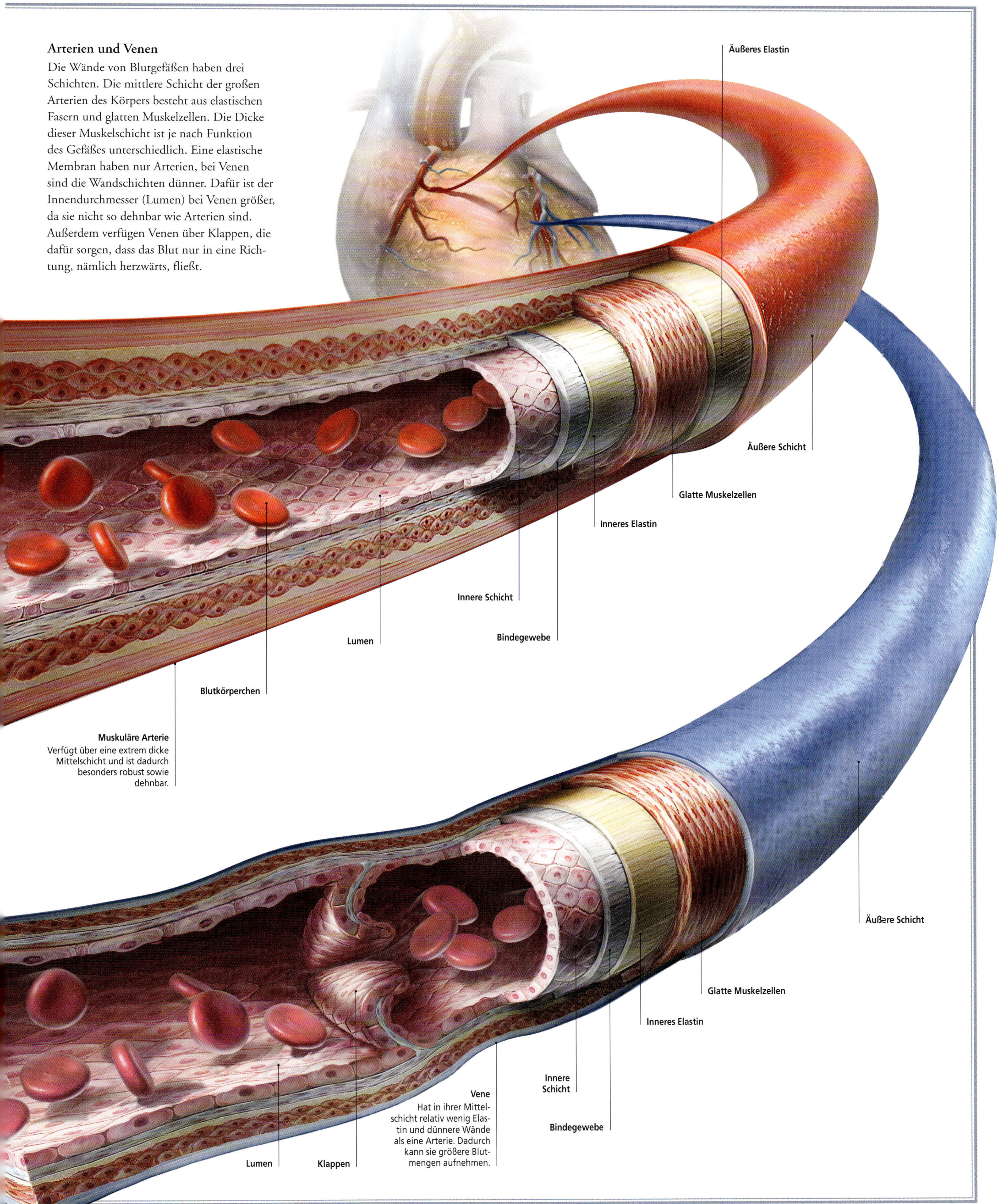

Bestandteile des Bluts

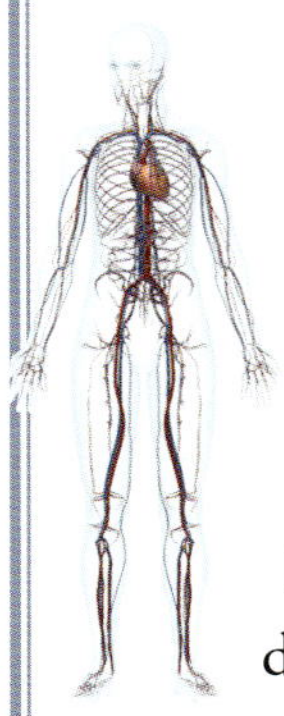

Der Organismus eines Erwachsenen enthält fünf bis sechs Liter Blut. Es wird auch als „flüssiges Organ“ bezeichnet, weil sein steter Fluss die Zellen mit Sauerstoff, Nährstoffen sowie Hormonen versorgt und Abfallprodukte abtransportiert. Es hält auch die inneren Organe auf konstanter Kerntemperatur. Blut besteht fast zur Hälfte aus proteinreichem Plasma, zudem aus einer wässrigen Lösung und Nährstoffen. Die im Blut enthaltenen Zellen teilen sich in Erythrozyten oder rote Blutkörperchen, Leukozyten oder weiße Blutkörperchen und Thrombozyten oder Blutplättchen. Erythrozyten transportieren Sauerstoff durch den Körper, Leukozyten dienen der Immunabwehr und Thrombozyten spielen bei der Blutgerinnung eine wichtige Rolle.

Blutgruppen

Sind erbliche Eigenschaften von Blutbestandteilen. Die einzelnen Blutgruppen können mithilfe spezifischer Antikörper nachgewiesen werden. In Mitteleuropa ist die Blutgruppe A mit 42 Prozent am häufigsten, gefolgt von Blutgruppe 0 mit 38 Prozent, Blutgruppe B mit 13 Prozent und Blutgruppe AB mit 7 Prozent.

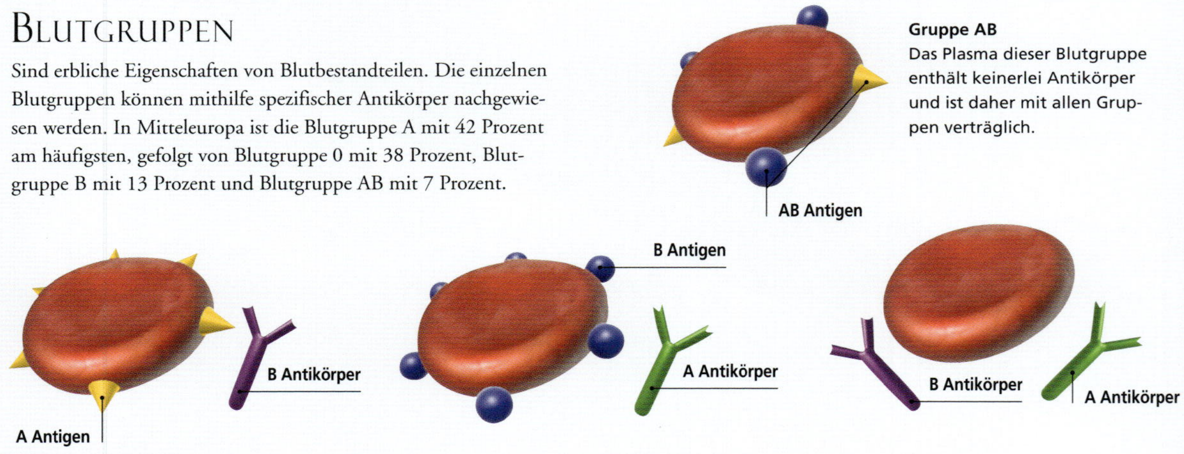

Gruppe AB
Das Plasma dieser Blutgruppe enthält keinerlei Antikörper und ist daher mit allen Gruppen verträglich.

Gruppe A
Plasma der Blutgruppe A enthält Antikörper gegen Gruppe B.

Gruppe B
Plasma der Blutgruppe B enthält Antikörper gegen Gruppe A.

Gruppe O
Plasma der Blutgruppe 0 enthält Antikörper gegen Gruppe A und B.

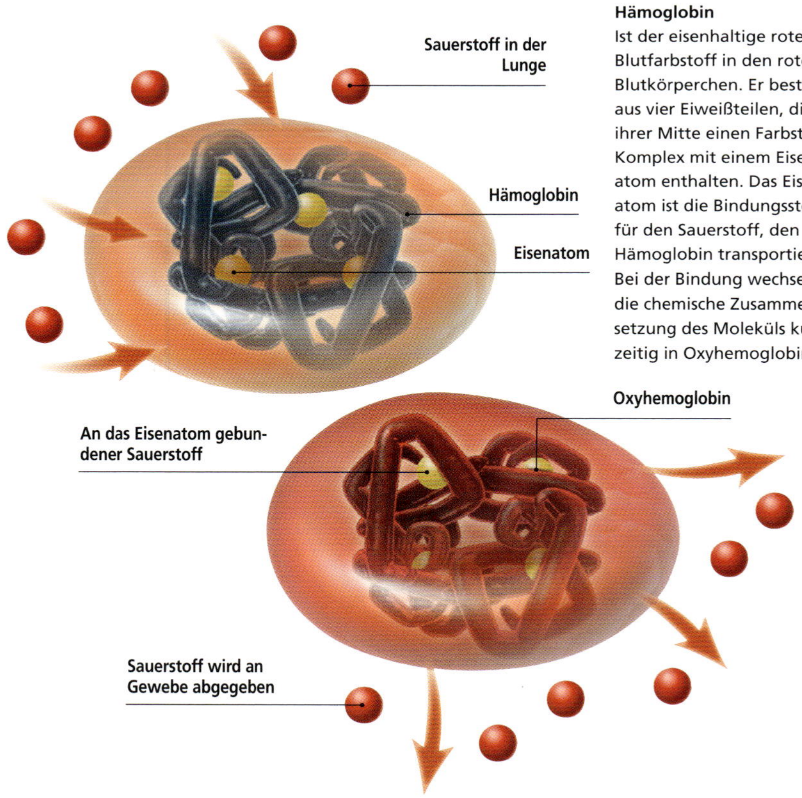

Hämoglobin
Ist der eisenhaltige rote Blutfarbstoff in den roten Blutkörperchen. Er besteht aus vier Eiweißteilen, die in ihrer Mitte einen Farbstoff-Komplex mit einem Eisenatom enthalten. Das Eisenatom ist die Bindungsstelle für den Sauerstoff, den das Hämoglobin transportiert. Bei der Bindung wechselt die chemische Zusammensetzung des Moleküls kurzzeitig in Oxyhemoglobin.

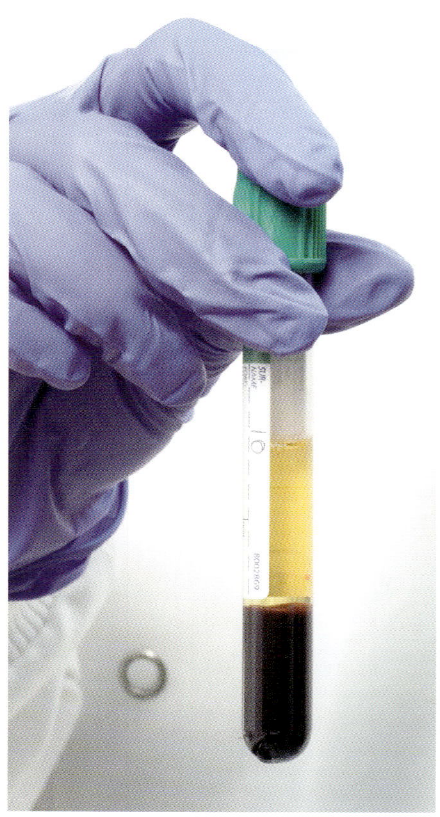

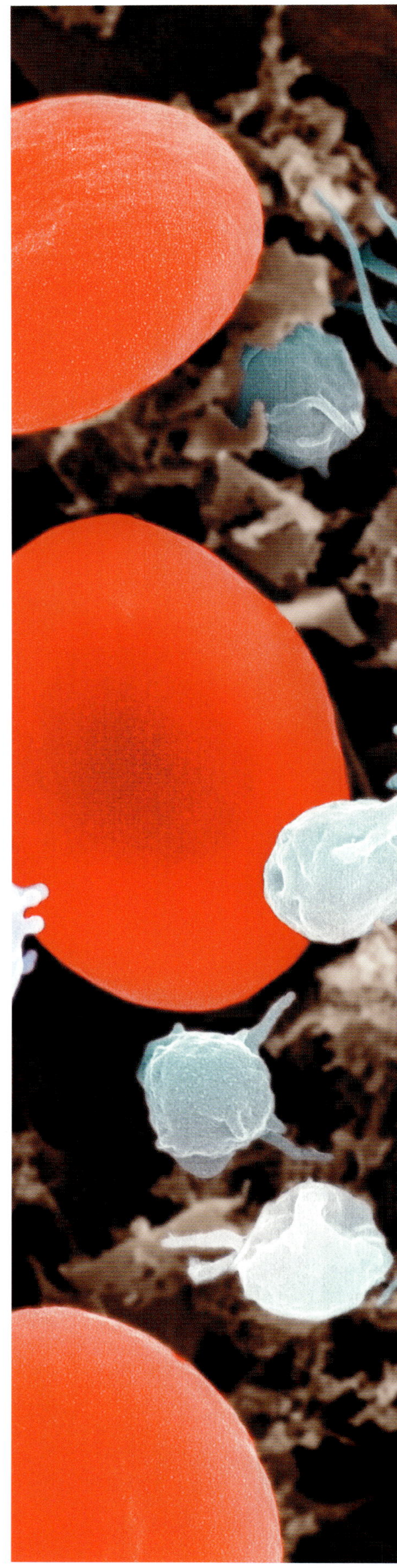

Gewinnung von Blutplasma
Im Labor wird Vollblut mit Stoffen versetzt, die eine Blutgerinnung verhindern, und dann zentrifugiert. Das hellgelbe Plasma setzt sich an der Oberfläche ab, die roten Blutkörperchen und Blutplättchen sinken zu Boden. Dazwischen befindet sich eine dünne Schicht aus weißen Blutkörperchen.

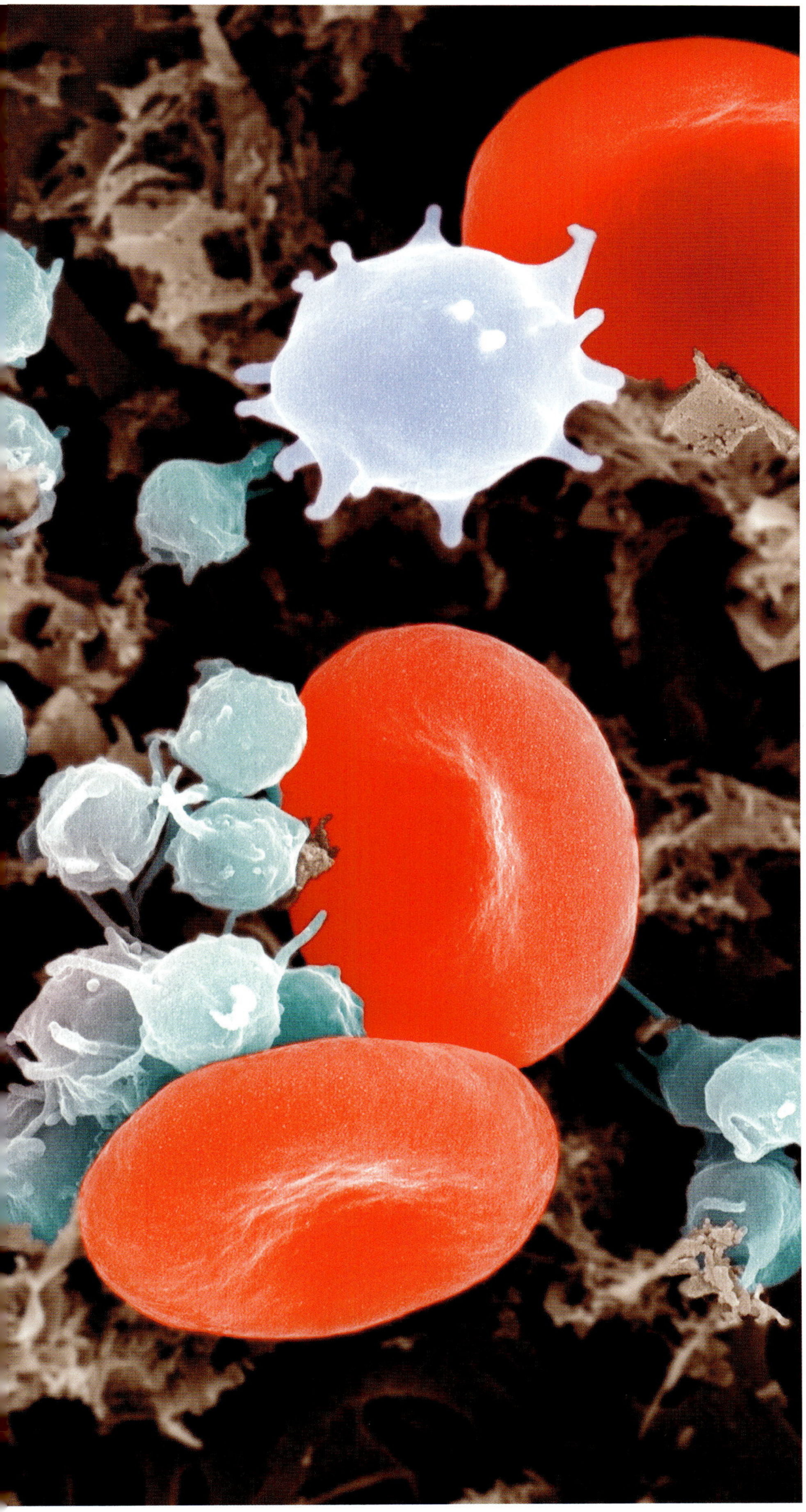

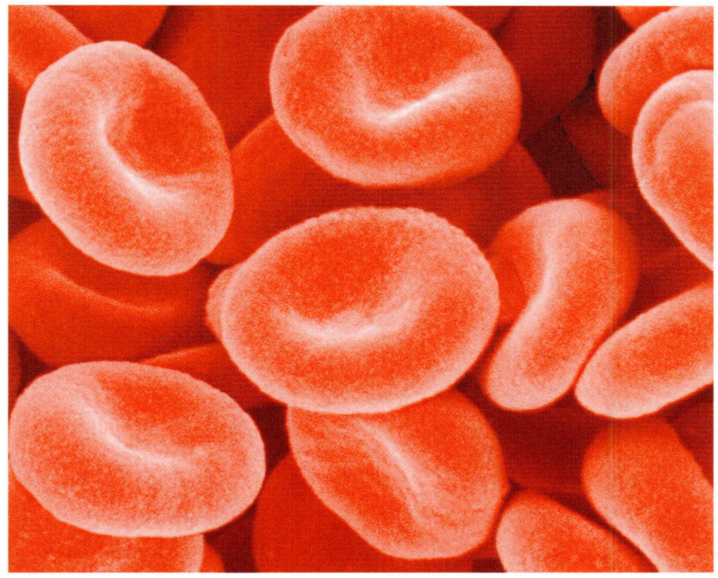

Rote Blutkörperchen
Transportieren den Sauerstoff von der Lunge in den gesamten Körper und nehmen auf ihrem Rückweg zur Lunge Kohlendioxid mit, das über die Atemluft ausgeatmet wird. Ihre Lebensdauer beträgt etwa 120 Tage. Sobald alte rote Blutkörperchen absterben, entstehen im Knochenmark neue.

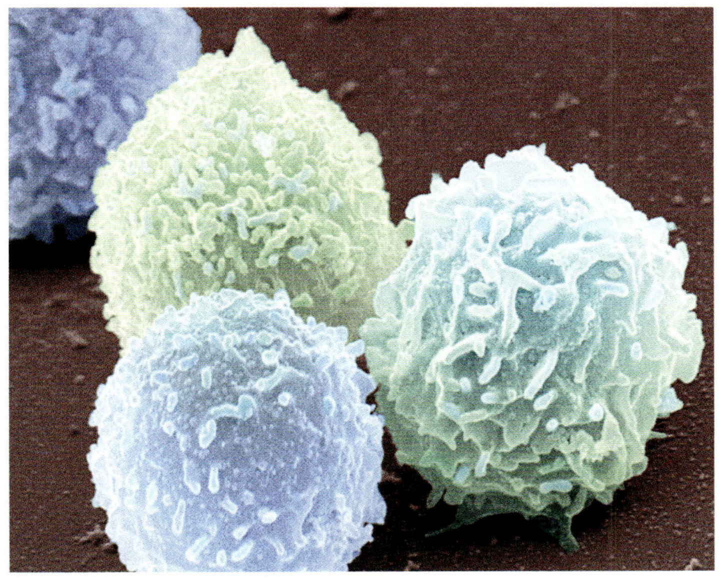

Weiße Blutkörperchen
Ihre Hauptaufgabe besteht darin, Krankheitserreger wie Bakterien, Viren und Parasiten abzuwehren. Sie sind sozusagen die Blutpolizei und spielen auch bei allergischen Reaktionen und Autoimmunkrankheiten eine wichtige Rolle. Einige Leukozyten leben nur ein paar Tage, andere jahrelang.

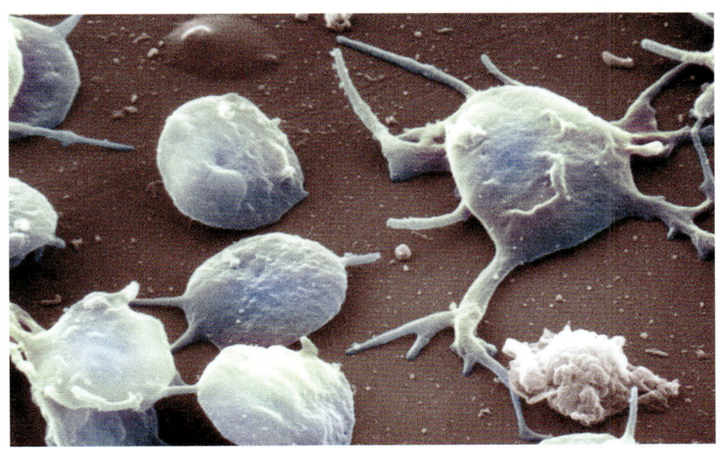

Blutplättchen
Die scheibenförmigen Plättchen sind für die Blutgerinnung wichtig. Sie legen sich von innen an eine verletzte Gefäßwand, verschließen diese und verhindern so großen Blutverlust. Thrombozyten leben meist nur eine Woche, werden aber ständig erneuert und sind im Blutkreislauf millionenfach vorhanden.

Blutrot

Auf seinem Weg durch den Kreislauf verändert sich der rote Farbton des Blutes. Blut, das kurz vorher durch die Kapillaren der Lunge geflossen ist, ist hellrot, da das Hämoglobin in den roten Blutkörperchen stark mit Sauerstoff angereichert ist. Wenn die roten Blutkörperchen den Sauerstoff an Körperzellen und Gewebe abgeben, wird das Blut dunkler. Deshalb sehen sichtbare Venen, zum Beispiel am Handgelenk, blau aus.

Blutgerinnung

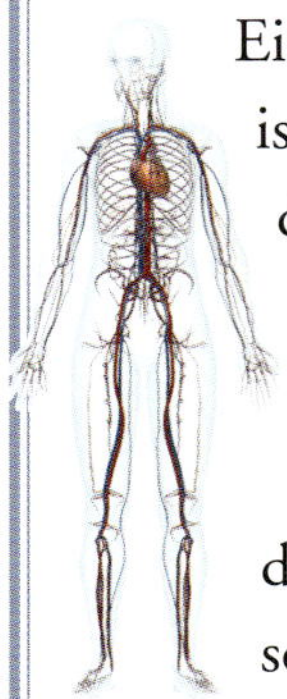

Eine massive Blutgerinnung, die ein Gefäß verschließt, ist ein medizinischer Notfall, doch eigentlich schützt das Gerinnungssystem den Körper vor Blutungen und Blutverlusten. Kleine, feine Blutgefäße sind äußerst empfindlich und können durch Schläge oder Schnitte reißen. Oft bemerken wir die Verletzung gar nicht, denn der Körper verfügt über einen Mechanismus, der sofort einsetzt, sobald ein Blutgefäß geschädigt wird.

Zunächst verkleben Blutplättchen die Wunde und bilden einen Blutpropfen, der die Blutung stillt. Dann produzieren Bestandteile des Blutplasmas ein dichtes Maschenwerk aus Fibrinfäden, das sich um den Propfen legt, ihn verfestigt und zusammenzieht. Blutgerinnung ist ein komplexer Vorgang, an dem etwa 30 Faktoren beteiligt sind, darunter Vitamin K und Kalzium. Tiefe Wunden müssen genäht werden, danach setzt der natürliche Heilungsprozess ein.

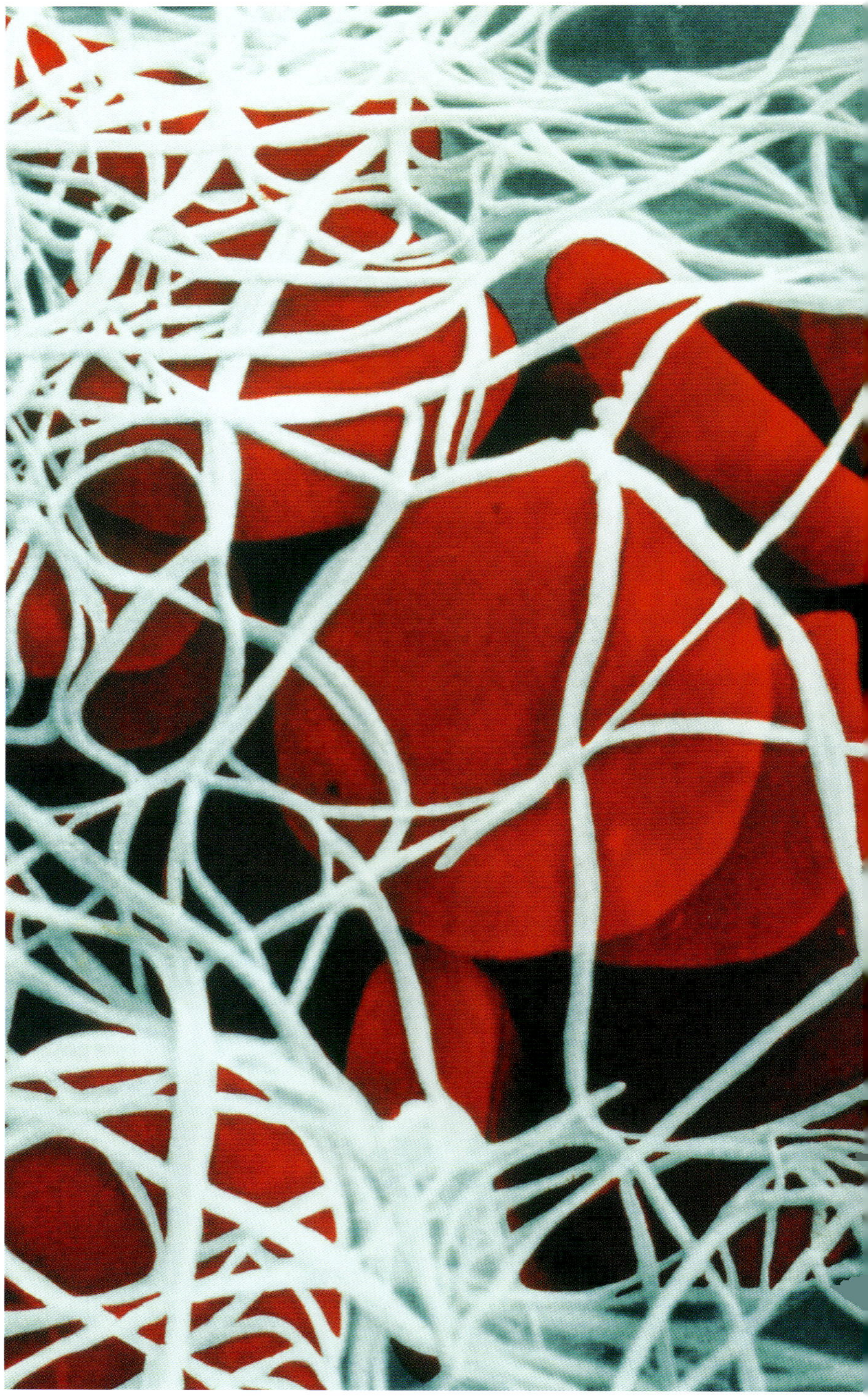

Warum Blut gerinnt

Gerinnungsfaktoren sind Proteine, die im Blut zirkulieren oder durch eine verletzte Zelle freigesetzt werden. Kommt es zur Verletzung eines kleines Blutgefäßes, erzeugen die Gerinnungsfaktoren eine Interaktion zwischen dem Enzym Thrombin und Fibrinogen, einem Protein, das einen Pfropfen bildet. Es gibt Menschen, die einen angeborenen Gerinnungsdefekt haben (Bluterkrankheit). Der fehlende Gerinnungsfaktor kann ersetzt werden, entweder wird er durch Spenderblut gewonnen oder er wird gentechnisch hergestellt.

Verlauf der Blutgerinnung

Wenn ein kleines Blutgefäß reißt, ziehen sich seine Wände zusammen, um größeren Blutverlust zu vermeiden. Blutplättchen bilden einen Pfropfen. Das Enzym Thrombin verwandelt Fibrinogen in Fibrin. Dieses erzeugt wiederum ein dichtes Netz, das sich um den Pfropfen legt und ihn stabilisiert.

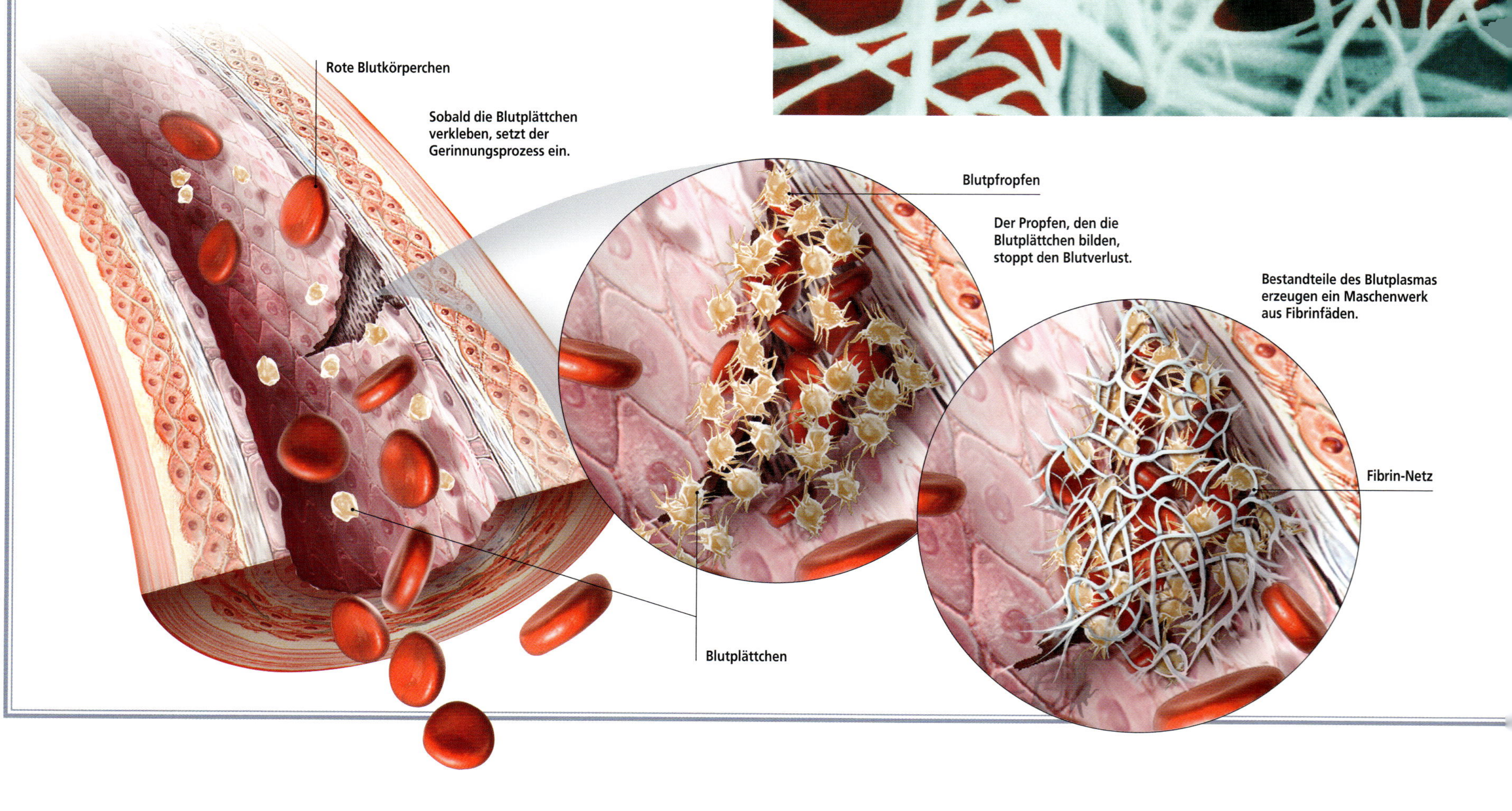

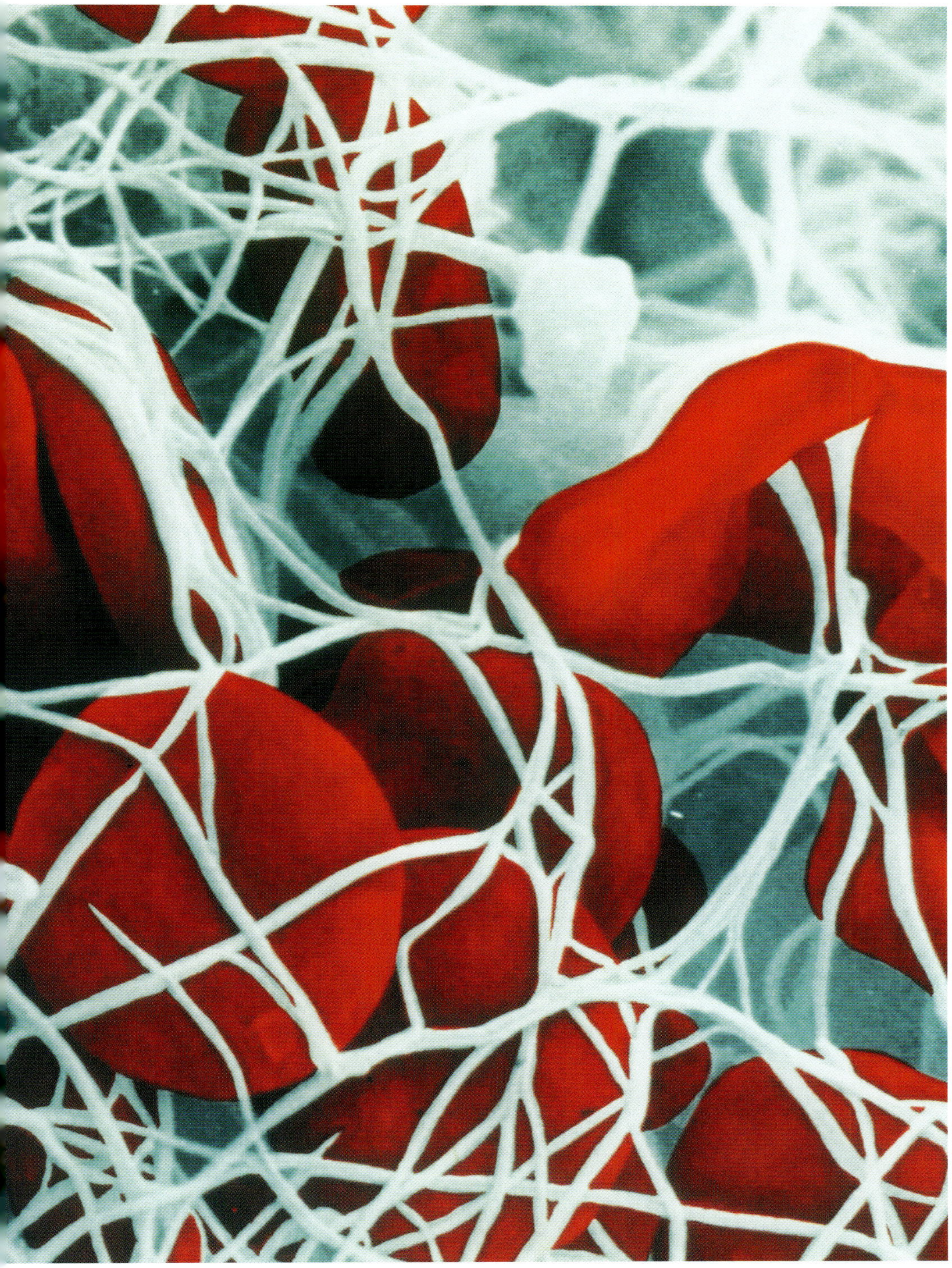

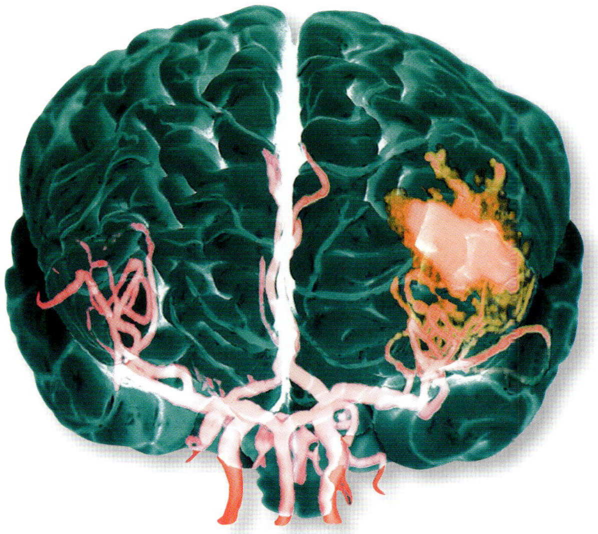

Blutungen im Gehirn
Ein geplatztes Gefäß im Gehirn kann eine Blutung verursachen, wie hier in der linken Hirnhälfte eines Patienten sichtbar. Blutungen oder Blutgerinnsel in diesem Bereich können einen Gehirnschlag auslösen.

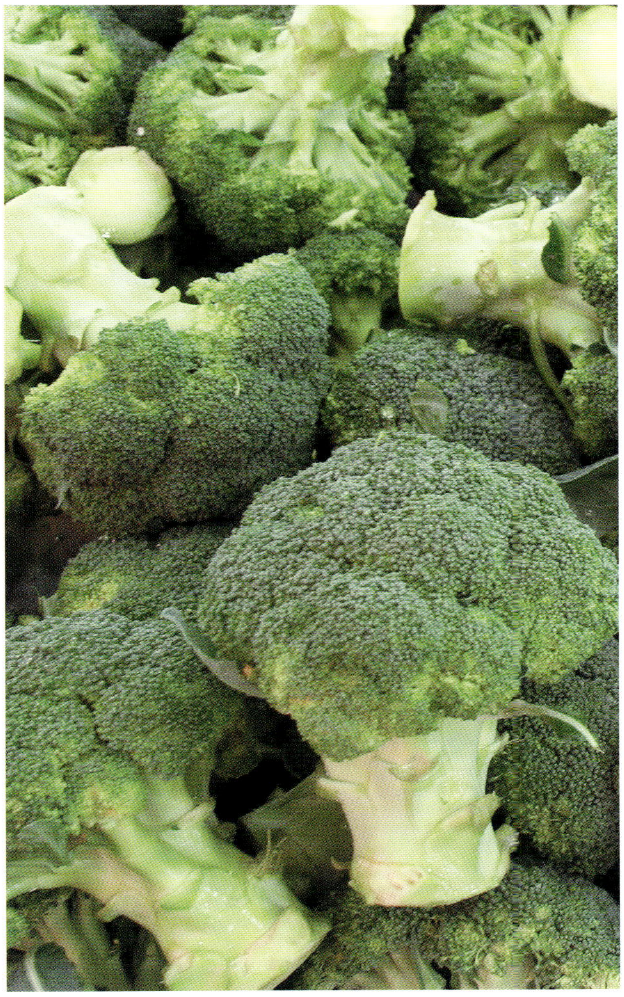

Vitamin K
Leberzellen nutzen Vitamin K, um verschiedene Gerinnungsfaktoren zu bilden. Normalerweise produzieren die Darmbakterien ausreichend Vitamin K, doch Menschen, die an einer Lebererkrankung leiden, müssen dieses Vitamin über die Nahrung aufnehmen. Grünes Gemüse wie Brokkoli enthält Vitamin K.

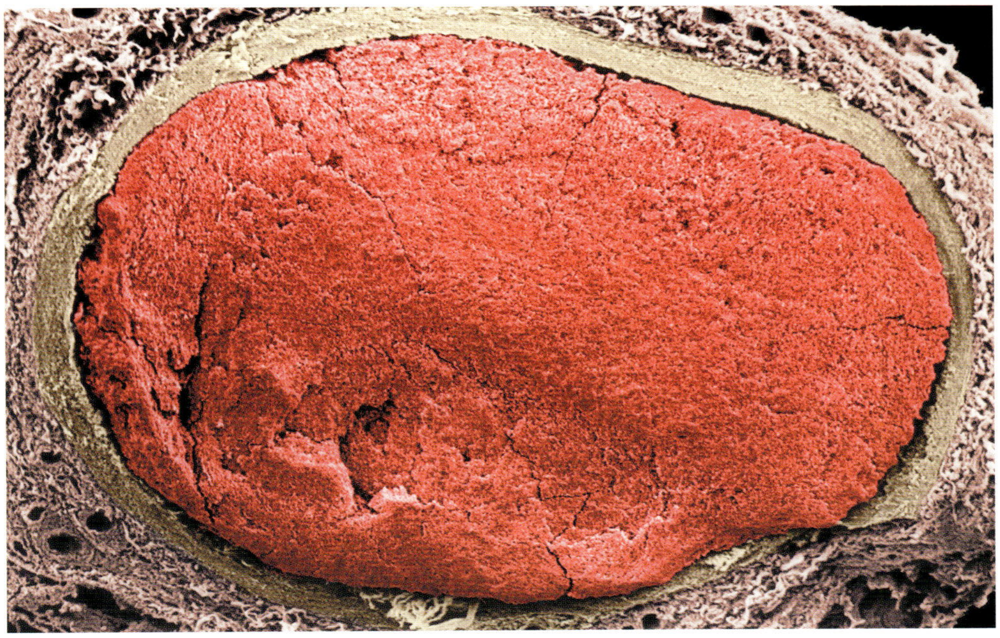

Thrombose
Wird ein Blutgefäß durch ein Blutgerinnsel verschlossen, spricht man von einer Thrombose. Am häufigsten sind die tiefen Bein- und Beckenvenen betroffen. Lebensbedrohend sind Thrombosen in Gefäßen des Herzmuskels, sie lösen meist einen Herzinfarkt aus.

Blutkrankheiten

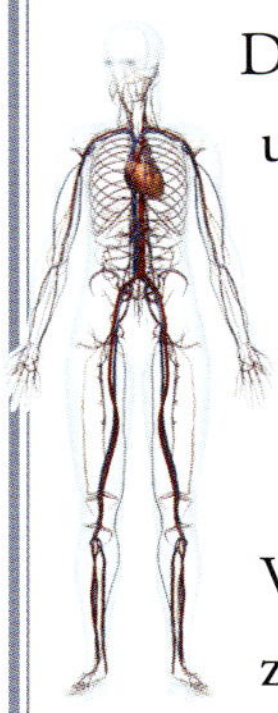

Der Blutkreislauf versorgt den Körper mit Nährstoffen und Sauerstoff. Wenn die roten Blutkörperchen nicht normal funktionieren, sind alle Organe und Gewebe davon betroffen, weil der Sauerstofftransport stark beeinträchtigt ist. Eisenmangelanämie und perniziöse Anämie sind Blutkrankheiten, die durch zu wenig Vitamin B_{12} in der Nahrung ausgelöst werden. Sichelzellenanämie ist erblich bedingt. Manche Erkrankungen schädigen nicht nur die roten, sondern auch die weißen Blutkörperchen sowie die Blutplättchen, die bei der Gerinnung enorm wichtig sind. Leukämie oder Blutkrebs zählt dazu, dabei kann das Knochenmark keine gesunden Blutzellen mehr erzeugen. Leukämie ist lebensbedrohend und wird mit Chemotherapie sowie Knochenmarktransplantation behandelt. „Blutvergiftung“ (Sepsis) ist eine oft tödliche Infektion, dabei breiten sich Erreger und ihre Gifte über die Blutbahnen im gesamten Körper aus.

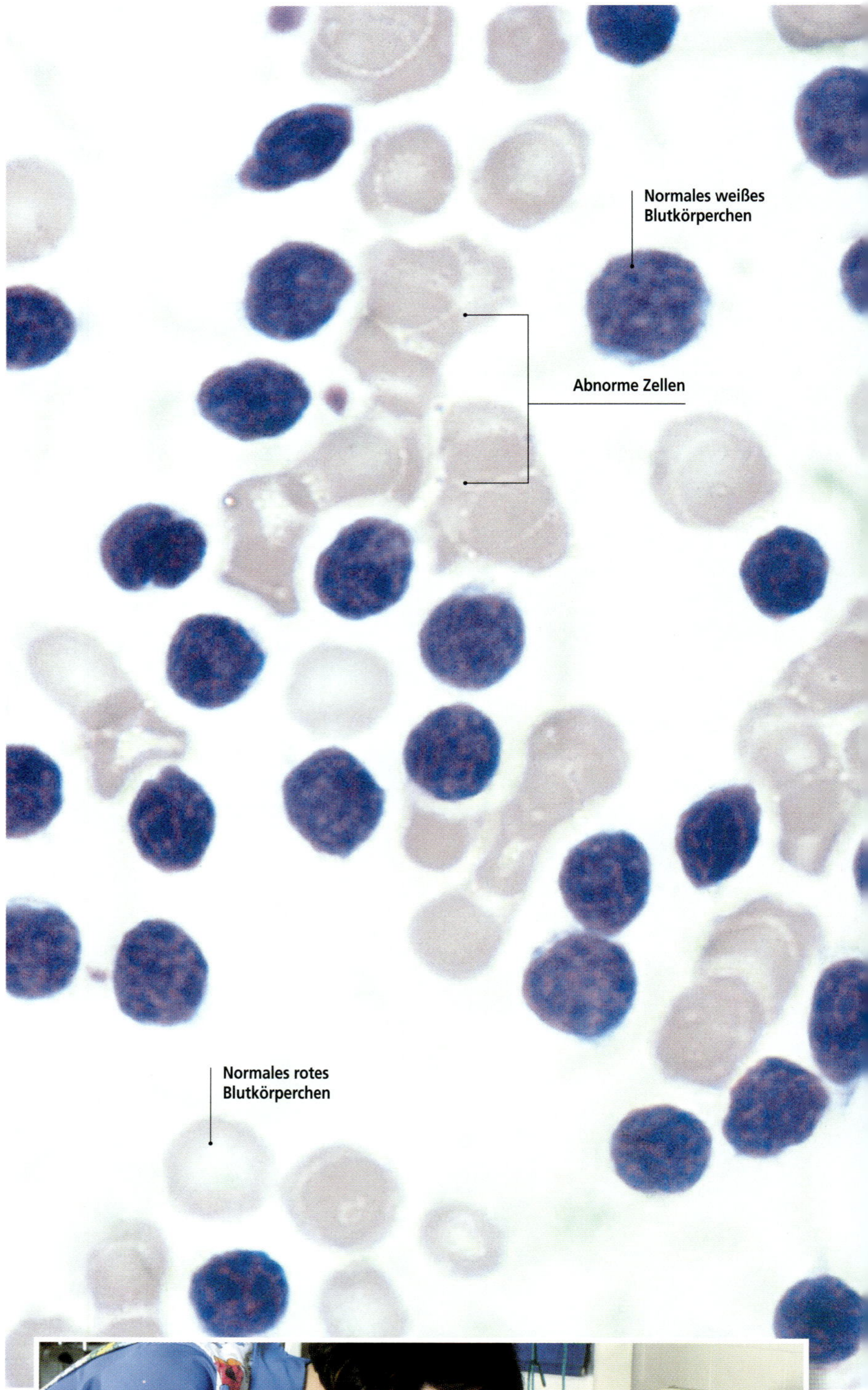

Sichelzellenanämie

Ist eine Fehlfunktion von Hämoglobin, dem roten Farbstoff des Blutes. Die roten Blutkörperchen nehmen die Form einer Sichel an und sterben vorzeitig ab bzw. sind nicht mehr verformbar und können kleinere Blutgefäße verstopfen. Es kommt zu Schmerzattacken, die durch Gefäßverstopfungen in den einzelnen Organen hervorgerufen werden. Die Schwere der Krankheit ist davon abhängig, ob der Gendefekt von einem Elternteil oder von beiden Elternteilen stammt. Trifft Letzteres zu, ist die Lebenserwartung gering. Sichelzellenanämie kommt vor allem in Afrika und bei der afrikanischstämmigen Bevölkerung in den USA vor.

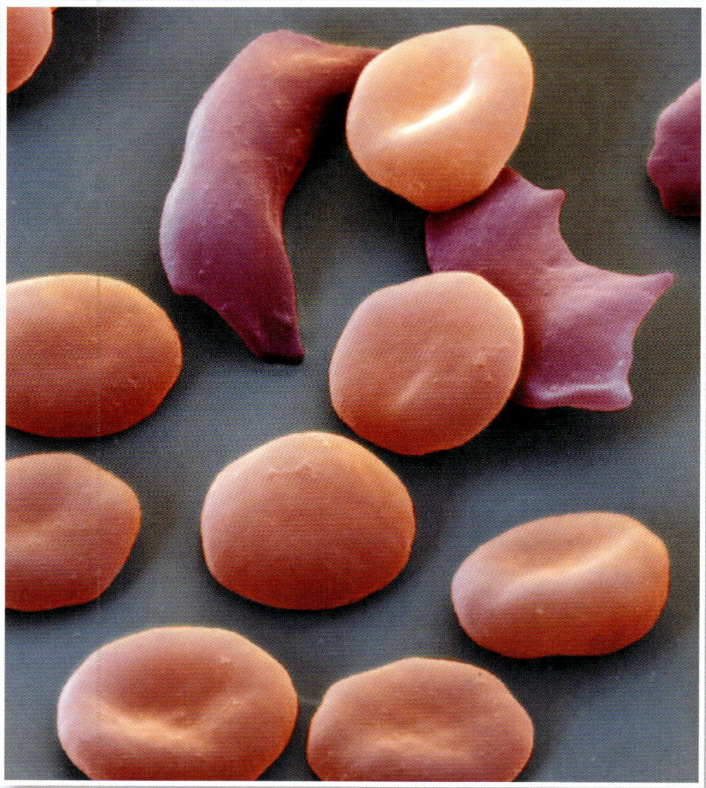

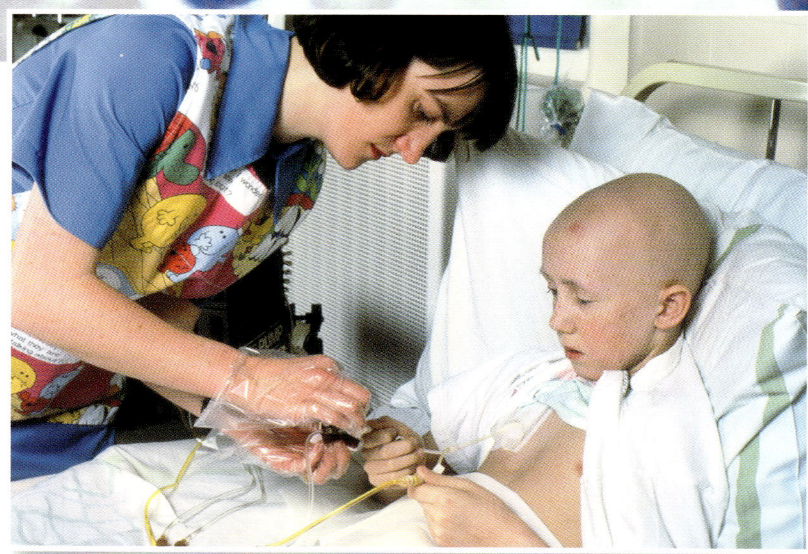

Behandlung von Leukämie
Leukämie wird mit Chemotherapie, Bestrahlung und Knochenmarktransplantation bekämpft sowie mit Medikamenten, die das Immunsystem des Patienten stärken sollen. Die Behandlung variiert je nach Alter des Patienten, der Leukämieform und ob die Krankheit bereits die Rückenmarksflüssigkeit befallen hat.

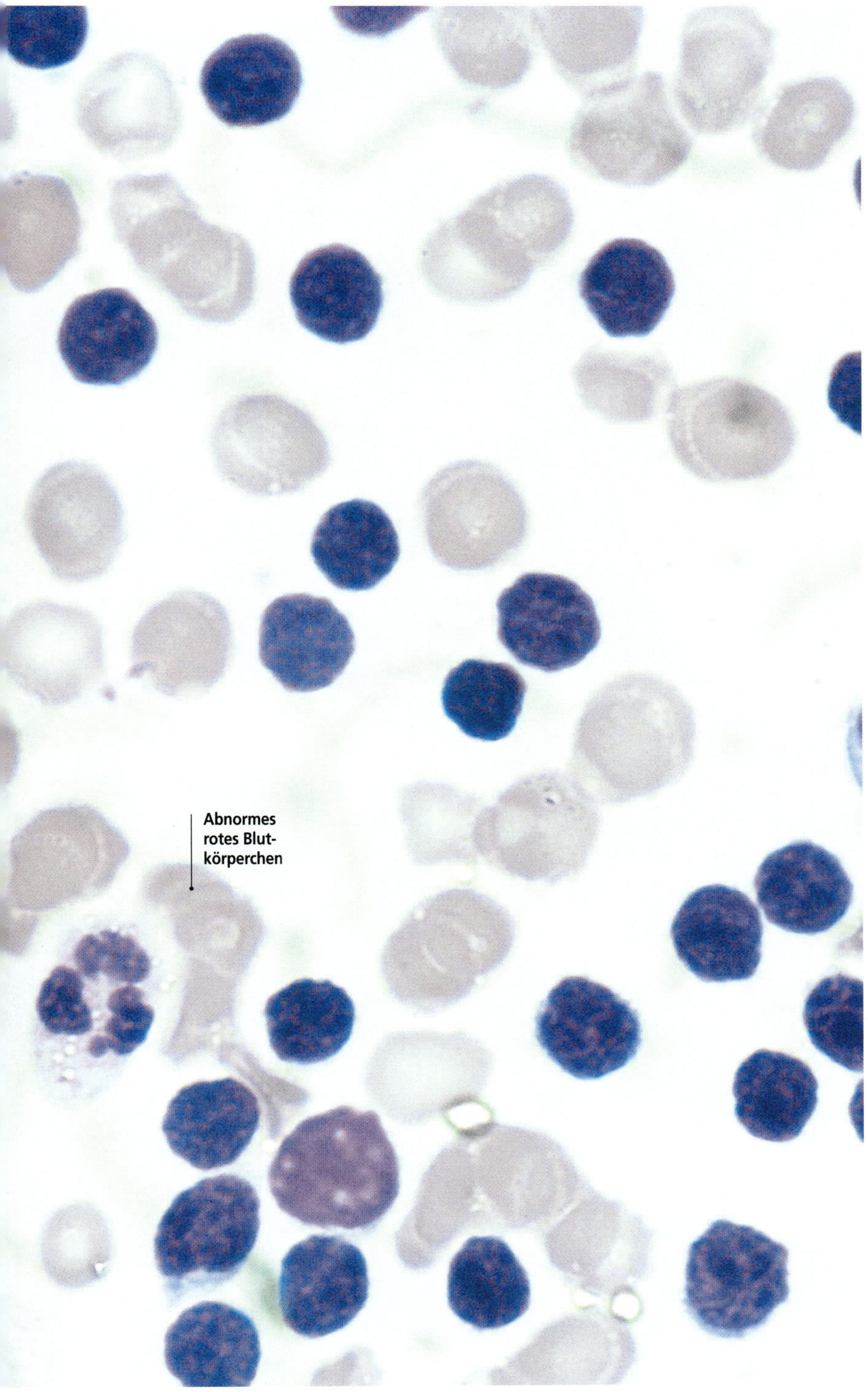

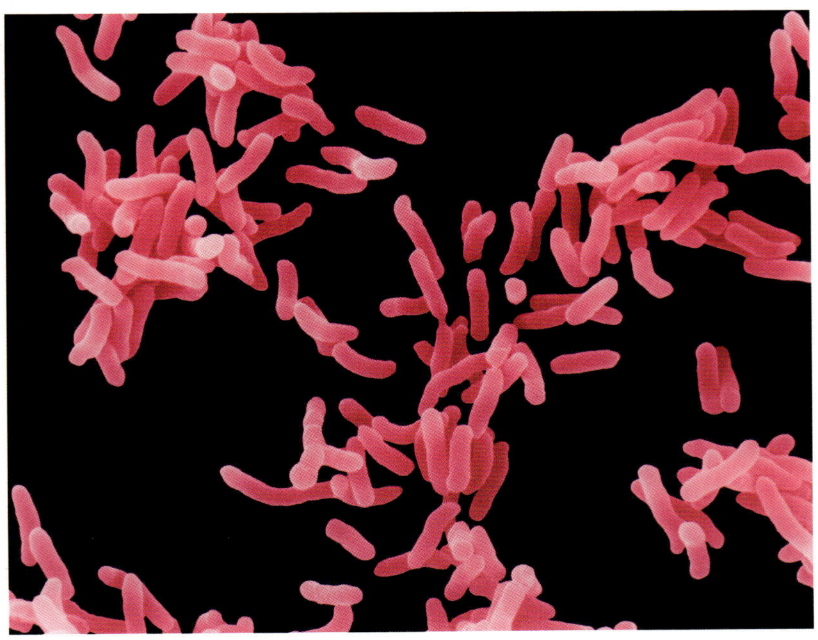

Leukämiezellen

Bei Leukämie vermehrt sich eine bestimmte Sorte der weißen Blutkörperchen (Leukozyten) unkontrolliert. Zum Teil oder komplett unreife Leukozyten schwemmen vom Knochenmark ins Blut aus und siedeln sich in verschiedenen Organen des lymphatischen Systems oder im Gewebe an. Die erkrankten Blutzellen sind nicht funktionstüchtig, der Betroffene ist anfällig für Infektionen und innere Blutungen. Akute Leukämie entwickelt sich rasch und ist mit Nachtschweiß und extremer Müdigkeit verbunden. Chronische Leukämie hat einen schleichenden Verlauf. Es dauert Monate bis Jahre, ehe sich die Erkrankung zeigt.

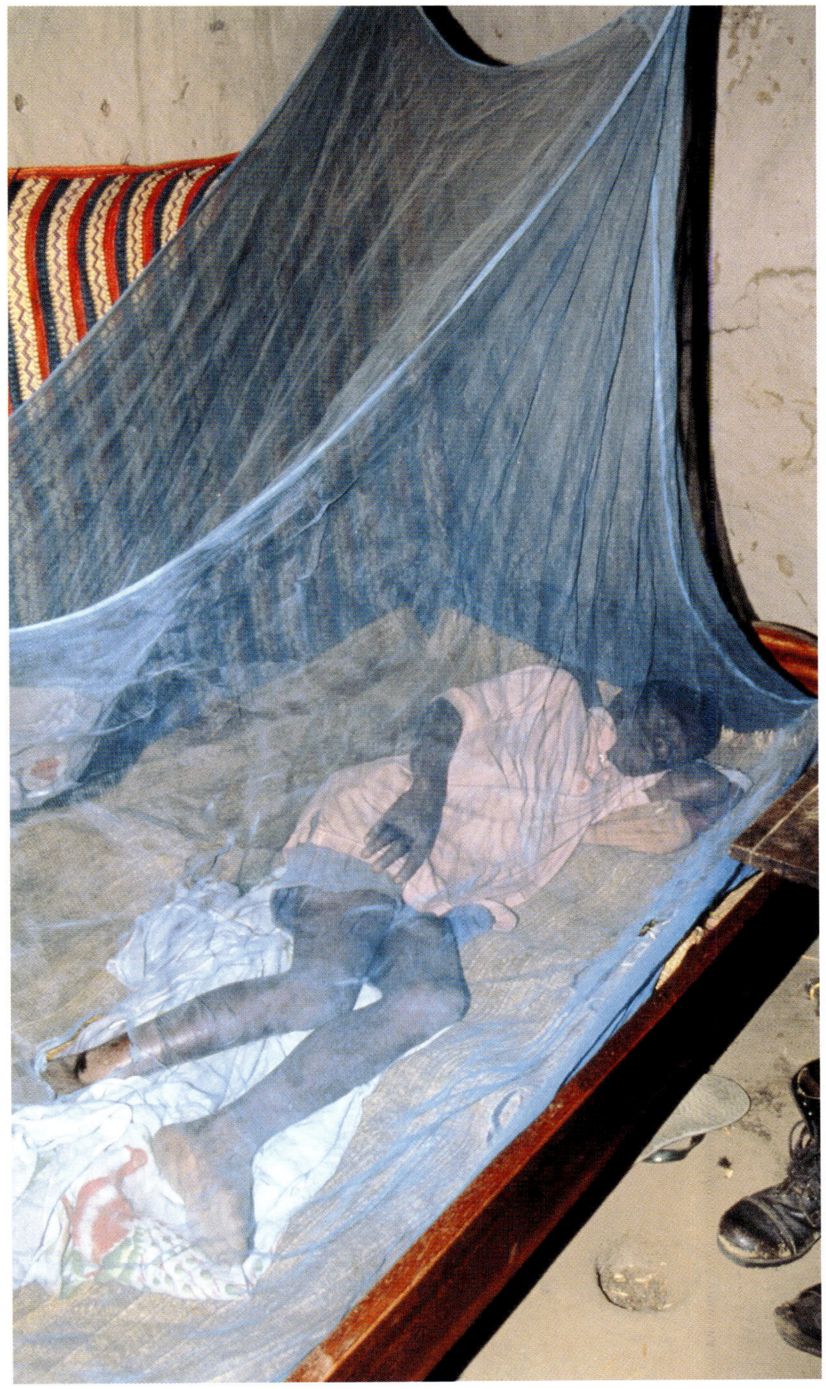

Malaria
Ist eine Infektionskrankheit, die durch einzellige Organismen (Plasmodien) hervorgerufen wird. Sie werden von der Anophelesmücke übertragen, jährlich erkranken mehr als 100 Millionen Menschen an Malaria. Die Plasmodien befallen und zerstören schließlich die roten Blutkörperchen, es kommt zu hohem Fieber und Kreislaufkollaps. Es gibt verschiedene Malariaformen, mit unterschiedlichen Schweregraden. Am gefährlichsten ist die tropische Malaria, die ohne Behandlung tödlich verläuft.

Bakterien im Blut
Bakterien wie hier links abgebildet können durch eine Wunde oder Infektion ins Blut gelangen und eine Blutvergiftung auslösen. Ihre Gifte verursachen eine schwere Entzündungsreaktion des Körpers, die alle Organe erfasst. Der Patient überlebt nur, wenn er sofort mit Antibiotika behandelt wird, die intravenös verabreicht werden.

Blutgefäss-schäden

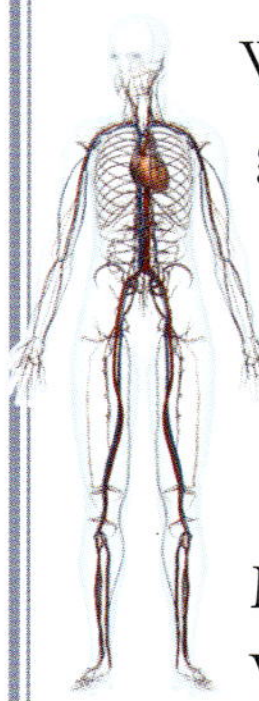

Wenn die Blutbahnen des Körpers durch Ablagerungen verengt werden, kann das Blut nicht mehr ungehindert zu Geweben und Organen fließen. Die periphere arterielle Verschlusskrankheit entsteht durch Einengung oder Verschluss der Arterien. Hauptursache ist die Arterienverkalkung (Arteriosklerose). Manchmal bewirken auch entzündete Gefäße eine Verengung der Arterien. Bei Arteriosklerose lagern sich Blutfette, Gerinnsel, Bindegewebe und Kalk an den Gefäßwänden ab, was zu einer Verhärtung der Arterien führt. Sie kann sich in jedem Gefäß des Körpers entwickeln, im Herzen, im Gehirn oder in den Beinen. Im Extremfall kann Gewebe durch die mangelnde Sauerstoffversorgung absterben, sodass eine Amputation unumgänglich ist, um das Leben des Patienten zu retten. An den Folgen von Arteriosklerose sterben in den westlichen Industrienationen die meisten Menschen.

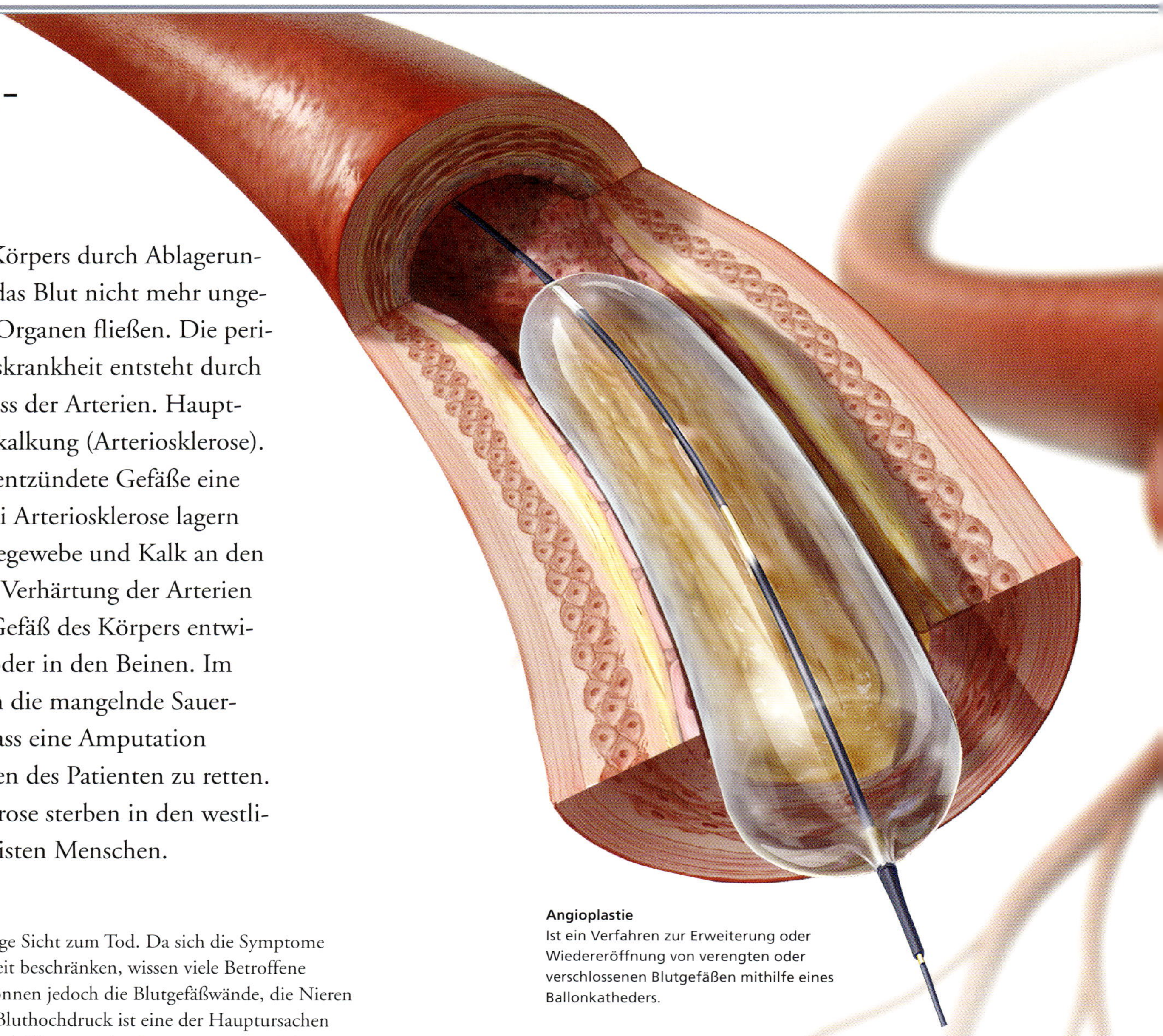

Angioplastie
Ist ein Verfahren zur Erweiterung oder Wiedereröffnung von verengten oder verschlossenen Blutgefäßen mithilfe eines Ballonkatheders.

Risikofaktor Bluthochdruck

Chronischer Bluthochdruck führt auf lange Sicht zum Tod. Da sich die Symptome anfangs auf Kopfschmerzen und Müdigkeit beschränken, wissen viele Betroffene nichts von ihrer Krankheit. Langfristig können jedoch die Blutgefäßwände, die Nieren und der Herzmuskel geschädigt werden. Bluthochdruck ist eine der Hauptursachen für Schlaganfall. Bluthochdruck kann durch Übergewicht, Bewegungsmangel, Stress, Alkoholkonsum und eine familiäre Neigung für diese Krankheit entstehen.

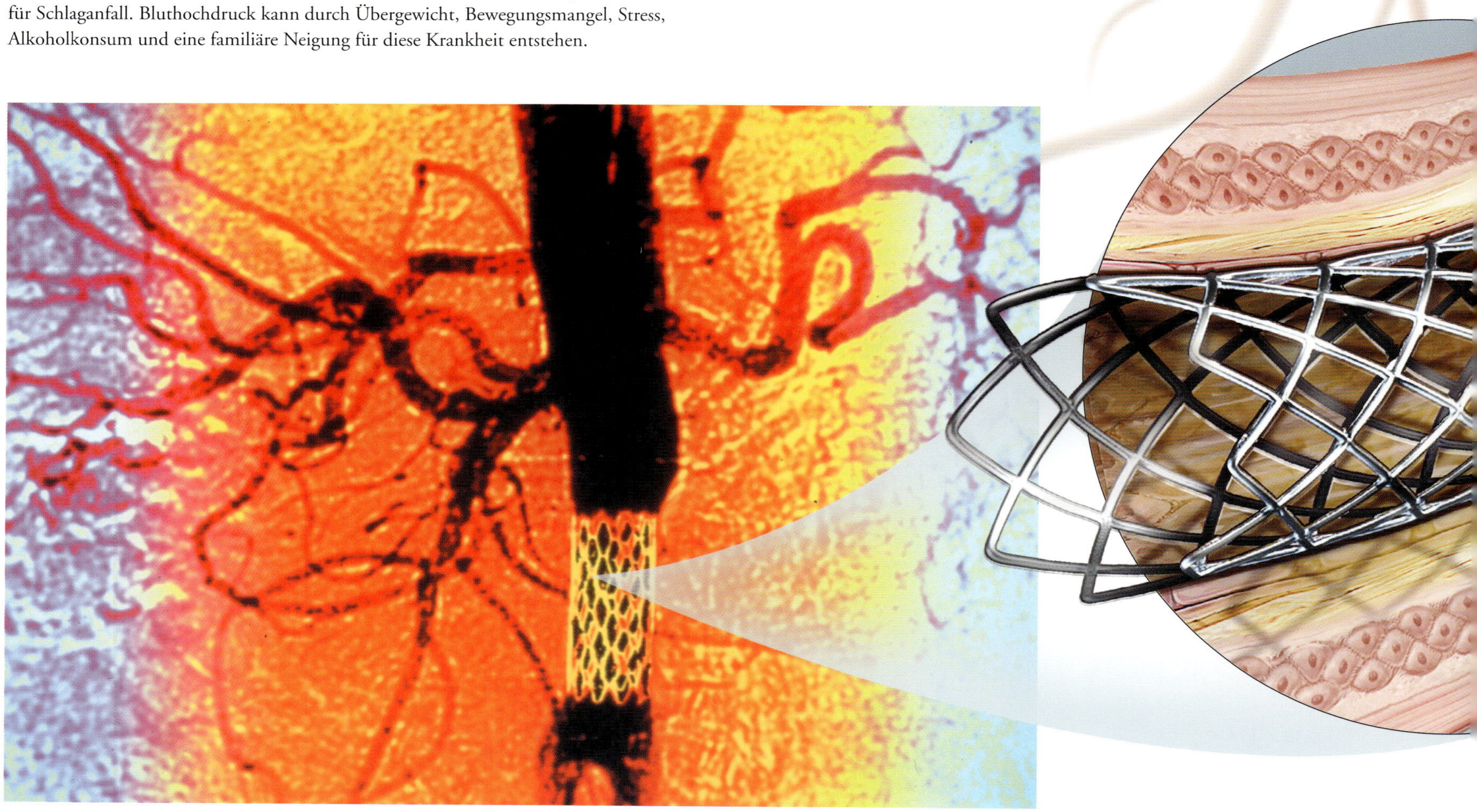

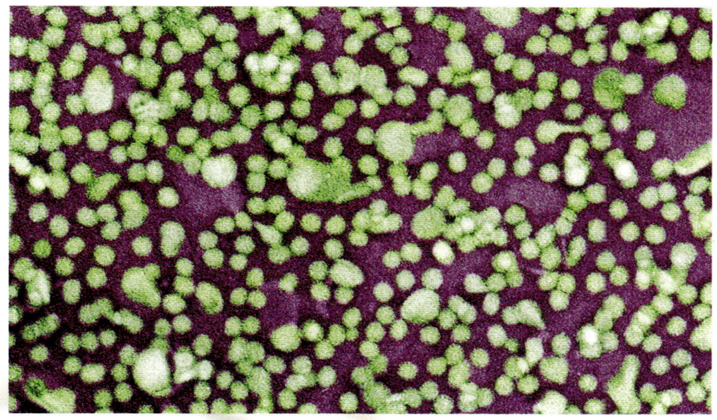

Gutes und schlechtes Cholesterin
Das LDL-Cholesterin (Low Density Lipoprotein Cholesterol, „schlechtes' Cholesterin, auf dem Bild grün) transportiert das Cholesterin von der Leber über die Gefäße zum Gewebe. Ist das LDL-Cholesterin erhöht, kann es sich an den Arterienwänden ablagern und fördert maßgeblich die Entstehung von Arteriosklerose. Das HDL-Cholesterin (High Density Lipoprotein Cholesterol, „gutes" Cholesterin) transportiert das Cholesterin von den Gefäßen zurück in die Leber und vermindert so das Risiko einer Arteriosklerose

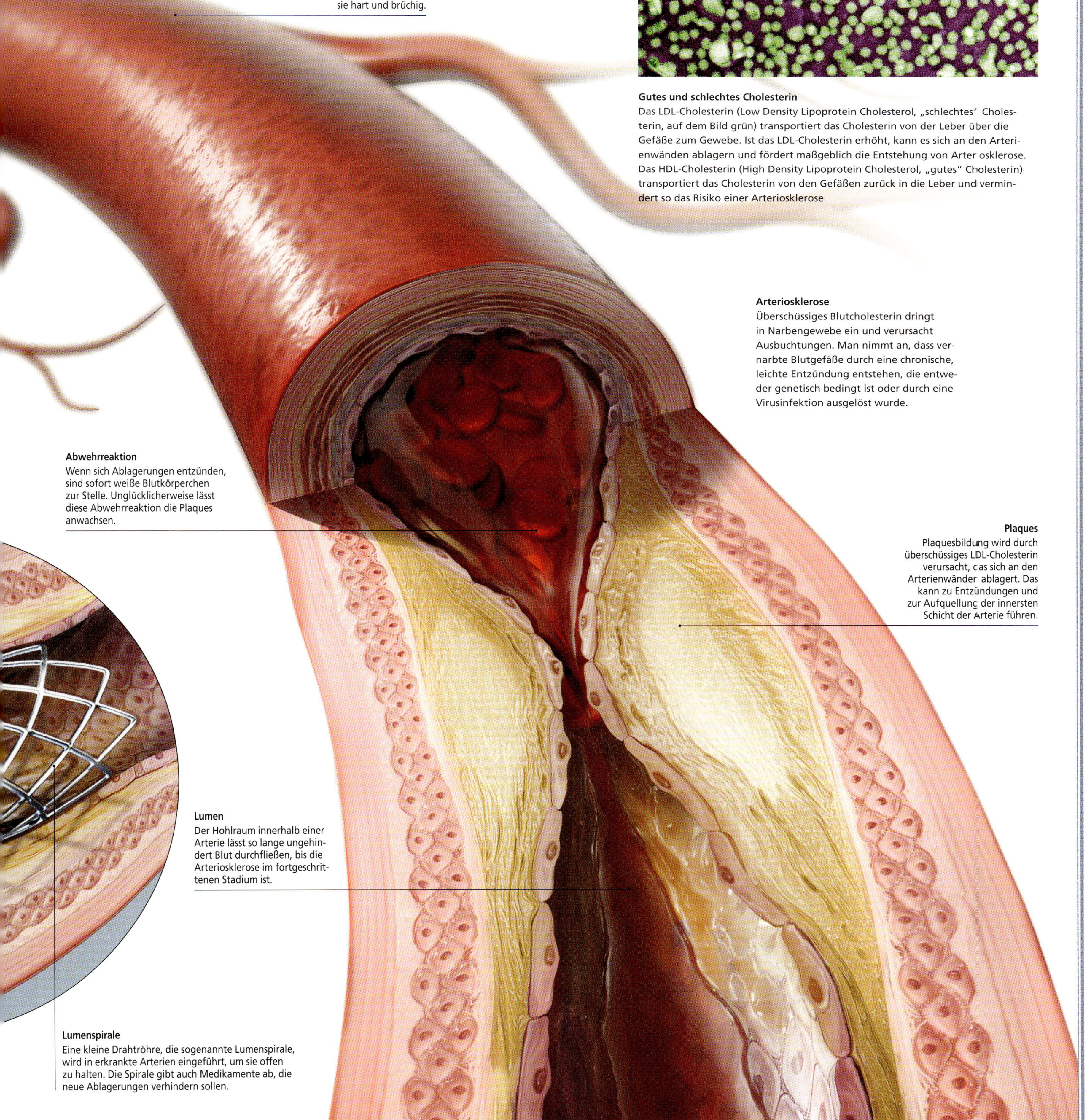

Herzkrankheiten

Ein krankes oder angegriffenes Herz pumpt das Blut nicht mehr richtig in den Körper. Folglich werden Organe, Zellen und Gewebe nicht ausreichend mit Sauerstoff, Hormonen und Nährstoffen versorgt. Gleichzeitig werden Stoffwechselabfallprodukte und Kohlendioxid nicht mehr einwandfrei abtransportiert. Herzerkrankungen haben viele gesundheitliche Probleme zur Folge, häufig sind sie lebensbedrohend. Bei einem akuten Herzinfarkt verschließt ein Blutgerinnsel eine Herzkranzarterie. Weitere Herzkrankheiten sind Herzklappenfehler, Herzrhythmusstörungen, Herzschwäche, Herzmuskelerkrankung und koronare Herzkrankheit (Durchblutungsstörungen in den Herzkrankgefäßen).

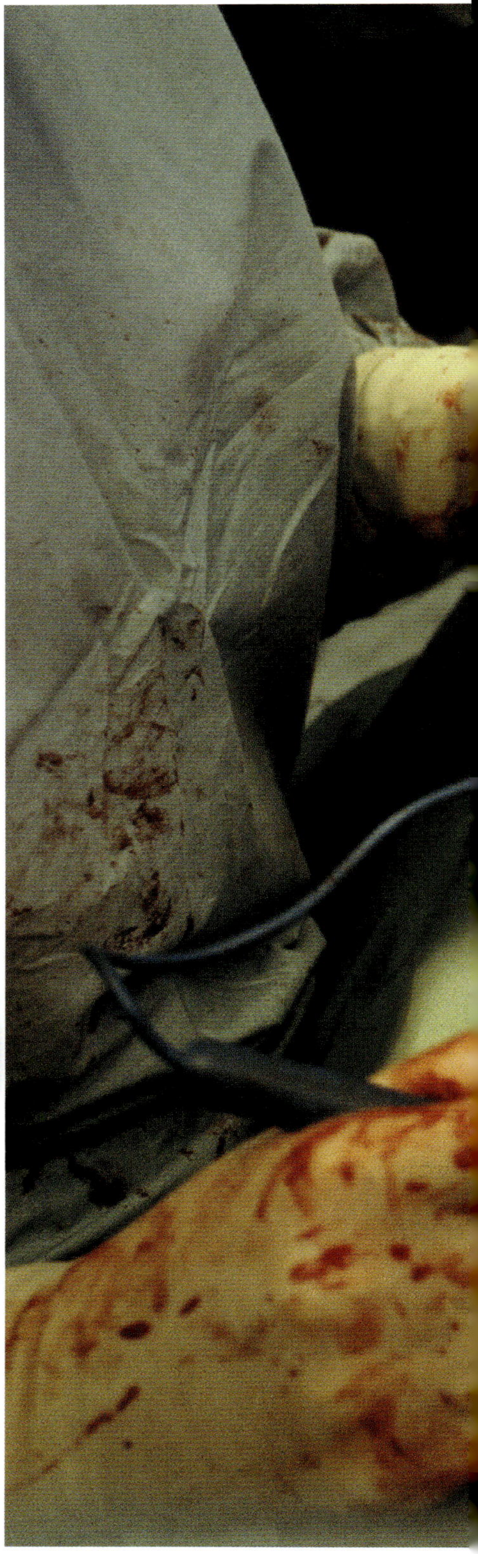

Herzklappenfehler

Ein- und Ausgänge der Herzkammern werden von Klappen verschlossen Sie legen die Fließrichtung des Blutes fest und verhindern einen Rückfluss. Öffnet sich eine Klappe nicht vollständig, besteht eine Klappenstenose. Die Ursachen dieser Fehlfunktionen sind vielfältig. Herzklappenerkrankungen können schwerwiegende Folgen haben und müssen in der Regel durch eine Operation behoben werden.

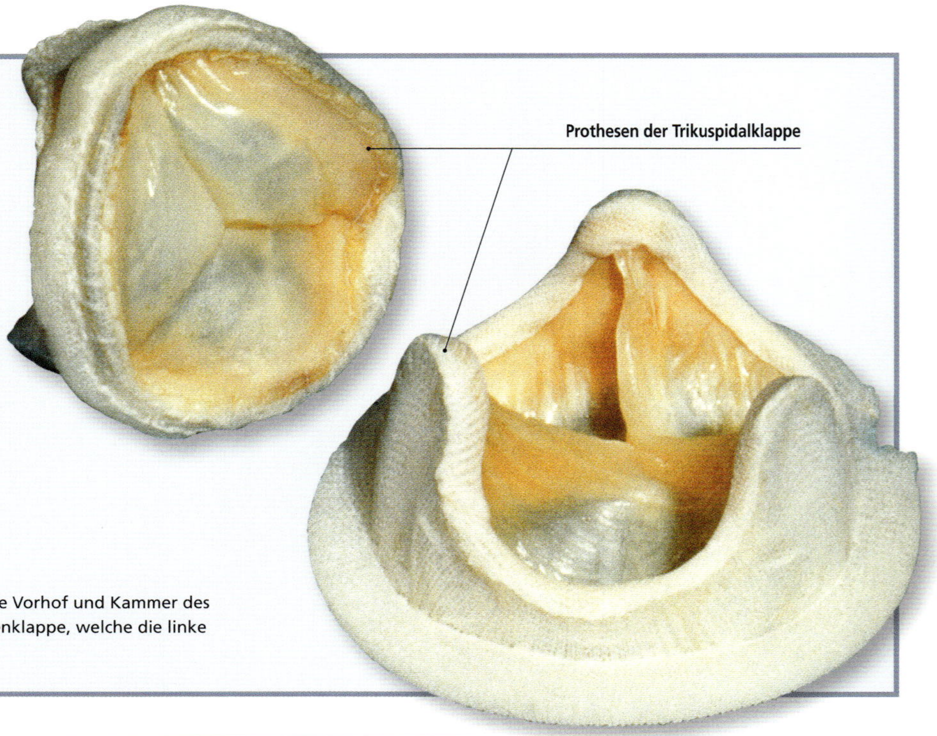

Künstliche Herzklappen
Meist wird die Mitralklappe ersetzt, die Vorhof und Kammer des linken Herzens trennt, sowie die Aortenklappe, welche die linke Kammer von der Aorta trennt.

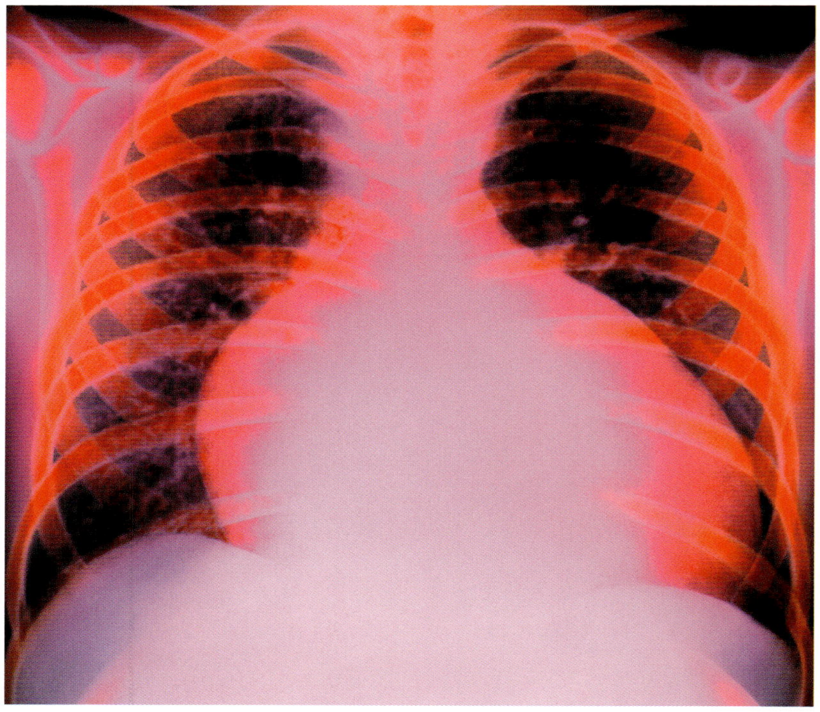

Herzversagen
Mögliche Ursachen sind Fettsucht, Lungenkrankheiten, chronischer Bluthochdruck oder ein Herzanfall, der den Muskel derart schwächt, dass er die für den Körper erforderliche Pumpleistung nicht mehr bringen kann. Dabei kann es zur Herzvergrößerung kommen, wie diese kolorierte Röntgenaufnahme zeigt. Das Herz ist der angeschwollene Bereich rechts.

Angeborene Herzfehler
Manche Menschen kommer mit einem Loch im Herzen oder defekten Herzklappen zur Welt. Der daraus resultierende unregelmäßige Herzschlag kann mit einem Stethoskop wahrgenommen werden. Ein Loch in der Herzwand zwischen den Kammern muss operiert werden, andere Herzfehler sind nicht so gravierend.

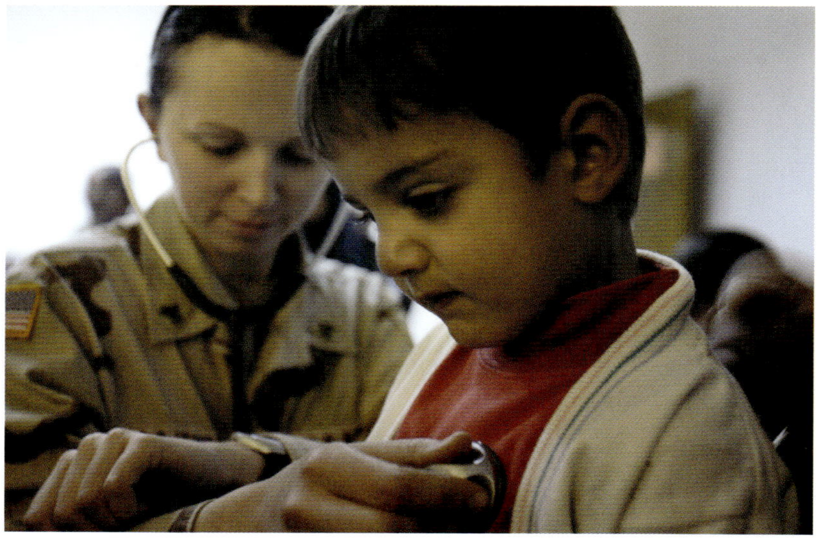

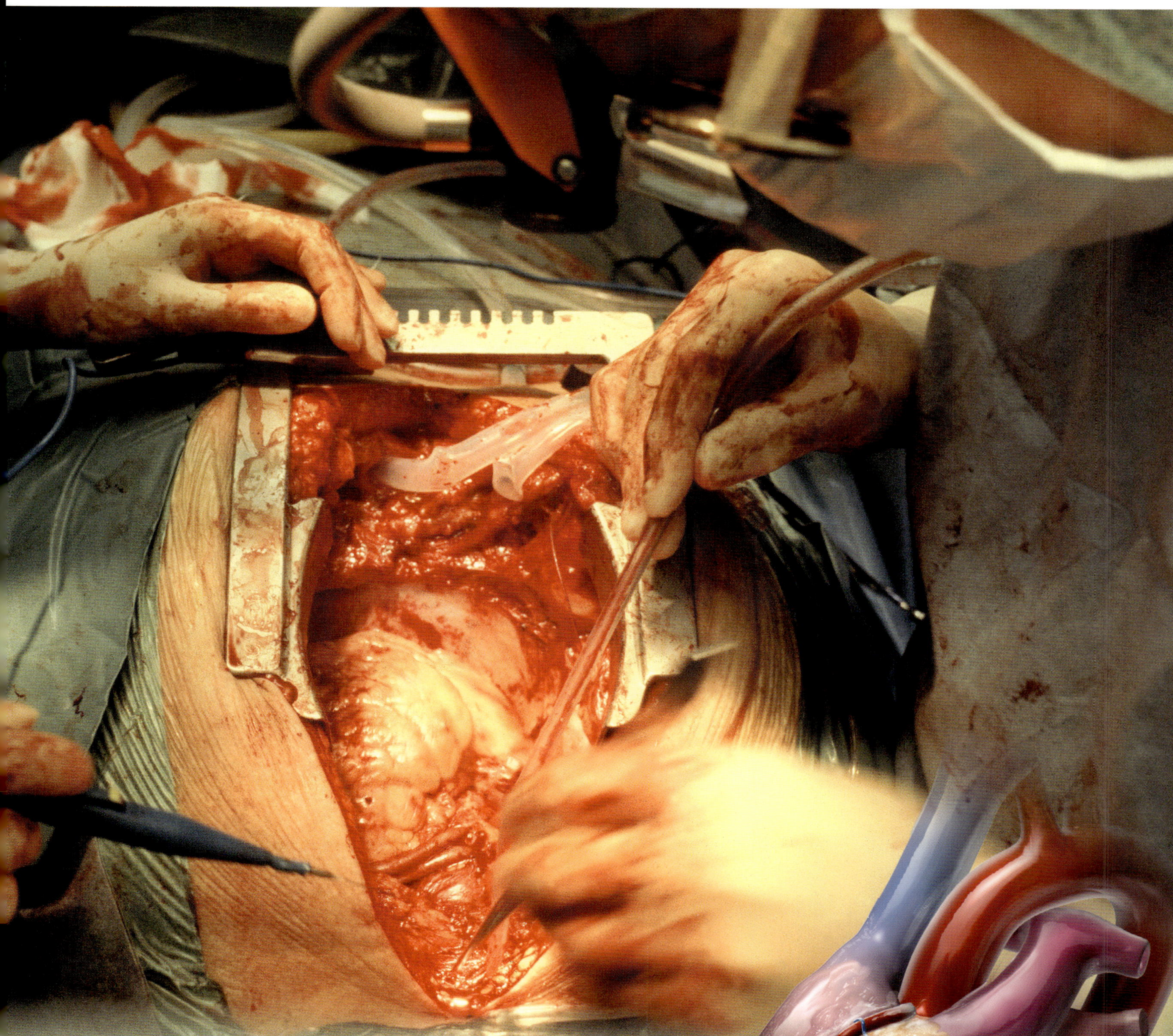

Operation am offenen Herzen
Wird meist im Rahmen von Bypassoperationen durchgeführt, dabei werden verengte oder verstopfte Herzkranzgefäße durch eine Umleitung (engl.: bypass) überbrückt. Wird am künstlich stillgelegten Herzen operiert, übernimmt eine Lungenmaschine die Aufgabe des Herzens und pumpt Blut in den Körper. Bei minimalen Eingriffen operiert man am schlagenden Herz.

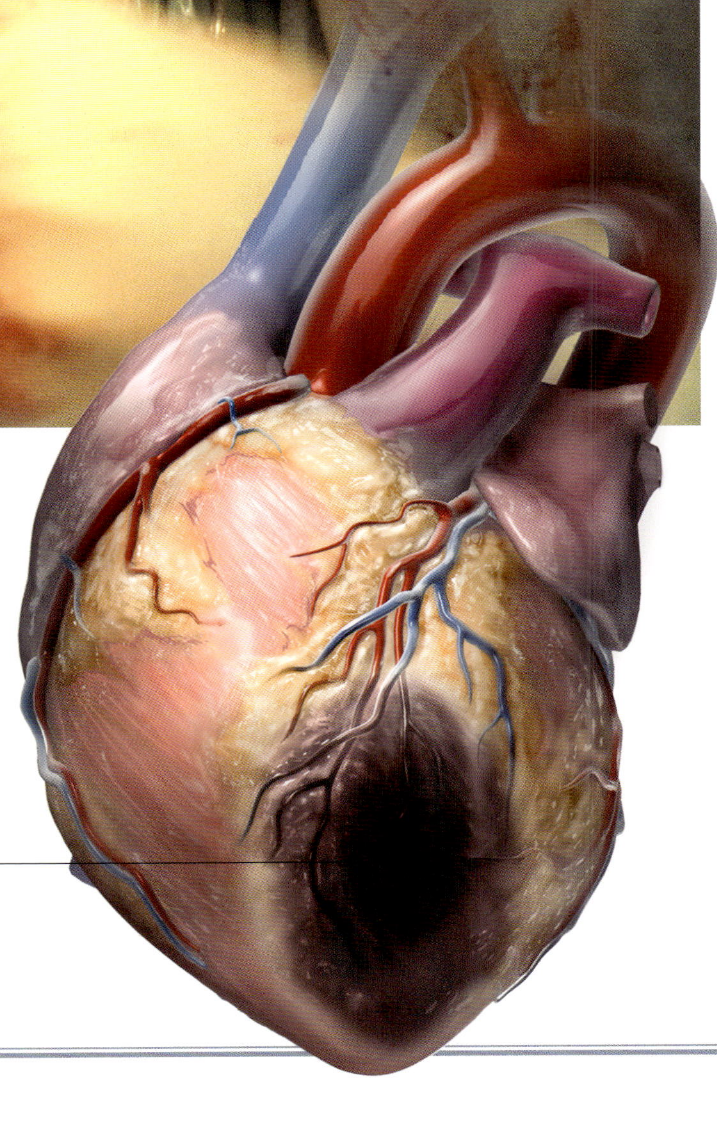

Herzinfarkt

Tritt ein, wenn ein Herzkranzgefäß durch ein Blutgerinnsel verschlossen wird. Dabei stirbt in der Regel Muskelgewebe ab, das hinter dem verschlossenen Gefäß liegt und lange nicht mit Sauerstoff versorgt wurde. Schmerzen und Engegefühl in der Brust sind Symptome von *Angina Pectoris*, Durchblutungsstörungen der Blutgefäße des Herzens. Weitere typische Beschwerden für Herzenge sind Schmerzen im linken Arm oder in der linken Schulter. Oft verschwinden sie nach 10 Minuten in Ruhe. Betroffene sollten unbedingt einen Arzt aufsuchen.

Atemwegssystem

Mithilfe des Atemwegssystems füllen wir unsere Lungen beim Einatmen mit Sauerstoff, beim Ausatmen stoßen wir das Abfallprodukt Kohlendioxid aus. Dieser Gasaustausch ist lebenswichtig; wird die Atemtätigkeit länger als ein paar Minuten unterbrochen, sind schwere Gehirnschäden die Folge. Erhält der Körper über längere Zeit keinen Sauerstoff, stirbt er. Die Luft gelangt über Nase, Rachen, Kehlkopf und Luftröhre zu den beiden Hauptbronchien und von dort in die Lungenflügel. Das Gewebe der Lunge besteht aus einem luftführenden Teil und einem Teil, in dem der Gasaustausch stattfindet. Die luftführenden Bronchien enden in den Lungenbläschen. Dort wird das Gas ausgetauscht. In jedem Lungenflügel befinden sich an die 300 Millionen Lungenbläschen, die sich um die Bronchiolen, die kleinsten Verzweigungen der Bronchien, gruppieren.

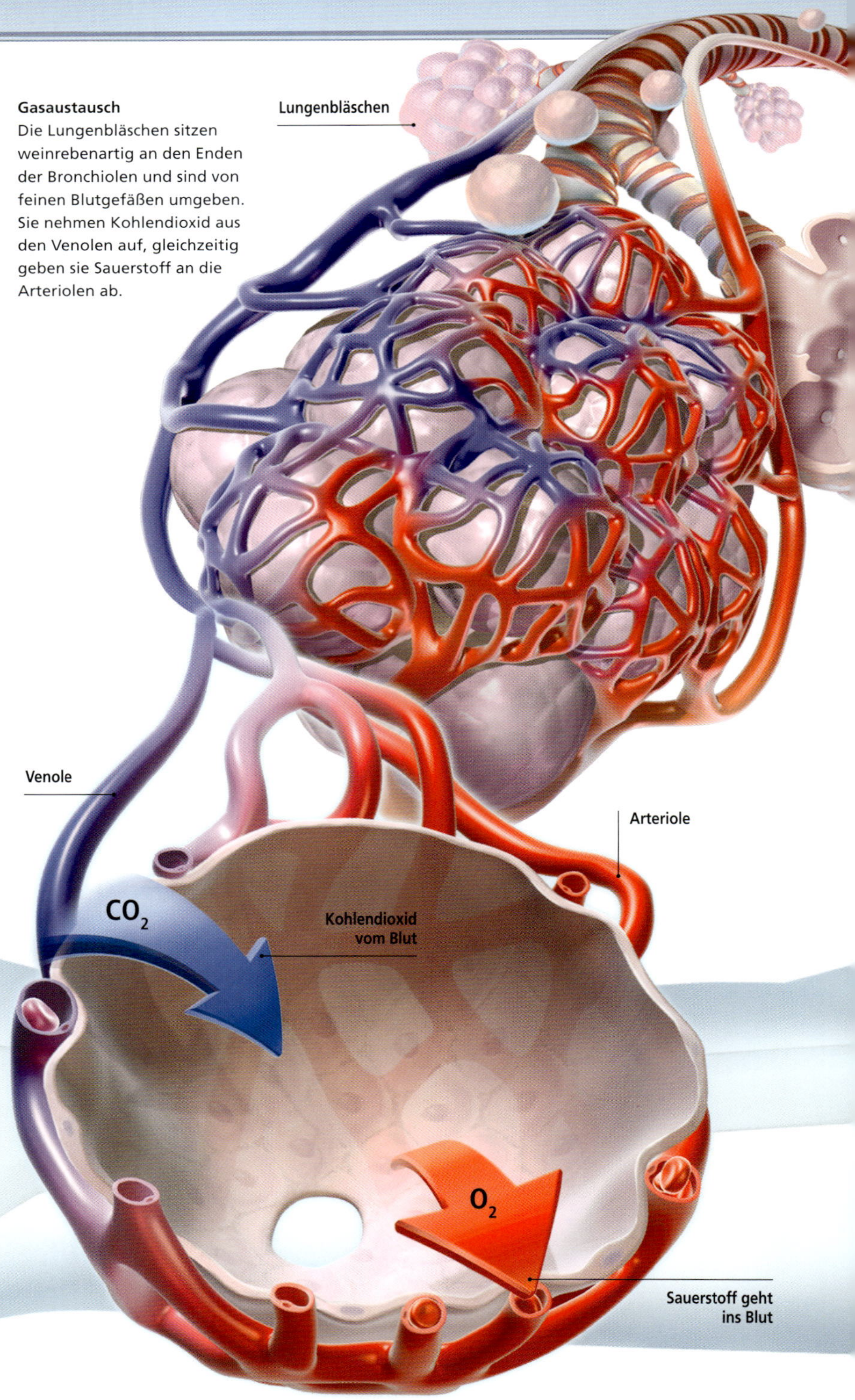

Gasaustausch
Die Lungenbläschen sitzen weinrebenartig an den Enden der Bronchiolen und sind von feinen Blutgefäßen umgeben. Sie nehmen Kohlendioxid aus den Venolen auf, gleichzeitig geben sie Sauerstoff an die Arteriolen ab.

Acht Hauptkomponenten des Atemwegssystems und ihre Funktion	
Nasenhöhle	nimmt eingeatmete Luft auf
Rachenraum	leitet die Luft in Richtung Luftröhre
Kehlkopf	Übergang vom Rachen zur Luftröhre
Luftröhre	Verbindung zum Bronchialsystem der Lunge
Hauptbronchien	teilen sich in zwei Lappen, die Luft in die Lungenflügel bringen
Bronchiolen	kleinste Verzweigungen der Bronchien
Lunge	Organ, in dem Sauerstoff und Kohlendioxid ausgetauscht werden
Lungenbläschen	dort findet der Gasaustausch statt

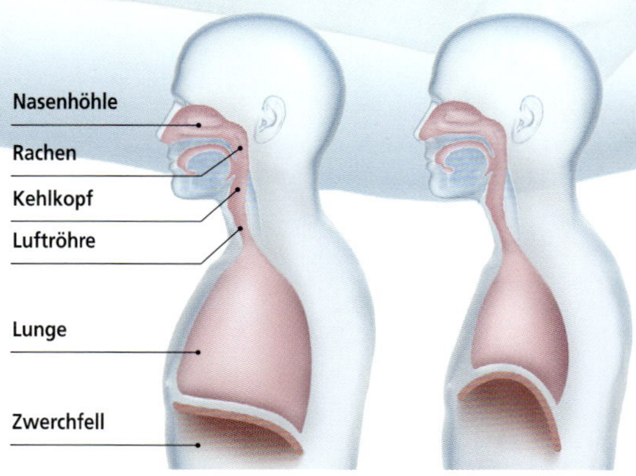

Das Zwerchfell
Ist ein kuppelförmiger Muskel, der sich quer durch den gesamten Bauchraum spannt und den Oberkörper vom Unterkörper trennt. Die Kontraktion des Zwerchfells führt zur Einatmung, beim Ausatmen entspannt sich der Muskel. Durch Zusammenziehen des Zwerchfells wird auch der Mageninhalt nach oben befördert, es ist also aktiv, wenn wir uns übergeben müssen.

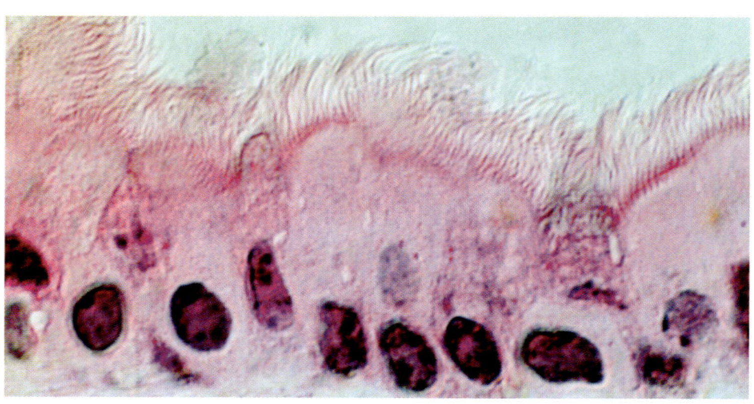

Selbstreinigungsmechanismus
Atemwege sind mit sogenanntem respiratorischem Flimmerepithel ausgekleidet, Zellgewebe mit Flimmerhärchen, wie hier in den Hauptbronchien. Dadurch werden Bronchialschleim und Fremdkörper ständig aus den Atemwegen befördert.

Hervorbringen von Lauten

Die Laute der menschlichen Sprache werden von den Stimmbändern im Kehlkopf gebildet. Die ausgeatmete Luft muss eine Öffnung zwischen den Stimmbändern passieren, die Stimmritze. Deren Weite und Anspannung wird von Kehlkopfmuskeln kontrolliert. Ist die Stimmritze vollständig geöffnet, fließt die Luft ungehindert durch, ist sie jedoch verengt, bringt sie die Luft zum Vibrieren, und es werden Schallwellen erzeugt. Bewegungen von Zunge, Gaumen, Zähnen und Lippen formen die Töne zu Wörtern oder Lauten.

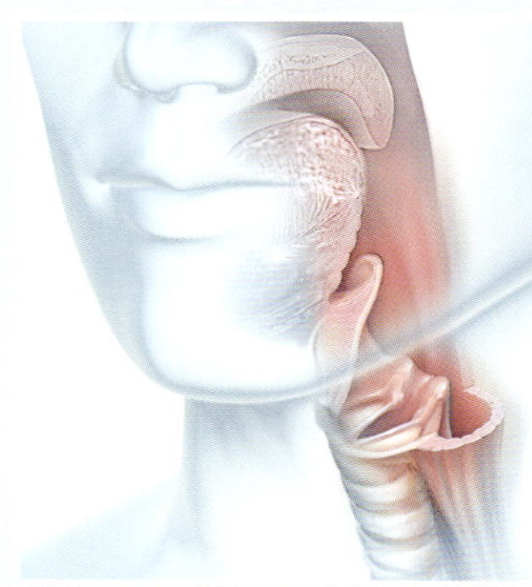

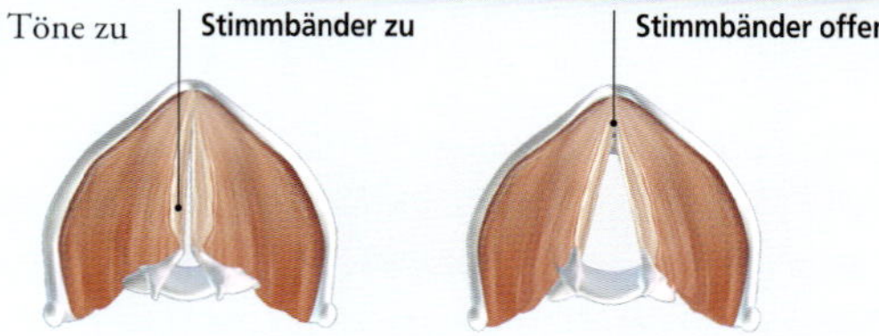

Gesunde Atemwege

Das Atemwegssystem ist allen möglichen giftigen Substanzen aus der Luft ausgesetzt, zum Beispiel Abgasen und giftigen Dämpfen von Lacken oder Pestiziden. Hauptabwehrfaktor gegen Umweltgifte ist der Bronchialschleim, der von Zellen oder Drüsen im Epithel der Atemwege gebildet wird. Fremdkörper bleiben in dem Schleim hängen, der beim Husten von Flimmerhärchen in die Kehle befördert wird. Dort wird er entweder ausgespuckt oder geschluckt. Winzige Partikel wie Asbestfasern dringen allerdings bis zur Lunge vor und können ernsthafte Erkrankungen auslösen.

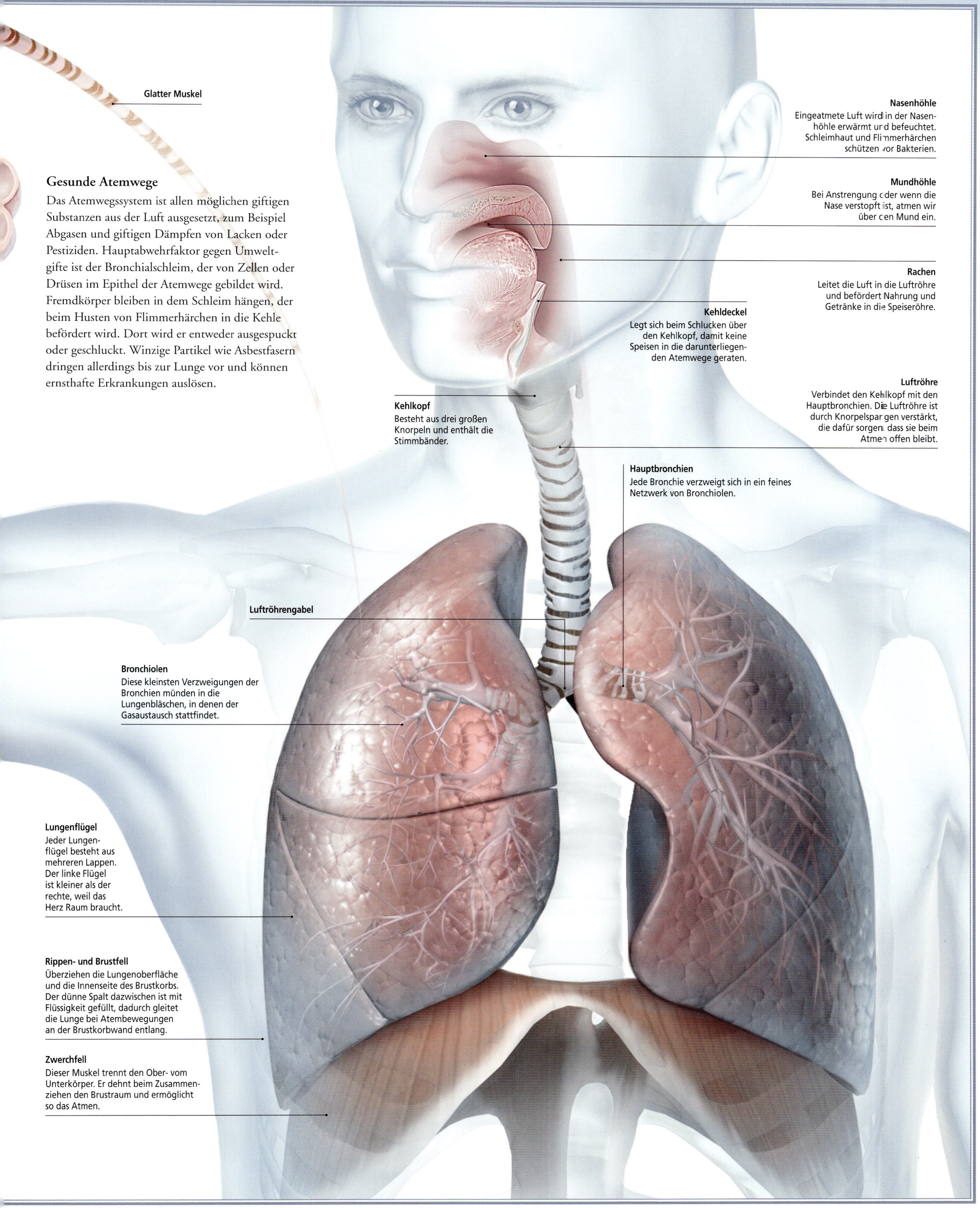

Gasaustausch

Etwa 7,5 Liter Luft atmet der Mensch in einer Minute ein und wieder aus. Im Lauf ihres Lebens tätigen die meisten Menschen über eine halbe Milliarde Atemzüge. Dabei wird Sauerstoff ein- und Kohlendioxid ausgeatmet. Um diesen Gasaustausch zu bewerkstelligen, nutzt das Atemwegssystem einen einfachen physikalischen Grundsatz. Wenn sich die Lungenflügel weiten, entsteht in ihnen ein Unterdruck, und frische Luft wird eingezogen. Verkleinert sich das Lungenvolumen, wird ein Überdruck erzeugt, und Kohlendioxid entweicht. Die Druckverhältnisse in der Lunge sorgen auch dafür, dass Kohlendioxid von den Lungenbläschen aufgenommen und Sauerstoff ins Blut abgegeben wird. Die dünnen Wände der Lungenbläschen sind befeuchtet, dadurch wird die Durchlässigkeit für die Atemgase erhöht. Direkt an den Wänden sitzen Kapillaren, dort wird der Sauerstoff von den roten Blutzellen absorbiert.

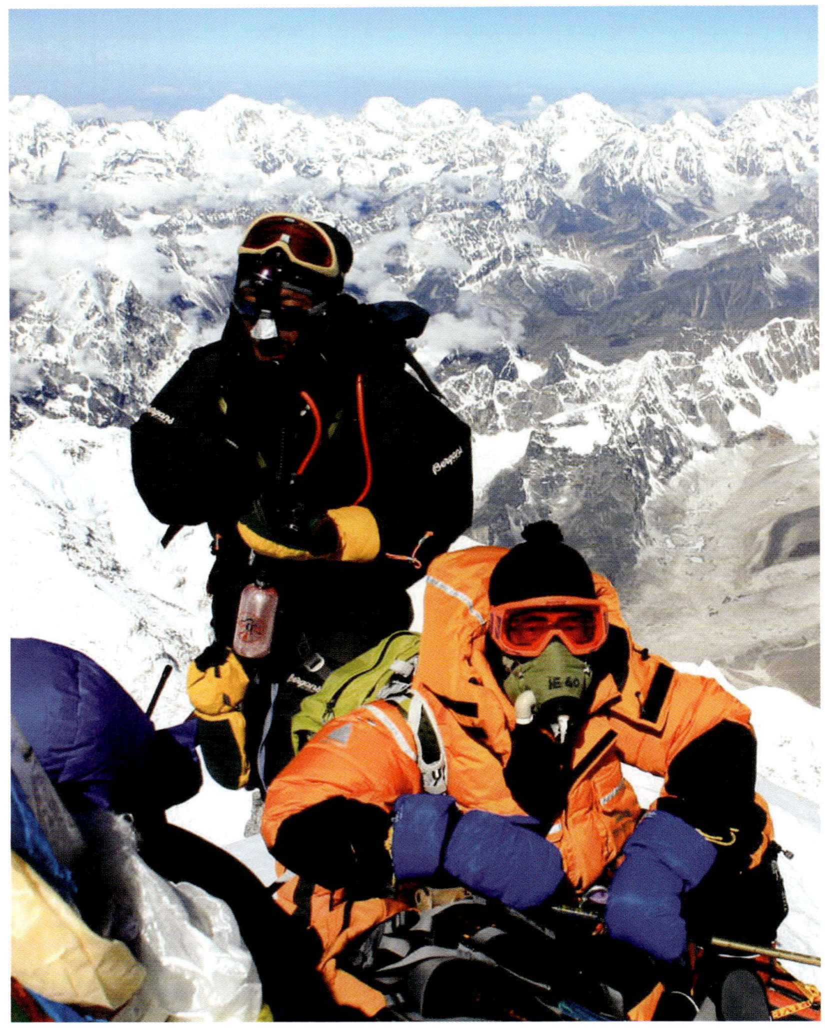

Dünne Luft
Auf Meereshöhe enthält die Luft 21 Prozent Sauerstoff, auf 2500 Meter Höhe über dem Meeresspiegel sinkt der Prozentsatz dramatisch. Ohne Sauerstoffzufuhr riskieren Extrembergsteiger Hypoxie – Sauerstoffmangel, der Höhenkrankheit verursachen kann, die mit Kopfschmerzen, Übelkeit und gefährlichen Wasseransammlungen in Lunge und Gehirn einhergeht.

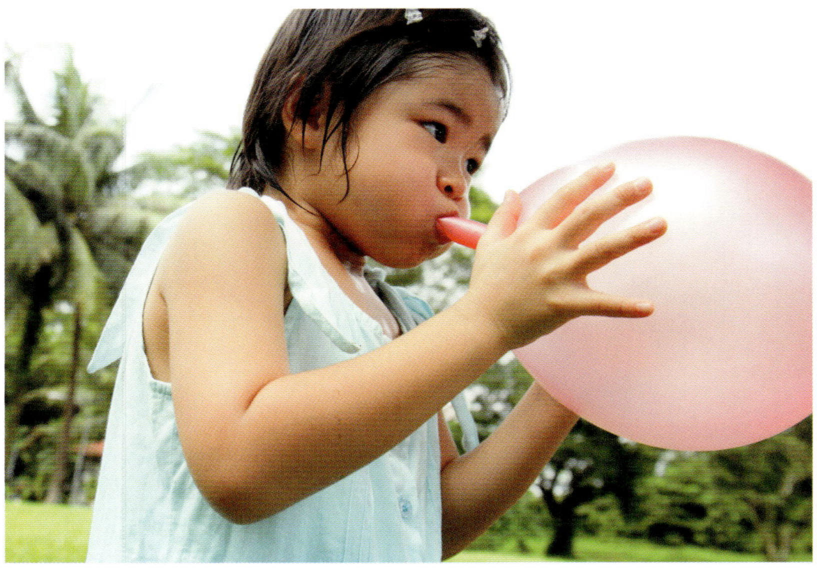

Wie viel Luft steckt in einem Atemzug?
Bei einem normalen Atemzug nimmt die Lunge 475 Milliliter Sauerstoff auf und gibt die gleiche Menge Kohlendioxid ab. Diese Menge lässt sich steigern, wenn man tief Luft holt, etwa um einen Luftballon aufzublasen.

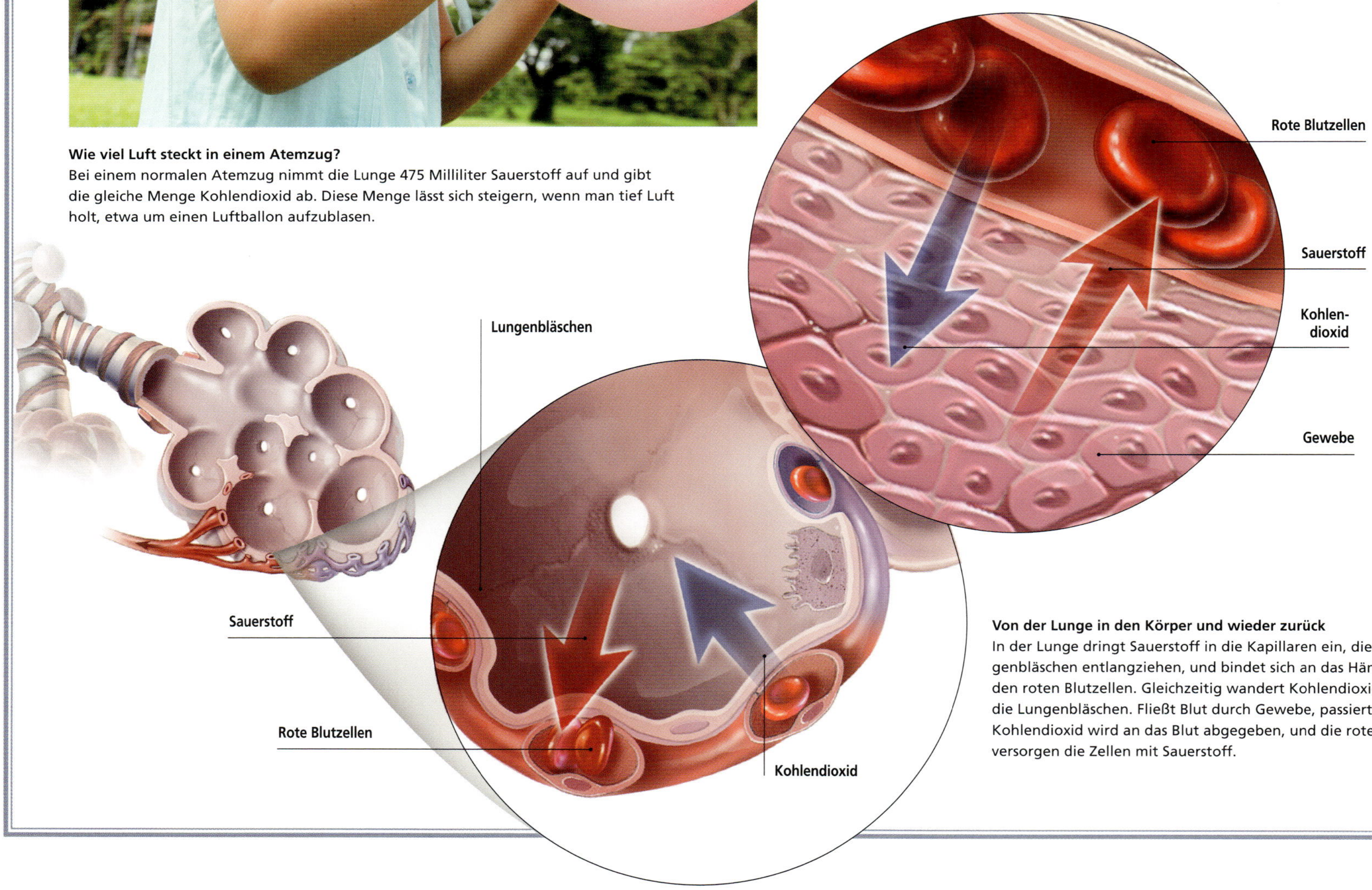

Von der Lunge in den Körper und wieder zurück
In der Lunge dringt Sauerstoff in die Kapillaren ein, die an den Lungenbläschen entlangziehen, und bindet sich an das Hämoglobin in den roten Blutzellen. Gleichzeitig wandert Kohlendioxid vom Blut in die Lungenbläschen. Fließt Blut durch Gewebe, passiert das Gegenteil: Kohlendioxid wird an das Blut abgegeben, und die roten Blutzellen versorgen die Zellen mit Sauerstoff.

Gasaustausch in den Lungenbläschen

In die Lungen eintretende Luft enthält mehr Sauerstoff als Kohlendioxid, dieses Verhältnis ist in den Kapillaren genau umgekehrt. Dieser Umstand erleichtert den Gasaustausch. Das sauerstoffarme Blut in den Kapillaren gibt aufgrund des Druckgefälles Kohlendioxid in die Luft der Lungenbläschen mit wenig Kohlendioxid ab. Gleichzeitig nimmt sauerstoffarmes Blut Sauerstoff aus den Lungenbläschen auf. Kohlendioxid wird abgeatmet, Sauerstoff wird mit dem Blut weitertransportiert.

Bronchiolen, feinste Verzweigungen der Bronchien
Die Bronchien sind an der Luftröhre sehr dick und verzweigen sich dann immer weiter wie ein auf dem Kopf stehender Baum. Tief in der Lunge liegen feinen Verästelungen, die Bronchiolen. Sie haben etwa 1 Millimeter Durchmesser und bestehen nur noch aus Muskelzellen, die sich zusammenziehen oder entspannen können, um den Luftdurchfluss zu regulieren.

Lungenbläschen
Die luftgefüllten Ausstülpungen der Lunge haben hauchdünne Wände. In ihnen findet der Gasaustausch statt.

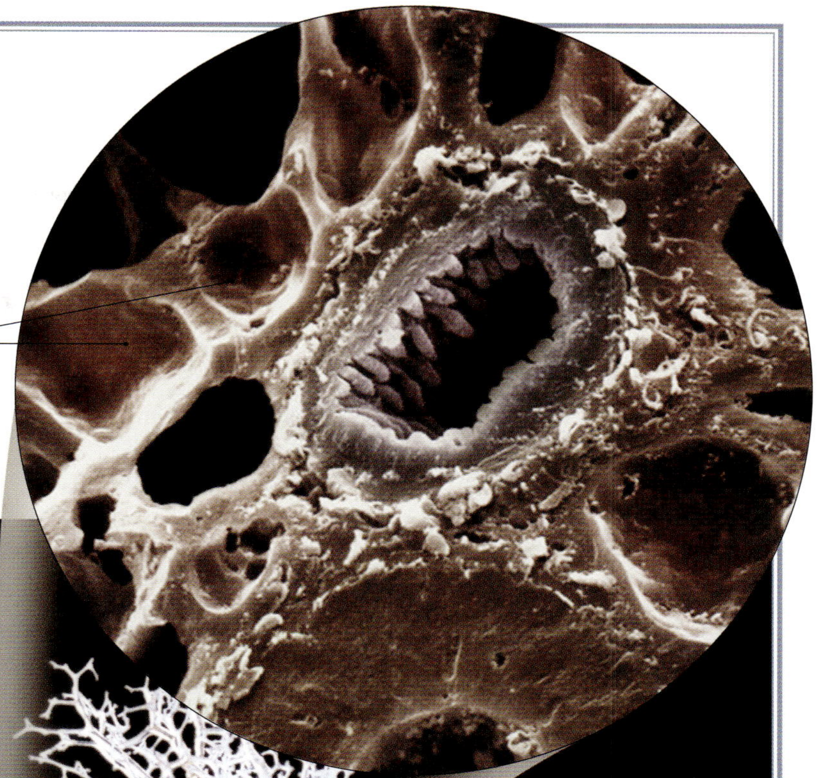

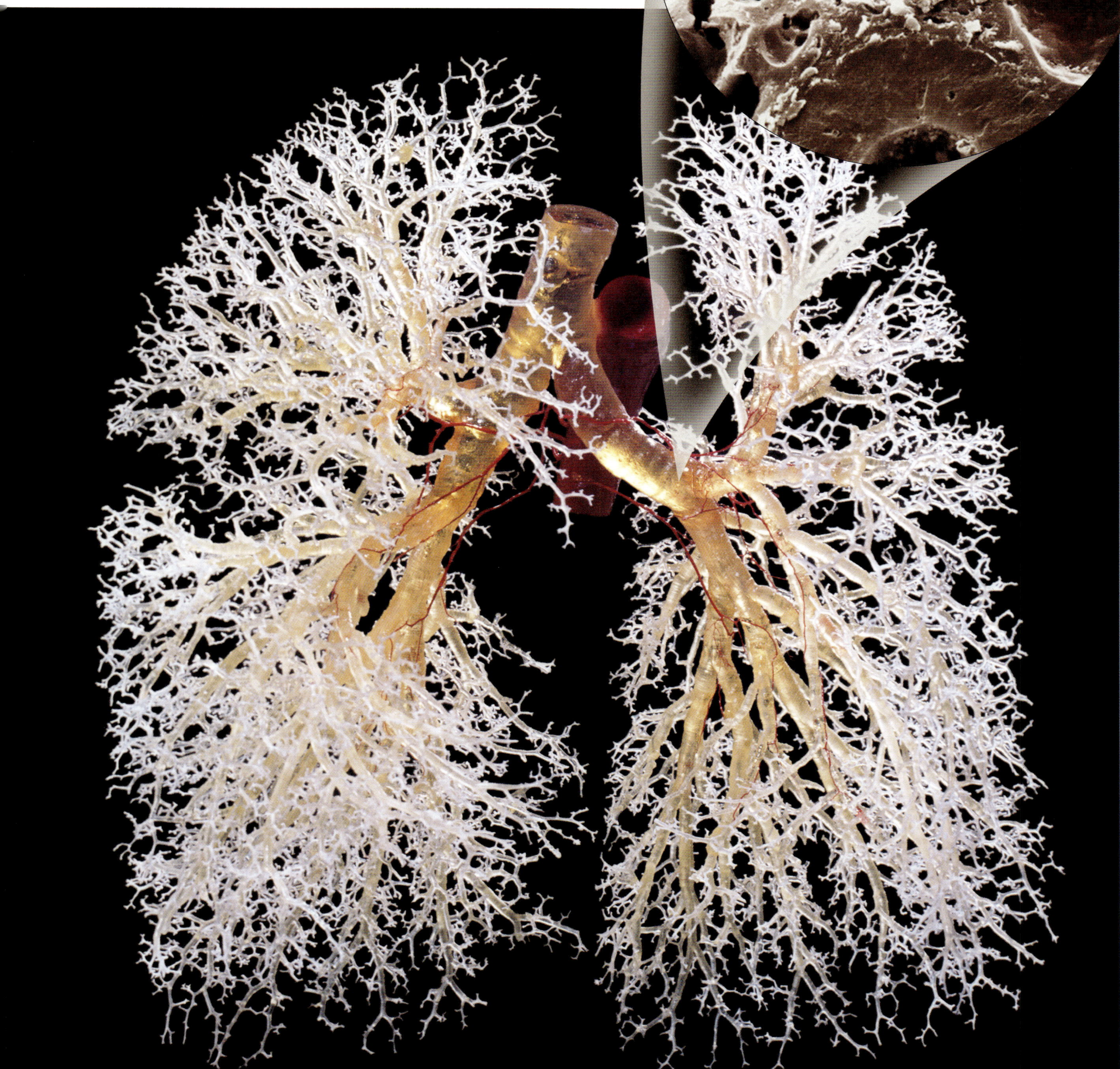

Atemkontrolle

Unser ganzes Leben lang atmen wir automatisch ein und wieder aus. Dieser für uns unbewusste Vorgang wird von einem Bereich im Stammhirn gesteuert. Man könnte annehmen, der Impuls zum Atmen würde durch Sauerstoffmangel im Blut ausgelöst werden, doch in Wirklichkeit dient dem Körper der Kohlendioxidgehalt als Regelgröße. Sensoren in der Aorta und in der Halsschlagader prüfen ständig den Kohlendioxidgehalt im Blut. Außerdem kann die Lunge Veränderungen im Kohlendioxidspiegel wahrnehmen. Wird zu wenig Kohlendioxid über die Atemluft abgegeben, weiten sich die Bronchiolen, damit mehr Luft durch sie hindurchfließen kann. Die Kapillaren in der Lunge ziehen sich ebenfalls zusammen oder weiten sich, je nachdem, wie viel sauerstoffreiches Blut vom Körper gerade benötigt wird.

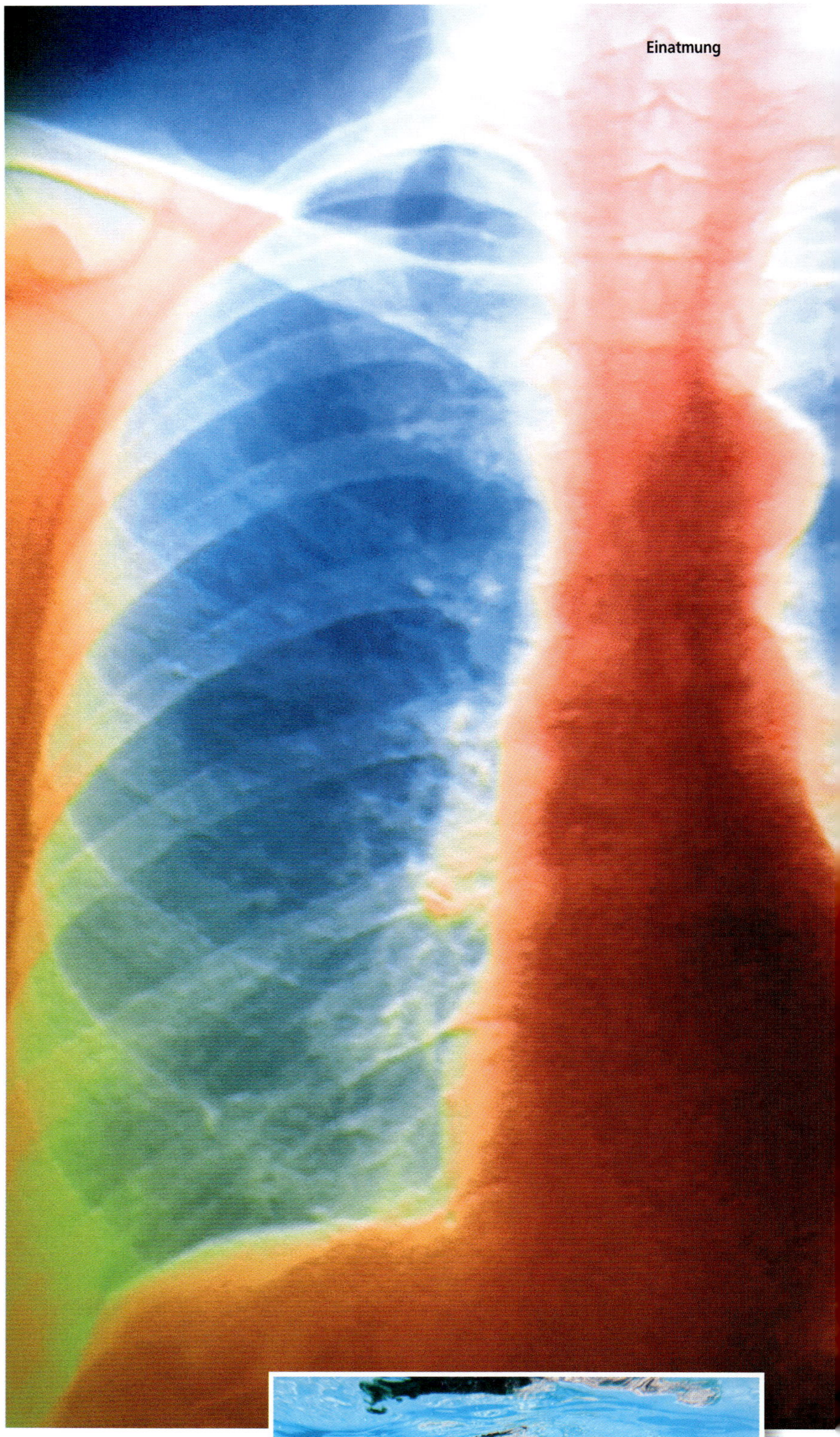

Atemmuskeln
Wenn sich Zwerchfell und Brustkorb dehnen, weiten sich auch Brusthöhle und Lungenflügel. In der Lunge entsteht ein Unterdruck, und eingeatmete Luft wird eingesogen. Ziehen sich die Muskeln wieder zusammen, kontrahiert die Brusthöhle, und durch den Überdruck wird Kohlendioxid aus der Lunge befördert. Wenn ein Mensch lacht oder schluchzt, folgt auf das Einatmen eine Reihe von kurzen Ausatmungen. Ein Schluckauf ist eine vorübergehende Verkrampfung des Zwerchfells.

Atemvorgang und Gehirn

Wird das Stammgehirn geschädigt, erstickt man ohne Einsatz eines Beatmungsgeräts möglicherweise. In Rückenmark und Gehirnbrücke sitzt das Atemzentrum, das für die Steuerung der Atmung zuständig ist. Es sendet fortwährend Nervenimpulse an Zwerchfell sowie Muskeln im Brustkorb, damit unsere Atmung nicht aussetzt. Das Gehirn überwacht auch den Kohlendioxidgehalt in der Rückenmarksflüssigkeit und erhöht notfalls die Atemfrequenz, wenn zu viel Kohlendioxid vorhanden ist.

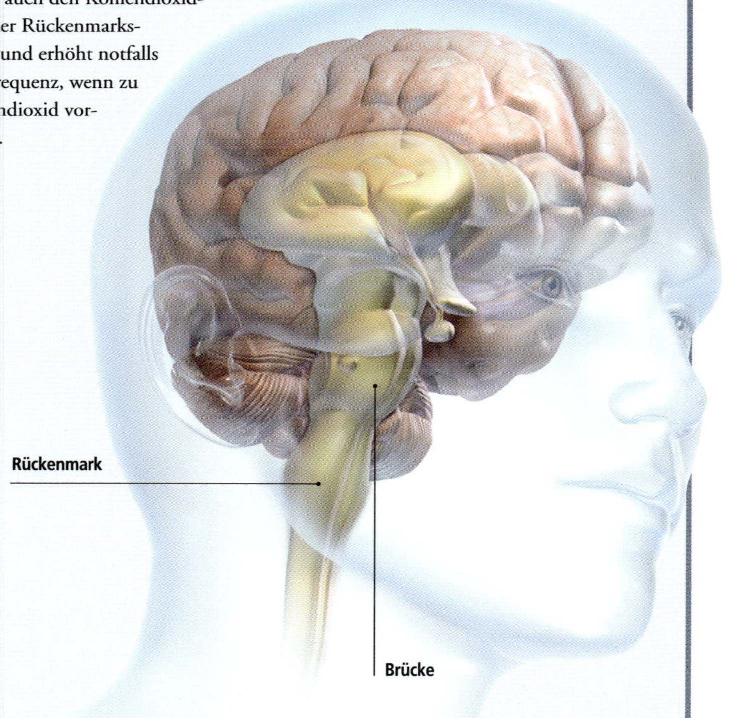

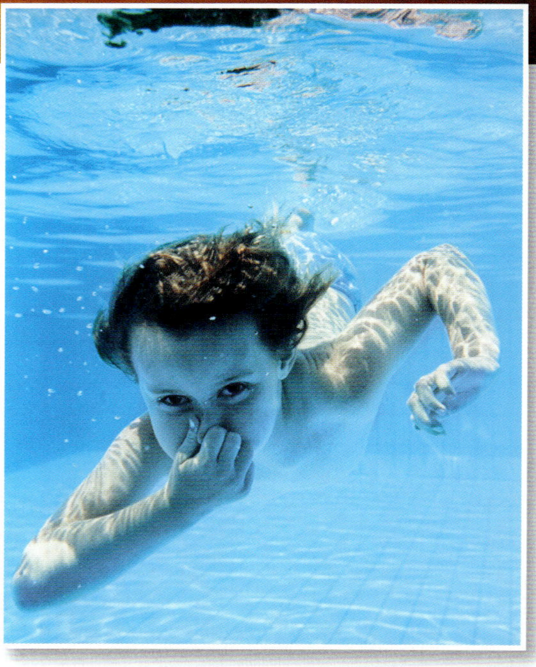

Die Luft anhalten
Die meisten Menschen können höchstens ein bis zwei Minuten die Luft anhalten. Sobald das Atemzentrum im Gehirn erhöhte Kohlendioxidwerte im Blut feststellt, lösen die Nerven unweigerlich den Reflex zum Einatmen aus.

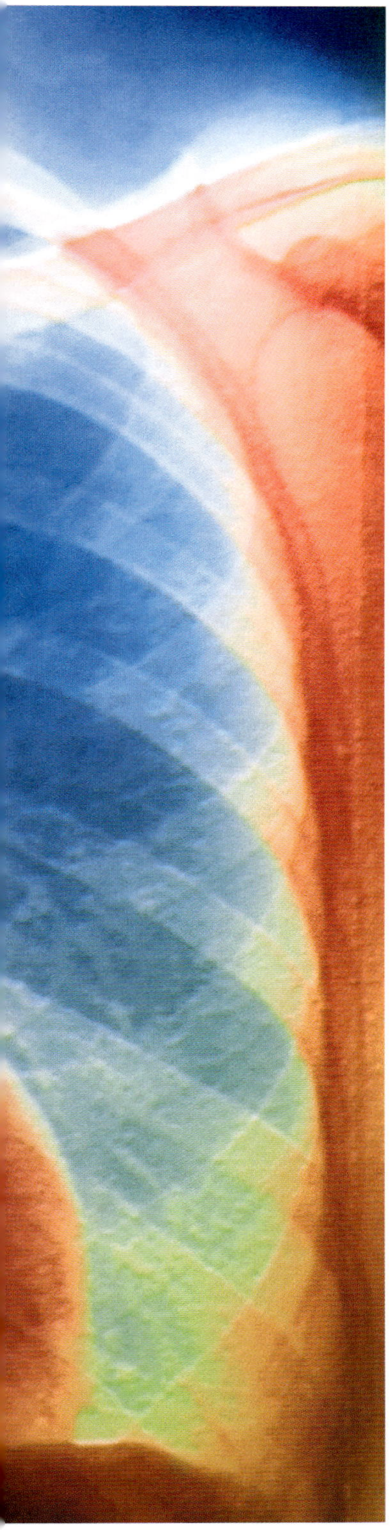

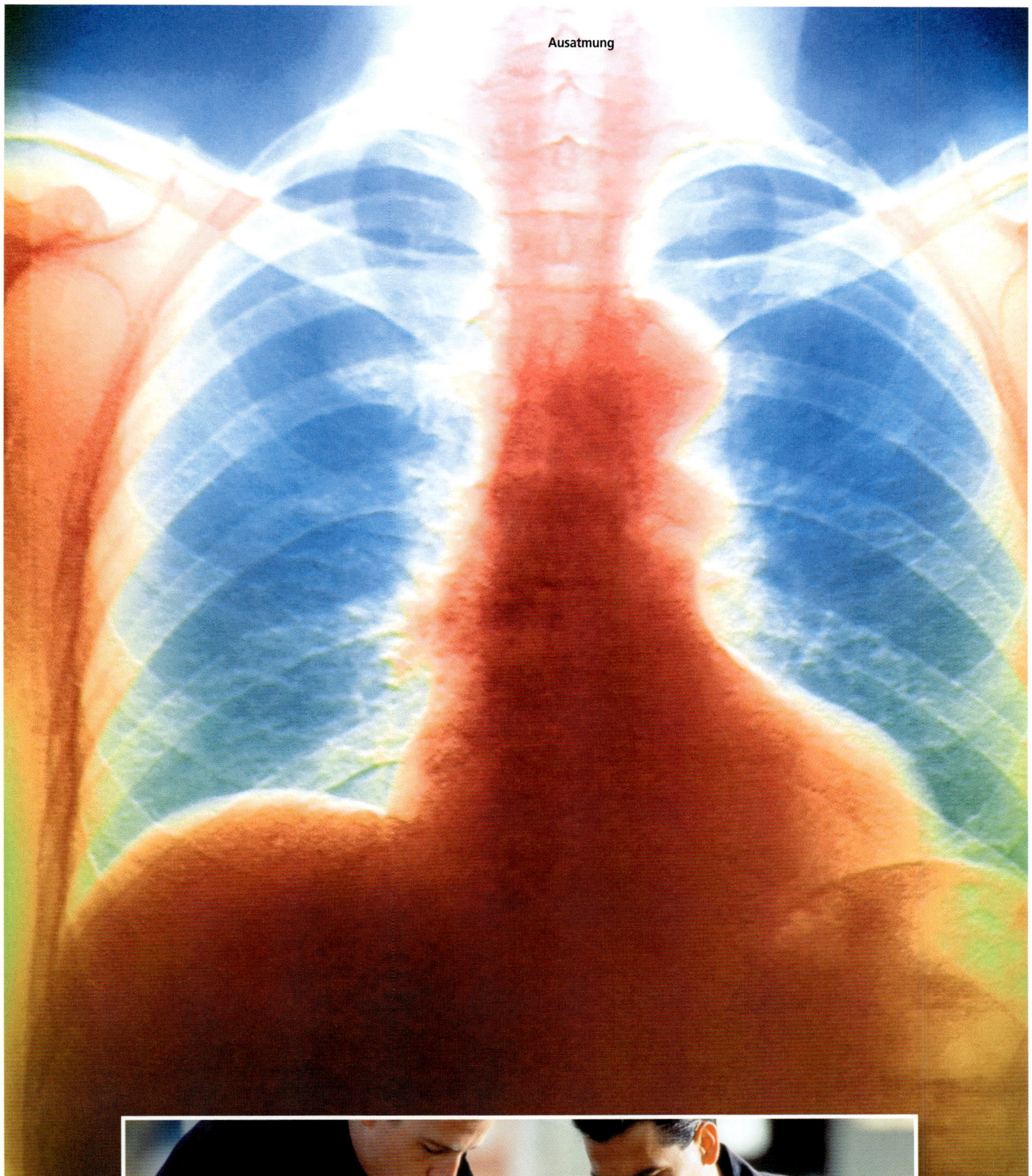

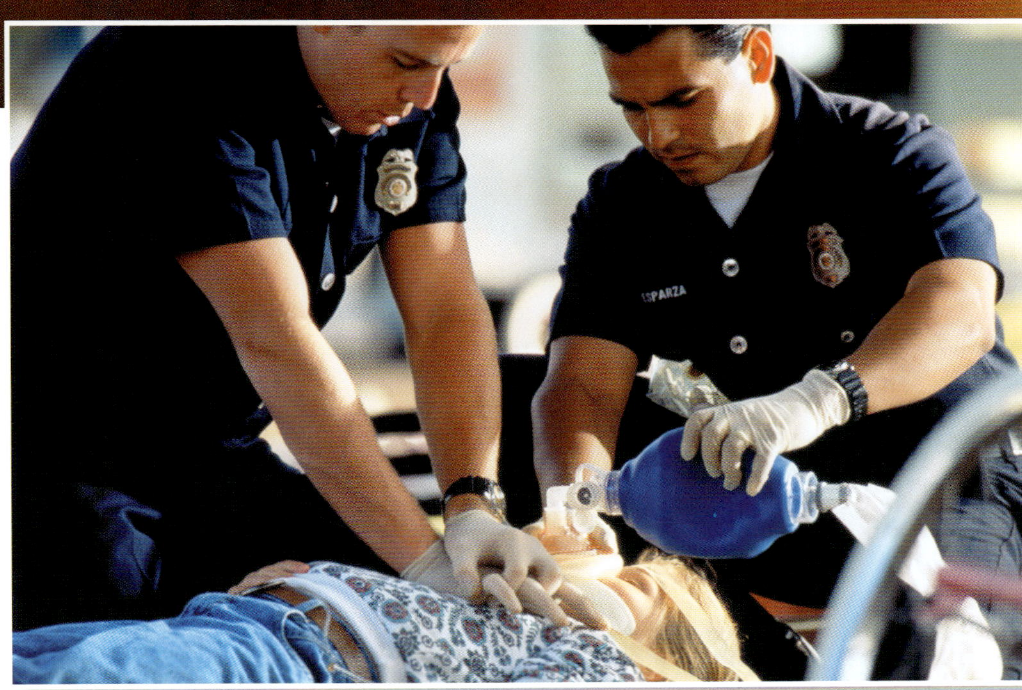

Wiederbelebung
Wenn die Atmung aussetzt, muss sofort Mund-zu-Mund-Beatmung ausgeführt oder eine Sauerstoffmaske von den Sanitätern eingesetzt werden. Die Lunge des Betroffenen muss so lange mit Sauerstoff versorgt werden, bis die normale Atmung wieder einsetzt.

Erkrankungen der Atemwege

Normalerweise atmen wir 12- bis 15-mal pro Minute frische Luft ein und atmen verbrauchte Luft wieder aus. Diese Frequenz ist für uns so lange selbstverständlich, bis wir an einer Infektion erkranken. Abwehrreaktionen gegen Viren und Bakterien führen bei einer normalen Erkältung zu verstopfter, geschwollener Nase und Kehlkopfentzündung, bei Bronchitis zu schwerem Husten. Bei Rauchern kann es zu chronischer Entzündung der Bronchien kommen, die mit ständigem Husten und Atembeschwerden verbunden ist. Asthma ist eine allergische Reaktion auf Luftverunreinigungen oder Stress. Die Folgen sind immer wiederkehrende Anfälle von Atemnot, Husten und Kurzatmigkeit. Bei dieser chronischen Entzündung der Atemwege reagiert die Schleimhaut auf verschiedene Reize überempfindlich und schwillt an. Außerdem produziert die Lunge zähen Schleim.

Normale Erkältung

Sie wird durch Hunderte von verschiedenen Erregern ausgelöst. Die Hälfte aller Erkältungen wird von Rhinoviren verursacht, welche die Schleimhäute des Nasen- und Rachenraums infizieren. Viele Erkältungen werden auch von unbekannten Viren erzeugt. In der Regel dauert eine Erkältung sieben Tage und geht mit den typischen Symptomen Hals- sowie Kopfschmerzen und Schnupfen einher. Erkältungsviren sind stark ansteckend, sie werden durch Husten, Niesen und Händedruck infizierter Personen übertragen.

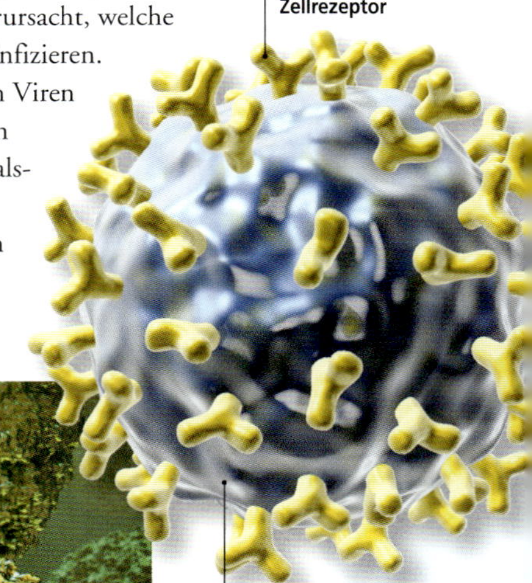

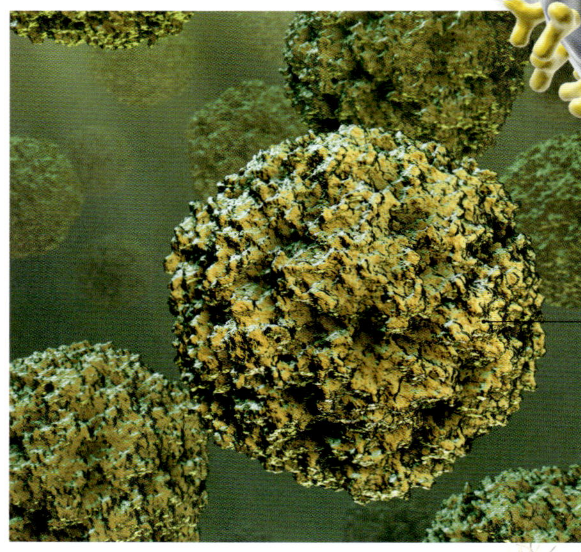

Bronchitis

Diese Mikrofotografie zeigt Lungengewebe mit chronischer Bronchitis. Dabei entzünden sich die Bronchien und die Bronchiolen, welche die Luftröhre mit der Lunge verbinden. Die Lunge produziert zähen Schleim, der zu quälendem Husten führt. Hauptursache ist Rauchen. Sind an der chronischen Bronchitis Bakterien beteiligt, verschreibt der Arzt ein Antibiotikum.

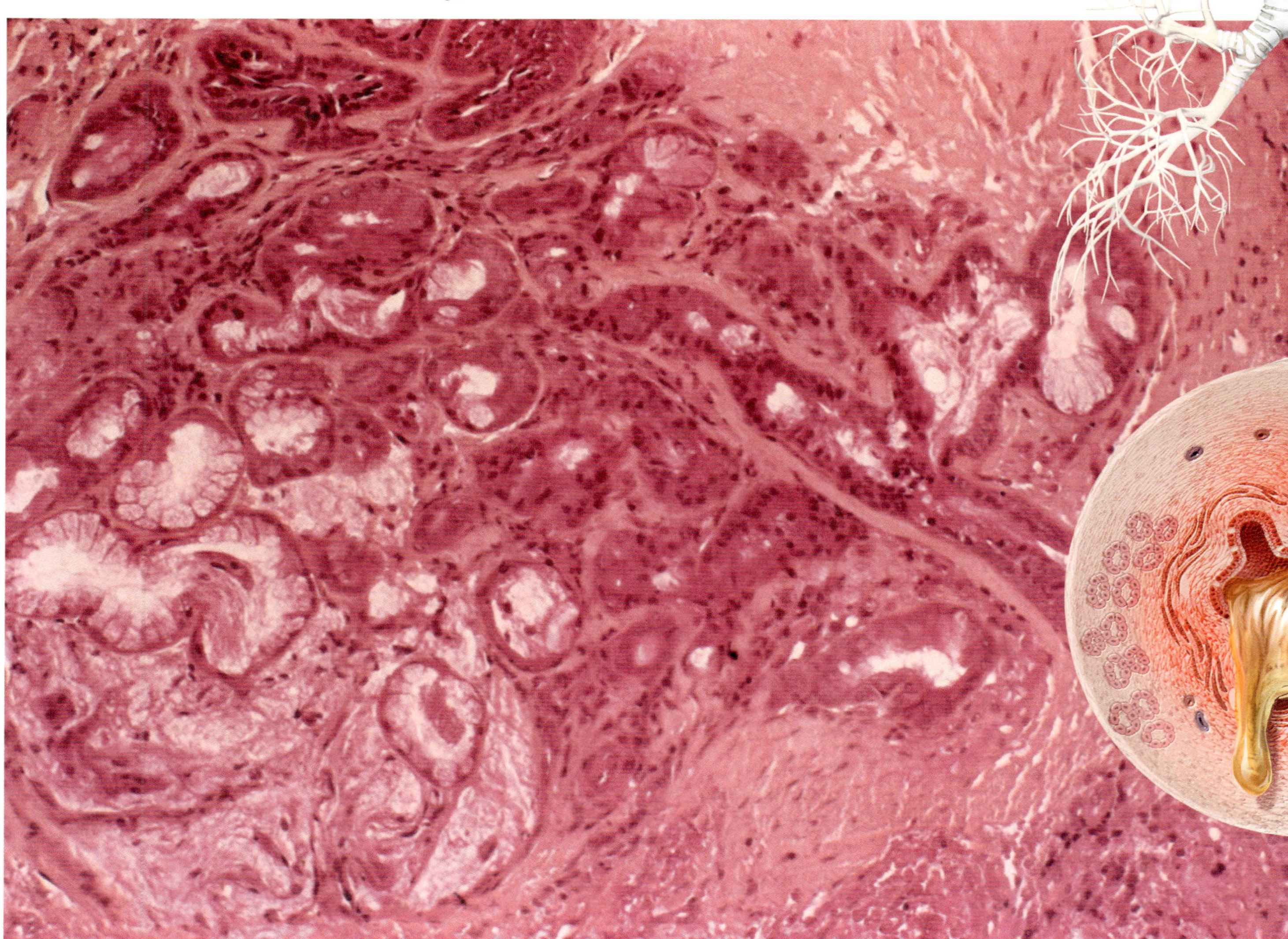

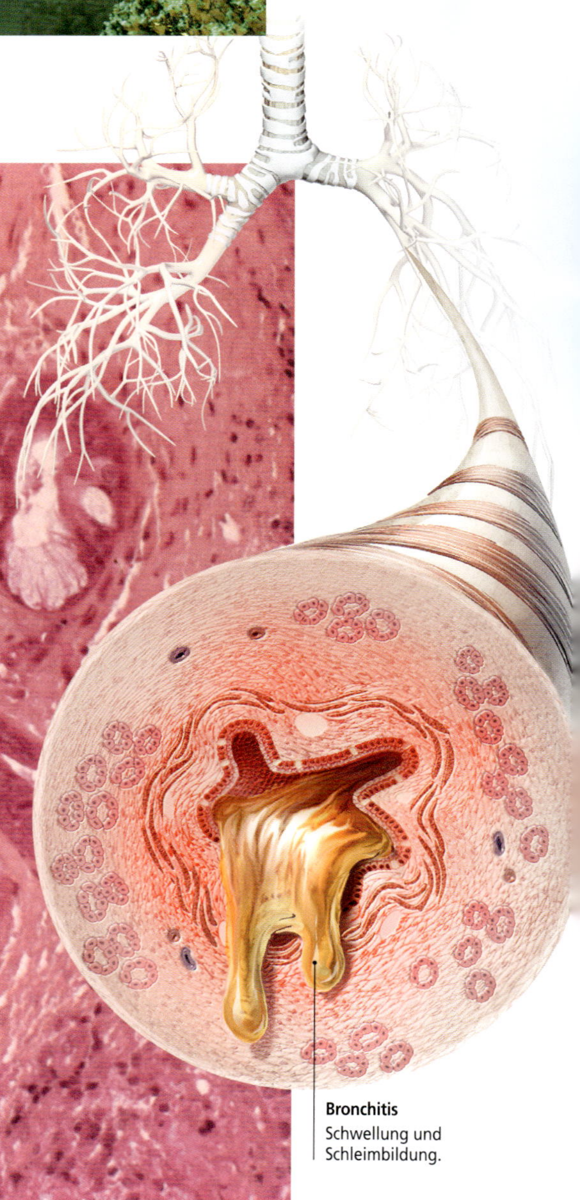

Bronchitis
Schwellung und Schleimbildung.

Infektionen der oberen Atemwege
Wenn Viruspartikel in die Schleimhäute eindringen und die Zellen befallen, kommt es zu einer Infektion von Nase und Rachen. Die Inkubationszeit einer Erkältung beträgt normalerweise zwei bis vier Tage.

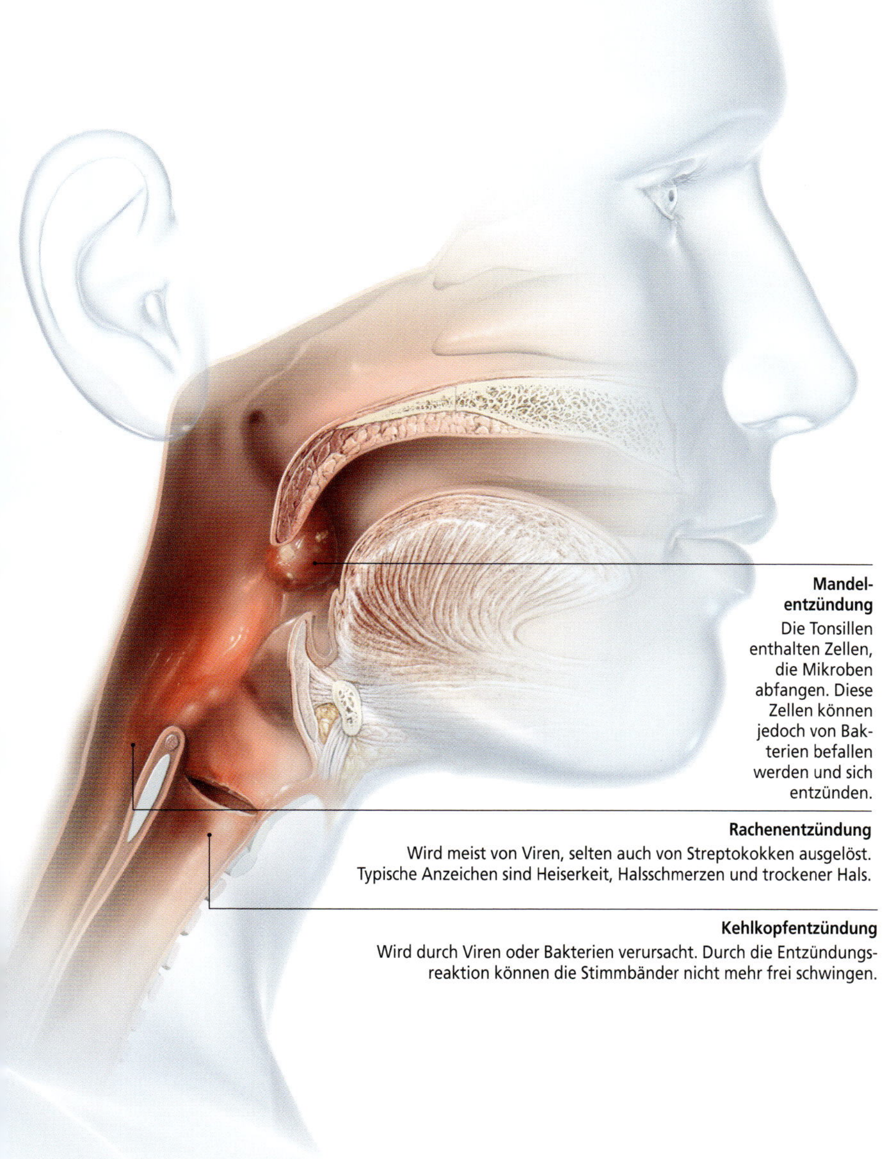

Mandelentzündung
Die Tonsillen enthalten Zellen, die Mikroben abfangen. Diese Zellen können jedoch von Bakterien befallen werden und sich entzünden.

Rachenentzündung
Wird meist von Viren, selten auch von Streptokokken ausgelöst. Typische Anzeichen sind Heiserkeit, Halsschmerzen und trockener Hals.

Kehlkopfentzündung
Wird durch Viren oder Bakterien verursacht. Durch die Entzündungsreaktion können die Stimmbänder nicht mehr frei schwingen.

Mukoviszidose

Wird auch zystische Fibrose genannt und ist eine angeborene Stoffwechselerkrankung, die meist bei hellhäutigen Menschen auftritt. Zu den Symptomen zählt zäher, trockener Schleim, der die Atemwege verstopft. Wird der Schleim von Bakterien befallen, entwickeln sich schwere Lungeninfektionen. Die Erbkrankheit ist unheilbar und zerstört irgendwann die Lungen. Die langsame, aber stetige Verschlechterung der Stoffwechselfunktionen ist nicht aufzuhalten, lässt sich aber durch frühzeitige und intensive Behandlungsmaßnahmen entscheidend verzögern.

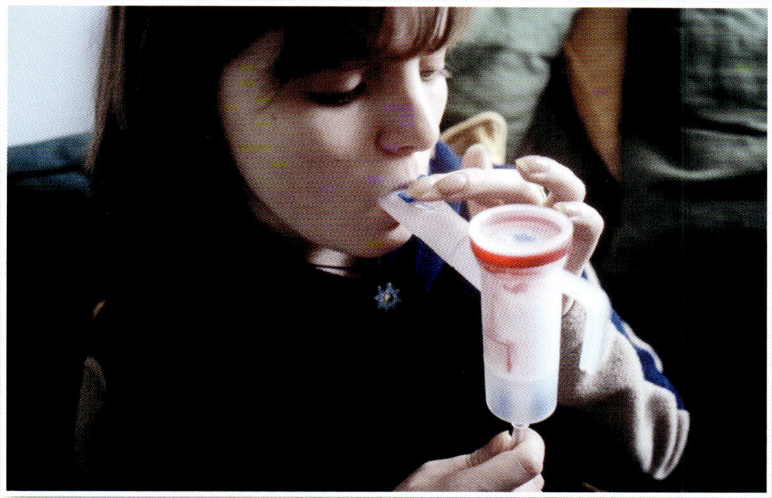

Zystische Fibrose
Diese junge Patientin nimmt an einem Versuch teil, bei dem getestet wird, ob das Protein Alpha 1 die Entzündung hemmen kann, die das Lungengewebe angreift.

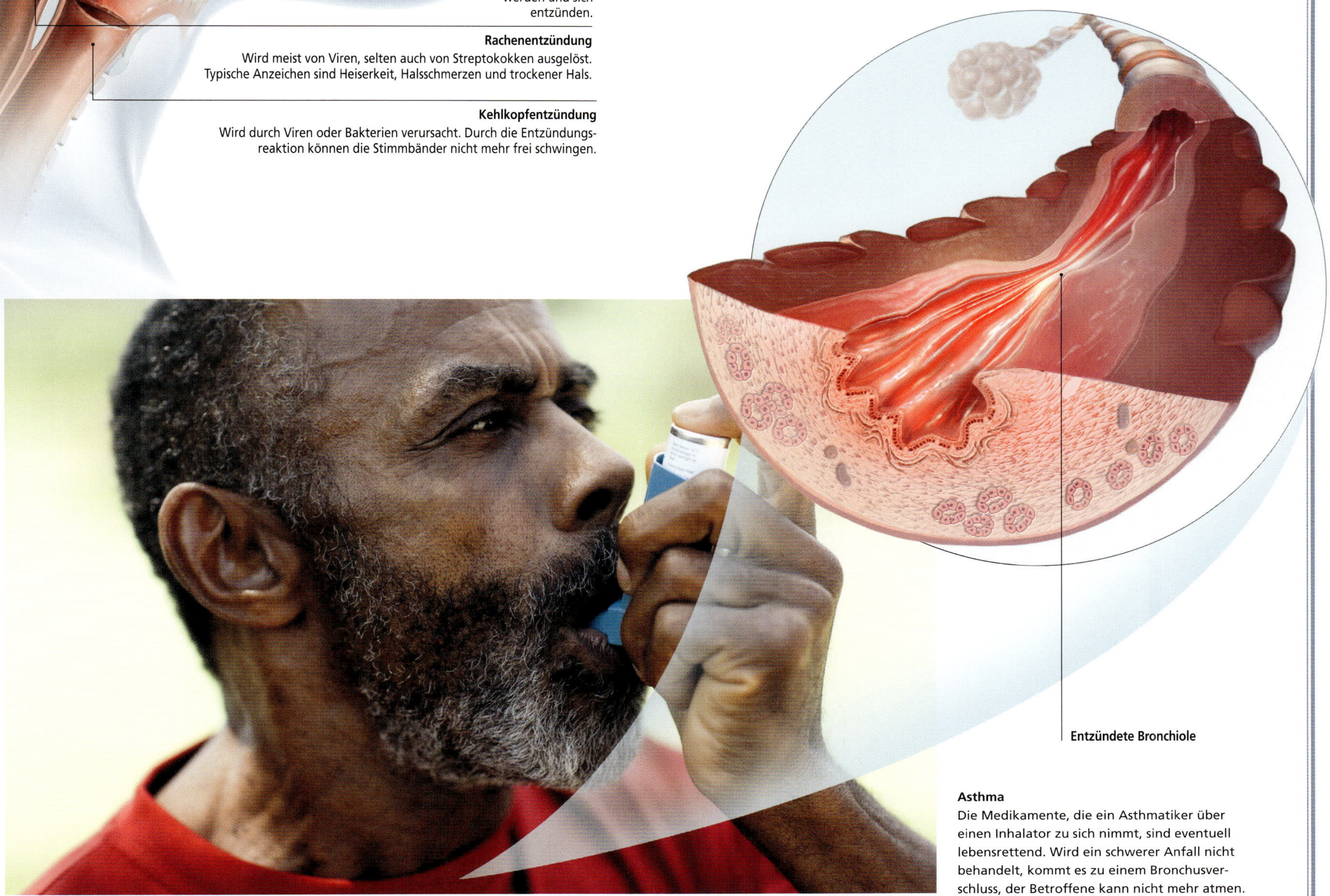

Asthma
Die Medikamente, die ein Asthmatiker über einen Inhalator zu sich nimmt, sind eventuell lebensrettend. Wird ein schwerer Anfall nicht behandelt, kommt es zu einem Bronchusverschluss, der Betroffene kann nicht mehr atmen.

Lungenkrankheiten

Wenn wir atmen, füllen sich täglich Millionen von Lungenbläschen etwa 17 000-mal mit Sauerstoff. Daneben atmen wir auch Stickstoff ein sowie in der Luft enthaltene Viren, Bakterien, industrielle Abgase und Zigarettenrauch. All diese Erreger und Schadstoffe können die Anzahl gesunder Lungenbläschen drastisch reduzieren. Das bedeutet, dass die Lunge weniger Sauerstoff aufnehmen und an das Blut weitergeben kann. Gleichzeitig wird weniger Kohlendioxid ausgeschieden. Krankheiten wie Tuberkulose und Lungenentzündung sind inzwischen heilbar. Tumoren, chronisch obstruktive Lungenkrankheiten (COPD) und ein Emphysem (Reduktion der Lungenoberfläche) sind hingegen nicht mehr rückgängig zu machen.

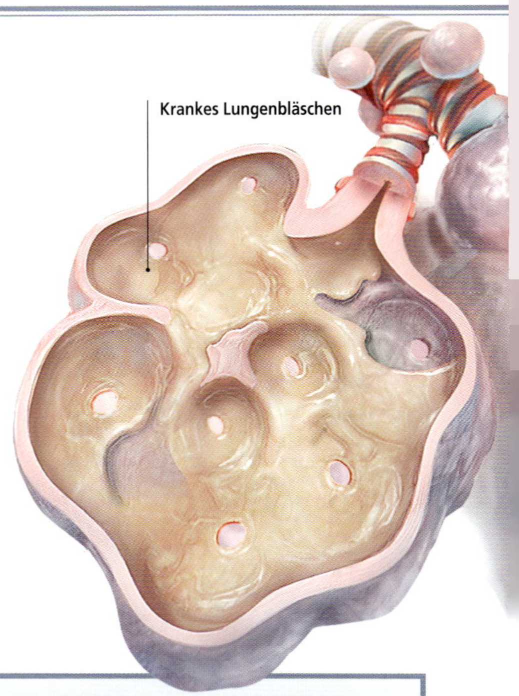

Risiko Rauchen

Zigarettenrauch enthält Krebserreger und Gifte. Neben schädlichen Umwelteinflüssen ist Rauchen Hauptursache für Lungenkrebs, chronische Bronchitis, chronisch obstruktive Lungenkrankheiten (COPD) und Emphysem. Außerdem schwächt es das Immunsystem und verlangsamt den normalen Heilungsprozess. Experten schätzen, dass 2030 weltweit zirka 11,9 Millionen Todesfälle durch Lungenkrankheiten verursacht werden.

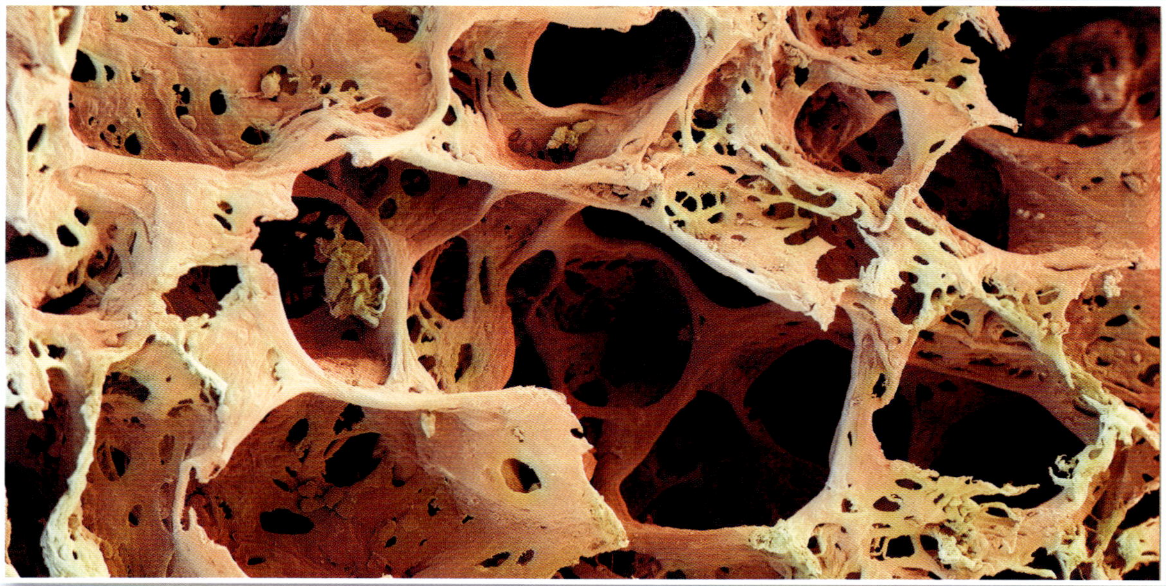

Emphysem
Diese elektronenmikroskopische Aufnahme zeigt Lungengewebe, das durch ein Emphysem geschädigt wurde. Dabei vergrößern sich die Lungenbläschen und ihre Wände können zerstört werden.

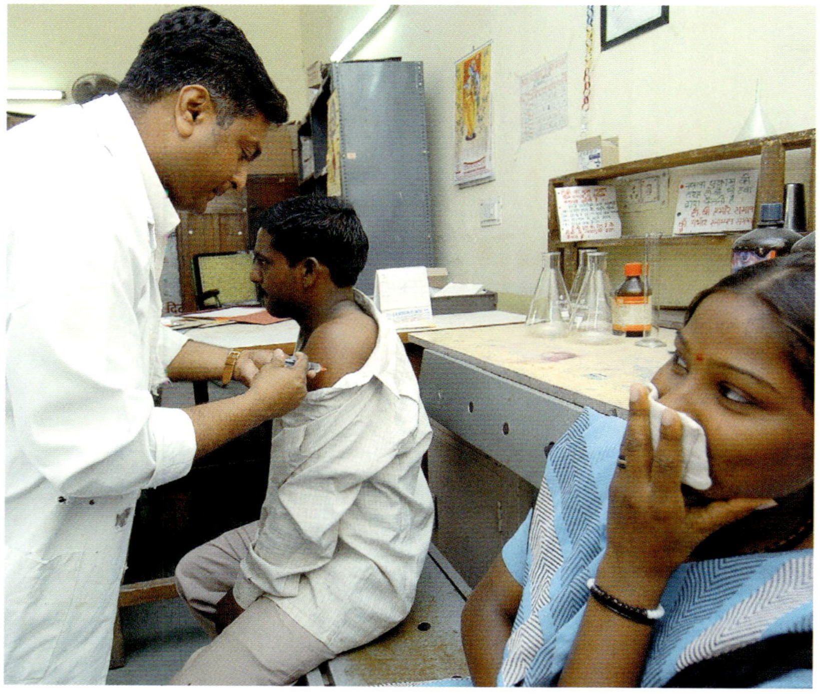

Tuberkulose
Tuberkulose (TB) ist ansteckend und wird durch das Bakterium *Mykobakterium tuberculosis* ausgelöst. Zur Bekämpfung von TB eingesetzte Antibiotika sind inzwischen gegen manche hochvirulenten Stämme wirkungslos. Jährlich erkranken über neun Millionen Menschen an Tuberkulose.

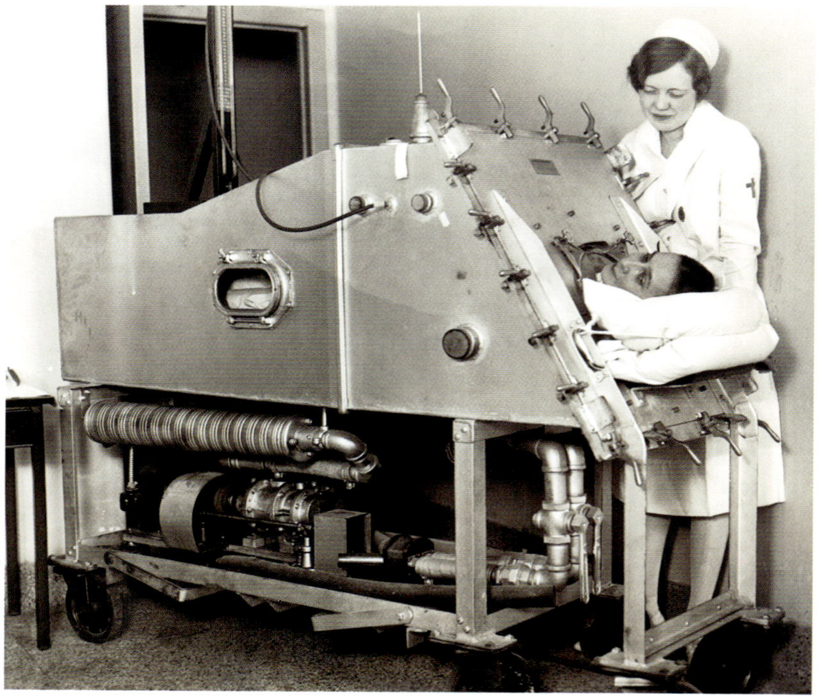

Eiserne Lunge
Rettete einst das Leben von Patienten mit Kinderlähmung, deren Atemmuskeln gelähmt waren. Der Apparat erzeugte Luftdruck, der die Lungen zwang, sich wie bei einer normaler Atmung zu weiten und zusammenzuziehen.

Lungenkrebs

Ist weltweit die bösartigste Krebsart, nur wenige Patienten leben nach der Diagnose noch länger als zwei bis drei Jahre. Die Krankheit beginnt meist im Lungengewebe und breitet sich rasch auf Lymphknoten, Knochen und andere Gewebe aus. Der rote Bereich auf dem Bild unten kennzeichnet einen großen Lungentumor. Lungenkrebs wird oft zu spät entdeckt, weil die ersten Anzeichen den Symptomen harmloser Atemwegskrankheiten gleichen.

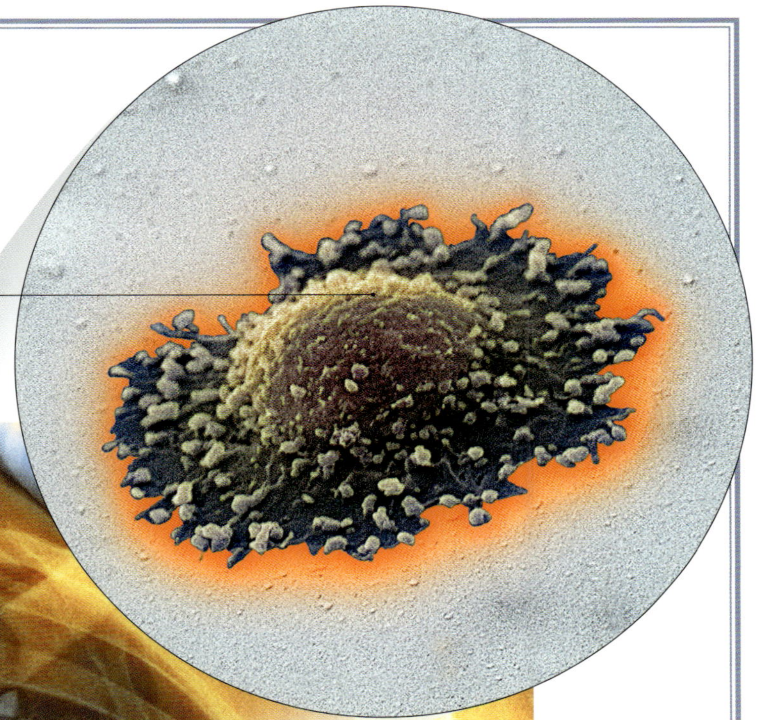

Verkrebste Lungenzelle
Hier sieht man die typischen Wucherungen einer Krebszelle, die andere Zellen befällt und so für die Verbreitung des Krebses sorgt.

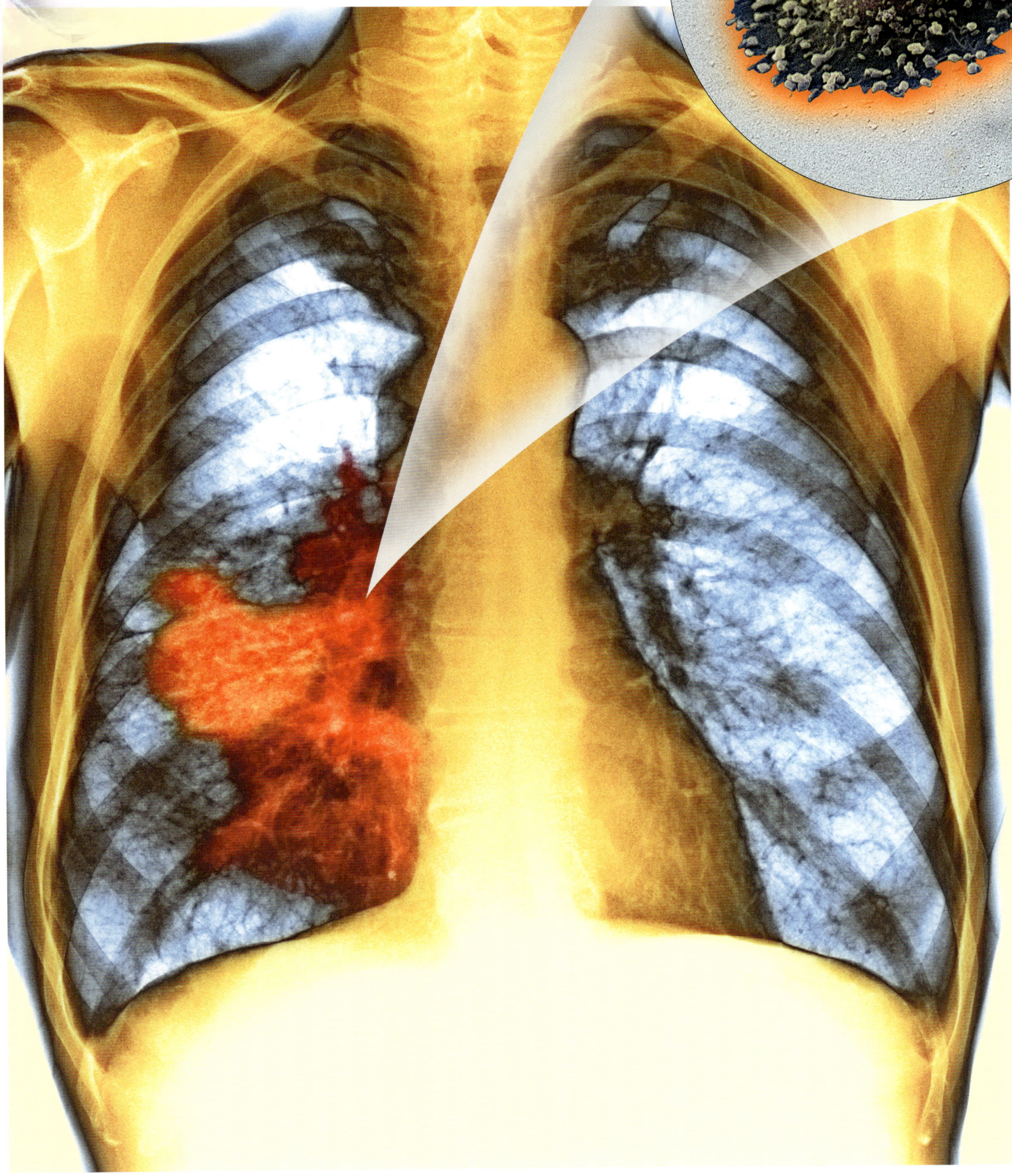

Lymphatisches System

Ein komplexes Netzwerk aus Lymphgefäßen durchzieht bestimmte Organe unseres Körpers, zum Beispiel Lymphknoten, Milz, Mandeln, Thymus und das Knochenmark. Das lymphatische System ist ein Teil des Abwehrsystems gegen Krankheitserreger, Fremdpartikel und krankhaft veränderte Körperbestandteile (z. B. Tumorzellen). Daneben hat es eine Bedeutung beim Flüssigkeitstransport. Die Lymphgefäße nehmen Flüssigkeiten und Proteine auf, die aus den Blutkapillaren ausgetreten sind, und bringen sie als klares Körperwasser (Lymphe) zurück in den Blutkreislauf. Dabei durchwandert das Körperwasser lymphatische Organe wie die Lymphknoten, in denen Lymphozyten gebildet werden. Lymphozyten gehören zu den weißen Blutkörperchen und umfassen B-Zellen und T-Zellen, die Abwehrzellen. Sollten sich im Körperwasser Bakterien oder Fremdkörper befinden, so werden sie von den Abwehrzellen vernichtet, bevor das Körperwasser an das Blut abgegeben wird.

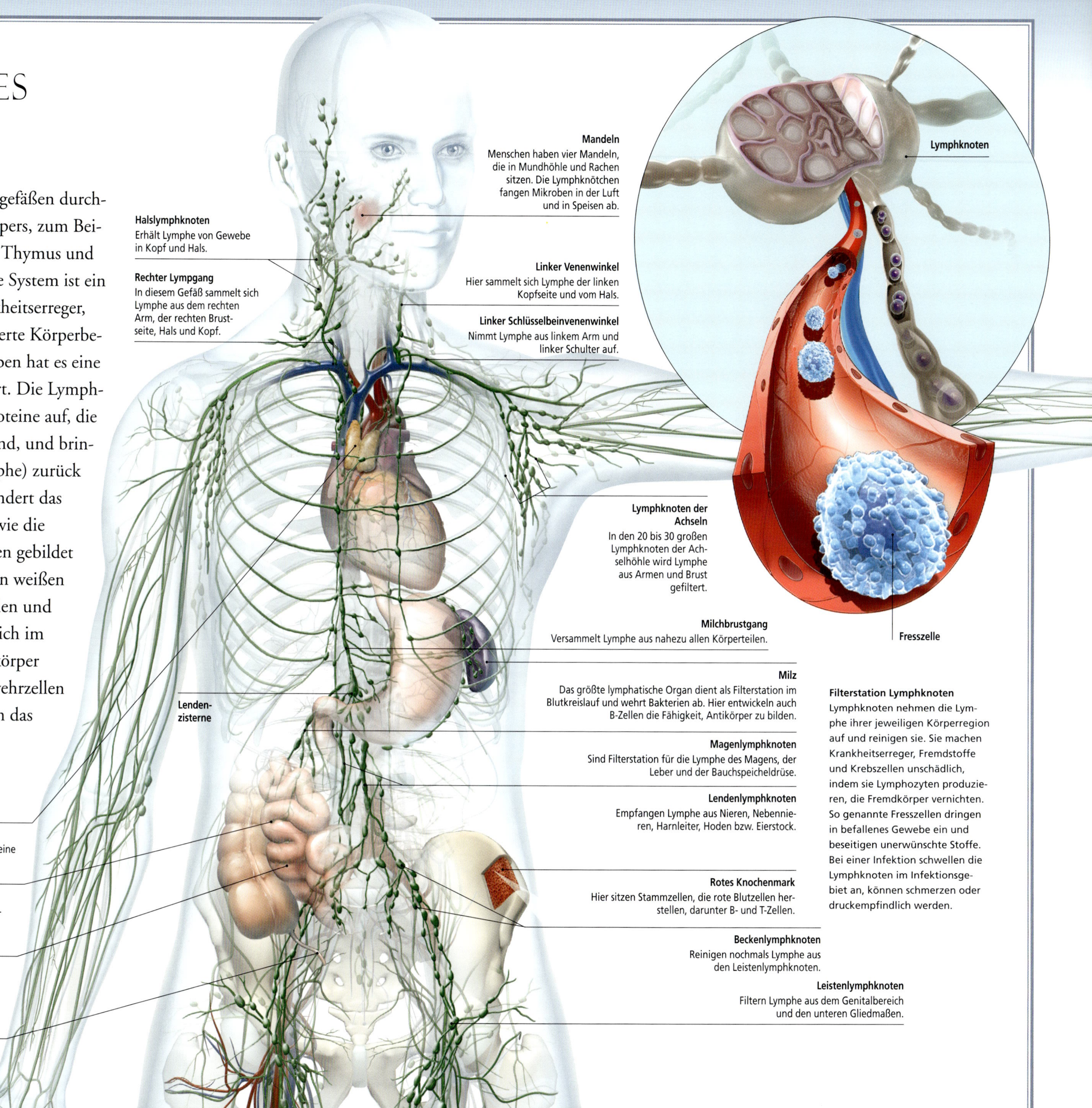

Filterstation Lymphknoten

Lymphknoten nehmen die Lymphe ihrer jeweiligen Körperregion auf und reinigen sie. Sie machen Krankheitserreger, Fremdstoffe und Krebszellen unschädlich, indem sie Lymphozyten produzieren, die Fremdkörper vernichten. So genannte Fresszellen dringen in befallenes Gewebe ein und beseitigen unerwünschte Stoffe. Bei einer Infektion schwellen die Lymphknoten im Infektionsgebiet an, können schmerzen oder druckempfindlich werden.

Transport der Lymphe durch den Körper

Winzige Lymphkapillaren nehmen Flüssigkeit aus dem Zwischenzellraum von Geweben auf. Die Lymphe wird in ein größeres Lymphgefäß weitertransportiert und dabei in mehreren Lymphknoten gereinigt. Gefilterte Lymphe wird in Lymphsammelstämmen vereint und von dort über Gänge in große Venen, die nah am Herzen sind, abgegeben.

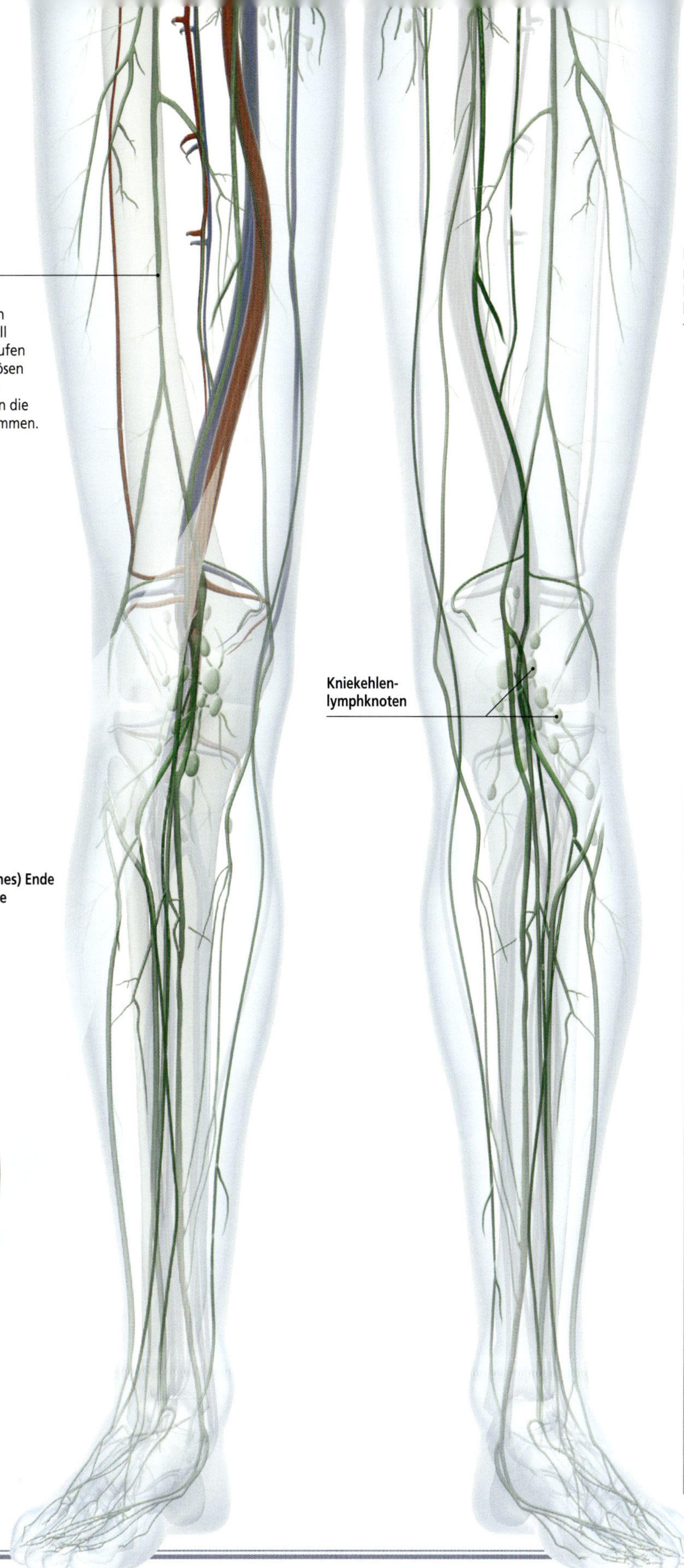

Lymphgefäße
Die Lymphkapillaren verlaufen parallel zu den venösen Blutgefäßen. Sie beginnen blind und vereinigen sich zu immer größeren Lymphbahnen, die mit Klappen versehen sind, damit die Lymphe nur in eine Richtung fließt, nämlich herzwärts. Die Lymphsammelstämme sind die größten Lymphgefäße des Körpers. Dazu zählen der Milchbrustgang und der Luftröhrenstamm.

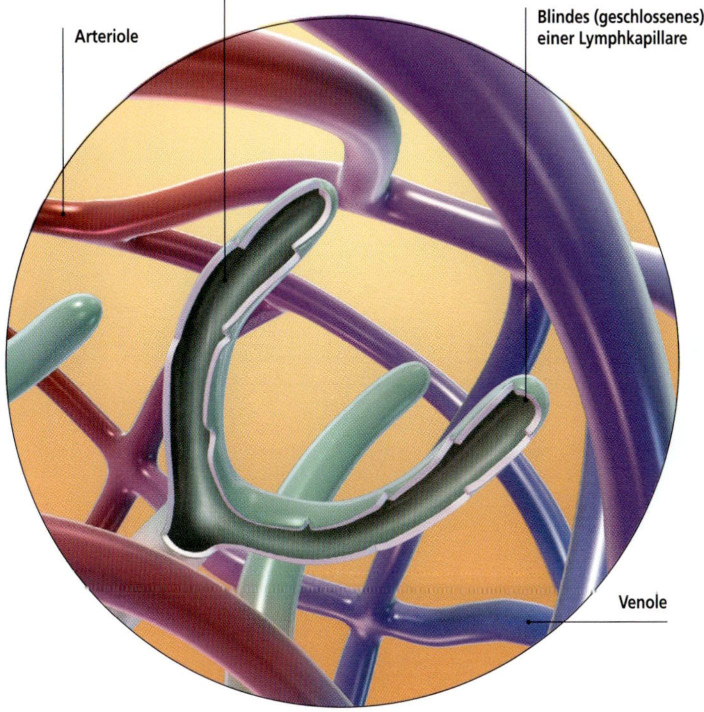

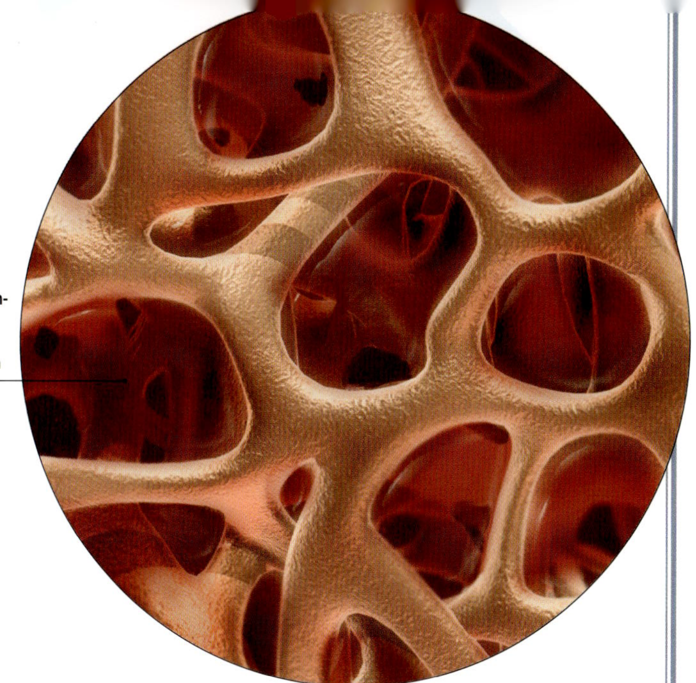

Fremdkörper erkennen

Damit das Immunsystem reibungslos funktionieren kann, muss es in der Lage sein, zwischen körpereigenen Substanzen und Fremdkörpern zu unterscheiden. Lymphozyten wie T-Zellen, B-Zellen und Fresszellen können die genetisch kodierte Oberfläche einer Zelle wahrnehmen. Diese verrät, ob es sich um eine körpereigene Zelle oder um eine fremde bzw. abnorme Zelle handelt. Antigene, die auf den eigenen Körperzellen vorkommen, werden vom Immunsystem als eigene erkannt. Sind es fremde Antigene, wird eine Immunreaktion ausgelöst. Bei einer Autoimmunkrankheit werden eigene Zellen für fremde gehalten.

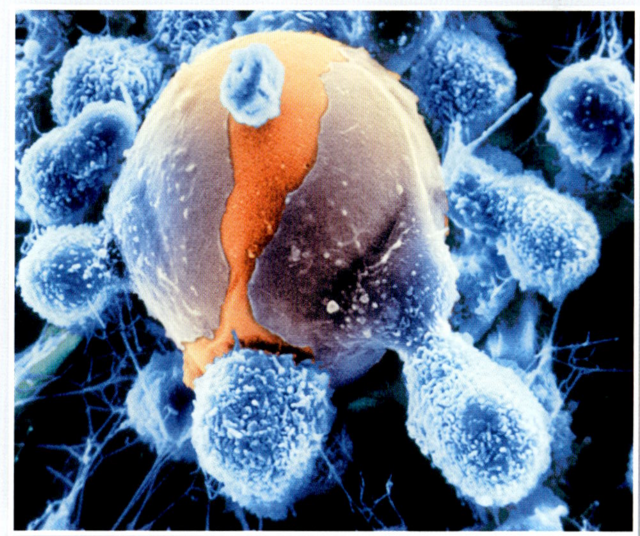

Angriff der Fresszellen
Fresszellen (blau) belagern und vernichten einen Fremdkörper. Danach stellen diese Fresszellen wichtige Antigene dar, da das Immunsystem in Zukunft einen ähnlich gearteten Fremdkörper schneller erkennen kann.

Immunreaktionen

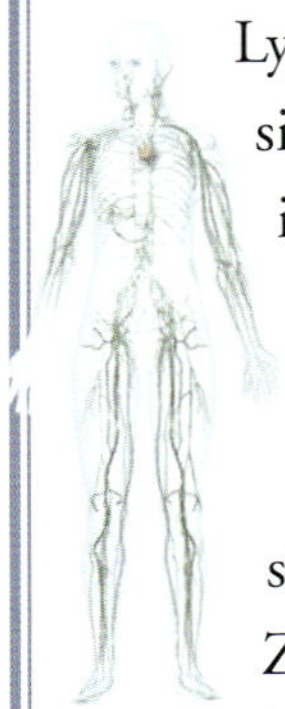

Lymphozyten gehören zu den weißen Blutkörperchen und sind die spezifischen Abwehrzellen des Körpers. Sie werden im Knochenmark und in lymphatischen Organen wie Thymus, Milz und Mandeln gebildet, dort gespeichert und bei Bedarf an die Blutbahn abgegeben. Es gibt T-Lymphozyten und B-Lymphozyten oder (-Zellen). T-Zellen sind die Katalysatoren der Immunabwehr, da sie andere Zellen aktivieren, die wiederum kranke oder abnorme Zellen aufspüren und vernichten können. Außerdem arbeiten sie sozusagen als Gedächtniszellen, weil sie sich den Erreger einer überstandenen Infektion merken können. Dadurch kann das Immunsystem bei der nächsten Infektion schneller reagieren. B-Zellen produzieren Antikörper, Eiweiße, die jede fremde Körperstruktur erkennen können, darunter Bakterien, Viren und Gifte. Die Antikörper binden sich an Fremdkörper, um sie zur Bekämpfung durch Fresszellen freizugeben.

Körperfremd und körpereigen

Auf der Oberfläche jeder Körperzelle befinden sich Proteine, welche die Zelle als körpereigen oder körperfremd ausweisen. Als fremd eingestuft werden alle Zellen, die abnorm funktionieren, also auch Tumorzellen. Antigene, die nicht vom Körper selbst gebildet werden, gelten ebenfalls als Fremdkörper und lösen beim Immunsystem eine Abwehrreaktion aus. Ein gesundes Immunsystem hängt in erster Linie von der Fähigkeit der Lymphozyten ab, zwischen körperfremd und körpereigen zu unterscheiden.

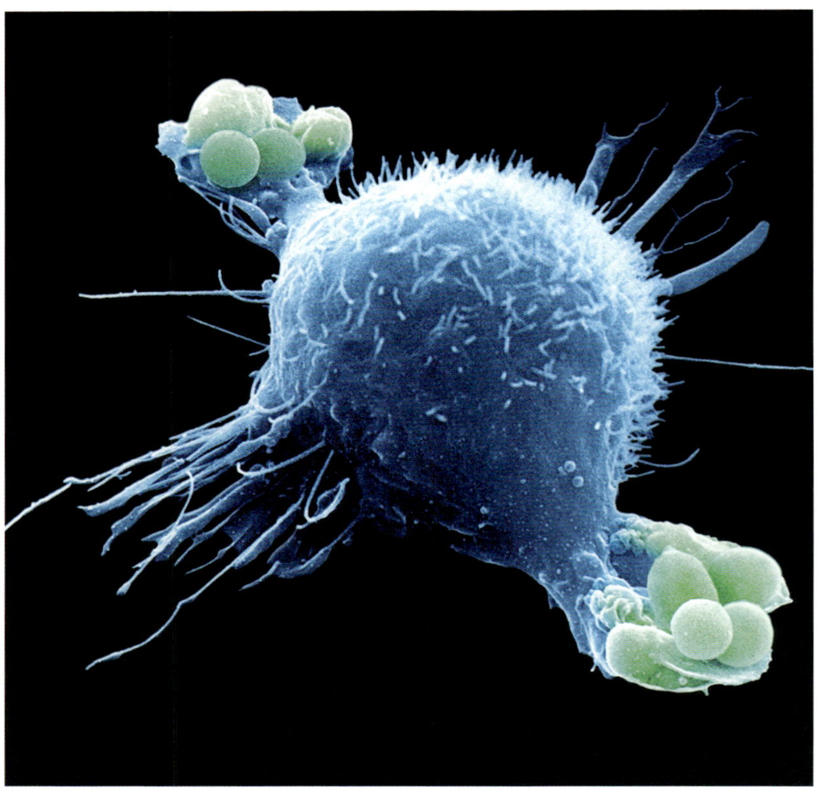

Fresszellen
Fresszellen (blau) verschlingen als fremd erkannte Mikroorganismen und andere Antigene und verdauen sie. Außerdem produzieren sie verschiedene starke Wirkstoffe, die andere wichtige Reparatur- und Abwehrzellen anlocken. Diese Zellen sind in fast allen Geweben des Körpers präsent, im Gehirn gibt es spezialierte Fresszellen, die dort agieren.

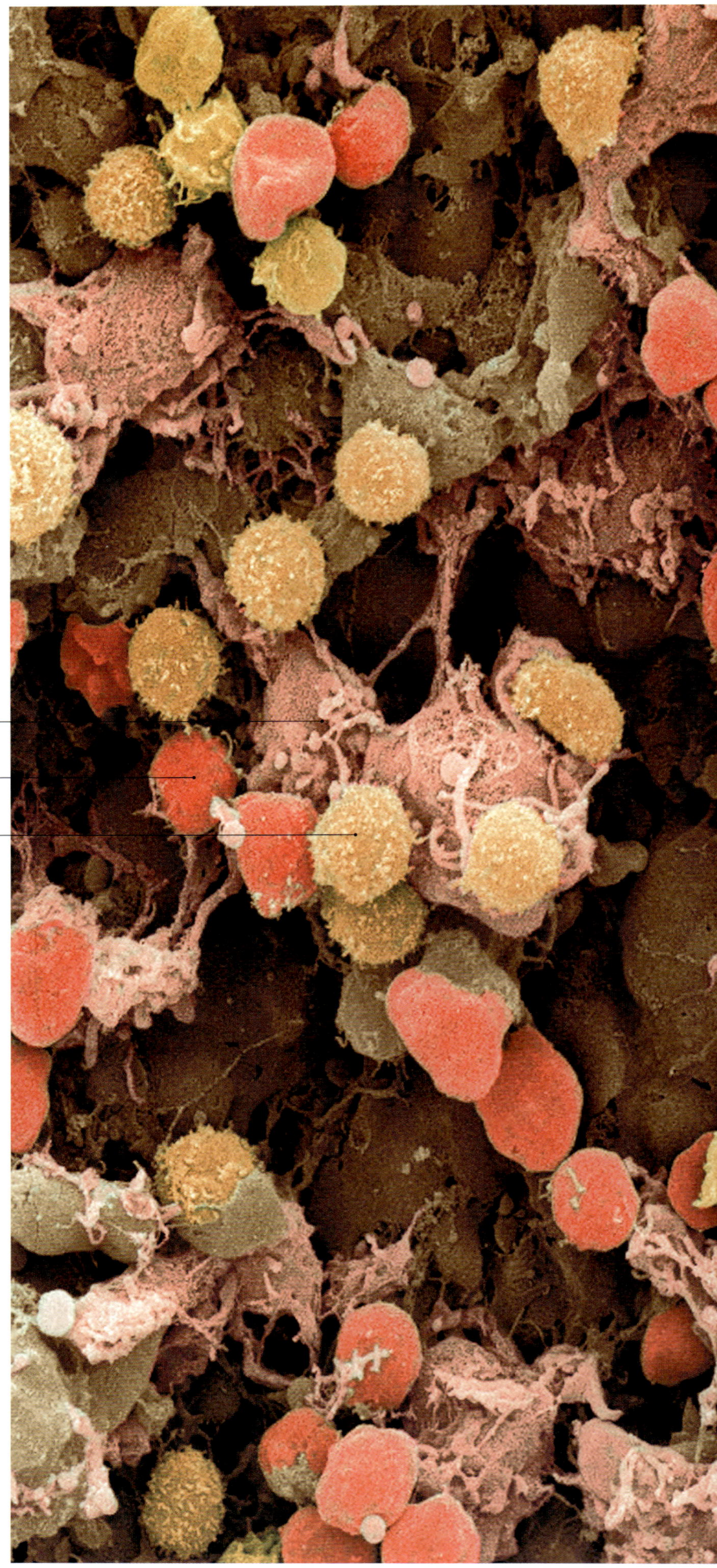

Das Innenleben eines Lymphknotens
Ein Lymphknoten besteht aus einer Ansammlung weißer Blutkörperchen, Lymphozyten und Fresszellen. Wenn die Lymphe durch die feinen Lymphgefäße fließt, greifen die Abwehrzellen darin enthaltene Bakterien sowie andere Antigene an und vernichten sie. Die wichtigsten Lymphknoten befinden sich an Kopf und Hals, in der Achselhöhle und im Bauchraum.

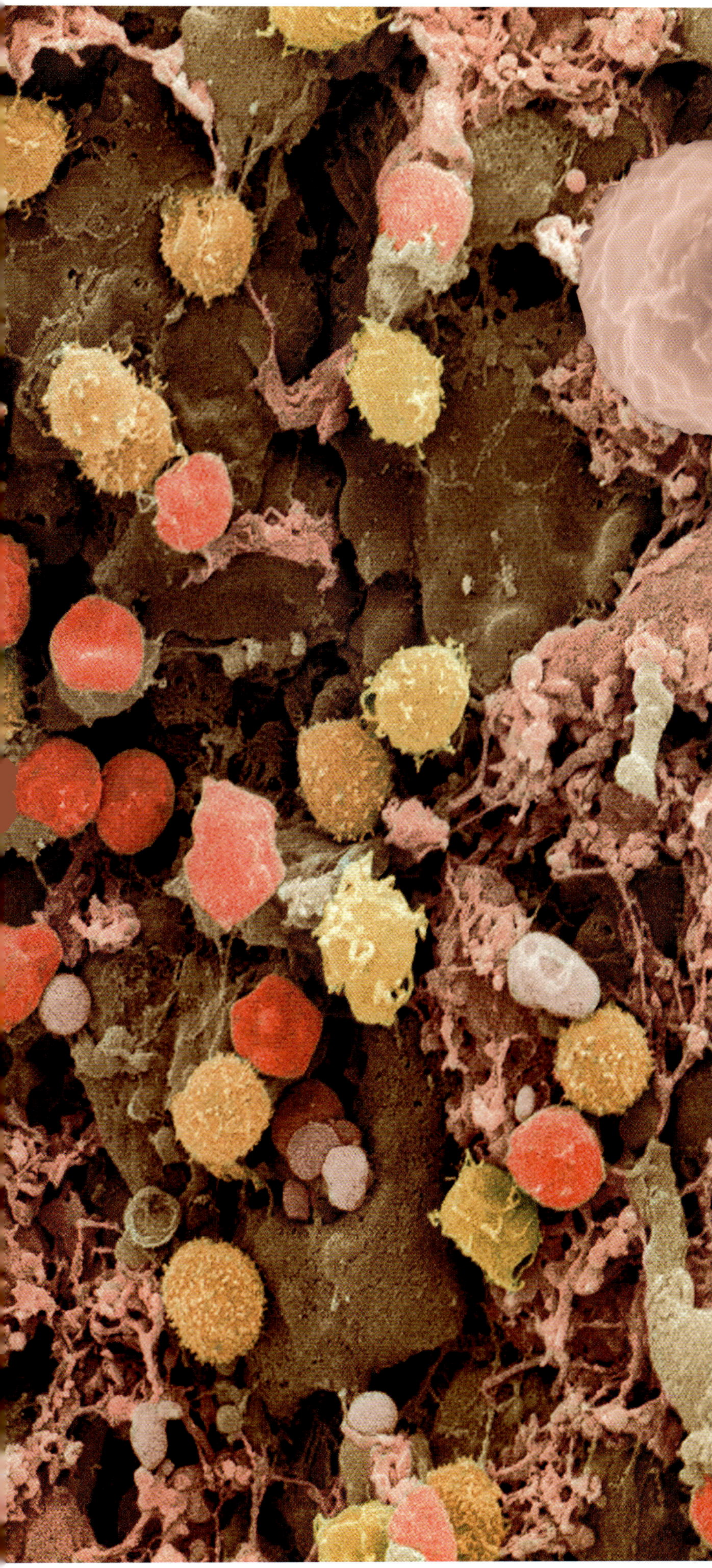

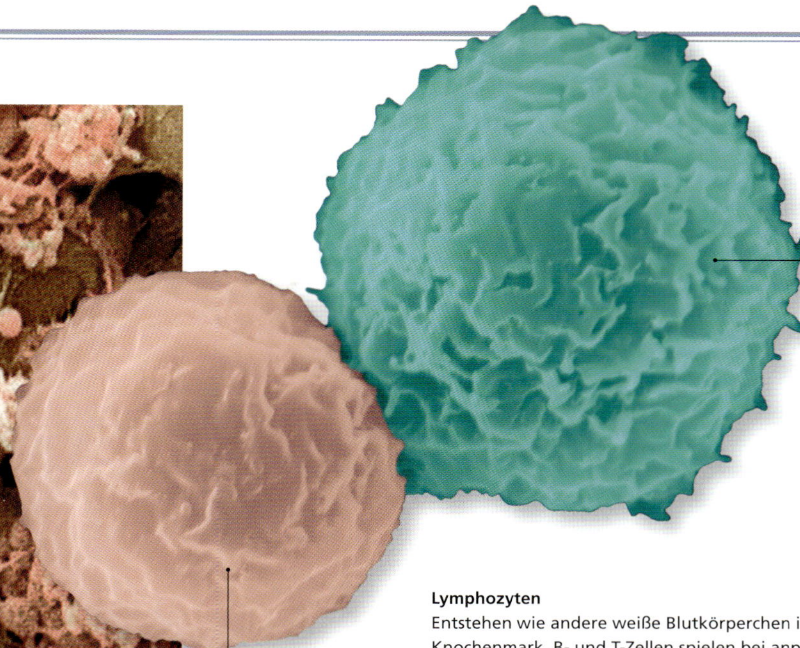

Lymphozyten
Entstehen wie andere weiße Blutkörperchen in den Stammzellen im Knochenmark. B- und T-Zellen spielen bei anpassungsfähigen Immunreaktionen eine wichtige Rolle, sie greifen Eindringlinge an. Ebenfalls zu den Lymphozyten gehören Killerzellen. Sie erkennen von Krankheitserregern befallene Zellen oder Krebszellen und führen ihren Tod herbei.

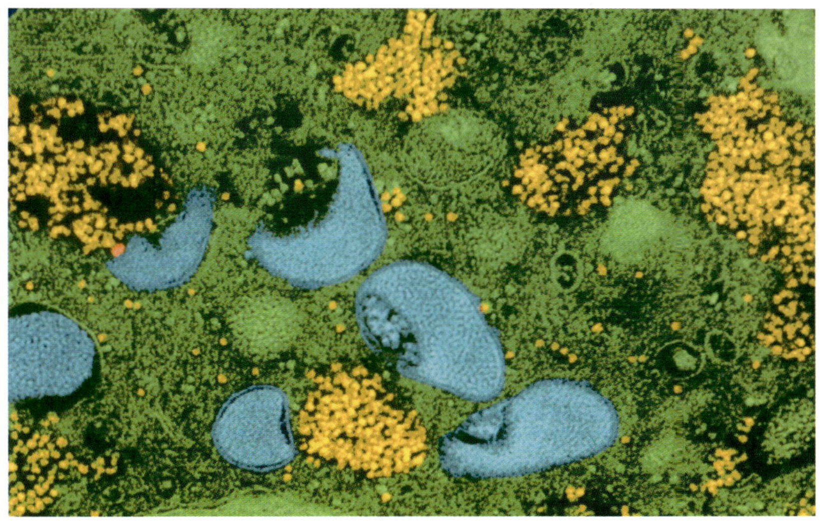

Basophile
Sind die zahlenmäßig schwächste Unterart der weißen Blutkörperchen. Sie produzieren Histamin, einen Stoff, der bei allergischen Reaktionen freigesetzt wird. Ihre Granulozyten (blau) enthalten Histamin und andere Chemikalien.

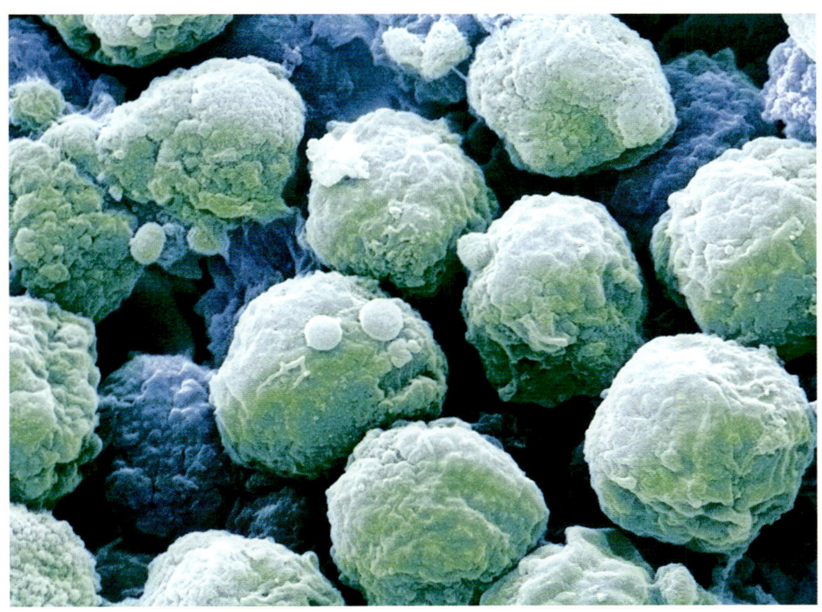

Neutrophile
Neutrophile (grün) sind die häufigste Art der weißen Blutkörperchen. Ähnlich wie Fresszellen verschlingen sie fremde Mikroorganismen. Sie dringen in entzündetes oder von Erregern befallenes Gewebe ein, indem sie Stoffe aufspüren, die von den kranken Zellen ausgeschieden werden.

Entzündungs-reaktion

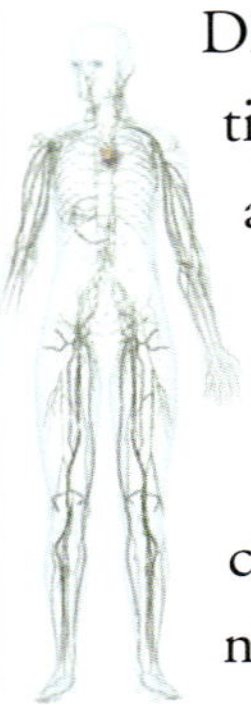

Die Abwehrzellen des Immunsystems bilden eine schlagkräftige Verteidigung gegen Eindringlinge aller Art; es dauert allerdings eine Weile, bis genügend Antikörper gebildet sind, um den Erreger in den Griff zu bekommen: Bei einer typischen Infektion sind es sieben bis zehn Tage. Liegt ein Entzündungsherd vor, werden sofort weiße Blutkörperchen mobilisiert. Dieser Prozess ist für den Betroffenen zwar nicht immer angenehm, aber äußerst wichtig, damit das geschädigte Gewebe verheilt. Ohne die „Blutpolizei" würde sich keine Wunde schließen, und selbst minimale Infektionen würden sich ungehindert über den ganzen Körper ausbreiten. Ebenso wichtig sind die körperimmanenten Mechanismen, die eine Entzündung zum Abklingen bringen. Chronische Entzündungen ziehen viele schwere Erkrankungen nach sich, von Arterienentzündungen bis hin zu Arthritis.

Gefährliche Entzündungen

Entzündungen gelten seit langem als Auslöser für verschiedene Formen von Arthritis (auf dem Foto unten) und anderen Leiden. Neuere Forschungen ergaben, dass eine chronische Entzündung unter anderem zur Bildung von atherosklerotischen Plaques führt, Ablagerungen, die Herzarterien blockieren und Alzheimer verursachen. Auch der Mangel an insulinproduzierenden Zellen bei Diabetes Typ 1 soll auf Entzündungen zurückgehen. Dabei spielt wohl Körperfett (vor allem im Unterleib) eine Rolle, da Fettzellen Zytokine produzieren, die entzündungsfördernd wirken.

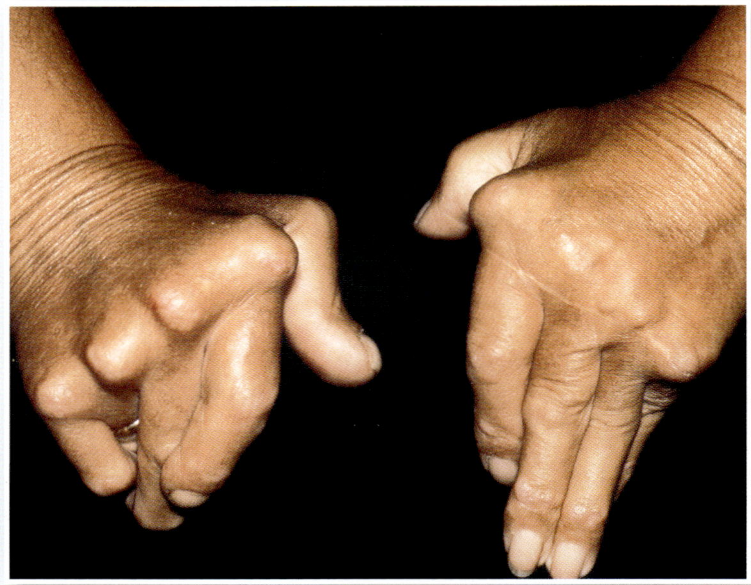

Erhöhter Blutfluss

So genannte Zytokine, natürlich vorkommende Botenstoffe des Körpers, „verständigen" die Zellen des Immunsystems, dass eine Entzündung vorliegt. Die darauf am befallenen Gewebe eintreffenden Abwehrstoffe erweitern kleine Blutgefäße und machen ihre Wände durchlässig. Die entzündete Stelle wird stärker durchblutet, und die weißen Blutkörperchen können durch die „undichten" Wände in das Gewebe eindringen. Somit können Abwehrzellen und Fresszellen dort Bakterien aufspüren, zerstören und die Gewebeabfälle verschlingen.

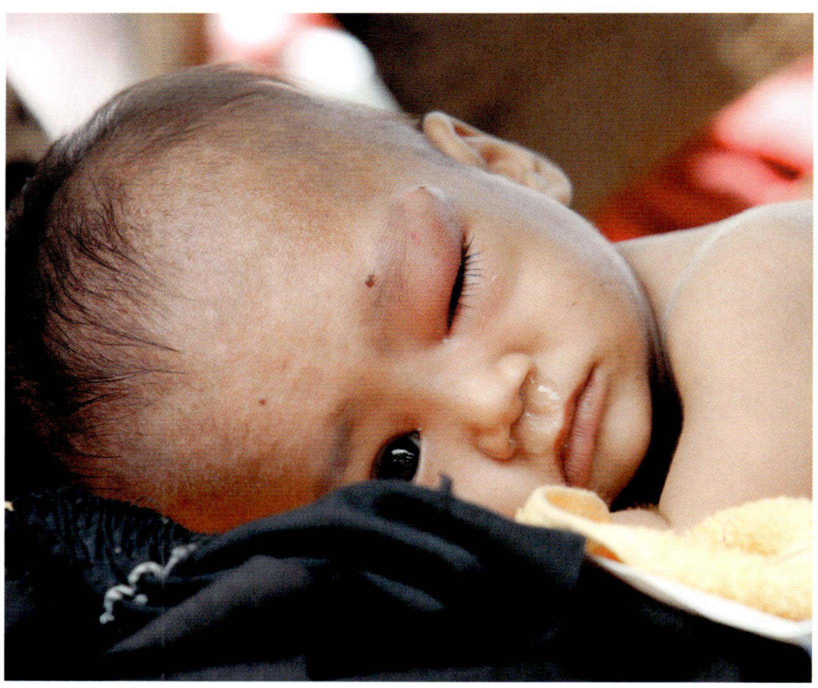

Anzeichen einer Entzündung
Typische Anzeichen einer akuten Entzündung sind Rötung, Anschwellen, Schmerzen und fühlbare Hitze der betroffenen Stelle. Der erhöhte Blutfluss lässt das Gewebe rot und warm werden. Die Flüssigkeit, die aus den Blutgefäßen austritt, führt zu einer Schwellung, die wiederum Schmerzen verursacht.

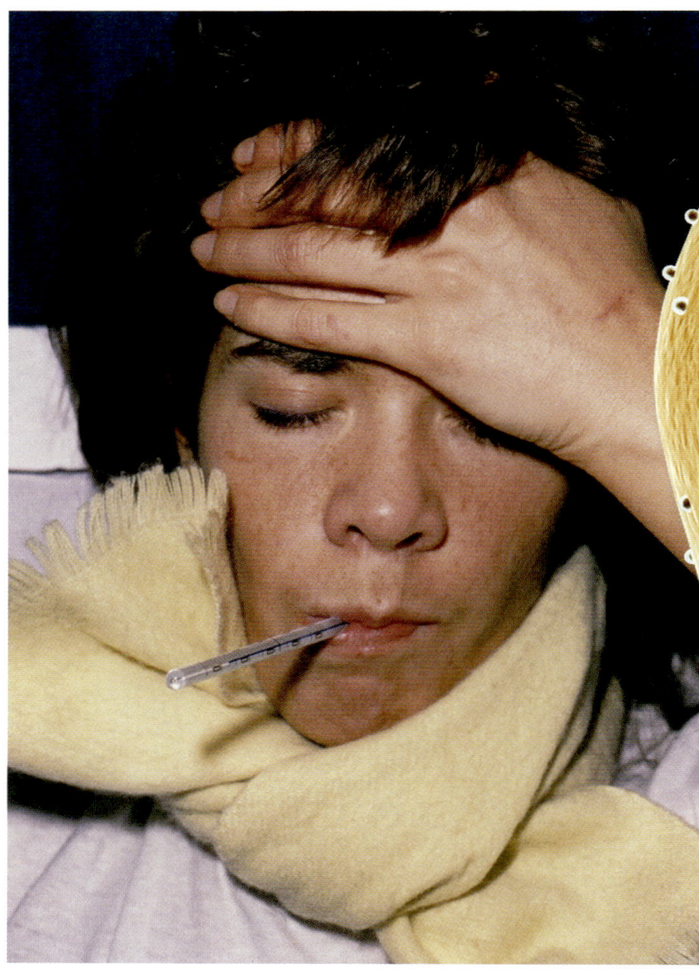

Fieber
Bei einer Infektion kann Fieber auftreten, eine deutliche Erhöhung der normalen Körpertemperatur. Die weißen Blutkörperchen setzen Pyrogene frei, Stoffe, die den Hypothalamus im Gehirn stimulieren, die Regulierung der Körperwärme zu verändern. Leichtes bis mäßiges Fieber beschleunigt den Heilungsprozess .

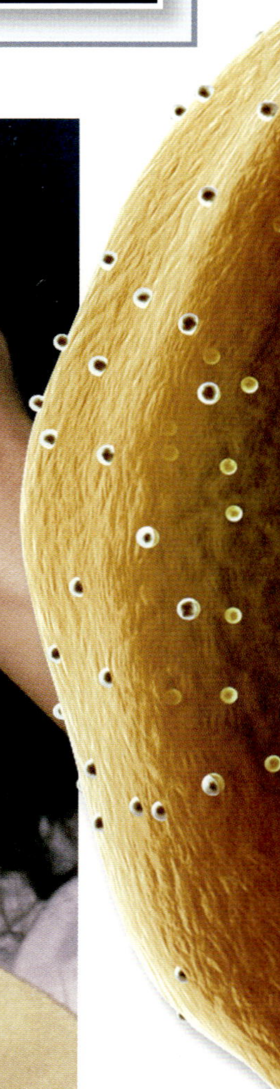

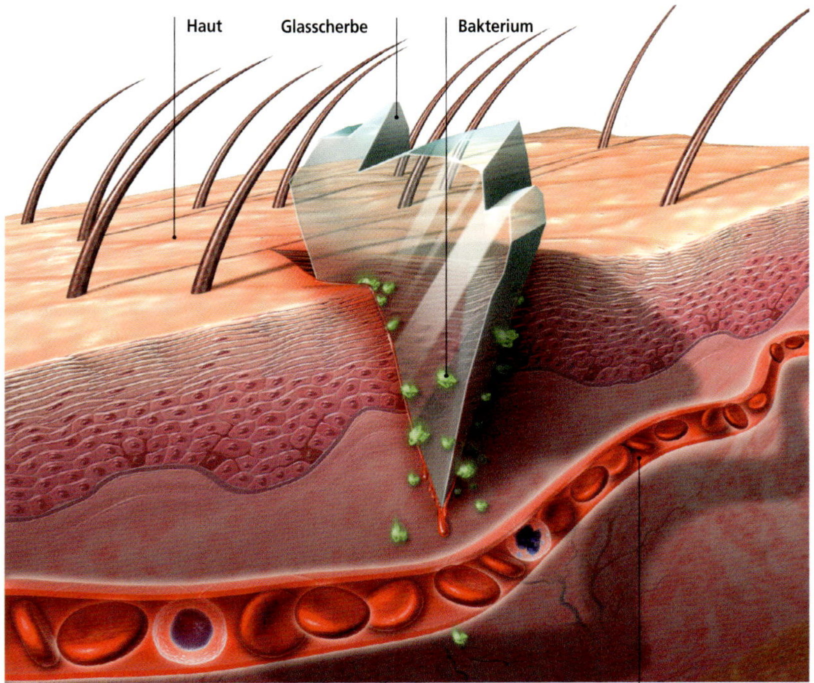

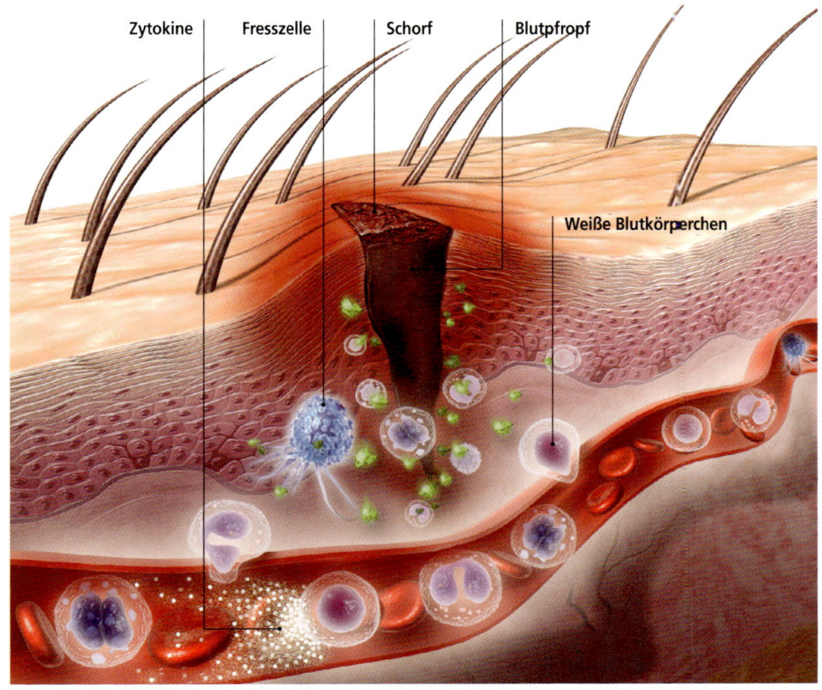

Wie eine Entzündung entsteht
Bei einer Verletzung werden Fresszellen und gesunde Zellen rund um die Wunde dazu angeregt, Zytokine freizusetzen. Diese Botenstoffe verständigen andere Zellen des Immunsystems, damit etwaige Bakterien bekämpft werden. Eine Entzündung ist somit eine Abwehrreaktion des Körpers.

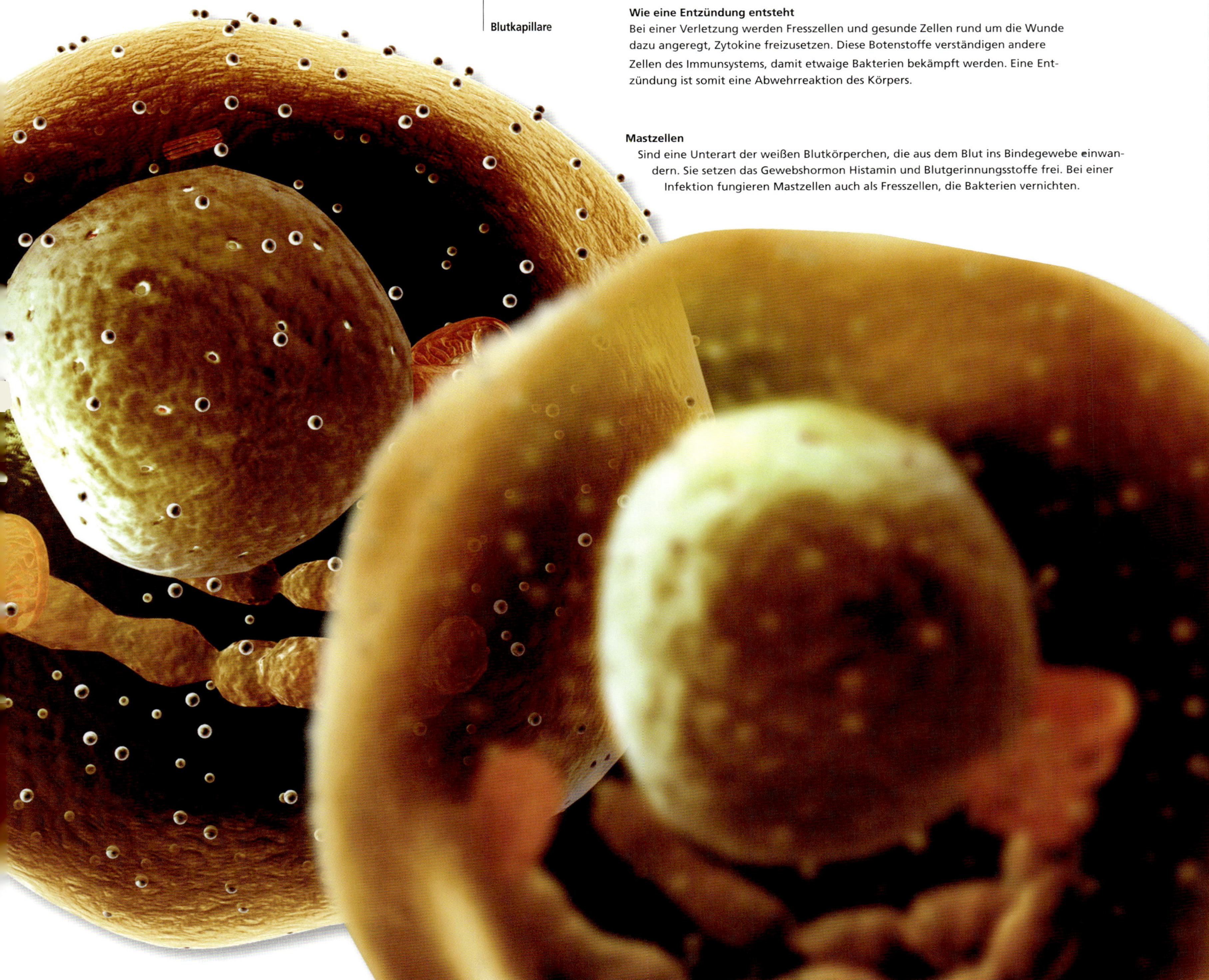

Mastzellen
Sind eine Unterart der weißen Blutkörperchen, die aus dem Blut ins Bindegewebe einwandern. Sie setzen das Gewebshormon Histamin und Blutgerinnungsstoffe frei. Bei einer Infektion fungieren Mastzellen auch als Fresszellen, die Bakterien vernichten.

Aktive Immunreaktion

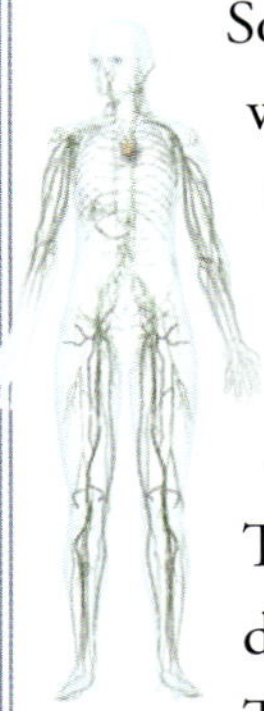

Sobald die T- und B-Zellen im Thymus geschult wurden, wandern sie in Lymphknoten, Milz und lymphatisches Gewebe. Dort überprüfen sie Lymphe nach Bakterien und spüren Krebszellen oder fremde Mikroorganismen auf, um sie zu zerstören. Sollten Bakterien nicht durch die Entzündungsreaktion vernichtet worden sein, werden T- und B-Zellen mobilisiert. T-Helferzellen koordinieren die Immunreaktion. Sie setzen Botenstoffe frei, welche die Teilung von Killerzellen und zellschädigenden T-Zellen anregen und somit eine Armee von Verteidigern bilden, die infizierte Zellen vernichten. B-Zellen produzieren auch Plasmazellen, die Proteine herstellen, die Erreger in Blut oder Gewebe angreifen. Spezialisierte B-Zellen werden zu Gedächtniszellen. Diese können sich Antigene merken und werden bei erneutem Eindringen des gleichen Antigens sofort aktiv. Sie sind der natürliche Impfschutz des Körpers.

Sport und Immunität

Sport stärkt das Immunsystem. Bei einem Versuch zeigte sich, dass Menschen, die regelmäßig moderat Sport treiben, über mehr Antikörper verfügen, die Erkältungsviren abwehren. Außerdem zirkulieren in ihrem Blut mehr T-Zellen einer bestimmten Art. Bei Personen, die extreme Sportarten ausüben, ist das nicht der Fall. Vielleicht deshalb, weil starke körperliche Anstrengung die Ausschüttung von Cortisol auslöst. Dieses Hormon unterdrückt Immunreaktionen.

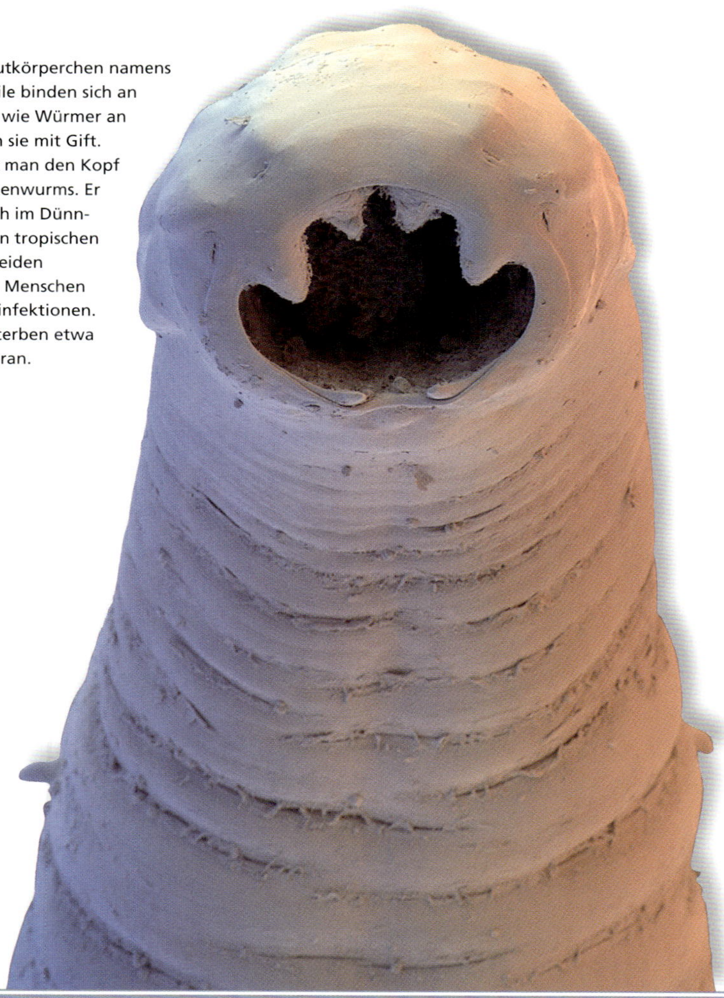

Parasiten
Weiße Blutkörperchen namens Eosinophile binden sich an Parasiten wie Würmer an und töten sie mit Gift. Hier sieht man den Kopf eines Hakenwurms. Er siedelt sich im Dünndarm an.In tropischen Ländern leiden Millionen Menschen an Wurminfektionen. Jährlich sterben etwa 60 000 daran.

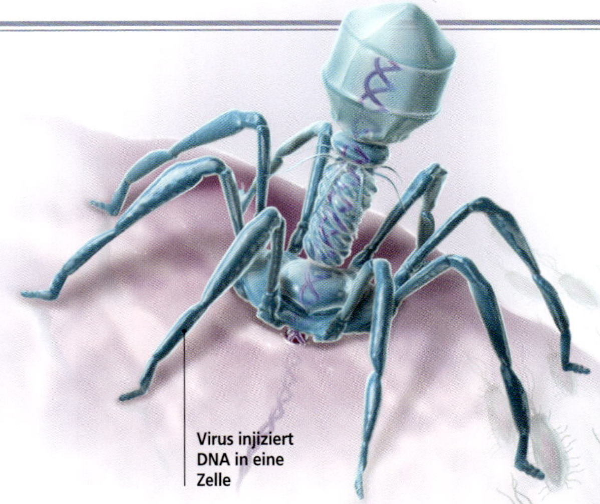

Angriff eines Virus
Wenn ein Virus eine Zelle infiziert, vermehrt es sich rasch und zerstört seinen Wirt. Spezielle Zellen des Immunsystems, sogenannte dendritische Zellen, präsentieren die Überreste der toten Zelle den T-Zellen. Daraufhin vermehren sich die zellschädigenden-T-Zellen und vernichten Körperzellen, die durch das gleiche Virus infiziert wurden.

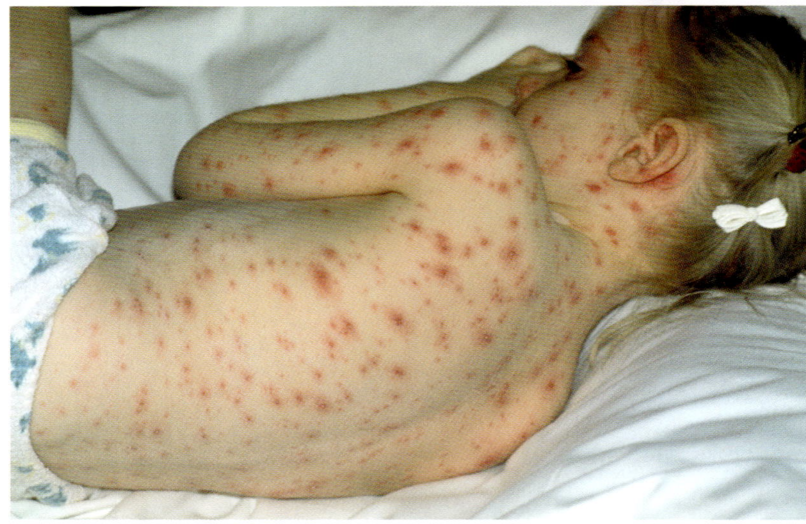

Windpocken
Sind eine durch Tröpfcheninfektion übertragene Krankheit, die vorrangig bei Kindern im Vorschulalter auftritt. Bei einmal Infizierten bildet sich danach eine lebenslange Immunität, weil die Gedächtniszellen den Virus abspeichern. Heutzutage werden viele Kinder gegen Windpocken geimpft.

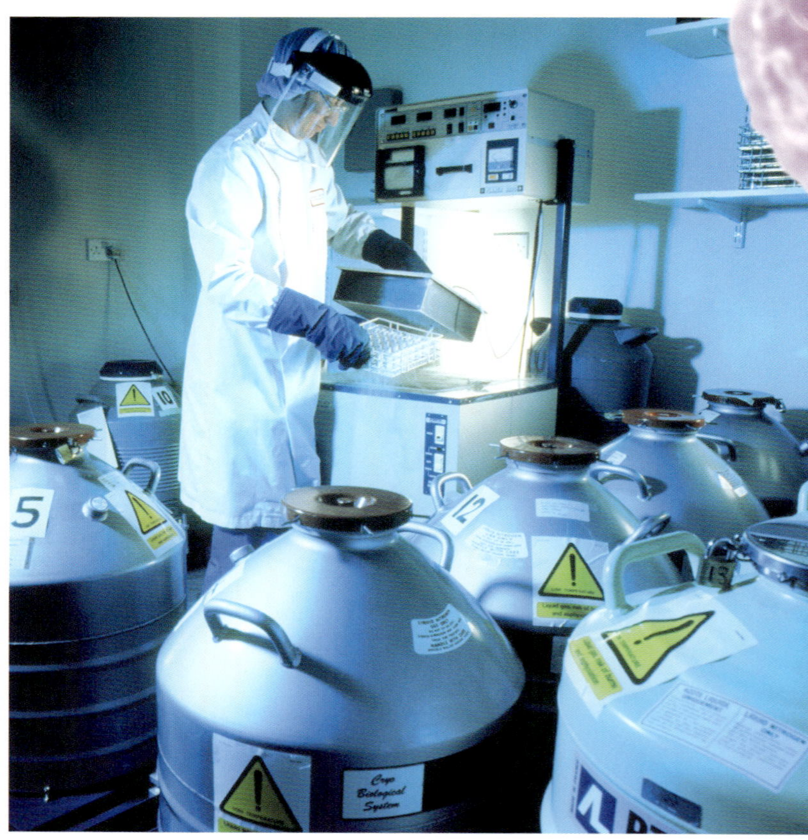

Interleukine und Interferone
Sind immunstimulierende Proteine. Interleukine fördern die Zellteilung von B- und T-Zellen. Absterbende, infizierte Zellen setzen Interferone frei, die gesunden Zellen dabei helfen, eine Barriere gegen Viren aufzubauen. Im Labor hergestellte Interferone werden in der Forschung und in der Therapie von Krankheiten eingesetzt.

Antikörper
B-Zellen produzieren Antikörper, die nur ihr jeweiliges Antigen erkennen. Zunächst erscheinen sie wie Antennen an der Zelloberfläche und heften sich an den Eindringling. Dann bereiten die passenden B-Zellen die Massenproduktion von Antikörpern vor und entwickeln sich zu Plasmazellen. Pro Minute bringt jede Plasmazelle mehr als 100 000 Antikörper hervor. Diese docken auf der Hülle des Erregers an und markieren ihn damit eindeutig als zu zerstörende Struktur.

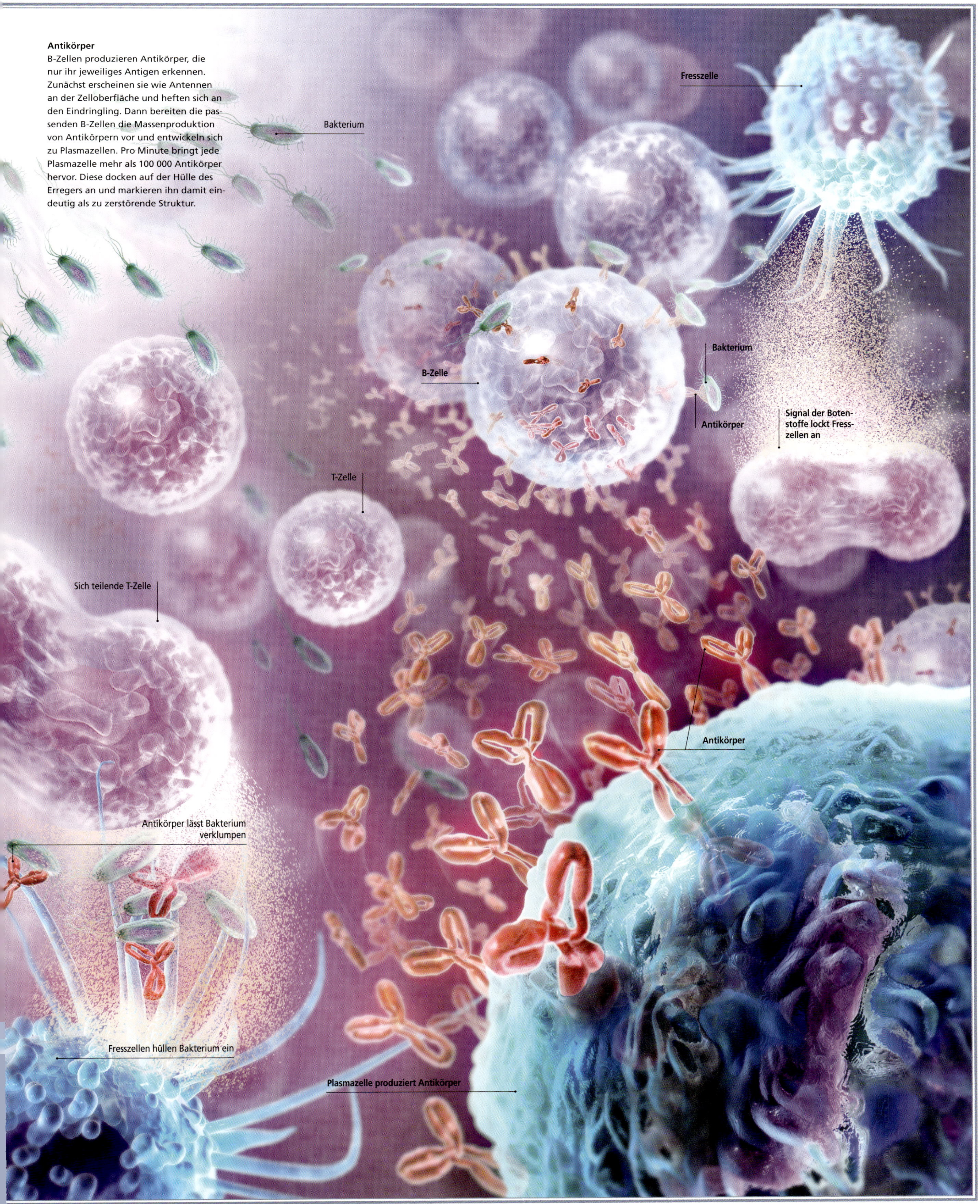

Allergien und allergische Reaktionen

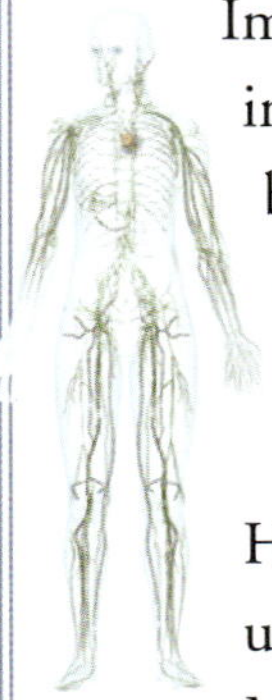

Immunabwehr basiert auf der ständigen Kontrolle, ob sich in Blut und Gewebeflüssigkeiten gefährliche Fremdkörper befinden. Überempfindlichkeiten oder Allergien können diese Abwehrmechanismen durcheinanderbringen. Allergische Reaktionen sind Immunreaktionen gegen an sich harmlose Substanzen in der Luft oder in Speisen. Heuschnupfen kann zum Beispiel durch Hausmilben verursacht werden, die praktisch überall dort vorkommen, wo Menschen leben, aber auch durch Pollen, Schimmelsporen und Tierhaare. Millionen Menschen sind gegen bestimmte Stoffe in der Nahrung allergisch, gegen bestimmte Antibiotika, Wespen- sowie Bienengift, Latex und sogar gegen ihren eigenen Schweiß. Die Auswirkungen dieser Allergien sind individuell unterschiedlich. Sie reichen von gastritischen Anfällen über Ausschläge und Nesselsucht bis hin zum anaphylaktischen Schock, der ein lebensbedrohliches Versagen des Herz-Kreislauf-Systems zur Folge hat.

Anaphylaxis

Ist eine starke allergische Reaktion, die den ganzen Körper erfasst, normalerweise innerhalb von Minuten nach dem Kontakt mit dem Allergen. Verursacher sind Nahrungsmittel, Insektenstiche und Medikamente. Beim anaphylaktischen Schock schwillt das Bronchiengewebe an, und der Blutdruck sinkt; das führt zu Ersticken und zum Kollaps. Es hilft nur eine sofortige Injektion von Adrenalin. Menschen, die zu Anaphylaxis neigen, müssen ständig ein Notfallmedikament in Form einer Adrenalinspritze bei sich tragen. Die Spritze des Mädchens auf dem Foto hat einen automatischen Injektor.

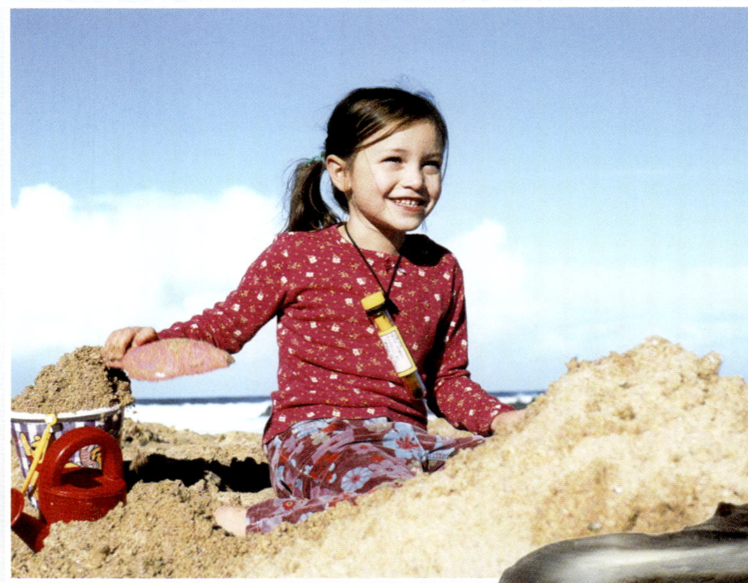

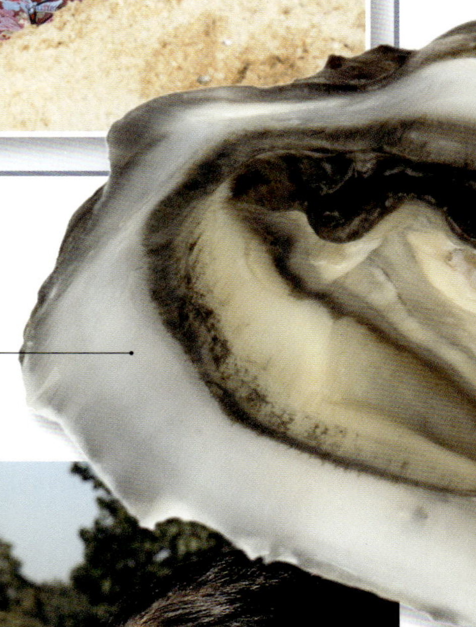

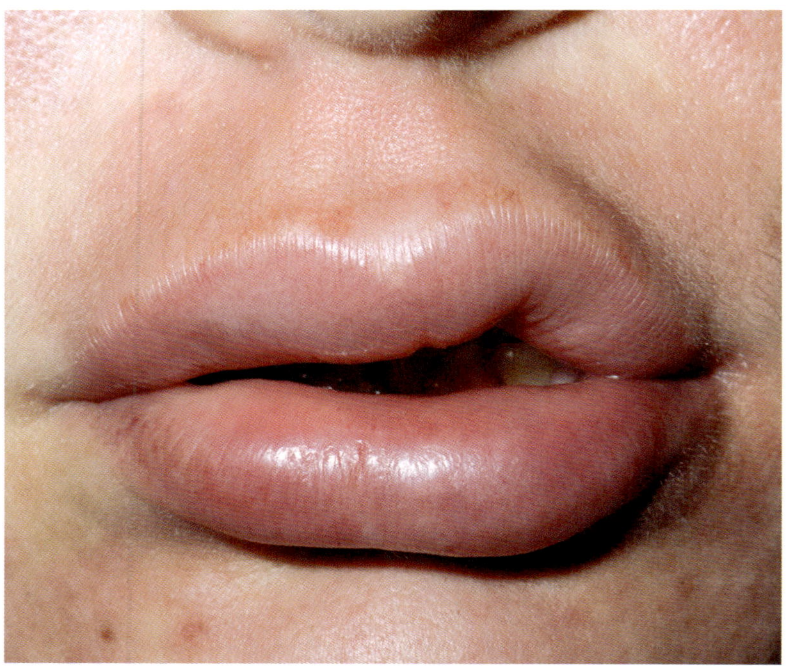

Angioödeme
Sind flüchtige, oft massive Schwellungen, die meistens Lidregion oder Lippen betreffen, oft aber auch andere Hautregionen und innere Organe. Treten sie in Mund und Rachen auf, besteht die Gefahr, das der Betroffene erstickt. Meist handelt es sich um eine allergische Reaktion.

Meeresfrüchte

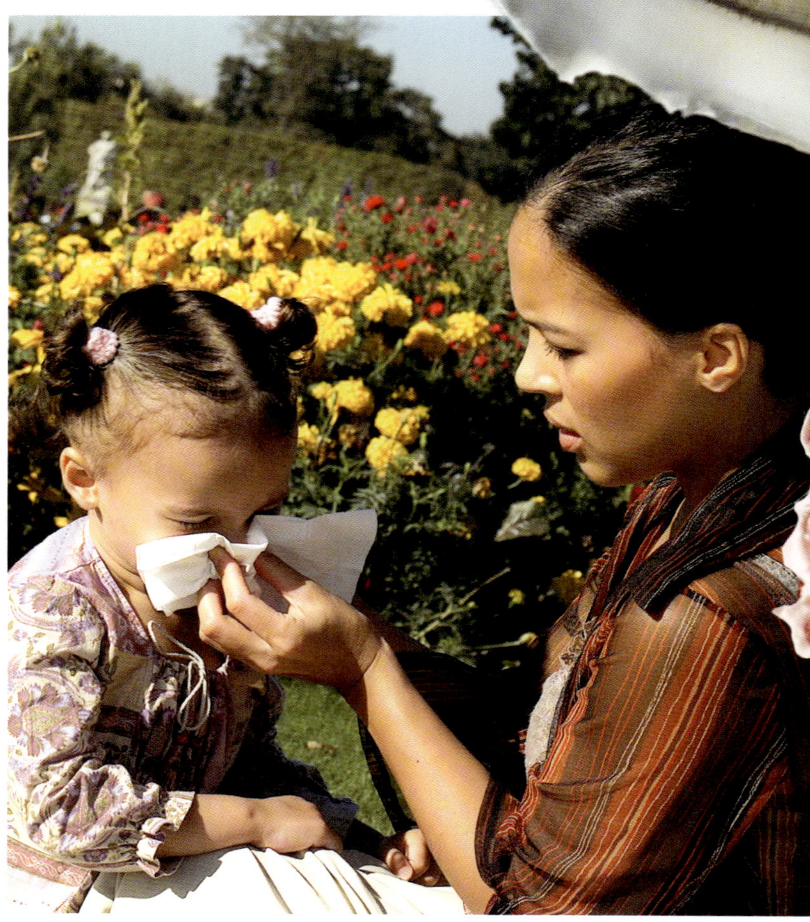

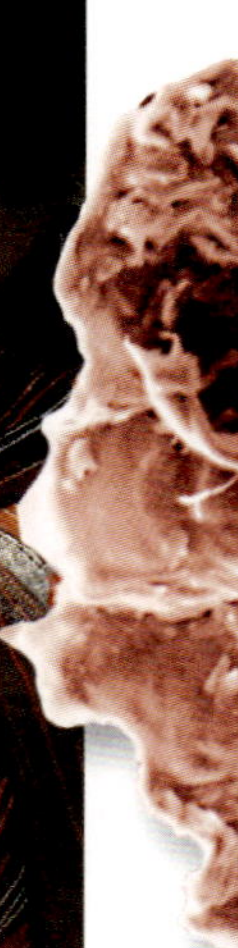

Heuschnupfen

Ist eine Überempfindlichkeit gegen Pollen oder Milben. Sobald eine Person für ein bestimmtes Allergen sensibilisiert ist, produzieren B-Zellen Antikörper dagegen. Löst das Allergen eine Immunreaktion aus, stimulieren diese Antikörper Mastzellen, die wiederum die typischen Heuschnupfensymptome hervorrufen: laufende sowie geschwollene Nase, Atemnot, Niesen, brennende und/oder tränende Augen.

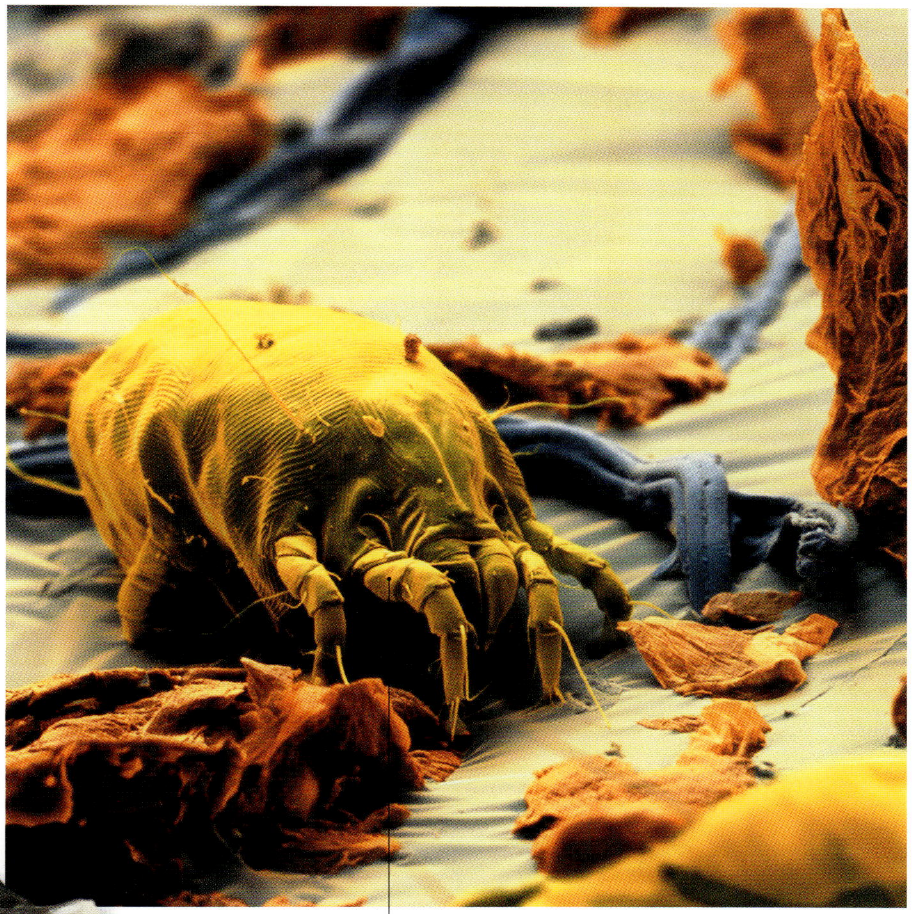

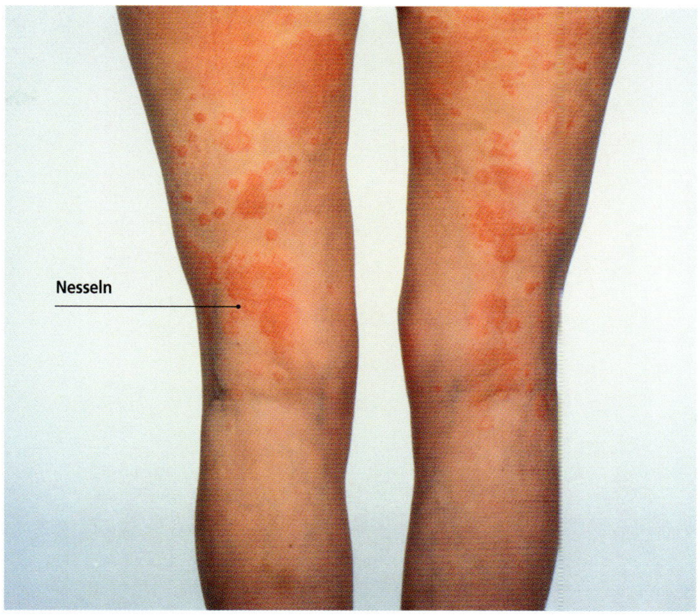

Nesselsucht

Nesseln können innerhalb von Minuten nach dem Kontakt mit einem Allergen auftreten. Ausgelöst werden sie durch Nahrungsmittel, Insektenstiche oder bestimmte Penizillinarten. Die Quaddeln können am ganzen Körper oder nur in bestimmten Bereichen erscheinen; sie werden durch eine Entzündungsreaktion verursacht, bei der Histamine frei gesetzt werden, welche die Hautkapillaren verändern. Nesseln können rasch abklingen, halten sich manchmal aber auch hartnäckig über Wochen.

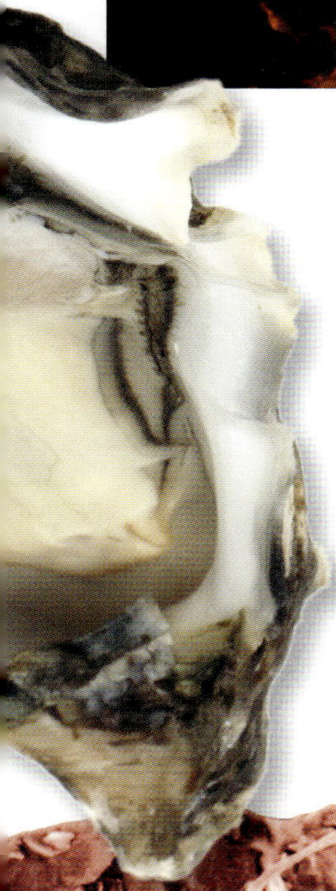

Weit verbreitete Allergene
Allergische Reaktionen können von unzähligen Stoffen ausgelöst werden, die in der Umwelt natürlich vorhanden sind, zum Beispiel von Tierhaaren, Tierschuppen, Federn und Pollen von Gräsern oder Bäumen. Staubmilben bevölkern millionenfach unsere Häuser. Viele Menschen sind gegen bestimmte Nahrungsmittel allergisch, etwa gegen Eier, Milch, Erdbeeren, Nüsse sowie Meeresfrüchte.

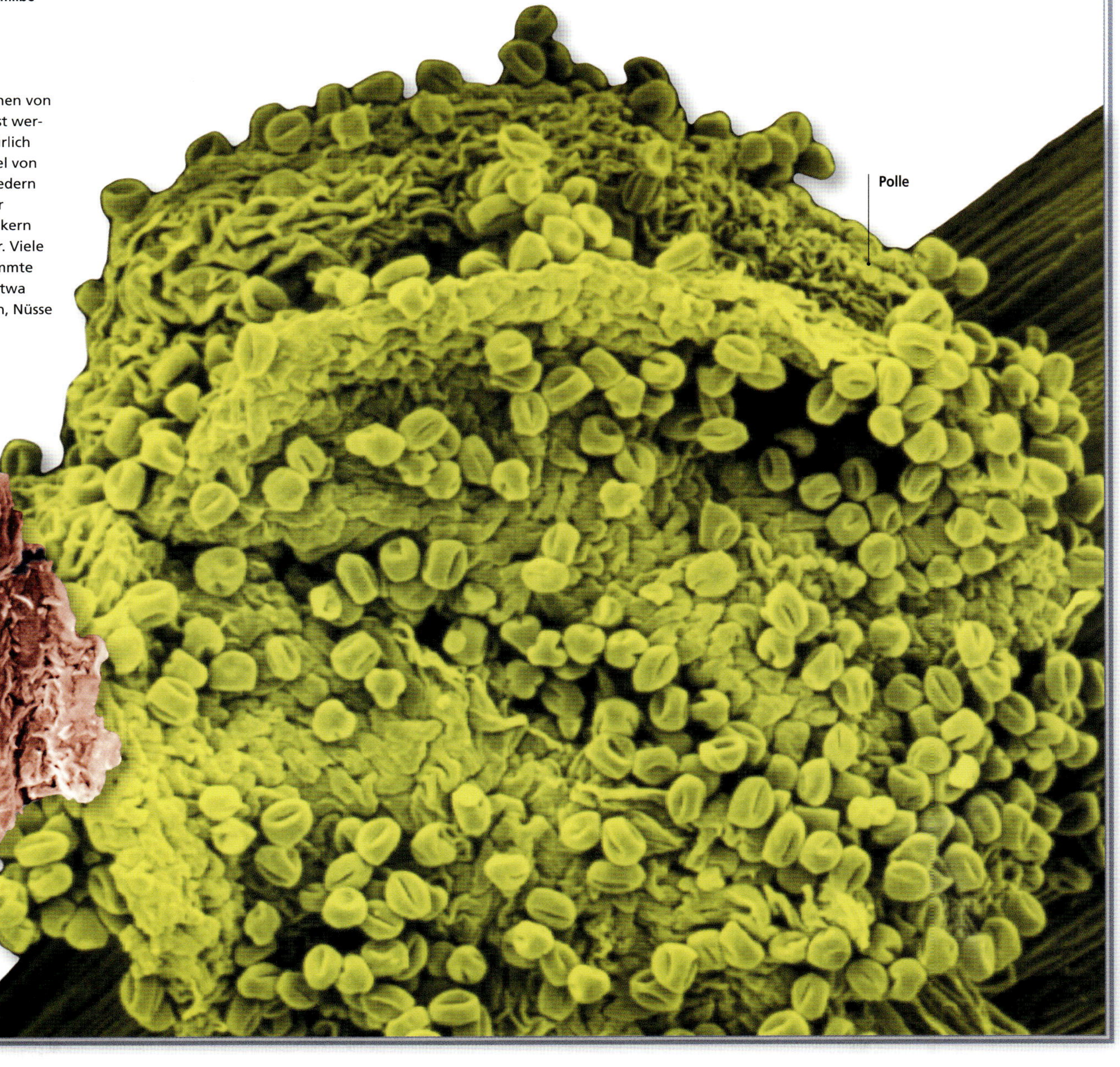

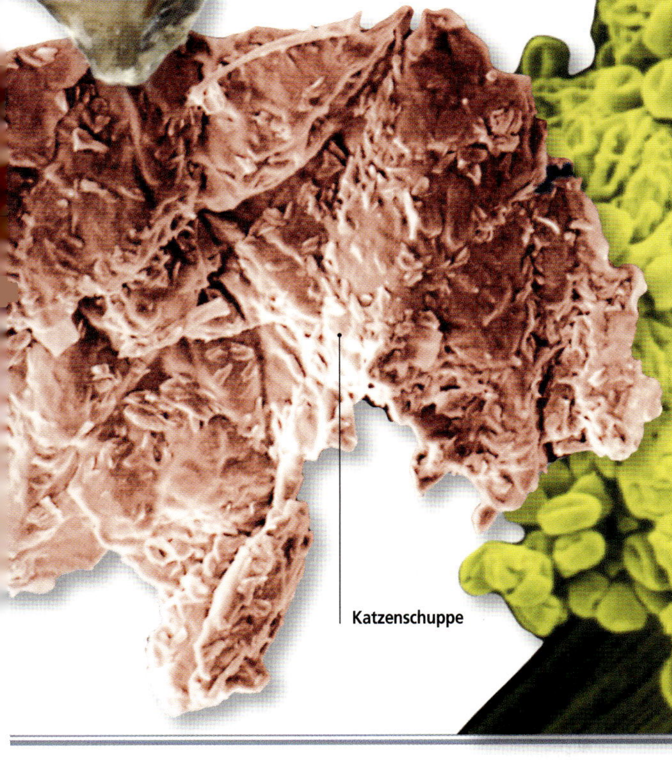

Andere Abwehrsysteme

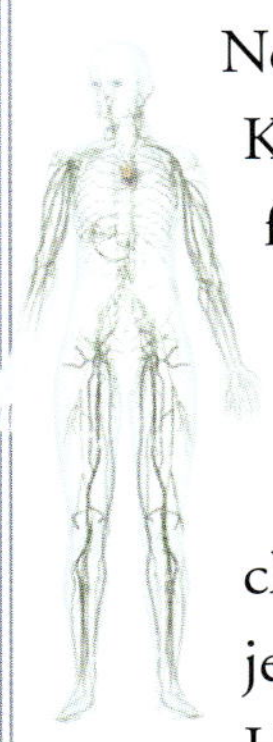

Neben den allgemein bekannten Abwehrmechanismen des Körpers gibt es auch spezialisierte, die nur Fachleuten geläufig sind. Dazu zählt das Komplementsystem. Es besteht aus mehr als 20 Proteinen, die andere Verteidiger aktivieren. Diese zirkulieren im Blut, töten Bakterien und hinterlassen chemische Spuren, welche die weißen Blutkörperchen an die infizierten Stellen führen. Unser Körper verfügt jedoch über offenkundigere Barrieren gegen Infektionen: die Haut und die Schleimhäute, die den Verdauungstrakt, die Atemwege, die Vagina und die Harnröhre auskleiden. Urin, Vaginasekrete, Tränen und Speichel enthalten ebenfalls schützende Substanzen. Tausende von Bakterien, die menschliches Gewebe bevölkern, sorgen dafür, dass potentielle Erreger nicht Fuß fassen können. All diese Komponenten bilden gemeinsam einen bemerkenswert effektiven Panzer gegen Eindringlinge.

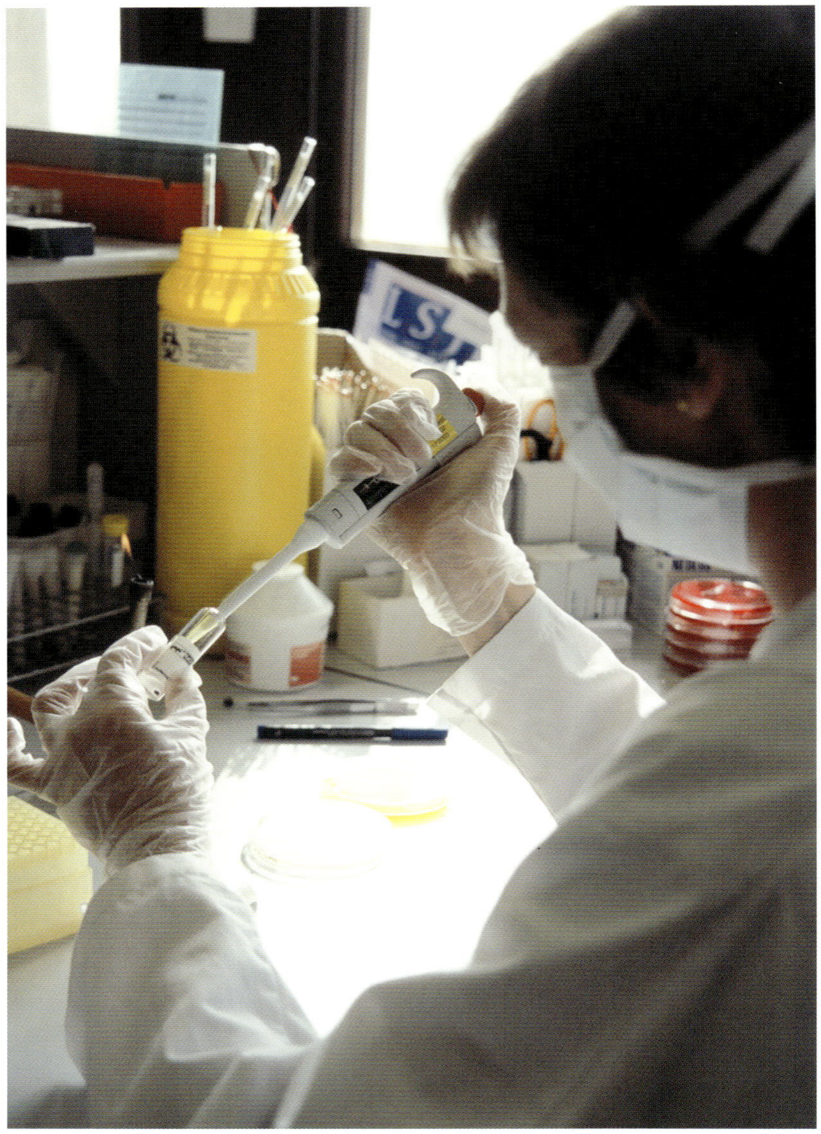

Immunabwehr unterstützen
Antibiotika können zwar keine Viren abtöten, haben jedoch unzählige Leben gerettet, weil sie die Abwehr gegen Bakterien, Pilze und Parasiten stärken. Leider hat der übermäßige Einsatz dieses Medikaments zu Resistenzen dagegen geführt.

Bakterien am richtigen Platz
Diese violetten Stäbchen sind E-coli-Bakterien. Sie kommen im Darm vor und produzieren Vitamin K, das zur Blutgerinnung benötigt wird. Außerhalb des Darms können E-coli-Bakterien Infektionen hervorrufen.

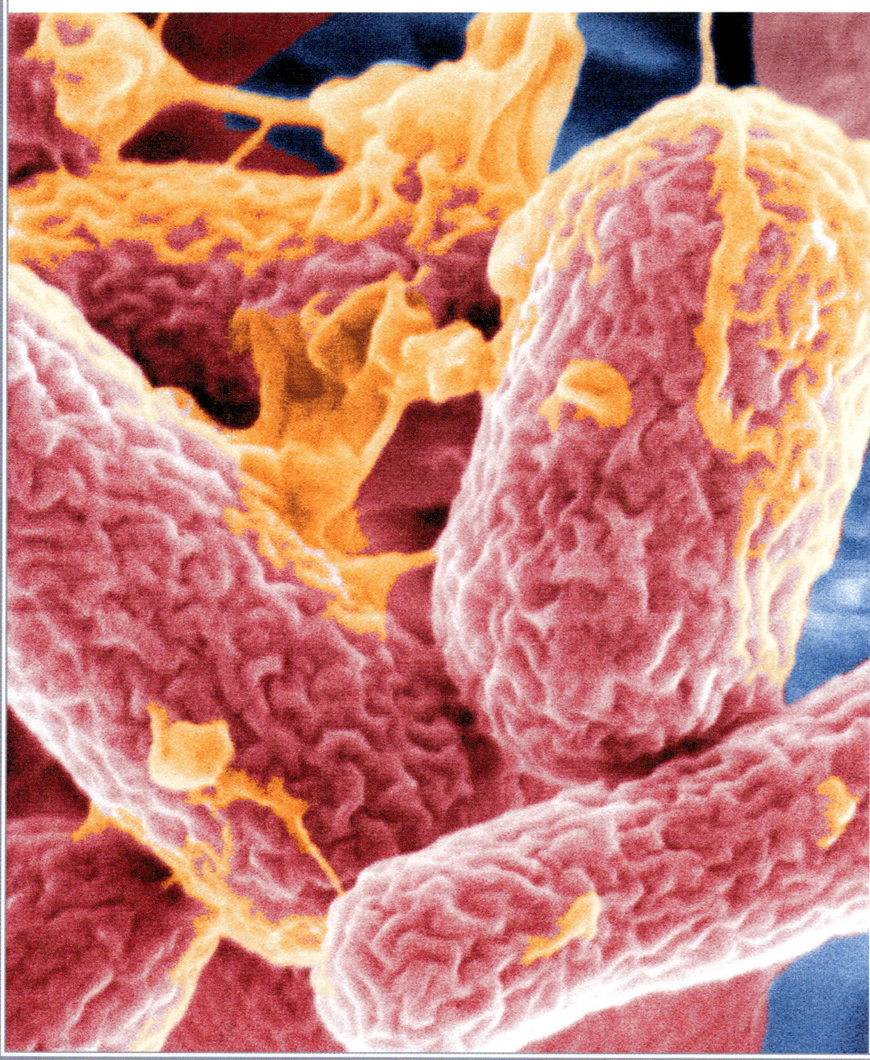

Fremdkörper ausspülen

Tränenflüssigkeit enthält antimikrobielle Substanzen, welche die Oberfläche der Augäpfel schützen. Ähnlich wie Magensäure ist Urin stark säurehaltig und wird daher selten von fremden Mikroorganismen befallen. Beim Urinieren werden Mikroben aus dem Harntrakt gespült. Auch ein leichter Durchfall hat seine Vorteile, weil dadurch Mikroben aus den Gedärmen befördert werden.

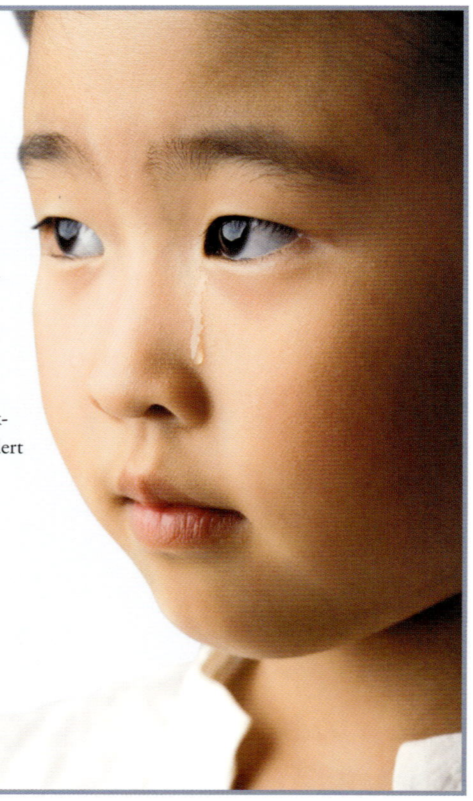

Abwehr durch Proteine

Komplementproteine reagieren auf Stoffe, die von Bakterien, Viren und Parasiten freigesetzt werden. Zunächst werden durch den Kontakt mit dem Erreger nur wenige Proteine aktiviert, doch die Reaktion verstärkt sich rasch, bis Unmengen an Proteinen im Blut zirkulieren. Komplementproteine können auch Poren in die Zellmembran von Bakterien einfügen, wodurch diese platzen. Ansonsten bedecken sie die Oberfläche eines Erreger, der dadurch erst von den weißen Blutkörperchen entdeckt wird.

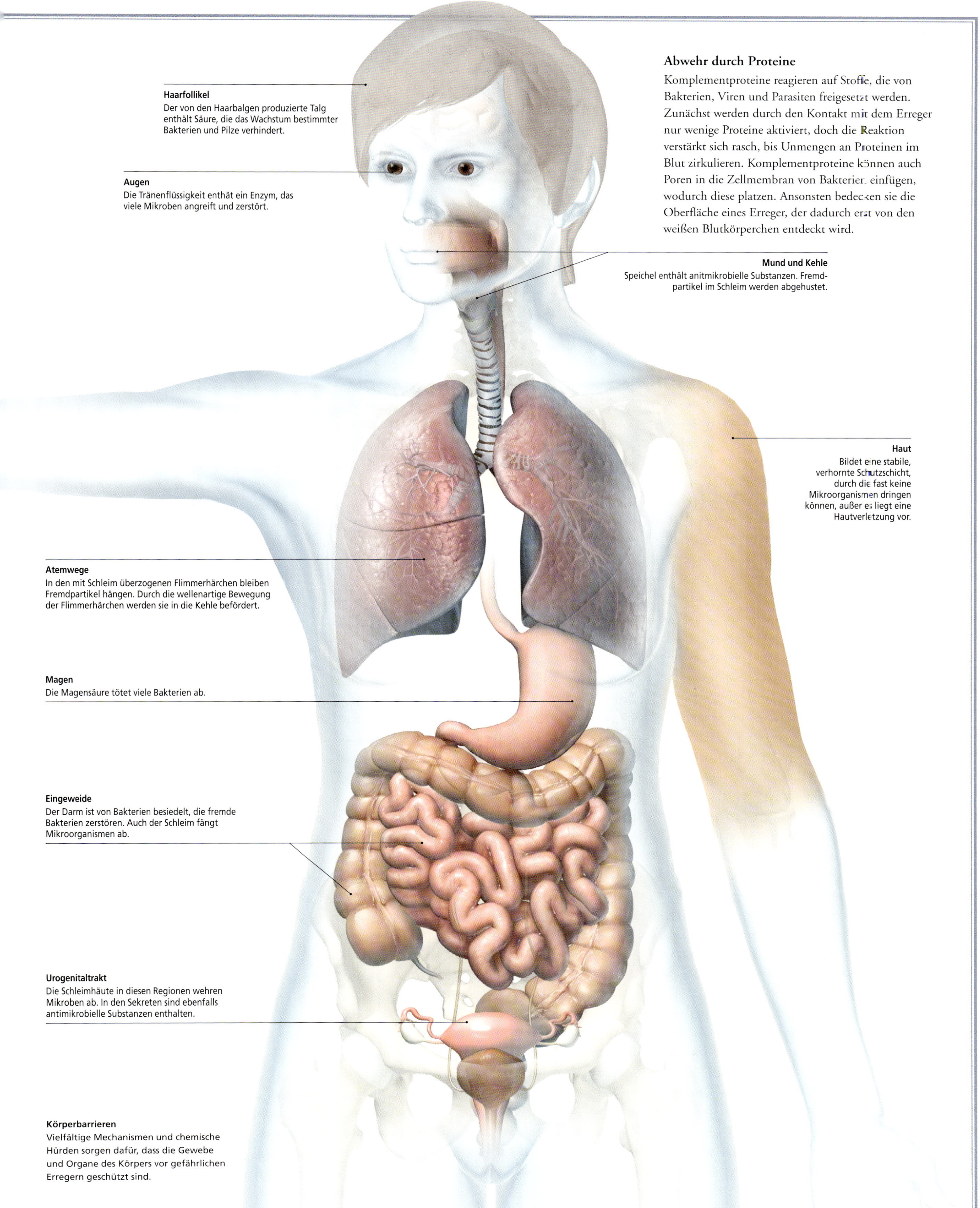

Körperbarrieren
Vielfältige Mechanismen und chemische Hürden sorgen dafür, dass die Gewebe und Organe des Körpers vor gefährlichen Erregern geschützt sind.

Immunkrankheiten

Infektionen, Krebs und Störungen des lymphatischen Systems sind mit schweren gesundheitlichen Problemen verbunden. Besonders junge Menschen erkranken am Pfeifferschen Drüsenfieber, einer Viruserkrankung, die durch das Epstein-Barr-Virus (EBV) verursacht wird und die bis zu einem Monat dauern kann. Hodgkinsche Krankheit ist ein seltener Lymphknotenkrebs, der bedingt heilbar ist. Das Hodgkin-Lymphom ist ein bösartiger Tumor des Lymphsystems und wird mit Chemotherapie behandelt. Bei Autoimmunkrankheiten greift der Körper irrtümlich gesunde Zellen an. Bei Diabetes Typ 1 etwa, der meist in Kindheit oder Jugend auftritt, werden die insulinproduzierenden B-Zellen der Bauchspeicheldrüse durch eine autoimmune Reaktion vernichtet. Ursache vieler Autoimmunkrankheiten sind schleichende Entzündungen, zum Beispiel bei rheumatischer Arthritis. Medikamente, die das Immunsystem unterdrücken, können die Leiden lindern, allerdings erhöhen sie auch die Infektionsanfälligkeit des Patienten.

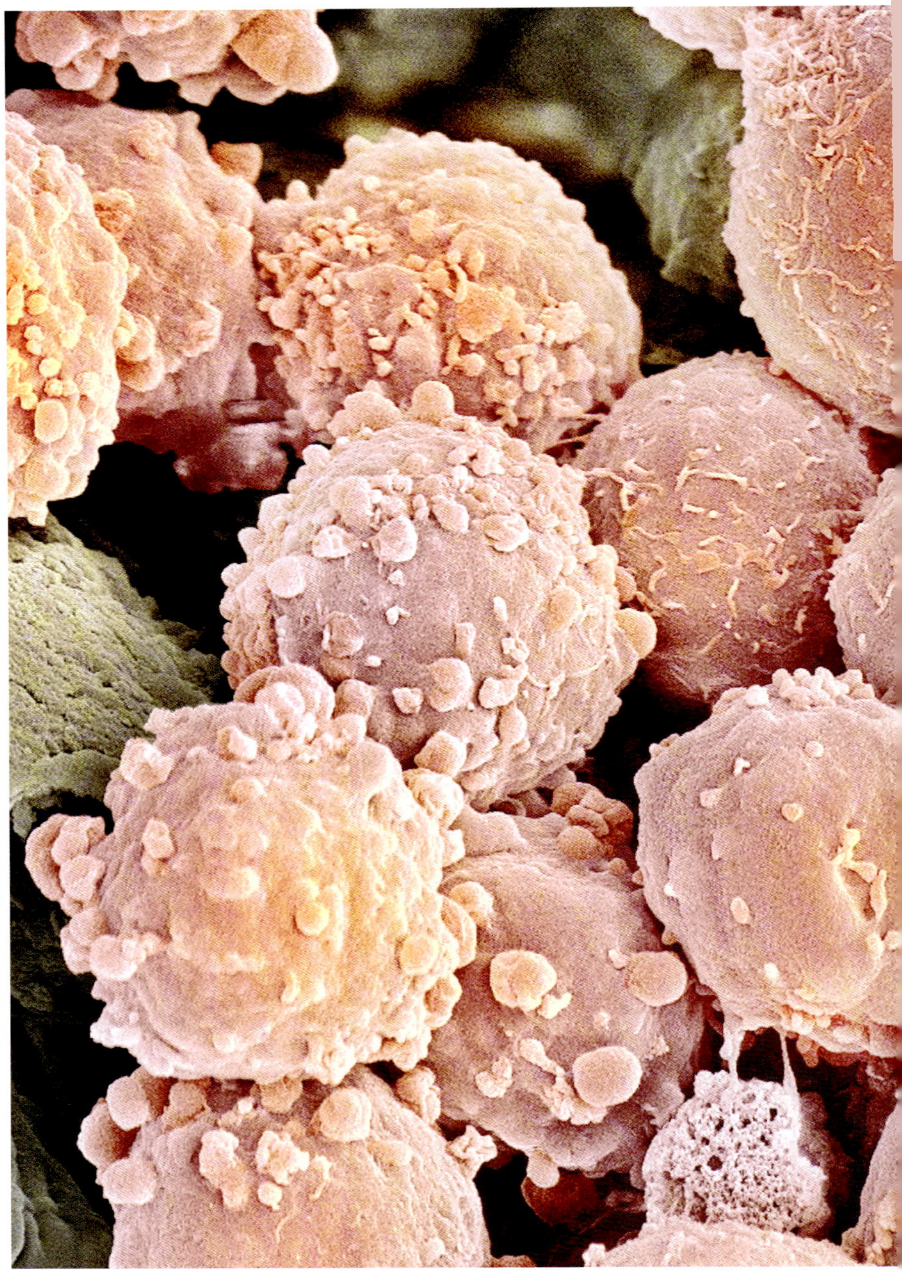

Autoimmunerkrankungen
Wenn T-Zellen oder Antikörper von B-Zellen oder beide gemeinsam körpereigenes Gewebe für fremdes halten und zerstören, spricht man von einer Autoimmunkrankheit. Dazu gehören zum Beispiel rheumatische Arthritis und Basedowsche Krankheit. Bei der Basedowschen Krankheit kommt es zu einer Schilddrüsenüberfunktion, die von Antikörpern ausgelöst wird. Rheumatische Arthritis ist die häufigste entzündliche Erkrankung der Gelenke. Entzündungen der Organe können bei der seltenen Autoimmunkrankheit Lupus erythematodes (siehe auch Seite 165) entstehen.

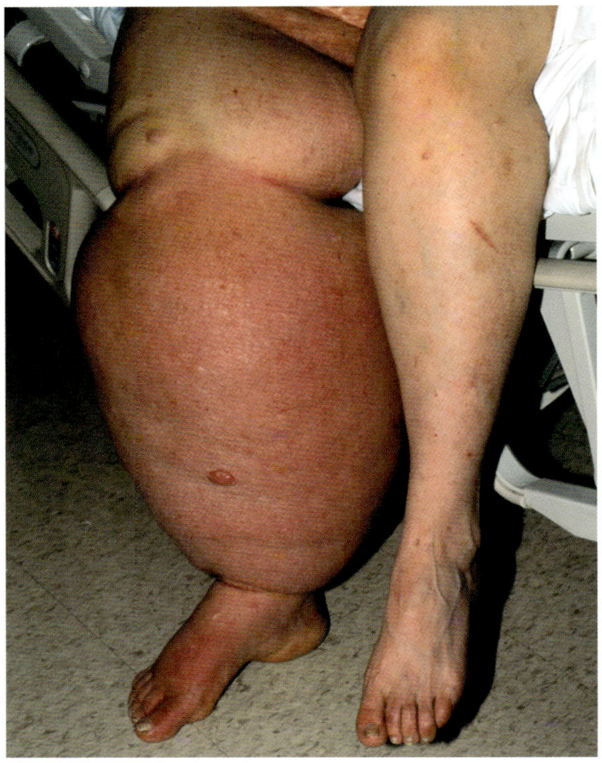

Filariose
Ist eine durch Fadenwürmer, die von Mücken übertragen werden, verursachte Erkrankung, bei der die Blockade der Lymphgänge zur Stauung von Lymphe führt, meist in den Beinen. Eine extreme Form ist die Elefantiasis, die eine abnorme Vergrößerung und Verhärtung von Haut und Bindegewebe zur Folge hat.

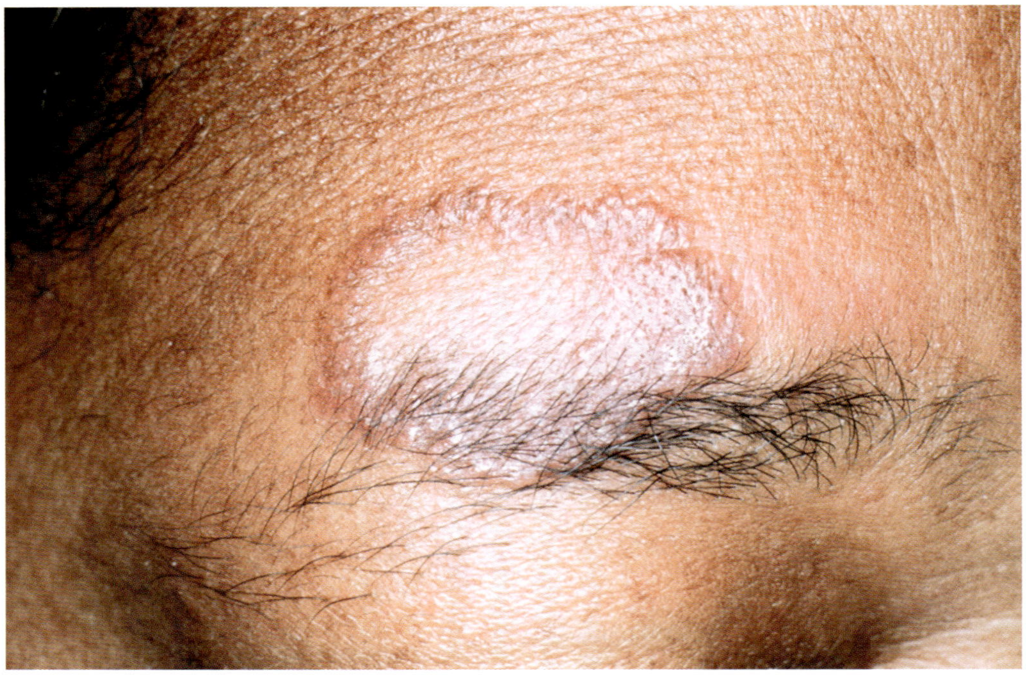

Sarkoidose
Ist eine seltene Gewebsentzündung, die in den Lungen beginnt und die sich über den ganzen Körper ausbreiten kann. Sichtbare Symptome sind rötliche Schwellungen auf der Haut. Die Ursachen dieser Krankheit, die manchmal ebenso mysteriös wieder verschwindet, wie sie aufgetaucht ist, sind unbekannt.

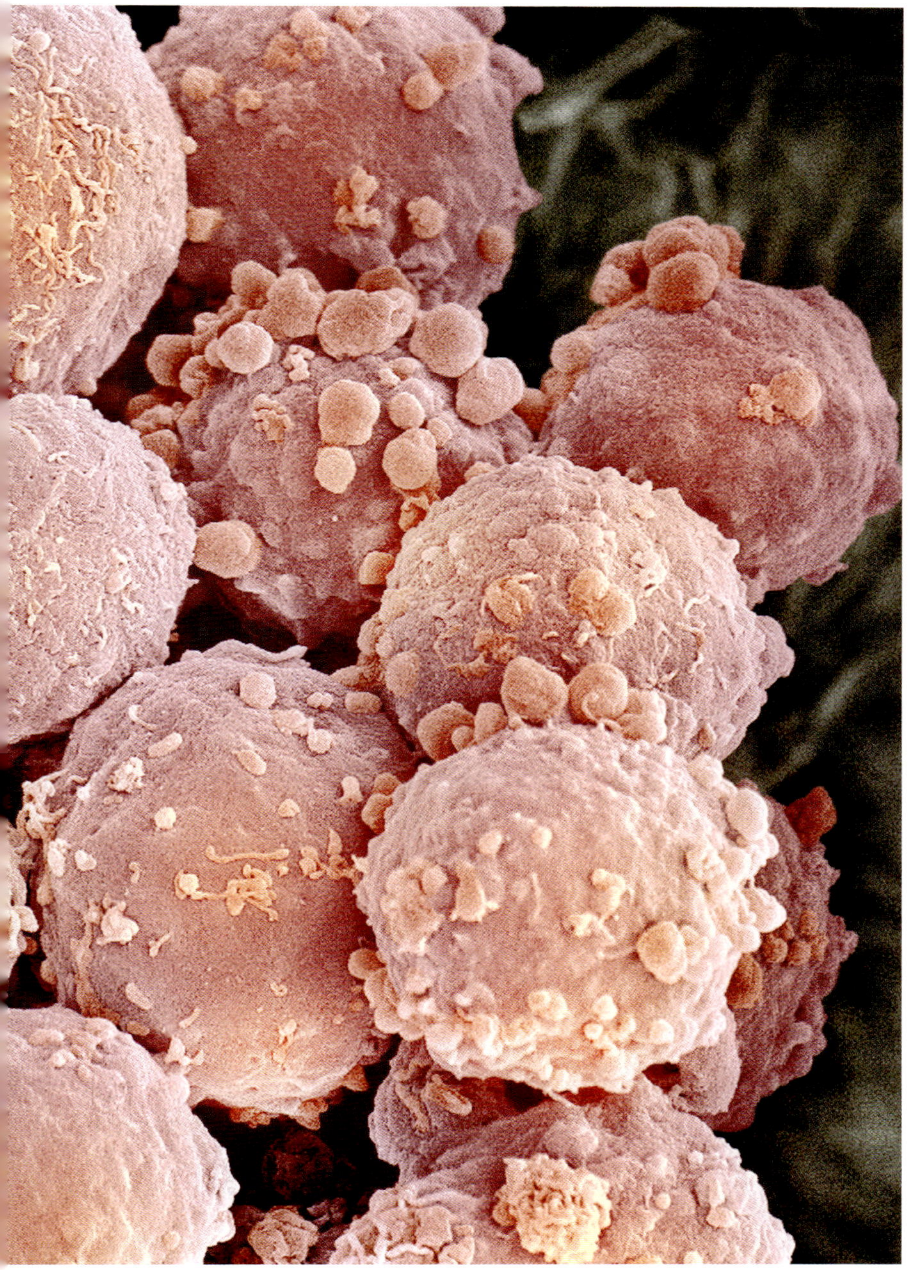

Lymphome
Hodgkin-Lymphome sind häufiger als die Hodgkinsche Krankheit und können sich in B-Zellen (auf dem Foto) oder in T-Zellen entwickeln. Erste Anzeichen sind Fieberschübe, Nachtschweiß und Gewichtsabnahme. Die Krankheit wird mit Bestrahlung und Chemotherapie behandelt.

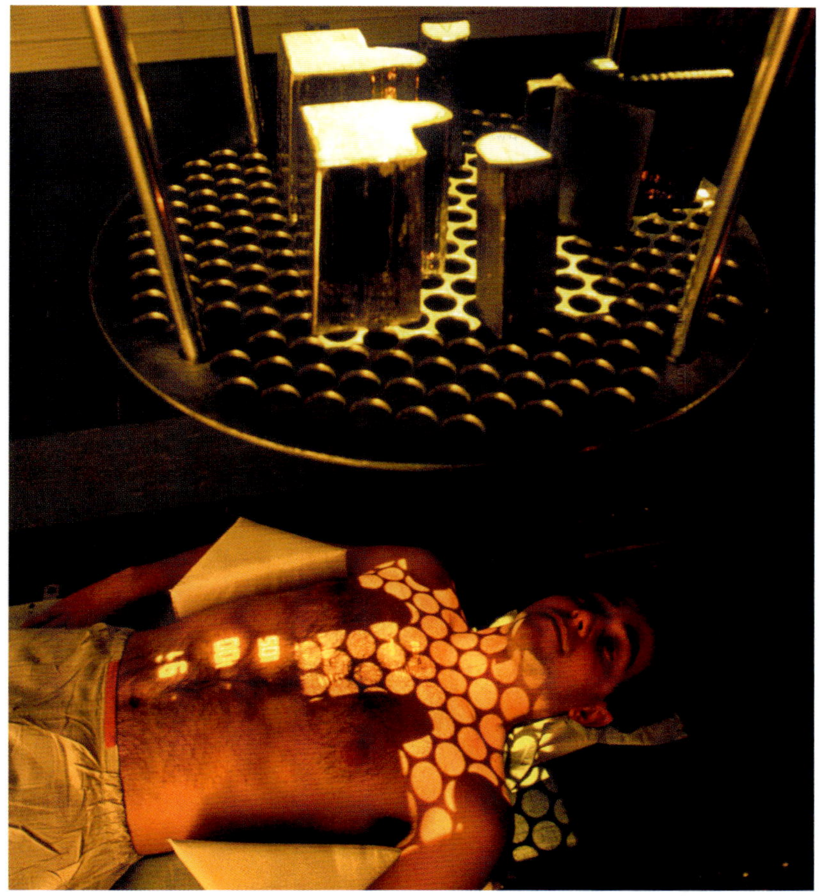

Hodgkinsche Krankheit
Dabei werden B-Zellen bösartig. Erstes Anzeichen können geschwollene Lymphknoten sein, unbehandelt verbreitet sich die Krankheit. Dieser Patient wird bestrahlt, eine Therapie, die im Frühstadium von Krebs gerne angewandt wird.

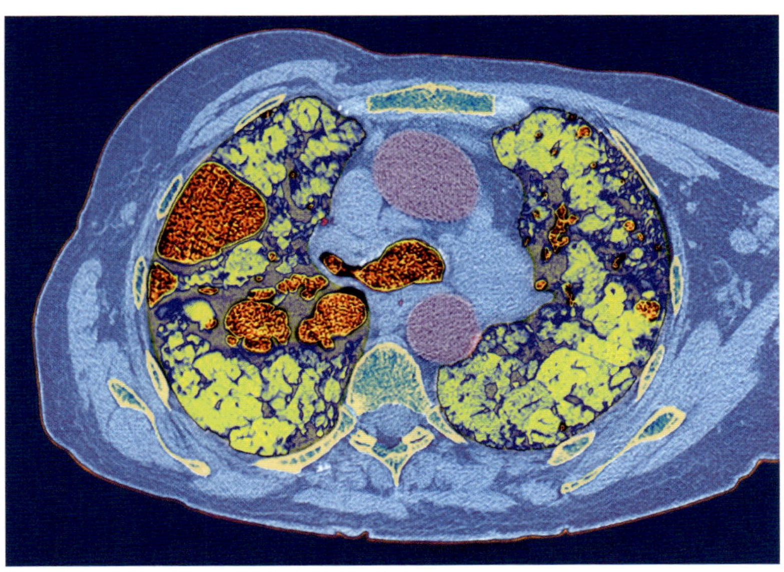

Lungenfibrose
Die orangefarbenen Bereiche bei dieser Computertomographie zeigen vernarbte Lungenbläschen, gesunde sind grüngelb. Bei Lungenfibrose entzünden sich die Lungenbläschen, ein fortschreitender Prozess, der unweigerlich zum Tod führt.

Lupus
Dabei geht die Entzündung von den Blutgefäßen aus, was fatale Folgen für Nieren, Herz, Lungen und Haut hat. Die Patienten fühlen sich kraftlos und können Herz- sowie Nierenkrankheiten bekommen.

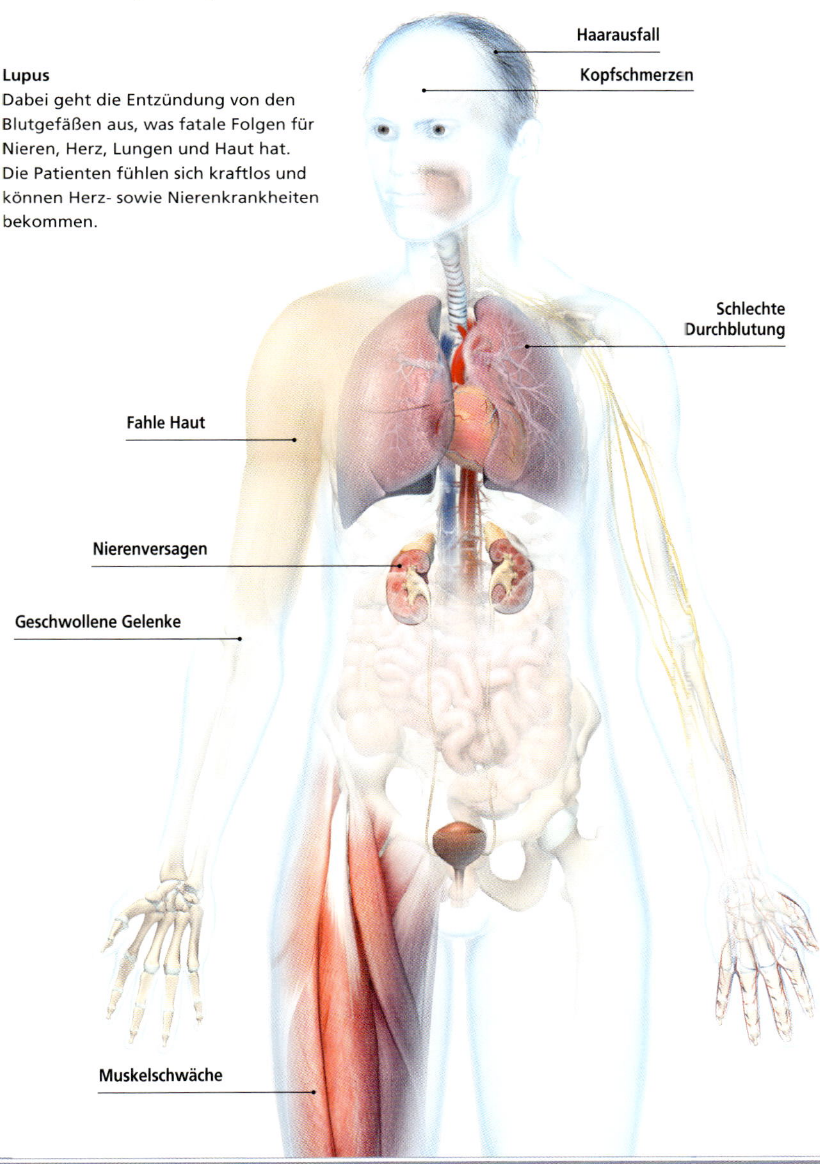

Immunschwäche-Krankheiten

Immunschwäche ist eine angeborene oder erworbene Störung des Immunsystems, welche die Abwehrfunktion des Körpers stark beeinträchtigt. Zur bekanntesten erworbenen Immunschwäche zählt AIDS (Acquired Immunodeficiency Syndrome), das durch das Humane Immundefizienz-Virus (HIV) ausgelöst wird. Die weltweite Epidemie wurde in den letzten Jahren ausführlich erforscht, und viele AIDS-Patienten leben heute mit Medikamenten einige Zeit nahezu beschwerdefrei. SCID (schwerer kombinierter Immundefekt) ist ein Sammelbegriff für angeborene Immundefekte, bei denen die T-Zellen defekt sind oder ganz fehlen, wodurch die zelluläre Immunabwehr gestört ist. Sind auch B-Zellen oder natürliche Killerzellen ungenügend ausgebildet, ist die humorale Immunabwehr ebenso beeinträchtigt. Die Krankheit zeigt sich bereits im Säuglingsalter, die Betroffenen müssen unter sterilen Bedingungen leben, um keine Infektion zu bekommen. Durch moderne Methoden wie Gentherapie hofft man, SCID besser behandeln zu können.

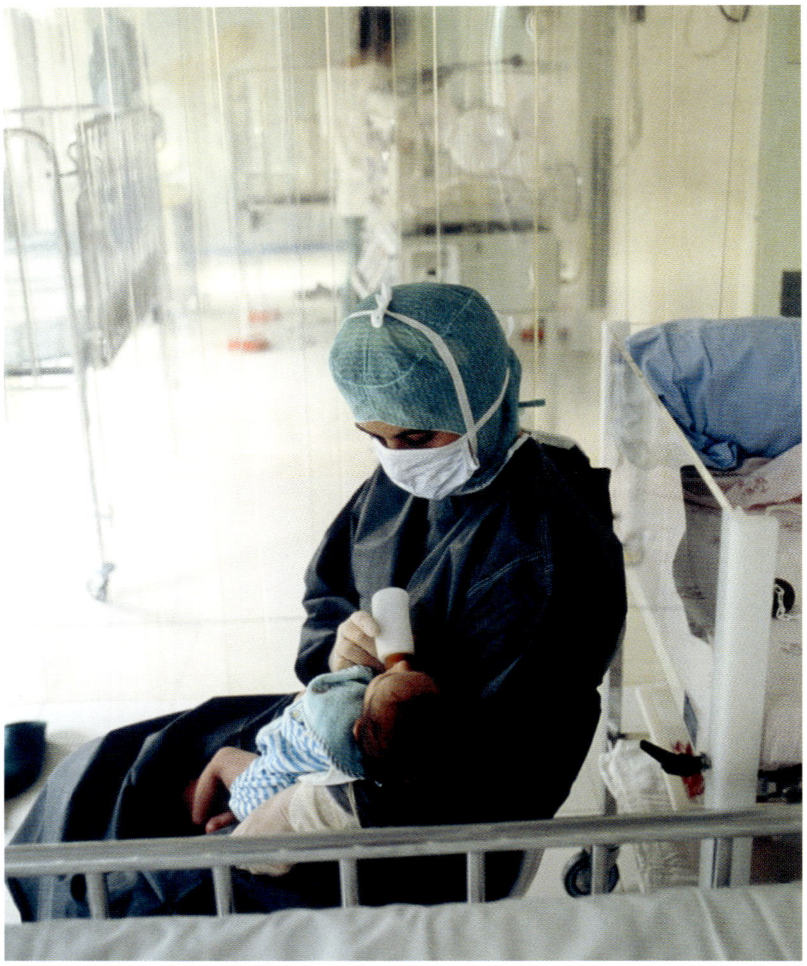

SCID
Früher wurden an SCID erkrankte Kinder in sterile Raumanzüge gesteckt, um Infektionen zu verhindern. Heute versucht man, das Immunsystem durch Knochenmarktransplantationen wieder herzustellen. Bei ADA-Mangel SCID fehlt das Enzym Adenosin-Desaminase (ADA). Dieser Mangel soll durch eine Gentherapie ausgeglichen werden.

Verbreitung des HI-Virus

AIDS wurde am 1. Dezember 1981 als eigenständige Krankheit erkannt und hat seither Millionen Menschenleben gekostet. AIDS wird durch ungeschützten Sex und die gemeinsame Nutzung von Injektionsnadeln bei Drogensüchtigen übertragen. Bis man einen wirksamen Impfstoff gefunden hat, ist Verhütung mit Kondomen die einzige Schutzmaßnahme. Aufklärungsprogramme haben vielerorts zu einem leichten Rückgang von AIDS geführt.

Wie sich das HI-Virus vermehrt
Wenn ein auf HIV eine T-Zelle trifft, injiziert es sein eigenes Erbgut (RNA) in die Wirtszelle. Ein Enzym wandelt das Erbgut in DNA um, die neue HIV-Partikel entstehen lässt, welche die absterbende Zelle verlassen und sich verbreiten.

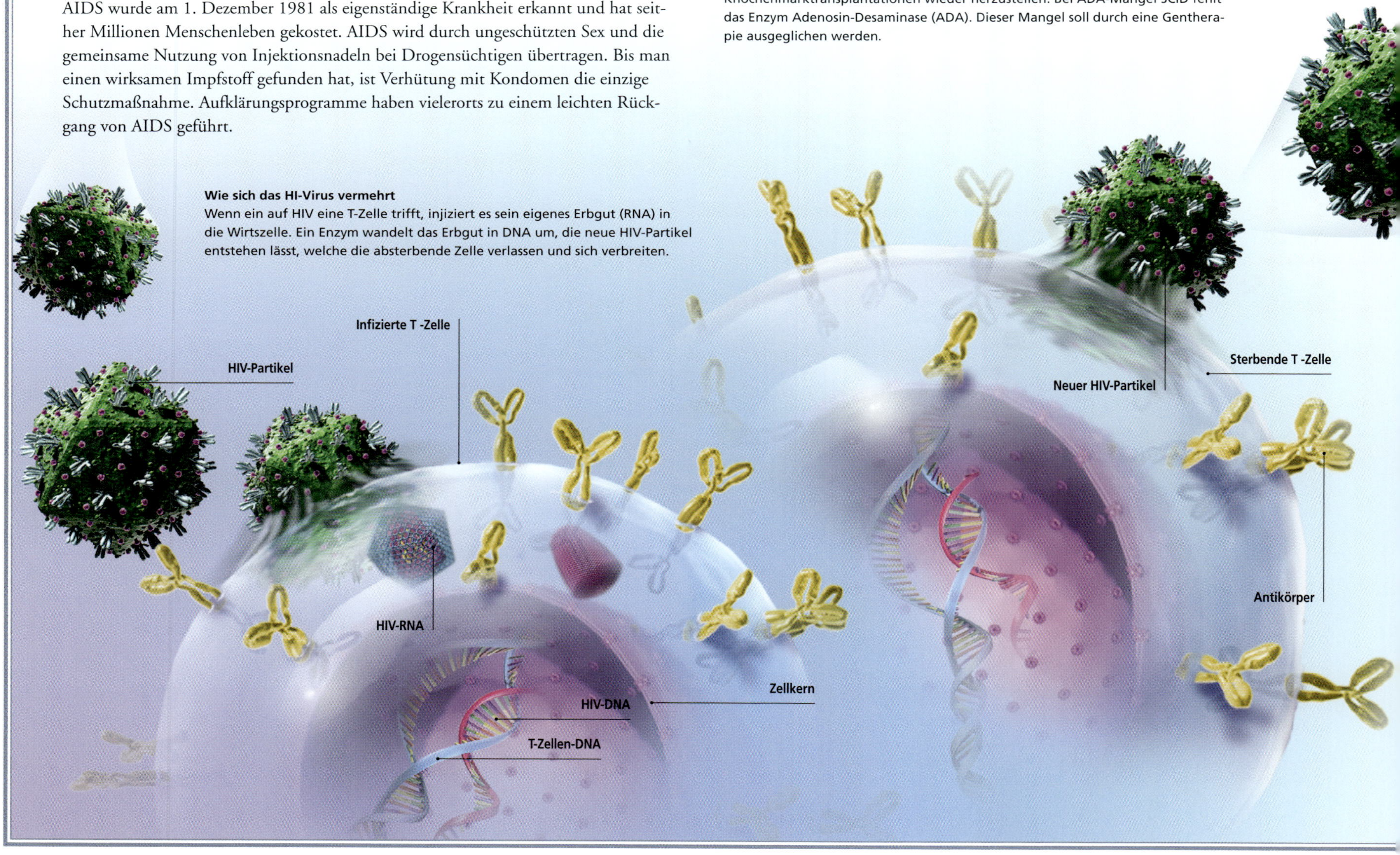

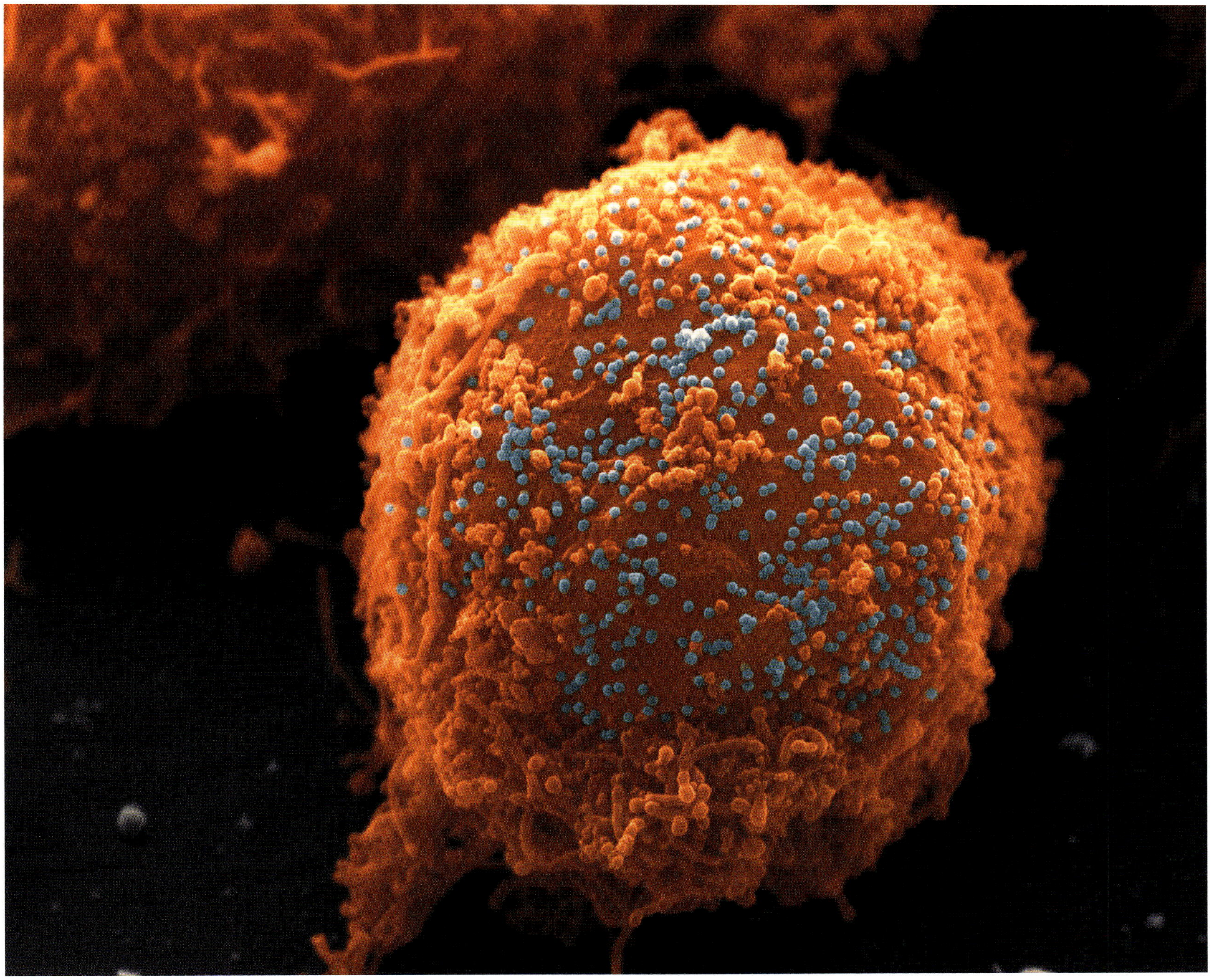

Infizierte Zelle
Die blauen Flecken auf der Oberfläche einer menschlichen T-Zelle sind HIV-Partikel. Sie wandern in die Lymphknoten oder in die Blutbahn, um den Infektionskreislauf von Neuem zu beginnen.

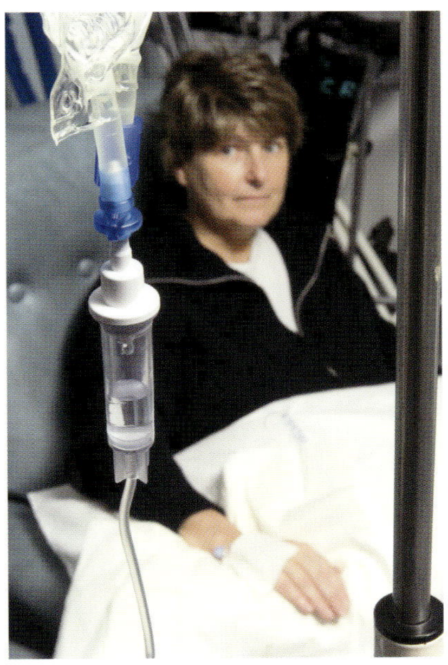

Chemotherapie
Schwächt das Immunsystem oft erheblich. Die starken Medikamente greifen nicht nur Krebszellen an,sondern auch gesunde. Unter anderem die Stammzellen im Knochenmark, welche Lymphozyten produzieren – die wichtigsten Zellen bei der Immunabwehr.

AIDS in der Welt

In vielen Industrieländern sind HIV-Erkrankungen zurückgegangen, und konsequente Behandlung mit Medikamenten verlängert das Leben vieler Patienten. Weltweit gibt es schätzungsweise 33 Millionen infizierte Kinder und Erwachsene, die meisten davon in afrikanischen Ländern südlich der Sahara und im südlichen Asien. Dort sind die Behandlungsmöglichkeiten leider oft begrenzt.

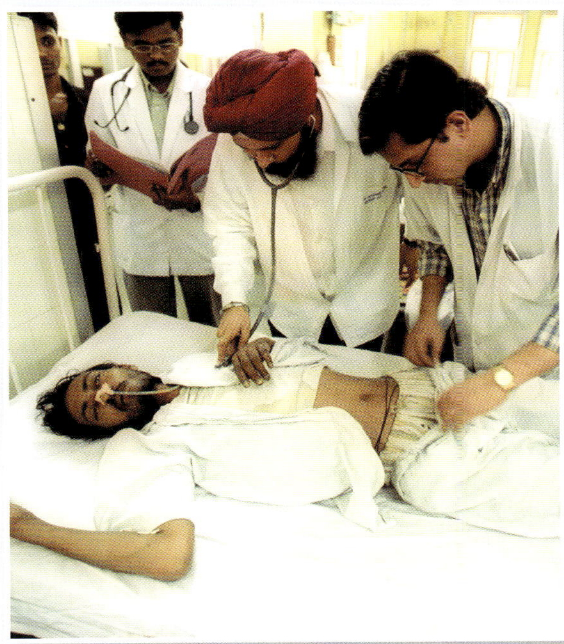

ORGAN-TRANSPLANTATIONEN

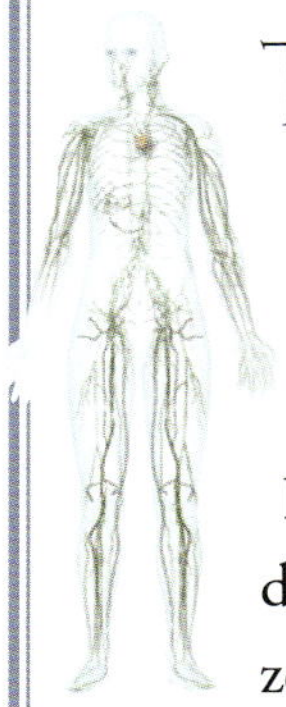

Für Menschen, deren Herz, Lunge, Niere oder Leber schwer geschädigt ist, ist eine Transplantation oft die letzte Überlebenschance. Werden Hornhaut, Knochenmark, Herzklappen, Hautregionen oder Gelenke ersetzt, bedeutet das eine enorme Verbesserung der Lebensqualität. Gleichzeitig müssen sich Ärzte und Betroffene darum sorgen, ob der Körper das „neue" Organ auch annimmt. Denn außer bei einer Hornhauttransplantation reagiert das Immunsystem auf Fremdkörper äußerst empfindlich. Die Patienten müssen ihr Leben lang Immunsuppressiva nehmen, Medikamente, die verhindern, dass der Körper das verpflanzte Organ zerstört. Bei der Transplantation hat die Medizin in jüngster Zeit enorme Fortschritte gemacht, die meisten Operationen verlaufen erfolgreich.

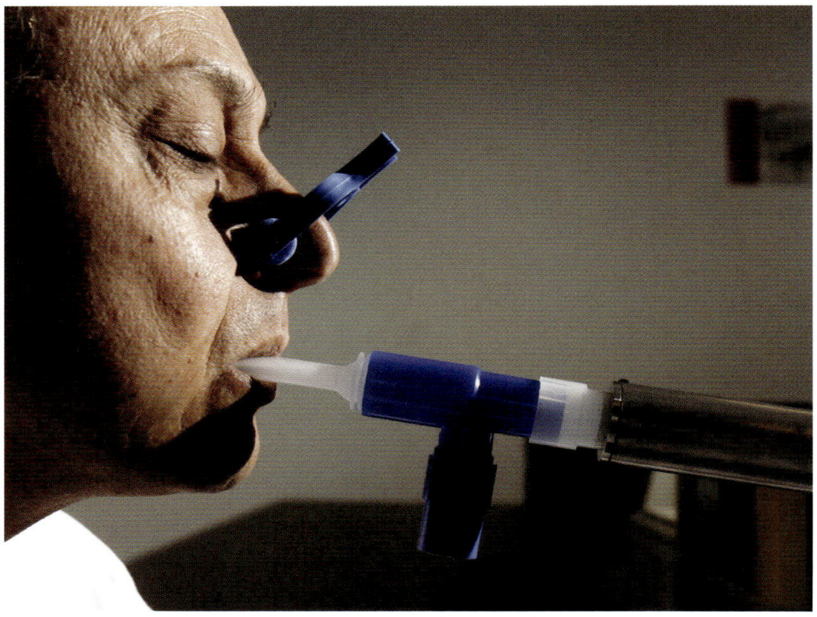

Transplantatabstoßung in den Griff bekommen
Der Transplantationsempfänger erhält Medikamente, die eine Abstoßung verhindern, und wird regelmäßig nach Anzeichen für eine Abstoßung kontrolliert. Dafür werden Gewebeproben entnommen, die zeigen sollen, ob das neue Organ angenommen wird.

Transplantationen und Abwehrreaktion
Das Hauptproblem jeder Transplantation sind Immunreaktionen des Empfängers gegen das Transplantat. Die T-Zellen und Antikörper des Empfängers bekämpfen dann das fremde Organ. Der Grund für Abstoßungsreaktionen liegt in der unterschiedlichen Oberflächenstruktur der Zellen, insbesondere Unterschiede in den Histokompatibilitäts-Antigenen der Zellmembranen beider Lebewesen. Diese Oberflächenstruktur wird genetisch bestimmt, daher hat jeder Mensch eine eigene Zelloberflächenstruktur. Verwandte sind gut geeignete Organspender, da es genetische Übereinstimmungen gibt.

MEDIZINISCHE ERFOLGE

Dieser Arzt macht gerade einen Gewebeverträglichkeitstest. Diese Methode hat neben verbesserter Mikrochirurgie, hochmodernen Blutlabors und ausgefeilter Nachbetreuung von Transplantationspatienten zu enormen Fortschritten auf dem Gebiet der Transplantation geführt. Heutzutage werden Herz, Lunge, Nieren und Leber sehr häufig und sehr erfolgreich verpflanzt. Ein Patient kann mehrere Organe eines Verstorbenen erhalten und gleichzeitig ein eigenes, gesundes für eine andere Person spenden. 2005 gelang erstmals eine Gesichtstransplantation bei einer Frau, deren Nase, Lippen und Wangen verpflanzt wurden.

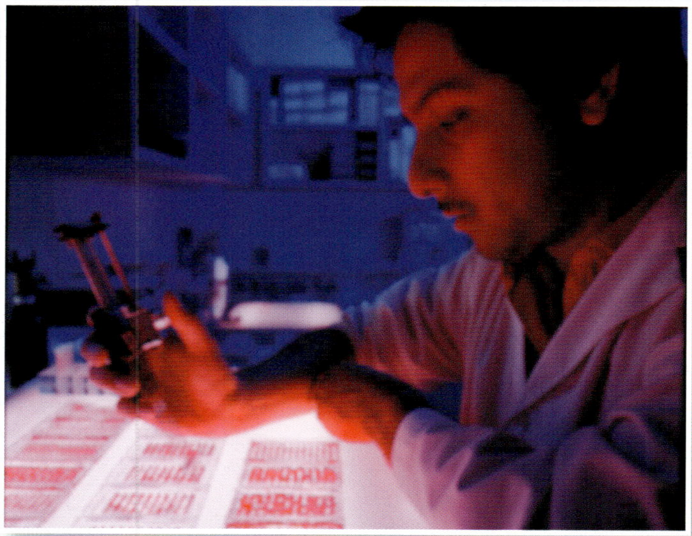

Geeignete Organe und Gewebe
Außer dem Gehirn kann man heutzutage jedes wichtige Organ verpflanzen, auch das Herz, wie auf dem Foto rechts zu sehen ist. Gewebstransplantationen sind besonders erfolgreich, weil Gewebe selten abgestoßen wird.

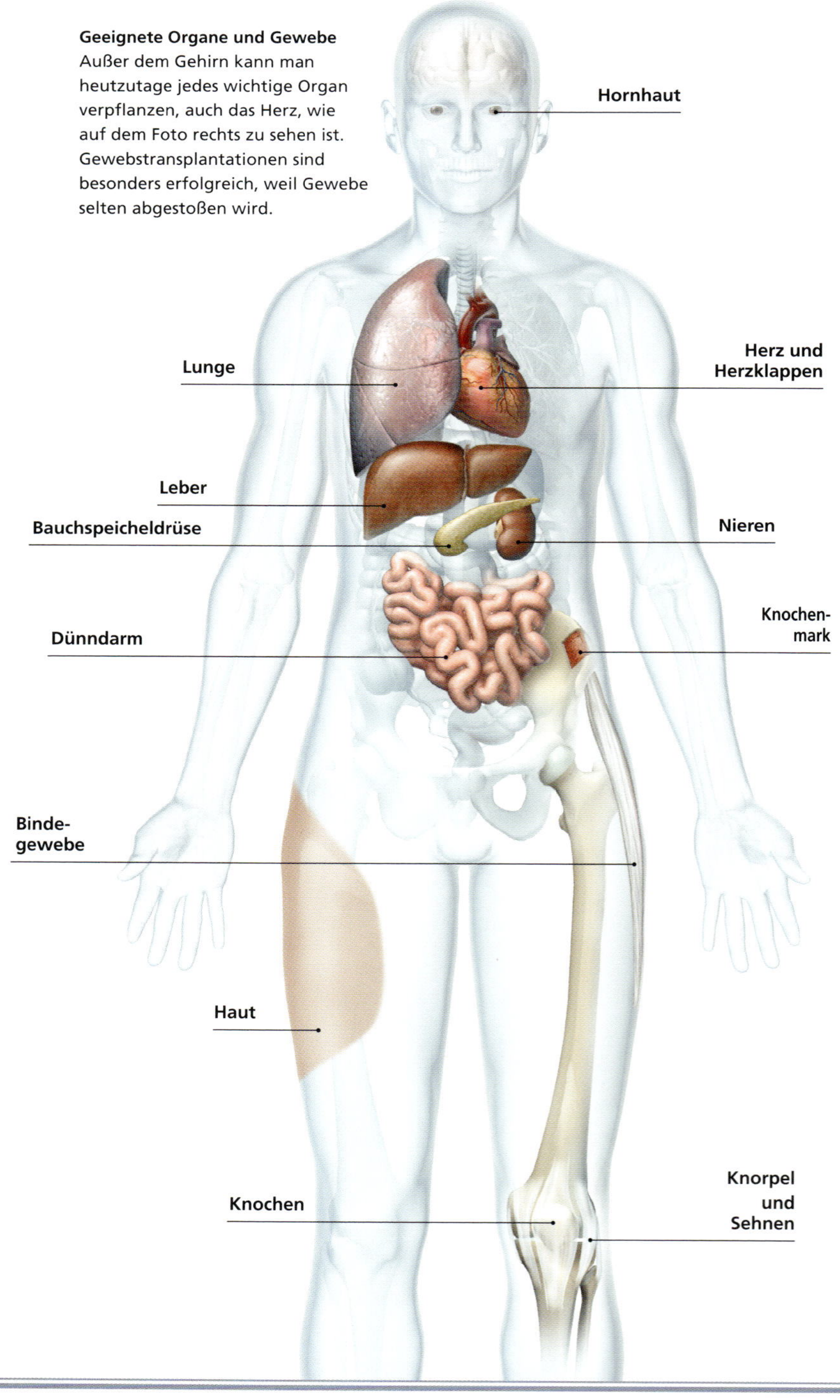

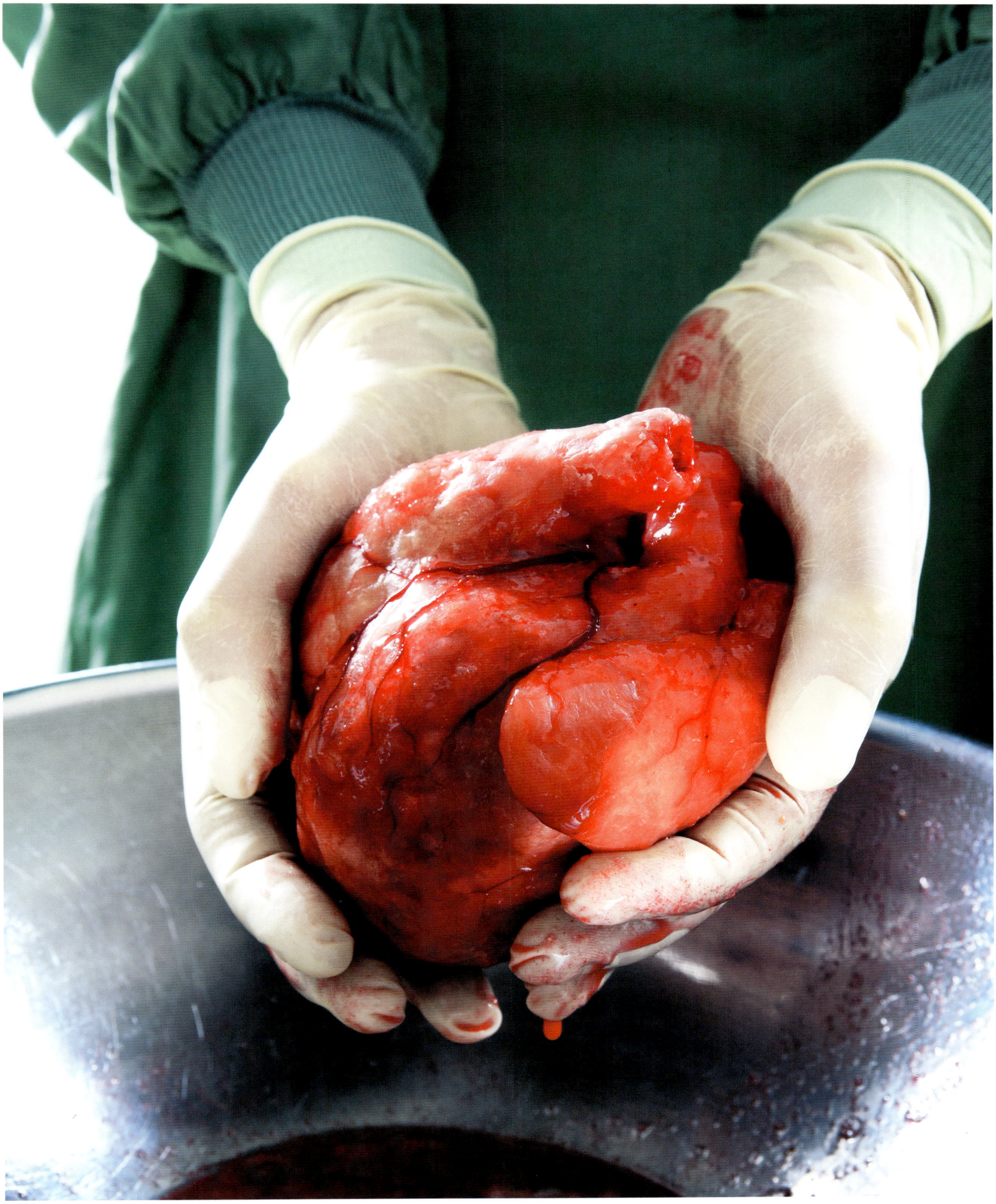

Transplantationsoperation
Für eine Organtransplantation benötigt man ein Spenderorgan, das mit dem Empfänger kompatibel ist. Blutgruppe, Alter sowie Gewicht von Spender und Empfänger spielen hierbei eine wichtige Rolle. Organentnahme und Transplantation sollten zeitlich möglichst eng beieinanderliegen.

Impfung und Immuntherapie

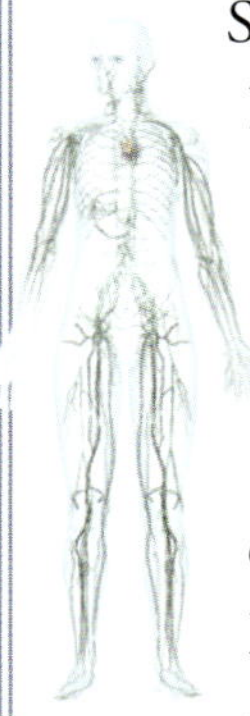

Seit Jahrhunderten versuchen Mediziner, die Abwehr gegen Krankheiten zu verbessern. Sobald ein bestimmter Erreger eine Immunreaktion im Körper auslöst, bei der B-Zellen sowohl Antikörper als auch Gedächtniszellen produzieren, ist man danach gegen diesen Erreger immun. Die sogenannte Primärreaktion ist oft mit verstärkten Symptomen verbunden. Bei einer Impfung handelt es sich um eine *erworbene* Immunität. Der abgeschwächte oder abgetötete Erreger wird in den Körper eingebracht, um das Immunsystem zur Bildung spezifischer Antikörper und Gedächtniszellen anzuregen. Eine Impfung ist zwar nicht völlig gefahrlos, schützt jedoch heute Millionen Menschen vor Krankheiten wie Masern, Kinderlähmung, Tetanus, Diphtherie und Keuchhusten. Reisende werden gegen Typhus und Gelbfieber geimpft. In der Immuntherapie werden verschiedene Komponenten des Immunsystems eingesetzt, um Krebs und andere Krankheiten zu behandeln. Darunter auch industriell hergestellte Antikörper, die sehr wirkungsvoll sind.

Vorbild Immunsystem

Das körpereigene Immunsystem hat zu vielen medizinischen Fortschritten beigetragen. Monoklonale Antikörper werden zum Beispiel verwendet, um Allergien, Tollwut sowie Hepatitis zu diagnostizieren, und zum Schutz vor Prostatakrebs. Man gibt sie auch Transplantationspatienten, die Immunsuppressiva nehmen müssen. Bei Schwangerschaftstests und Bluttests, um bei jemanden einen etwaigen Drogenkonsum festzustellen, werden ebenfalls monoklonale Antikörper eingesetzt. Bei der Krebstherapie werden sie mit giftigen Proteinen kombiniert, um Krebszellen anzugreifen.

Ausrottung von Kinderlähmung

Kinderlähmung war lange Zeit eine gefürchtete Seuche, Anfang des 20. Jahrhunderts wütete sie in Europa und den Vereinigten Staaten. Die durch Polioviren übertragene Krankheit schädigt die Nerven und kann zu bleibenden Lähmungen führen. Die ersten weltweiten Schutzimpfungen gegen Kinderlähmung wurden in den 1950ern durchgeführt. In den Industrieländern ist Kinderlähmung seither selten geworden.

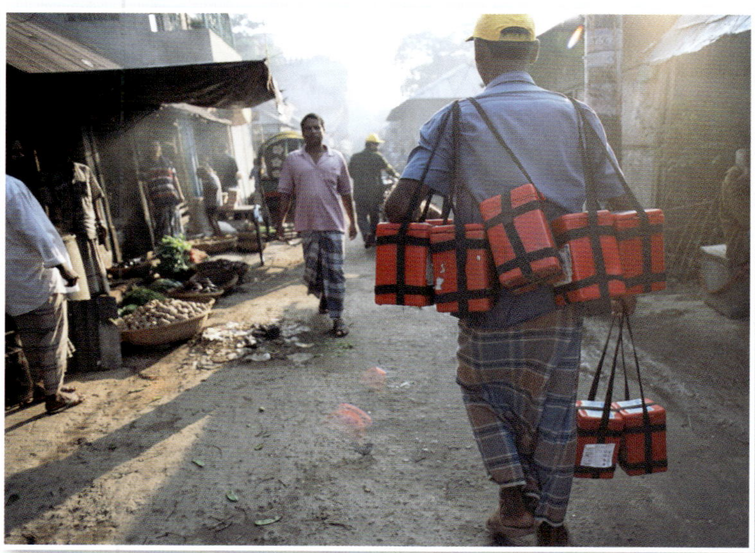

Herstellung von monoklonalen Antikörpern
Hierfür wird einer Ratte ein Antigen injiziiert. Durch die Immunreaktion werden B-Zellen gebildet, die Antikörper produzieren. Die B-Zellen werden mit Krebszellen fusioniert, was zur Entstehung von Hybridomzellen führt, die unbegrenzt Antikörper herstellen. Monoklonale Antikörper richten sich gegen ein einzelnes Antigen und können verschiedenste Moleküle binden.

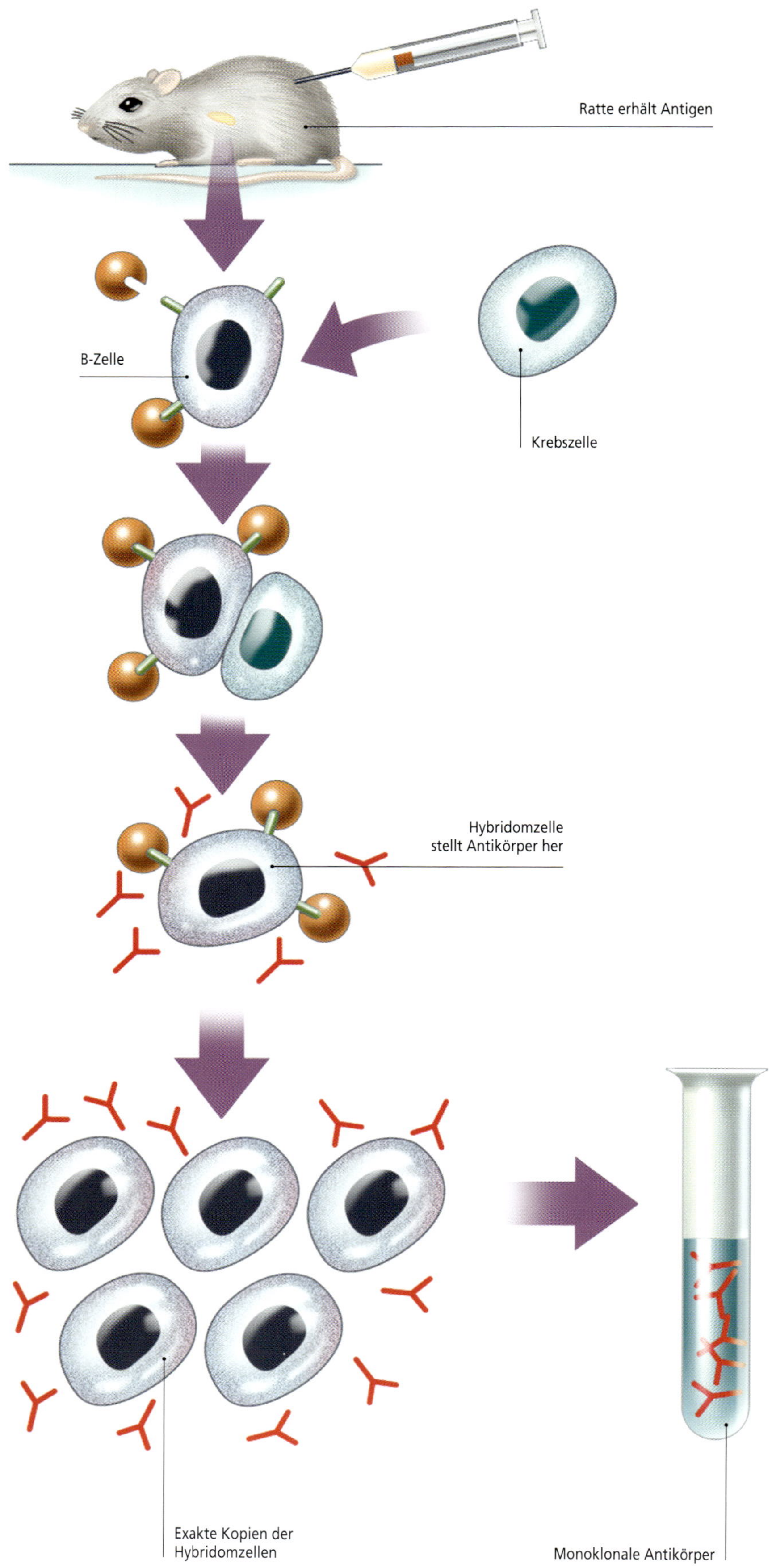

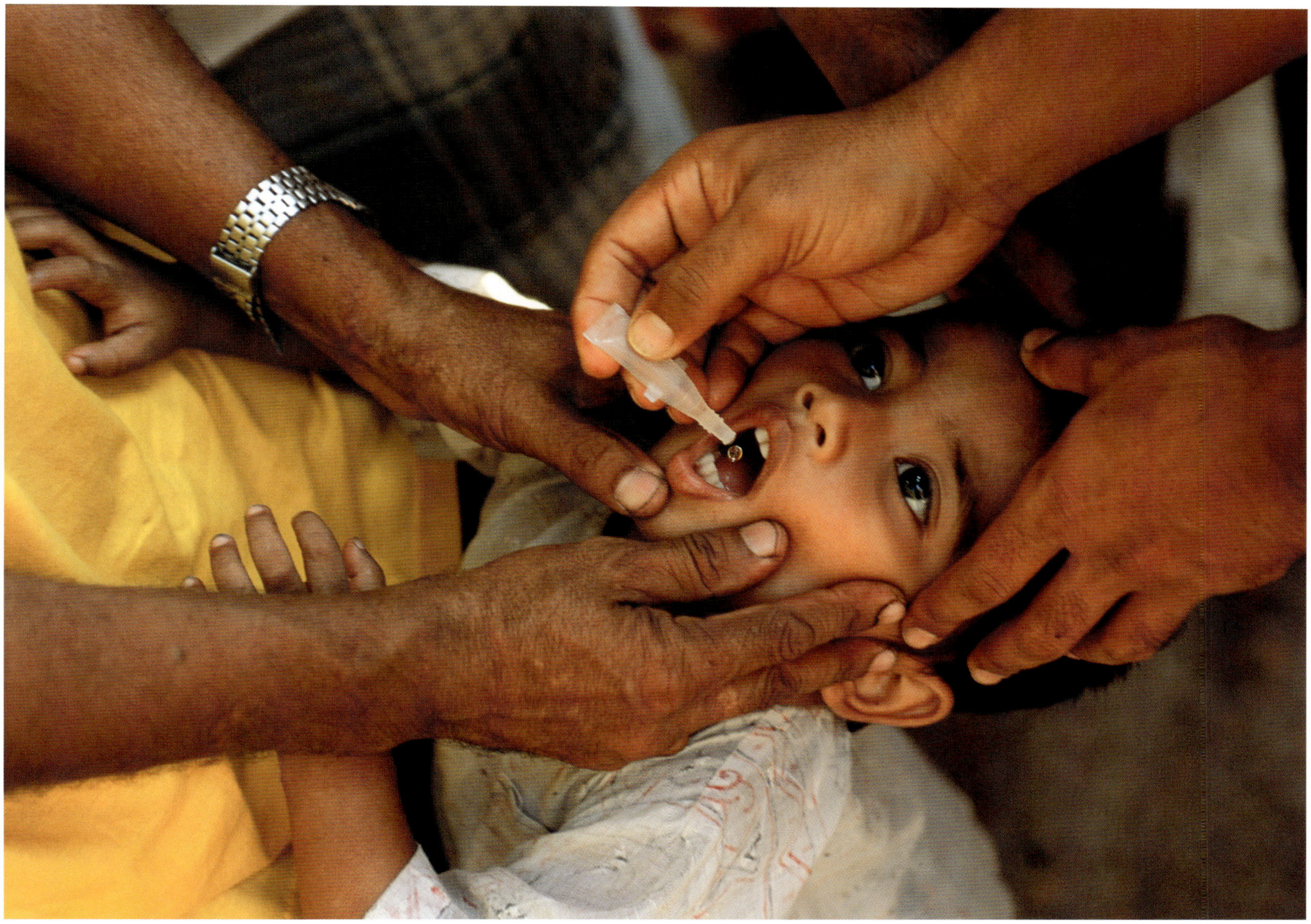

Impfstoffe
Enthalten ein Antigen in Form eines abgeschwächten oder abgetöteten Bakteriums oder Virus. Der abgeschwächte Erreger löst eine Immunreaktion aus. Es werden Antikörper gebildet, selbst wenn die Krankheit niemals ausbricht. Die meisten Impfstoffe schützen 7 bis 10 Jahre vor der Krankheit. Danach sollte die Impfung aufgefrischt werden, um die Immunität zu verlängern.

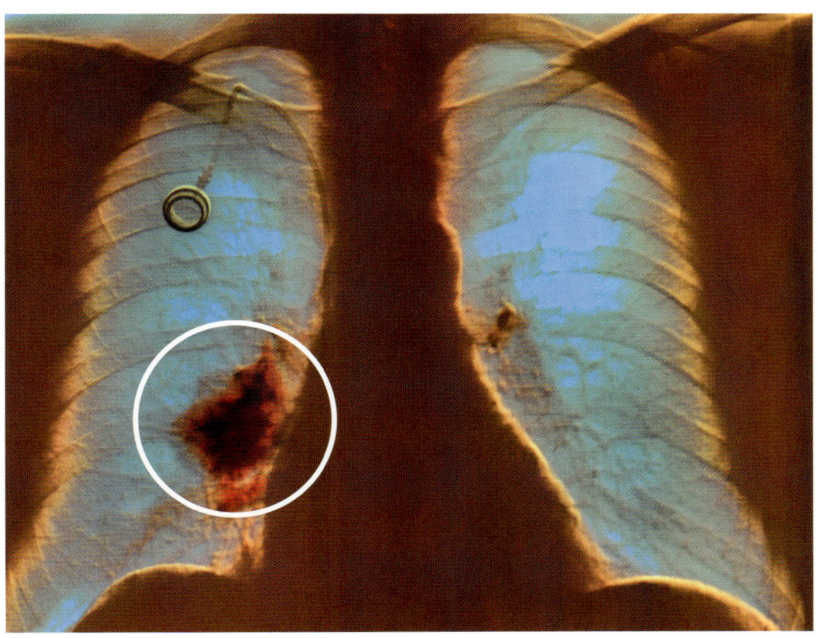

Immuntherapie gegen Krebs
Modifizierte monoklonale Antikörper werden bei der Bekämpfung von Brust- und Darmkrebs eingesetzt. Zytokine wie Interferone und Interleukine haben ebenfalls eine immunstärkende Wirkung. Auf diesem Röntgenbild sieht man einen Lungentumor. Er wird mit einem Implantat behandelt, das mit Interleukinen angereichert ist.

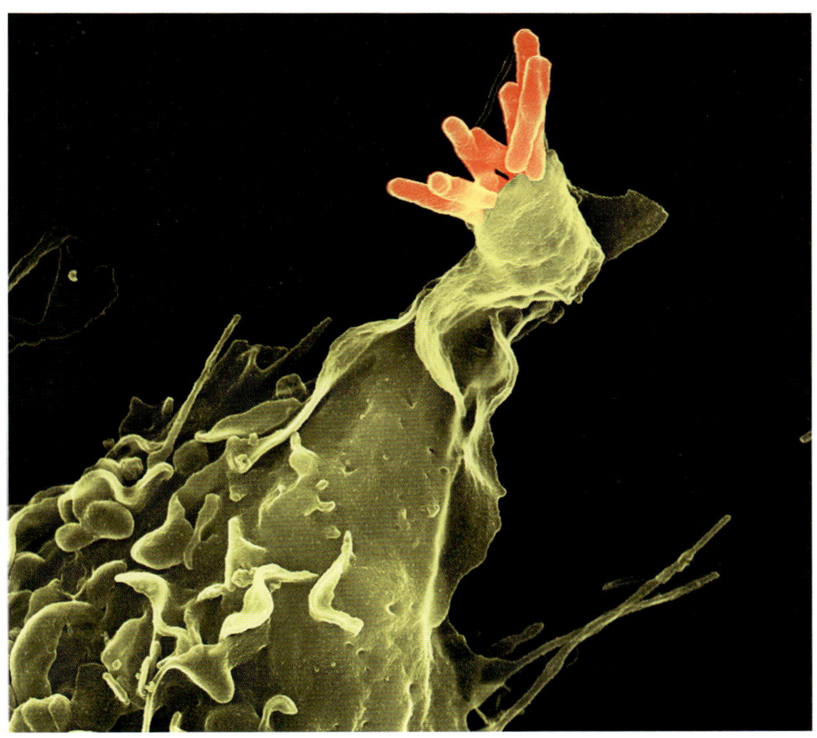

Angriff der Fresszelle
Impfstoffe enthalten geschwächte Viren oder Bakterien. Hier greift eine Fresszelle (gelb) ein geschwächtes Bakterium (orange) an. Die Überreste des Bakteriums präsentiert die Fresszelle später den B-Zellen, die Antikörper und Gedächtniszellen gegen den Erreger bilden.

Verdauungssystem

Der Verdauungsvorgang hat die Aufgabe, Nahrung in verwertbare Bausteine umzuwandeln. Jeder Bissen wird zunächst im Mund von den Zähnen zerkleinert, wandert über die Speiseröhre in Magen und Gedärme, wo er dann mithilfe von Verdauungsenzymen chemisch aufgespalten wird, und zwar in Nährstoffe wie Proteine, Mineralien, Kohlenhydrate und Fette. Die Stoffe sind durch den Verdauungsprozess so fein aufgelöst worden, dass sie in das kleinste Blutgefäß eindringen können, um Trillionen von Zellen zu ernähren. Stoffe, die der Körper nicht verwerten oder verdauen kann, werden ausgeschieden.

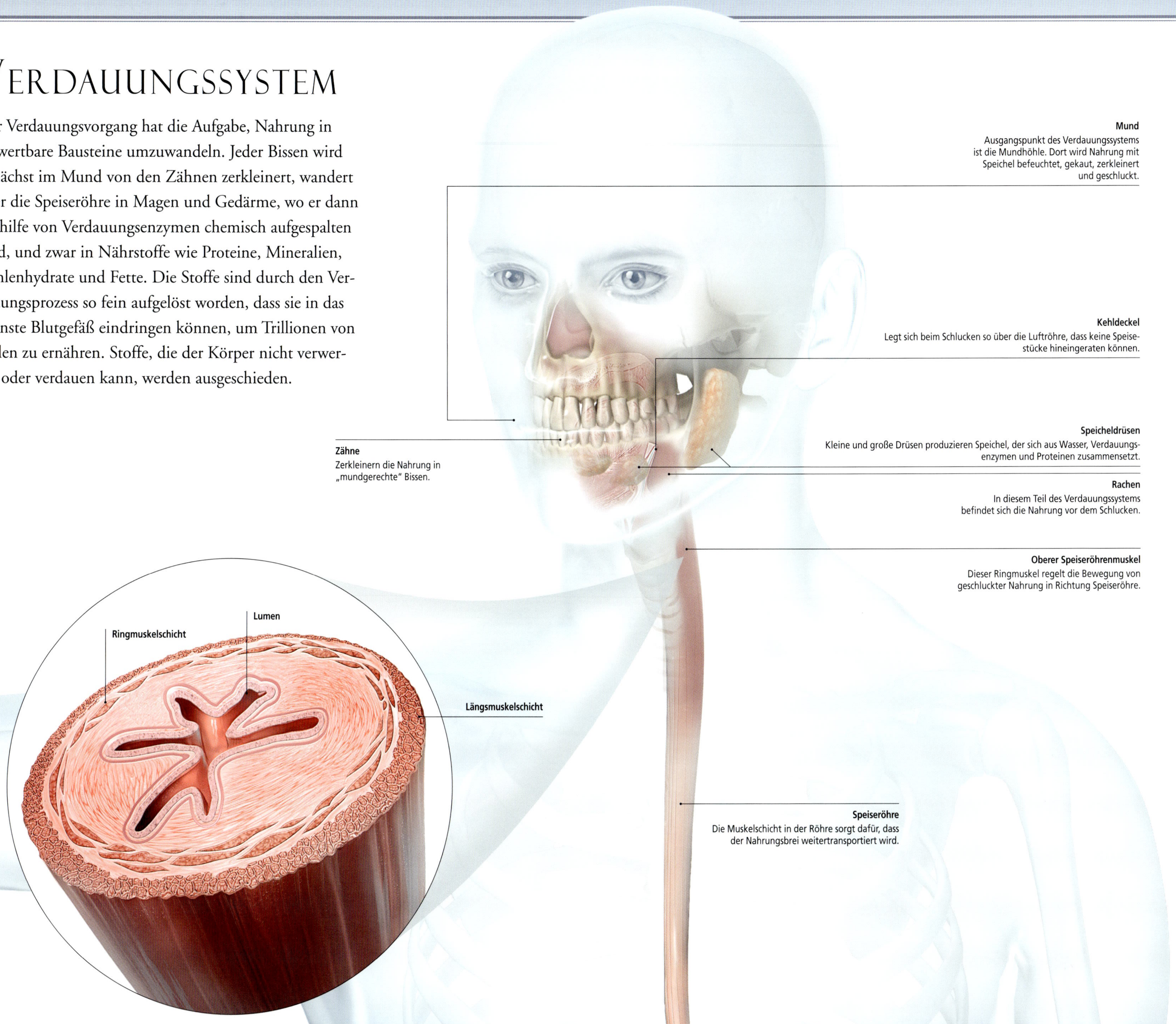

Peristaltik

Peristaltik bezeichnet die Muskeltätigkeit von Hohlorganen wie Speiseröhre, Magen und Darm. Die glatten Muskeln, die in den Wänden dieser Organe sitzen, ermöglichen, dass Nahrung durch den Körper transportiert werden kann. Die Muskeln im Magen-Darm-Trakt ziehen sich abwechselnd zusammen und erschlaffen, dadurch entsteht eine fortlaufende Kontraktionswelle. Diese vermischt den Speisebrei entweder mit Verdauungsenzymen sowie Magensäften, oder sie befördert ihn weiter zur nächsten Station des Verdauungssystems.

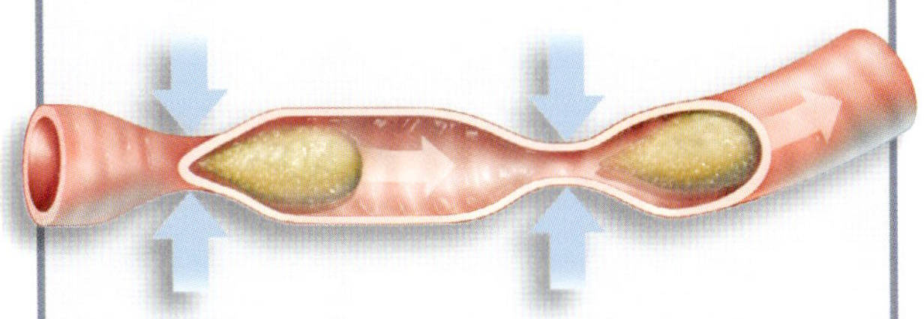

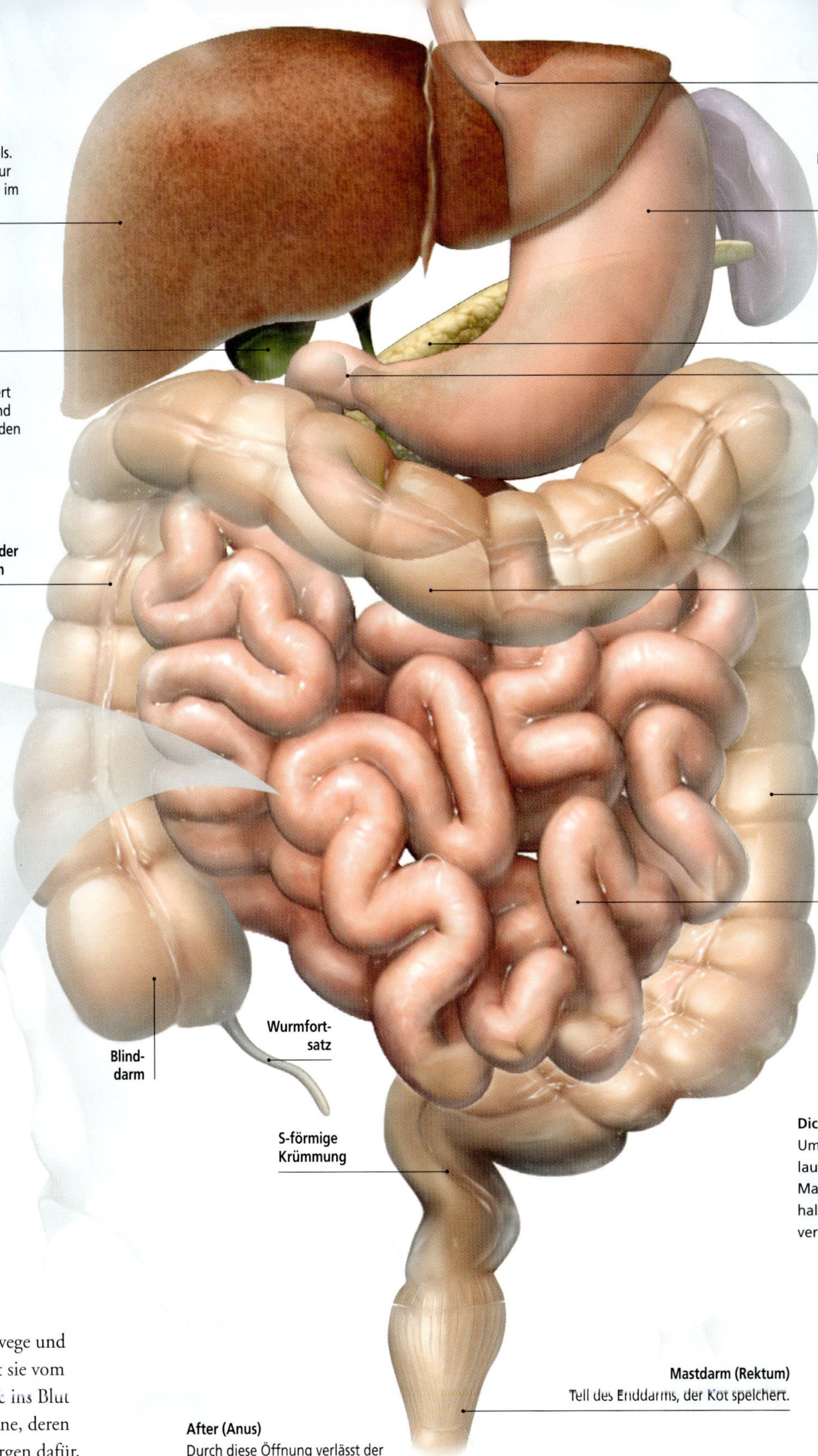

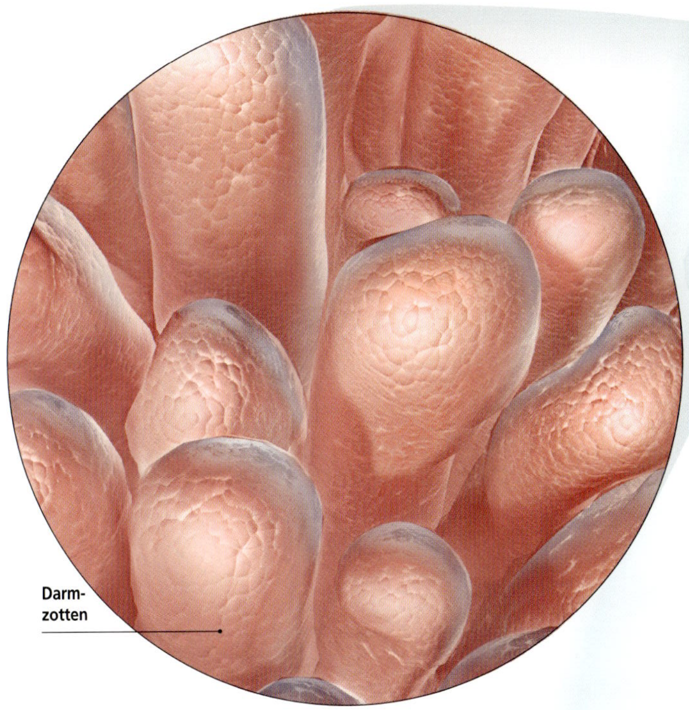

Der Verdauungsapparat

Beginnt in der Mundhöhle, umfasst Speiseröhre, Magen-Darm-Trakt, Leber, Gallenwege und Bauchspeicheldrüse. Solange sich die Nahrung noch im Verdauungstrakt befindet, ist sie vom Körper noch nicht verwertet. Dies geschieht erst, wenn die aufgespaltenen Nährstoffe ins Blut übergehen. Speiseröhre, Magen und Darm sind ähnlich aufgebaut. Es sind Hohlorgane, deren Innenwände mit Schleimhaut ausgekleidet sind; Muskelschichten in den Wänden sorgen dafür, dass der Nahrungsbrei weitertransportiert oder mit Magensaft vermischt wird.

Nahrungsaufnahme

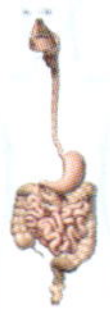

Der Verdauungsprozess, bei dem der Körper Speisen in unterschiedliche Stoffe aufspaltet, beginnt im Mund. Dort wird die Nahrung mit den Zähnen zerkleinert und gekaut. Während des Kauens wird sie mit Speichel befeuchtet. Speichel enthält Wasser, Proteine und das Enzym Amylase, das stärkehaltige Kohlenhydrate aufspaltet. Neben der Speichel-Amylase gibt es zahlreiche andere Enzyme, die wichtig sind, damit Proteine, Fette und Mineralien durch den Verdauungsprozess vom Körper überhaupt aufgenommen werden können. Diese Enzyme kommen im Magen und im Dünndarm vor. Die Bauchspeicheldrüse produziert besonders maßgebliche Verdauungsenzyme. Die Zunge bewegt die Nahrung in der Mundhöhle hin und her und drückt einzelne Bissen schließlich in den Rachenraum, damit sie geschluckt werden können.

Die Speiseröhre

Ist ein elastischer, etwa 25 Zentimeter langer Muskelschlauch mit einer durchschnittlichen Weite von etwa 2 Zentimetern; sie kann sich beim Schlucken von Speisen oder Flüssigkeiten jedoch bis auf 3,5 Zentimeter dehnen. Ihre Muskelschicht besteht aus willkürlichen und unwillkürlichen Muskeln, die den Speisebrei weiterbefördern. Am oberen und unteren Ende der Speiseröhre befindet sich jeweils ein Verschlussmechanismus: der obere und untere Speiseröhrenmuskel. Sie verhindern den Rückfluss der Nahrung.

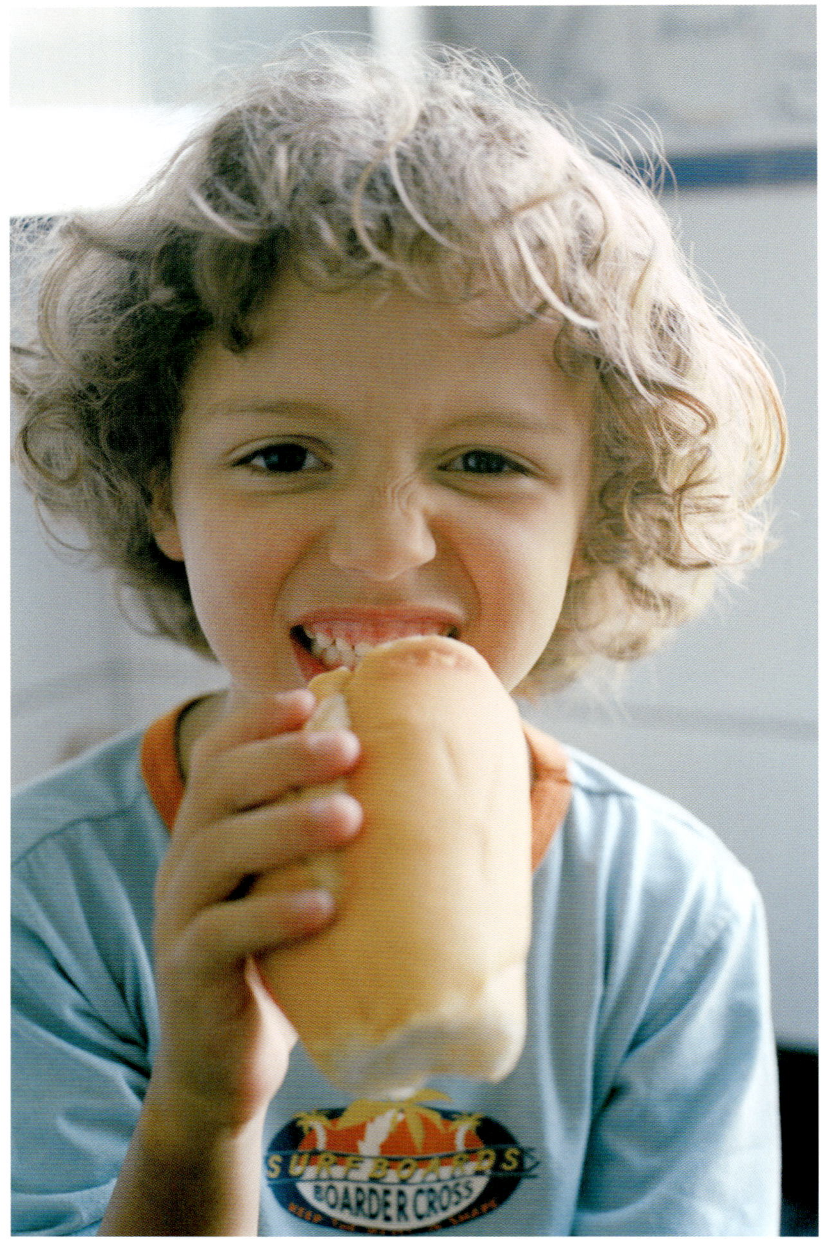

Verdauung von Kohlenhydraten

Setzt ein, sobald wir beispielsweise in ein Brötchen beißen und kauen. Die Speichel-Amylase zerlegt die in Kohlenhydraten enthaltene Stärke in einzelne Bestandteile. Die vollständige Aufspaltung erfolgt dann im Dünndarm.

Schlucken

Am Schluckvorgang sind mehrere Muskeln beteiligt. Zuerst schiebt die Zungenspitze den Bissen in Richtung Kehle. Gaumenzäpfchen und Rachen gehen nach oben, damit der Bissen passieren kann. Die Muskeln im Rachen kontrahieren, dadurch klappt der Kehldeckel über die Luftröhre, damit keine Speisestücke hineingelangen. Der Bissen gleitet dann die Speiseröhre hinunter in Richtung Magen.

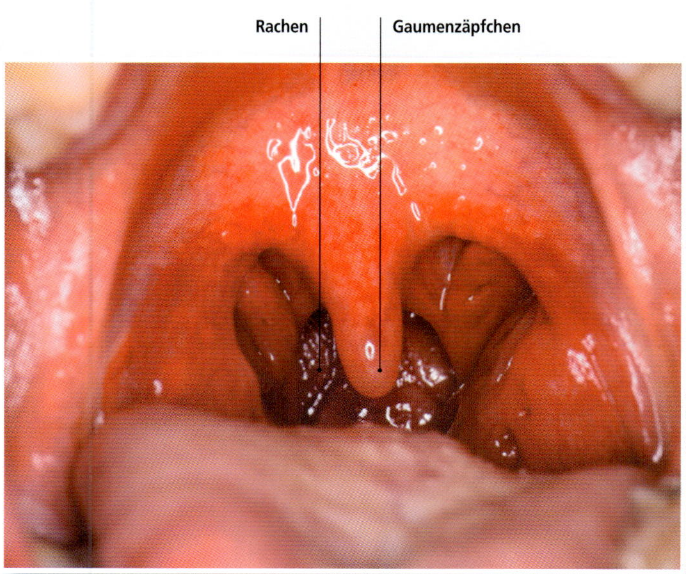

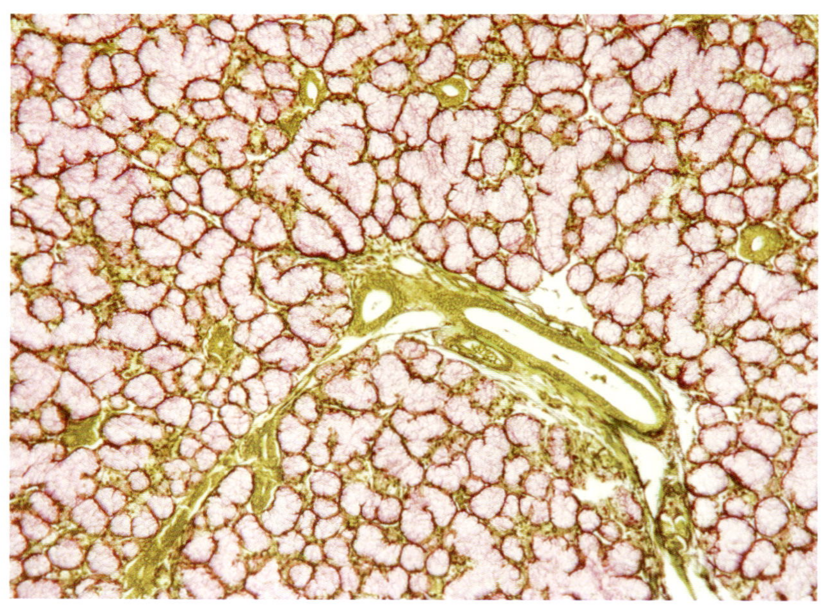

Speicheldrüsen

Auf diesem Bild sieht man eine Speicheldrüse. Die drei wichtigsten Speicheldrüsen sind die Ohrspeicheldrüse, die Unterzungenspeicheldrüse und die Unterkieferspeicheldrüse, die unter den Mandeln sitzt.

Kauen und Schlucken
Schneide- und Eckzähne zerkleinern die Nahrung, Backenzähne zermahlen sie. Die Zunge drückt einen Bissen in den Rachen. Muskelbewegungen im Rachen klappen den Kehldeckel über die Luftröhre und befördern den Bissen in die Speiseröhre.

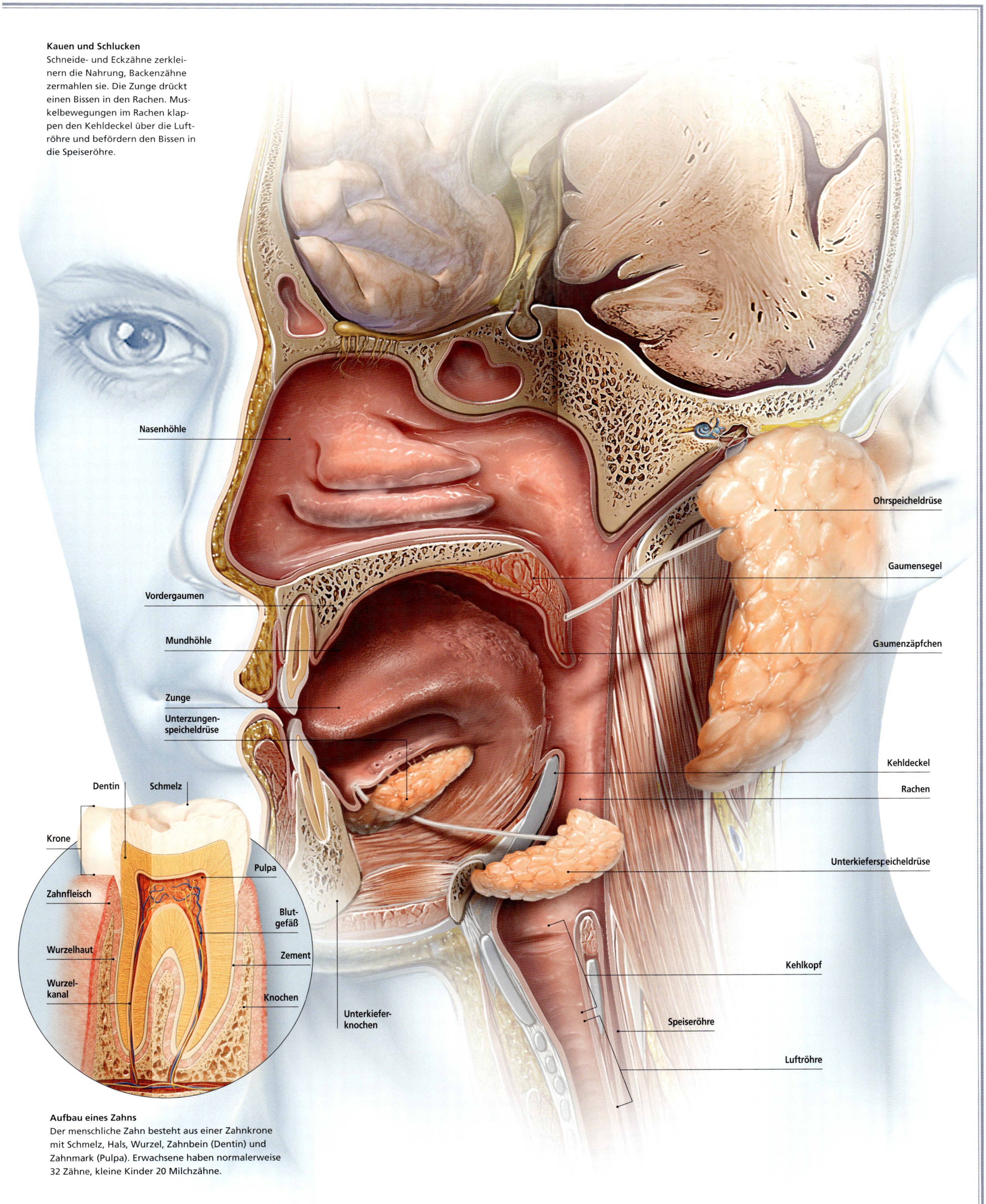

Aufbau eines Zahns
Der menschliche Zahn besteht aus einer Zahnkrone mit Schmelz, Hals, Wurzel, Zahnbein (Dentin) und Zahnmark (Pulpa). Erwachsene haben normalerweise 32 Zähne, kleine Kinder 20 Milchzähne.

Magen

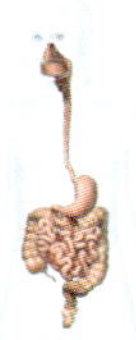

Der Magen ist ein etwa 25 Zentimeter langes, muskulöses Hohlorgan, das bis zu 2,4 Liter Nahrung und Flüssigkeit fassen kann. Hier wird Nahrung mit Enzymen sowie Magensäften vermischt und dann an den Dünndarm weitergeleitet. Die Muskelschicht des Magens erzeugt wellenartige Kontraktionen, dadurch wird das Ganze gut durchgewirbelt. Der Magensaft besteht hauptsächlich aus dem eiweißspaltenden Enzym Pepsin und Salzsäure. Die Säure tötet etwaige Mikroben ab und zersetzt die Nahrung in feinen Brei.
Im Magen werden vor allem Proteine (Eiweiße) vorverdaut. Durch Muskelkontraktion (Peristaltik) wird der Nahrungsbrei portionsweise weiter zum Magenpförtnermuskel transportiert.

Dehnbares Organ

Ein leerer Magen hat die Form eines schmalen Schlauches. Er kann sein Volumen jedoch 20-fach vergrößern und fasst dann bis zu 2,4 Liter. Je nach Eiweiß-, Kohlenhydrat- oder Fettanteil verbleibt die Nahrung mehrere Stunden im Magen. Fettreiches Essen kann bis zu acht Stunden im Magen vorverdaut werden.

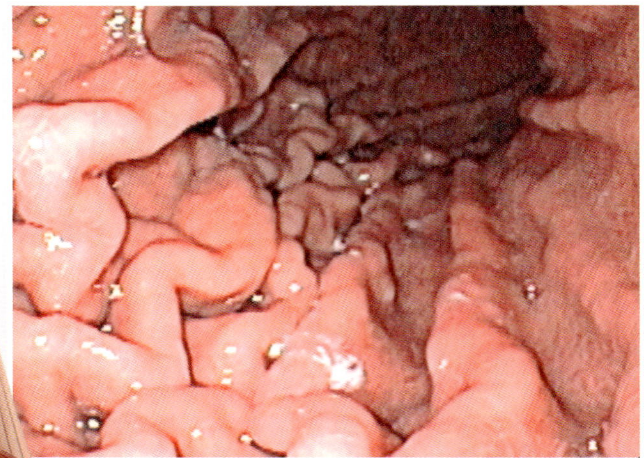

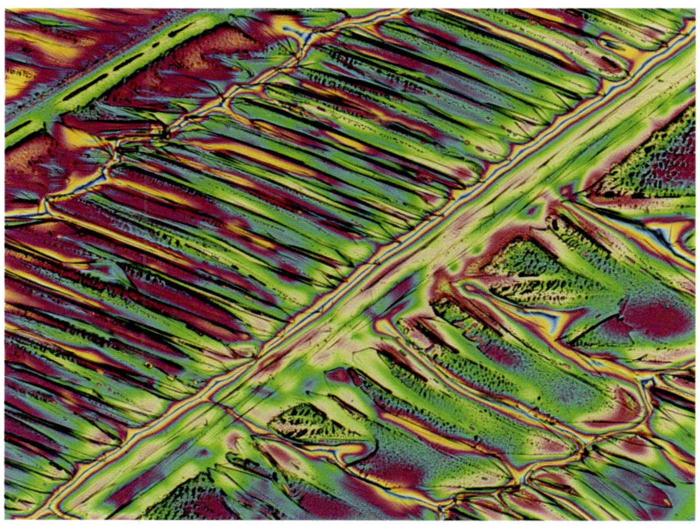

Magenenzyme
Pepsin und Kathepsin sind die notwendigen Enzyme für die Eiweißverdauung. Lipasen spalten Fettsäuren. Dieses Bild zeigt, wie Magenenzyme leuchtende Kristalle geformt haben.

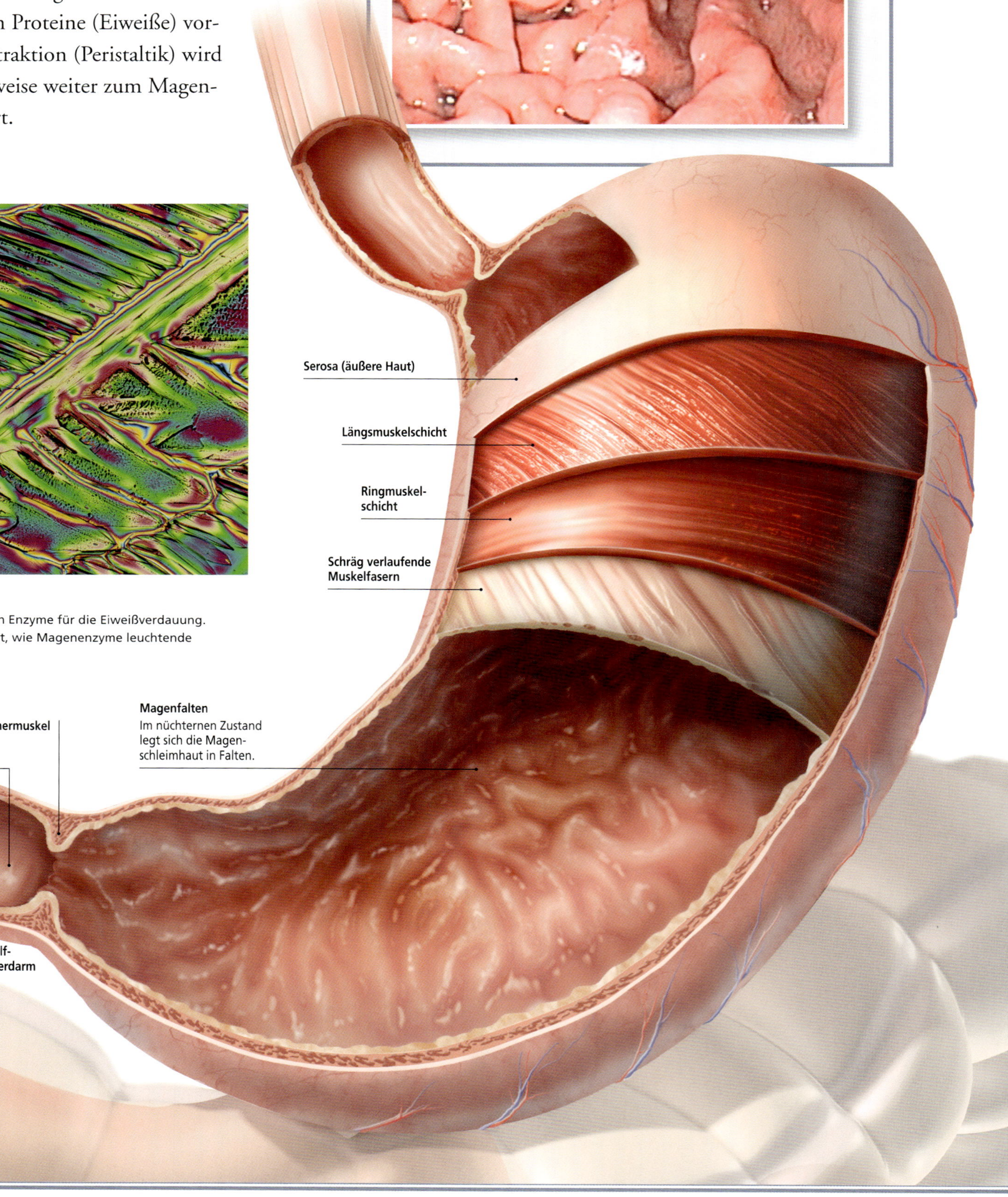

Aufnahme von Nährstoffen

Im Magen werden Fette, Kohlenhydrate und Proteine zwar vorverdaut, die Magenwand kann jedoch keine Nährstoffe aufnehmen, deshalb gelangen nur wenige ins Blut. Eine Ausnahme bilden die schleimproduzierenden Zellen in der Magenschleimhaut. Sie können Wasser, Alkohol, Medikamente wie Aspirin, Mineralionen und aufgespaltene Fettmoleküle absorbieren. Die eigentliche Verwertung der Nahrung findet in Dünn- und Dickdarm statt.

Die Magenschleimhaut
In der Magenschleimhaut (Bild) befinden sich Tausende von Drüsen, die Schleim und Verdauungssäfte absondern. Bestimmte Zellen produzieren das Hormon Gastrin, das den Reiz zur Bildung von Magensäure auslöst.

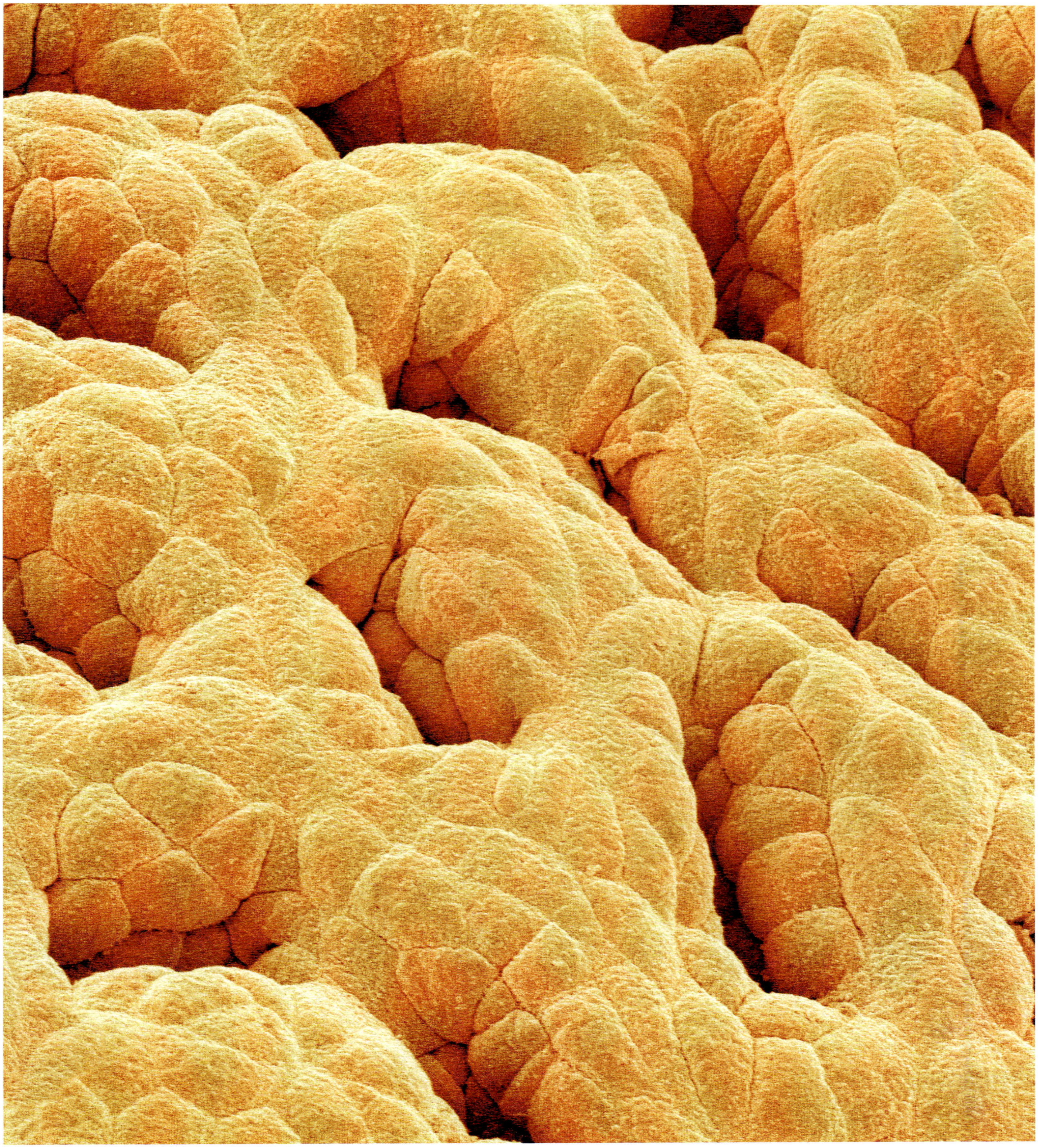

Dünn- und Dickdarm

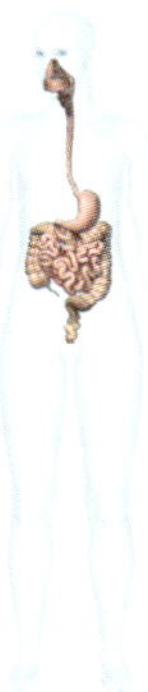

Der Darmtrakt teilt sich in zwei Hauptbereiche: den Dünndarm, wo die eigentliche Verdauung stattfindet, und den Dickdarm, dem letzten Teil des Verdauungstrakts. Dort wird dem Darminhalt Wasser entzogen und Kot gespeichert. Der Dünndarm ist ungefähr 6 Meter lang und gliedert sich in drei Abschnitte: Zwölffingerdarm, Leerdarm und Krummdarm. Der Dünndarm ist von innen nicht glatt, sondern mit tiefen Falten ausgestattet, die mit Zotten und Krypten bedeckt und von Millionen feiner Mikrovilli überzogen sind. So wird die Resorptionsfläche auf bis zu 200 Quadratmeter vergrößert. Der Dickdarm ist von vielen Bakterien besiedelt, die für eine gesunde Darmflora sorgen, weil sie Unverdautes abbauen und dabei Vitamin K herstellen. Die braune Farbe des Stuhls rührt von den Gallensalzen, die Fette verdauen.

Absorption von Fetten

Fette gelangen niemals direkt ins Blut. Zuerst werden große Fettmoleküle durch Muskelkontraktion (Peristaltik) in Einzelteile zerlegt, die von den Enzymen der Bauchspeicheldrüse weiter aufgespalten werden. Die Galle aus der Leber sorgt dafür, dass sich die Fette nicht vom Speisebrei trennen. Mikrovilli, die Ausstülpungen in der Darmwand, nehmen das Fett schließlich auf. Sie formen es zu Kügelchen und schleusen es in das Lymph- und Blutsystem.

Der Dünndarm
Der erste Abschnitt des Dünndarms, der Zwölffingerdarm, ist etwa 25 Zentimeter lang. Die meisten Nährstoffe werden im Leerdarm (1 Meter lang) und Krummdarm (3,6 Meter lang) verwertet.

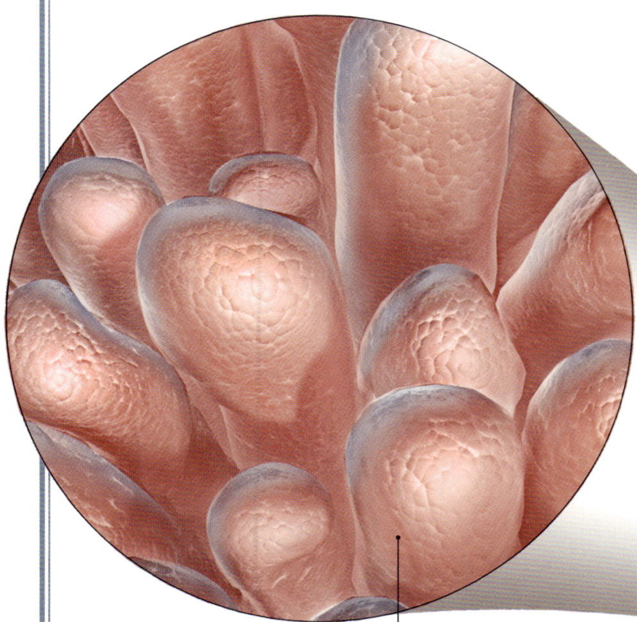

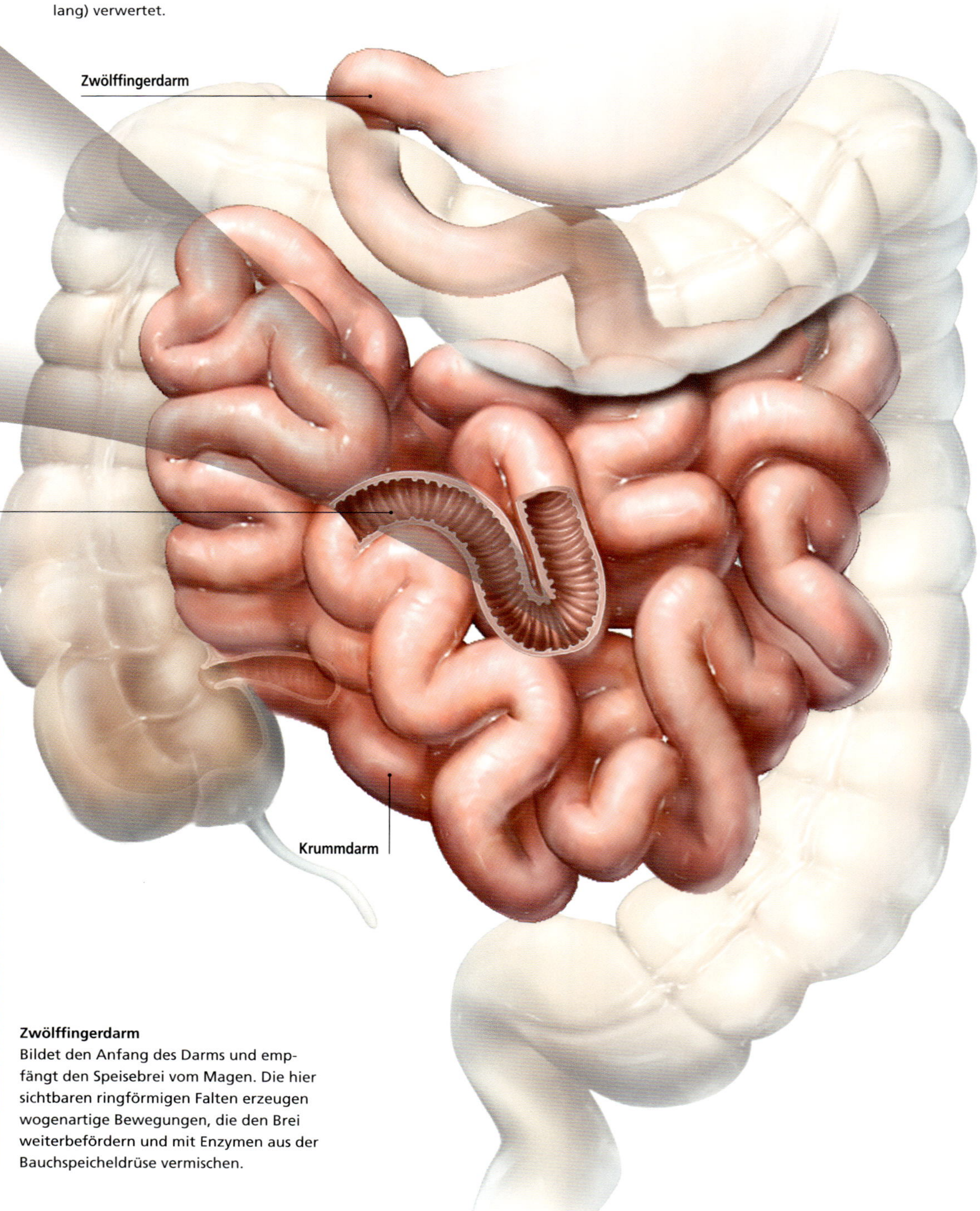

Zotten (Mikrovilli)
Die Zellfortsätze verbessern den Stoffaustausch.

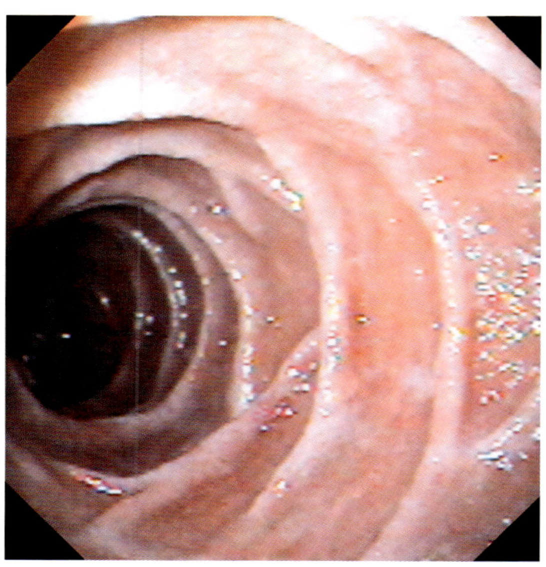

Zwölffingerdarm
Bildet den Anfang des Darms und empfängt den Speisebrei vom Magen. Die hier sichtbaren ringförmigen Falten erzeugen wogenartige Bewegungen, die den Brei weiterbefördern und mit Enzymen aus der Bauchspeicheldrüse vermischen.

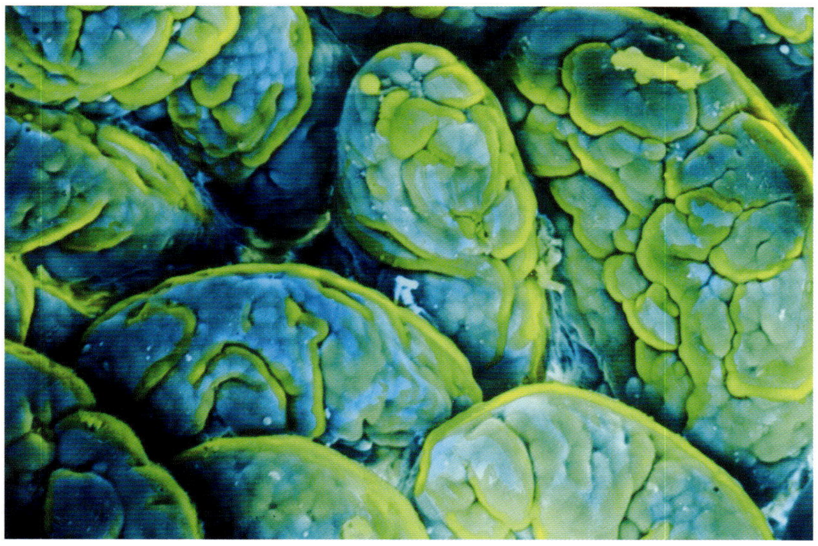

Millionen von Mikrovilli
Die Darmwand ist von Millionen fingerförmiger Zotten überzogen. Jede Einzelne besitzt ein Blut- sowie ein Lympfgefäß und ist mit winzigen Mikrovilli bedeckt. Sie dienen der Aufnahme von Nährstoffen. Einfache Zuckermoleküle und Aminosäuren (Bausteine von Eiweißen) wandern in die Blutgefäße, viele Fette in die Lymphgefäße.

Der Wurmfortsatz

Da der Wurmfortsatz ohne negative Folgen für den Betroffenen entfernt werden kann, hielt man ihn lange Zeit für ein rudimentäres Organ ohne besondere Funktion. Erst die Entdeckung von Bakterienkolonien im Wurmfortsatz, die der Immunabwehr dienen, ließ vermuten, dass diese wurmförmige Ausstülpung die Darmflora unterstützt. Zum Beispiel, wenn bei einer schweren Durchfallerkrankung „gute" Bakterien herausgespült werden.

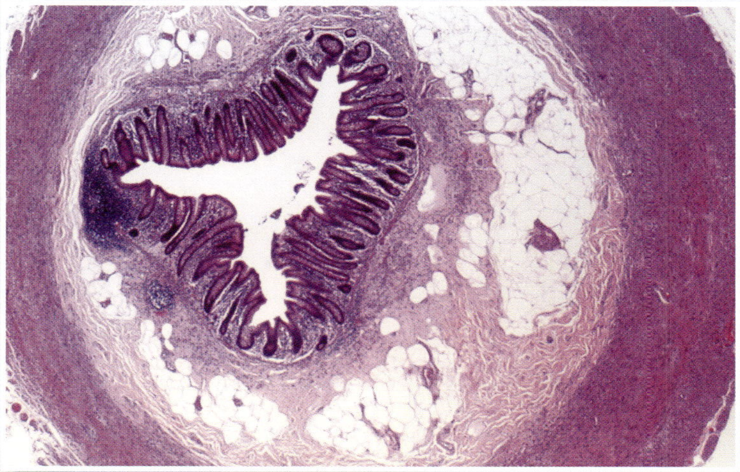

Das Innere des Wurmfortsatzes
Die violetten Bereiche auf diesem Bild zeigen lymphatisches Gewebe im Wurmfortsatz, das der Abwehr von Infektionen im Dickdarm dient.

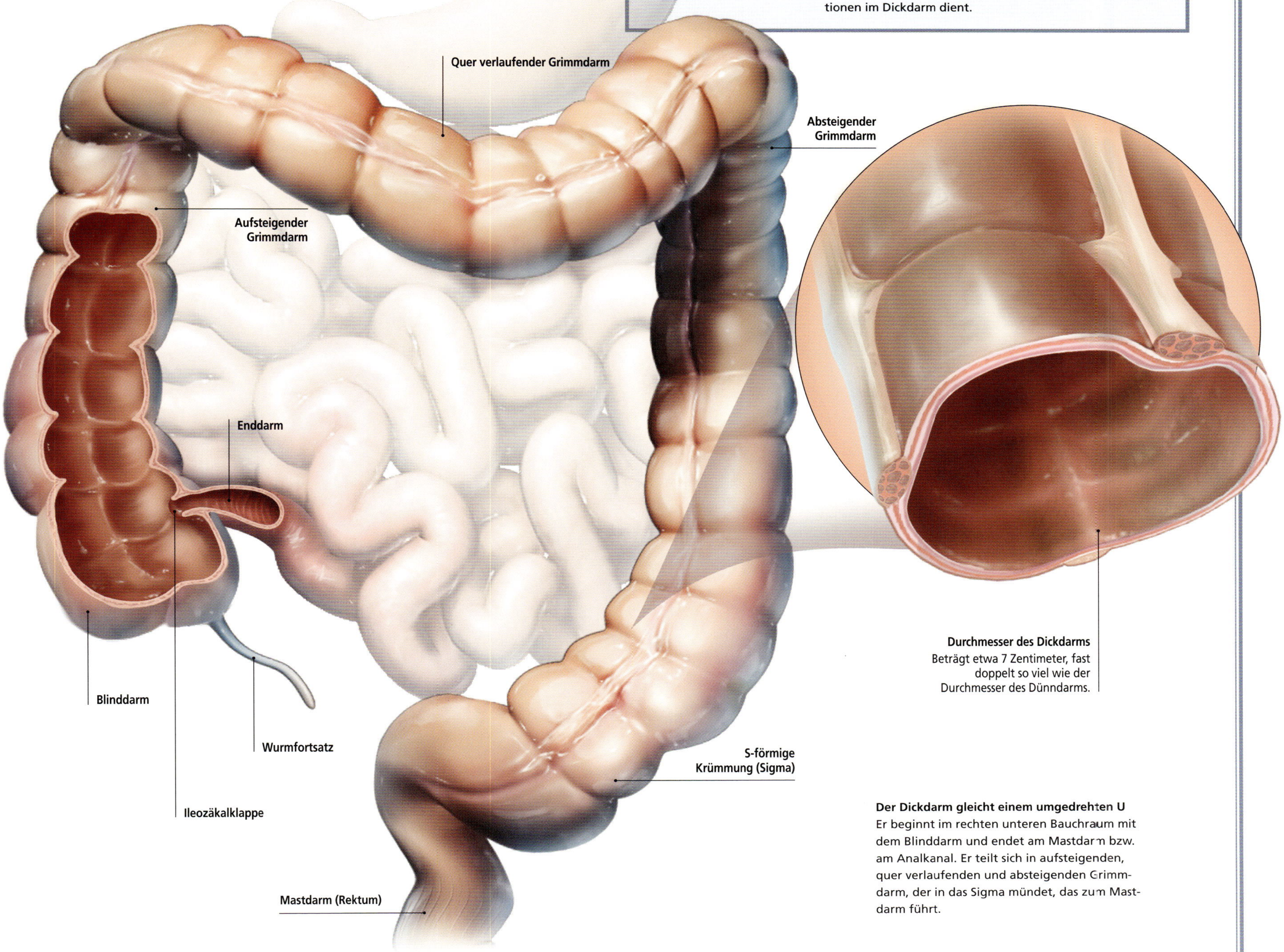

Durchmesser des Dickdarms
Beträgt etwa 7 Zentimeter, fast doppelt so viel wie der Durchmesser des Dünndarms.

Der Dickdarm gleicht einem umgedrehten U
Er beginnt im rechten unteren Bauchraum mit dem Blinddarm und endet am Mastdarm bzw. am Analkanal. Er teilt sich in aufsteigenden, quer verlaufenden und absteigenden Grimmdarm, der in das Sigma mündet, das zum Mastdarm führt.

Mithelfende Organe

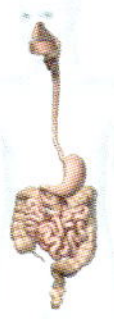

Am Verdauungsprozess und an der Verwertung von Nährstoffen sind mehrere Organe beteiligt. Die Bauchspeicheldrüse (Pankreas) produziert Verdauungsenzyme: Stärke spaltende, Fett spaltende und Nukleinsäure spaltende Enzyme (dienen der Verwertung von Zellkernbestandteilen). Diese Enzyme gelangen über den Bauchspeicheldrüsengang in den Dünndarm. Außerdem stellt die Bauchspeicheldrüse Verdauungshormone her, die direkt ins Blut abgegeben werden: Insulin und Glukagon. Sie regeln den Blutzuckerspiegel des Körpers. Die Leber produziert Gallenflüssigkeit, die in der Gallenblase gesammelt und bei Bedarf an den Dünndarm weitergeleitet wird. Die Gallenflüssigkeit sorgt für die Umwandlung von Fetten. Ferner reguliert die Leber den Abbau sowie die Ausscheidung von körpereigenen und medikamentösen Giftstoffen.

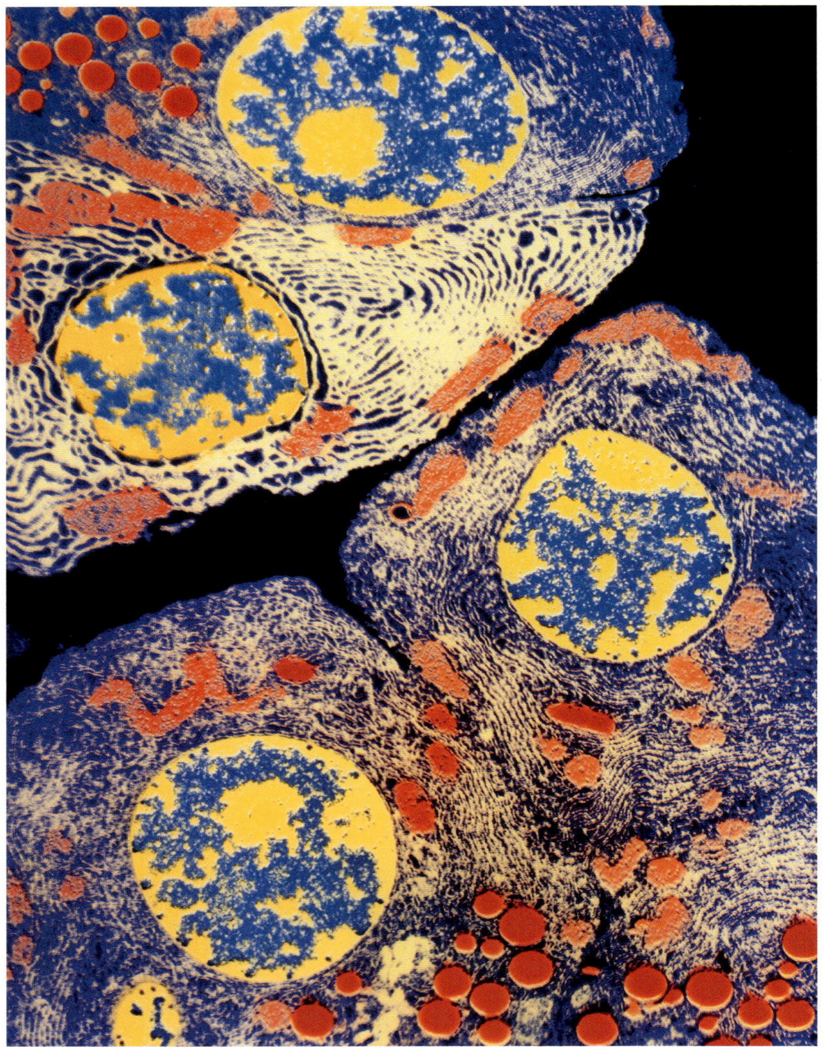

Zellen der Bauchspeicheldrüse
Die hellen, fadenförmigen Gebilde auf dieser Mikroaufnahme sind Zellverbände in der Bauchspeicheldrüse, die Enzyme produzieren. Die Enzyme werden in Granulaten (Körnchen; rote Punkte) gespeichert.

Lebererkrankungen

Hepatitis ist eine Leberentzündung, die von Viren, Bakterien und Giften (Alkohol, Medikamente) verursacht wird. Hepatitis B ist heilbar, kann jedoch chronisch werden und zu Leberzirrhose führen, dem Endzustand von Lebererkrankungen, bei dem die Leberstruktur zerstört wird. Jahrelange Alkoholsucht kann ebenfalls Leberzirrhose auslösen. Hepatitis C muss sofort behandelt werden. In vielen Fällen ist eine Lebertransplantation die einzige Möglichkeit, das Leben des Patienten zu verlängern.

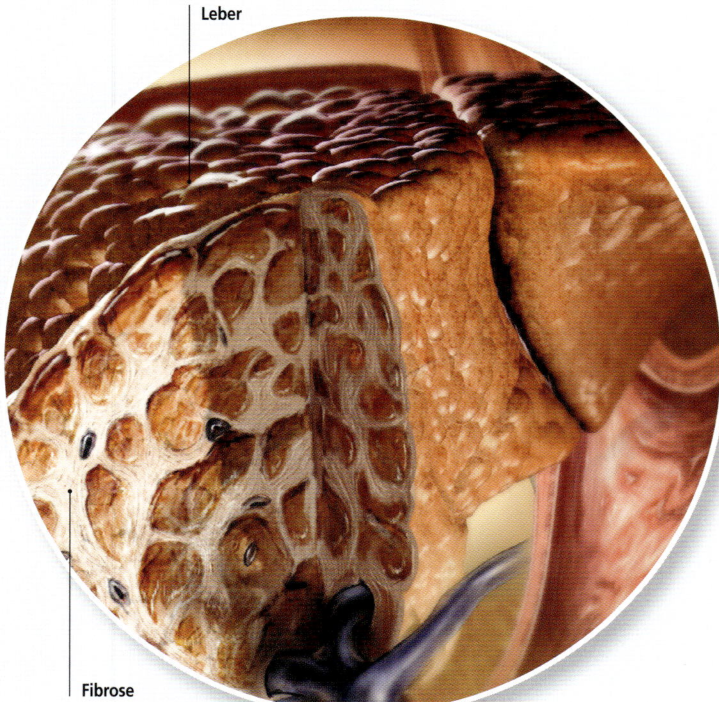

Leberzirrhose
Wegen der ständigen Schädigungen vernarbt (Fibrose), verhärtet und schrumpft das Gewebe der Leber. Als typische Anzeichen einer Leberzirrhose gelten Konzentrationsschwäche, Müdigkeit und Völlegefühl oberhalb des Bauchnabels.

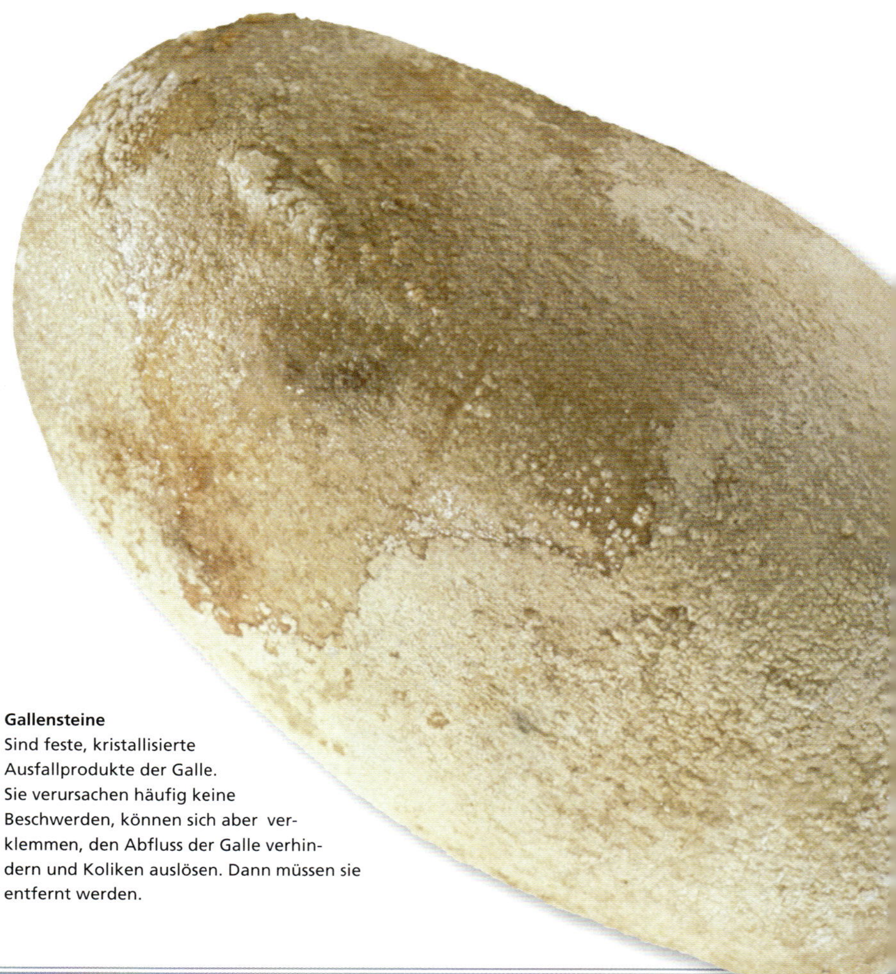

Gallensteine
Sind feste, kristallisierte Ausfallprodukte der Galle. Sie verursachen häufig keine Beschwerden, können sich aber verklemmen, den Abfluss der Galle verhindern und Koliken auslösen. Dann müssen sie entfernt werden.

Multifunktionelles Organ Leber

Die Leber produziert nicht nur Gallenflüssigkeit, sie ist auch zentrales Stoffwechselorgan. Durch die Leberzellen werden die Nährstoffe aus dem Pfortaderblut aufgenommen, umgebaut, gespeichert oder über das Blut an andere Organe weitergegeben. Außerdem stellen die Leberzellen viele wichtige Stoffe her, z. B. Eiweiße, Blutgerinnungsfaktoren, Zucker, Fettsäuren und Cholesterin. Als Filter zwischen Darm und übrigem Körperkreislauf verhindert die Leber, dass Schadstoffe aus dem Darm ins Blut gelangen.

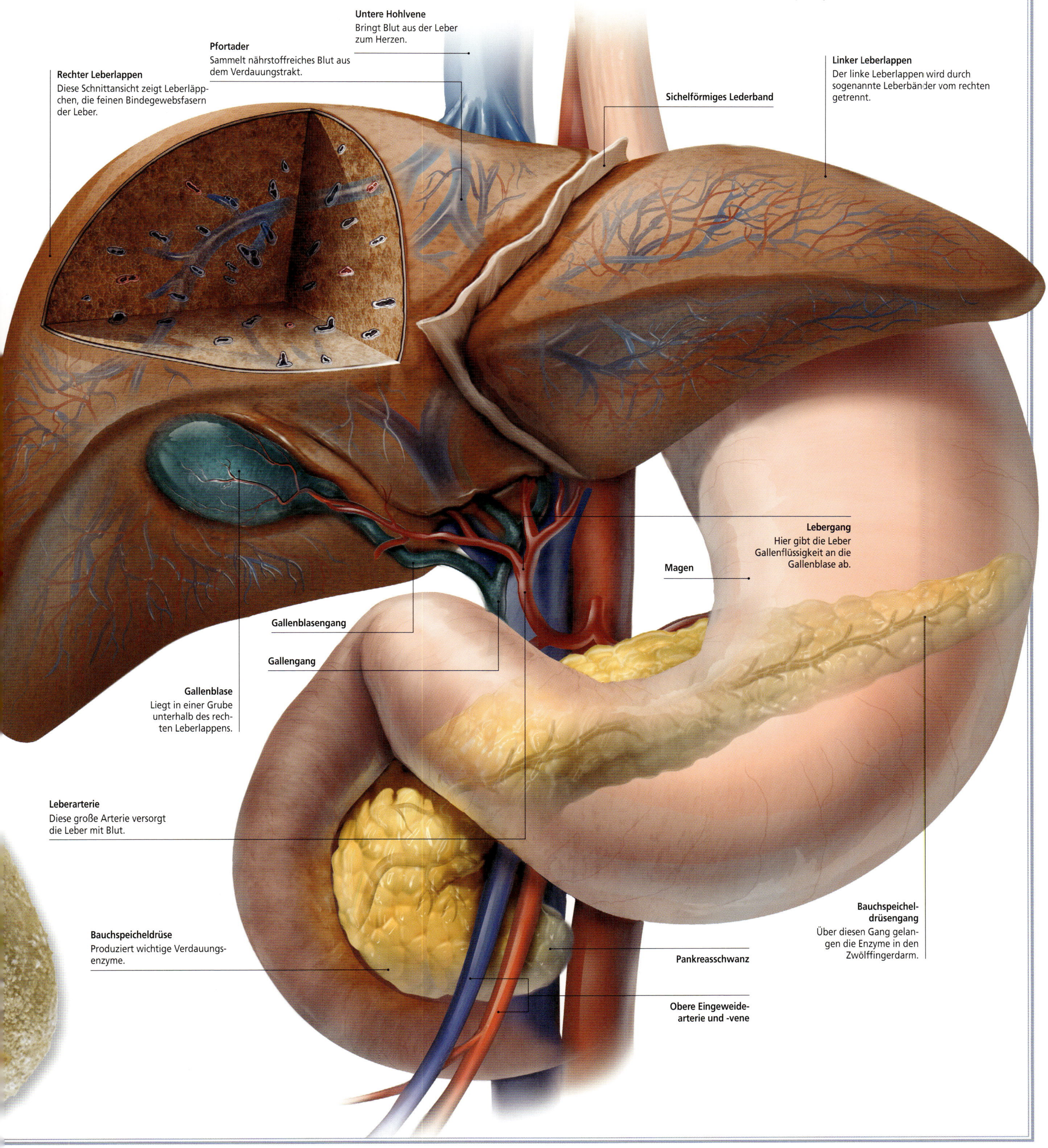

Orale Krankheiten

Zahnbelag (Plaque) besteht aus Eiweiß und Mikroorganismen, die über den Mund eindringen. Werden die Zähne nicht täglich gründlich gereinigt, können sich auf dem Zahnbelag Bakterien ansiedeln, die zu Karies führen. Zahnbelag kann auch Mineralstoffe aufnehmen und dadurch festwerden, es bildet sich Zahnstein. Bei Zahnfleischentzündung blutet das Zahnfleisch leicht. Verläuft die Entzündung weiter, kann Parodontitis entstehen, daran leiden weltweit neun von zehn Personen über 40. Die Bakterien können tiefer eindringen und den Zahnhalteapparat schädigen, was ohne Behandlung zu Zahnausfall führt. Kranke Zähne können an anderen Stellen im Körper Entzündungen und sogar Herzkrankheiten auslösen. Rauchen in Verbindung mit Alkoholkonsum ist der wichtigste Risikofaktor für Mundkrebs.

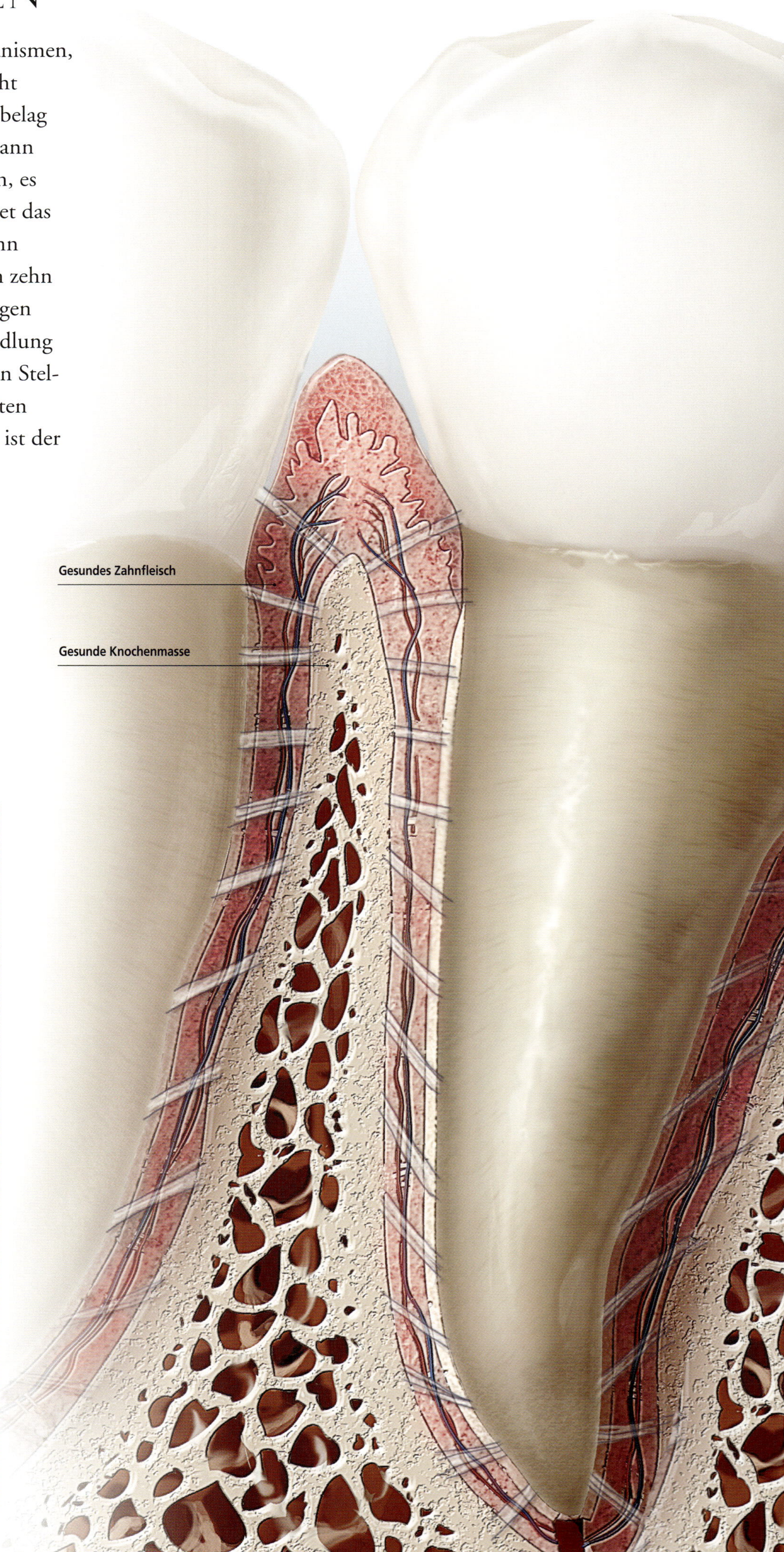

Risikofaktoren

Zu den Hauptrisikofaktoren, die Erkrankungen der Mundhöhle und der Zähne verursachen, zählen: mangelnde Zahnhygiene, häufiger Konsum von zuckerhaltiger Nahrung und süßen Getränken, Rauchen und exzessiver Alkoholkonsum. Laut Weltgesundheitsorganisation tragen diese Risikofaktoren gleichzeitig zu den weltweit häufigsten Krankheiten bei: Krebs, chronische Atemwegserkrankungen, Diabetes Typ 2 und Herz-Kreislauf-Erkrankungen.

Entdeckung einer Königin

Die altägyptische Königin Hatschepsut regierte vor etwa 3500 Jahren. Ihre Mumie war verschollen, in ihrem Grab im Tal der Könige fand man nur einen Zahn. Diesen Zahn konnten ägyptische Archäologen 2007 mittels DNA-Analysen und CT-Untersuchungen zweifelsfrei einer Zahnlücke in einer unidentifizierten Mumie zuweisen. Es handelte sich tatsächlich um Königin Hatschepsut, die wahrscheinlich an Krebs oder Diabetes starb.

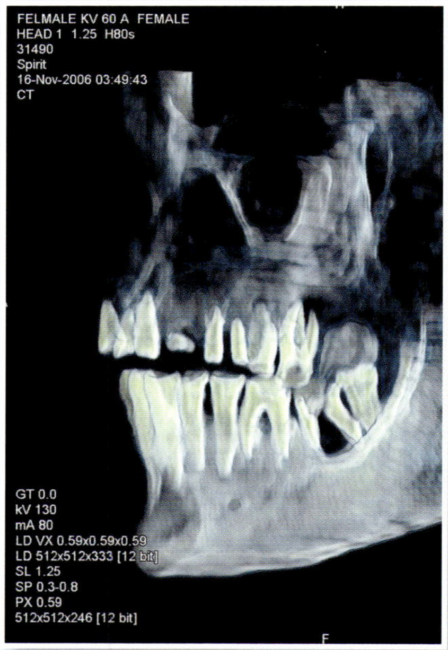

Was die Mumie verrät
Die CT der Mumie von Hatschepsut zeigt, dass die Königin krankes Zahnfleisch hatte, vermutlich die Ursache für ihren Zahnverlust.

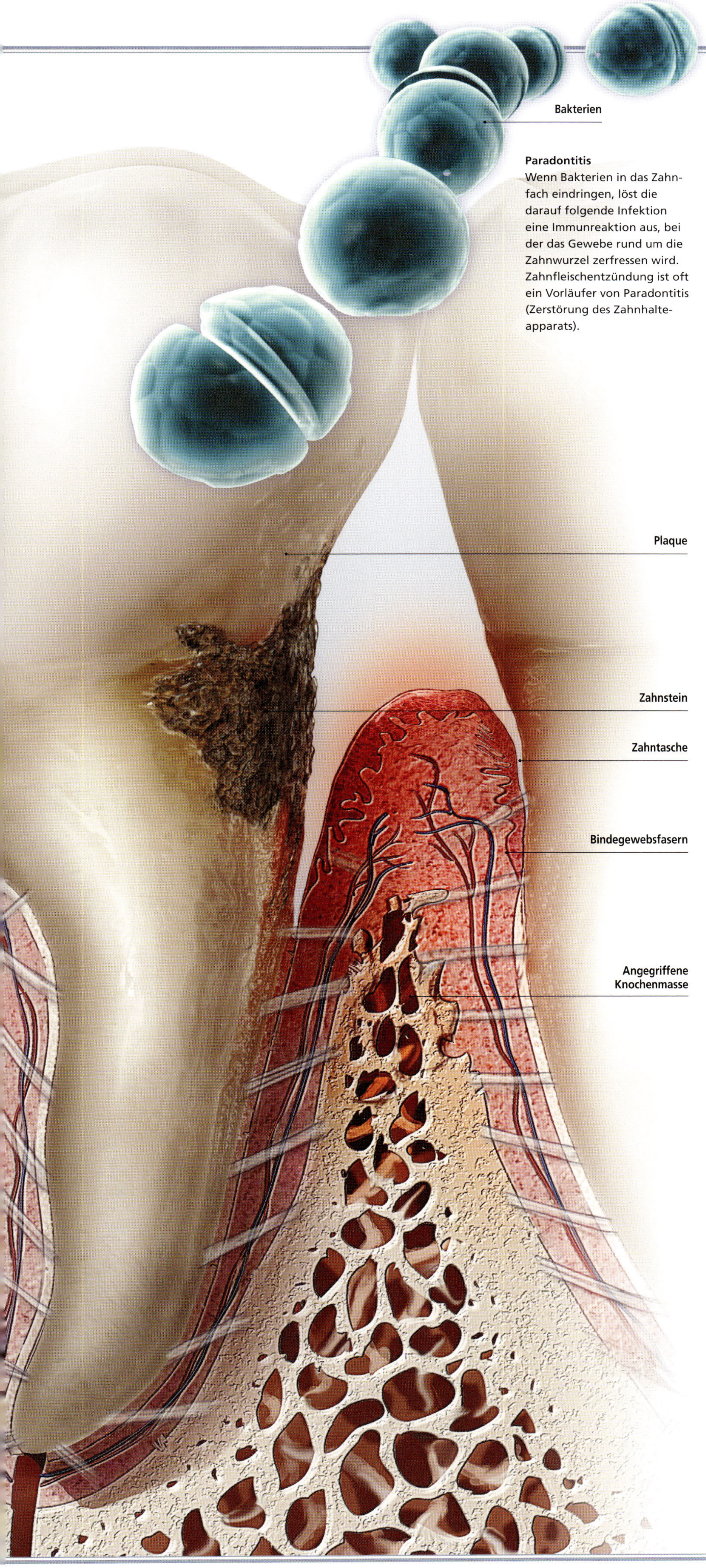

Paradontitis
Wenn Bakterien in das Zahnfach eindringen, löst die darauf folgende Infektion eine Immunreaktion aus, bei der das Gewebe rund um die Zahnwurzel zerfressen wird. Zahnfleischentzündung ist oft ein Vorläufer von Paradontitis (Zerstörung des Zahnhalteapparats).

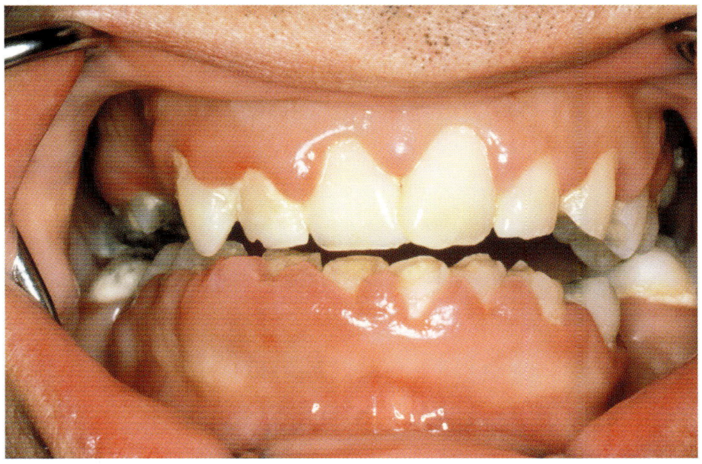

Zahnfleischentzündung
Entsteht, wenn Bakterien nicht durch regelmäßige, gründliche Reinigung von Zahnfleisch und Zähnen entfernt werden. Wird die Zahnfleischentzündung nicht behandelt, kann die Entzündung auf das Zahnbett übergehen.

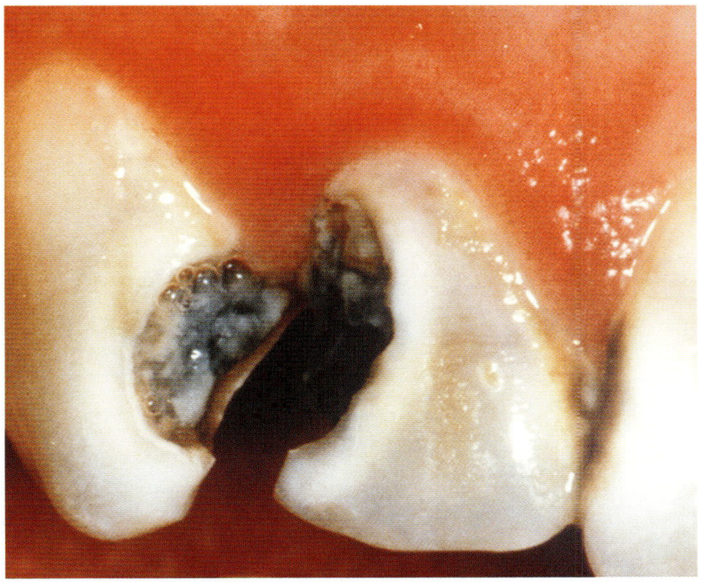

Zahnkaries
Wird durch Bakterien ausgelöst, die sich auf den Zähnen ansiedeln und durch ihre sauren Stoffwechselprodukte den Zahnschmelz schädigen. Schreitet die Karies fort, werden auch das Zahnbein (Dentin) und schließlich der Zahnnerv befallen.

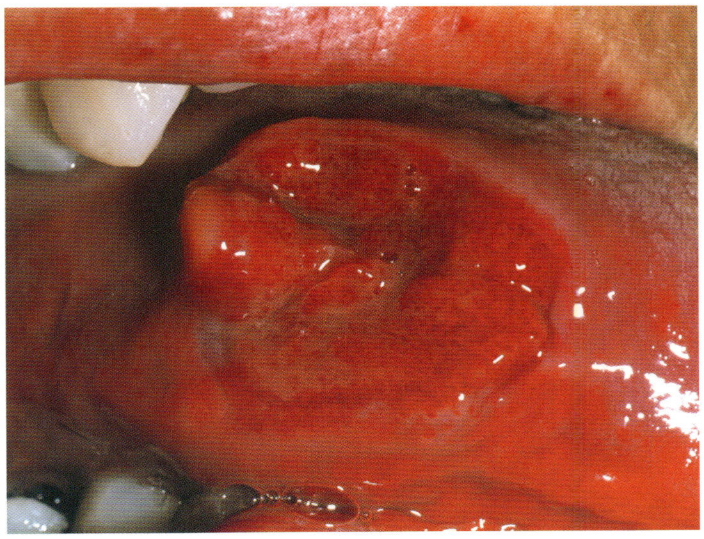

Zungentumoren
Zählen zu den häufigsten Krebsarten der Mundhöhle. Mögliche Ursachen sind Zigarettenkonsum und Kauen von Tabak oder Betelnüssen. Zungentumoren werden durch Bestrahlung behandelt oder operativ entfernt.

Erkrankungen von Magen und Speiseröhre

Da die Speiseröhre als Verbindung zwischen Mund und Magen fungiert, kann sie durch Rückfluss von Verdauungssäften geschädigt werden. Das geschieht, wenn der untere Schließmuskel der Speiseröhre nicht richtig funktioniert. Die Folge ist Sodbrennen, ein Symptom, das jeder von uns schon einmal gehabt hat. Ist der Rückfluss jedoch krankhaft gesteigert, spricht man von gastroösophagealer Refluxkrankheit (GERD). Ein Magenschwür ist eine schmerzhafte Entzündung in der Magenschleimhaut. Etwa 90 Prozent aller Magengeschwüre werden durch das Bakterium *Helicobacter pylori* verursacht. Auch bestimmte Medikamente wie Kortisonpräparate können Magengeschwüre auslösen. Als Risikofaktoren für Magenkrebs gelten falsche Ernährung (stark gesalzene oder geräucherte Speisen), genetische Faktoren sowie Nikotinmissbrauch.

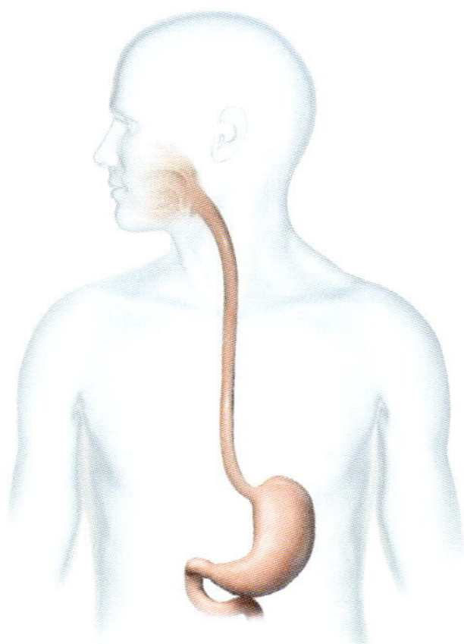

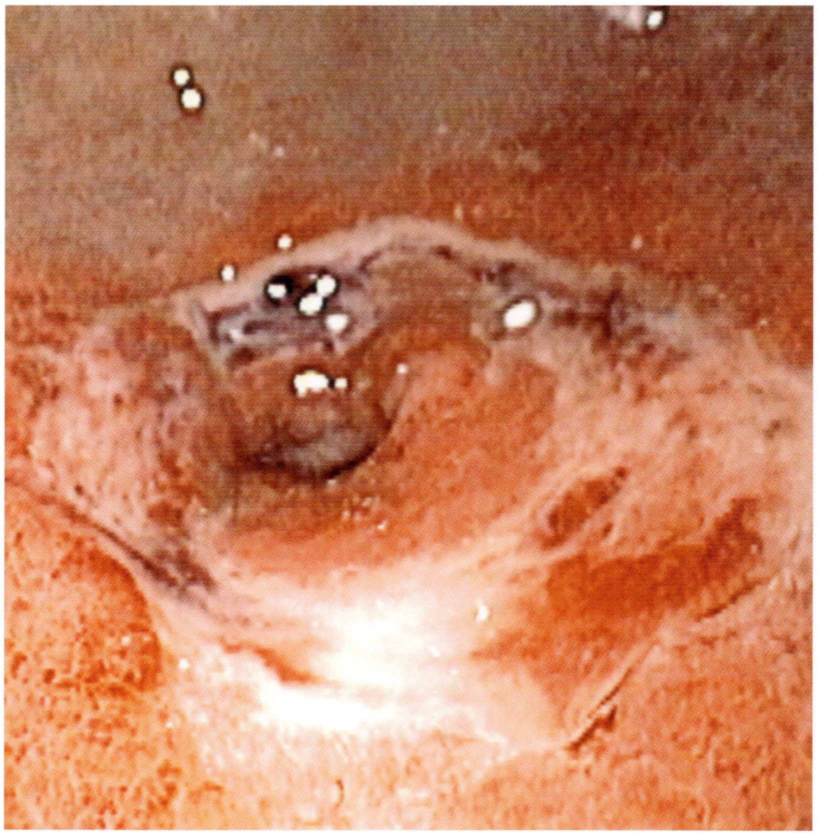

Magengeschwür
Bei der Untersuchung mit einem Endoskop sieht man das weiße Geschwür rund um den Magenpförtnermuskel eines Patienten. Derartige Geschwüre können durch zu viel Magensäure entstehen, meist ist es aber eine *Helicobacter-pylori*-Infektion.

Gefährliches Bakterium

Das Bakterium *Helicobacter pylori* ist maßgeblich an der Entstehung von Magenschleimhautentzündungen und Geschwüren im oberen Magen-Darm-Trakt beteiligt. Es ist weltweit verbreitet und lebt innerhalb der Schleimschicht des Magens. Eine Infektion mit *Helicobacter pylori* kann ohne Symptome verlaufen; treten welche auf, so kommt es zu Sodbrennen, Blähungen, Durchfall, Übelkeit und Erbrechen. In manchen Fällen führt sie sogar zu Magenkrebs.

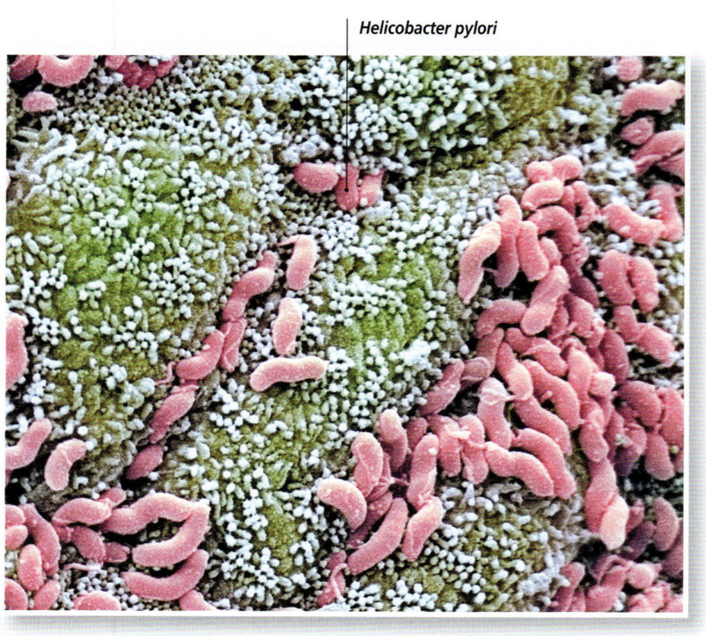

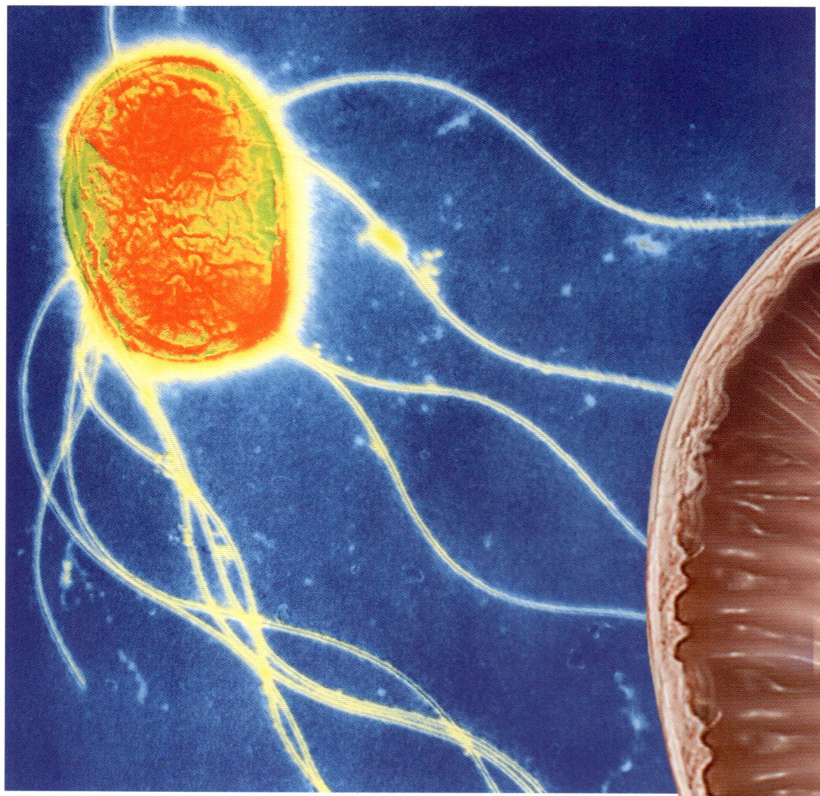

Lebensmittelvergiftung
Mit Salmonellen verseuchte Nahrungsmittel wie Eier, Milch und Geflügel können eine Lebensmittelvergiftung hervorrufen. Diese Elektronenmikroskopaufnahme zeigt das Bakterium mit seinen fadenförmigen Geißeln (Flagellen).

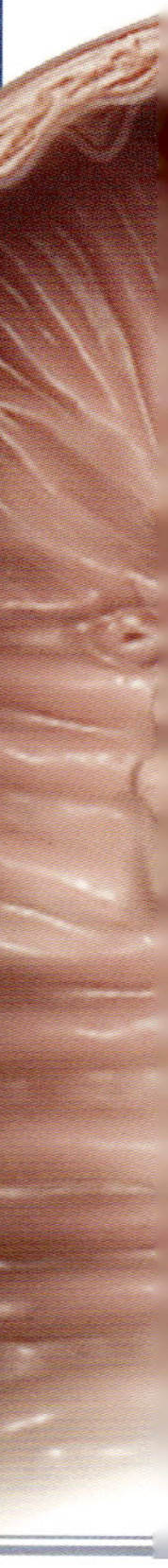

Speiseröhrenkrebs
Hier sieht man einen Tumor, der die Speiseröhre eines Patienten zu verschließen droht. Speiseröhrenkrebs wird oft durch Nikotin- und Alkoholmissbrauch verursacht, vor allem ältere Männer erkranken daran.

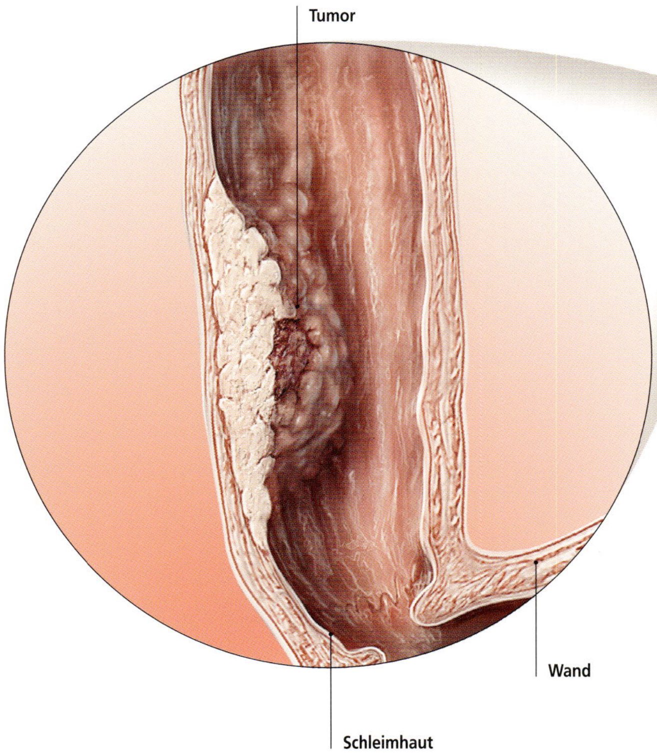

GERD

Gastroösophageale Refluxkrankheit (GERD) ist der krankhaft gesteigerte Rückfluss von Verdauungssäften in die Speiseröhre, es kommt zu Sodbrennen und Schmerzen im Oberbauch. Ursache ist eine Fehlfunktion des unteren Speiseröhrenmuskels, der nicht mehr richtig schließt. Eine dauerhafte Speiseröhrenentzündung kann zum sogenannten Barret-Syndrom, Geschwüren in der Speiseröhre, führen. Menschen, die an GERD leiden, müssen Medikamente nehmen, die die Magensäureproduktion hemmen und auf Lebensmittel wie Kaffee und Tomaten verzichten, da diese die Produktion von Magensäure anregen.

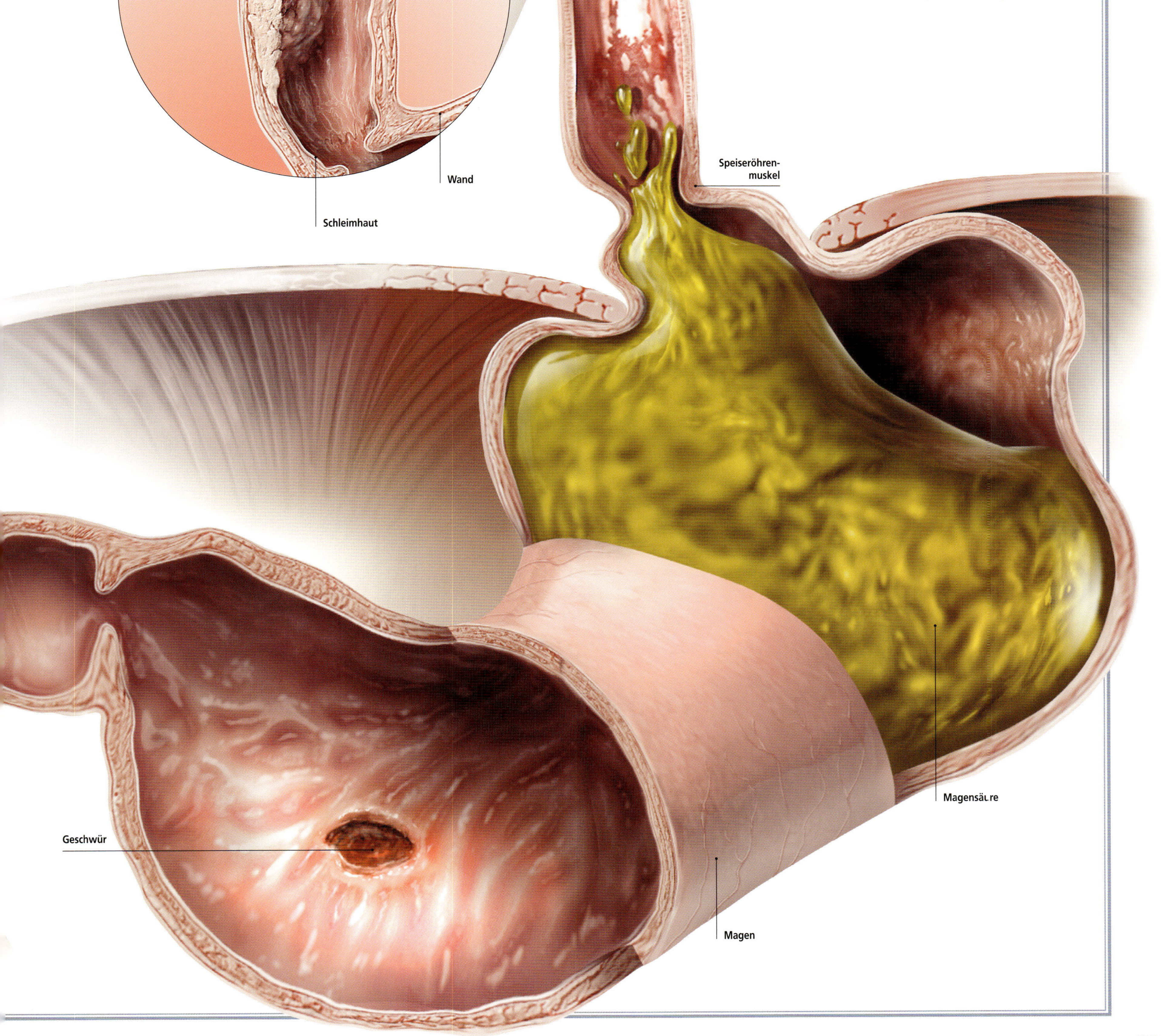

Darmkrankheiten

Magen, Darm und Leber leisten täglich Schwerstarbeit, um alle lebenswichtigen Bestandteile aus der Nahrung herauszufiltern und sie dem Organismus zuzuführen. Deshalb ist ein gesunder Darm wichtig. Entzündungen können schwerwiegende Probleme verursachen. Zum Beispiel die nach dem amerikanischen Arzt Burril Bernard Crohn benannte chronische Darmentzündung Morbus Crohn. Diese Autoimmunkrankheit der Darmschleimhaut ist mit Durchfall, Fieber, Schwächegefühl und starkem Gewichtsverlust verbunden. Oft muss den Patienten ein Teil des Dünndarms entfernt werden. Die meisten Menschen über 50 haben Divertikulitis. Davon spricht man, wenn sich die Divertikel, kleine Ausstülpungen in der Wand des Dickdarms, entzünden. Divertikulitis ist durch ballaststoffreiche und fettarme Ernährung gut behandelbar. Darmpolypen sind gutartige Vorwölbungen der Darmschleimhaut, die sich im Alter oder durch genetische Faktoren zu Darmkrebs entwickeln können.

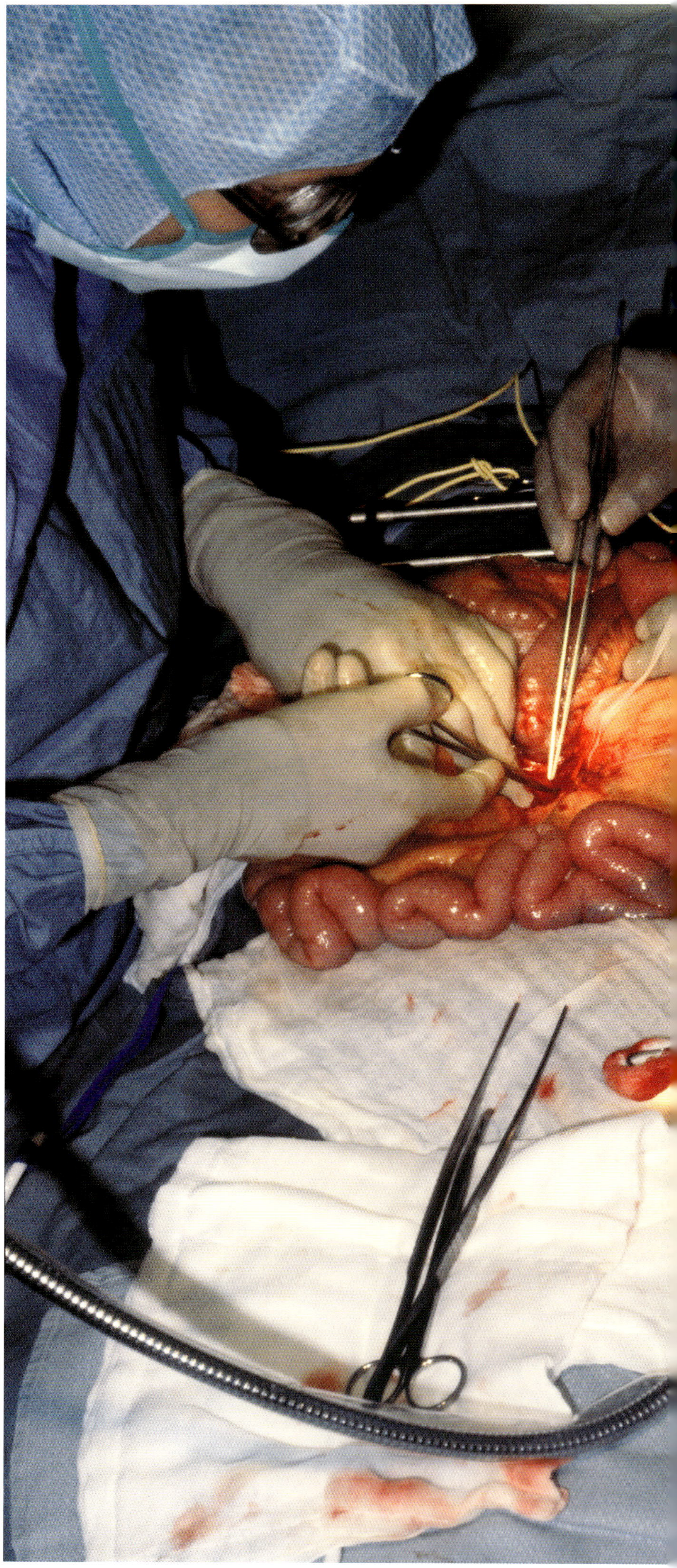

Kolorektalkrebs

Gilt in Industrieländern als Krebsart Nummer eins und macht einen deutlichen Prozentsatz bei den Todesfällen durch Krebs aus. Häufig entwickelt sich der Tumor aus einem harmlosen Darmpolyp, dann liegt meist eine familiäre Neigung zu Krebserkrankungen vor. Ein früh entdeckter Darmkrebs, der sich noch nicht auf andere Organe ausgebreitet hat, ist heute bis zu 90 Prozent heilbar. Deshalb ist eine Darmspiegelung ab einem Lebensalter von 50 Jahren ratsam.

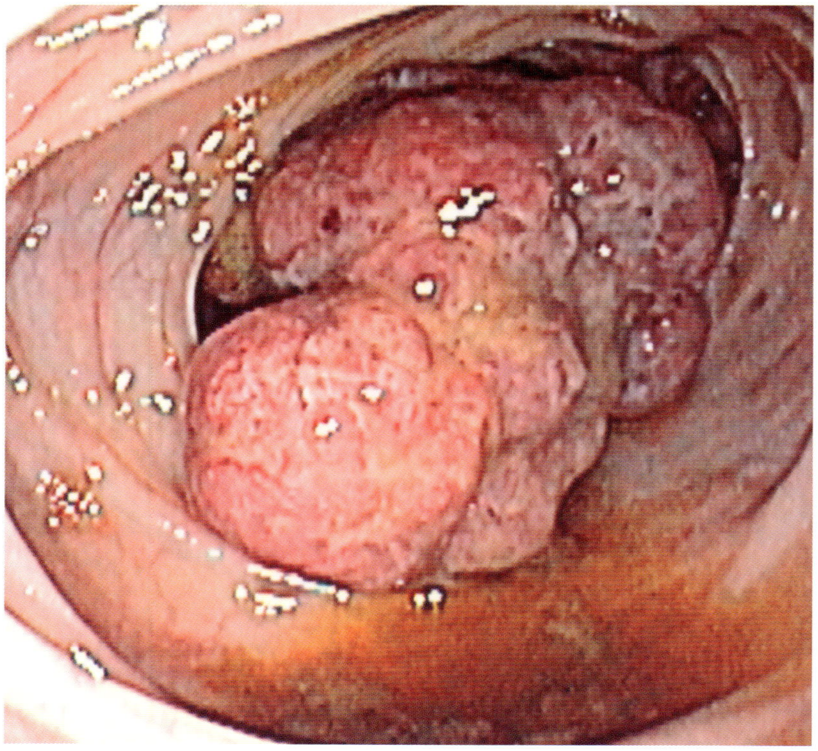

Dickdarmkrebs

Hier sieht man einen großen, bösartigen Tumor im Dickdarm eines Patienten. Wie die meisten Tumoren sondert er Substanzen ab, welche die Neubildung von Blutgefäßen in abnormem Gewebe fördern. Dadurch wächst der Tumor rasch.

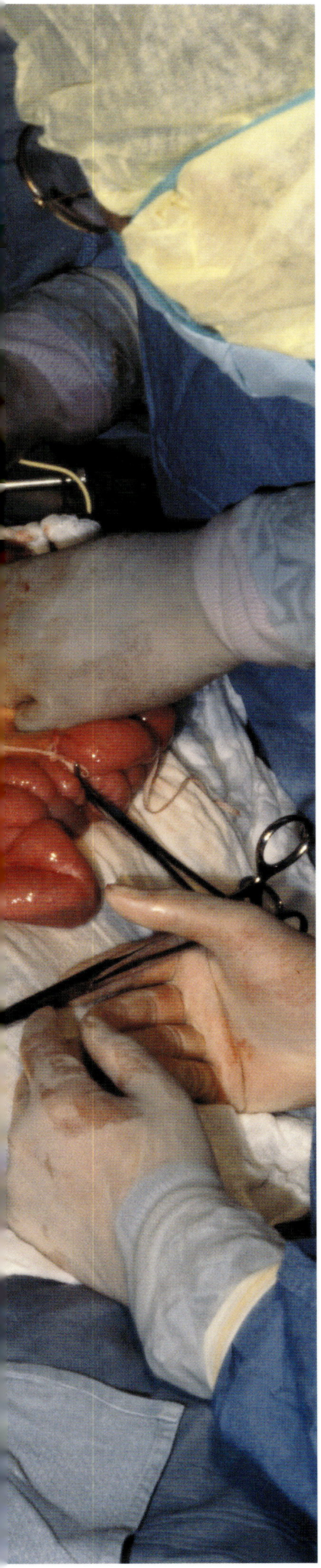

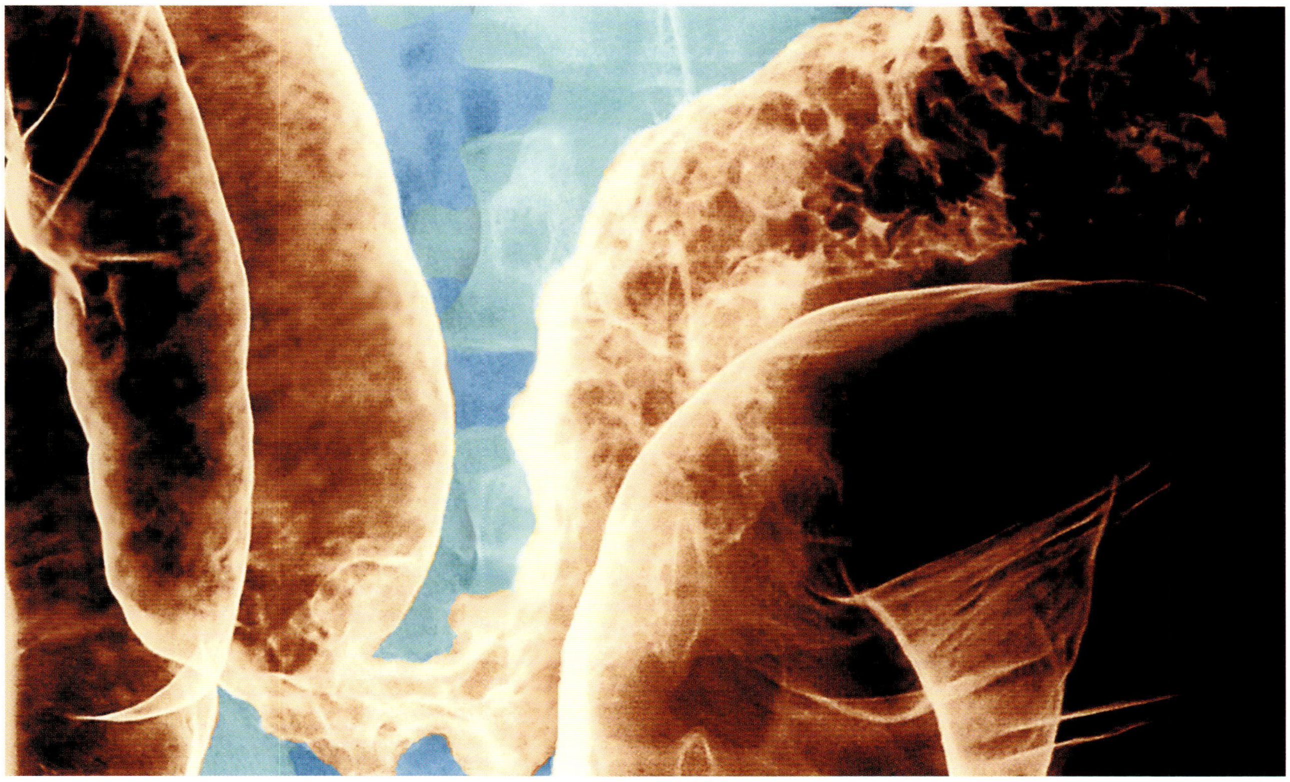

Morbus Crohn
Auf dieser Röntgenaufnahme sieht man einen Teil des Dickdarms, der durch Morbus Crohn geschädigt wurde. Im marmorierten Bereich oben rechts befinden sich Geschwüre. Dahinter sind Rückgratwirbel.

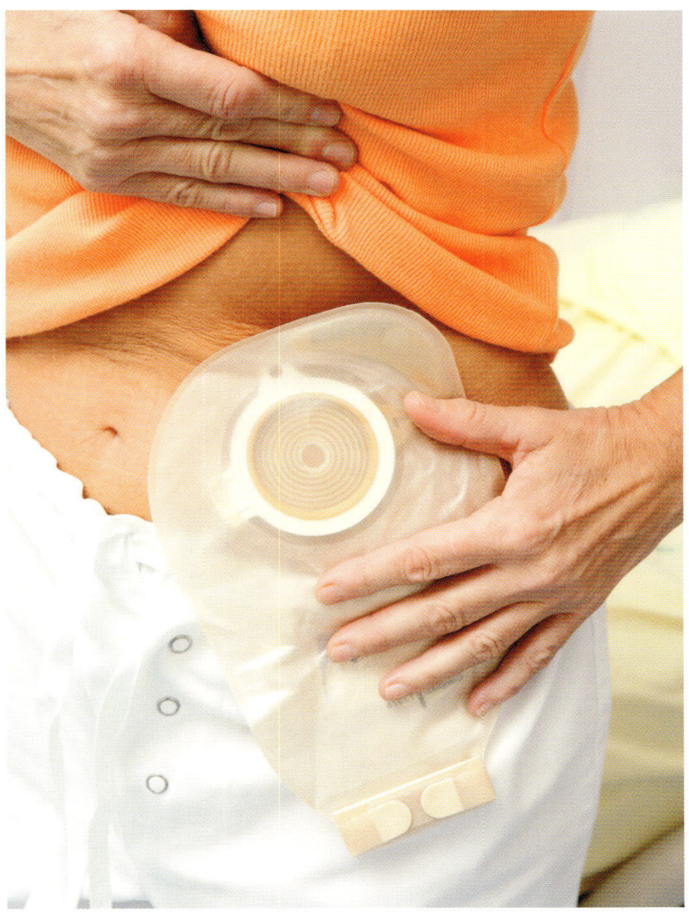

Künstlicher Ausgang
Wenn ein Teil des Dickdarms entfernt wurde, erhält der Patient einen künstlichen Ausgang, eine Schnittöffnung in der Bauchdecke, die mit dem Ende des gesunden Darms vernäht wird. Ein Beutel nimmt dann den Stuhl auf.

Darmoperation
Hier wurde der Bauchraum eines Patienten geöffnet, um die Gedärme operieren zu können. Kleine Eingriffe können auch mittels einer Bauchspiegelung durchgeführt werden. Dabei wird die Bauchhöhle von innen mit einem Spezialendoskop (Laparoskop) betrachtet.

Diarrhoe

Wässriger Stuhl deutet auf eine leichte oder schwere Darminfektion hin. Dabei setzen Bakterien Giftstoffe frei, die die Darmschleimhaut veranlassen, mehr Wasser abzusondern, als der Darm in kurzer Zeit aufnehmen kann. Akuter Durchfall ist meist von Fieber, Übelkeit und Bauchschmerzen begleitet. Er ist für Kinder besonders gefährlich, weil mit dem Wasser Salze aus dem Körper gespült werden, die für die Funktion von Nerven und Muskeln wichtig sind. Bei Säuglingen kann Durchfall zur lebensbedrohenden Austrocknung führen.

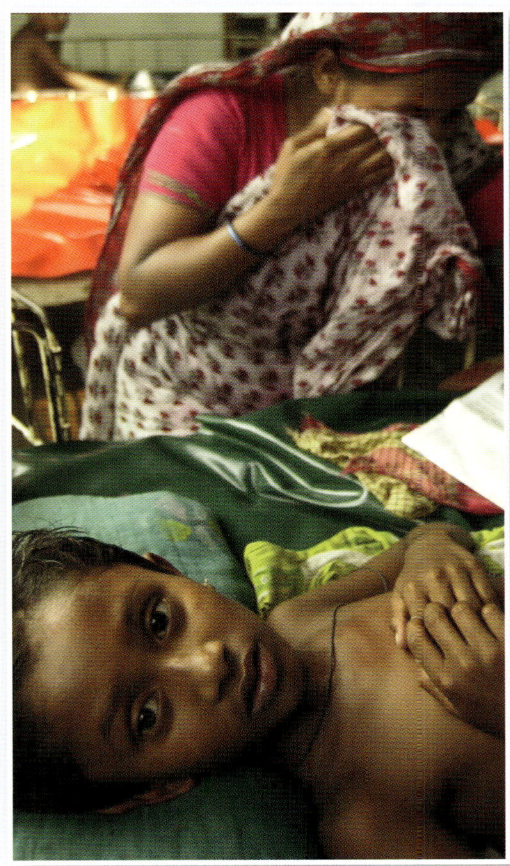

Globales Problem Fettsucht

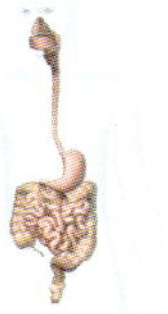

Immer mehr Menschern in den Industrieländern sind übergewichtig. Offiziell spricht man von Fettsucht, wenn das Körpergewicht den Standard der Größe-Gewichts-Tabellen um 20 Prozent übersteigt. Offenbar spielen bei Fettsucht soziale sowie genetische Faktoren und Essgewohnheiten eine Rolle. Übergewicht zieht viele Erkrankungen nach sich, darunter Herzkrankheiten, Diabetes und Bluthochdruck. Die Aufnahmekapazität des Magens lässt sich durch eine aufwändige Operation zwar verringern, doch dieser Eingriff kann mit Komplikationen verbunden sein und ist nur wenigen Patienten zugänglich. Fettsüchtige klagen darüber, dass sie nicht aufhören können zu essen. Derzeit versuchen Pharmazeuten, Medikamente zu entwickeln, die dieser weltweiten Sucht Einhalt gebieten können.

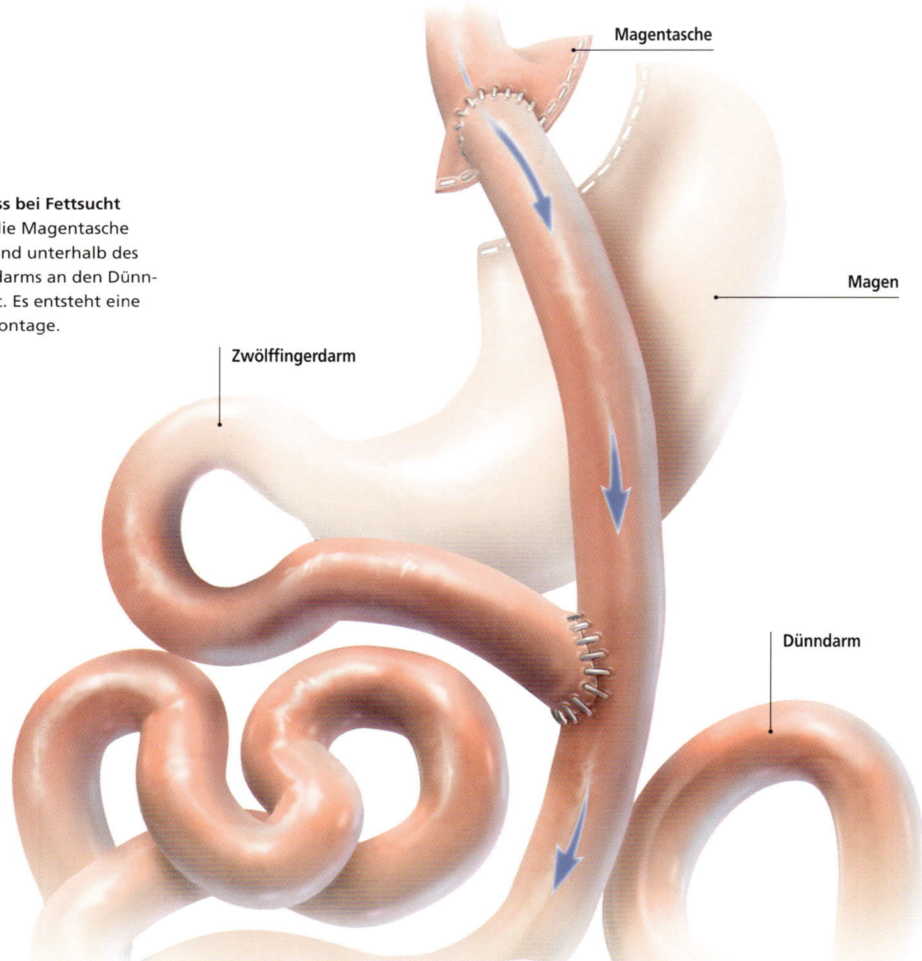

Magenbypass bei Fettsucht
Dabei wird die Magentasche verkleinert und unterhalb des Zwölffingerdarms an den Dünndarm genäht. Es entsteht eine y-förmige Montage.

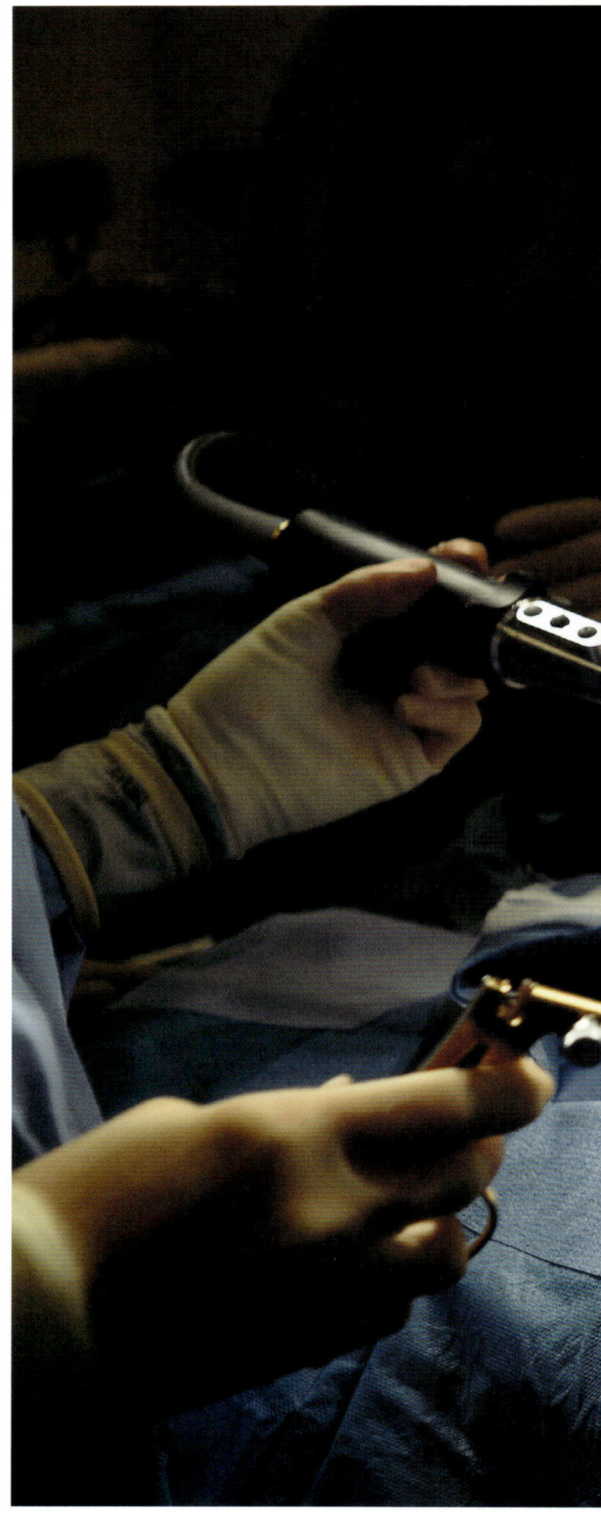

Magenbypassoperation
Ist heutzutage oft ein minimaler Eingriff. Hier wurden dem Patienten durch kleine Einschnitte im Unterbauch mehrere beleuchtete Hohlzylinder eingeführt. Die Operation erfolgt anschließend durch diese Zylinder.

Fettsüchtige Kinder

Die Zunahme von übergewichtigen Kindern stellt ein weltweites gesundheitliches Problem dar. Selbst in Ländern, in denen kein Nahrungsüberfluss herrscht, gibt es heute fettsüchtige Kinder. Zu den Hauptursachen dieser Epidemie zählen mangelnde Bewegung, kalorienreiches Fastfood, Süßigkeiten und stark gesüßte Getränke.

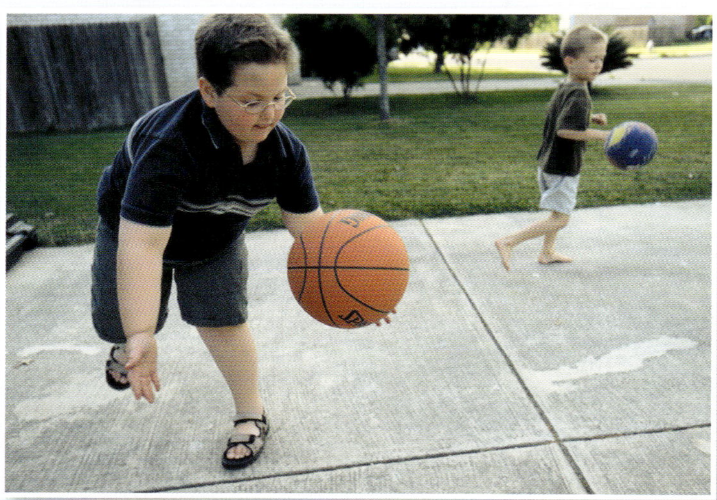

Body-Mass-Index

Der Body-Mass-Index (BMI) ist eine Maßzahl für die Bewertung der Körpermasse eines Menschen. Der BMI errechnet sich aus dem Körpergewicht (in kg) geteilt durch die Körpergröße (in m) im Quadrat. Ein Beispiel: Ein Mann ist 78 kg schwer und 1,76 m groß. Sein BMI beträgt 78 / (1,76 x 1,76) = 25,18. Personen mit einem BMI von 25 bis 30 gelten als übergewichtig, bei Werten über 30 lautet die Diagnose Fettsucht.

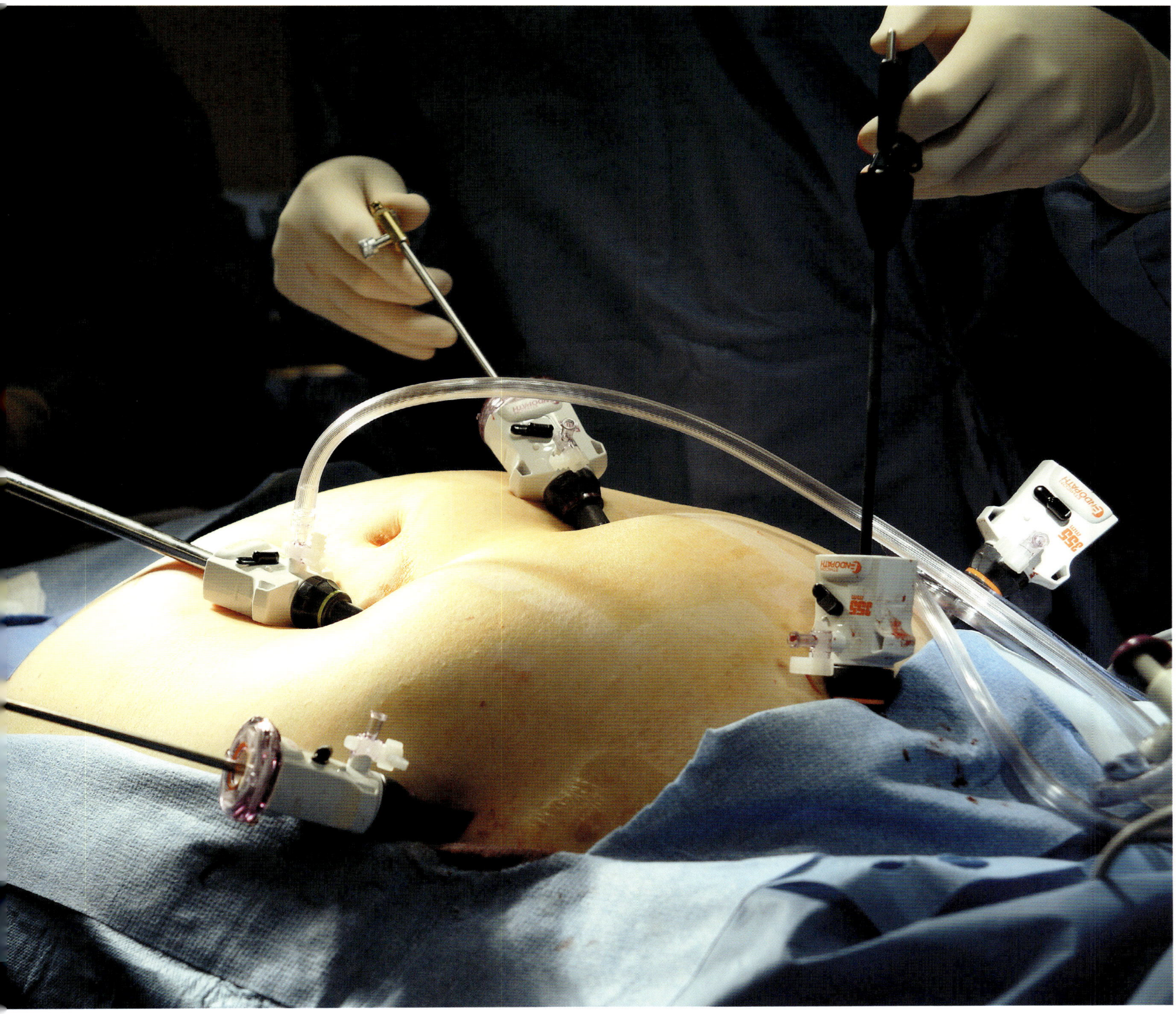

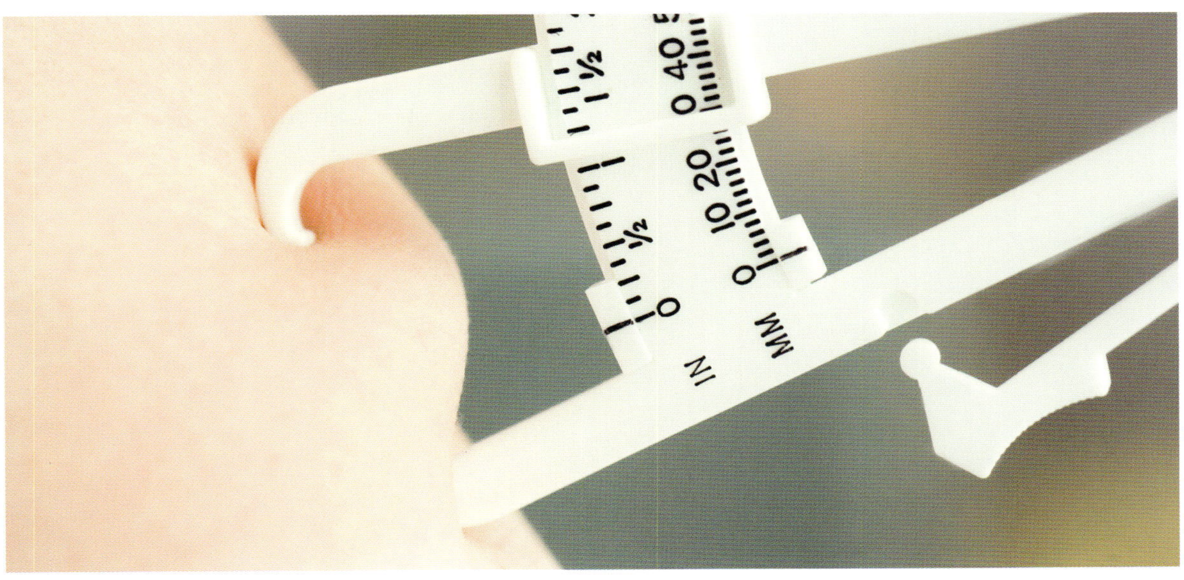

BODY-MASS-INDEX-KATEGORIEN	
BMI	KATEGORIE
unter 18,5	Untergewicht
18,5–24,9	Normalgewicht
25–29,9	Übergewicht
30–39,9	Fettsucht
40 oder mehr	extreme Fettsucht

Hautfaltenmessung
Anhand dieser Methode wird ermittelt, wie hoch der Fett- und Muskelanteil in der Körpermasse ist. Dabei müssen Alter und Geschlecht der Person berücksichtigt werden.

Mangel- und Unterernährung

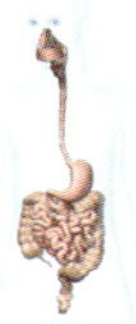

Von Mangelernährung und Erkrankungen, welche die Aufnahme von Nährstoffen erschweren, sind Millionen von Menschen betroffen. Häufig besteht eine Unterversorgung mit Vitaminen und Mineralstoffen. Bei manchen Betroffenen kann das Verdauungssystem einen oder mehrere Nährstoffe nicht verwerten. Sehr verbreitet ist zum Beispiel Laktoseintoleranz oder Milchzuckerunverträglichkeit, dabei fehlt das Enzym Laktase, das den Milchzucker verdauen hilft. Ein Mangel an Enzymen prägt auch die Stoffwechselkrankheit Mukoviszidose, bei der es unter anderem zu schweren Verdauungsstörungen kommt. Die Unterernährung armer Kinder ist eine weltweite Misere. Werden dem Körper zu wenig Eiweiß, Eisen und B-Vitamine zugeführt, können irreversible körperliche und geistige Schäden entstehen.

Verhungern

Bezeichnet eine extreme Mangelernährung, bei der die Aufnahme von lebenswichtigen Nährstoffen enorm eingeschränkt ist. Damit die Funktion des Nervensystems und des Herzens gewährleistet ist, beziehen die Zellen ihre Energie zuerst aus Fettreserven und dann aus den Muskeln. Vitamin- und Mineralstoffmangel kann auch Skorbut und Anämie (Blutarmut) verursachen. Bei diesen Krankheiten kommt es zu Durchfall, Erschöpfungszuständen, Zahnausfall und letzten Endes zu Herzversagen.

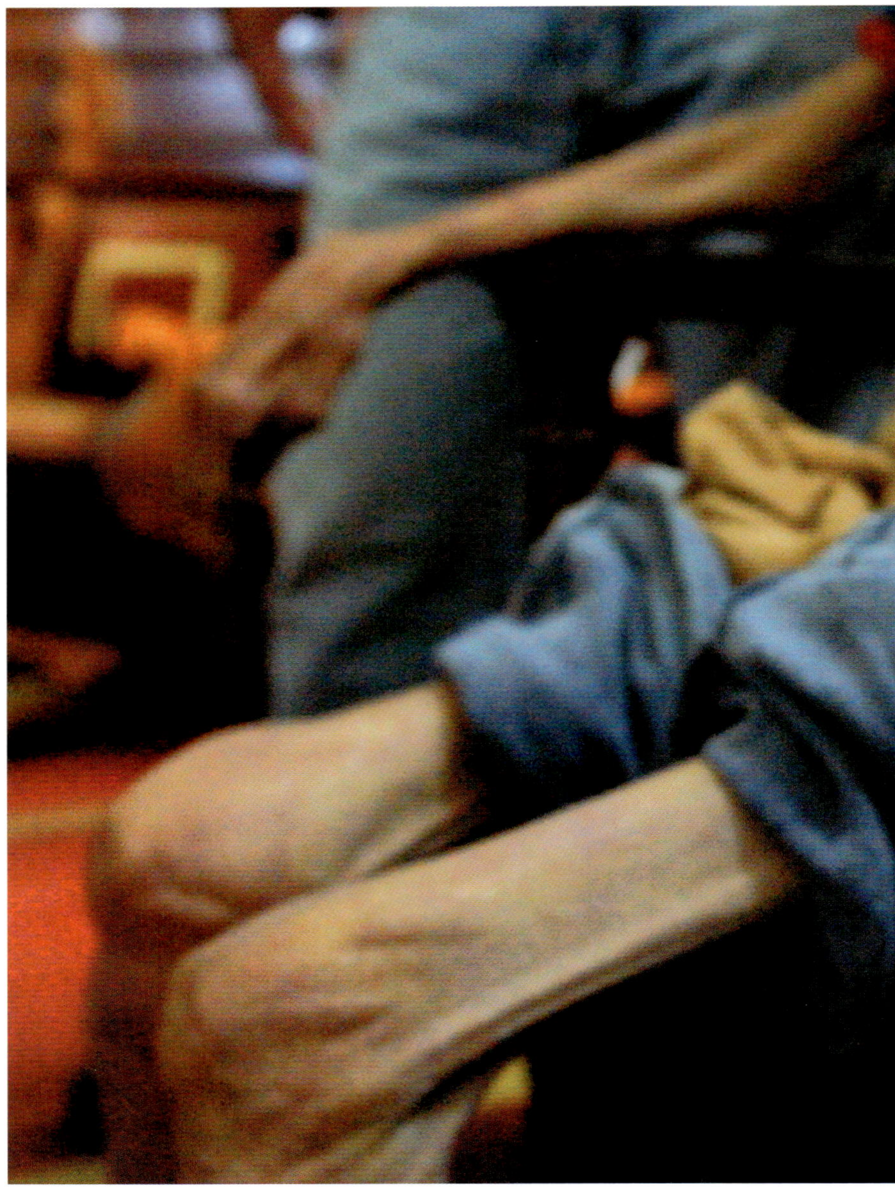

Unterernährung
Bei dieser 54-jährigen Frau sieht man deutlich den durch Unterernährung bedingten Muskelschwund, der eintritt, wenn der Körper Muskeln als Eiweißlieferant nutzt. Unterernährte Menschen leiden auch oft an geistiger Verwirrung und eingeschränkter Nierenfunktion.

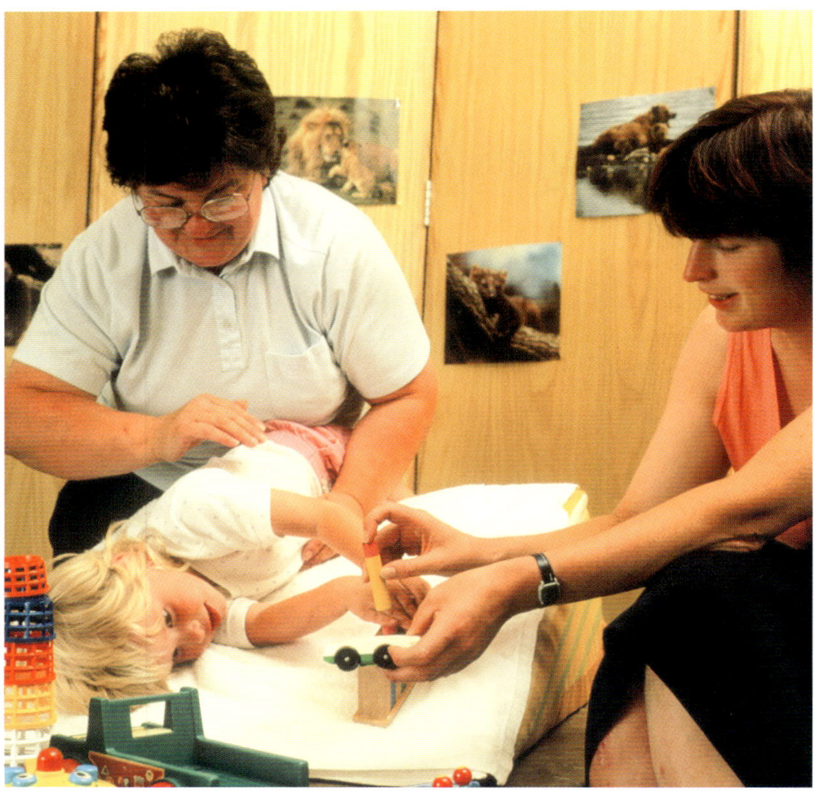

Krankheitsbedingte Mangelernährung
Dieses Kind leidet an Mukoviszidose. Es muss ständig ärztlich betreut werden, weil Bronchien, Gänge der Bauchspeicheldrüse sowie Gallengänge durch zähen Schleim verstopft werden und nicht mehr richtig arbeiten.

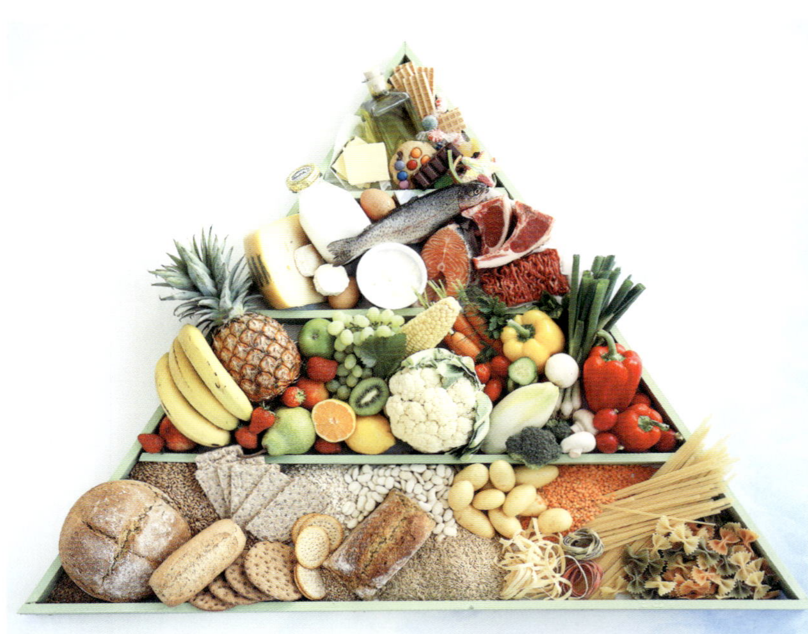

Ernährungspyramide
Diese Darstellung zeigt, in welchem Mengenverhältnis Lebensmittel konsumiert werden sollten, um eine gesunde Ernährung zu sichern: Reichlich komplexe Kohlenhydrate wie Getreide, Gemüse und Obst; wenig Fett, Zucker, Käse und rotes Fleisch.

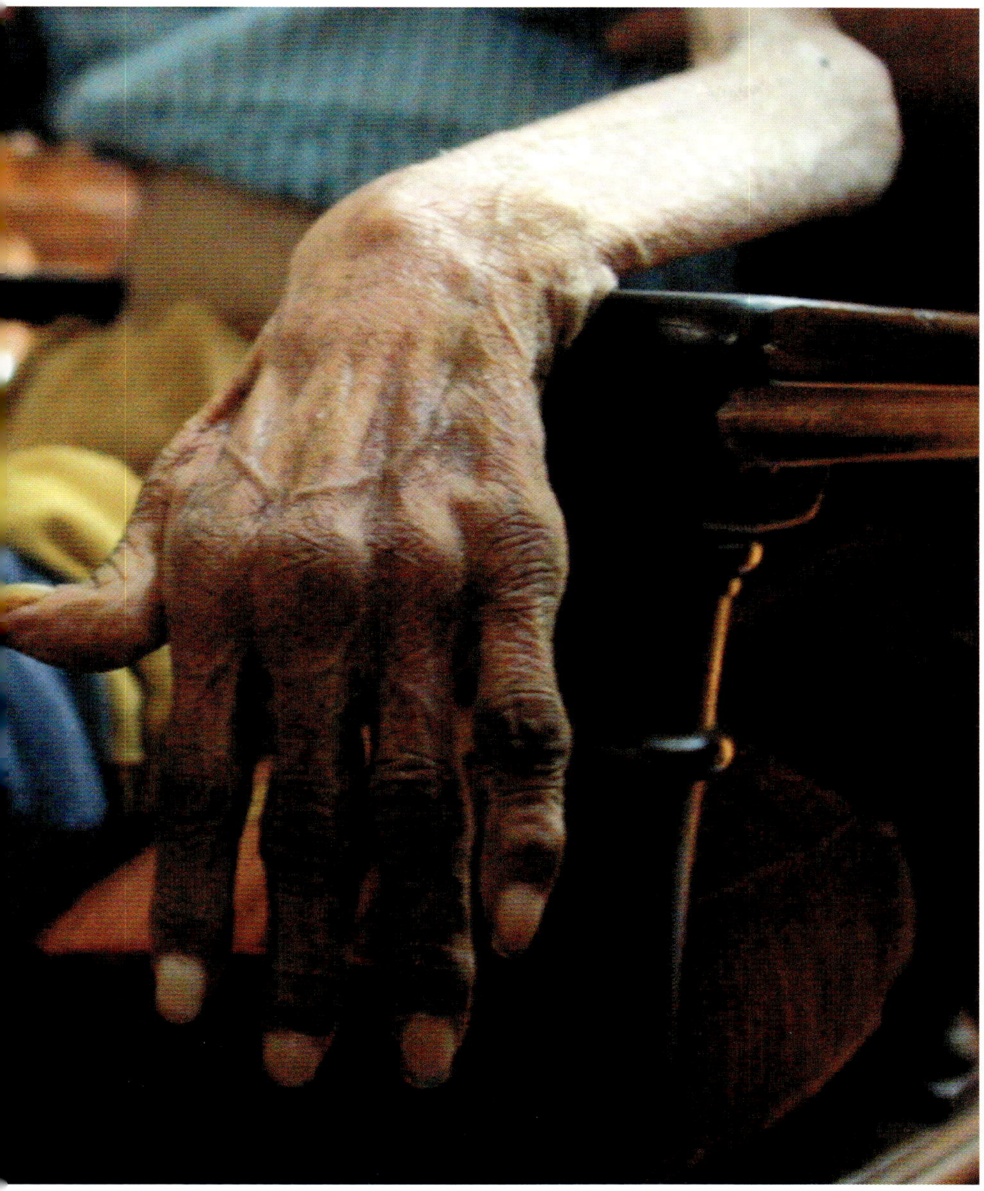

Hilfe in der Not

In den Entwicklungsländern sterben jährlich schätzungsweise fünf Millionen Kinder unter fünf Jahren an Unterernährung. Es fehlt an sauberem Trinkwasser und Lebensmitteln. Um diesem Missstand entgegenzuwirken, verteilt die Hilfsorganisation Ärzte ohne Grenzen in den betroffenen Regionen therapeutische Fertignahrung in Form von gemahlenen Erdnüssen, die mit Vitaminen und Proteinen angereichert sind. Eine Portion entspricht einem Drittel des täglichen Nahrungsbedarfs eines Kindes.

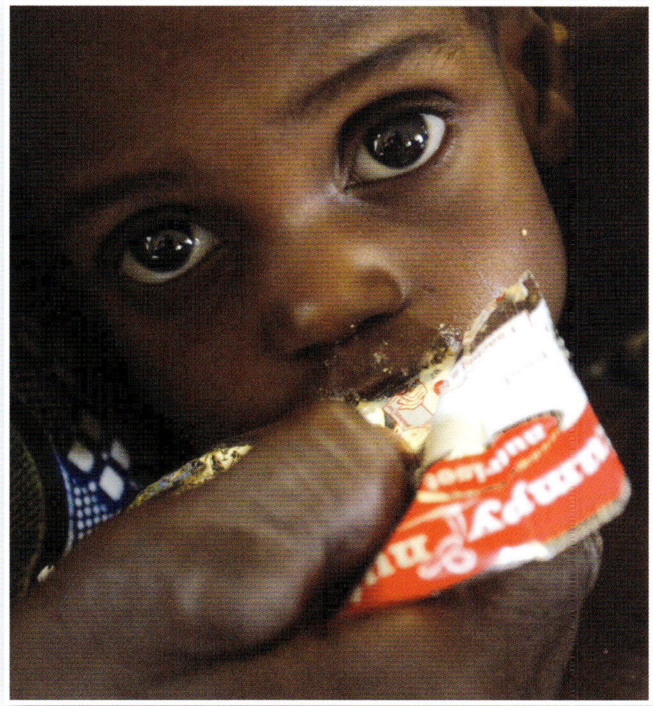

Weitere Faktoren
Drogen- und Alkoholmissbrauch kann zu Mangelernährung führen. Die Betroffenen essen nicht nur zu wenig, sie schädigen auch ihre Leber und andere Organe, die für die Nährstoffaufnahme wichtig sind.

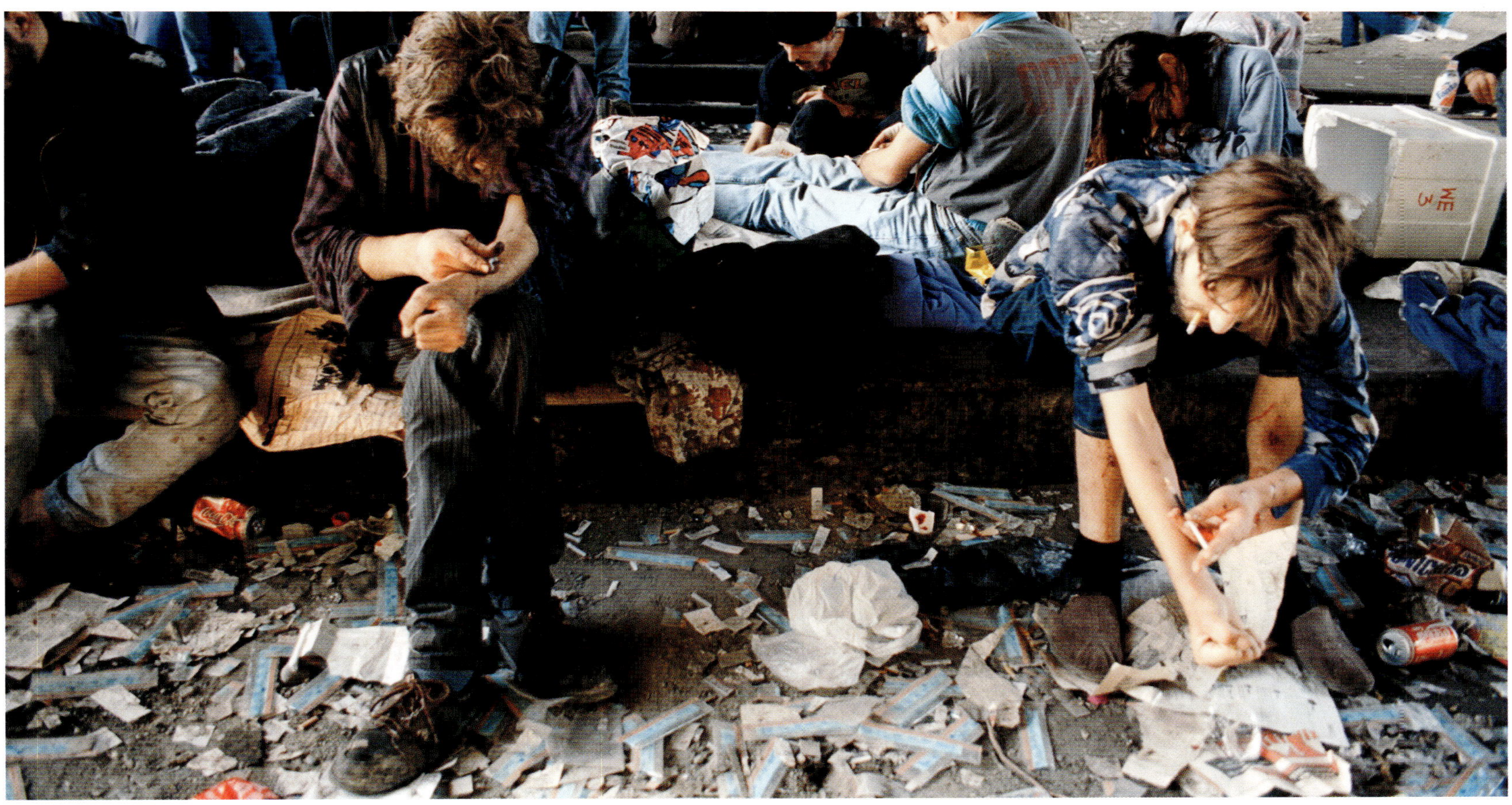

Essstörungen

Essstörungen führen zu ernsthaften Gesundheitsschäden. Anorexie (Magersucht) und Bulimie (Ess-Brech-Sucht) sind häufig auftretende psychosomatische Leiden, an denen vor allem Mädchen und junge Frauen erkranken. Magersüchtige werden Opfer eines übertriebenen Schlankheitswahns und halten sich trotz Untergewicht für zu dick. Folglich essen sie so wenig wie möglich, nehmen Abführmittel und betreiben manchmal auch exzessiv Sport. Ohne intensive therapeutische Behandlung kann Anorexie zum Tod führen. Bulimie äußert sich durch häufige Essattacken, gefolgt von selbst herbeigeführtem Erbrechen, Extremsport, Fasten oder der Einnahme von Abführmitteln, um die Nahrung bzw. die Kalorien wieder loszuwerden. Bulimie ist von der krankhaften Furcht geprägt, zu dick zu werden. Häufig treten auch Depressionen auf.

Unbeabsichtige Folgen der Anorexie

Anorexie verursacht nicht nur drastischen Gewichtsverlust, sondern auch Osteoporose und das Ausbleiben der Menstruation. Extremes Hungern sowie der Missbrauch von Abführmitteln bringen den Flüssigkeitshaushalt des Körpers durcheinander und schädigen Elektrolyten, die für die Nervenimpulse und Kontraktion der Muskeln benötigt werden. Chronischer Nährstoffmangel und die Zersetzung von Muskelgewebe führen irgendwann zu Herzversagen. Magersucht ist von allen psychischen Krankheiten die tödlichste.

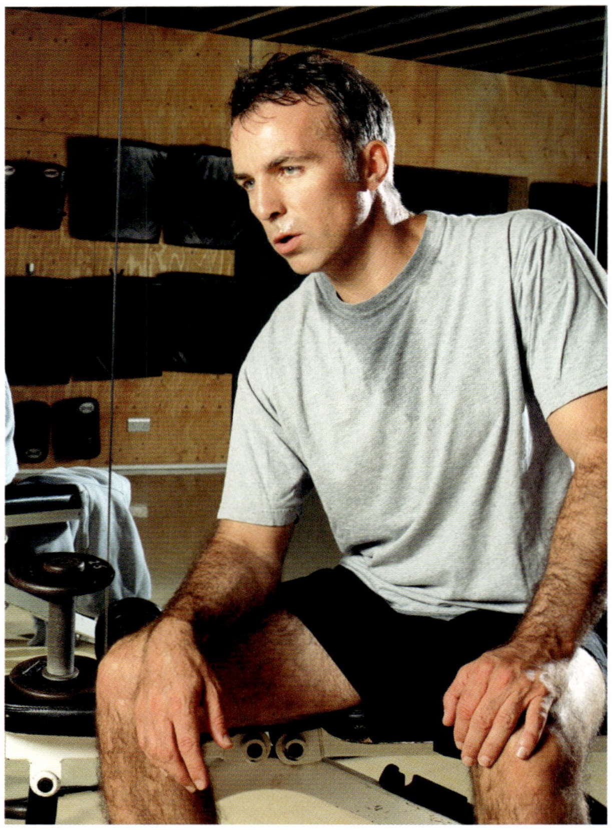

Übertriebenes Körpertraining
Es kann gefährlich sein, extrem viel Sport zu betreiben, um abzunehmen. Muskeln und Gelenke haben keine ausreichenden Ruhephasen mehr und werden anfällig für Verletzungen. Durch starkes Schwitzen gehen dem Körper auch zu viele wichtige Mineralstoffe verloren.

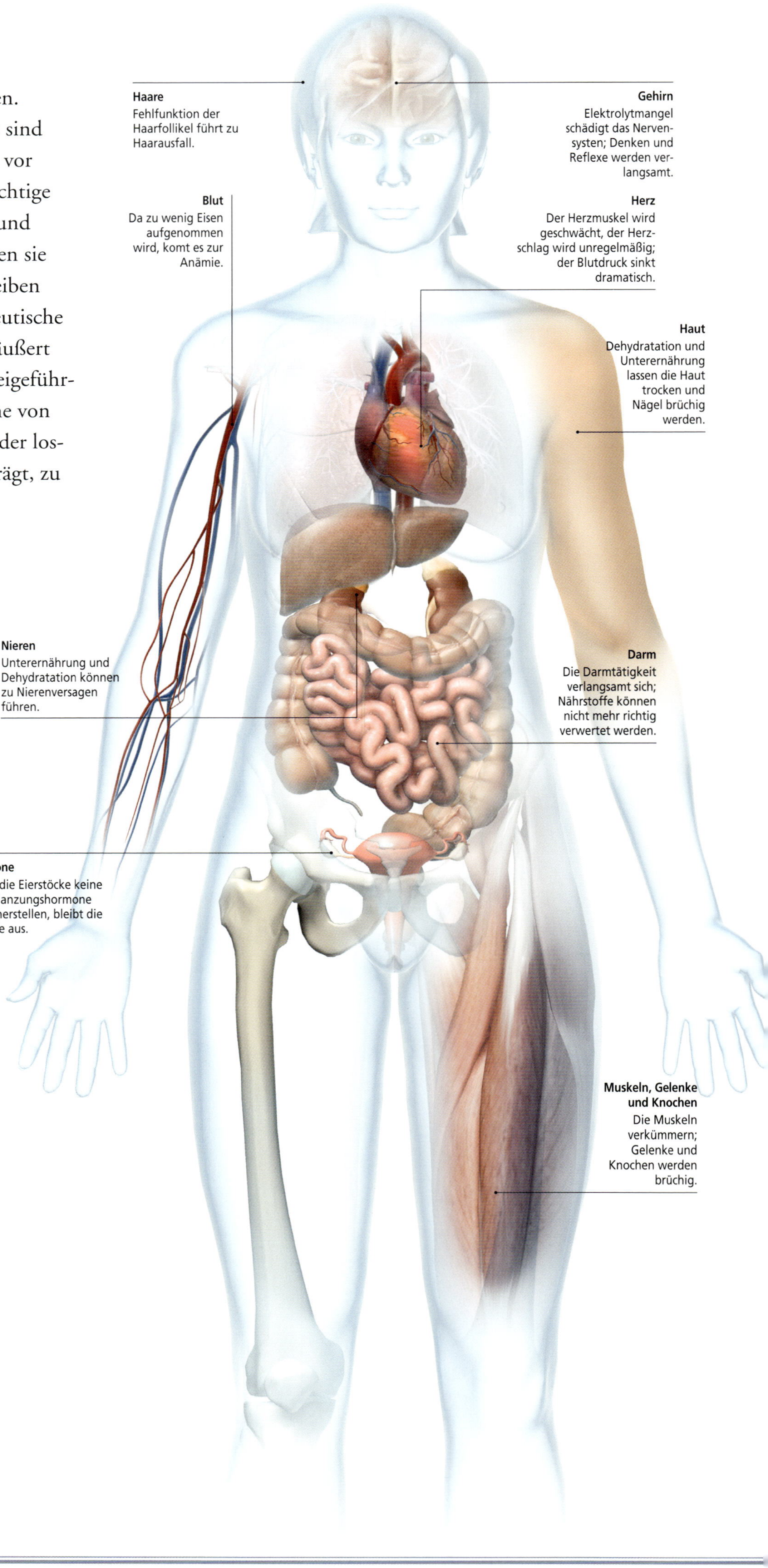

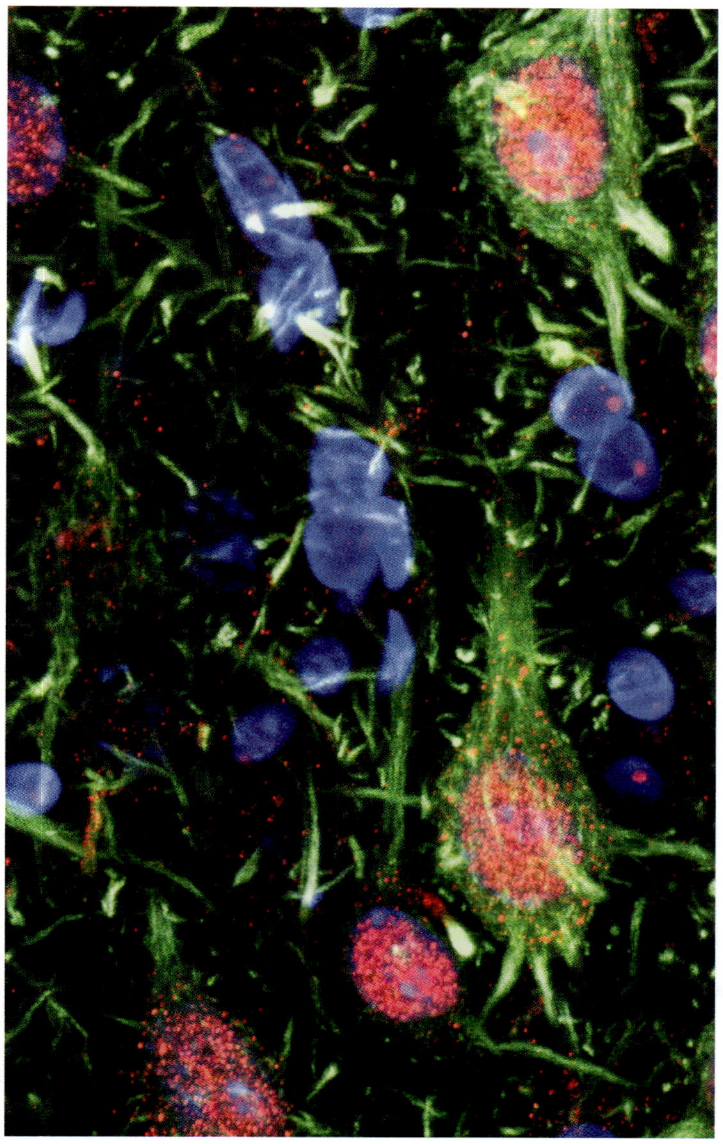

Appetithormone
Diese Mikrofotografie zeigt Orexin-Rezeptoren (rot) im Gehirn. Orexine sind Hormone, die im Hypothalamus ausgeschüttet werden und den Appetit steuern. Menschen mit Essstörungen ignorieren den Impuls zum Essen, der von Orexinen ausgelöst wird.

Essstörungen behandeln

Sofern der Betroffene bereit ist, sich helfen zu lassen, kann man Essstörungen mit einer Kombination aus Psychotherapie und medizinischer Betreuung erfolgreich behandeln. In der Psychotherapie soll das Selbstwertgefühl des Patienten, der meist unter Schamgefühlen und Selbsthass leidet, gestärkt werden. Ziel der medizinischen Betreuung ist es, das Essverhalten wieder zu normalisieren und ein gesundes Zielgewicht festzulegen.

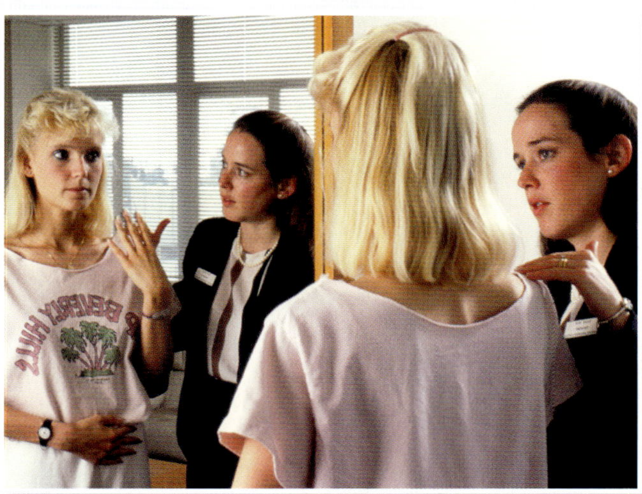

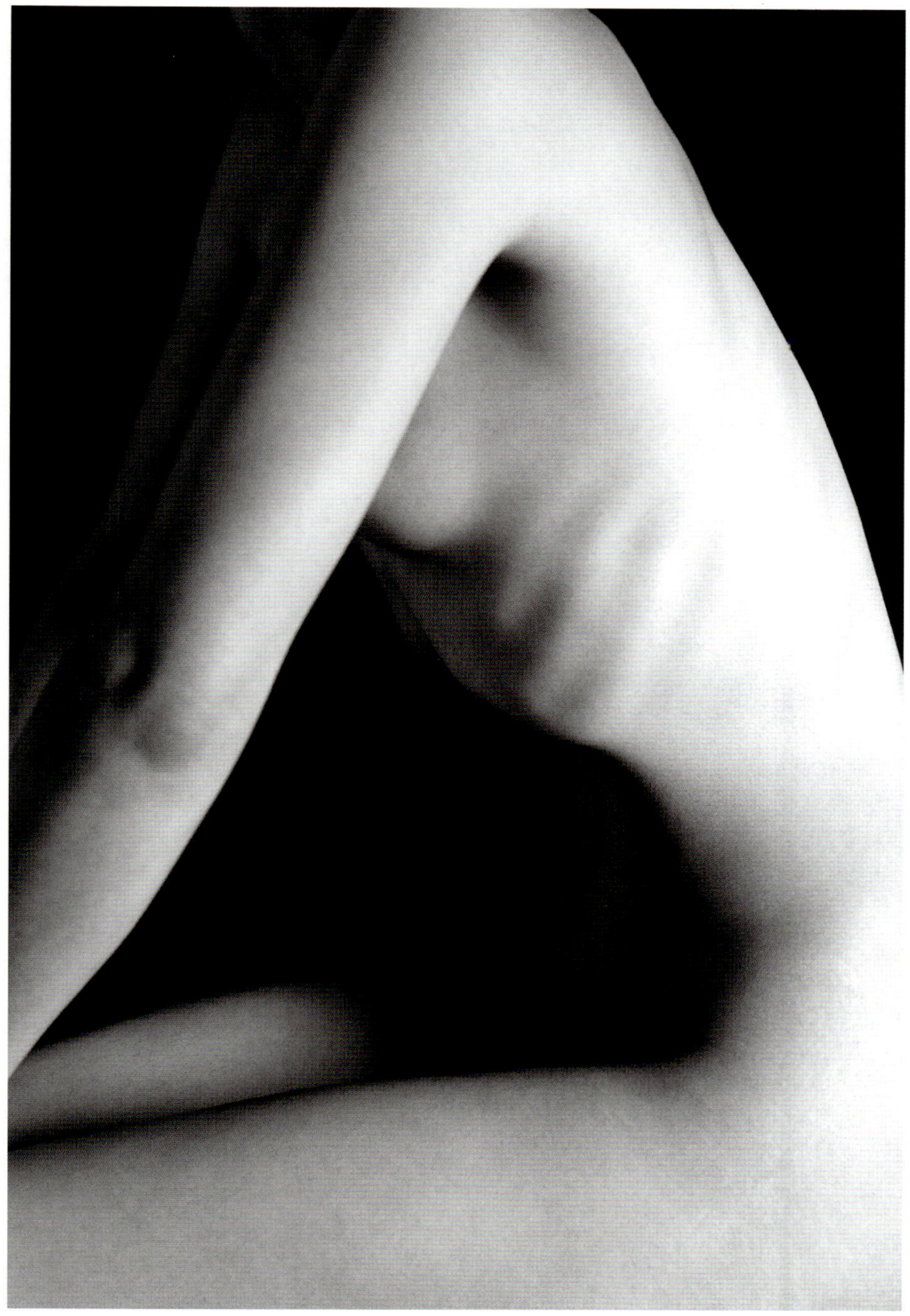

Magersucht
Klassische körperliche Symptome von Anorexie sind drastischer Gewichtsverlust und das Ausbleiben der Regelblutung. Psychisches Kennzeichen ist eine krankhafte, tief sitzende Furcht vor Gewichtszunahme.

Todesfälle durch Essstörungen
Wenn man die Zahlen der Todesfälle durch Essstörungen unterschiedlicher Länder vergleicht, wird deutlich, dass Anorexie und Bulimie in Gesellschaften, die Schlankheit mit Wertigkeit einer Person gleichsetzen, besonders häufig sind.

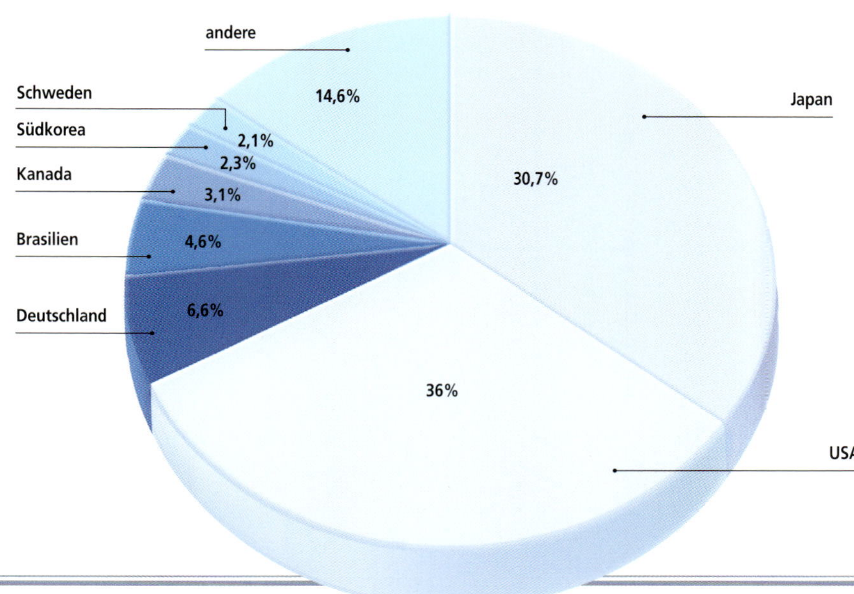

Harnsystem

Das Harnsystem dient der Ausscheidung von Stoffwechselabbauprodukten und regelt den Flüssigkeitshaushalt des Körpers. Die Nieren filtern rund um die Uhr Wasser, Verunreinigungen und Stoffwechselabbauprodukte aus dem Blut. Diese frisch gefilterte Flüssigkeit wird Ultrafiltrat genannt, es bildet den Ausgangspunkt einer ausgewogenen Körperchemie. Wenn das Ultrafiltrat durch das Nephron, die funktionelle Untereinheit der Nieren, wandert, wird es von überschüssigem Salz, Säuren und anderen Giftstoffen befreit. Gleichzeitig werden Stoffe entzogen, die der Körper braucht. Fallweise wird Wasser hinzugefügt, damit das gefilterte Blut, das die Nieren wieder verlässt, genug Wasser für einen ausgeglichenen Blutdruck enthält. Das Resultat dieses Prozesses ist eine gelbliche Flüssigkeit, der Urin. Dieser wird in der Harnblase gesammelt und anschließend über die Harnröhre ausgeschieden.

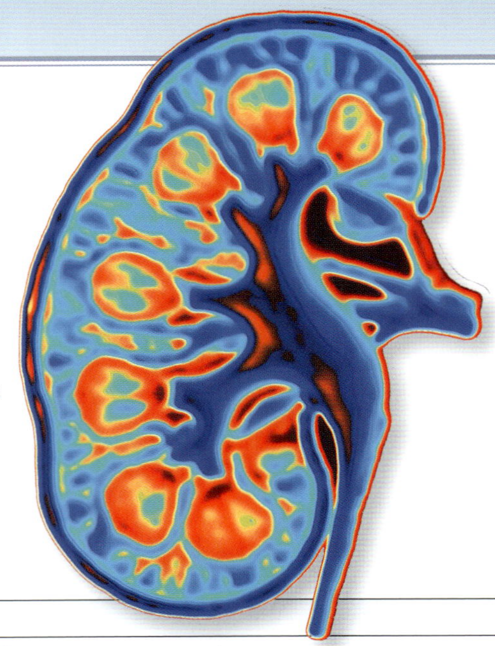

Blutfilter
In den orangefarbenen Nierenregionen auf dieser funktionellen Magnetresonanztomographie wird gerade Blut gefiltert.

Übliche Harnuntersuchung

	Normal	Worauf wird untersucht?
Farbe	hell- bis dunkelgelb	Sagt aus, wie viel Wasser im Harn ist. Bestimmte Lebensmittel, Vitamine und Medikamente ändern die Farbe.
Klarheit	klar	Trüber Urin kann Bakterien, Schleim oder andere Substanzen enthalten.
Geruch	frischer Urin riecht leicht nussig	Medikamente und Speisen können den Geruch verändern. Stark riechender Urin deutet auf eine Infektion hin; bei Diabetes riecht der Urin fruchtig.
pH	4,6-8,0	Sagt aus, wie basisch der Urin ist. Der pH-Wert kann von bestimmten Speisen und Medikamenten beeinflusst werden.
Protein	nicht vorhanden	Protein befindet sich nur bei Nierenstörungen, Fieber, Schwangerschaft oder extremer Anstrengung im Urin.
Glukose	nicht vorhanden	Zucker im Urin ist ein Anzeichen für Diabetes oder eine Nierenerkrankung.
Aceton	nicht vorhanden	Aceton (Ketonkörper) entsteht, wenn der Körper Fett in Energie umwandelt. Aceton im Urin kann durch Unterernährung oder Alkoholvergiftung verursacht werden.
Blut	nicht vorhanden	Rote oder weiße Blutkörperchen im Urin deuten auf eine Harnwegsinfektion oder Verletzung hin.
Bakterien	nicht vorhanden	Bakterien sind nur bei einer Infektion im Urin.

Ausgewogene Chemie des Körpers
Das Harnsystem ist mit anderen Körpersystemen auf komplexe Weise verbunden. Nierenarterien sowie -venen bringen Blut zu den Nieren und transportieren gefiltertes wieder ab. Sauerstoff und Abbauprodukte erhalten die Nieren jedoch vom Verdauungssystem, das die Nierenzellen mit Nährstoffen versorgt. Das Verdauungssystem liefert außerdem eine Vielzahl unterschiedlicher Substanzen, auf welche die Nieren sofort reagieren müssen, damit die chemische Balance des Blutes erhalten bleibt. Überschüssige Säuren im Blut, die ansonsten tödlich wären, kann nur das Harnsystem fortlaufend entsorgen.

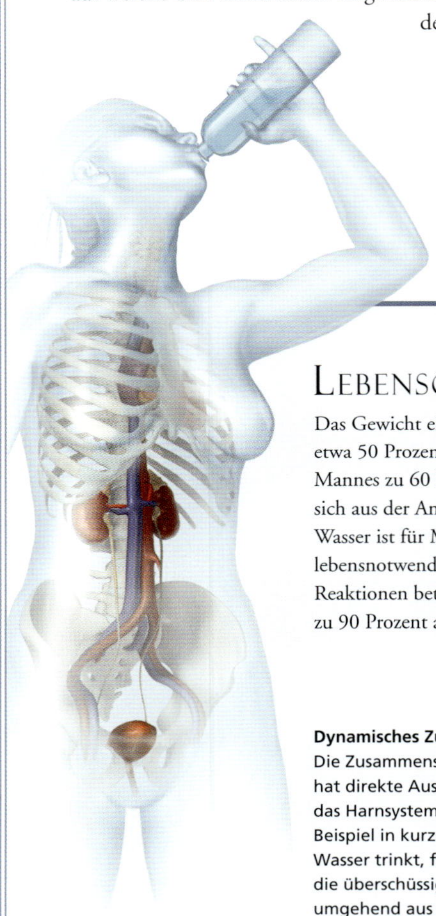

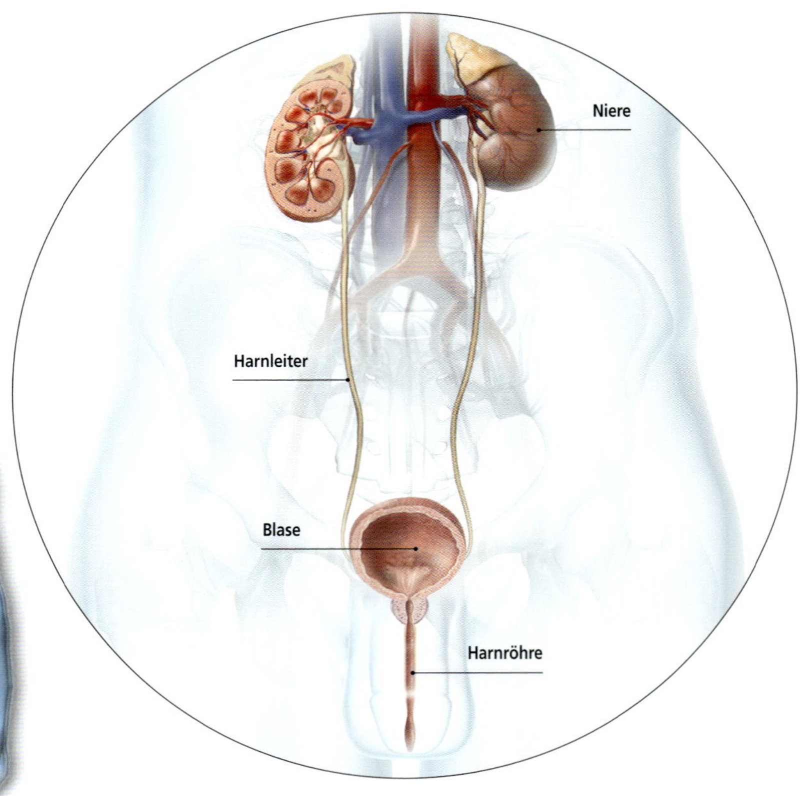

Lebensquell Wasser

Das Gewicht einer jungen Frau besteht zu etwa 50 Prozent aus Wasser, das eines jungen Mannes zu 60 Prozent. Der Unterschied ergibt sich aus der Anzahl der Skelettmuskeln. Wasser ist für Muskelfasern und Zellen lebensnotwendig, es ist an allen chemischen Reaktionen beteiligt. Auch das Blut besteht zu 90 Prozent aus Wasser.

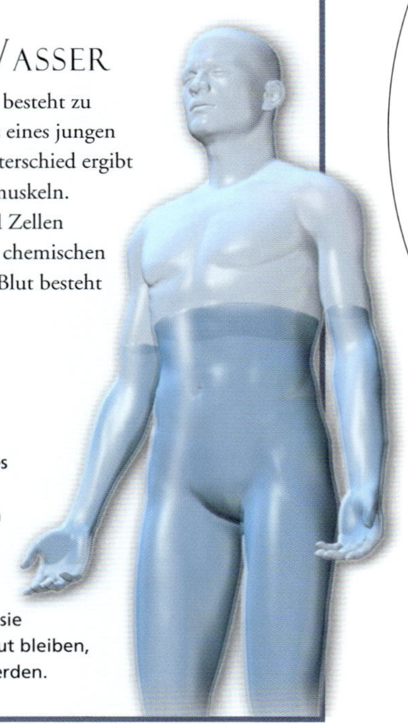

Dynamisches Zusammenspiel
Die Zusammensetzung des Blutes hat direkte Auswirkungen auf das Harnsystem. Wenn man zum Beispiel in kurzer Zeit sehr viel Wasser trinkt, filtern die Nieren die überschüssige Flüssigkeit umgehend aus und verwandeln sie in Urin. Würde das Wasser im Blut bleiben, würde der Blutdruck zu hoch werden.

Männliches und weibliches Harnsystem
Bis auf die Harnröhre ist das männliche und weibliche Harnsystem identisch. Bei Männern ist die Harnröhre 23 Zentimeter lang, bei Frauen nur etwa 5 Zentimeter. Sie beginnt direkt über dem Beckenboden. Aus diesem Grund bekommen Frauen schneller einer Blasenentzündung, da die Bakterien aus dem urogenitalen Bereich einen wesentlich kürzen Weg zurücklegen müssen, bevor sie die Blase erreichen.

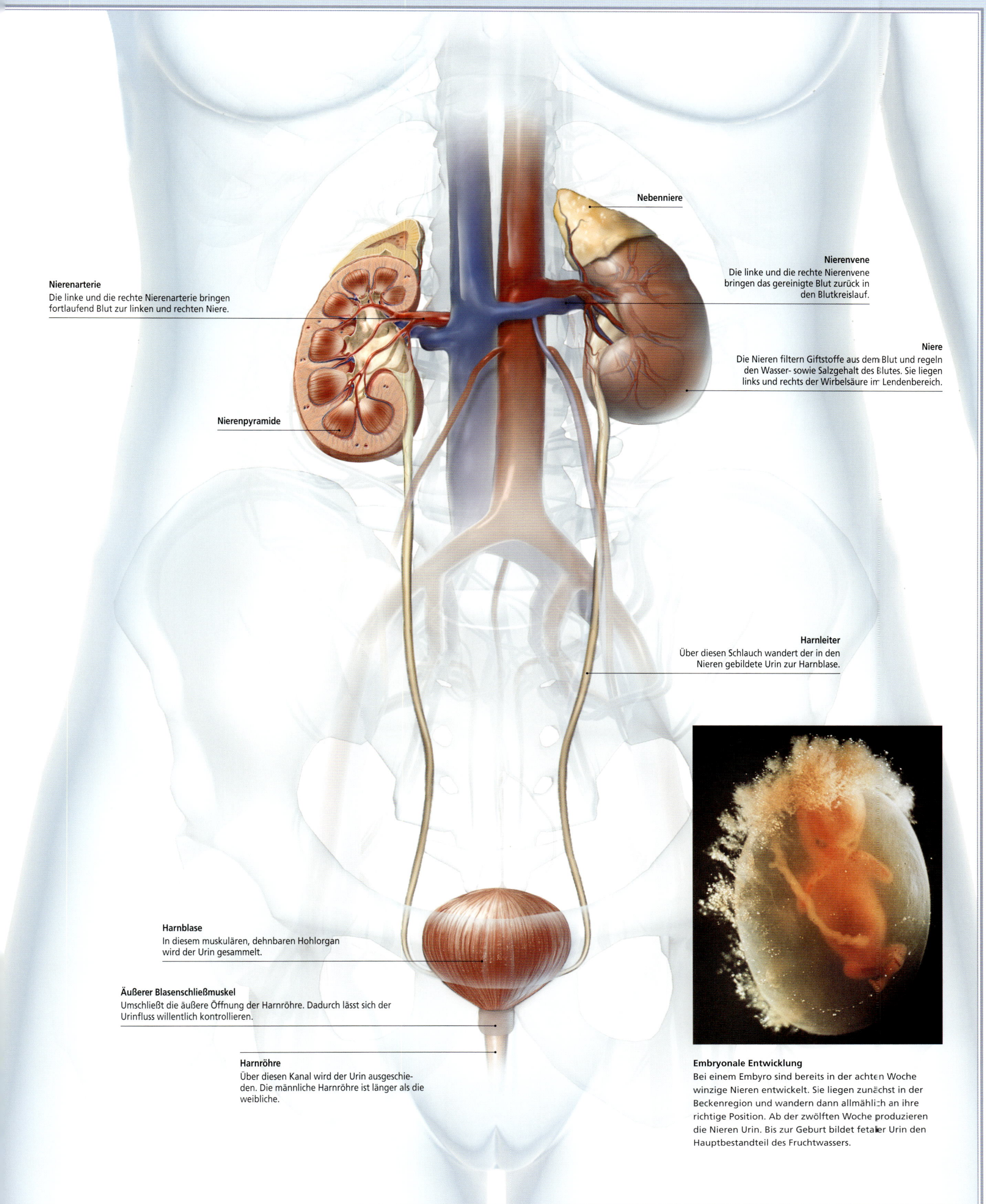

Embryonale Entwicklung
Bei einem Embyro sind bereits in der achten Woche winzige Nieren entwickelt. Sie liegen zunächst in der Beckenregion und wandern dann allmählich an ihre richtige Position. Ab der zwölften Woche produzieren die Nieren Urin. Bis zur Geburt bildet fetaler Urin den Hauptbestandteil des Fruchtwassers.

Flüssigkeitshaushalt

Der menschliche Körper besteht hauptsächlich aus Flüssigkeiten. Die Organellen, die Funktionseinheiten innerhalb jeder Zelle, schwimmen in Zellflüssigkeit. Sie enthält Enzyme sowie andere Moleküle, die für lebenserhaltene chemische Reaktionen benötigt oder produziert werden. Die Flüssigkeit zwischen den Zellen und das Plasma (Flüssigkeitsanteil im Blut) bilden zusammen die extrazelluläre Flüssigkeit (LEC). Die Zusammensetzung der LEC ändert sich laufend, da Zellen ständig Nährstoffe, Sauerstoff sowie Hormone abgeben und gleichzeitig Stoffwechselprodukte aufnehmen. Strategisch günstig positionierte Sensoren in Gehirn, Blutgefäßen sowie Nieren regulieren Chemie, Wasser- und Salzhaushalt des Blutes.

Elektrolyten

Die Nieren haben unter anderem die Aufgabe, sicherzustellen, dass die LEC genug Natrium, Kalzium, Kalium und Phosphat enthält. Diese Mineralstoffe werden auch Elektrolyten genannt. Sie sind für den reibungslosen Ablauf von Prozessen nötig. Ohne Elektrolyten können Neuronen keinen Impuls aussenden. Die Nieren regulieren auch den Säure- und Basengehalt der LEC. Beim Stoffwechsel bilden sich Säuren und Basen, zu viele sind für den Körper schädlich.

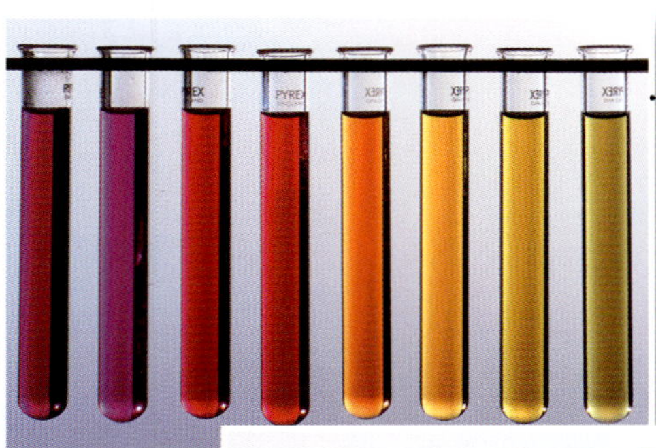

Säuren

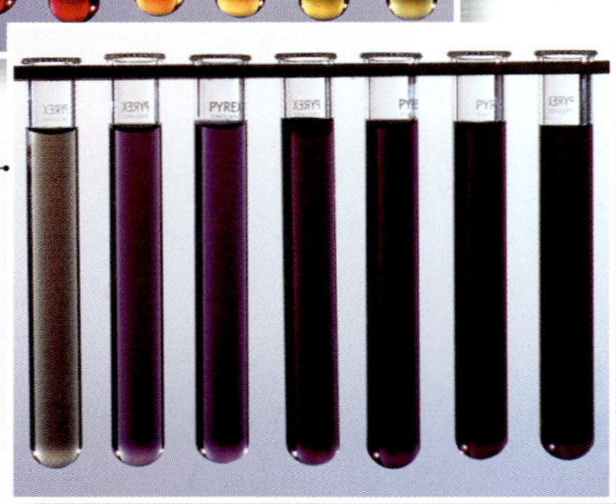

Basen

pH-Wert
Die Farbe in diesen Röhrchen zeigt den pH-Wert unterschiedlicher Flüssigkeiten an. Die pH-Skala reicht von 0 bis 14; 7.0 ist der neutrale und für die Gesundheit ideale Wert. Der pH-Wert ist der Messwert für den Grad der sauren bzw. basischen Reaktion eines Stoffes. Die Nieren sorgen dafür, dass der pH-Wert des Blutes mit 7,3–7,5 deutlich im basischen Bereich ist.

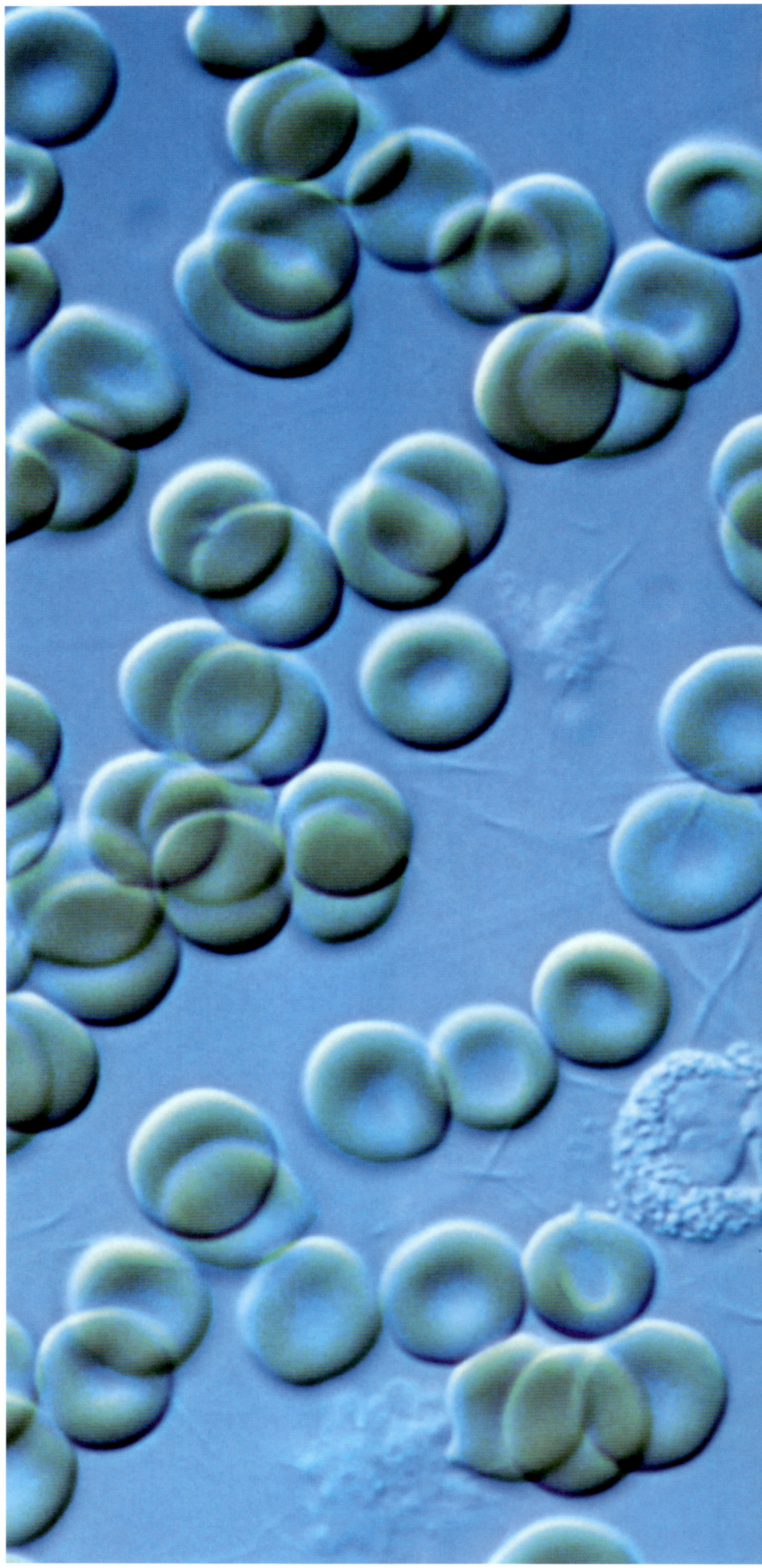

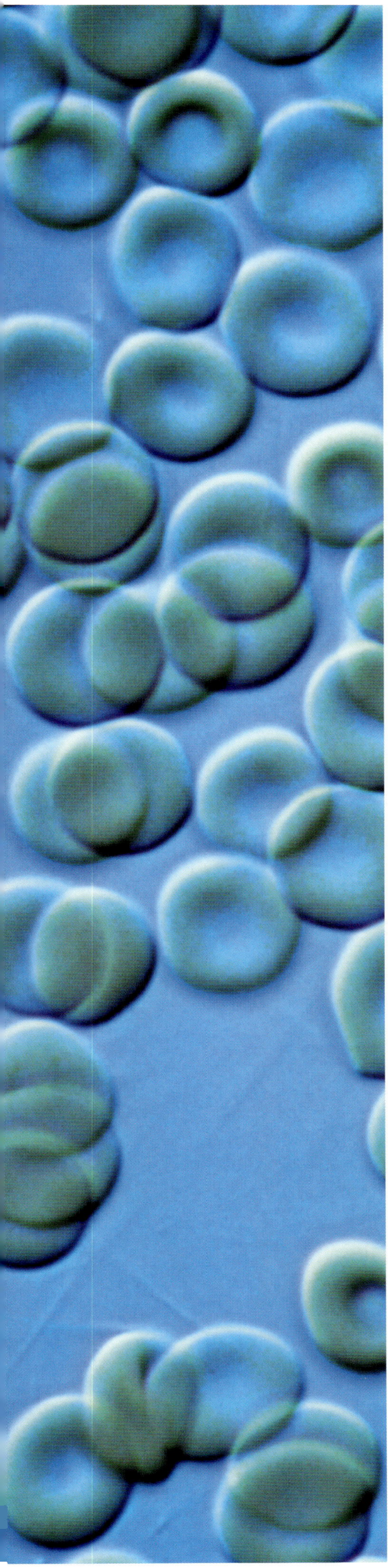

Ausgeglichener Wasserhaushalt

Gemeinsam mit dem Nervensystem regelt das Harnsystem den Wasser- und Mineralstoffhaushalt des Körpers. Der Körper stellt täglich 2,6 Liter extrazelluläre Flüssigkeit her; die gleiche Menge verliert er durch Urin, Kot, Schweiß und Verdunstung durch Lungen und Haut wieder. Sinkt der Wasseranteil im Körper stark ab, signalisiert das Gehirn Durst. Dadurch wird gewährleistet, dass stets ausreichend Wasser für den Stoffwechsel vorhanden ist. Die Nieren stellen sicher, dass über den Urin kein Wasser ausgeschieden wird, das der Körper gerade benötigt.

Wässriges Milieu
Die meisten Prozesse, die den Körper am Leben erhalten, finden in Lösungen auf Wasserbasis statt. Auf diesem Bild (links) sieht man Blutzellen, die von Blutplasma, einer wässrigen Lösung, umgeben sind.

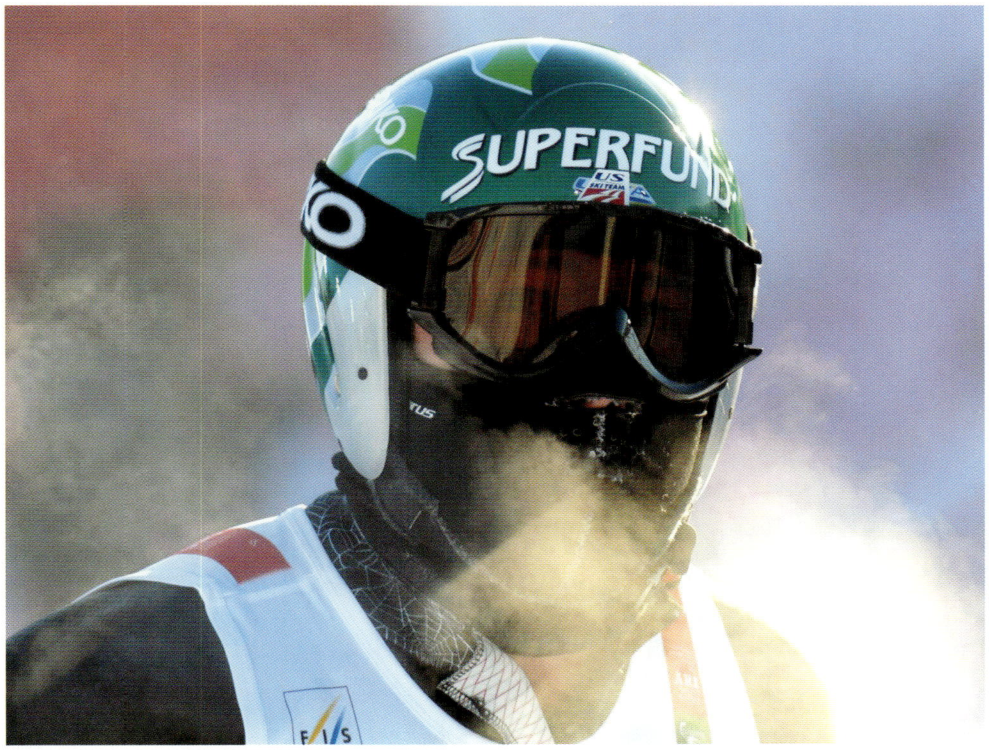

Wasserdampf
Zwischen Aufnahme, Bildung und Ausscheidung von Wasser besteht normalerweise ein Gleichgewicht. Ein Drittel der täglichen Wasserausscheidung erfolgt beim Ausatmen über die Atemwege in Form von Wasserdampf.

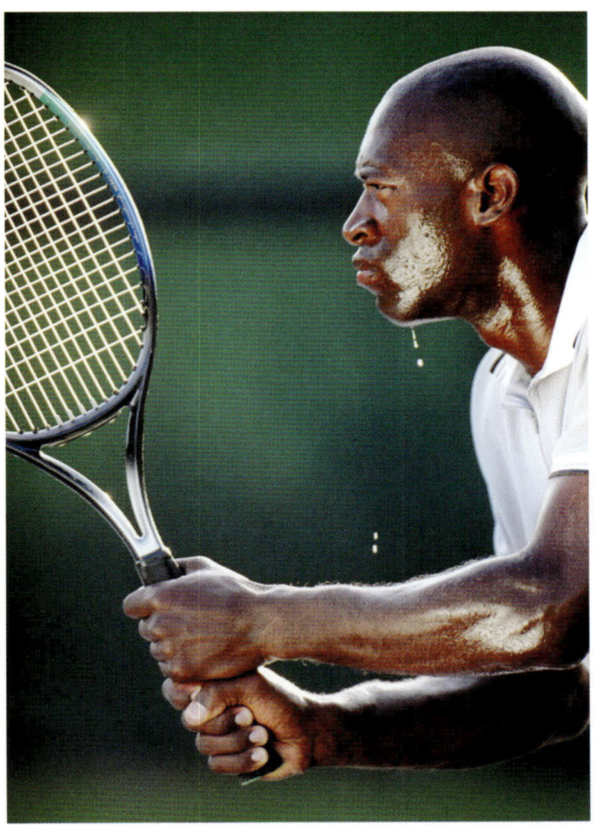

Transpiration
Wasser kann Hitze absorbieren, deshalb dient Schwitzen der Regulierung der Körpertemperatur. Wird der Körper überhitzt, sondert die Haut Schweiß ab, der beim Verdunsten kühlt.

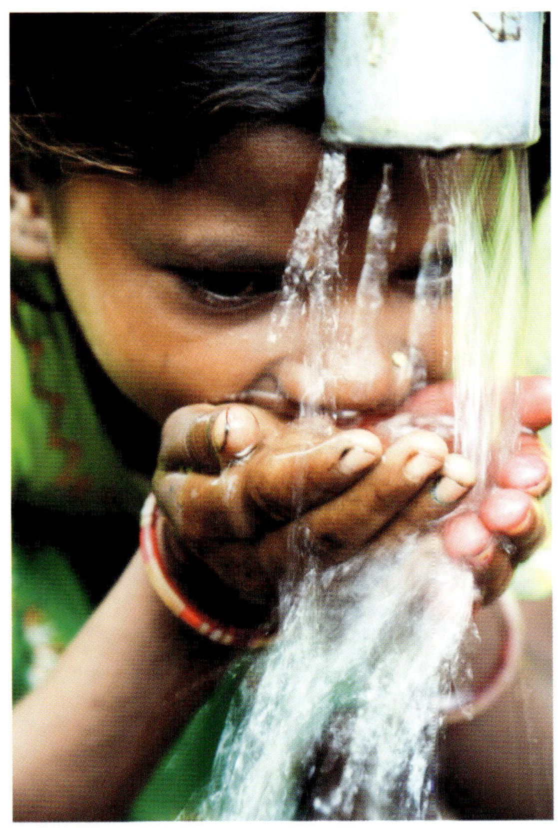

Flüssigkeit aufnehmen
Etwa die Hälfte der Flüssigkeit, die der Körper täglich benötigt, wird durch Getränke aufgenommen. Sinkt der Wassergehalt stark ab, signalisiert das Gehirn Durst. Idealer Durstlöscher ist Wasser.

Nieren

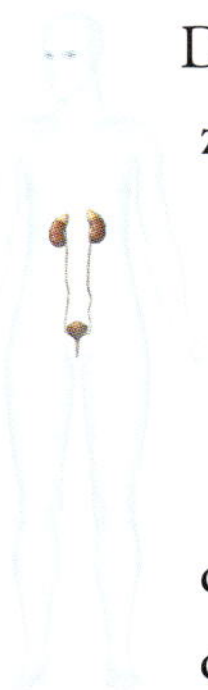

Die Nieren sind die „Kläranlage“ des Blutes. Jede Niere ist zirka 11 Zentimeter lang, 5 Zentimeter dick und mit etwa einer Million Filtereinheiten, den Nephronen, besetzt. Täglich fließen zwischen 1700 und 2200 Liter Blut durch die Nephrone. Dabei wird es von Giften und Stoffwechselabbauprodukten gereinigt. Die Nieren produzieren das Hormon Erythropoetin, das die Ausreifung der roten Blutkörperchen stimuliert. Zudem wandeln sie Vitamin D in eine Form um, die für den Kalziumhaushalt des Körpers benötigt wird. Das Enzym Renin wird ebenfalls von den Nieren hergestellt. Es hilft, den Blutdruck zu regulieren. Gesunde Nieren sind erstaunlich effektive Organe. Wir werden zwar mit zwei Nieren geboren, können jedoch auch mit nur einer überleben. Menschen, die eine Niere spenden oder durch einen Unfall verlieren, müssen mit keinen negativen Auswirkungen rechnen.

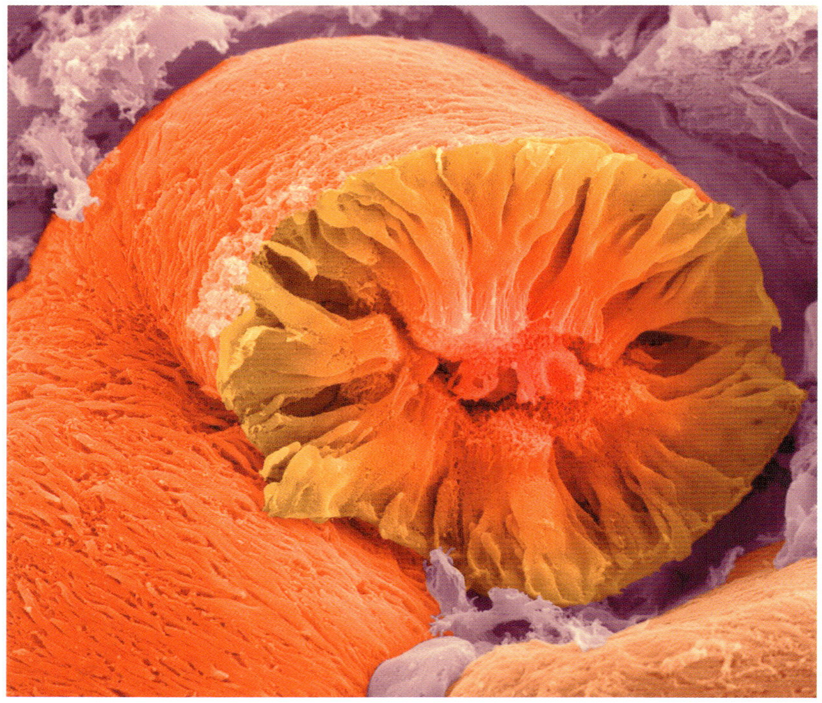

Nephron
Auf diesem kolorierten Bild sieht man das Innere eines Nephrons. Dort wird Urin gebildet; er tropft fortlaufend in ein Sammelrohr, das ihn an das Nierenbecken weiterleitet.

Enzyme und Hormone der Niere

Name	Auswirkung
Renin	Enzym, das hilft, den Blutdruck zu regulieren; stimuliert die Produktion von Angiotensin II, wenn der Körper Wasser behalten soll
Angiotensin II	Hormon, das die Nebenniere dazu anregt, Aldosteron auszuschütten; dadurch scheiden die Nieren weniger Wasser und Natrium aus
Erythropoetin	Hormon, das die Ausreifung roter Blutzellen im Knochenmark stimuliert

Nierentransplantation

Sofern Spender und Empfänger miteinander verträgliche Blutgruppen sowie Gewebe haben, sind Nierentransplantationen sehr erfolgreich. Die Nieren der Empfänger sind meist stark angegriffen und funktionieren nicht mehr richtig. Nach der Operation vergrößert sich sowohl die verbliebene Niere des Spenders als auch die verpflanzte des Empfängers, bis nahezu 80 Prozent Filterkapazität von zwei Nieren erreicht sind. Nieren von lebenden Spendern sind für eine Transplantation besonders gut geeignet. Organe von Verstorbenen retten jedoch auch viele Leben.

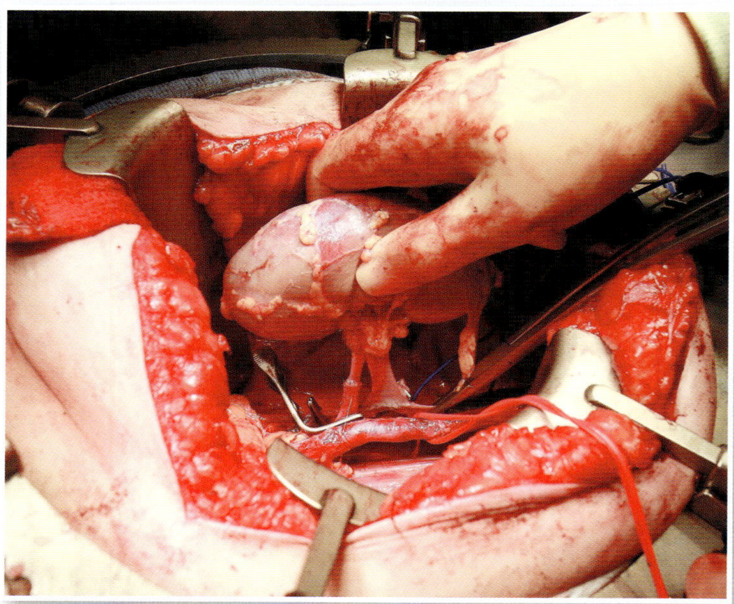

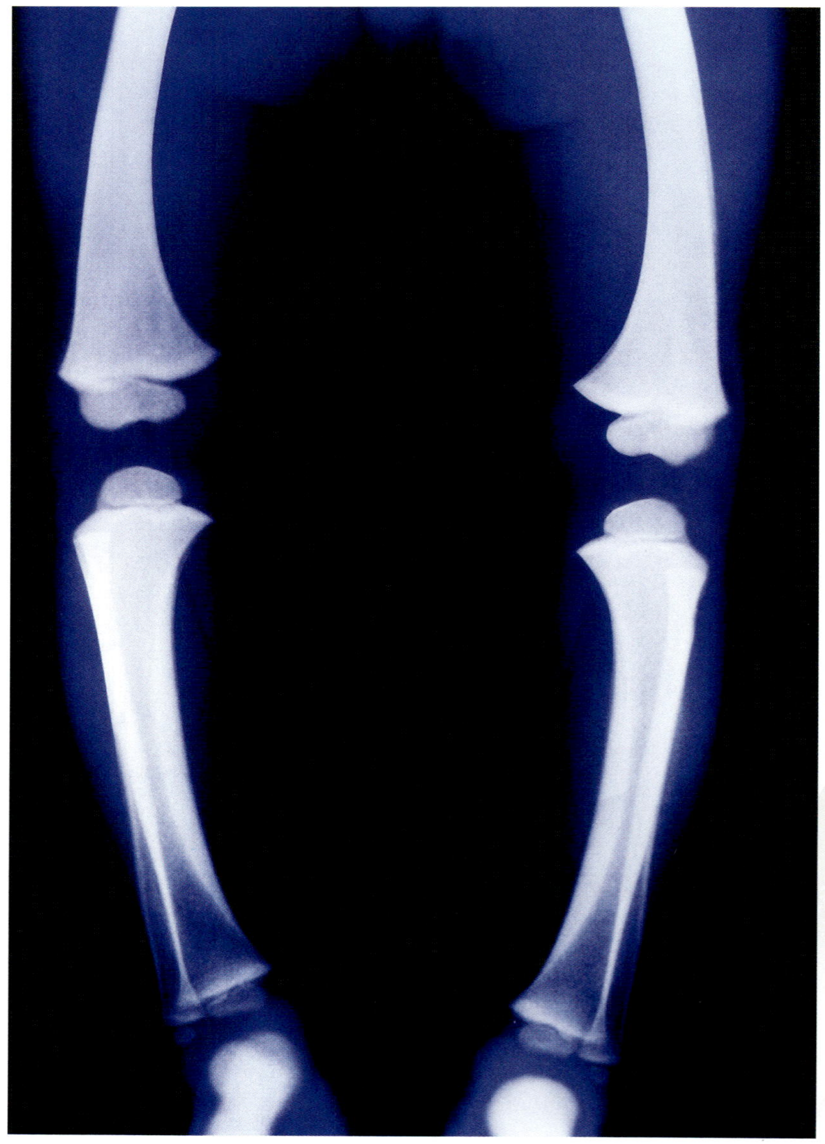

Kalziumaufnahme
Ein Mangel an Kalzium, Vitamin D oder Phosphat verursacht Rachitis. Diese Röntgenaufnahme zeigt durch Rachitis verkrümmte Beine. Phosphatmangel-Rachitis bezeichnet eine Erbkrankheit, bei der Nieren kein Phosphat aus dem Blut absorbieren können.

Effiziente Filter

Im Ruhezustand gelangen etwa 25 Prozent des Blutes, das vom Herzen in den Körper gepumpt wird, in die Nieren. Die Nephrone filtern bei einem gesunden Erwachsenen täglich zirka 180 Liter Flüssigkeit aus dem Blut. Das Ultrafiltrat, auch Primärharn genannt, ist frei von Blutzellen und Proteinen. Es enthält Zucker, Aminosäuren, Natrium und Harnstoff.

Anatomie einer Niere
Die meisten der unzähligen Nephrone (Gesamtstruktur aus einem Glomerulus plus dazugehörigen Blut- und Harngefäßen) sitzen in der Nierenrinde. Zentrale Nierenabschnitte sammeln bereits filtrierten Urin mit den dort gelösten Salzen und Giften, leiten ihn in den Harnleiter und anschließend in die Harnwege.

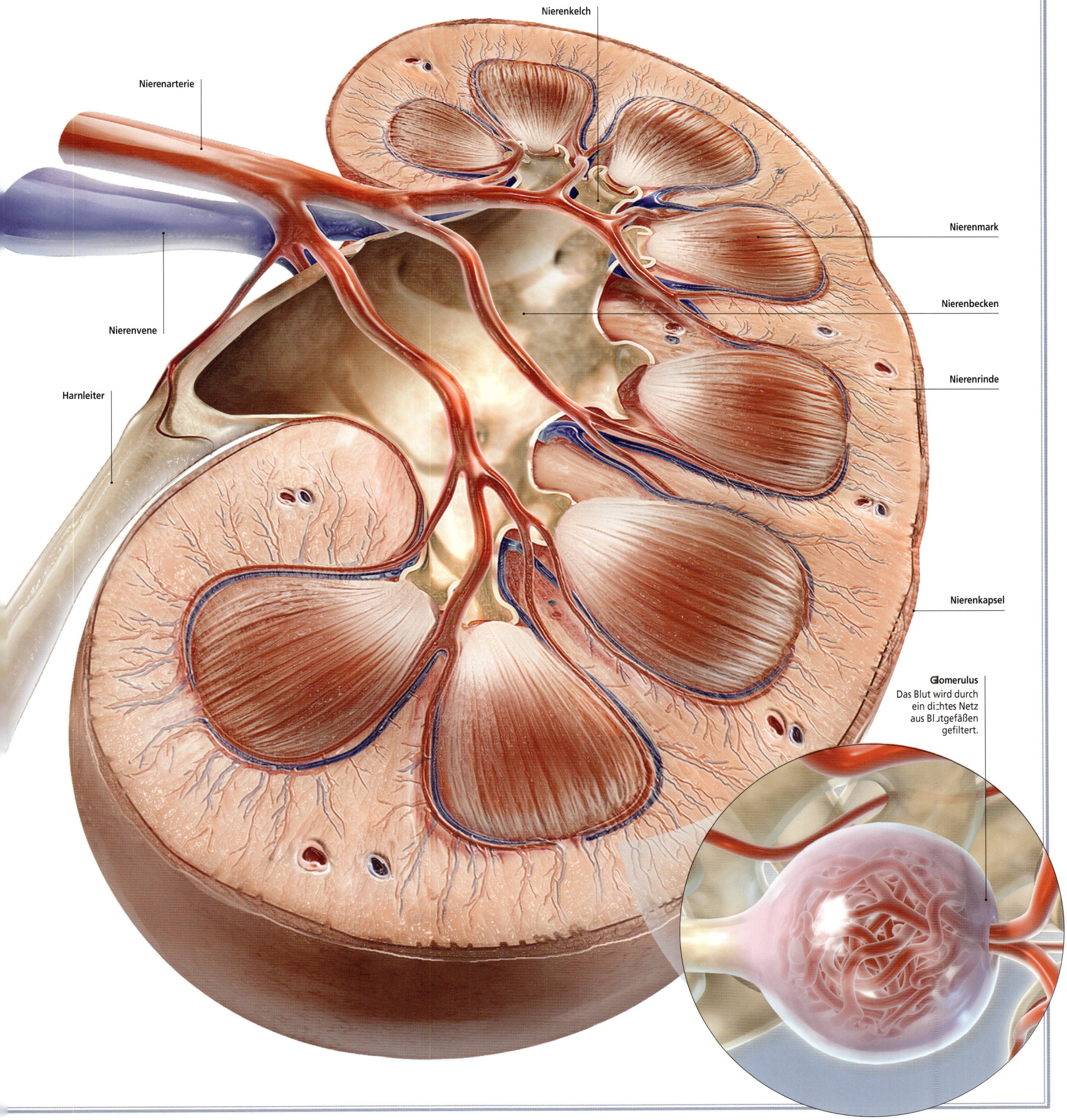

Urinbildung

Mit dem Harn entsorgt der Körper Stoffe, die er nicht mehr verwenden kann, beispielsweise Harnstoff, Harnsäure, Medikamente und Chemikalien. Zunächst filtern die Nephrone Wasser und gelöste Stoffe aus dem Blut, dabei entsteht sogenannter Primärharn. Aus dem Primärharn werden wieder verwendbare Stoffe sowie etwa 99 Prozent des Wassers zurückgewonnen. Der übrig gebliebene Endharn, von dem ein gesunder Erwachsener täglich 1 bis 1,5 Liter produziert, fließt schließlich über das Nierenbecken und durch die Harnleiter in die Harnblase. Es hängt vom Wassergehalt ab, ob der Urin hell oder dunkel ist. Der Wassergehalt wird von den Nieren gesteuert, die durch die Nahrung aufgenommenes Wasser ausgleichen, um den Blutdruck zu regulieren. Der Prozess der Harnproduktion und -ausscheidung durch die Nieren wird als Diurese bezeichnet.

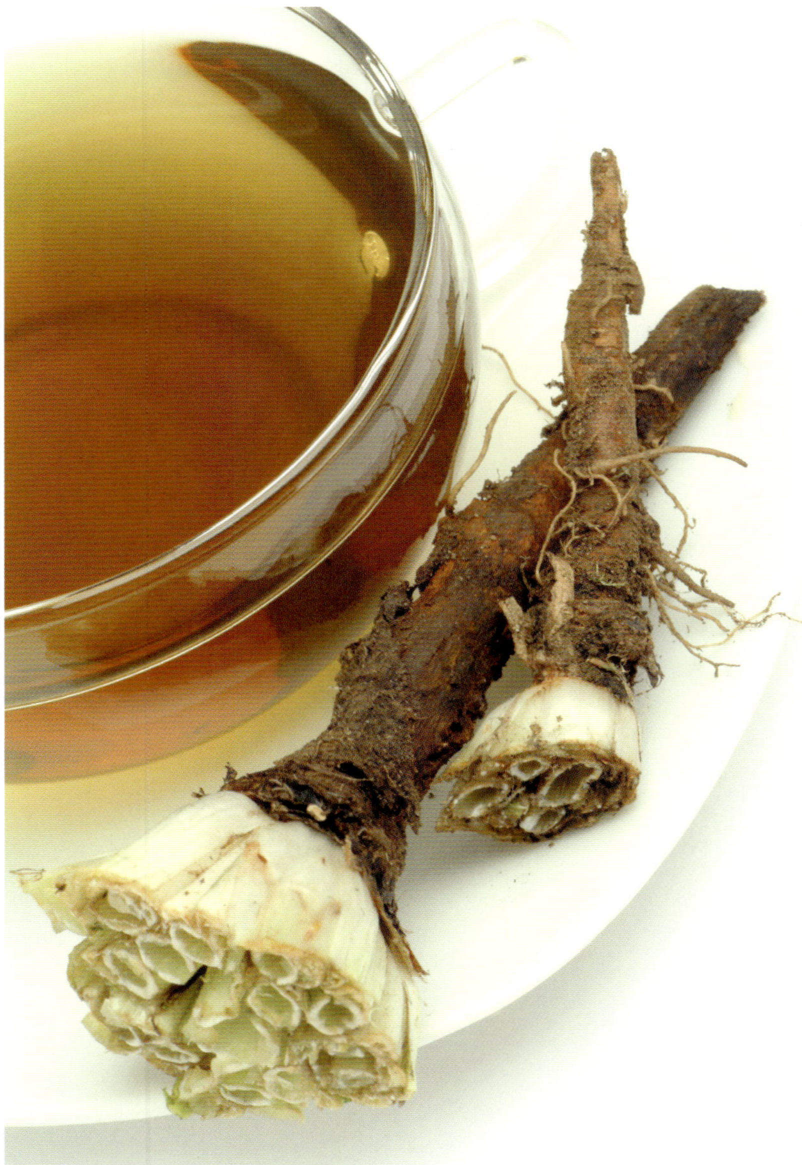

Diuretika
Werden eingesetzt, um bei Nieren- und Herzerkrankungen das Harnvolumen zu erhöhen und damit sekundär das Blutvolumen zu senken. Ethanol (Trinkalkohol) und Koffein haben ebenfalls eine harntreibende Wirkung. Aus Löwenzahnwurzeln (auf dem Foto) lässt sich Tee kochen, der als natürliches Diuretikum eingesetzt werden kann.

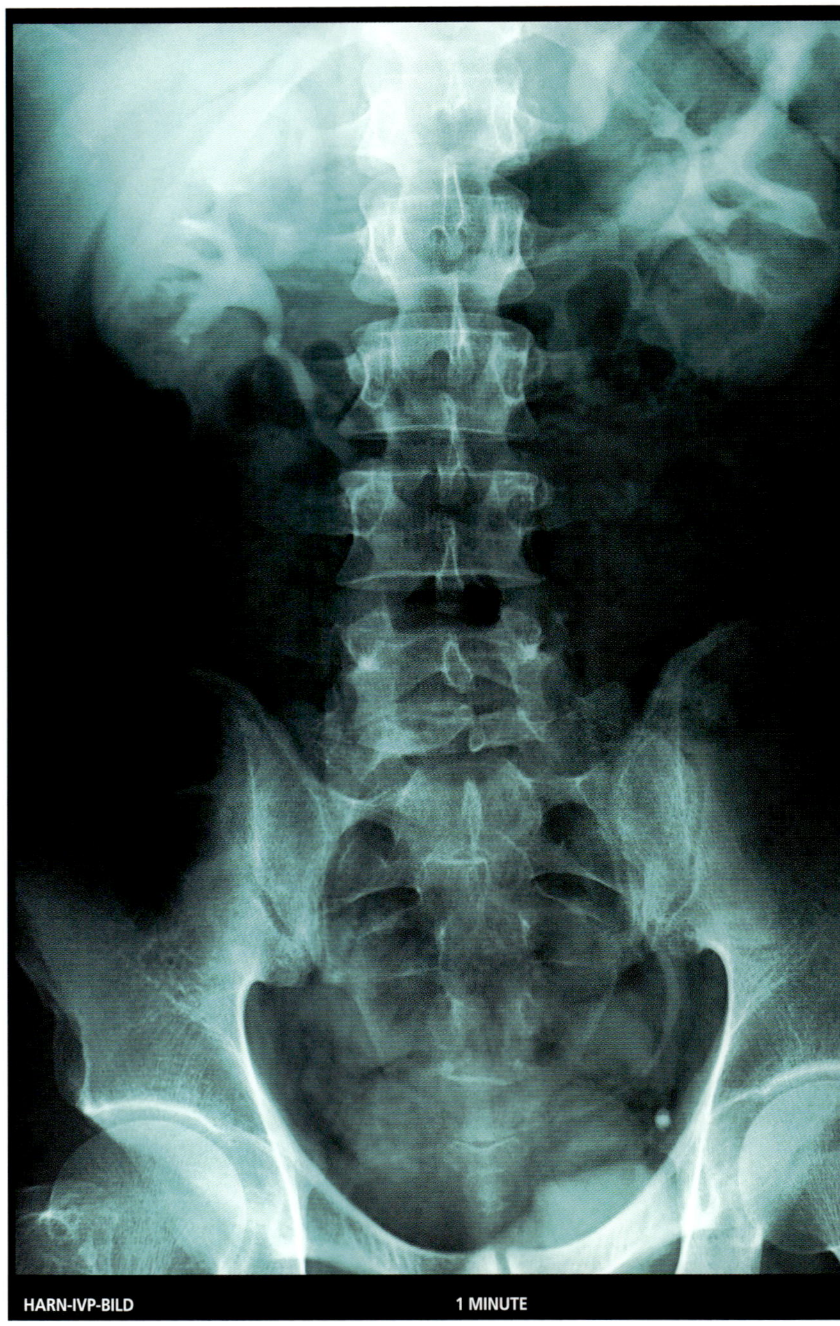

Harnuntersuchung

Harnuntersuchungen liefern wichtige Informationen über den Gesundheitszustand einer Person. Enthält der Urin abgestorbene weiße Blutkörperchen, deutet das auf eine Harnwegsinfektion hin; rote Blutkörperchen sind Anzeichen für eine andere Infektion, Nierensteine oder eine Wunde. Die gelbe Farbe des Urins rührt von ausgeschiedenen Gallensalzen, ist er tiefgelb, könnte eine Leber- oder Gallenerkrankung vorliegen. Viel Zucker im Urin verweist auf Diabetes, viel Eiweiß auf Bluthochdruck oder eine andere Kreislauferkrankung.

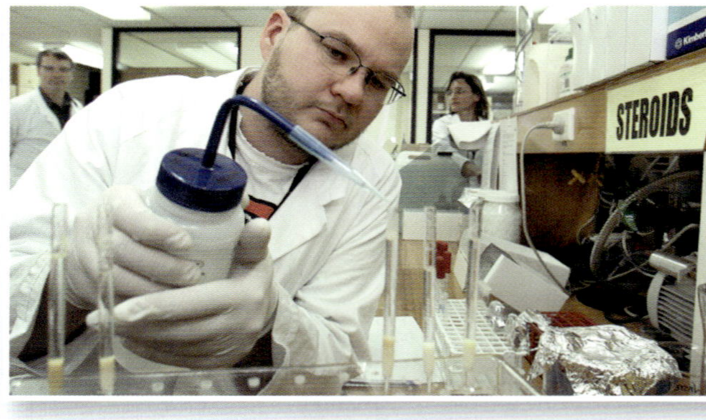

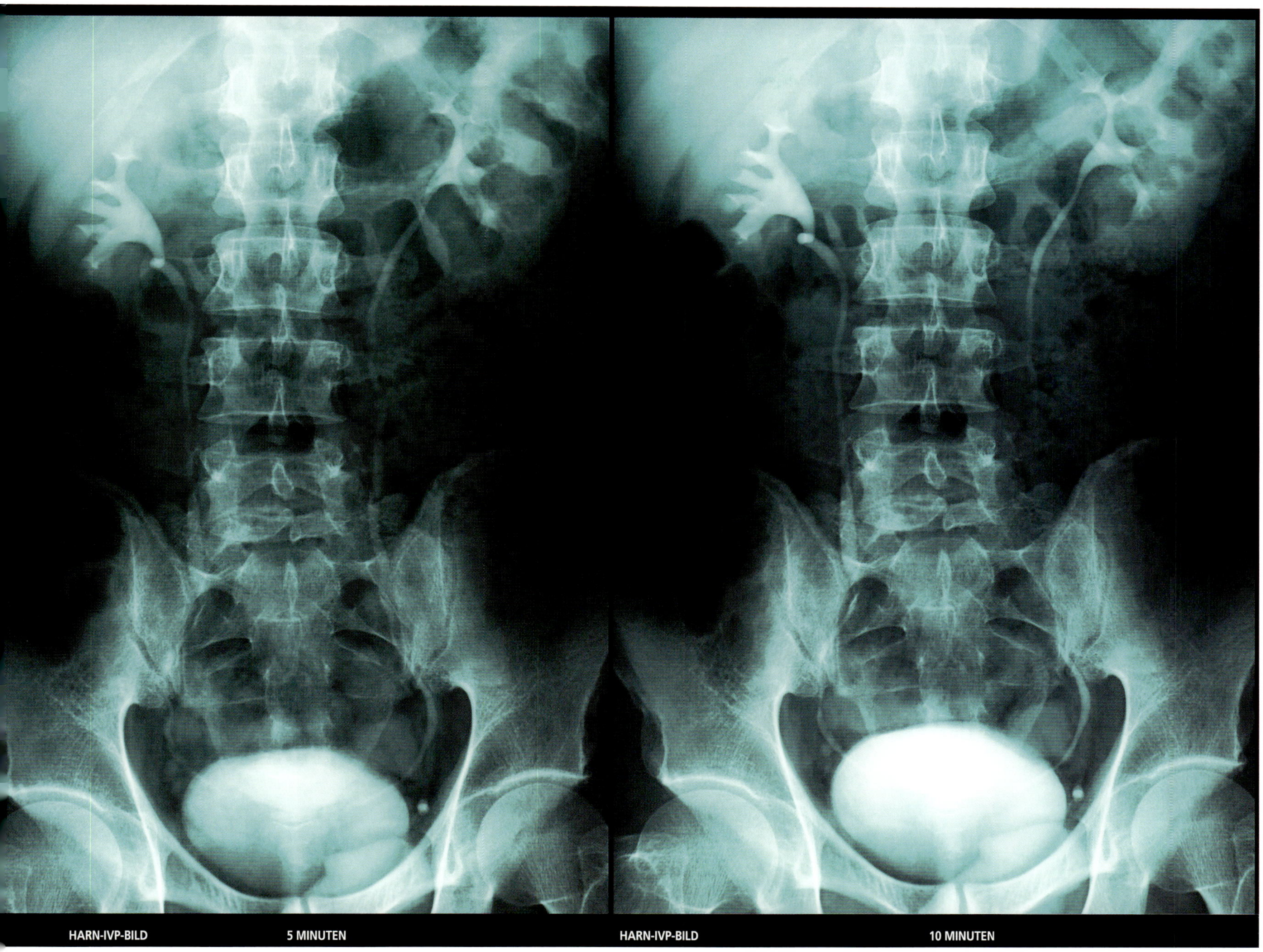

Intravenöse Pyelografie (IVP)
Bei Harnwegserkrankungen muss manchmal festgestellt werden, wie sich die Blase füllt und wie viel Urin sie zurückbehält. Hierfür wird in die Blase des Patienten vor dem Röntgen ein Kontrastmittel gespritzt, welches das Harnsystem deutlich sichtbar macht.

Entsorgung von giftigem Stickstoff

Harnsäure ist das Endprodukt des Nukleinsäureabbaus, Harnstoff ein Endprodukt des Stoffwechsels. Die Muskeln produzieren einen Stickstoff namens Kreatinin, die Ausscheidungsform von Kreatin, das sich als Energiereserve im Muskel befindet. Diese giftigen Substanzen werden von den Nephronen aus dem Blut gefiltert und durch die Ausscheidung von Urin entsorgt.

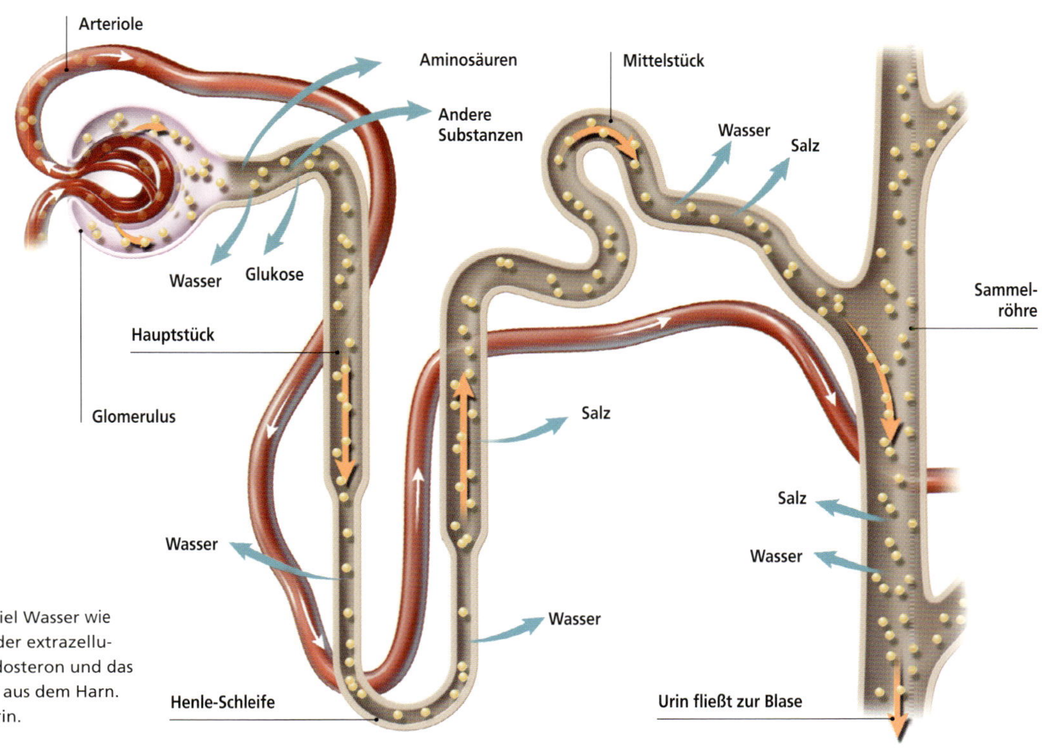

Bildung von Urin
Urin bildet sich im Tubulussystem der Nephrone. Es wird so viel Wasser wie nötig ausgeschieden oder zurückbehalten, um das Volumen der extrazellulären Flüssigkeit und des Blutes zu erhalten. Das Hormon Aldosteron und das antidiuretische Hormon regeln die Reabsorption von Wasser aus dem Harn. Ansonsten produzieren die Nieren automatisch wässrigen Urin.

Krankheiten des Harntrakts

In den Harntrakt können Bakterien eindringen, entweder über den Darm oder durch sexuelle Aktivitäten. Typische Symptome einer Blasenentzündung sind Brennen beim Wasserlassen, schmerzhafte Krämpfe im Unterbauch und häufiger Harndrang, bei dem nur wenig Urin ausgeschieden wird. Bei einer akuten Blasenentzündung setzen die Ärzte meist Antibiotika ein. Harnröhrenentzündung wird durch Bakterien und beim Geschlechtsverkehr übertragene Erreger verursacht. Unbehandelt kann sie sich auf weitere Organe ausbreiten. Bei Männern kann es zu einer Entzündung der Vorsteherdrüse (Prostata) und der Nebenhoden kommen, bei Frauen zu einer Entzündung der Eileiter und Eierstöcke. Von Prostatakrebs sind zunehmend mehr Männer betroffen. Als Risikofaktoren gelten das Alter sowie genetische und hormonelle Faktoren.

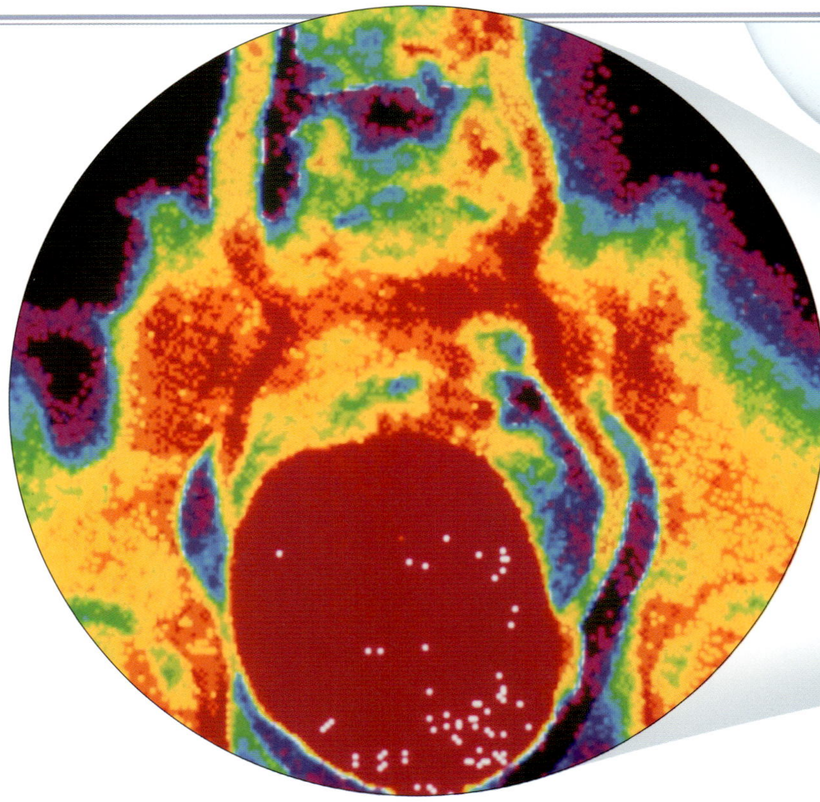

Urinrückfluss
Ist die Ventilfunktion der Harnleiter gestört, fließt der Urin zurück oder sogar in die Nieren, was Infektionen verursacht. Diese Röntgenaufnahme zeigt gestauten Urin (rot) in der Blase, der in die Nieren (rechts und links oben) fließt.

Harnwegsinfektionen

Der weibliche Harnleiter ist nur 5 Zentimeter lang, deshalb erkranken Frauen häufiger an einer Harnwegsinfektion. Die Blasenentzündung (Zystitis) ist eine spezielle Form von Harnwegsinfekt (HWI). Sie wird oft durch Darmbakterien ausgelöst, die über die Harnröhre in den Körper eindringen und sich dort vermehren. Wird sie chronisch, empfehlen Ärzte die Einnahme von Cranberry-Präparaten. Die Wirkstoffe der Moosbeeren bekämpfen die Ausbreitung von Bakterien in Blase und Harnwegen und lindern die Beschwerden.

Interstitielle Zystitis

Diese chronische Entzündung der Blasenwand kann durch eine Urinprobe (auf dem Foto) diagnostiziert werden, die Ursachen sind allerdings weitgehend unbekannt. Meist sind Frauen davon betroffen. Die Krankheit ist nicht bakteriell bedingt und von sehr häufigem, nicht beherrschbarem Harndrang geprägt: bis zu 50-mal täglich. Interstitielle Zystitis ist derzeit nicht heilbar, es gibt jedoch verschiedene Therapieansätze, etwa das Dehnen der Blase mit Wasser unter Vollnarkose oder das Einspritzen von Medikamenten in die Blase.

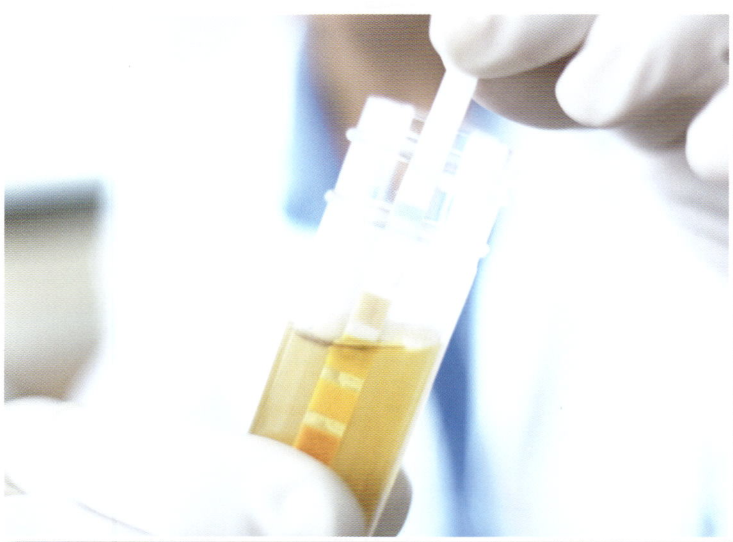

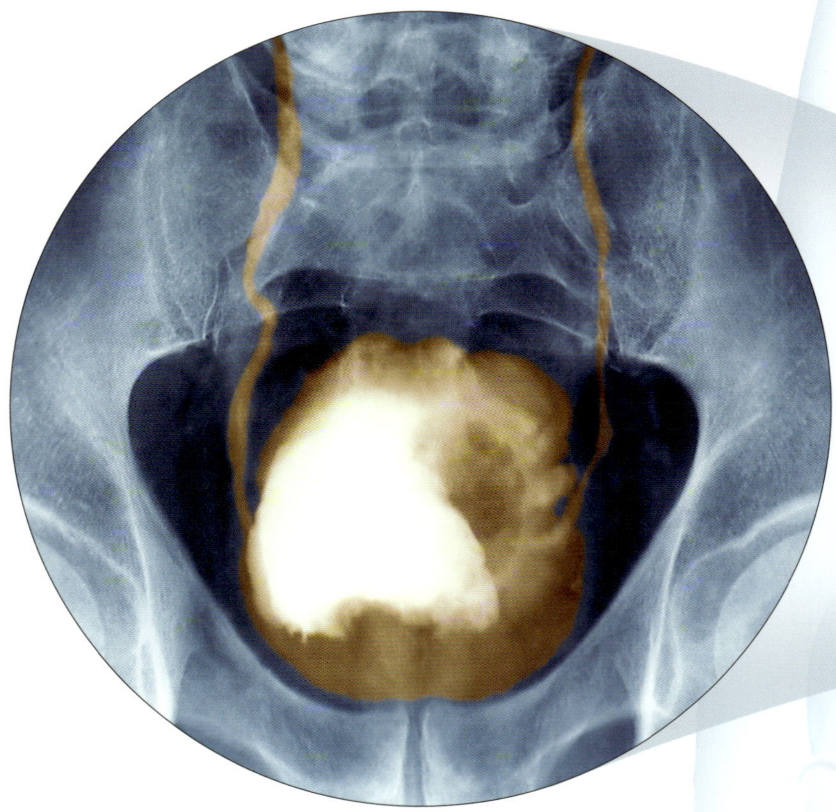

Blasenkrebs
Auf dieser kolorierten Röntgenaufnahme sieht man einen Blasentumor. Blasenkrebs ist recht häufig. Als Ursache gelten chronische Entzündungen und die Einnahme von abwehrunterdrückenden Medikamenten.

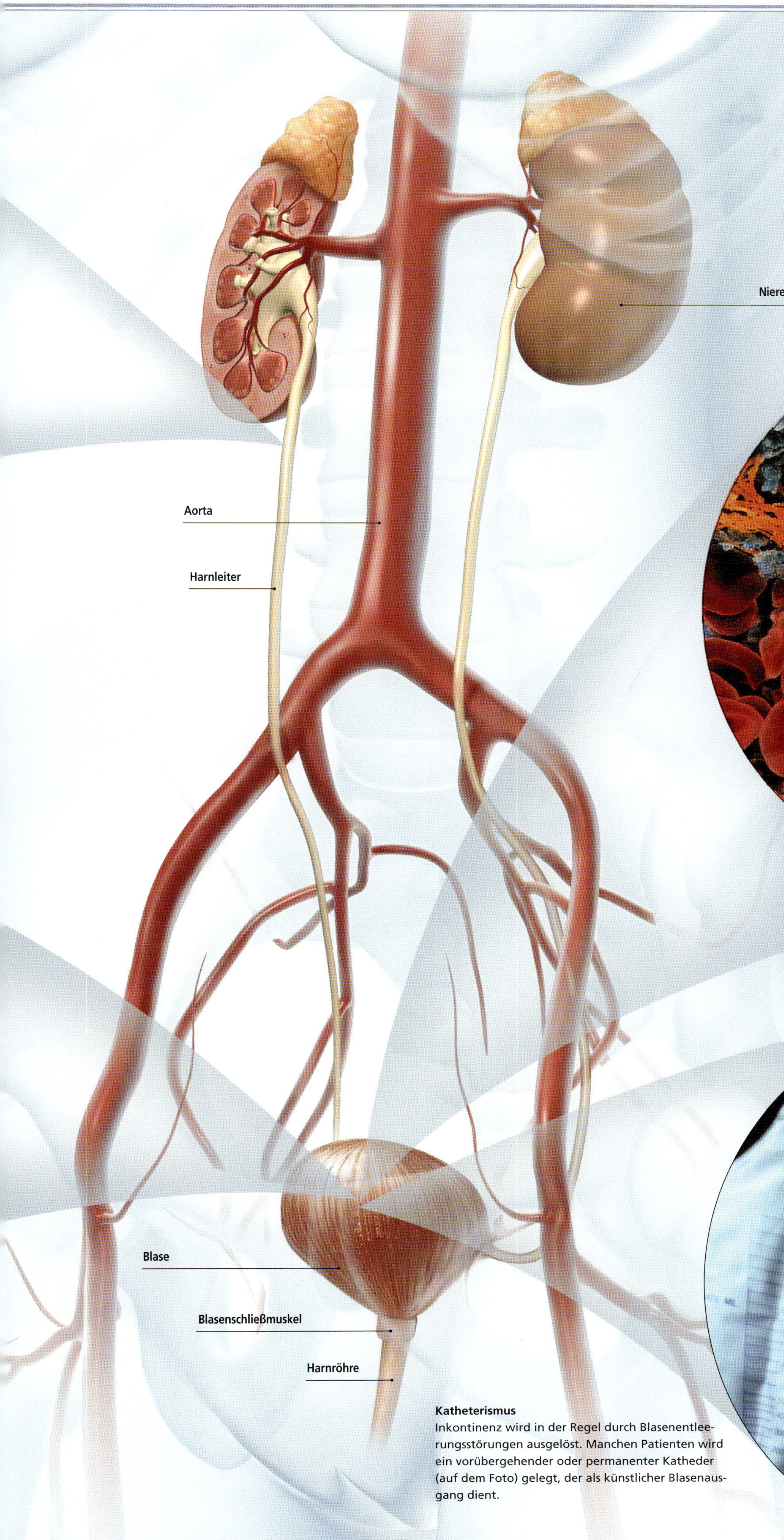

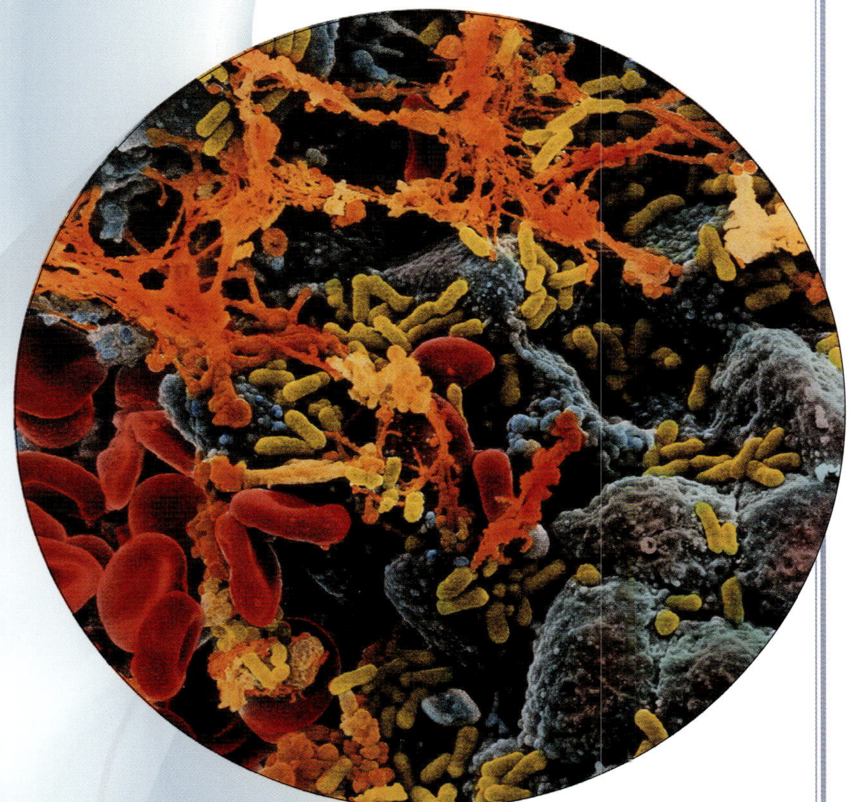

Infektion
Escherischia-coli-Bakterien (gelb) aus dem Darmtrakt verursachen oft Blasenentzündungen. Hier hat die Infektion zu einer Blutung geführt, erkennbar an den roten Blutzellen links. Die entzündeten Blasenzellen haben orangefarbenen Schleim abgesondert.

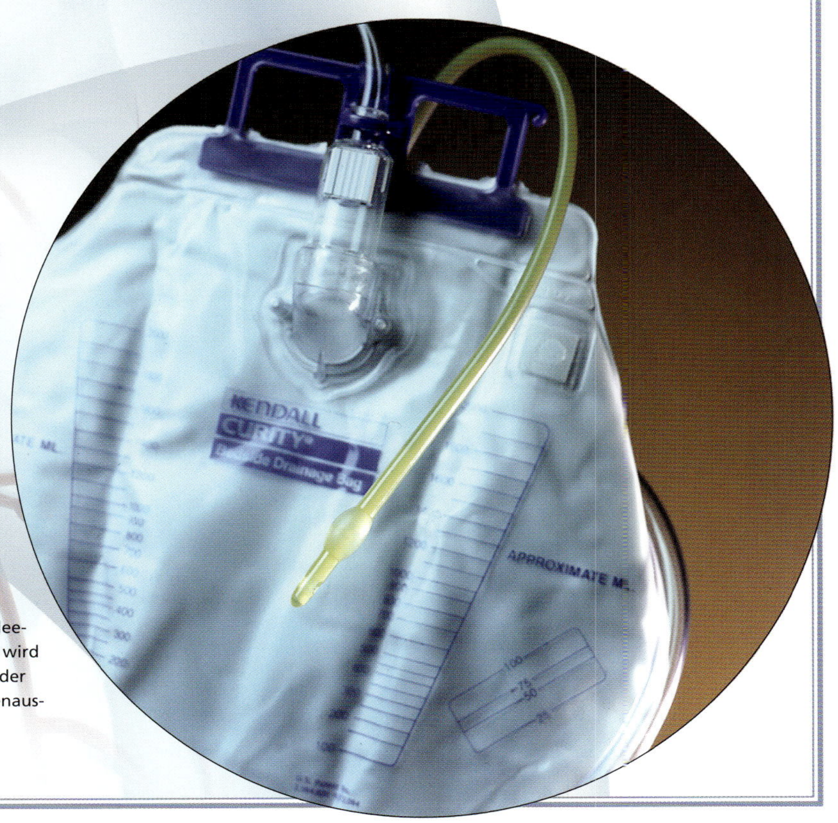

Katheterismus
Inkontinenz wird in der Regel durch Blasenentleerungsstörungen ausgelöst. Manchen Patienten wird ein vorübergehender oder permanenter Katheder (auf dem Foto) gelegt, der als künstlicher Blasenausgang dient.

Nierenkrankheiten

Manche Nierenkrankheiten sind lästig, andere schmerzhaft, doch nicht lebensgefährlich, und wieder andere sind ein medizinischer Notfall. Nierensteine sind Ablagerungen, die aus Kalziumsalzen sowie Harnsäure bestehen. Sie bilden sich in der Niere, im Nierenbecken sowie in den ableitenden Harnwegen. Kleine Nierensteine werden vom Betroffenen oft nicht bemerkt, weil sie mit dem Urin ausgeschwemmt werden; größere können jedoch in den Harnleiter gelangen und harnableitende Wege verschließen, was starke Schmerzen verursacht. Eine unbehandelte Harnwegsinfektion kann zu einer Nierenbeckenentzündung führen, die mit Unterbauchschmerzen, Fieber und geistiger Verwirrung verbunden ist. Infektionen, Diabetes oder Autoimmunkrankheiten können die Funktionsfähigkeit der Nieren ernsthaft schädigen. Die einzige langfristige Lösung ist manchmal eine Dauerdialyse oder eine Transplantation.

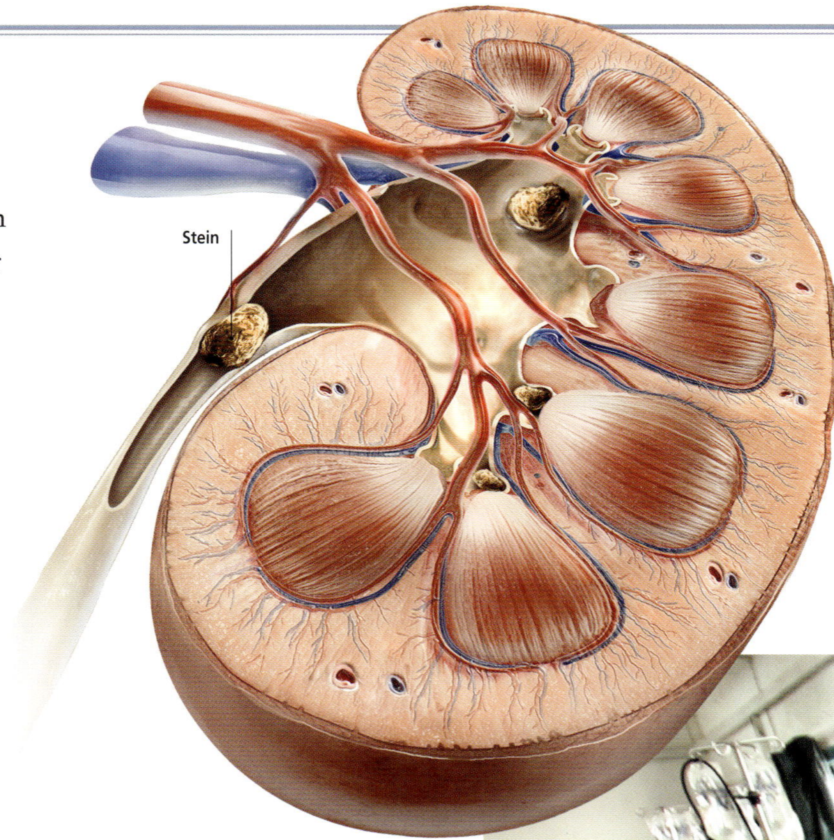

Nierensteine
Bestehen aus Kalziumsalzen, Harnsäure sowie anderen Substanzen, die sich im Nierenbecken und in den Kanälchen der Niere ansammeln. Gelangen die Steine in den Harnleiter, kommt es zu starken Schmerzen. Hartnäckige Nierensteine werden durch Stoßwellen zertrümmert.

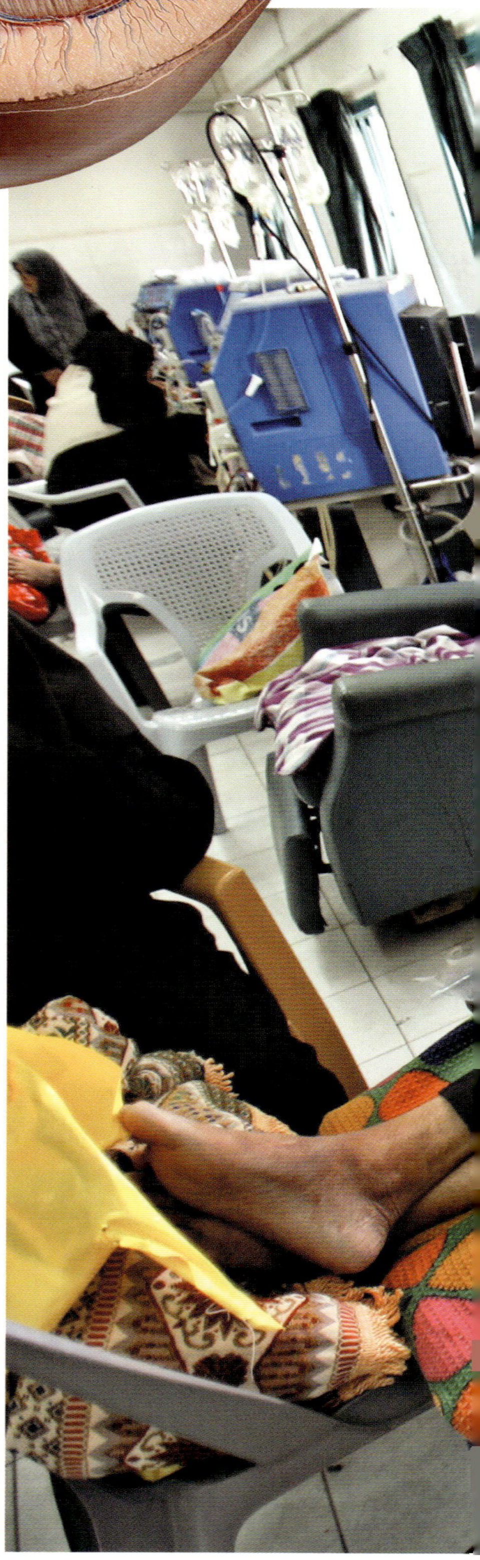

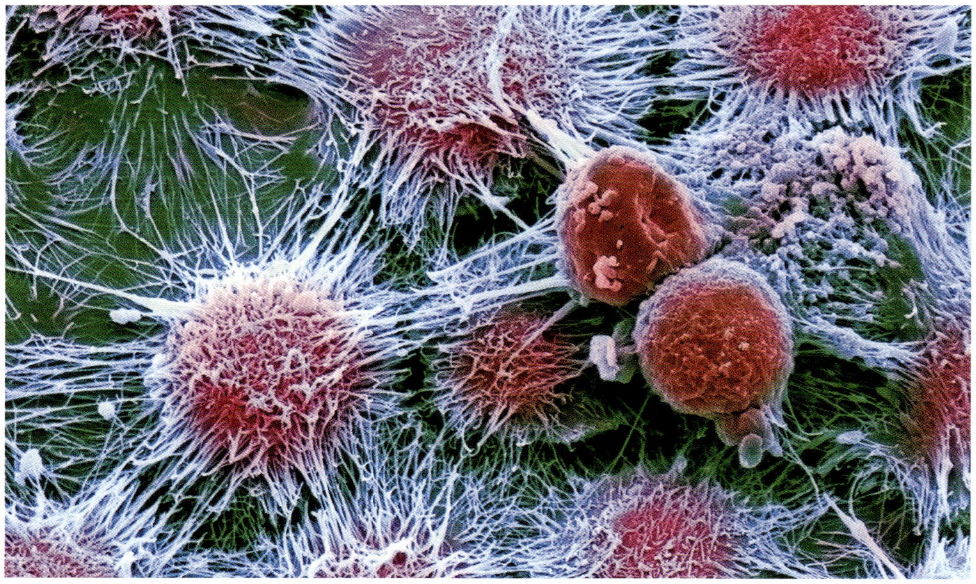

Nierenkrebs
Diese violett eingefärbten Krebszellen in der Niere haben Scheinfüßchen entwickelt. Dadurch können sie sich vom Primärtumor entfernen – der erste Schritt in Richtung Metastasenbildung.

Zystennieren

Polyzystische Nierenerkrankung zählt zu den häufigen Erbkrankheiten. Dabei bilden sich im Tubulussystem der Nephronen mit Flüssigkeit gefüllte Zysten, die auf benachbarte Strukturen drücken und die Filterfunktion der Nieren stark einschränken. Langfristig kommt es zu Nierenversagen. Deshalb müssen sich die Patienten einer regelmäßigen Dialyse (Blutwäsche) unterziehen oder eine Nierentransplantation in Erwägung ziehen.

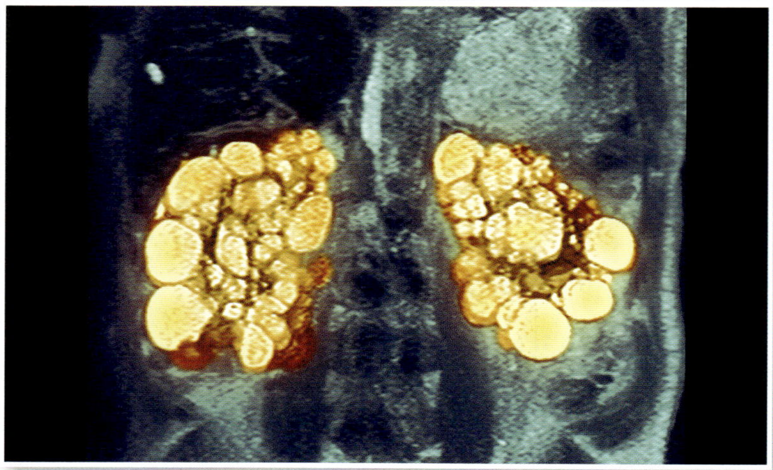

Blutreinigende Dialyse

Bei der Hämodialyse wird ein Gerät mit einem Membranfilter außerhalb des Körpers verwendet. Bei der Behandlung wird über Arterien und Venen Blut aus dem Patienten gepumpt, im Dialysator (Filter) an der Dialysemembran vorbeigeführt und gereinigt dem Patienten wieder zurückgegeben. Etwaige Giftstoffe werden aus dem Blut aufgrund von Konzentrationsgradienten (Diffusion) durch die Membran auf die andere Filterseite in die Dialyselösung (Dialysat) befördert und dadurch entfernt. Dieses Blutreinigungsverfahren wird bei Patienten mit Nierenversagen angewendet. Es muss dreimal wöchentlich durchgeführt werden.

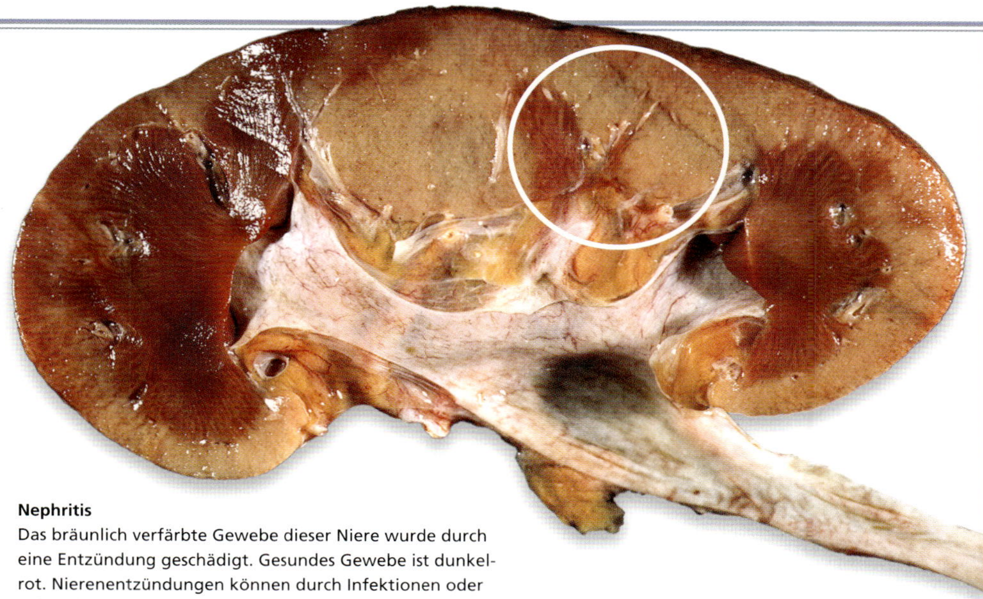

Nephritis
Das bräunlich verfärbte Gewebe dieser Niere wurde durch eine Entzündung geschädigt. Gesundes Gewebe ist dunkelrot. Nierenentzündungen können durch Infektionen oder Giftstoffe ausgelöst werden; sie sind gut behandelbar.

Dialyse
Ein Patient wartet darauf, an die Dialysemaschine angeschlossen zu werden. Die Prozedur dauert drei bis fünf Stunden und muss dreimal pro Woche wiederholt werden.

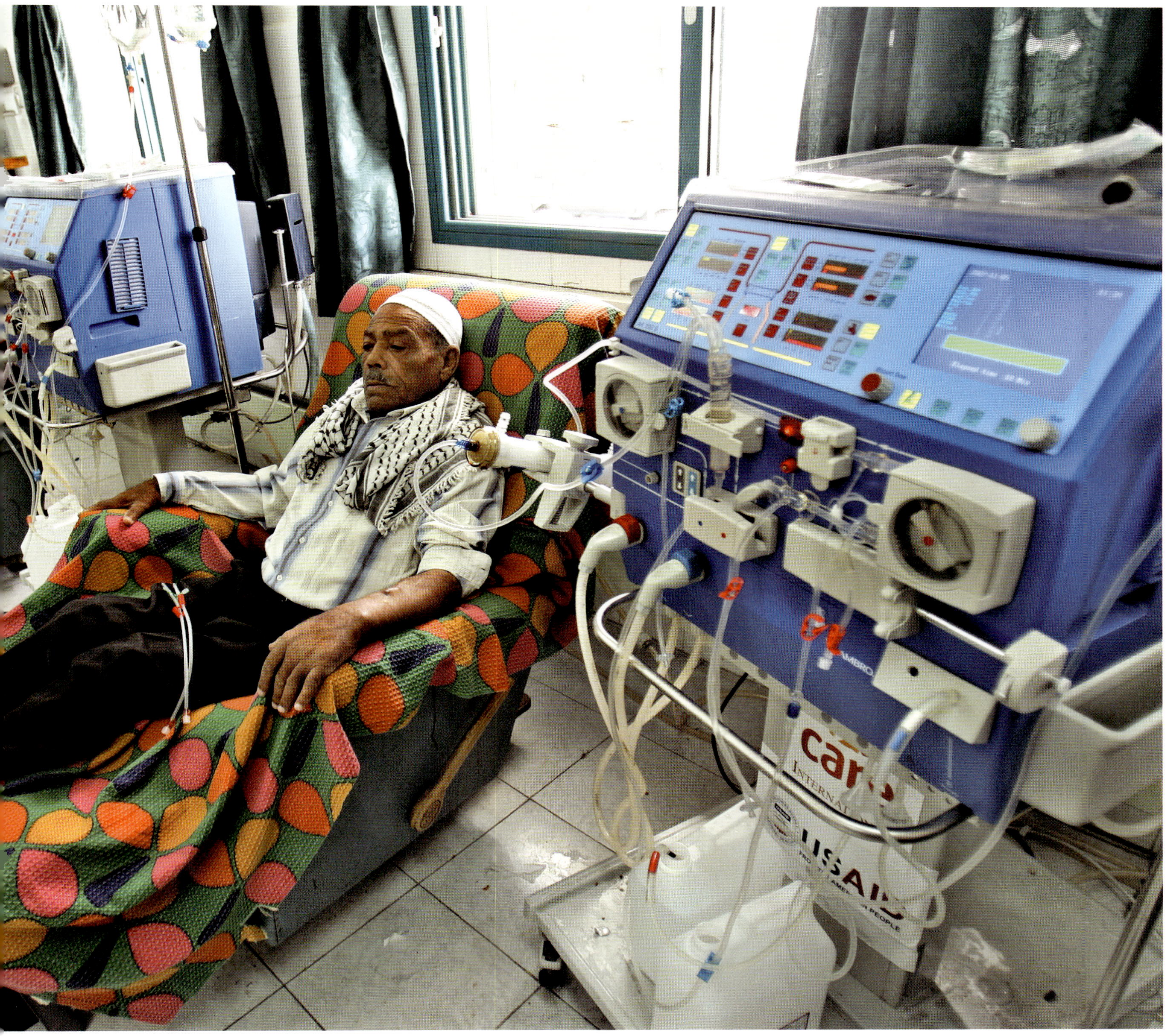

Sinne

Zustände in der Außenwelt nehmen wir nur über unsere Sinnesorgane wahr. Diese empfangen Informationen in Form von Reizen aus der Umwelt und verwandeln sie in elektrische Impulse, die über die Nervenfasern an das Gehirn weitergeleitet werden. Die Umwandlung der eintreffenden Reize wird von den Rezeptoren vollzogen. Unser Körper verfügt über Millionen von Rezeptoren, die zum Teil eine unterschiedliche Funktion haben. Man unterscheidet in allgemeine Sinne, mit denen wir Temperatur, Schmerz, Berührung und unser Gleichgewicht empfinden, und in die klassischen fünf Sinne: Sehen, Hören, Riechen, Schmecken und Tasten. Bei den Rezeptoren gibt es drei Gruppen. Exterozeptoren reagieren auf äußere Reize wie Temperatur, Lichtverhältnisse und Geräusche. Die Interorezeptoren nehmen Reize im Körperinneren wahr. Propriozeptoren befinden sich in Muskeln, Sehnen, Bändern und Gelenken; sie informieren das Gehirn über Lage und Bewegung des Körpers.

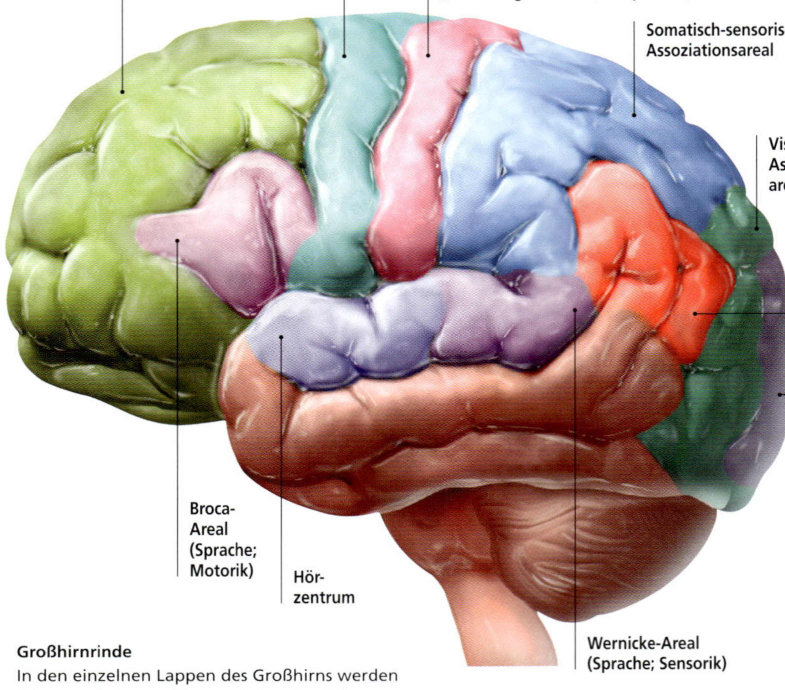

Großhirnrinde
In den einzelnen Lappen des Großhirns werden die motorischen und sensorischen Funktionen des Körpers repräsentiert. Diese Regionen sind einem steten Strom an Reizen ausgesetzt, auf den sie dementsprechend reagieren – dies sind meist unbewusste Vorgänge.

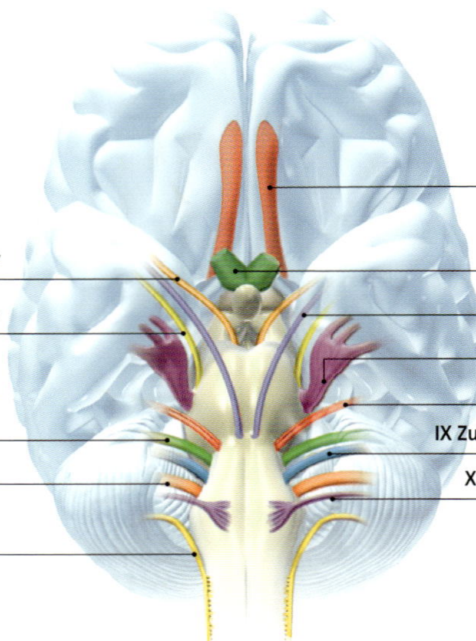

Gehirnnerven
Zwölf paarige Nerven vermitteln Signale an das Gehirn. Der Sehnerv leitet nur sensorische Impulse weiter; alle anderen Gehirnnerven übertragen sowohl sensorische als auch motorische Signale. Über Propriozeptoren in den Muskeln liefern sie dem Gehirn Informationen über Lage, Bewegung und Gleichgewicht des Körpers.

Empfindung und Reaktion

Sinnesrezeptoren senden Nervenimpulse über die Nervenfasern an das Gehirn. Dort wird der eintreffende Reiz von der entsprechenden Region interpretiert und in eine Empfindung verwandelt. Wenn das Sehzentrum im Gehirn das Signal „Apfel“ von den Sehnerven erhält, wird die Reaktion „ich sehe einen Apfel“ ausgelöst. Daraufhin kann das Gehirn Arm- und Handmuskeln befehlen, nach dem Apfel zu greifen.

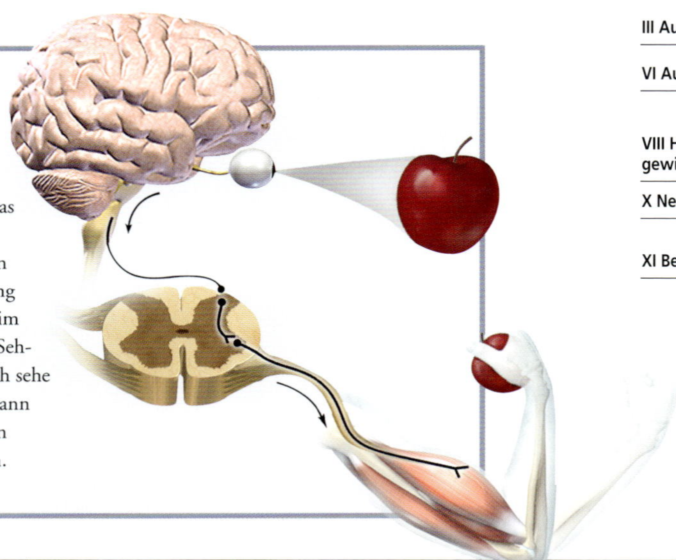

Gehirnerv	Faserqualität	Funktion
I Riechnerv	sensorisch	Leitet Signale von der Nase zum Gehirn
II Sehnerv	sensorisch	Leitet die Signale der Netzhaut zum Gehirn
III Augenmuskelnerv	primär motorisch	Steuert Augen- und Lidbewegung sowie die Regenbogenhaut (Iris)
IV Augenrollnerv	primär motorisch	Steuert den schrägen oberen Augenmuskel
V Drillingsnerv	mot. u. sens.	Untergliedert sich in Augennerv, Oberkiefer- und Unterkiefernerv; leitet sensible Information aus dem ganzen Gesicht weiter
VI Augenabziehnerv	primär motorisch	Innerviert den äußeren Augenmuskel
VII Gesichtsnerv	mot. u. sens.	Steuert die Muskulatur der Mimik, vermittelt auch die Geschmackswahrnehmung in den vorderen zwei Dritteln der Zunge
VIII Hör- und Gleichgewichtsnerv	sensorisch	Zuständig für die Weiterleitung der Informationen von der Hörschnecke und dem Gleichgewichtsorgan
IX Zungen-Schlund-Nerv	mot. u. sens.	Leitet die Signale des hinteren Zungenabschnittes weiter; innerviert die Muskeln des Rachens. Wichtig für den Schluckakt
X Nervus vagus	mot. u. sens.	Hauptnerv des Parasympathikus, ist an der Regulation der Tätigkeit vieler innerer Organe beteiligt, darunter auch an der Produktion von Magensekreten
XI Beinnerv	primär motorisch	Versorgt den Kopfwender des Halses und den Trapezmuskel des Schulterblattes
XII Unterzungennerv	primär motorisch	Steuert die Zungenbewegung

Die Sinne

Sehen, Hören, Riechen, Schmecken und Tasten: Unsere Sinne hängen von komplexen sensorischen Rezeptoren ab, die in speziellen Sinnesorganen im Kopf bzw. in der Haut (Tastsinn) sitzen. Sie liefern detaillierte Informationen über die Zustände der Außenwelt. Der Gleichgewichtssinn hat sein Zentrum im Innenohr und im Kleinhirn.

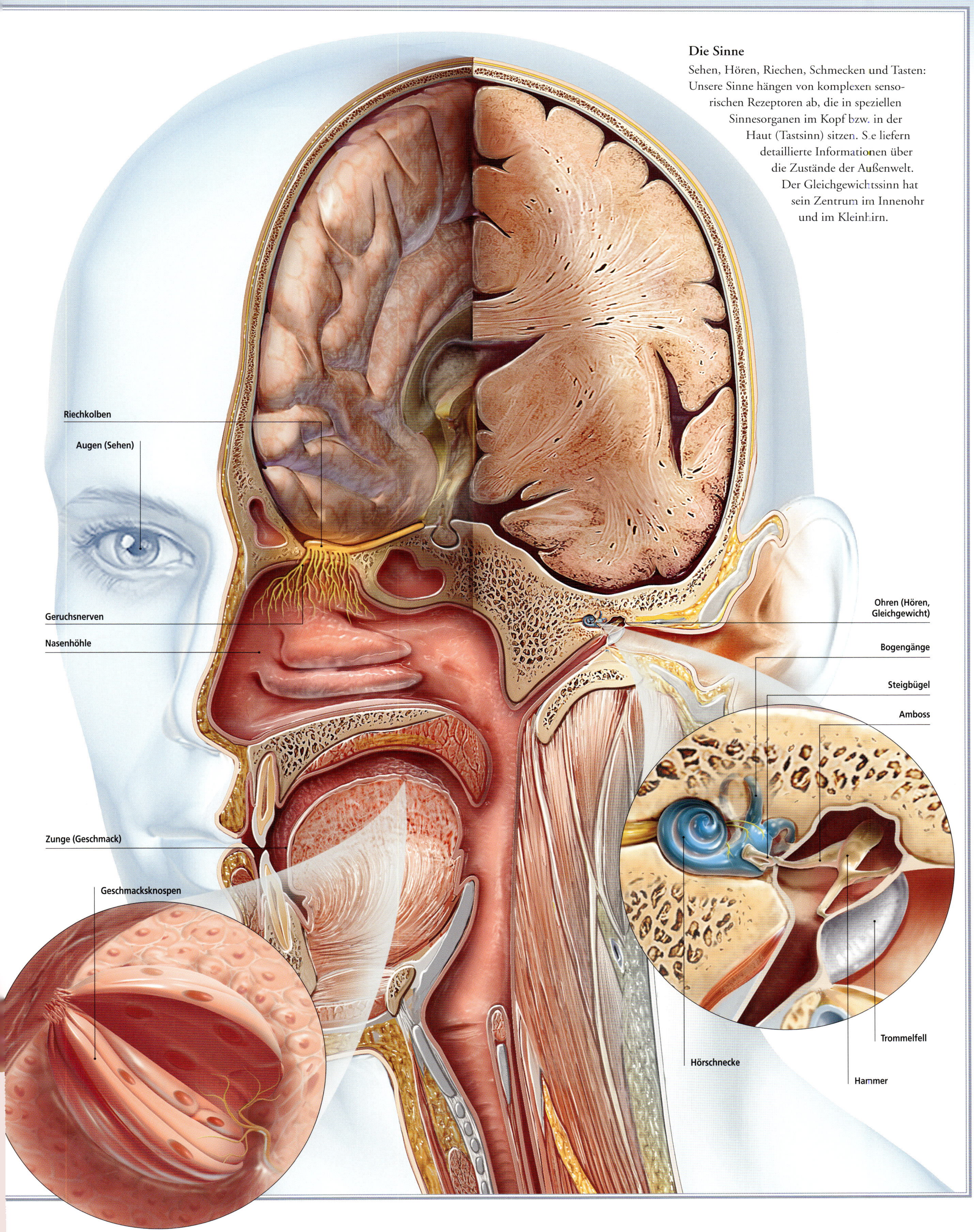

Sehvermögen

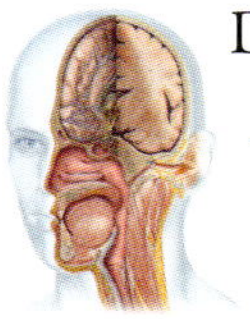

Das Auge besteht aus drei Schichten. In der äußeren Augenhaut befinden sich die Hornhaut und die weiße Lederhaut; sie umschließt und schützt den Augapfel. Die mittlere Augenhaut besteht aus feinen Blutgefäßen und Muskeln, welche die Krümmung der Linse regulieren. Den vordersten Abschnitt der mittleren Augenhaut bilden Iris und Pupille. Den Innenraum des Augapfels nehmen Glaskörper und Linse ein. Die Netzhaut ist die innere Augenhaut. Sie enthält mehr als 125 Millionen Lichtsinneszellen (Photorezeptoren) plus dazugehörige Nervenzellen. Die Fortsätze einiger dieser Neuronen vereinen sich zum Sehnerv; er leitet die Impulse weiter, die unser Sehvermögen begründen. Photorezeptoren sind lichtempfindliche Sinneszellen, die jeweils einen anderen Sehfarbstoff besitzen. Dadurch können wir Farben sehen.

Bilder scharf stellen

Die Linse kann sich innerhalb von Sekunden einer Nah- oder Fernsicht anpassen. Sie ist vom sogenannten Ziliarkörper umgeben, dessen Muskulatur den Krümmungsgrad der Linse reguliert. Kontraktieren die Muskeln, nehmen die Linsenfasern eine kugelige, gekrümmte Form an und sind somit auf Nahsicht fokussiert. Die Erschlaffung des Muskels führt zur Abflachung der Linse und zur Einstellung auf Fernsicht. Die Nah- und Ferneinstellung der Linse wird als Akkomodation bezeichnet.

Fernsicht

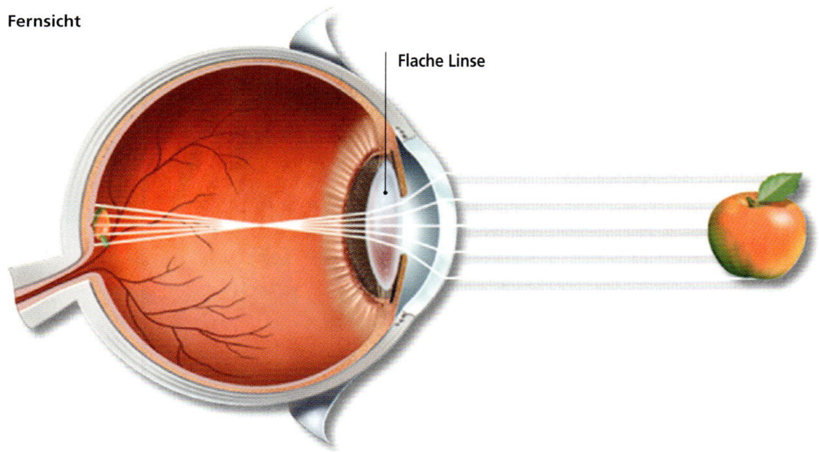

Nahsicht

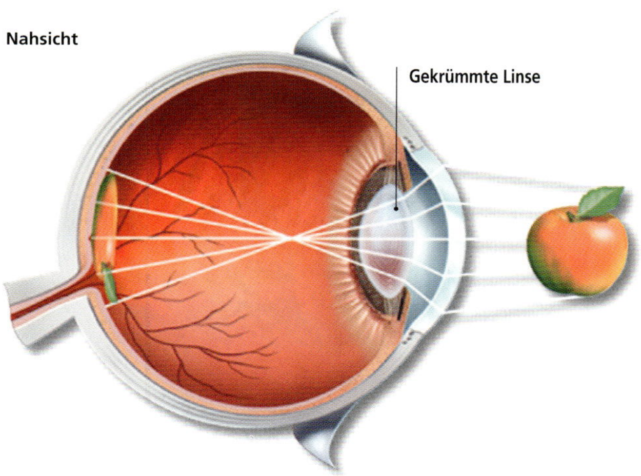

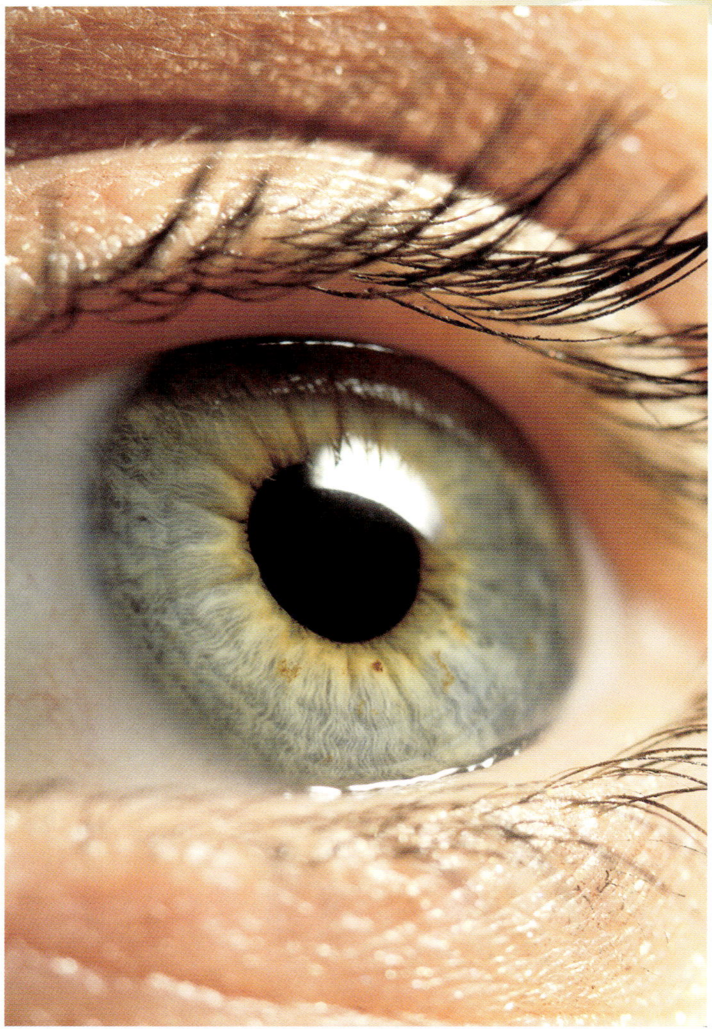

Iris
Lässt das Licht in das Innere des Auges. Jeder Mensch hat eine individuelle Färbung der Iris, deshalb spielt die Augenfarbe bei der Personenerkennung eine Rolle; sie ist sozusagen der Fingerabdruck des Auges.

Wölbung der Hornhaut

Die Hornhaut ist der gewölbte, vordere Teil der äußeren Augenhaut. Sie ist für die Lichtbrechung zuständig und bündelt das Licht in Richtung Linse. Zusammen mit der Linse gleicht die Hornhaut dem Objektiv eines Fotoapparates. Sie projizieren ein scharfes Bild auf die Augenhinterwand, wo die Netzhaut, dem Fotofilm entsprechend, das Bild in Empfang nimmt, verarbeitet und über den Sehnerv an das Gehirn weiterleitet.

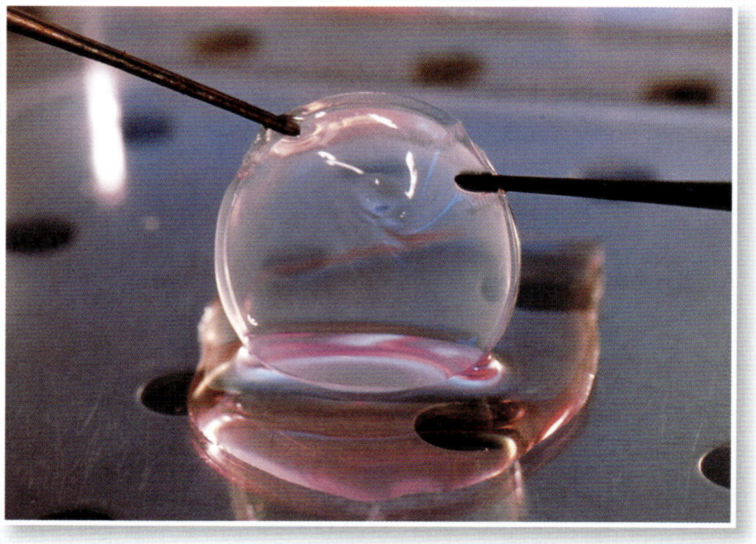

Künstliche Hornhaut
Dieses durchsichtige Gewebe wurde aus Zellen gezüchtet, die einer menschlichen Hornhaut entnommen wurden. Es kann für eine Hornhauttransplantation verwendet werden.

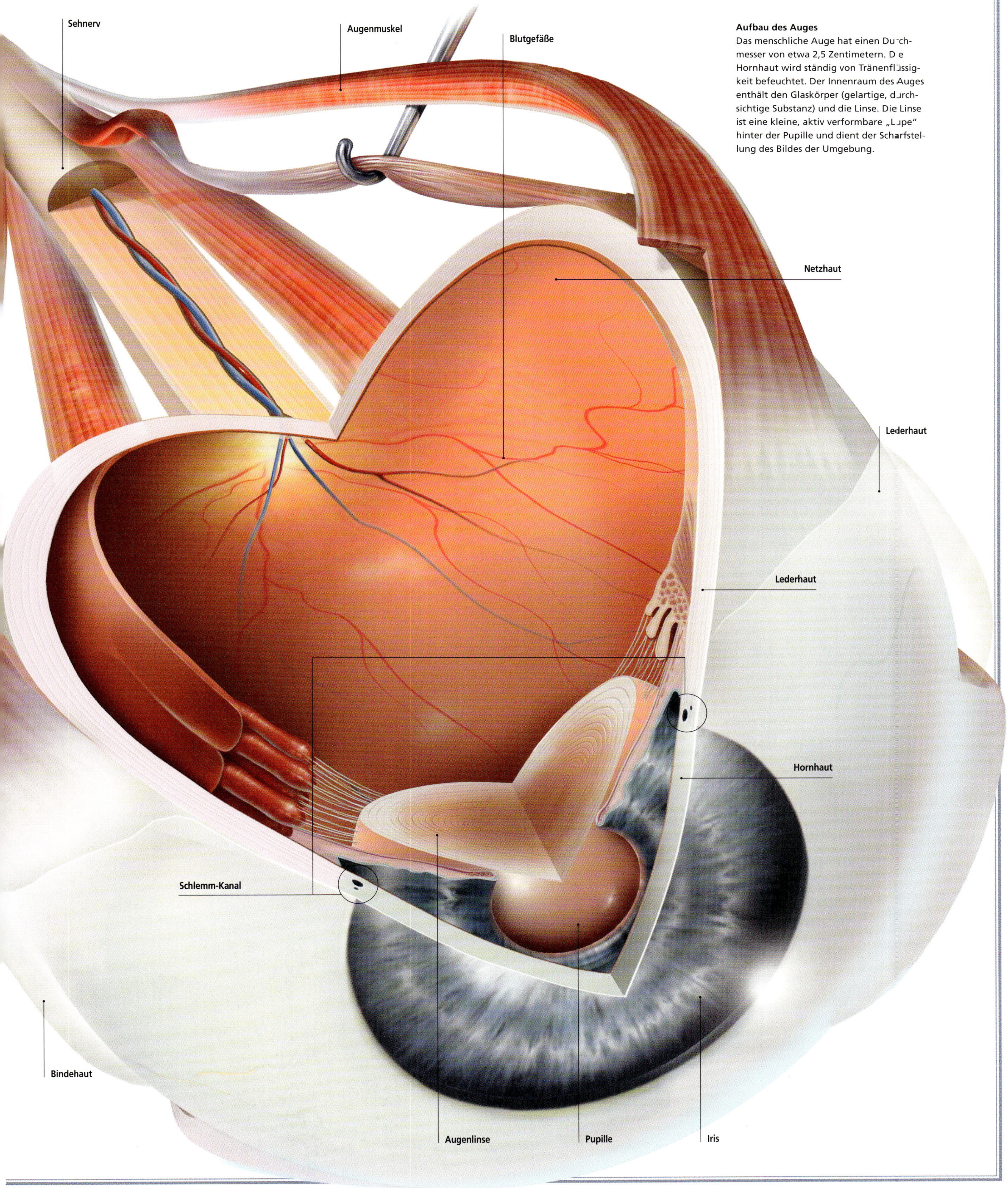

Aufbau des Auges
Das menschliche Auge hat einen Durchmesser von etwa 2,5 Zentimetern. Die Hornhaut wird ständig von Tränenflüssigkeit befeuchtet. Der Innenraum des Auges enthält den Glaskörper (gelartige, durchsichtige Substanz) und die Linse. Die Linse ist eine kleine, aktiv verformbare „Lupe“ hinter der Pupille und dient der Scharfstellung des Bildes der Umgebung.

Sehvorgang

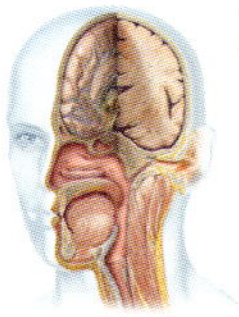

Durch Hornhaut und Linse wird das Licht in das Auge gebündelt. Die Pupille fungiert dabei als Blende, das heißt, sie regelt mit ihrer Größe die Menge des einfallenden Lichtes. Die Scharfeinstellung erfolgt durch aktive Verformung der Linse mithilfe von Muskeln. Das Bild wird schließlich auf der Netzhaut – vergleichbar dem Film in der Fotokamera – abgebildet. In der Netzhaut wird das Bild über chemische Vorgänge mit seinen Farbbestandteilen und seinen Kontrasten wahrgenommen und in elektrische Impulse umgesetzt. Der Sehnerv als „großes Kabelbündel" leitet die Bildinformationen an verschiedene Zentren im Gehirn, in denen der Sinn des Bildes erst erkannt wird. Die Hauptbildverarbeitung findet dabei in der Sehrinde im Gehirn statt.

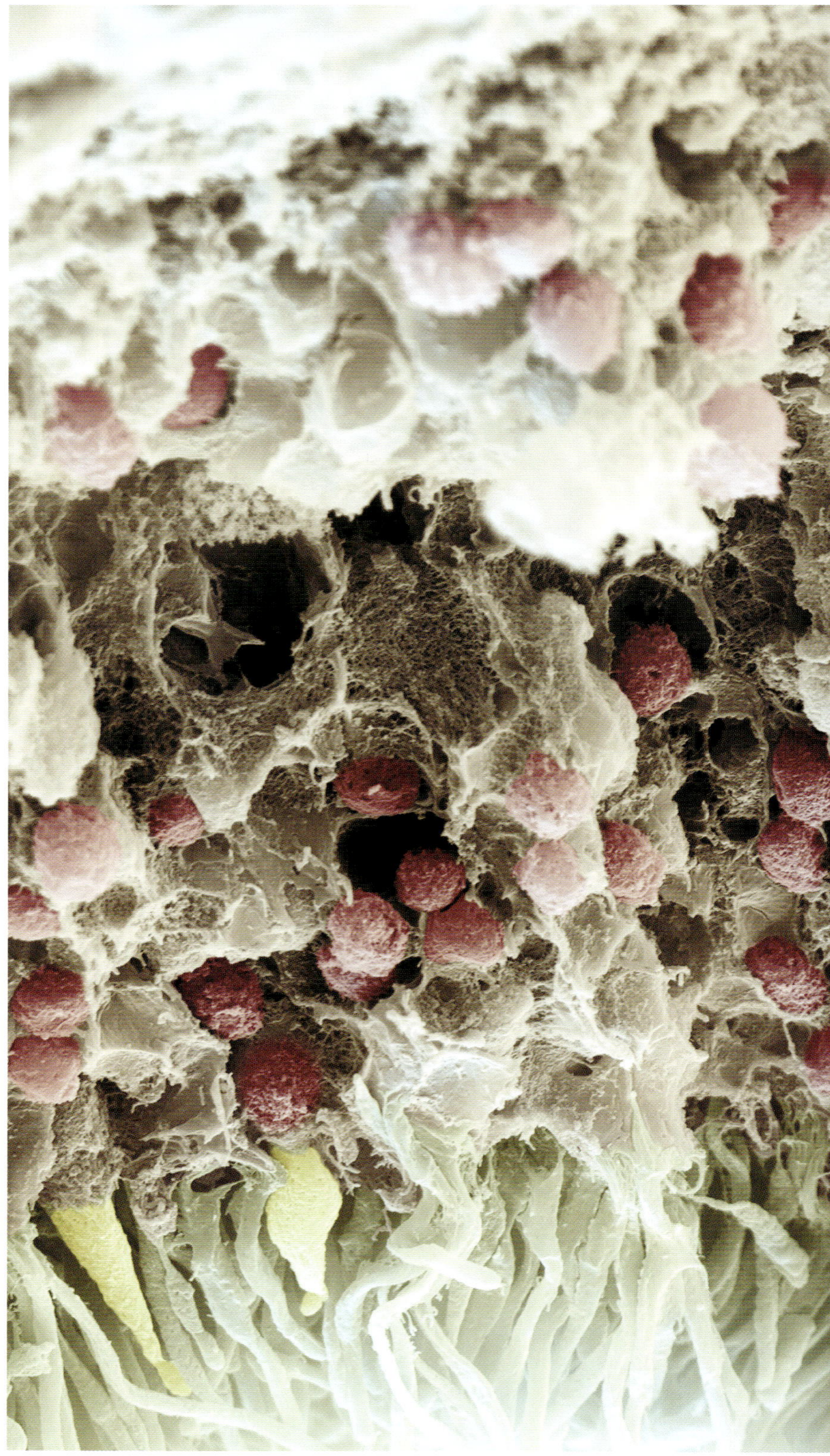

Sehpigmente
Sind Farbstoffe, die in den lichtempfindlichen Netzhautzellen – den Zapfen und den Stäbchen – eingelagert sind. Sie dienen der Aufnahme von Licht und enthalten jeweils ein Pigment für die Farben Blau, Grün oder Rot. Bei der Absorption von Licht werden in der Netzhaut biochemische Prozesse in Gang gesetzt, die ein Nervensignal produzieren, das dem Gehirn mitteilt, welche Farbe wir gerade sehen. Die Farbstoffe sind aus Vitamin A und einem Eiweißkörper aufgebaut, deshalb beeinträchtigt Vitamin-A-Mangel unser Sehvermögen.

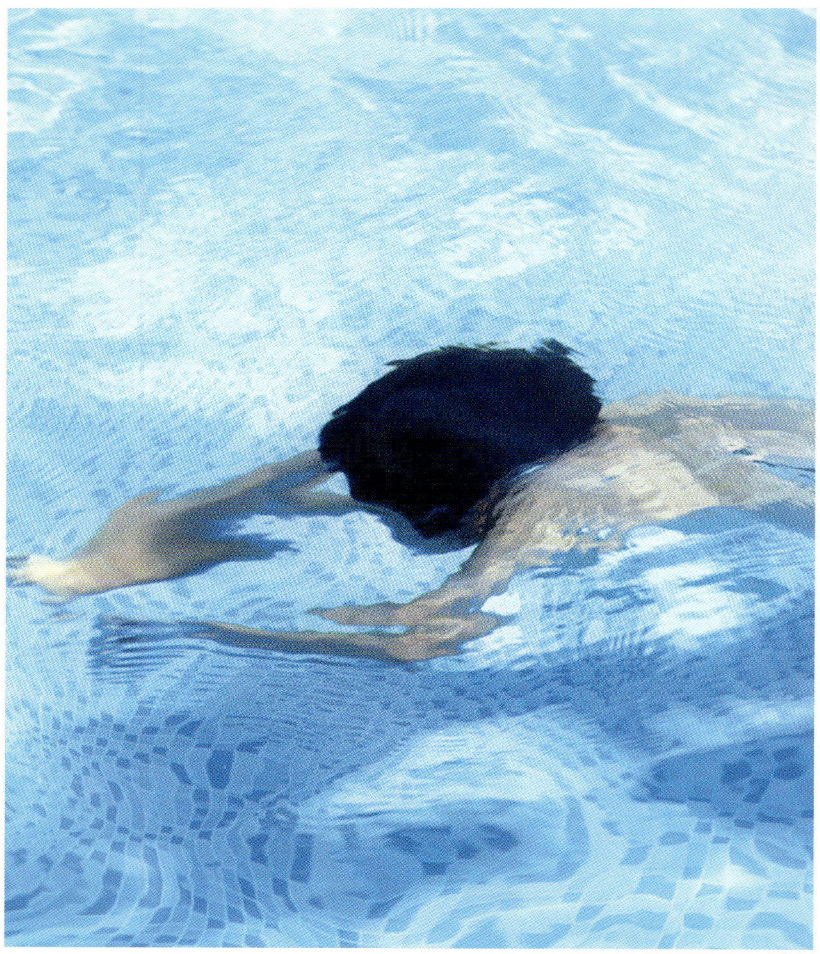

Lichtbrechung
Wenn Lichtstrahlen auf Wasser treffen, brechen sie sich. Deshalb wirken die Arme dieses Schwimmers auf dem Foto deformiert. Trifft Licht auf das mit Flüssigkeit gefüllte Auge, wird es von der Hornhaut gebrochen und gebündelt.

Sehen bei Tag und Nacht

Das Pigment Rhodopsin reagiert selbst auf schwaches Licht, deshalb ist es in der Nacht besonders wichtig. Es ermöglicht das Hell-Dunkel-Sehen. Für scharfes Sehen bei Tageslicht bzw. das Farbensehen sind das rote, blaue und grüne Sehpigment verantwortlich. Sie sind nachts nicht aktiv, deshalb scheinen Gegenstände im Dunkeln alle die gleiche Farbe zu haben, nämlich grau.

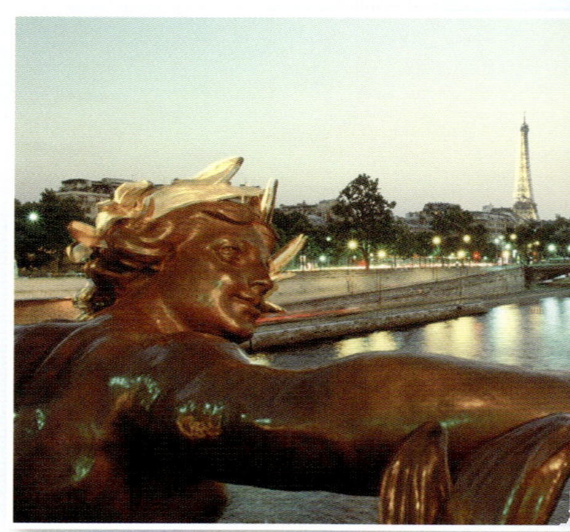

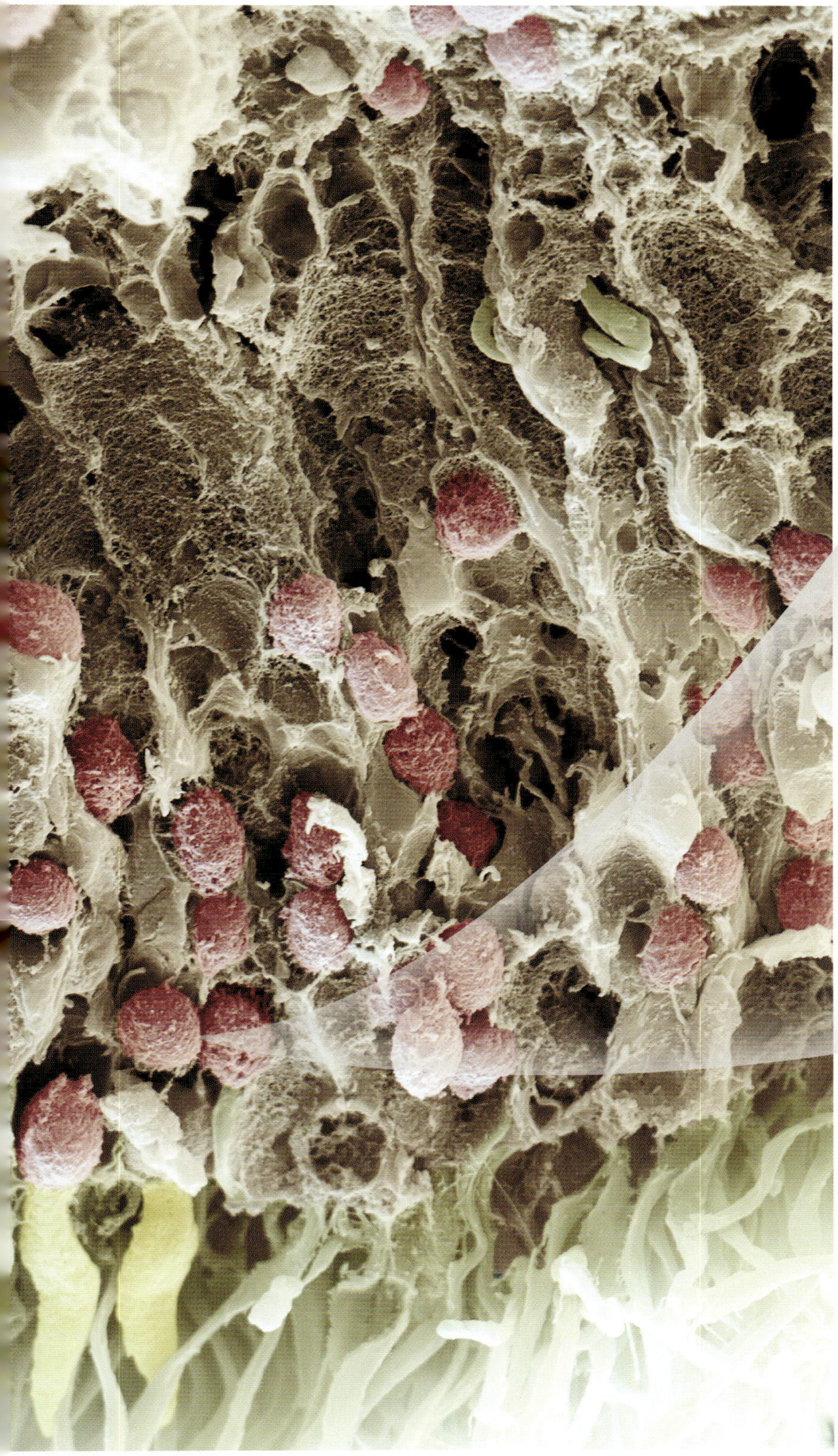

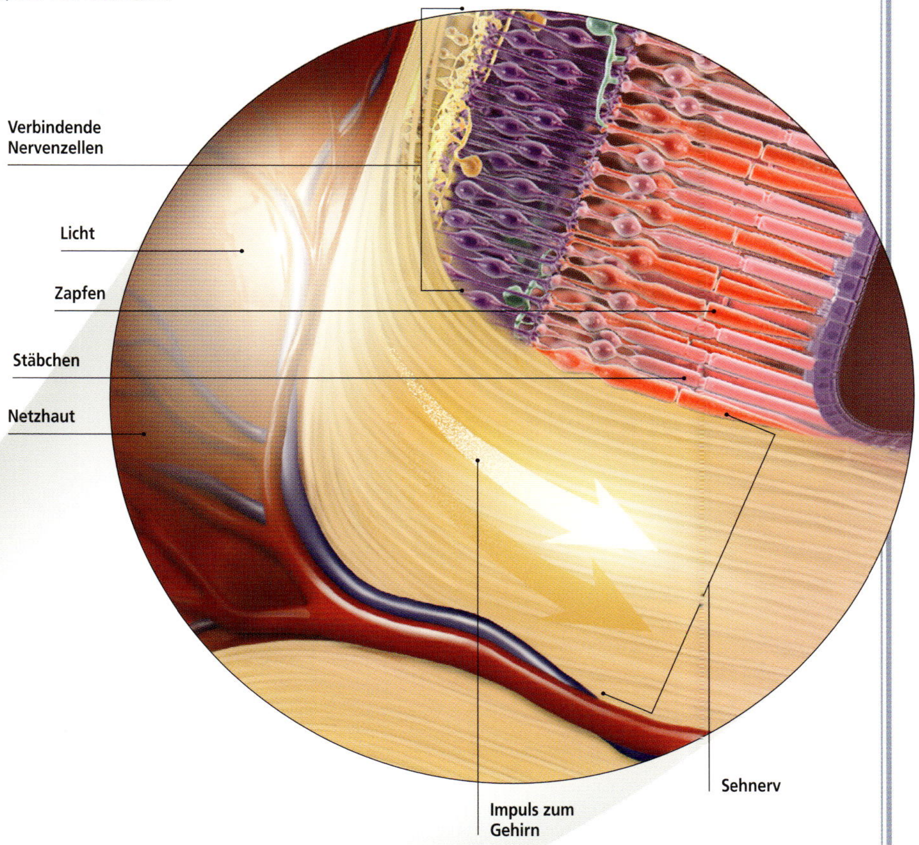

Stäbchen und Zapfen
Dieses Bild zeigt die menschliche Netzhaut. Sehpigmente in Stäbchenform sind weiß, in Zapfenform hellgelb. Die roten, runden Gebilde sind Zellkörper von Stäbchen, Zapfen und Neuronen.

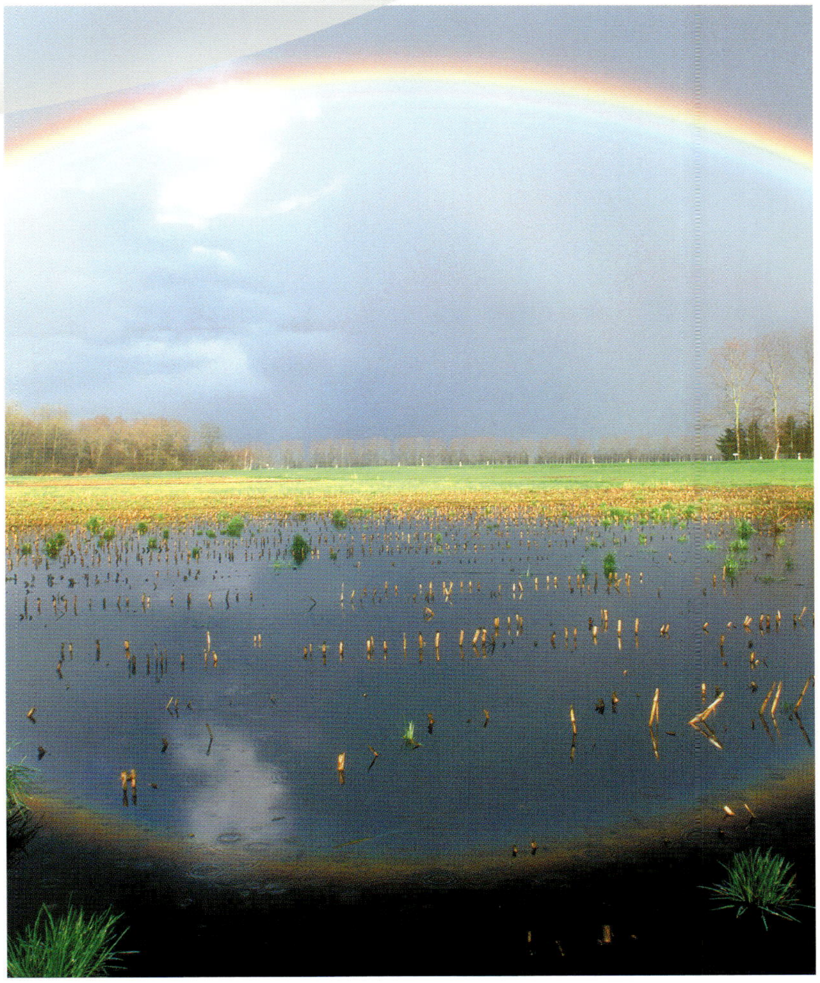

Lichtspektrum
Ein Regenbogen entsteht durch die Brechung und der Spiegelung des Sonnenlichts in den annähernd kugelförmigen Wassertropfen einer Regenwand oder -wolke, wenn diese von der hinter dem Beobachter stehenden Sonne beschienen wird.

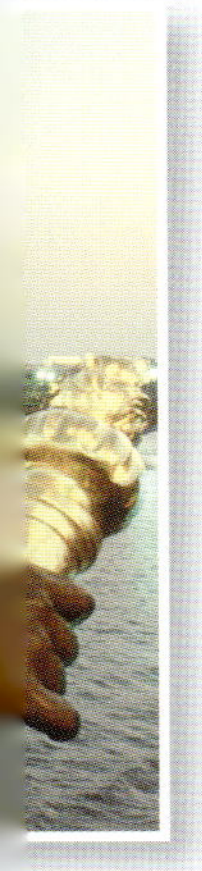

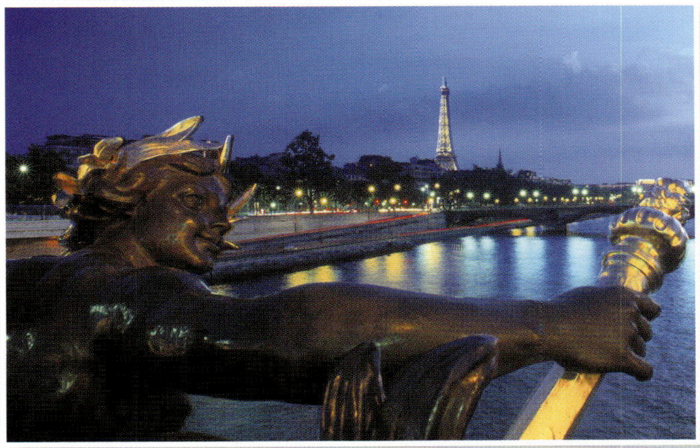

Optische Täuschung

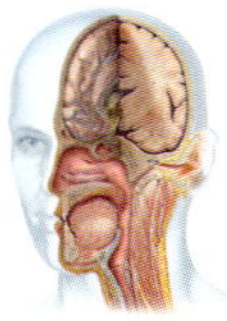

Licht können selbst Würmer wahrnehmen, doch das menschliche Sehvermögen ist ein ausgeklügelter Mechanismus, bei dem Lage, Kontur, Farbe und Bewegung von Gegenständen erkannt werden können. Die Grundlage für diese Fähigkeit bilden unterschiedliche Bereiche in der Netzhaut; deren Photorezeptoren senden laufend Signale an impulsgebende Neuronen. Spezialisierte Neuronengruppen reagieren jeweils auf bestimmte Reize, etwa auf Lichtpunkte, die von einem dunklen Hof umgeben sind, auf Bewegung oder andere Phänomene. Optische Täuschungen beruhen meist darauf, dass das Sehzentrum Farbkontraste überbetont oder Linien fortdenkt, um das Verständnis und Erkennen des Gesehenen zu erleichtern. Das könnte zwar als Fehlfunktion eingestuft werden, ist aber letztlich nichts anderes als das stete Bemühen, visuelle Reize korrekt zu interpretieren.

Visuelle Reize einordnen

Im Gehirn respektive im Sehzentrum sind bestimmte Muster für Tiefe, Farbe, geometrische Formen und Bewegung gespeichert. Optische Täuschungen tricksen diese Vorprogrammierung sozusagen aus, indem sie zwar bekannte Formen nutzen, diese aber ungewöhnlich gruppieren, etwa einen Kreis in einem Quadrat. Deshalb wird der visuelle Reiz vom Gehirn falsch eingeordnet.

Krankheitsbedingte Täuschungen

Es gibt auch krankheitsbedingte optische Täuschungen. Beispielsweise bei Migräne oder einem epileptischem Anfall; beides kann mit einer sogenannten Aura verbunden sein. Dies sind einseitige Sehstörungen mit Flimmerskotom: An einer Stelle im Gesichtsfeld fehlt ein Stück vom Bild mit hell leuchtenden, zackigen Linien am Rand. Eine durch Migräne ausgelöste Aura kann bis zu 20 Minuten andauern. Epileptische Auren treten nur ein bis zwei Minuten lang auf, dabei sehen die Betroffenen manchmal zusätzlich bunte Kreise.

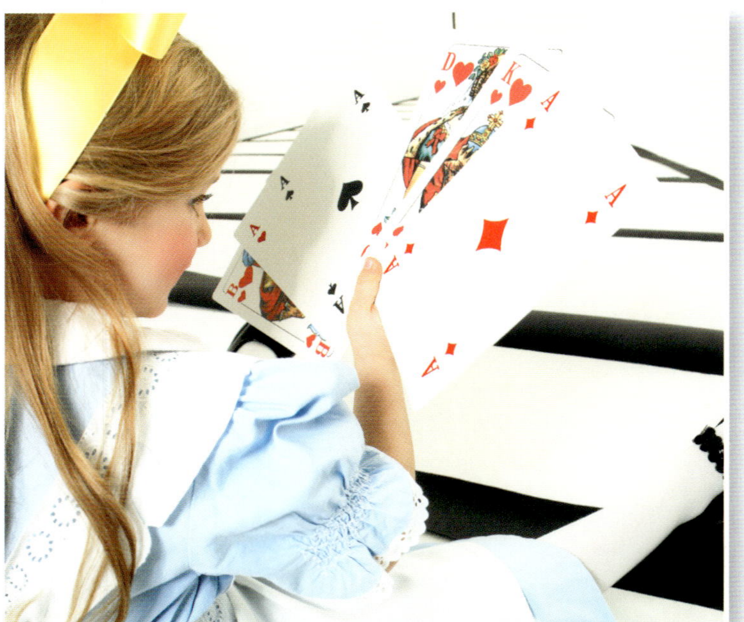

Mikropsie und Makropsie

Beim Alice-im-Wunderland-Syndrom erscheint alles vergrößert oder verkleinert (Makropsie und Mikropsie). Man sieht wie Alice „phantastische Bilder". Das Phänomen tritt meist als Begleiterscheinung eines Migräne-Anfalls auf, könnte aber auch auf einen Gehirntumor oder – selten – Epilepsie hinweisen.

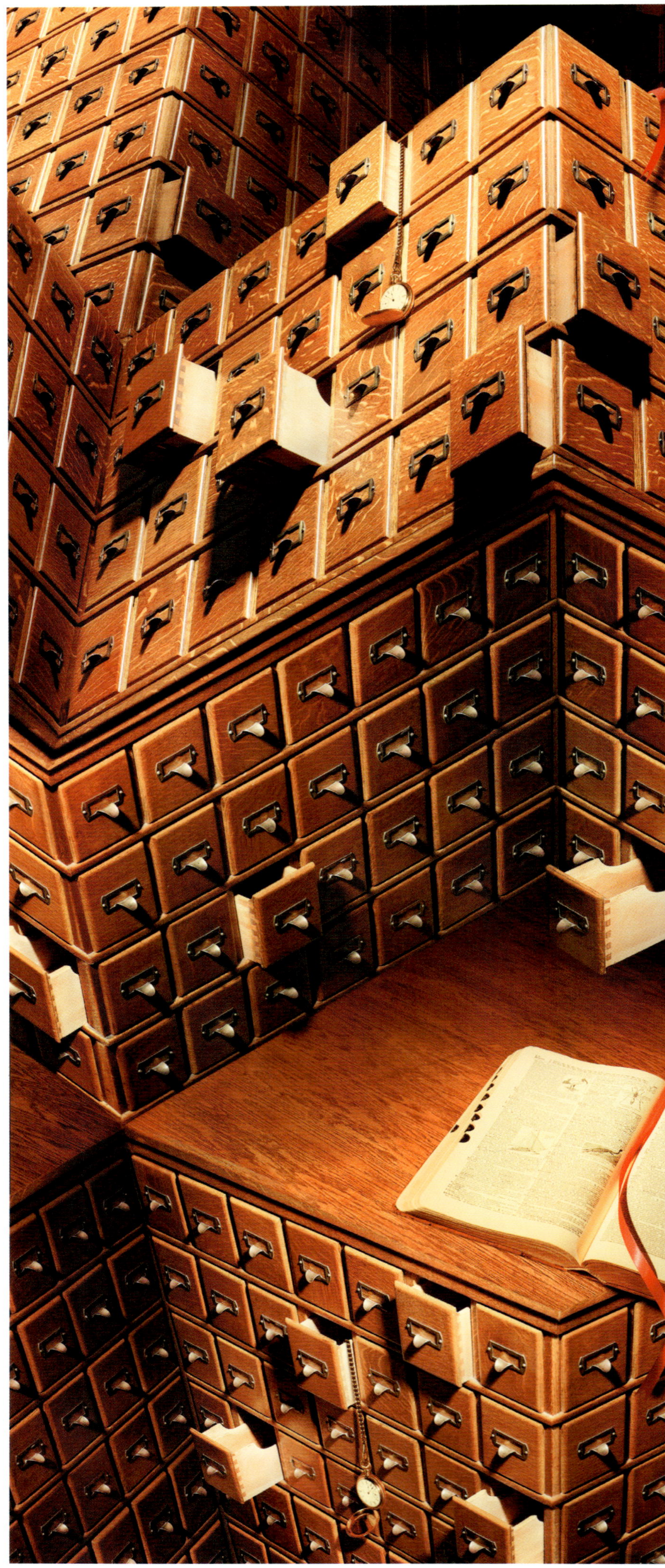

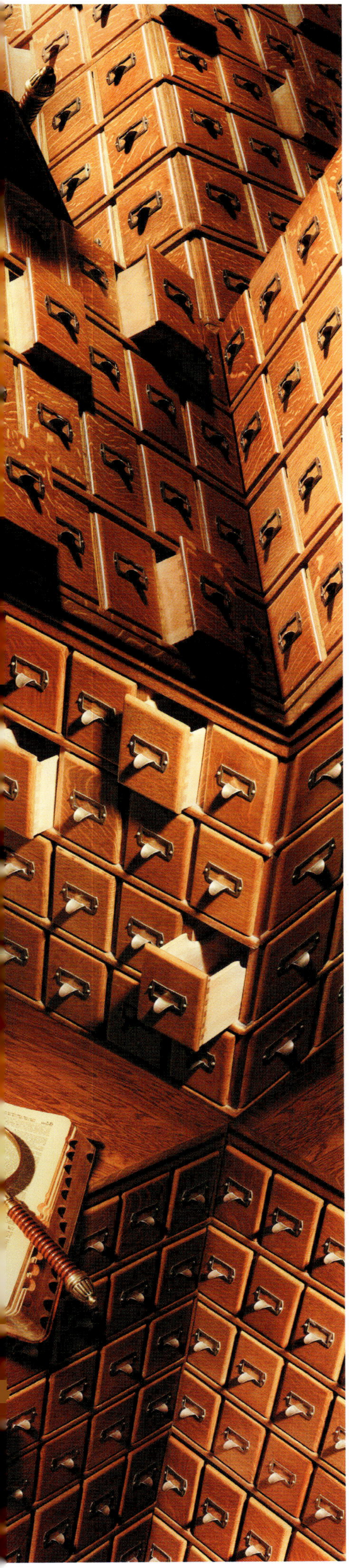

Überlappende Blickfelder
Durchläuft Licht die Linsen, wird es umgekehrt: Die Signale vom linken Blickfeld werden vom rechten aufgenommen und umgekehrt. Die Signale werden am Chiasma opticum, der Kreuzungsstelle der Sehnerven, umgeleitet. Als „Blinder Fleck" gilt die Stelle im Gesichtsfeld, die keine Lichtreize aufnehmen kann, weil sie von der Nase verdeckt wird.

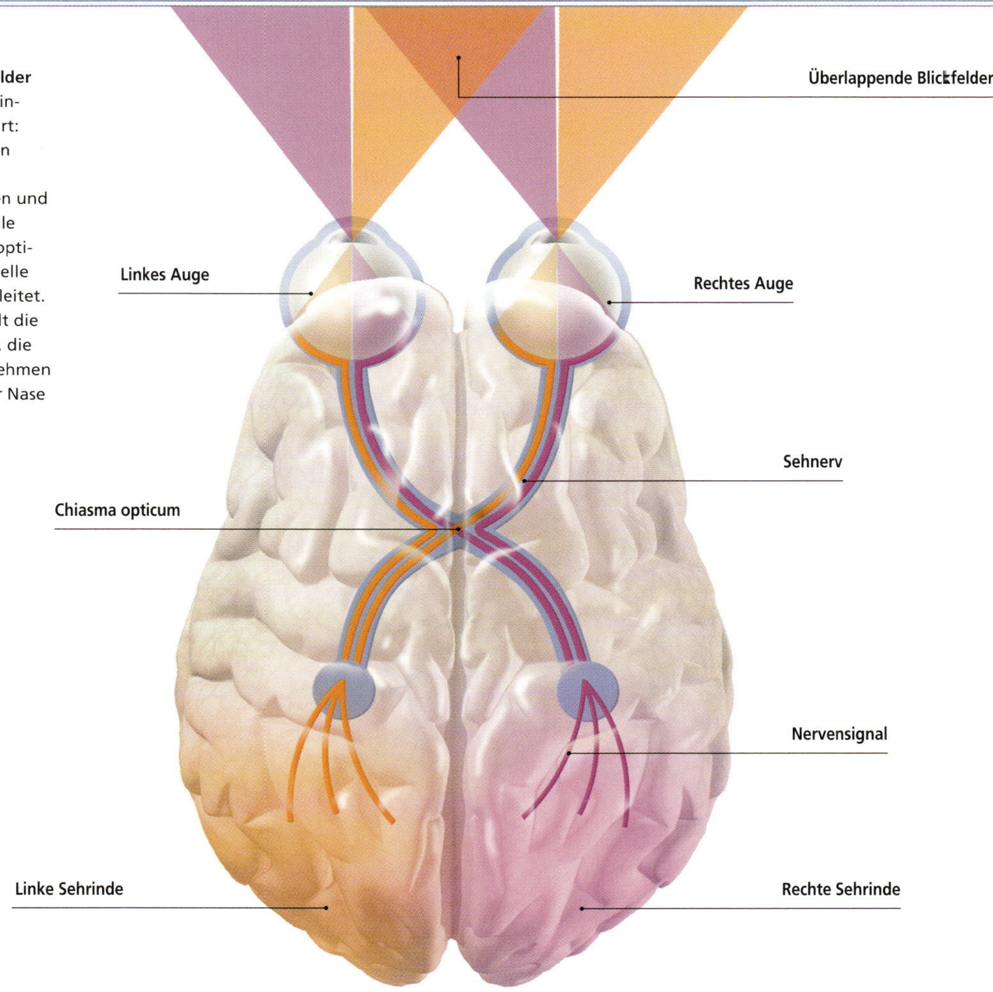

Was sehen Sie?
Auf dem oberen Bild erkennt man entweder einen Pokal oder zwei Gesichter im Profil; unser Gehirn wird zwischen den beiden Versionen wechseln. Auf dem unteren Bild machen uns die starken Kontraste zu schaffen. Die Linien zwischen den Kacheln sind zwar gerade, doch durch den Schwarz-Weiß-Kontrast wirken sie völlig schief.

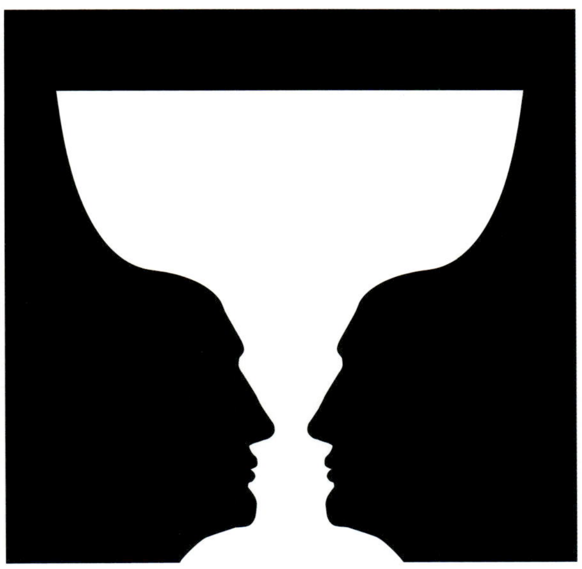

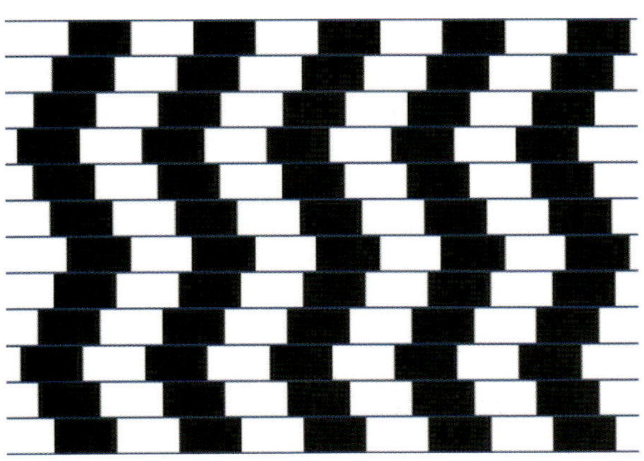

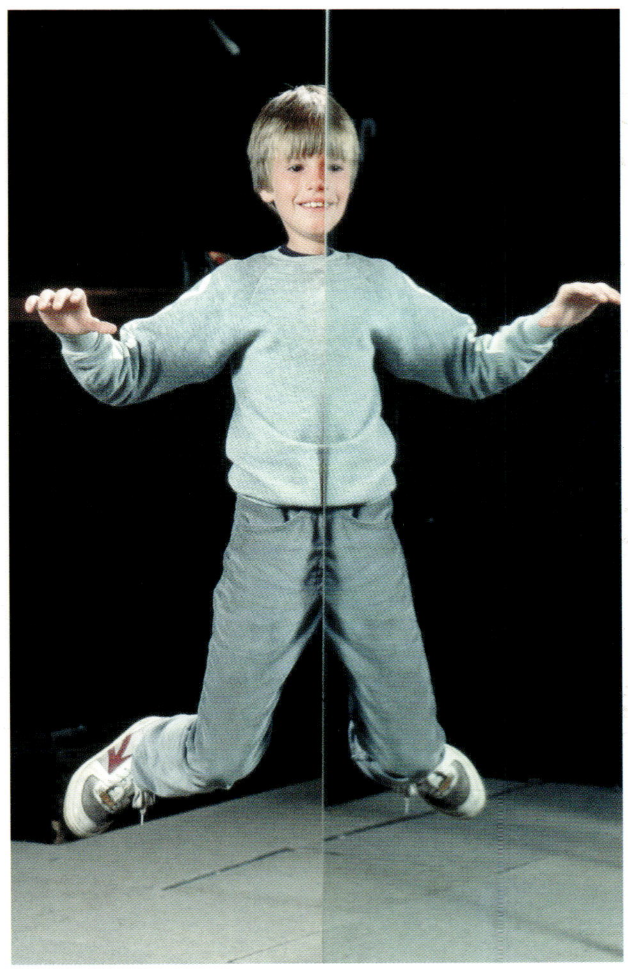

Spiegeltrick
Entsteht durch den Blickwinkel des Betrachters. Der Spiegel, der im rechten Winkel zur Mittellinie des Körpers des Jungen steht, lässt uns glauben, dass wir den ganzen Körper des Jungen sehen.

Gehörsinn

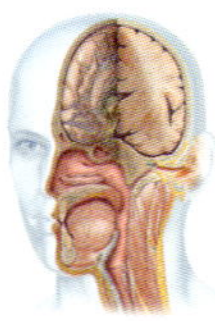

Das Ohr nimmt Schallwellen auf und übersetzt sie in Nervenimpulse, die das Gehirn interpretiert. Die für das Hören wichtigsten Frequenzen von 2500 bis 5000 Hertz werden im Außenohr verstärkt. Dabei erreichen die Luftschwingungen, die durch Geräusche erzeugt werden, das Trommelfell und versetzen es in Vibrationen. Dadurch werden Hammer, Amboss und Steigbügel aktiviert. Die Hebelwirkung dieser winzigen Knochen erhöht den Schalldruck um etwa das 20-Fache. Derartig verstärkt, gelangen die einzelnen Töne zur Hörschnecke. In der Hörschnecke befindet sich das Cortische Organ mit etwa 20 000 Haarzellen. Die Haarzellen wandeln die eingehenden Reize in elektrische Impulse um. Diese Impulse erregen den Hörnerv, der sie ans Gehörzentrum im Gehirn weiterleitet. Erst dort werden die einzelnen Töne decodiert und „verstanden".

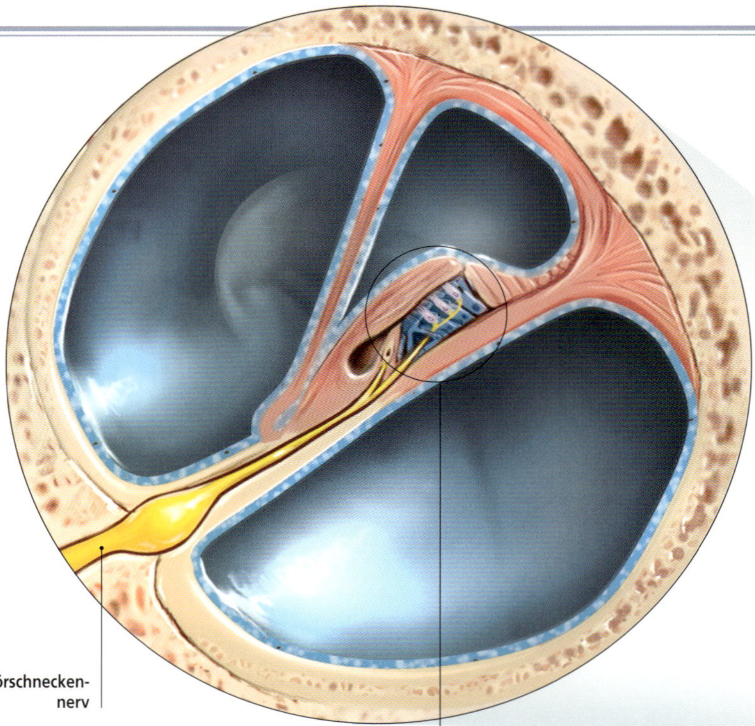

Die Sensoren des Ohrs
Das Cortische Organ liegt in der Membran der Hörschnecke. Einzelne Haarzellengruppen sind jeweils für eine bestimmte Frequenz zuständig.

Mittelohrentzündung

Akute Mittelohrentzündungen werden oft durch Bakterien verursacht, die aus dem Nasen-Rachen-Raum über die Eustachische Röhre in das Mittelohr eindringen. Virale Infektionen des Mittelohrs erfolgen über das Blut. Die Erkrankung ist mit pulsierenden Ohrenschmerzen, Fieber und Hörminderung verbunden. Eine virale Mittelohrentzündung klingt rasch ab. Bei der bakteriellen kann es zu Trommelfelldurchbruch mit Austritt von Eiter kommen. Die Gabe eines Antibiotikums kann einen Trommelfelldurchbruch verhindern.

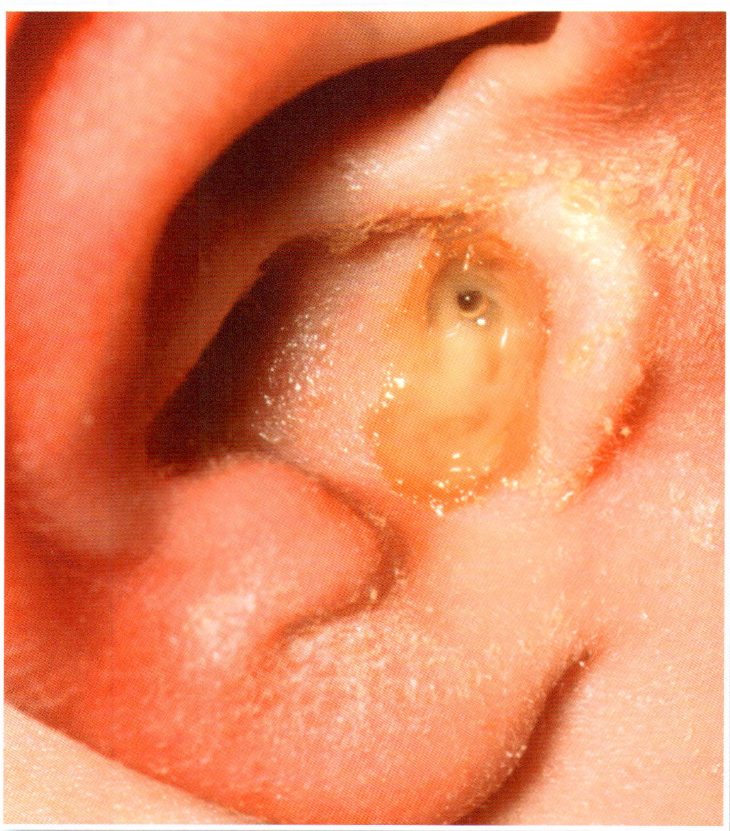

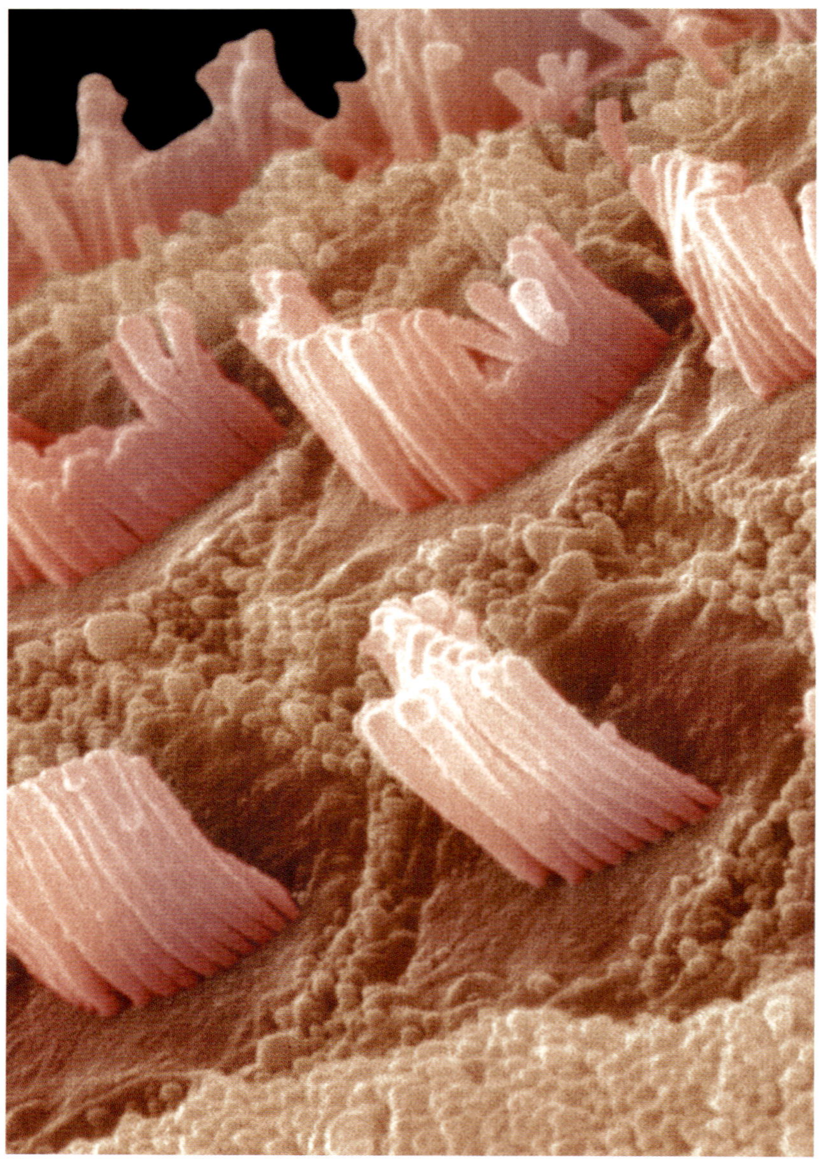

Stereozilien
Am oberen Ende jeder einzelnen Haarzelle sitzen Stereozilien. Das sind winzige Härchen, die ankommende Schallwellen in elektrische Impulse umsetzen.

Schallwellen

Hören gleicht einem Dominoeffekt. Wenn wir in die Hände klatschen, entstehen zwischen ihnen unsichtbare Schallwellen. Diese bewegen sich mit einer Geschwindigkeit von etwa 305 Metern pro Sekunde durch die Luft und versetzen das Trommelfell in Schwingung. Die Hörschnecke ist mit Flüssigkeit gefüllt, in der Wellen erzeugt werden. Ein tiefer Ton legt in dieser Flüssigkeit eine längere Strecke zurück als ein hoher Ton mit vielen Schwingungen pro Sekunde.

Ein Tonübertragungssystem
Die kleinsten Knochen des Körpers sind Hammer, Amboss und Steigbügel. Wird das Trommelfell durch Schallwellen zum Vibrieren gebracht, vibriert der Hammer in der gleichen Frequenz. Diese Bewegung überträgt sich auf Amboss sowie Steigbügel und schließlich auf das ovale Fenster des Innenohrs. In der Flüssigkeit der Hörschnecke werden Druckwellen erzeugt.

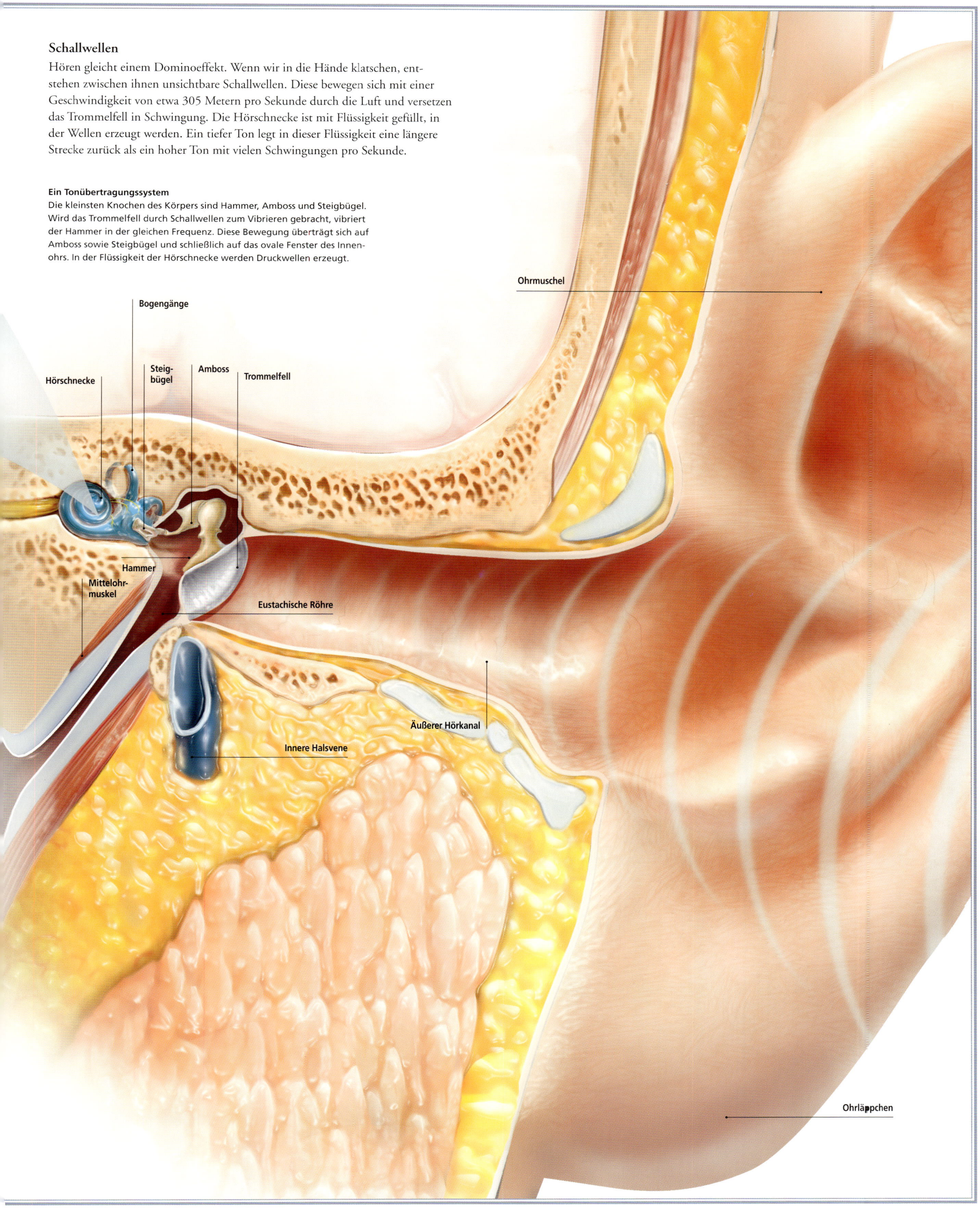

Gleichgewichtssinn

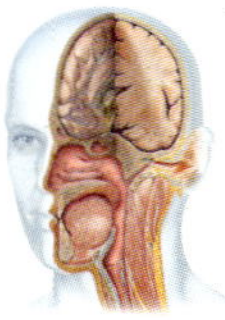

Wenn wir mit beiden Beinen auf festem Boden stehen, befinden wir uns im Gleichgewicht. Bei einer Fahrt mit der Achterbahn muss der Körper die Höhen und Tiefen ausgleichen, die der Wagen rasant überwindet. Der Gleichgewichtssinn (Vestibularapparat) befindet sich im Innenohr und ist in die bindegewebige Hülle des dortigen Labyrinths eingelagert. Die Sinneshaarzellen im Innenohr nehmen jede Bewegungsveränderung wahr; ob wir nun den Kopf wenden, normal gehen oder über eine Tanzfläche wirbeln und uns dabei drehen. Auch von anderen Teilen des Körpers erhält das Gehirn Informationen über die Position des Körpers. Die Augen vermitteln die Richtung der Bewegung; Muskeln, Gelenke und Bänder melden die Beschleunigung und die dabei auftretende Dehnung. Das Gehör verrät dem Gehirn über Luftgeräusche die Geschwindigkeit, mit der wir Bewegungen ausführen, und die Haut spürt den Luftwiderstand.

Propriozeptoren

Sitzen in Sehnen, Muskeln sowie Gelenken und sind Bestandteil unserer Tiefensensibilität. Dazu gehören Muskelspindeln, welche die Längenveränderungen der Muskeln melden; der Golgi-Sehnenapparat, der Spannungsveränderungen in den Sehnen erspürt; das vestibuläre System, das Bewegungen des Kopfes im Raum analysiert; Druckrezeptoren, die im Gelenk Belastungsveränderungen melden, und schließlich Nozizeptoren, die Spannungs- sowie Schmerzempfindungen aus dem Körperinneren vermitteln.

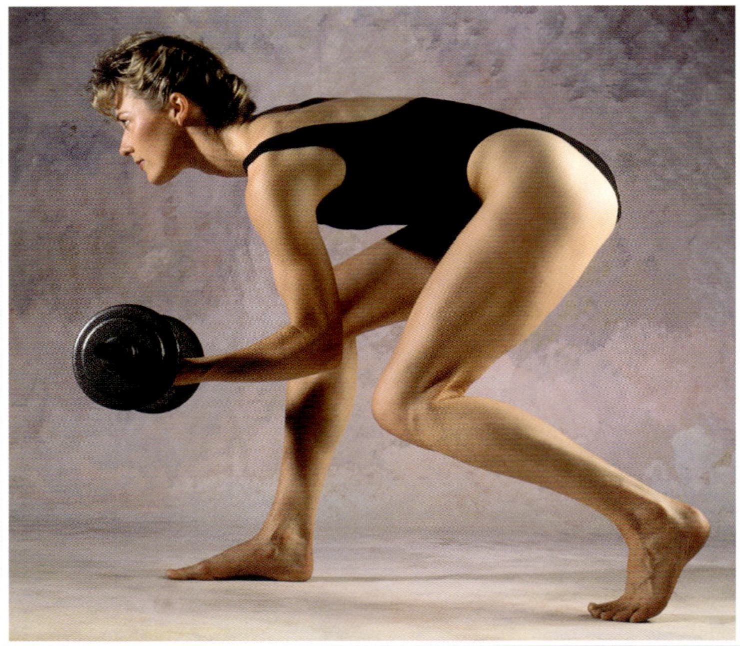

Oben bleiben!
Beim Balancieren auf einem Surfbrett muss das Gehirn unzählige sensorische Signale von Innenohr, Augen und Propriozeptoren in den Muskeln koordinieren. Wenn dies gelingt, wird der Körper nicht durch die Schwerkraft vom Brett gezogen.

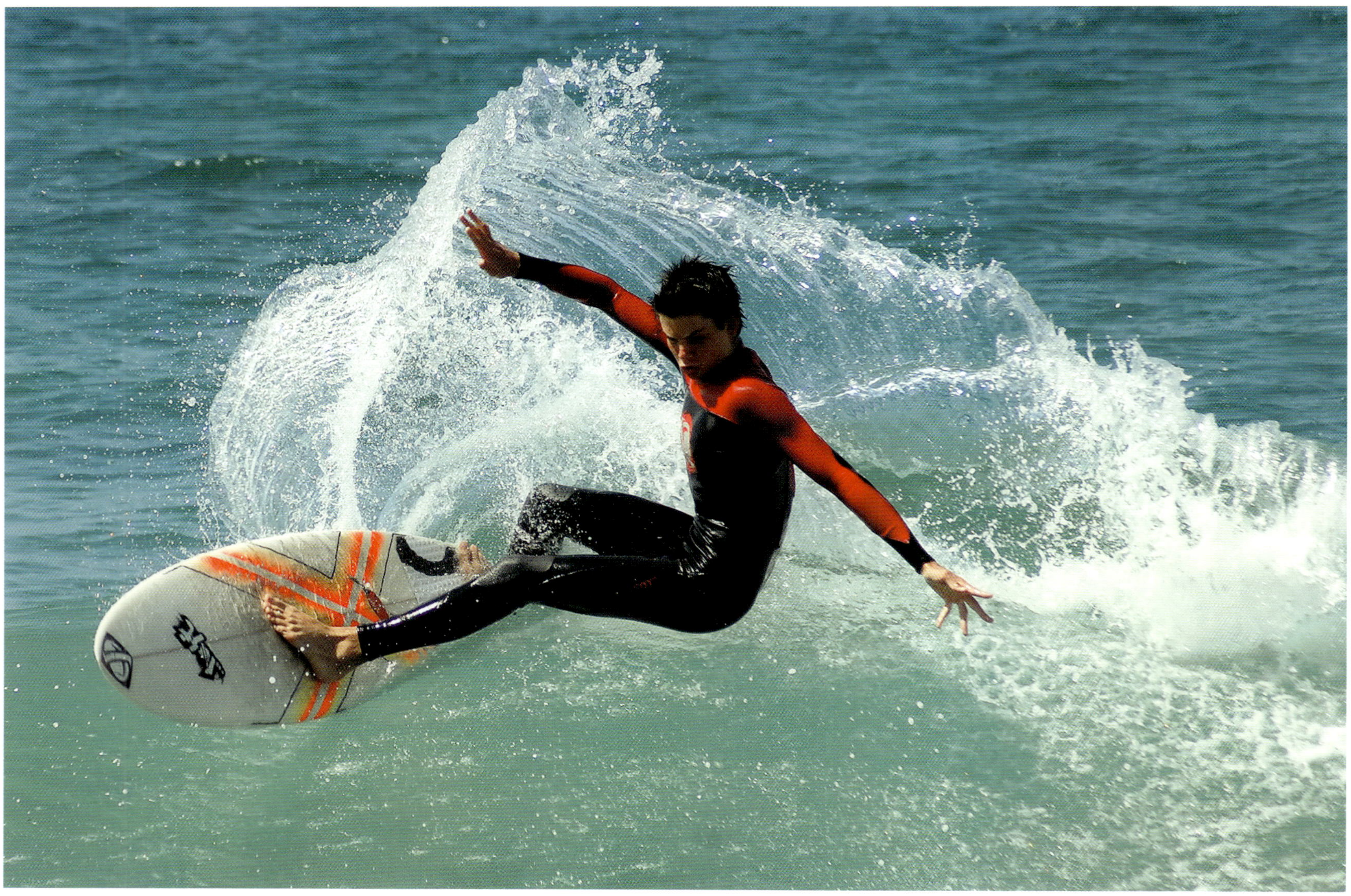

Vestibularapparat

Die drei Bogengänge im Innenohr stehen nahezu senkrecht zueinander und erfassen so die Drehbeschleunigungen des Kopfes im Raum. Die Haarzellen in den Bogengängen sind die Sinneszellen des Körpers. Rezeptoren in kleinen Organen, die als Utrikel und Sacculus bezeichnet werden, erfassen die lineare Beschleunigung des Körpers. Sie enthalten Otholiten, Kalziumkarbonatkristalle, die zur Seite gleiten, wenn der Kopf geneigt wird, und Haarzellen beugen, die Nervenimpulse auslösen.

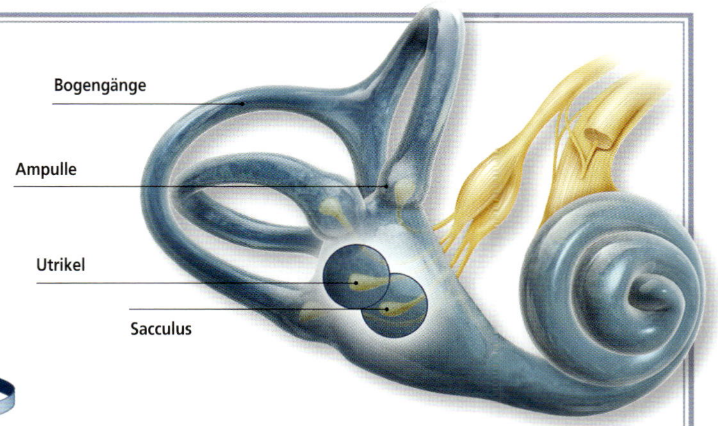

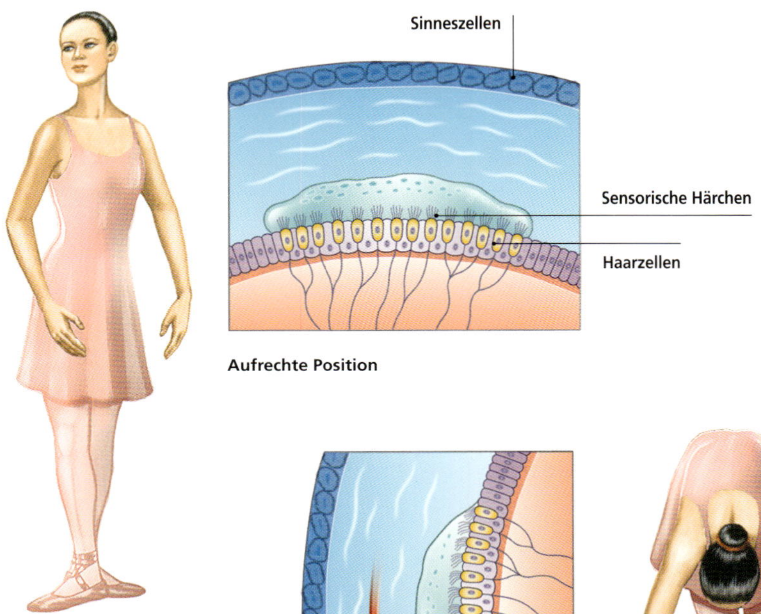

Aufrechte Position

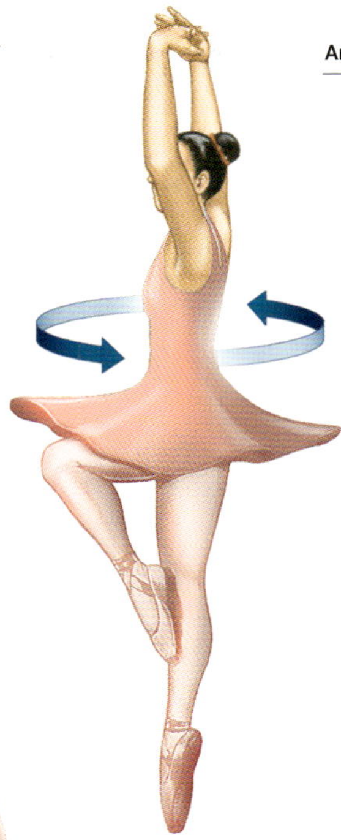

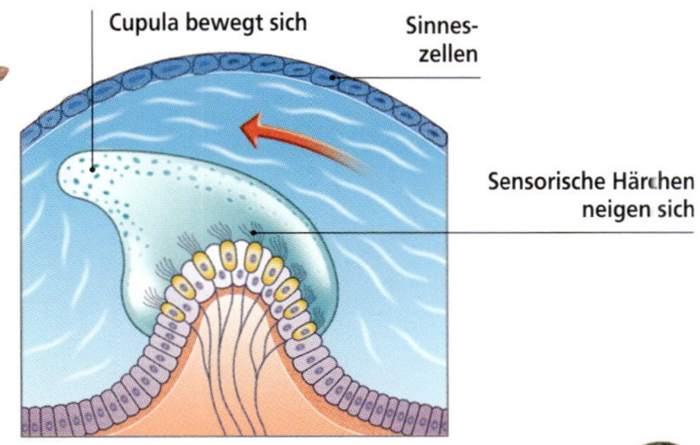

Drehung

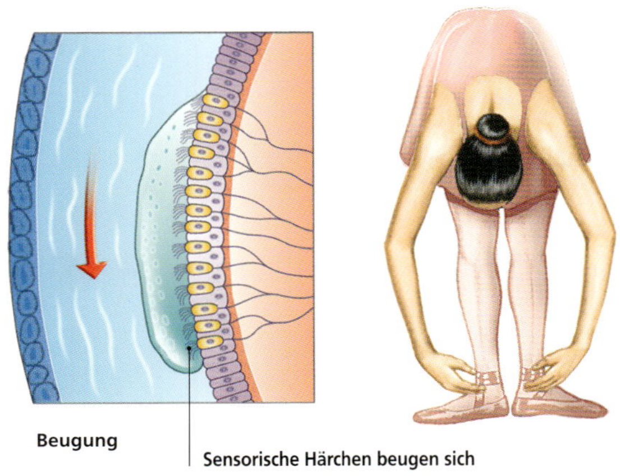

Beugung

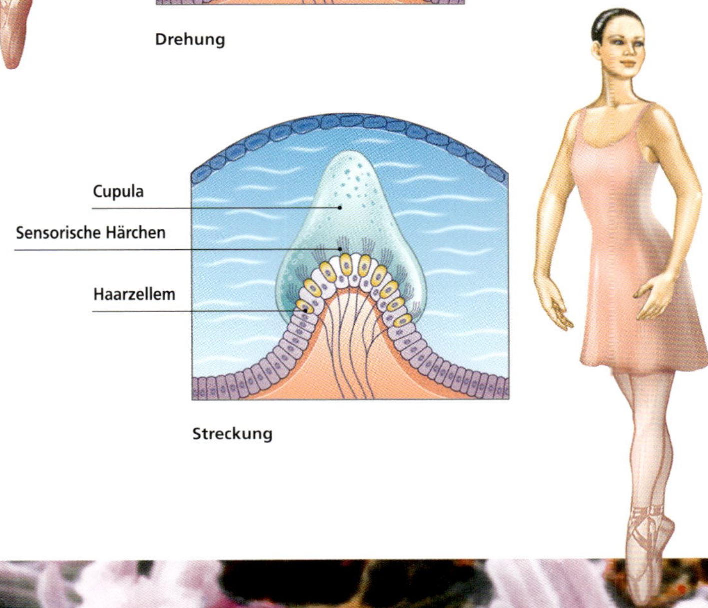

Streckung

Sensorische Härchen
Sinneshaarzellen (violett) im Vestibularapparat ähneln jenen in der Hörschnecke. Sie setzen jedoch keine Töne in Impulse um, sondern bewirken, dass sich die Skelettmuskulatur automatisch unseren Bewegungen anpasst, damit das Gleichgewicht gehalten werden kann.

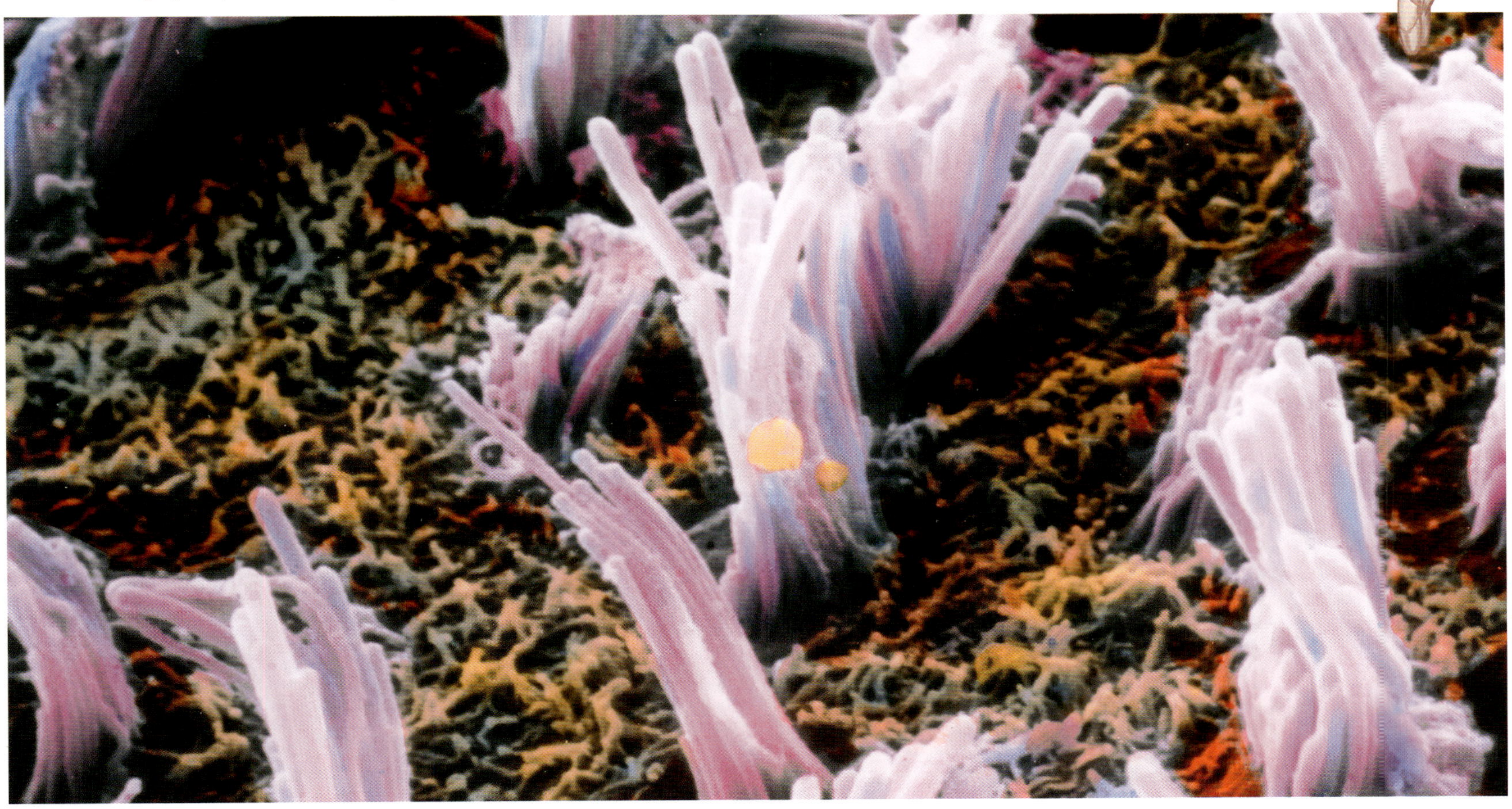

Geschmackssinn

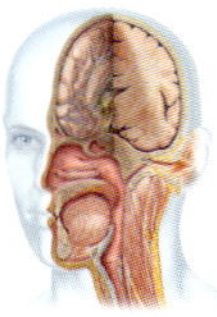

Dieser chemische Sinn kontrolliert die aufgenommene Nahrung. Zwei Drittel der ca. 10 000 Geschmacksknospen sitzen auf der Zunge, der Rest verteilt sich auf Gaumen, Nasenrachen, Kehlkopf und obere Speiseröhre. In den Geschmacksknospen befinden sich Chemorezeptoren, die im Speichel aufgelöste Substanzen wahrnehmen. Unser Geschmackssinn ist überlebenswichtig, denn sobald wir Speisen in den Mund befördern, setzt das Verdauungssystem Sekrete und Enzyme frei, die wir benötigen, um die Nahrung verwerten zu können. Außerdem schmecken giftige oder verdorbene Lebensmittel häufig bitter. Der Geschmack dient also auch als Warnsignal, damit wir uns nicht vergiften. Individuelle Geschmacksvorlieben werden durch genetische Abweichungen in den Rezeptoren der Geschmacksknospen geprägt sowie durch Essgewohnheiten, die wir in der Kindheit vermittelt bekommen. Das erklärt, warum manche Menschen bestimmte Speisen mögen oder verabscheuen.

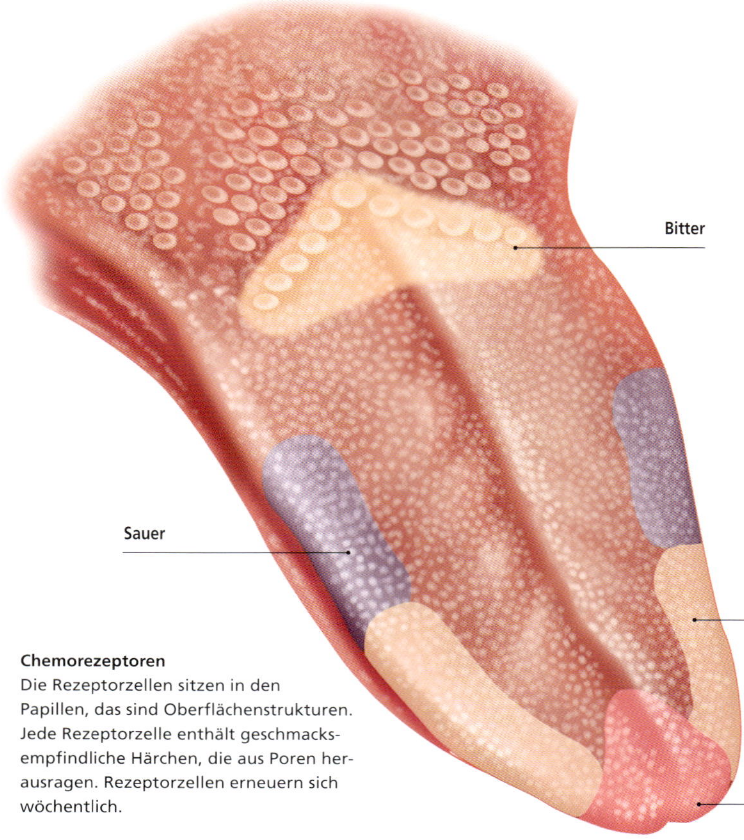

Chemorezeptoren
Die Rezeptorzellen sitzen in den Papillen, das sind Oberflächenstrukturen. Jede Rezeptorzelle enthält geschmacksempfindliche Härchen, die aus Poren herausragen. Rezeptorzellen erneuern sich wöchentlich.

Besonders geschmacksempfindlich

Die Sensibilität für die Wahrnehmung von Geschmacksreizen ist genetisch bedingt und individuell unterschiedlich. Personen, die bestimmte Gene für Bitterstoffe vererbt bekommen haben, reagieren auf bittere Speisen besonders empfindlich. Zum Beispiel auf Bitterstoffe, die in Kohlgewächsen wie Rosenkohl und Brokkoli oder in Grapefruitsaft enthalten sind. Insgesamt können Menschen mehr als 100 unterschiedliche bitter schmeckende Stoffe wahrnehmen.

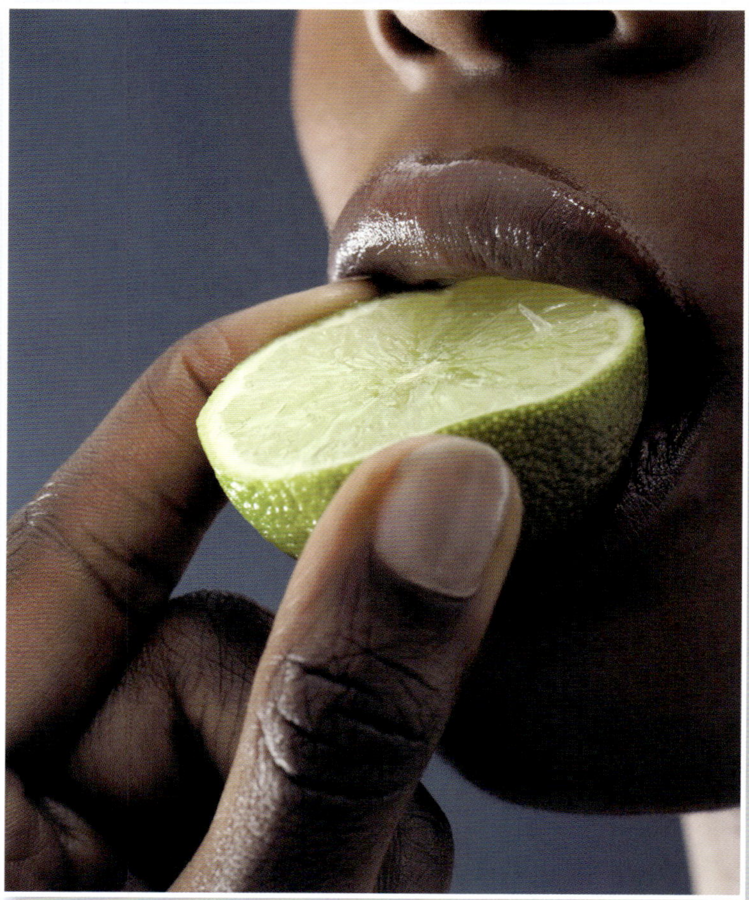

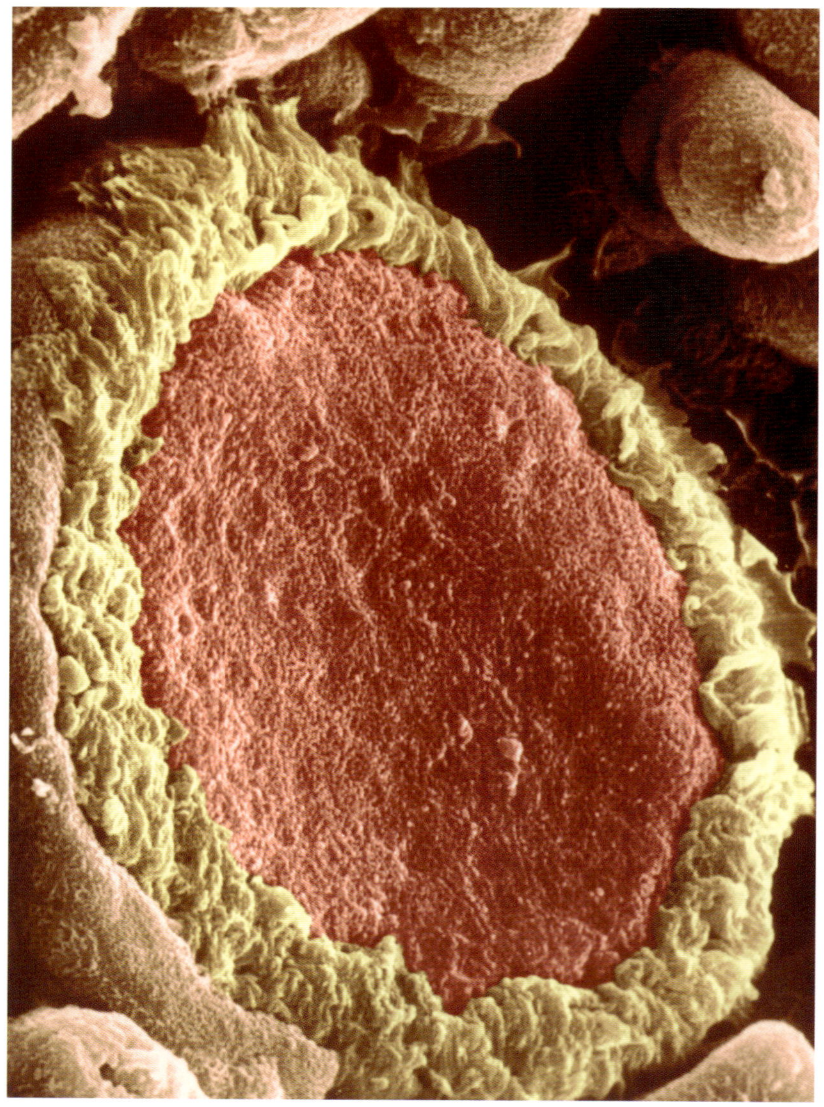

Geschmacksknospen
Diese Geschmacksknospe sitzt auf einer großen Papille. Der Geschmack „süß" wird hauptsächlich von der Zungenspitze wahrgenommen, „salzig" und „sauer" von den Zungenrändern und „bitter" vom hinteren Teil der Zunge.

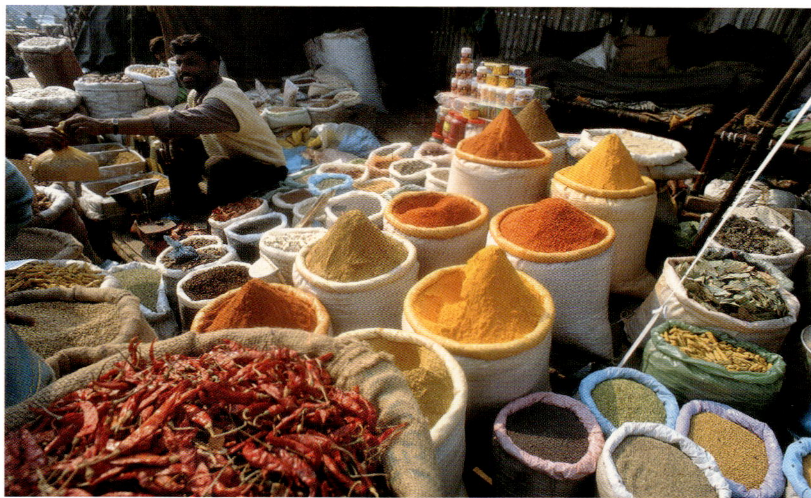

Geschmacksvielfalt
Gewürze verfeinern viele Speisen oder unterstreichen den Eigengeschmack eines Lebensmittels. Pfeffer und Vanille galten einst als Kostbarkeit und begründeten den Reichtum vieler Kolonialmächte.

Geschmacksrichtungen

Fünf Geschmacksqualitäten gelten als wissenschaftlich anerkannt: süß, sauer, salzig, bitter und umami (fleischig, herzhaft, proteinreich). Jede Qualität ist durch bestimmte Geschmacksträger gekennzeichnet, auf die unsere Geschmacksrezeptoren reagieren, zum Beispiel salzig durch Natrium und süß durch Aminosäuren. Die Chemorezeptoren des Körpers werden ständig erneuert. Dieser Prozess geht im Alter zurück, deshalb haben alte Menschen manchmal das Gefühl, als ob gewisse Speisen ihren Geschmack verloren hätten.

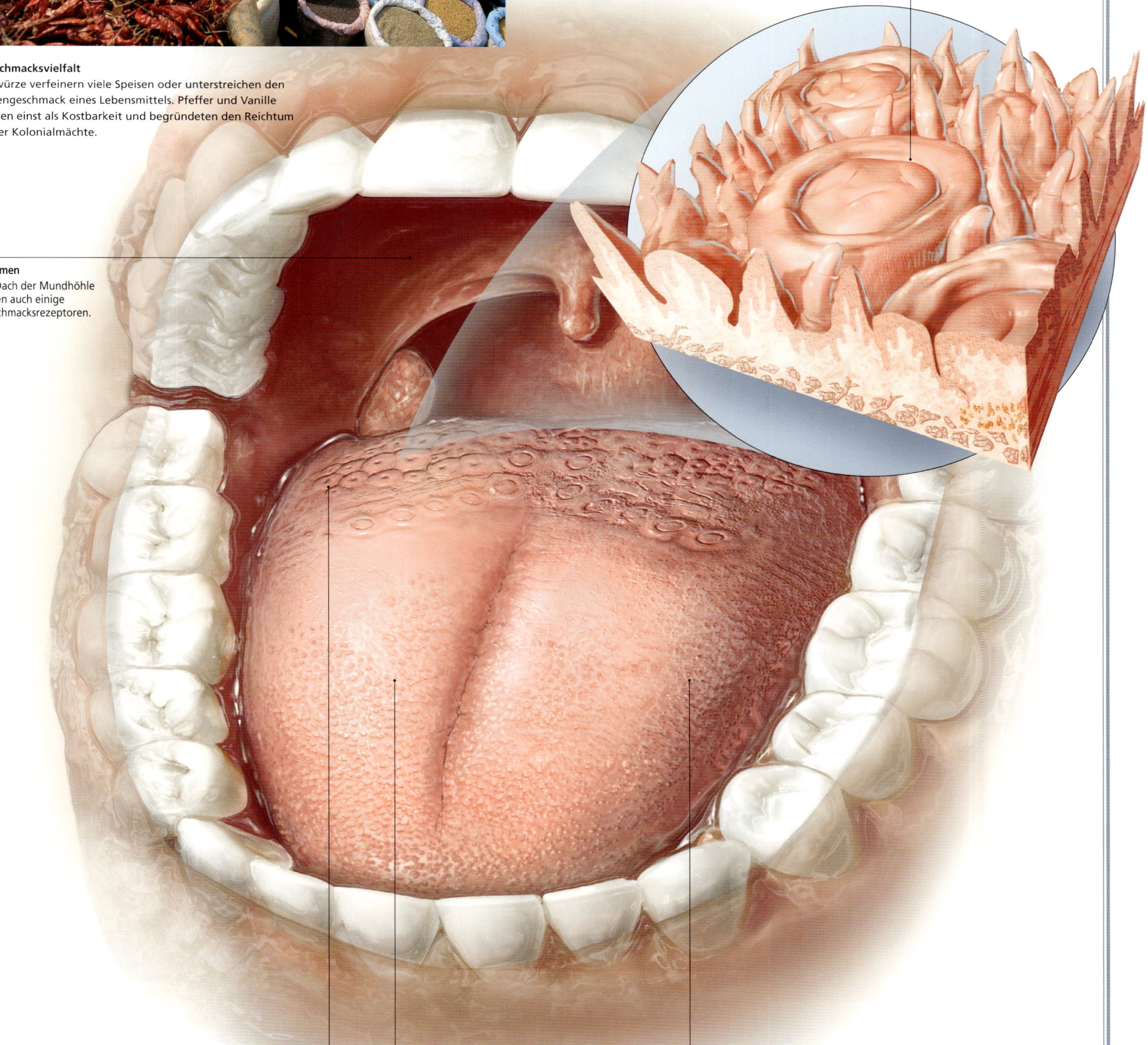

Geruchssinn

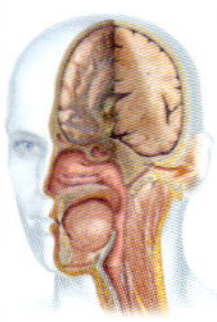

Wir besitzen schätzungsweise fünf Millionen unterschiedliche Riechrezeptoren, die Abertausende von Duftmolekülen wahrnehmen können. Der Geruchssinn ist eng mit dem Geschmackssinn verbunden, er umfasst etwa 80 Prozent davon. An der Einschätzung eines Geschmacks sind in der Regel vier Sinne beteiligt: Wir betrachten, berühren und „erschnuppern“ Nahrung, bevor wir sie zu uns nehmen und wirklich schmecken. Bei einer Erkältung sind Geruchs- und Geschmackssinn eingeschränkt, weil Geschmacksknospen und/oder Riechrezeptoren von zähem Schleim bedeckt sind. Informationen über Geruch und Geschmack werden im Temporallappen des Gehirns (Gedächtnisspeicherung) und im Limbischen System (Emotionen) verarbeitet. Deshalb können wir bestimmte Gerüche nicht nur sofort identifizieren, sie rufen auch Emotionen wach, die mit wichtigen Erlebnissen oder mit der Kindheit verbunden sind.

Pheromone

Sind Duftstoffe, die unbewusst wahrgenommen werden die das Verhalten von Tieren derselben Art beeinflussen können. Pheromone sind bei der Paarung, der Futtersuche und der Kommunikation von Gefahr wichtig. Die Fähigkeit, Pheromone wahrzunehmen, konnte bei Menschen noch nicht zweifelsfrei nachgewiesen werden. Da je doch zusammenlebende Frauen häufig zur gleichen Zeit ihre Periode haben, vermuten Forscher, dass Pheromone im Zusammenhang mit Sexualverhalten, Sympathie, Antipathie und sozialen Kontakten stehen.

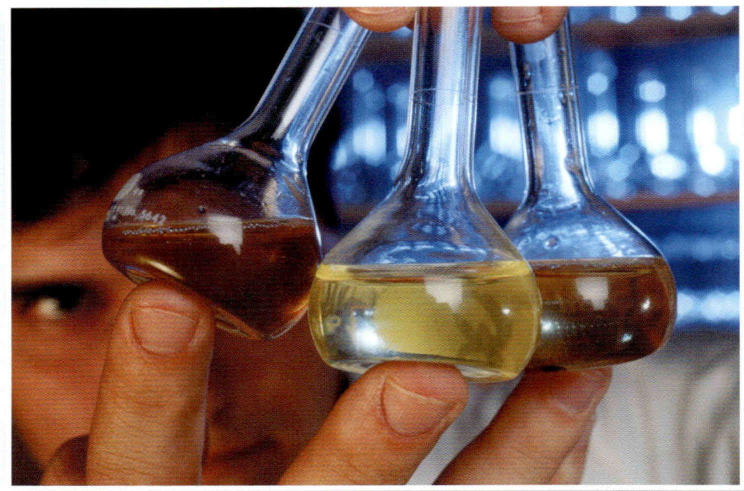

Wahrnehmung aus alter Zeit

Die Wahrnehmung von Geruch ist vermutlich so alt wie das Leben selbst. Neurobiologen nehmen an, dass die primitiven Gehirne der ersten Insekten und Kreaturen ähnlicher Informationen über die Außenwelt fast ausschließlich über den Geruchssinn erhielten. Wirbeltiere, die vor 400 Millionen Jahren lebten, hatten riesige Riechkolben. Das beweist, wie wichtig dieser Sinn für das Überleben war. Bei Menschen und Primaten hat sich zwar ein ausgeprägtes Sehvermögen entwickelt, Raubtiere verfügen jedoch immer noch über Millionen von Riechrezeptoren.

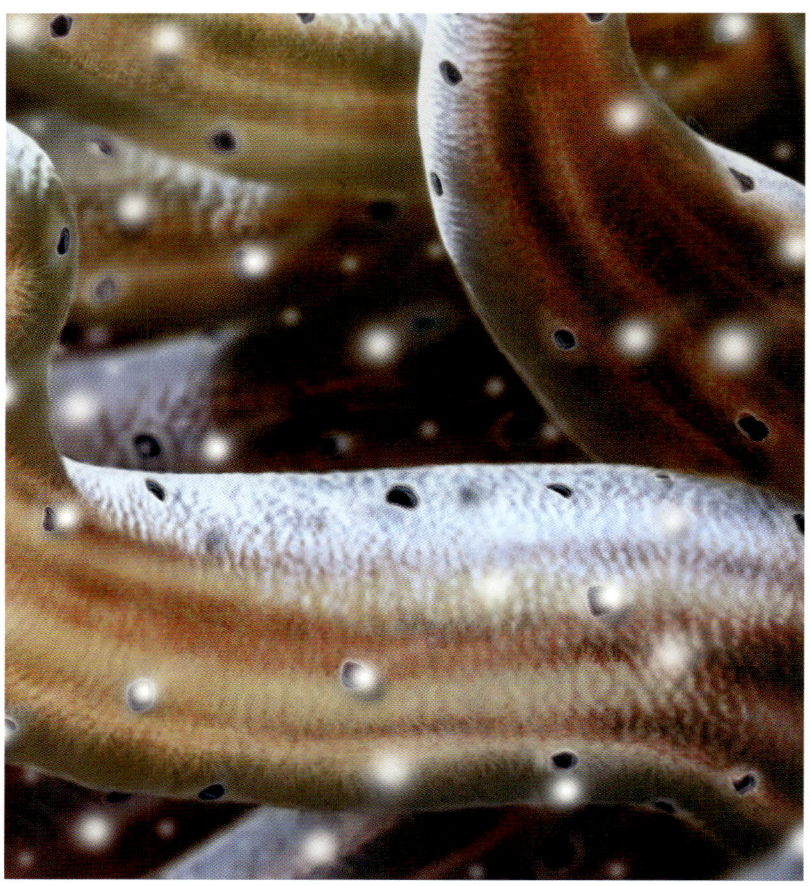

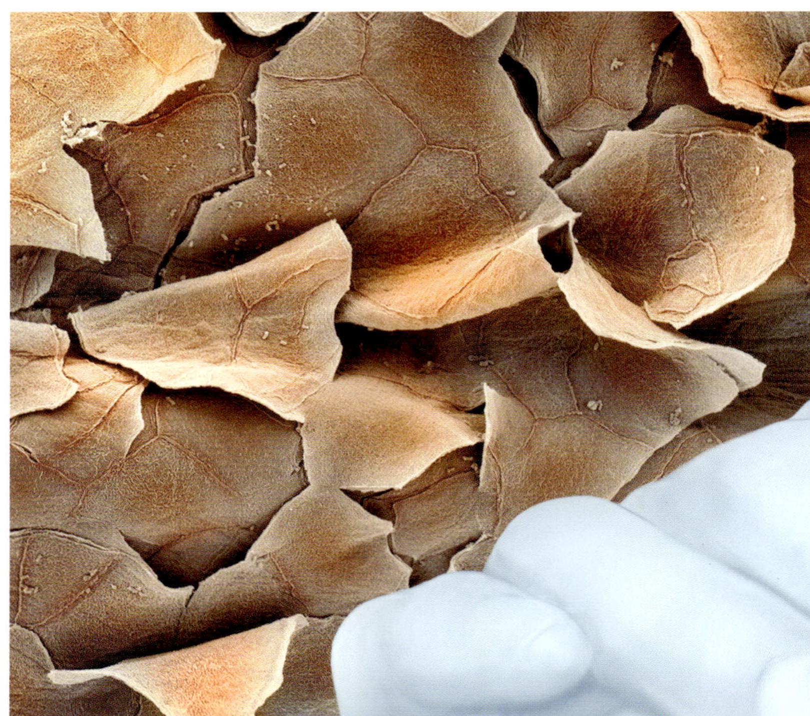

Auskleidung der Nasenhöhle
Dieser Elektronenmikrograph zeigt die Zellen im Inneren der Nasenhöhle. Diese ist auch mit einer speziellen Schleimhaut ausgekleidet, die Bakterien, Staub und andere Partikel abfängt, damit sie nicht in die Lunge geraten.

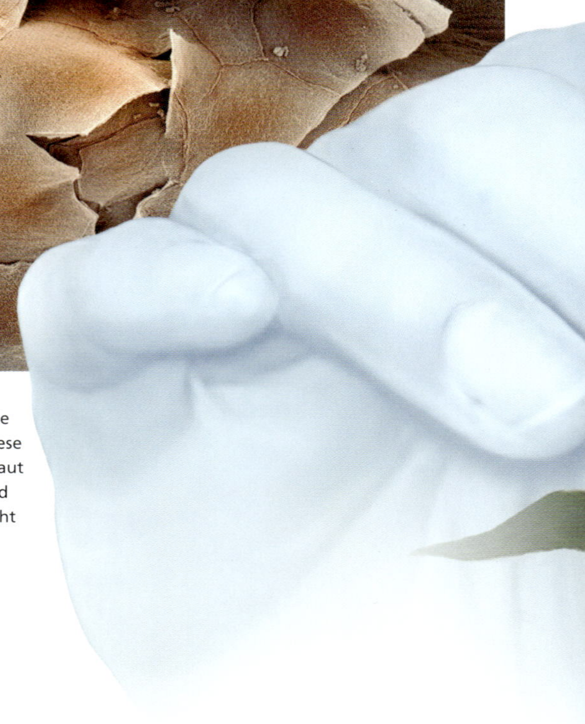

Schnuppern Sie einmal
Menschen und Säugetiere schnuppern an Lebensmitteln und anderen Dingen. Duftmoleküle werden dabei schneller in die oberen Nasenwege eingesogen als bei normaler Atmung. Die Flimmerhärchen in der Nasenhöhle (links) nehmen über die Duftmoleküle chemische Informationen auf.

Riechrezeptoren
Sind spezialisierte Sinneszellen, die Nervenimpulse direkt an das Gehirn leiten können. Die Signale werden durch Axone (Zellfortsätze) in Schädelöffnungen übertragen, die bis zum Riechkolben reichen. Der Riechkolben verarbeitet Signale von Millionen Riechrezeptoren. Deshalb können Menschen Tausende Gerüche voneinander unterscheiden.

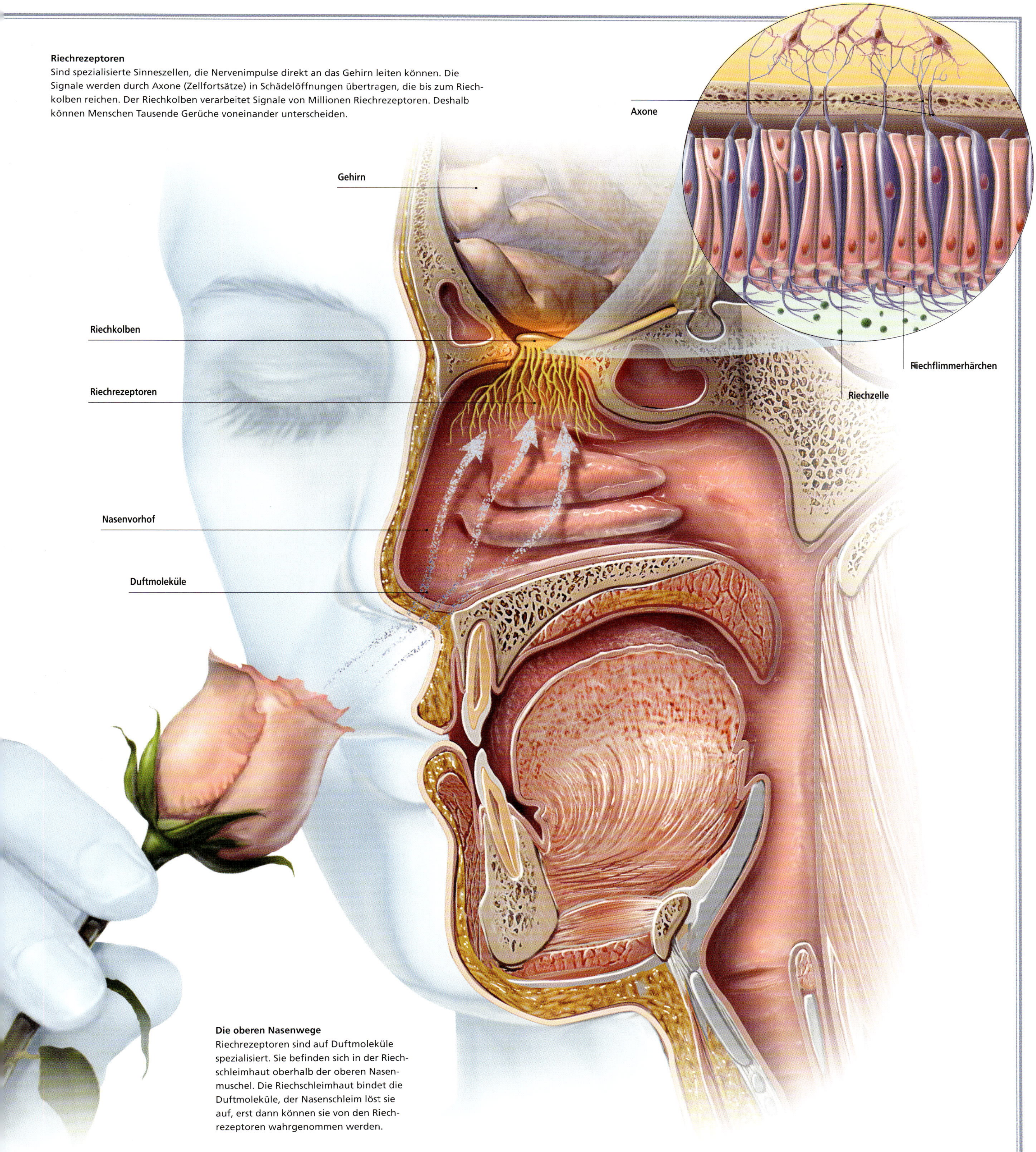

Die oberen Nasenwege
Riechrezeptoren sind auf Duftmoleküle spezialisiert. Sie befinden sich in der Riechschleimhaut oberhalb der oberen Nasenmuschel. Die Riechschleimhaut bindet die Duftmoleküle, der Nasenschleim löst sie auf, erst dann können sie von den Riechrezeptoren wahrgenommen werden.

Tastsinn

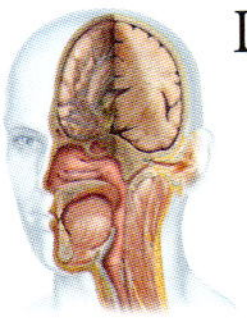

Die Haut ist ein Aufnahmeorgan, das uns Berührung, Temperatur, Druck sowie Vibrationen vermittelt. Dies geschieht über Mechano-, Thermo- und Schmerzrezeptoren, die in die verschiedenen Hautschichten eingelagert sind. Berührung und Druck werden von zwei Rezeptortypen verarbeitet. Die sogenannten Vater-Pacini-Körperchen sind für Berührung im großflächigen Sinne zuständig, während die Merkel'schen Scheiben auf örtlich exakt bestimmbare Berührung reagieren. Die erfassten sensorischen Signale werden über das Zentralnervensystem zur Weiterverarbeitung an das Gehirn geleitet. In Lippen, Fingerspitzen, Brustwarzen und Zunge, also unbehaarten Hautregionen, befinden sich Tastrezeptoren. Zu ihnen zählen Meissner-Körperchen und Merkel-Zellen. In der behaarten Haut lagern sich Merkel-Zellen zu den sogenannten Merkel'schen Scheiben zusammen.

Empfindungen im Körperinneren

In Blutgefäßen und vielen inneren Organen befinden sich Interorezeptoren. Sie reagieren auf Vorgänge im Körperinneren, etwa die Dehnung eines Gewebes oder eine chemische Veränderung. Die von ihnen ausgesandten Signale an das Gehirn werden von uns in der Regel nicht bewusst wahrgenommen. Nur wenn wir zu viel gegessen haben und sich die Magenwand stark dehnt oder wenn die Blase übervoll ist, spüren wir die Signale der Interorezeptoren in den betroffenen Organen als Druck oder Schmerz.

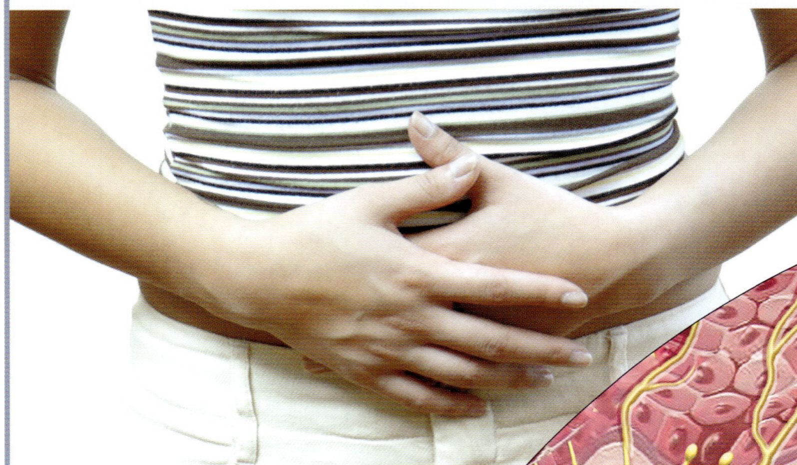

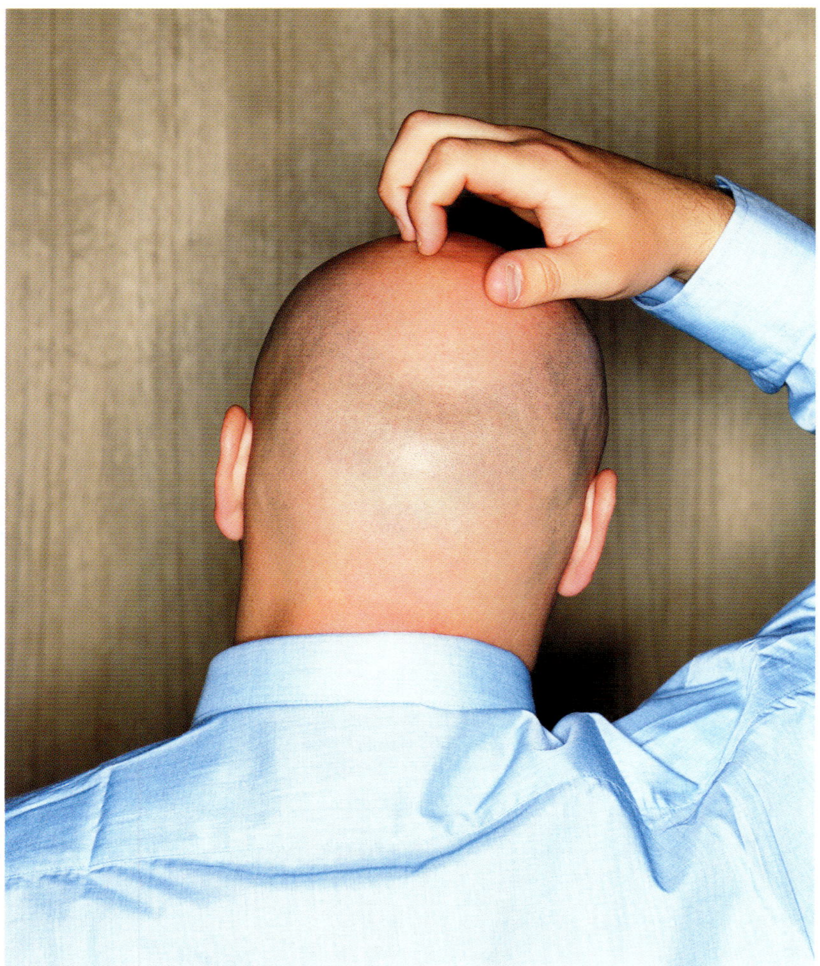

Kälte, Wärme und Juckreiz

Die freien Nervenenden leiten Impulse über empfundene Wärme, Kälte oder Irritationen unmittelbar weiter. Juckreiz dient als Schutzmechanismus, um Parasiten oder Fremdkörper von der Hautoberfläche zu entfernen, kann aber auch auf Entzündungen hinweisen. Die Wärmerezeptoren befinden sich in der mittleren Lederhaut; sie reagieren zwischen 40 und 48 °C. Dicht unter der Oberhaut liegen die Kälterezeptoren, ihr Erregungsmaxium liegt zwischen 17 und 36 °C. Bei Temperaturen über 45 °C signalisieren die Wärmerezeptoren Schmerz anstelle eines Wärmeempfindens.

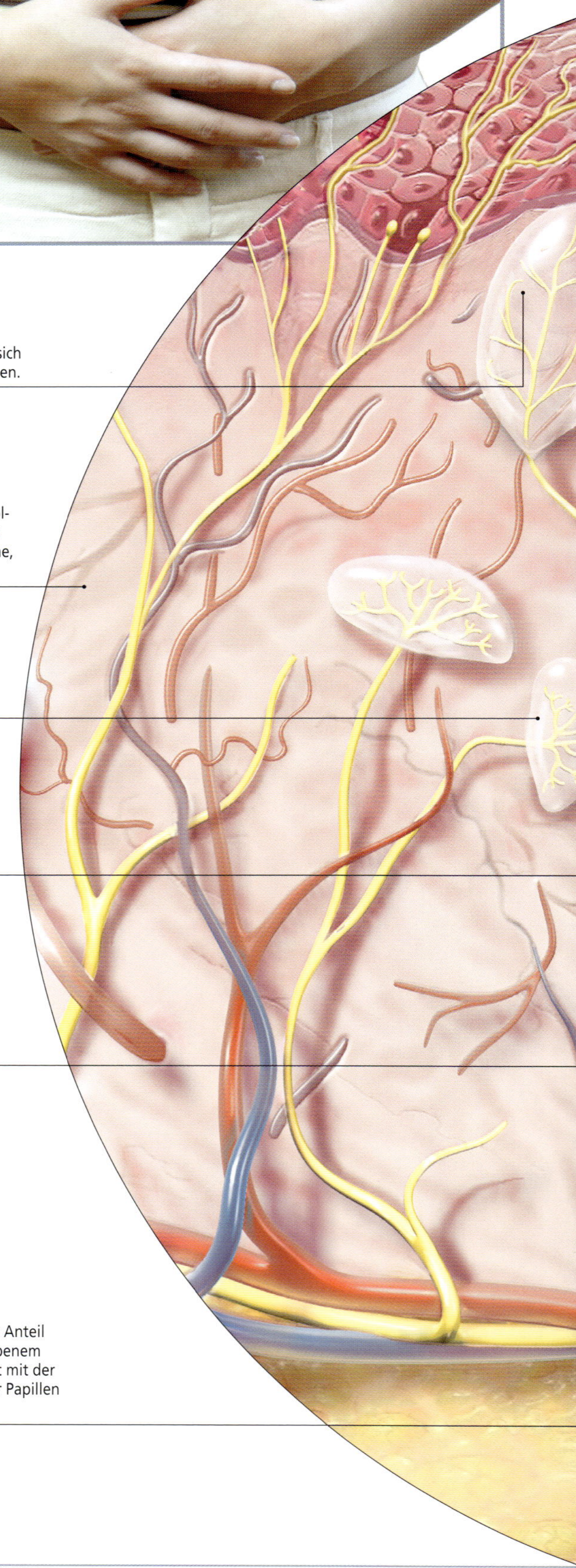

Mechanorezeptoren
In der Haut gibt es spezialisierte Rezeptoren, die durch mechanische Reize wie Dehnung und Druck erregt werden. Diese Mechanorezeptoren sind primäre Sinneszellen, das heißt, ein eigenes Nervenende leitet Impulse zum zentralen Nervensystem. Wir besitzen vier Klassen von Mechanorezeptoren in der Haut.

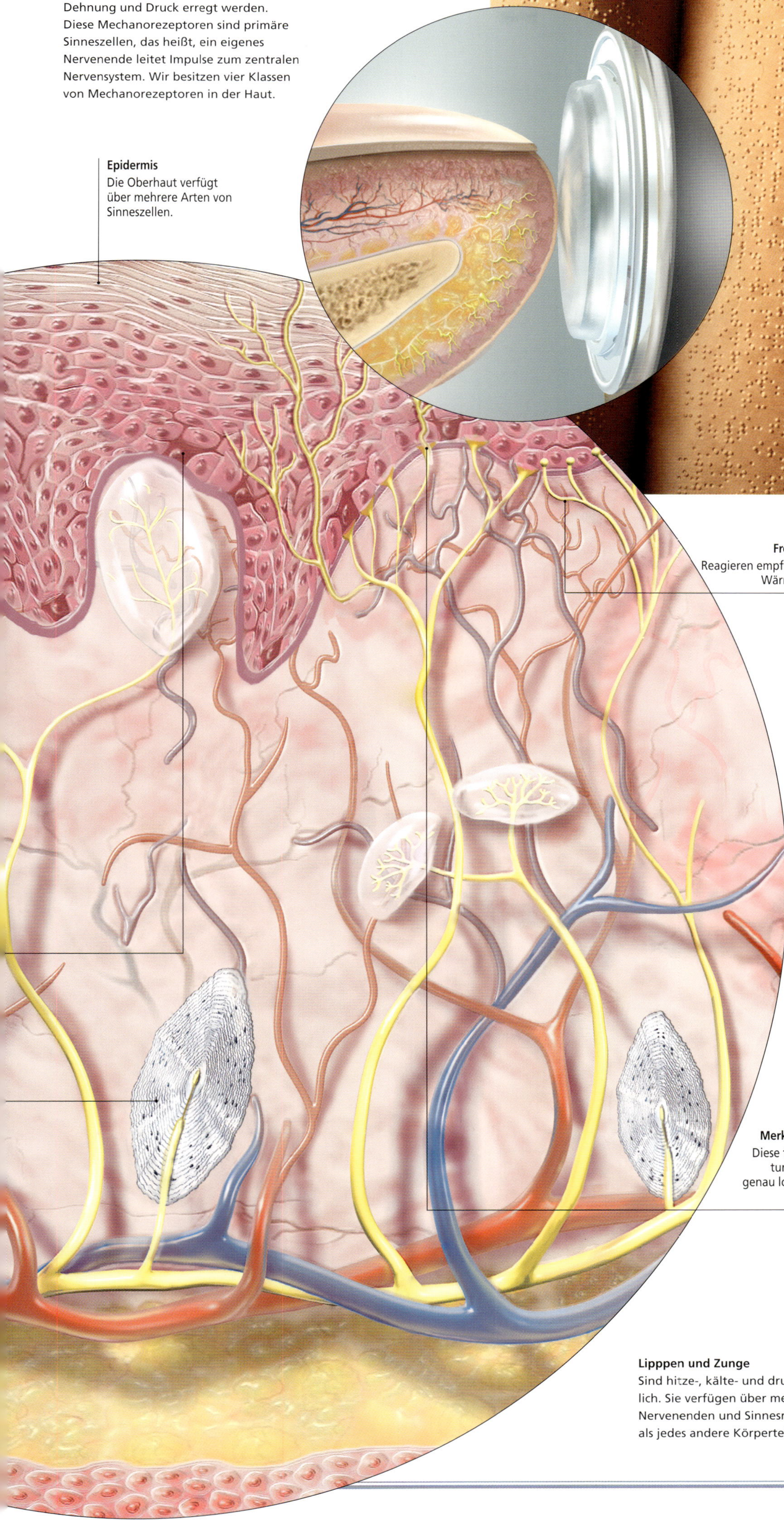

Epidermis
Die Oberhaut verfügt über mehrere Arten von Sinneszellen.

Freie Nervenenden
Reagieren empfindlich auf Kälte, Wärme und Schmerz.

Merkel'sche Scheiben
Diese flachen Zellstrukturen reagieren auf genau lokalisierte Berührungen.

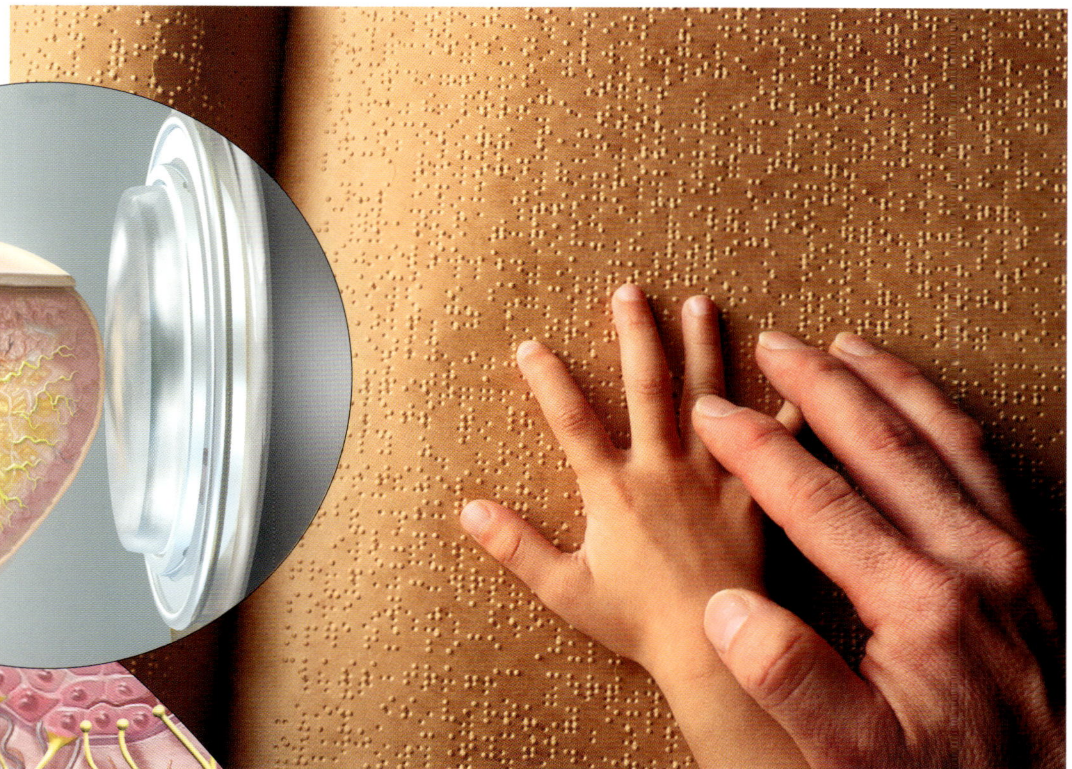

Signale der Tastrezeptoren
In den Fingerspitzen sind besonders viele Tastrezeptoren. Die von ihnen abgefeuerten Nervenimpulse wandern zum Rückenmark. Dort werden sie von Interneuronen (Schaltnervenzellen) zu Gehirnregionen weitergeleitet, die bewusste Empfindungen verarbeiten.

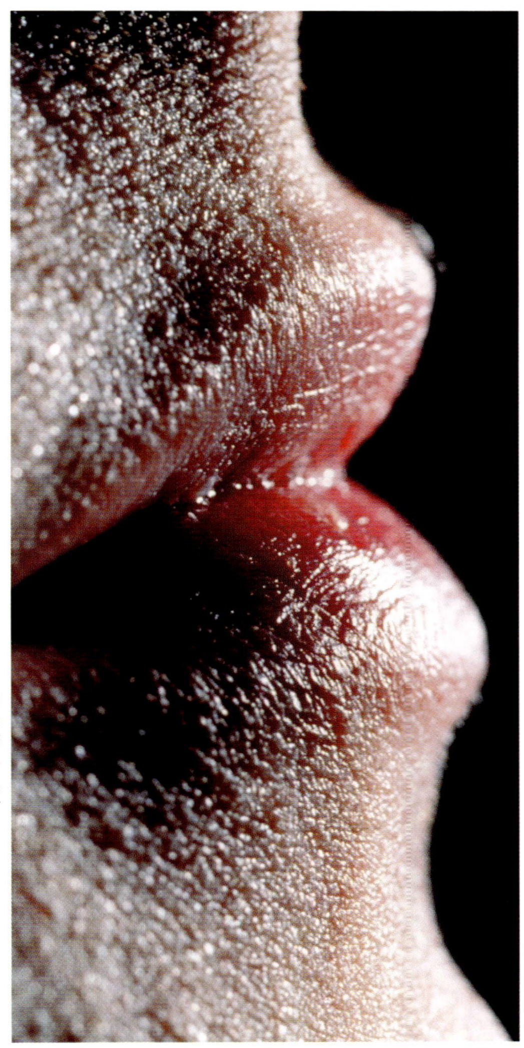

Lipppen und Zunge
Sind hitze-, kälte- und druckempfindlich. Sie verfügen über mehr freie Nervenenden und Sinnesrezeptoren als jedes andere Körperteil.

Schmerz

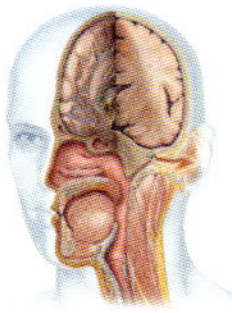

Schmerz ist eine komplexe Sinneswahrnehmung, die auf eine Gewebeschädigung hinweist oder hilft, Verletzungen zu vermeiden. Damit wir Schmerzen bemerken, verfügt der Körper über ein dichtes Netz von Schmerzrezeptoren, den Nozirezeptoren. Nur im Gehirn sitzen keine Nozirezeptoren. Ein Nozirezeptor ist das verzweigte Ende einer Nervenfaser, die sich darauf Schmerzreize spezialisiert hat, und sie an das zentrale Nervensystem weiterzuleiten. Es gibt zwei Typen von Nozirezeptoren: schnell leitende Fasern, die hellen, stechenden Schmerz weitergeben, und langsam leitende Fasern, die dumpfen, häufig tieferen Schmerz weiterleiten. Bei einer Entzündung setzen geschädigte Zellen Substanzen wie Prostaglandin und Serotonin frei. Diese machen die Nozirezeptoren empfindsamer und aufnahmefähiger, sie feuern Impulse ab, und es kommt zu einem Schmerzgefühl.

Natürliche Schmerzmittel

Der Körper produziert mehrere Stoffe, die Schmerzen erträglicher machen. Endorphine und Enkephaline hemmen die Freisetzung der Substanz P, die das Schmerzempfinden steigert. Endorphine bewirken auch einen positiven Gefühlszustand, ähnlich der Euphorie, die Menschen bei außergewöhnlichen Anstrengungen erleben. Daher werden sie im Volksmund auch Glückshormone genannt. Drogen wie Morphium und Heroin aktivieren die Endorphin-Rezeptoren im Gehirn.

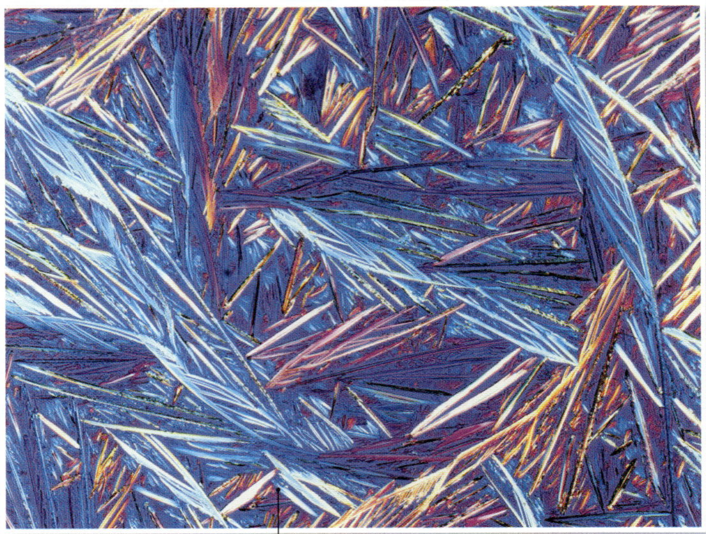

Kristalle von Beta-Endorphin

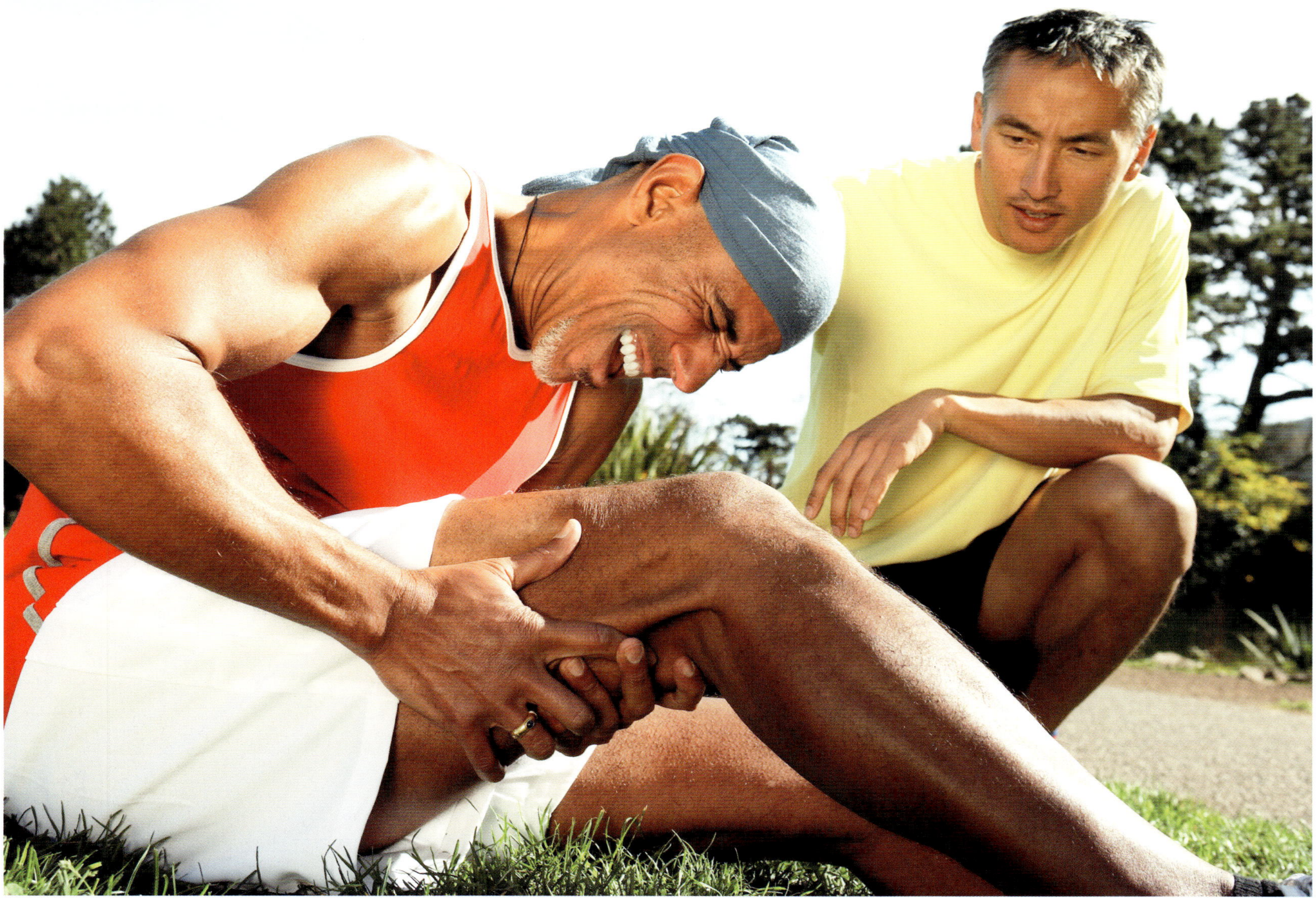

Schmerzschwelle
Jeder Mensch besitzt die gleiche Anzahl an Nozirezeptoren, doch das Schmerzempfinden ist nicht bei allen Menschen gleich, weil es von vielen unterschiedlichen Faktoren beeinflusst wird. Alter, emotionaler Zustand und kultureller Hintergrund spielen hier eine Rolle. Hält der Schmerz jedoch länger an, verflüchtigt sich auch eine hohe Schmerzgrenze.

Übertragungsschmerzen

Hierbei handelt es sich um Schmerzen, die nicht dort empfunden werden, wo sie eigentlich entstanden sind. Typisches Beispiel sind linksseitige Schmerzen in der Schulterregion bei einer Herzerkrankung. Unterleibserkrankungen werden häufig als Kreuzschmerzen wahrgenommen; bei Blasenkrankheiten kann der Schmerz bis ins Gesäß ausstrahlen.

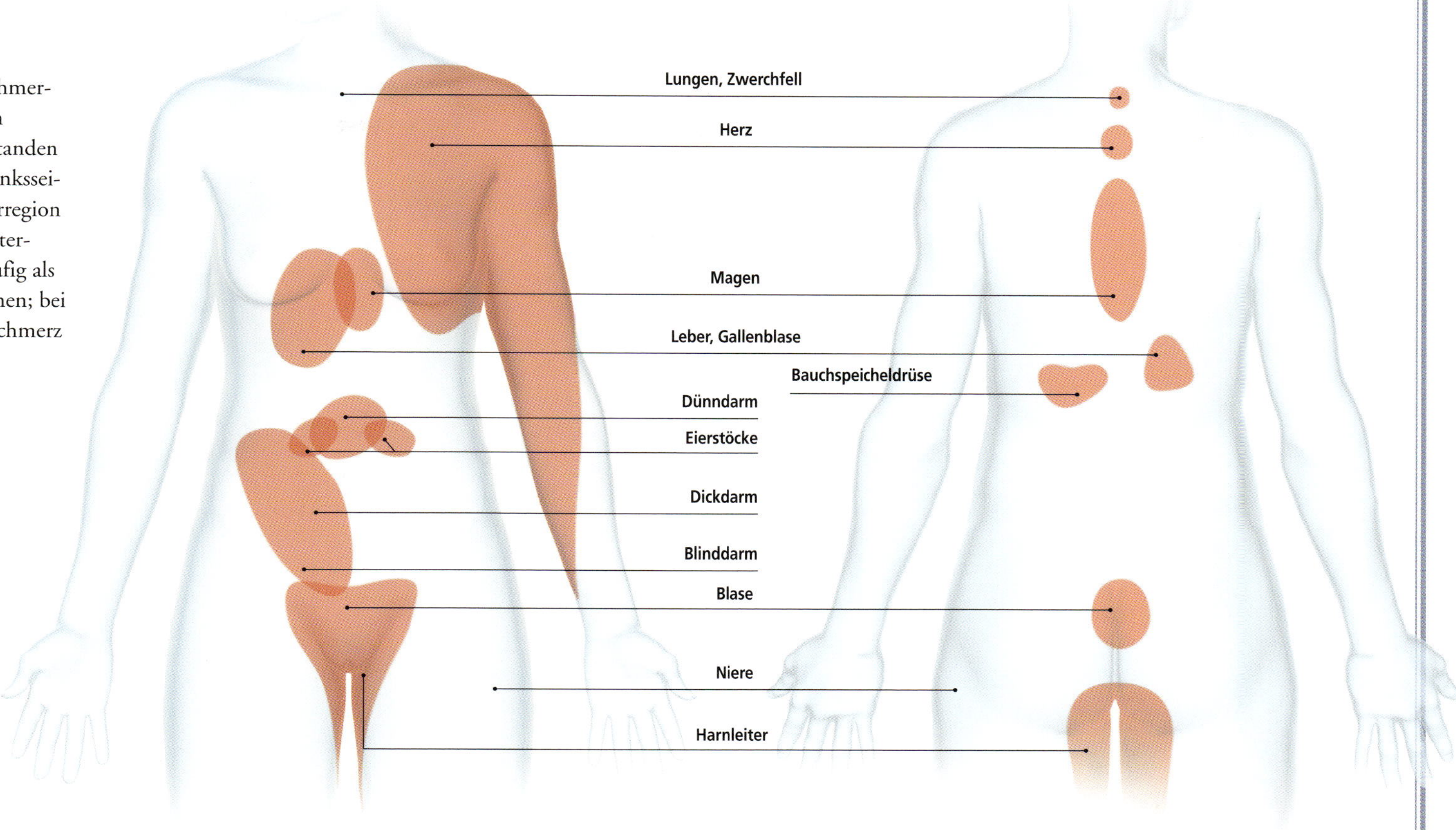

Akupunktur
Bei dieser uralten chinesischen Heilmethode werden in genau festgelegte Punkte, die mit bestimmten Organen in Verbindung stehen, dünne Nadeln eingestochen.Die Punkte liegen alle auf Leitlinien oder Meridianen. In ihnen kreist die Lebensenergie mit ihren Anteilen YIN und YANG, die bei einem Gesunden im Gleichgewicht sind.

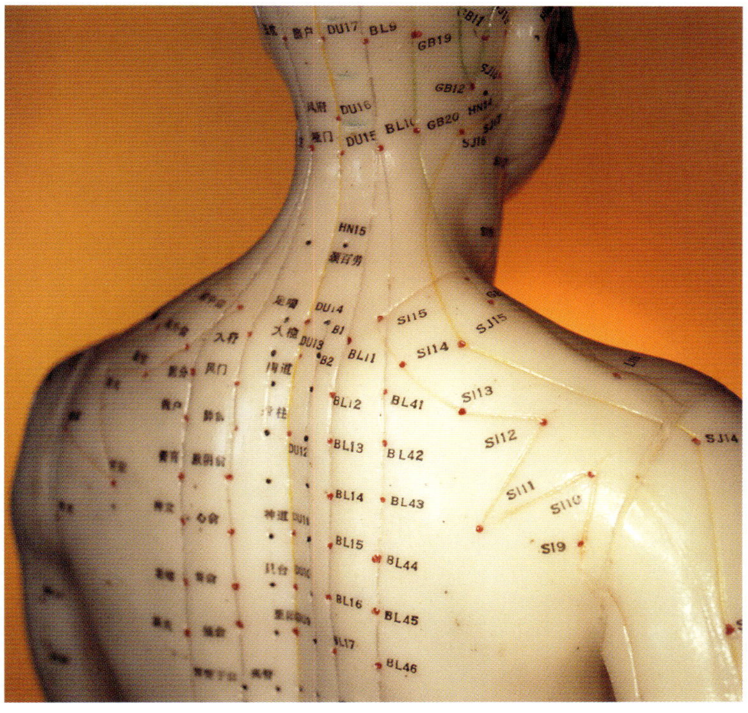

Leitlinie	Lage	Wirkungsbereich
Drei Yin-Linien des Arms	Beginnen an der Brust; führen entlang der Innenseite des Arms zur Hand	Lunge, Herzbeutel, Herz
Drei Yang-Linien des Arms	Beginnen an der Hand; führen entlang der Außenseite des Arms zum Kopf	Dickdarm, Lymphatisches System und Dünndarm
Drei Yin-Linien des Beins	Beginnen am Fuß und führen entlang der Innenseite des Beins zur Brust	Niere, Leber, Milz
Drei Yang-Linien des Beins	Beginnen nahe am Auge und führen entlang des Rückens und der Seite zum Fuß	Blase, Gallenblase, Magen

Nozizeptoren
Diese Visualisierung (unten) zeigt das Nervenende eines Nozizeptors oder Schmerzrezeptors. Diese befinden sich überall im Körper und bilden sozusagen ein Meldesystem für innere oder äußere Schmerzen.

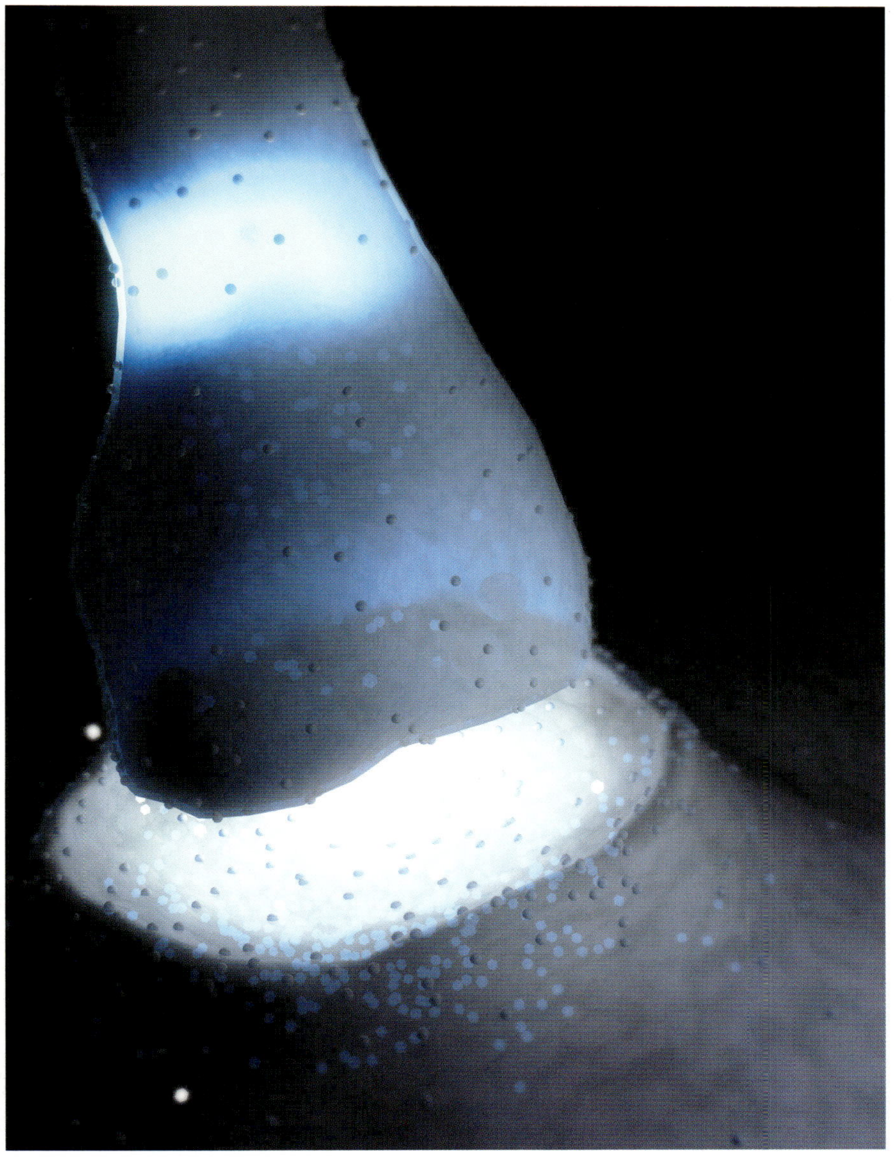

Augenkrankheiten

Wenn unser Sehvermögen beeinträchtigt ist, hat das starke Auswirkungen auf das Alltagsleben. Kurz- und Weitsichtigkeit sowie Hornhautverkrümmung sind zwar lästige, aber harmlose Sehstörungen; sie können durch das Tragen einer Brille ausgeglichen werden. Rot-Grün-Sehschwäche (Farbenblindheit) ist genetisch bedingt. Den Betroffenen fehlen Farbpigmente in der Netzhaut, die für das Erkennen dieser Farben zuständig sind. Angeborene Blindheit ist relativ selten, ebenso wie ein Retinoblastom bei Säuglingen, ein bösartiger Tumor in der Netzhaut. Bei fortgeschrittener Krankheit muss ein Auge entfernt werden. Ein starker Schlag auf die Augenregion kann zur Netzhautablösung führen. Ist diese nicht operativ behandelbar, erblindet das Auge. Bindehautentzündungen sind sehr verbreitet, aber gut heilbar. Zu den Augenkrankheiten, die im Alter auftreten, zählen grüner Star, Katarakt und Makuladegeneration.

Sehstörungen ausgleichen

Kurz- und Weitsichtigkeit werden ausgeglichen, indem der Einfall der Lichtstrahlen in das Auge korrigiert wird. Ärztlich verordnete Brillen und Kontaktlinsen sind die einfachste und kostengünstigste Methode. Bei leichter Kurz- oder Weitsichtigkeit kann alternativ eine kleine Operation durchgeführt werden, bei der zwei Ringe in die Hornhaut gesetzt werden, die einen geschlossenen Ring ergeben. Der Ring flacht die Hornhaut leicht ab, sodass das eintreffende Licht auf der Netzhaut fokussiert wird. Bei Kurzsichtigkeit ist das Auge zu lang beziehungsweise die Brechkraft der Hornhaut und der Augenlinse zu groß, bei Weitsichtigkeit ist das Auge zu kurz.

Kurz- und Weitsichtigkeit

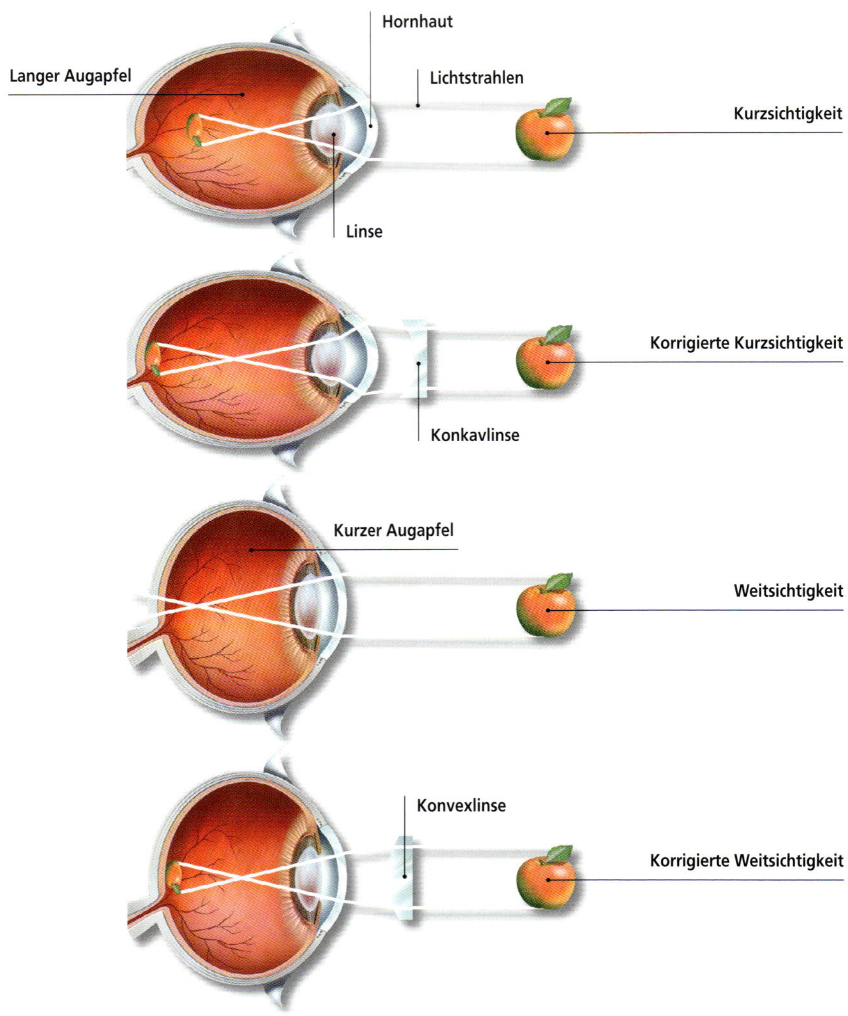

Kataraktoperation

Bei einem Katarakt (grauem Star) kommt es zu einer Trübung der Augenlinse. Millionen sind weltweit von dieser Krankheit betroffen, die unbehandelt zur Erblindung führt. Grauer Star ist nicht nur eine Alterserscheinung, er kann auch durch übermäßige UV-Strahlung, Augenverletzungen und Diabetes verursacht werden. Kataraktoperationen werden sehr häufig und sehr erfolgreich durchgeführt. Dabei wird die getrübte Linse zunächst mittels Ultraschall zertrümmert und abgesaugt und anschließend durch ein Linsenimplantat ersetzt.

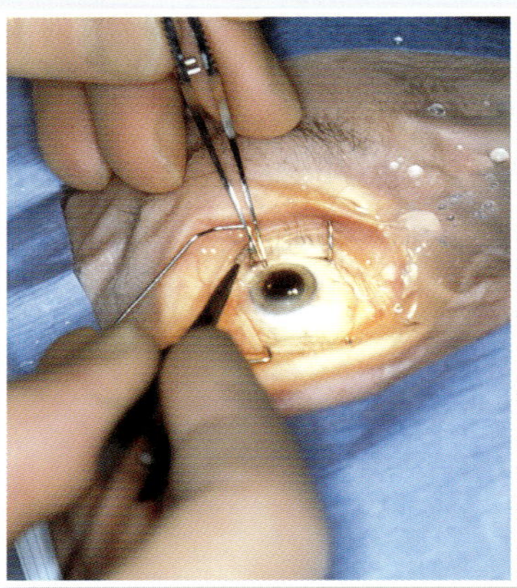

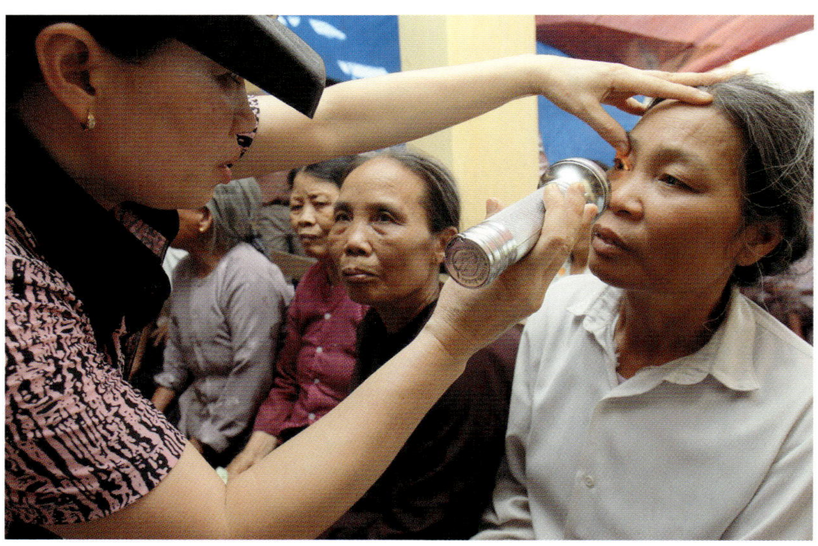

Trachom
Ist eine bakterielle Entzündung des Augenlids und der Bindehaut, die in Industriestaaten sehr selten geworden ist. In Afrika und Asien ist das Trachom die häufigste Augenkrankheit. Unbehandelt führt sie zu Blindheit.

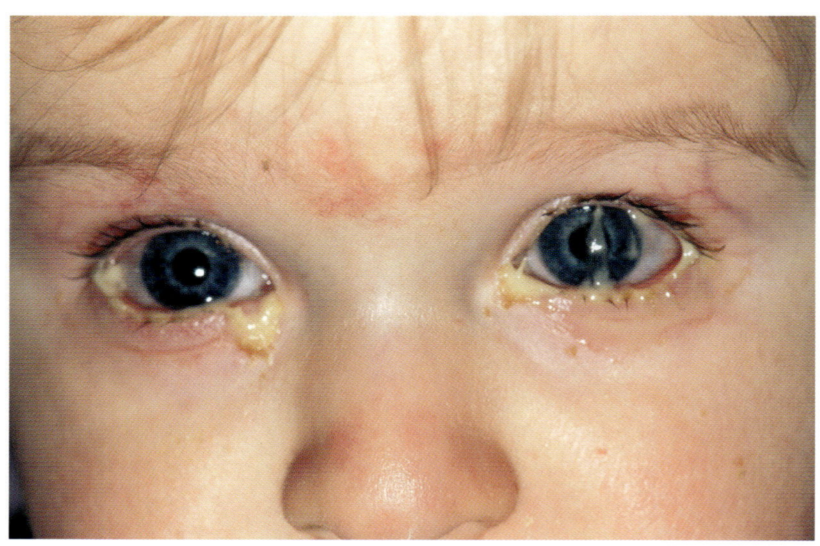

Bindehauthautentzündung
Dieses Kind leidet an bakterieller Bindehautentzündung. Dabei kommt es zu Eiter- und Belagbildung. Die Krankheit ist durch Antibiotika in Form von Augentropfen oder -salben gut heilbar.

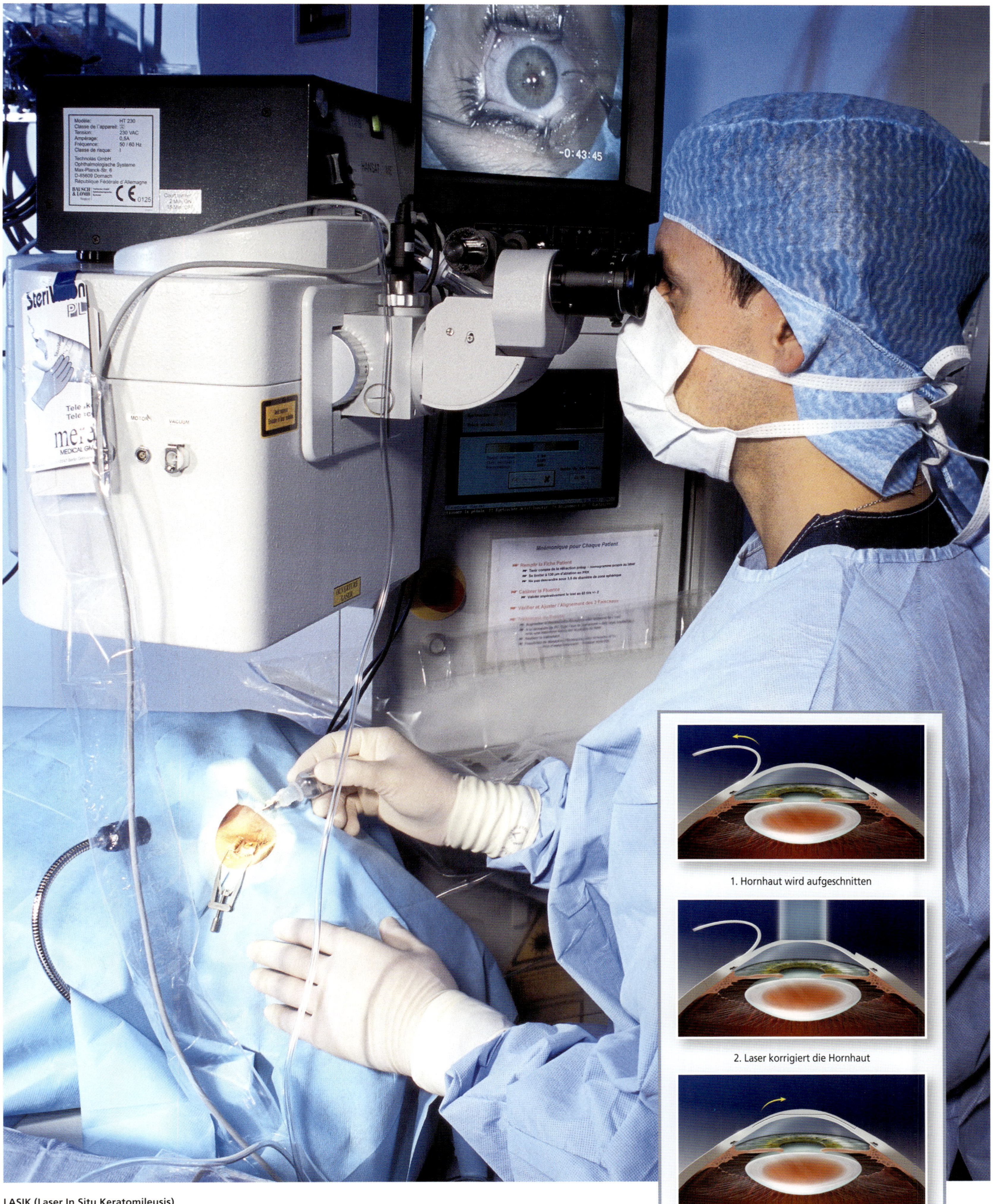

1. Hornhaut wird aufgeschnitten

2. Laser korrigiert die Hornhaut

3. Hornhaut wird verschlossen

LASIK (Laser In Situ Keratomileusis)
Bei dieser Art der Chirurgie werden die Augenlider des Patienten mit Instrumenten offen gehalten. Nach Verabreichung einer Betäubung führt der Arzt eine Laseroperation aus, die er auf einem Monitor überwacht. Meist wir nur an einem Auge operiert.

Ohrenkrankheiten

Am bekanntesten ist die Mittelohrentzündung, doch jede Ohrenregion kann von einer Störung befallen werden. Gehörgangsentzündungen sind sehr verbreitet. Häufig entstehen sie nach einem Schwimmbadbesuch, bei dem verunreinigtes Wasser im Gehörgang verbleibt und einen idealen Nährboden für Pilze bildet. Übereifriges Reinigen der Ohren mit Wattestäbchen kann zu kleinen Verletzungen führen, in die Bakterien eindringen können. Manche Menschen haben einen angeborenen Hörfehler, andere leiden an Schwerhörigkeit, die durch ein geplatztes Trommelfell oder Ohrenschmalzverstopfung ausgelöst wurde. Bei Altersschwerhörigkeit wachsen die Knochen im Mittelohr zusammen, was zu einer erschwerten Schallübertragung führt. Tinnitus ist der Oberbegriff für alle Arten von Ohrgeräuschen, daran erkranken Millionen von Menschen. Klassisches Symptom ist Ohrensausen. Tinnitus kann durch einen Hörsturz, Lärm, Stress und Ohrenentzündungen verursacht werden.

Gehörverlust

Kann durch fortgeschrittenesAlter, genetische Faktoren oder geschädigte Haarzellen im Innenohr verursacht werden. Wenn die feinen Flimmerhärchen in den Haarzellen abbrechen, können die Nervenzellen keine Signale mehr an den Hörnerv übertragen. Haarzellen, die auf hohe Tonfrequenzen reagieren, sind besonders anfällig, deshalb haben Menschen mit Hörschäden Schwierigkeiten, hohe Töne wahrzunehmen. Hörschäden können durch hochentwickelte Hörgeräte oder eine Hörprothese größtenteils behoben werden.

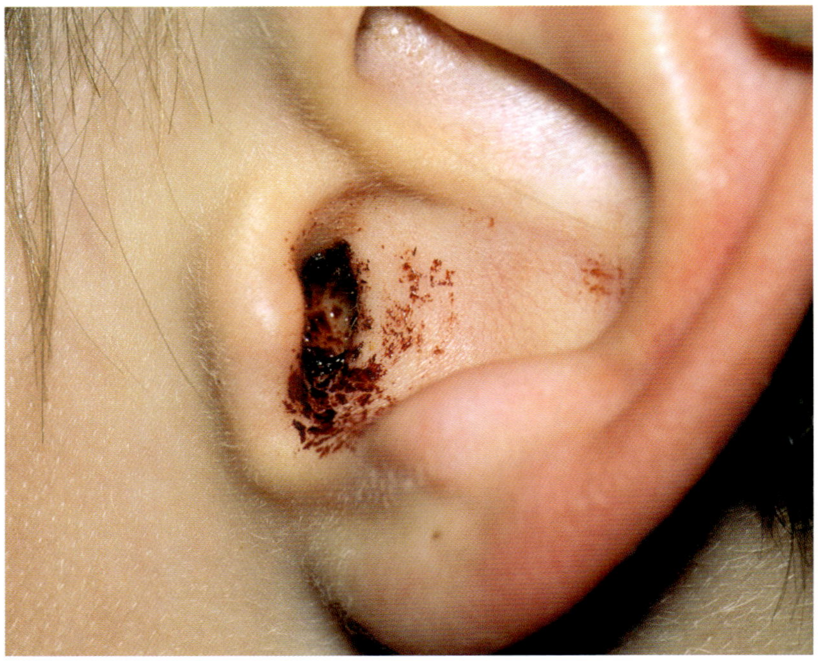

Trommelfellschäden

Austretendes Blut kann auf ein durchlöchertes Trommelfell hinweisen. Verletzungen dieser Art sind relativ häufig; die Membran ist sehr dünn und kann durch eine Infektion oder ein eingeführtes Wattestäbchen leicht geschädigt werden.

Diagnose bei Gehörverlust

Auf dieser Magnetresonanztomographie sieht man das Gehirn und die Nervenbahnen in einem Hörkanal. Die eingekreiste Stelle kennzeichnet die Innenohrnerven. Magnetresonanztomographien sind ein probates Mittel, um die Ursachen eines Gehörverlusts festzustellen, da man Tumoren oder andere Schäden genau sehen kann.

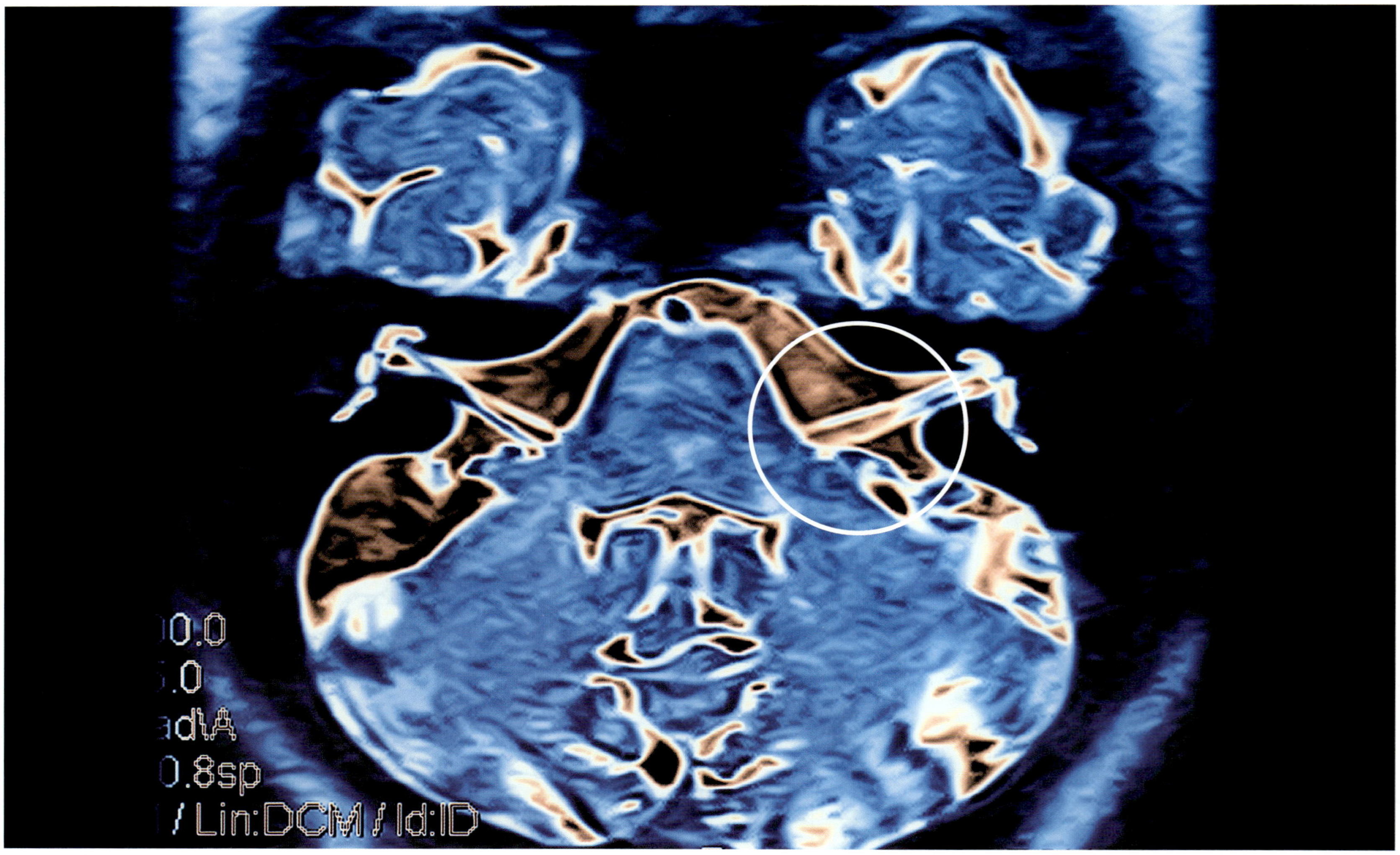

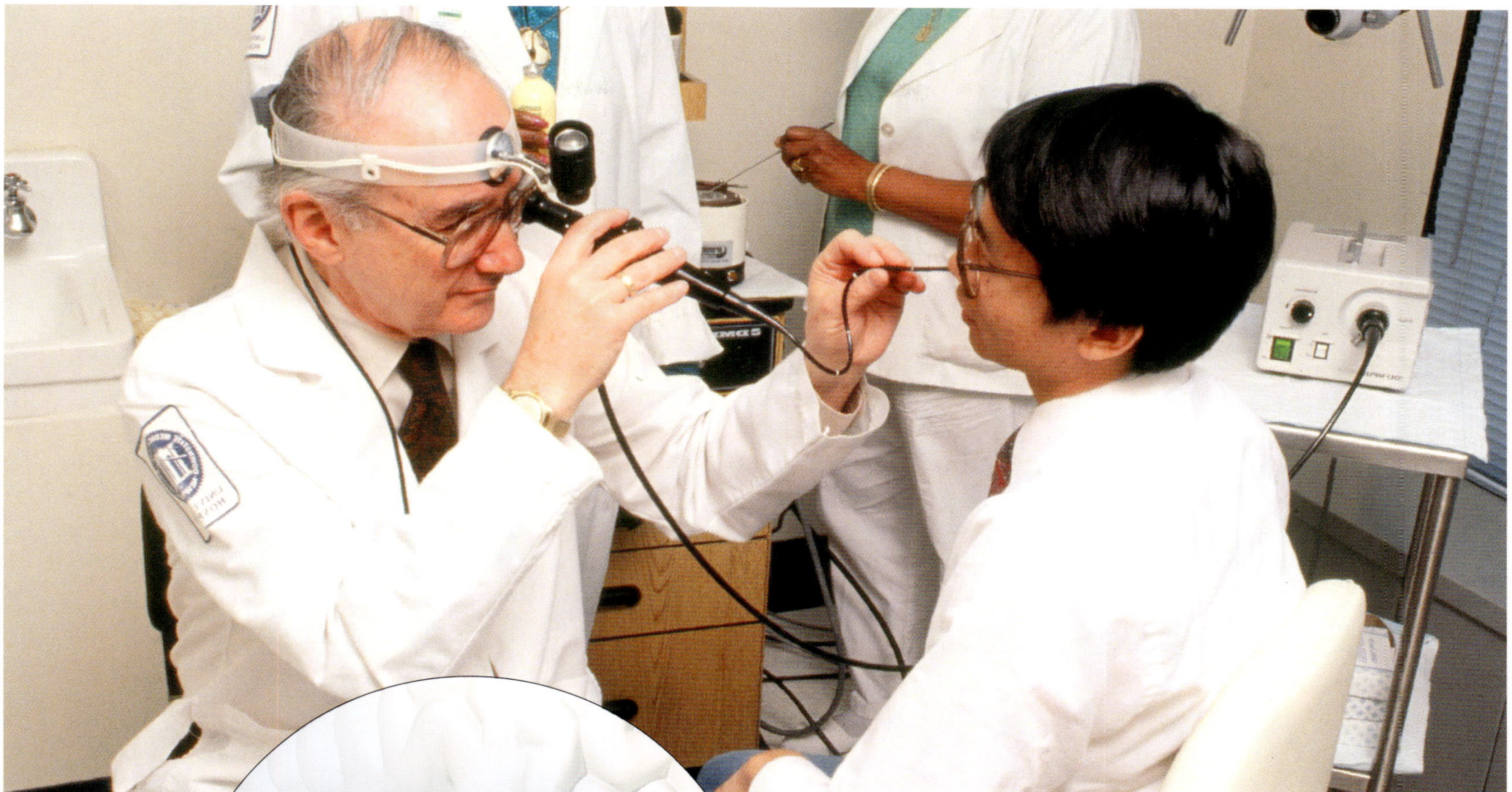

Tinnitus
Hier wird ein Tinnitus-Patient mit einem Otoskop untersucht. Mit diesem Gerät kann man den äußeren Gehörgang und das Trommelfell betrachten, um mögliche Ursachen für Ohrenkrankheiten festzustellen.

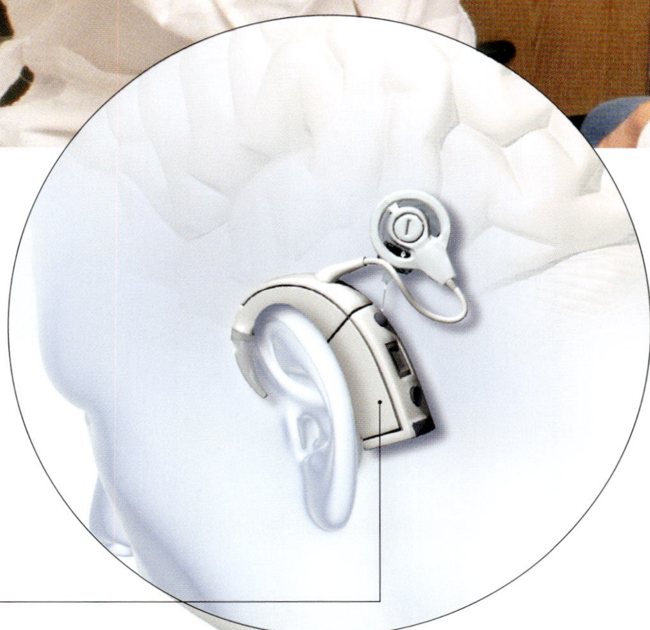

Hörprothese
Setzt Töne in elektrische Signale um, die das Gehirn deuten kann.

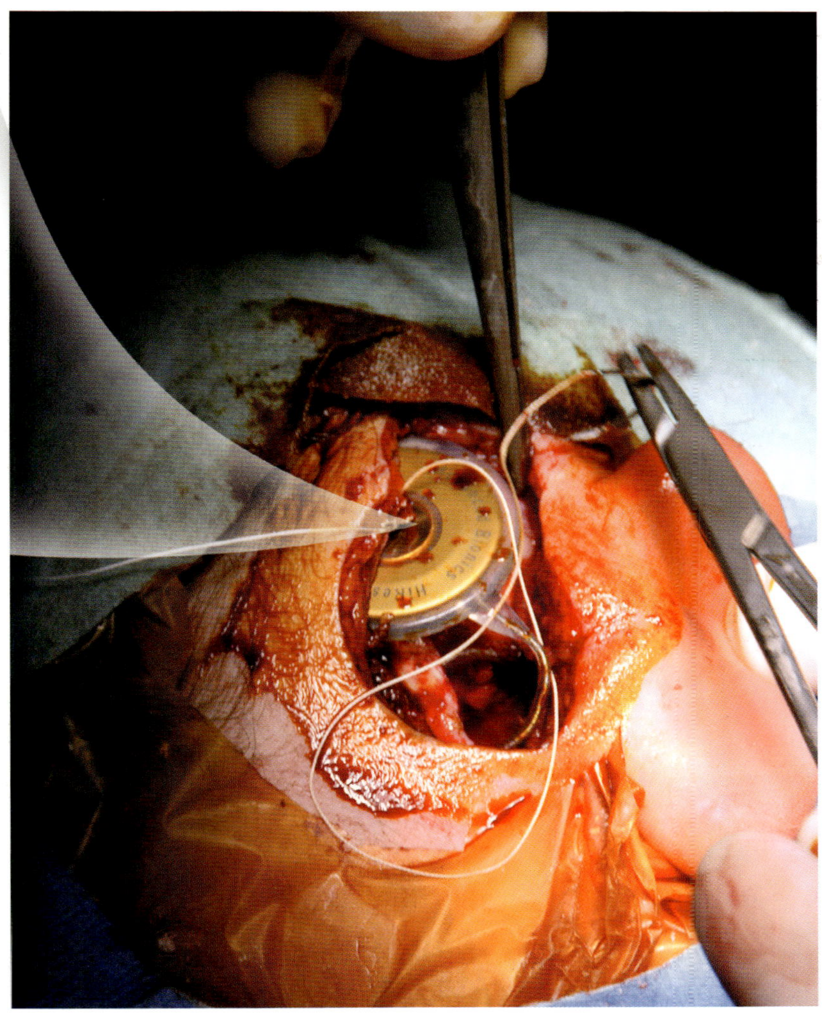

Einsetzen einer Hörprothese
Menschen, deren Cochlea-Haarzellen zerstört sind, können sich eine Hörprothese einsetzen lassen. Die äußeren Teile der Prothese wandeln Töne in elektrische Impulse um; Elektroden in der Hörschnecke leiten die Impulse zum Hörnerv.

Lärmbelästigung

Der ständig zunehmende Lärm in unserer Welt trägt erheblich zu Hörschäden bei. Sind Geräusche lauter als 75–80 Dezibel, zeigen die feinen Härchen im Innenohr bereits erste Schäden. Ein heftiger Knall wie zum Beispiel ein Gewehrschuss oder eine Explosion kann eine vorübergehende oder permanente Verletzung auslösen. Audiologen empfehlen das Tragen von Ohrstöpseln, wenn man bei der Arbeit starkem Maschinenlärm ausgesetzt ist.

Dezibelstärke von Geräuschen	
Geräusch	Db
Tickende Uhr	10
Raschelnde Blätter	20
Normale Unterhaltung	50–60
Straßenlärm, volles Restaurant	75–80
Küchenmixer (höchste Stufe)	90
Ghettoblaster (volle Lautstärke)	100+
Düsentriebwerk	110–150
Rockkonzert	120–130

Weibliches Fortpflanzungssystem

Die weiblichen Fortpflanzungsorgane schaffen die biologische Voraussetzung, eine neue Generation hervorzubringen. Sie umfassen Eierstöcke, Eileiter, Gebärmutter, Gebärmutterhals und Vagina. Die Eierstöcke sind die primären Fortpflanzungsorgane. Sie enthalten Eizellen, die Östrogen produzieren, das weibliche Sexualhormon. Wenn ein Mädchen in die Pubertät kommt, setzt die Produktion von Östrogen ein, die etwa 40 Jahre lang anhält. Die weiblichen Sexualhormone tragen auch zur Entwicklung der sekundären Geschlechtsmerkmale bei, das sind Brüste, runde Hüften und ein rundes Gesäß. Solange eine Frau fruchtbar ist, sorgen Östrogen und Progesteron für einen monatlichen Eisprung. Dabei wird eine reife Eizelle aus dem Eierstock abgegeben, die bei Nichtbefruchtung mit der Menstruation abgeht. Die Menstruation erfolgt normalerweise in einem Zyklus von 28 Tagen; sie endet mit der Menopause.

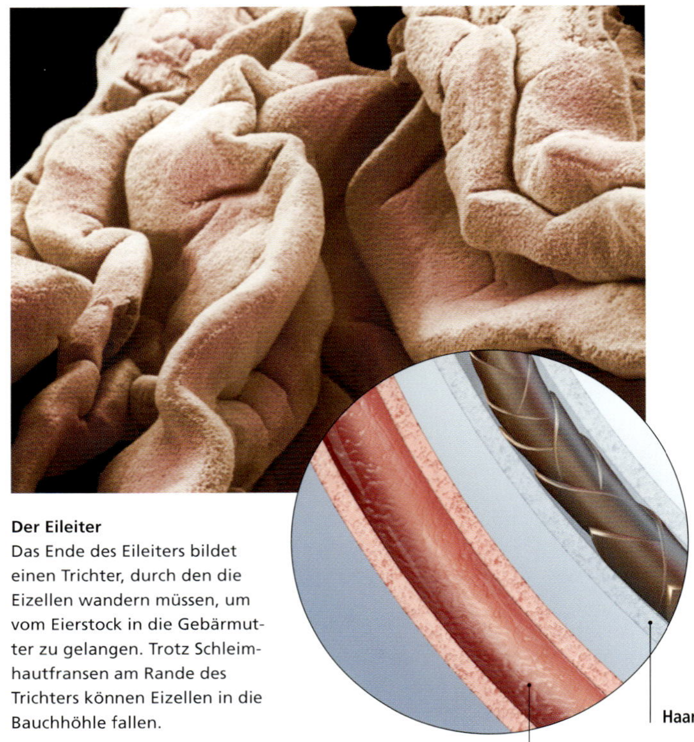

Der Eileiter
Das Ende des Eileiters bildet einen Trichter, durch den die Eizellen wandern müssen, um vom Eierstock in die Gebärmutter zu gelangen. Trotz Schleimhautfransen am Rande des Trichters können Eizellen in die Bauchhöhle fallen.

Anatomie des Eileiters
Der Eileiter ist ein schmaler Schlauch, der nur den Durchmesser eines Haars hat. Feine Flimmerhärchen im Inneren werden mittels Muskeln bewegt und sorgen dafür, dass die Eizellen zur Gebärmutter befördert werden.

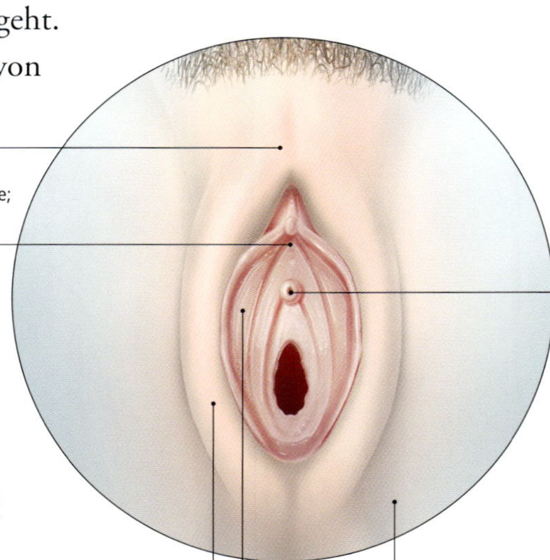

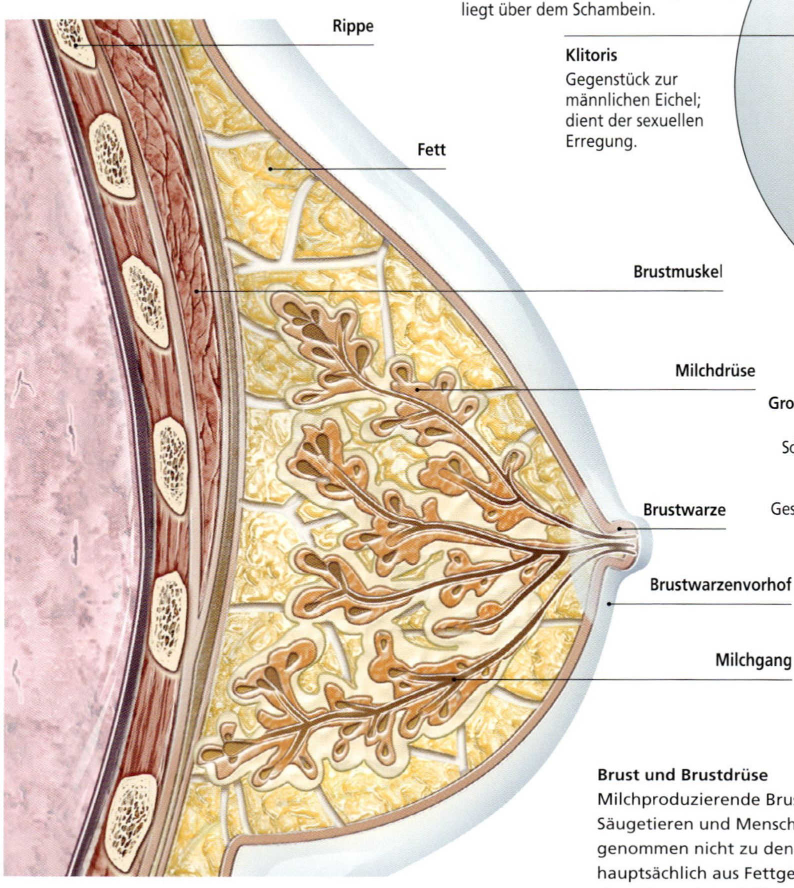

Brust und Brustdrüse
Milchproduzierende Brustdrüsen sind ein Merkmal von Säugetieren und Menschen. Weibliche Brüste zählen streng genommen nicht zu den Geschlechtsorganen. Sie bestehen hauptsächlich aus Fettgewebe und enthalten große Drüsen, die während des Stillens Muttermilch absondern.

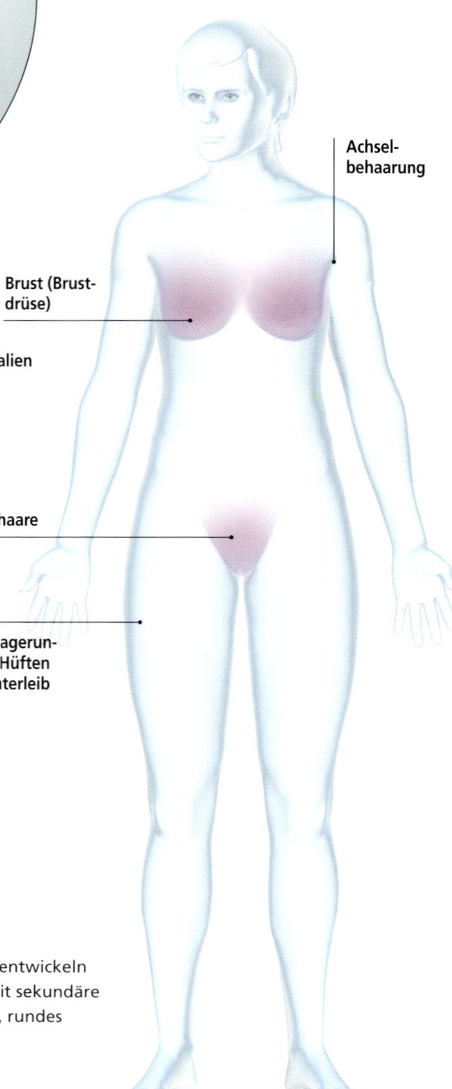

Weibliche sekundäre Geschlechtsmerkmale
Wenn ein Mädchen in die Pubertät kommt, entwickeln sich durch Östrogenausschüttung mit der Zeit sekundäre Geschlechtsmerkmale: Brüste, runde Hüften, rundes Gesäß, Schamhaare und Achselbehaarung.

Weibliche Fortpflanzungsorgane	
Eierstöcke	Produzieren Eizellen
Eileiter	Über den Eileiter wandert das Ei in die Gebärmutter
Gebärmutter	Dort setzt sich eine befruchtete Eizelle fest
Gebärmutterhals	Verbindet die Gebärmutter mit der Vagina
Vagina	Nimmt beim Geschlechtsverkehr den Penis auf; Geburtskanal

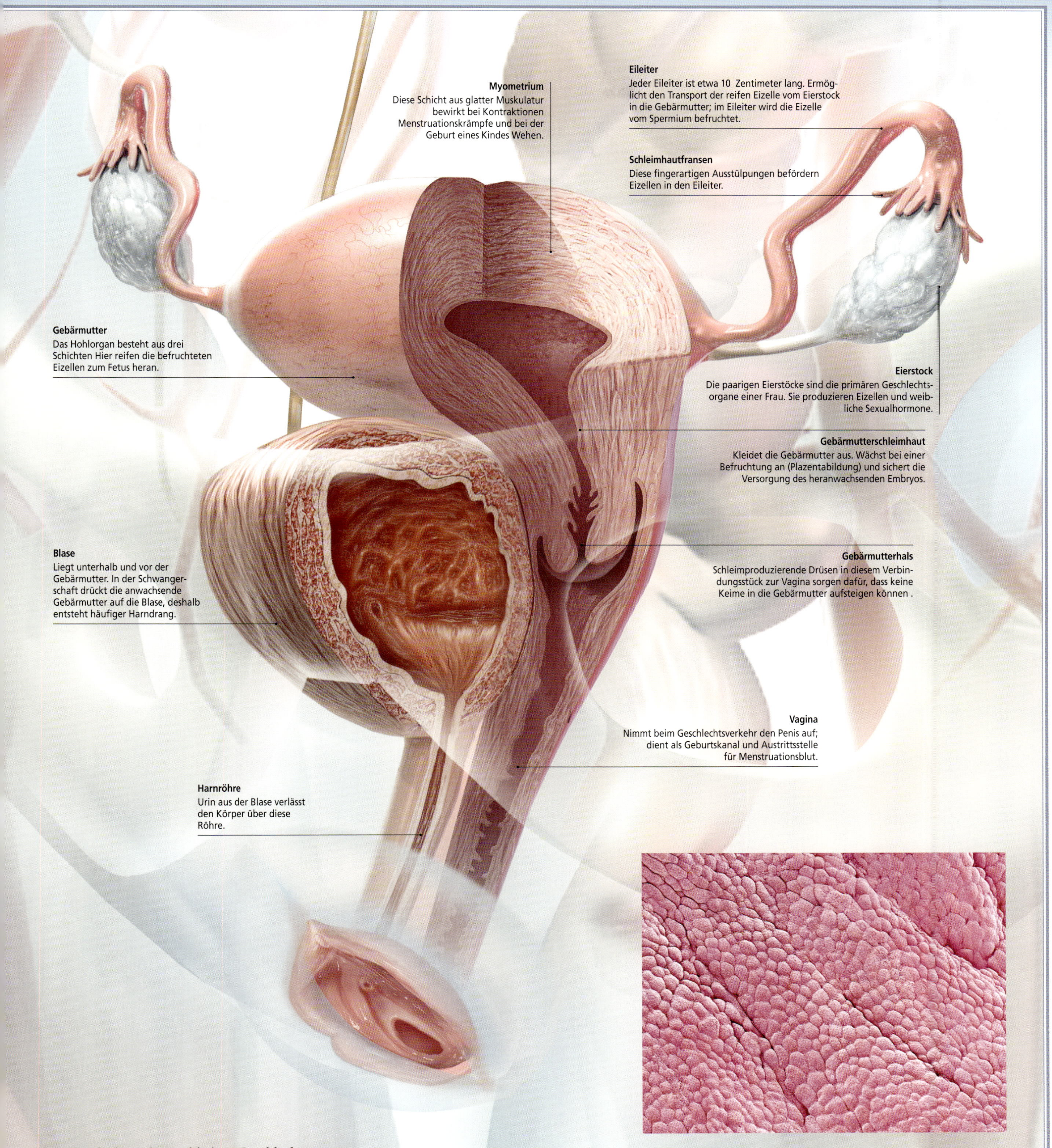

Nahaufnahme der weiblichen Geschlechtsorgane

Im Querschnitt sieht man die Muskelschicht der Gebärmutter und den dehnbaren, muskulären Schlauch der Vagina. Bei Frauen, die niemals ein Kind zur Welt gebracht haben, ist die Gebärmutter nur etwa 7,5 Zentimeter lang und etwa 5 Zentimeter dick. Während der Schwangerschaft wird sie größer, bei der Menopause schrumpft sie.

Die Gebärmutter
Den Hauptteil der Wand bildet eine Schicht aus glatter Muskulatur, das Myometrium. Die Innenauskleidung ist die Gebärmutterschleimhaut; sie wird im monatlichen Zyklus hormonell gesteuert auf- und abgebaut. Menstruationsblut entsteht durch die vielen Blutgefäße, die in die Gebärmutterschleimhaut eingelagert sind. In der Schwangerschaft bewirken Hormone, dass die Gebärmutterschleimhaut anwächst und die Plazenta bildet.

Männliches Fortpflanzungssystem

Die primären Geschlechtsorgane eines Mannes sind die Hoden; hier werden die Spermien und das männliche Sexualhormon Testosteron gebildet. Testosteron bewirkt neben Spermienreifung und Entwicklung von sekundären Geschlechtsmerkmalen auch den Aufbau von Muskeln. Die Hoden sind in den Hodensack eingelagert. Jeder Hoden ist in 350 Hodenläppchen unterteilt; sie enthalten Hodenkanälchen, in die unausgereifte Samenzellen eingelagert sind. Spermien gelangen über den Samenleiter in die Harnröhre. Der Penis ist von Schwellkörpergewebe durchzogen, das sich bei einer Erektion mit Blut füllt und aufrichtet. Bei der Ejakulation wird fast die gesamte Samenflüssigkeit von den Hoden in die Harnröhre gepresst. In drei Millilitern Samenflüssigkeit können sich bis zu 300 Millionen Spermien befinden.

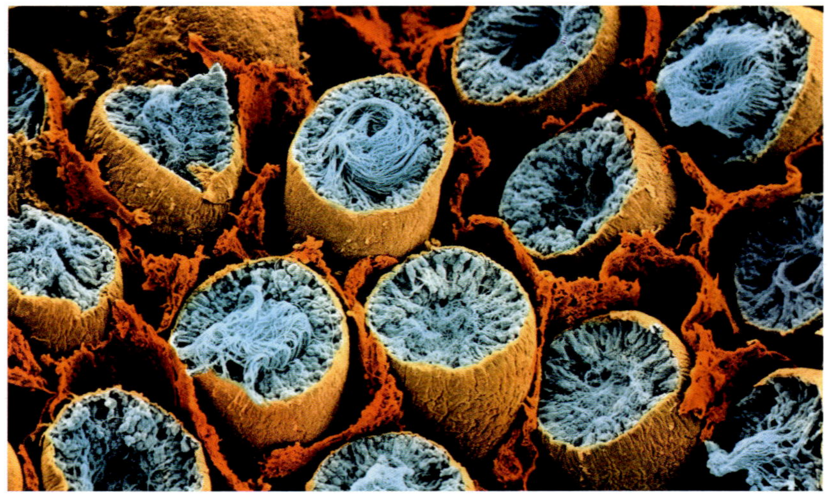

Hodenkanälchen
Auf diesem Mikrograph sieht man Hodenkanälchen im Querschnitt. In jedem Kanälchen befinden sich Spermazellen (blau). Die Kanälchen sind von einem Gewebe umgeben, das so genannte Leydig- Zellen enthält. Diese produzieren das Testosteron.

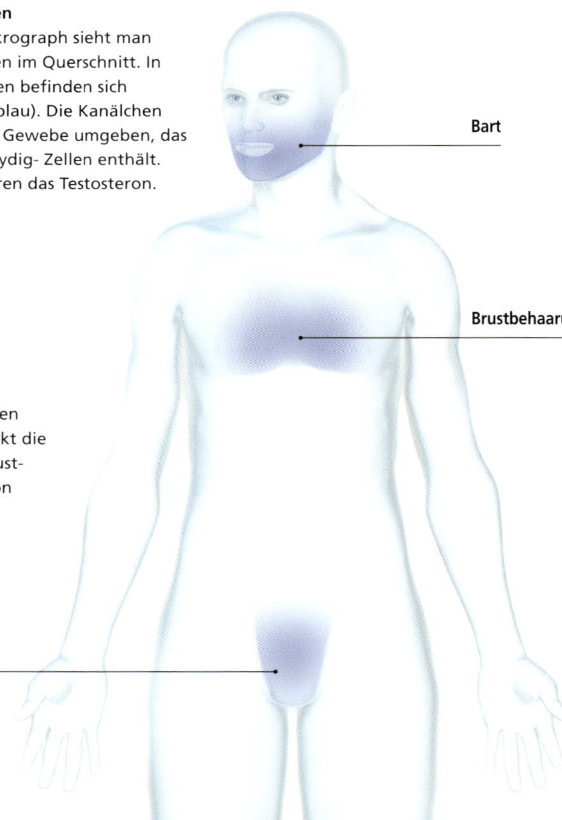

Sekundäre Geschlechtsmerkmale
Während der Pubertät wird bei Jungen Testosteron ausgeschüttet, das bewirkt die Entwicklung von Scham-, Achsel-, Brust- sowie Gesichtsbehaarung, Aufbau von Muskelmasse und Stimmbruch.

Hoden
Enthält Hodenkanälchen, die mit den Nebenhoden verbunden sind. Die Samenzellen werden in den Nebenhoden bis zum Samenerguss gespeichert und dann in die Samenleiter ausgestoßen, in die die Nebenhodengänge übergehen. Der Hoden ist von Blutgefäßen und Nerven durchzogen.

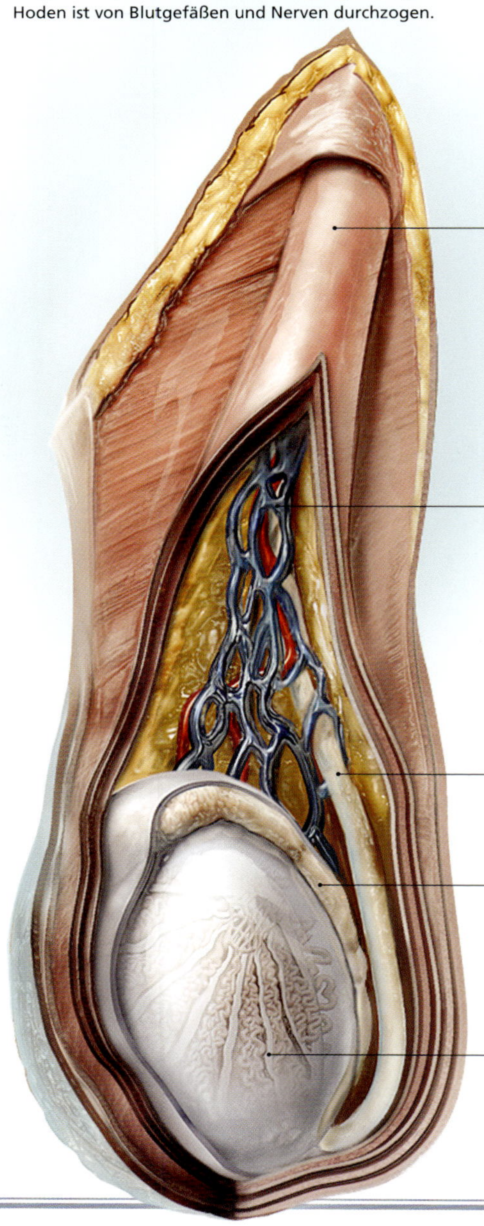

Schwellkörper im Penis

Die beiden großen, kreisförmigen Gebilde auf dieser Querschnittsansicht eines Penis sind Schwellkörper. Bei sexueller Erregung werden die Nerven im Penis, welche die glatten Muskeln der Arterien steuern, durch Gehirnimpulse aktiviert. Die Arterien öffnen sich und füllen die Schwellkörper mit Blut. Dadurch wird eine Erektion erzeugt. Gleichzeitig wird der venöse Abfluss unterbunden.
Die Harnröhre ist von einem kleinen Schwellkörper umgeben. Dieser schwillt aber nicht so stark an, dass die Harnröhre verschlossen wird.

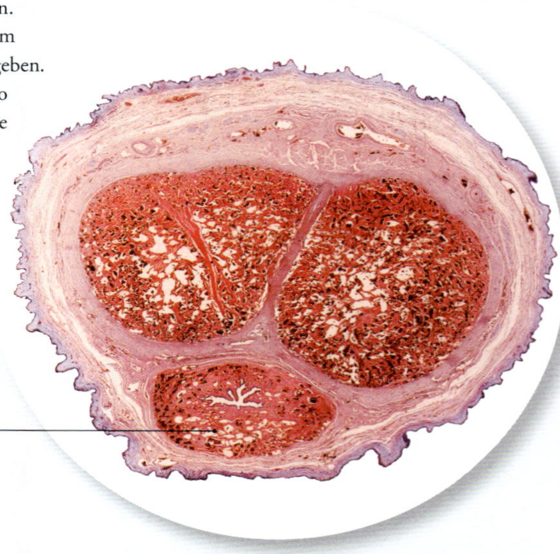

Harnröhre
Durch diese Röhre gelangen die Spermien bei einer Ejakulation aus dem Körper.

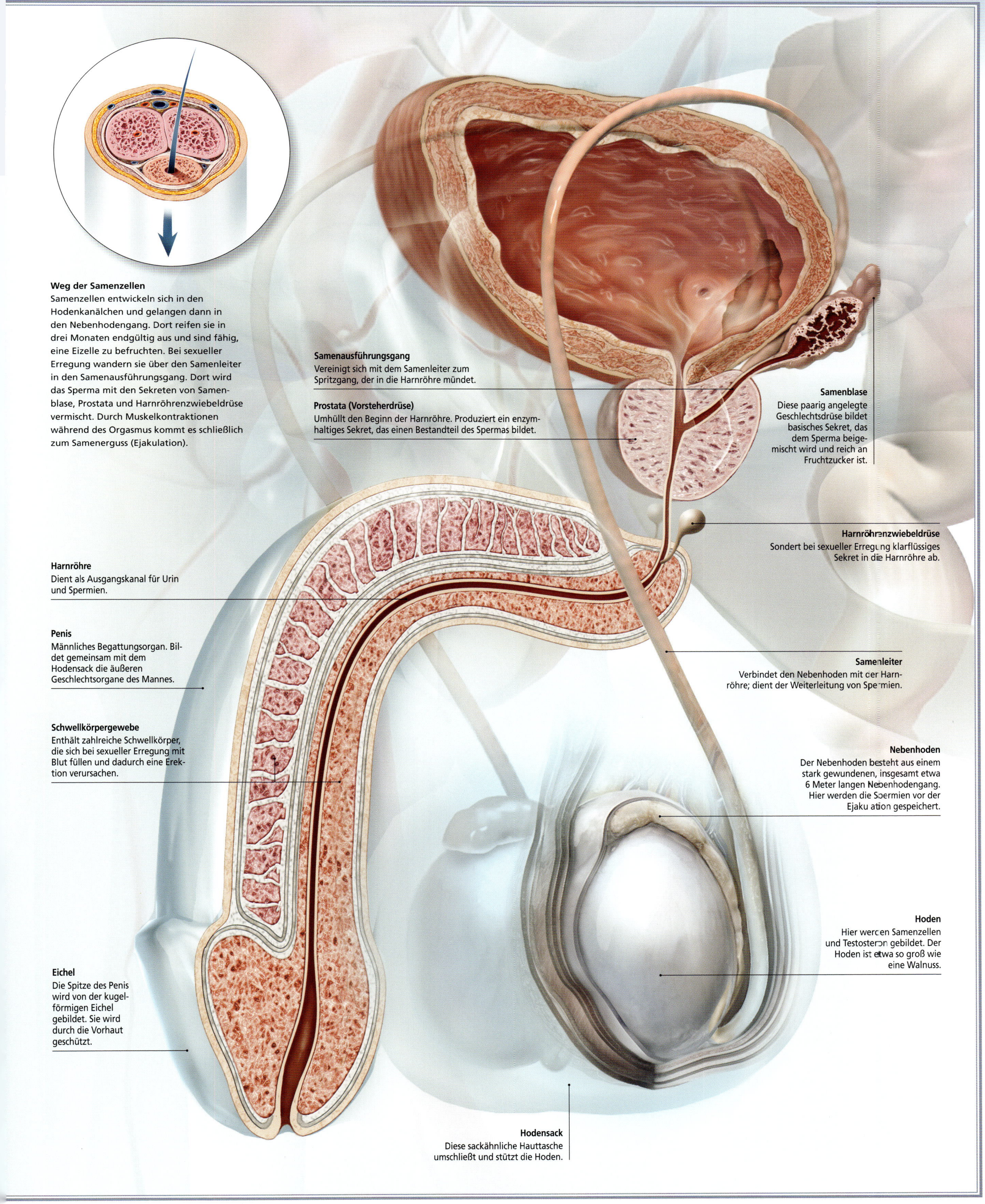
Weg der Samenzellen
Samenzellen entwickeln sich in den Hodenkanälchen und gelangen dann in den Nebenhodengang. Dort reifen sie in drei Monaten endgültig aus und sind fähig, eine Eizelle zu befruchten. Bei sexueller Erregung wandern sie über den Samenleiter in den Samenausführungsgang. Dort wird das Sperma mit den Sekreten von Samenblase, Prostata und Harnröhrenzwiebeldrüse vermischt. Durch Muskelkontraktionen während des Orgasmus kommt es schließlich zum Samenerguss (Ejakulation).
Samenausführungsgang
Vereinigt sich mit dem Samenleiter zum Spritzgang, der in die Harnröhre mündet.
Prostata (Vorsteherdrüse)
Umhüllt den Beginn der Harnröhre. Produziert ein enzymhaltiges Sekret, das einen Bestandteil des Spermas bildet.
Samenblase
Diese paarig angelegte Geschlechtsdrüse bildet basisches Sekret, das dem Sperma beigemischt wird und reich an Fruchtzucker ist.
Harnröhrenzwiebeldrüse
Sondert bei sexueller Erregung klarflüssiges Sekret in die Harnröhre ab.
Harnröhre
Dient als Ausgangskanal für Urin und Spermien.
Penis
Männliches Begattungsorgan. Bildet gemeinsam mit dem Hodensack die äußeren Geschlechtsorgane des Mannes.
Samenleiter
Verbindet den Nebenhoden mit der Harnröhre; dient der Weiterleitung von Spermien.
Schwellkörpergewebe
Enthält zahlreiche Schwellkörper, die sich bei sexueller Erregung mit Blut füllen und dadurch eine Erektion verursachen.
Nebenhoden
Der Nebenhoden besteht aus einem stark gewundenen, insgesamt etwa 6 Meter langen Nebenhodengang. Hier werden die Spermien vor der Ejakulation gespeichert.
Hoden
Hier werden Samenzellen und Testosteron gebildet. Der Hoden ist etwa so groß wie eine Walnuss.
Eichel
Die Spitze des Penis wird von der kugelförmigen Eichel gebildet. Sie wird durch die Vorhaut geschützt.
Hodensack
Diese sackähnliche Hauttasche umschließt und stützt die Hoden.

Neue Generationen

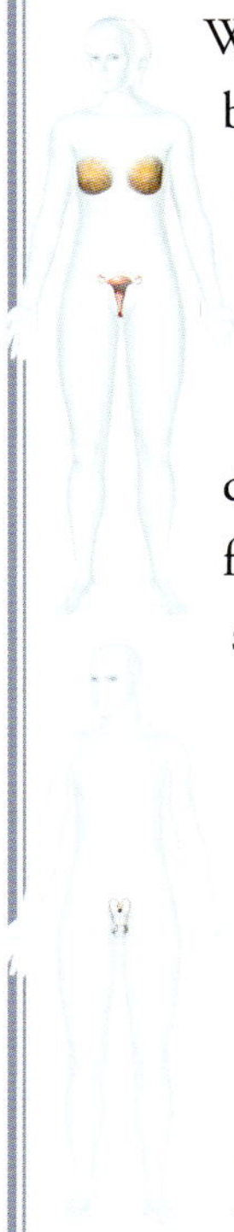

Wenn Eizelle und Spermium miteinander verschmelzen, bringen sie die erste Zelle eines neuen Menschen hervor. Spermien und Eizellen sind Geschlechtszellen, die in Hoden und Eierstöcken gebildet werden; sie tragen die Information, die benötigt wird, um neues Leben entstehen zu lassen. Diese Information besteht aus DNA, die in Chromosomen organisiert ist. Jeder Elternteil liefert 23 Chromosomen, 22 Körperchromosomen (Autosomen) und ein Geschlechtschromosom. Bei Frauen ist es das X-Chromosom, bei Männern das Y-Chromosom. Die Gesamtheit der Erbinformation in einer Zelle wird als Genom bezeichnet, das menschliche Genom enthält etwa 30 000 Gene. Ein Gen kann in unterschiedlichen Varianten (Allelen) vorkommen, welche die Ausprägung eines Merkmals steuern. Deshalb haben selbst enge Verwandte manchmal unterschiedlich geformte Nasen und unterschiedliche Blutgruppen.

Meiose

Die meisten Lebewesen haben einen doppelten Chromosomensatz, jedes Chromosom ist doppelt vorhanden. Menschen haben 46 Chromosomen. Um zu verhindern, dass es bei der Fortpflanzung zu einer weiteren Verdopplung der schon doppelten Chromosomensätze kommt, muss vor der Fortpflanzung sichergestellt werden, dass der Chromosomensatz zunächst halbiert wird. Dies geschieht bei der Meiose (Reduktionsteilung). Daher haben die Geschlechtszellen nur den einfachen Chromosomensatz.

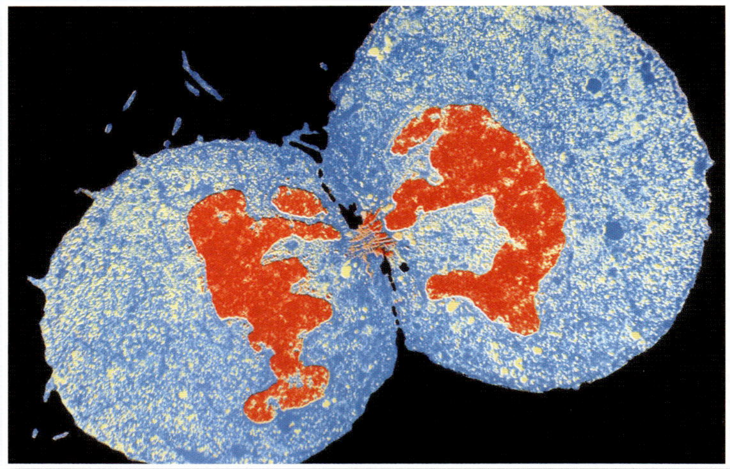

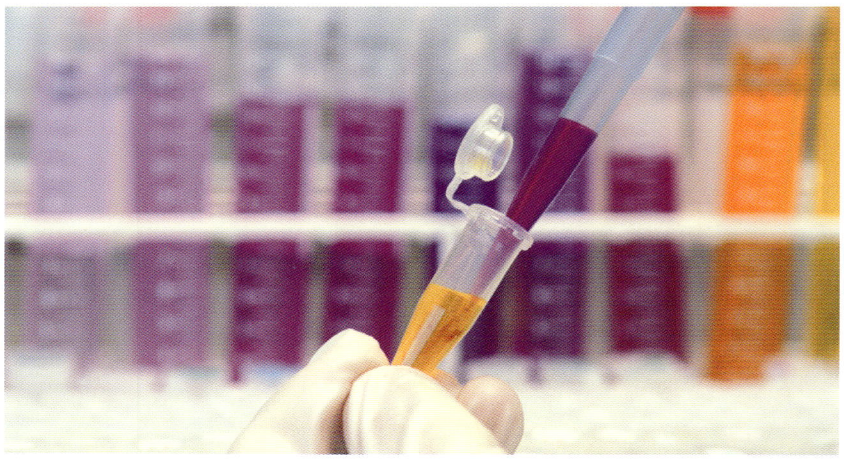

Genforschung
Erkenntnisse über Erbkrankheiten stammen aus Forschungslabors, die menschliche Zellen und ihre DNA untersuchen. Wissenschaftler auf der ganzen Welt versuchen herauszufinden, welche Merkmale mit bestimmten Genen verbunden sind und wie multiple Gene aufeinander einwirken.

Geschlechtschromosomen
Das Bild rechts zeigt Eizellen und Samenzellen. Die Eizellen einer Frau haben 23 Chromosomen, darunter ein X-Chromosom. Samenzellen haben auch 23 Chromosomen, doch davon ist eines entweder ein X- oder ein Y-Chromosom. Das X-Chromosom trägt etwa 2350 Gene, das kleinere Y-Chromosom weniger. Das Geschlecht des Kindes wird durch das Geschlechtschromosom bestimmt, das die eindringende Spermienzelle mitbringt. Die Gene im Y-Chromosom vererben den Code für Funktion und Anatomie des männlichen Körpers. Das X-Chromosom trägt nicht nur Gene für das Geschlecht, sondern auch Gene für Fähigkeiten wie Blutgerinnung und Farbensehen.

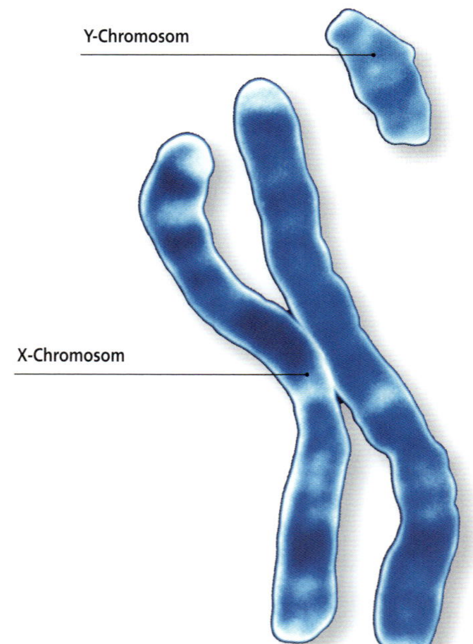

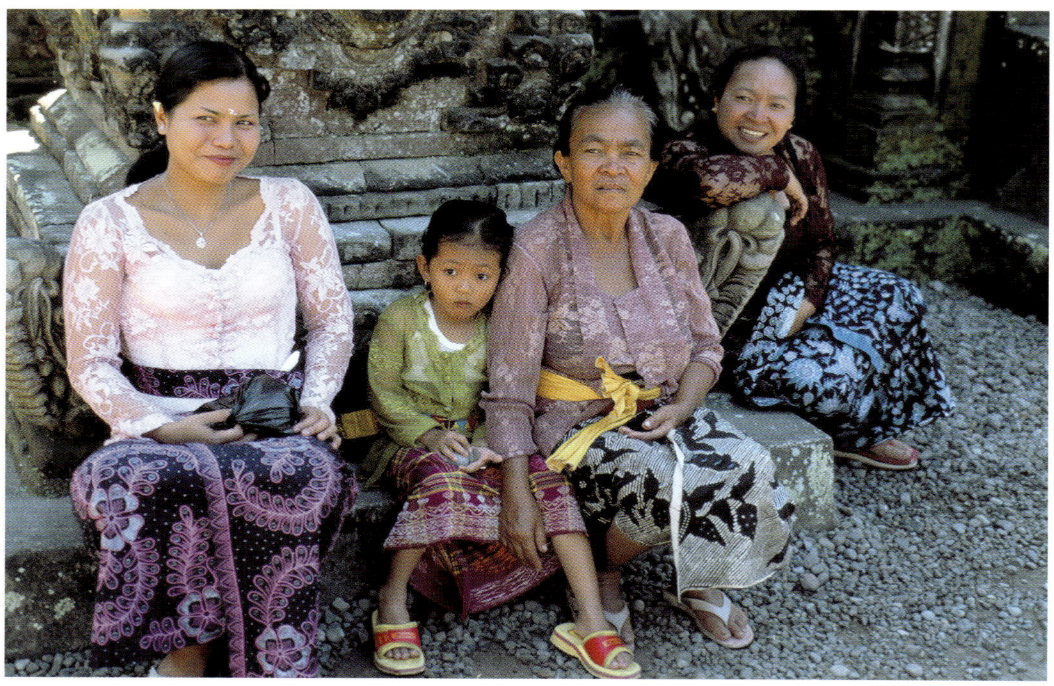

Familienähnlichkeit
Enge Verwandte sehen sich meist ähnlich, doch das ist selbst unter Geschwistern nicht zwingend. Es hängt vom Zufall ab, ob bestimmte Merkmale wie etwa eine lange Nase von einer Generation auf die nächste weitervererbt werden.

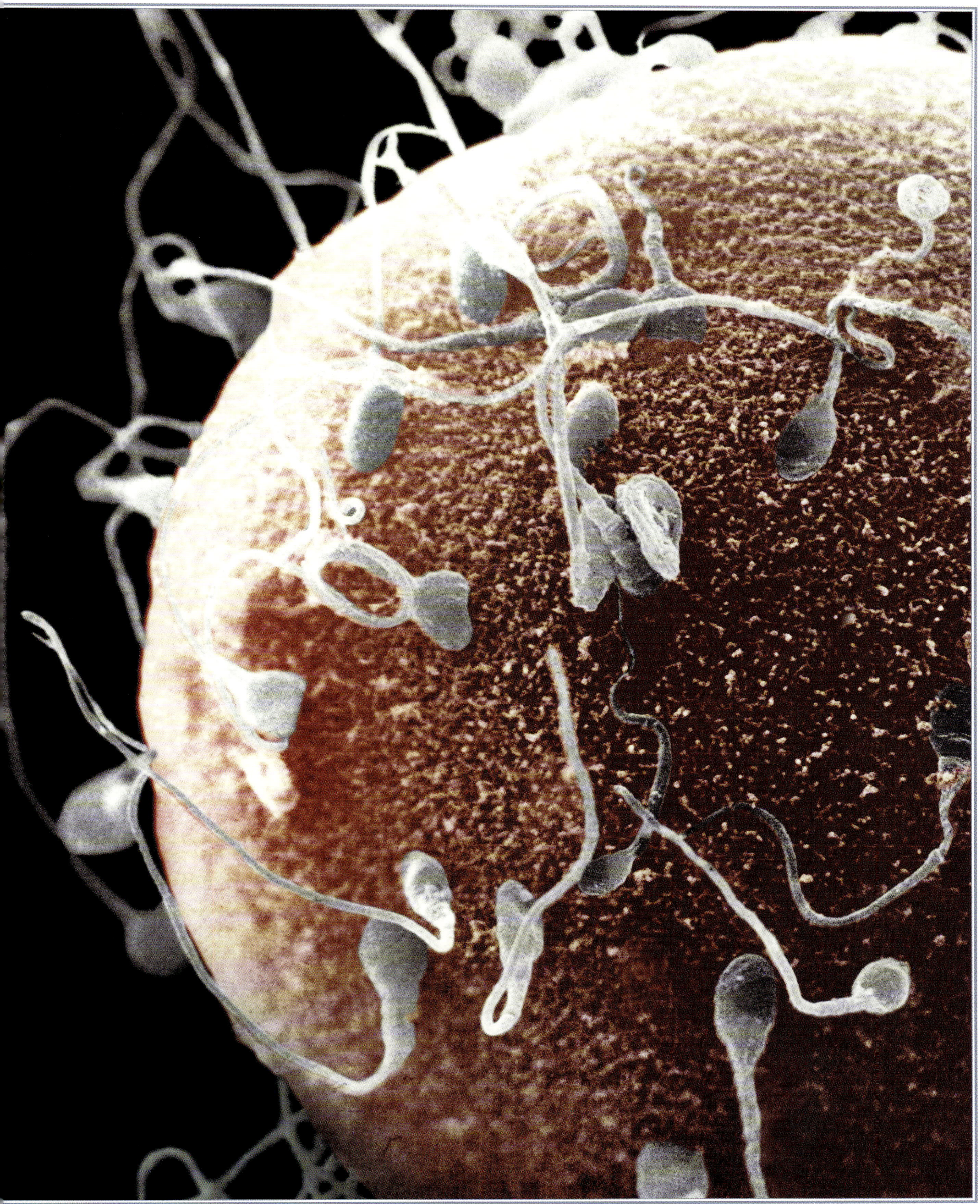

Ovarialzyklus

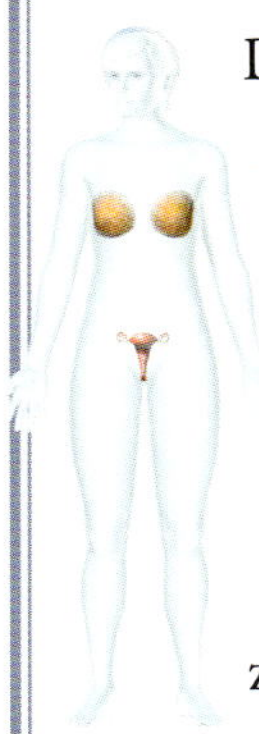

Der Menstruationszyklus der Frau wird von den Hormonen der Hypophyse gesteuert. Sie lassen in einem Eierstock Eizellen heranreifen, die einen ersten Schritt in Richtung Schwangerschaft darstellen: Die Eizellen enthalten jene Chromosomen, die den genetischen Anteil der Mutter bei einem Kind bilden. Gleichzeitig wird die Gebärmutterschleimhaut zum Wachsen angeregt, um auf die Einnistung eines Eis vorbereitet zu sein. Östrogen und andere Hormone stimulieren das Anwachsen der Eizellen. Ist eine Eizelle ausgereift, löst sie sich von den Follikelzellen (Eisprung) und wandert in den Eileiter. Dort reift sie im Falle einer Befruchtung weiter heran. Wird sie nicht befruchtet, versiegt die Progesteronproduktion. Ohne dieses Hormon kann die gewachsene Schleimhaut nicht aufrechterhalten werden und wird als Regelblutung abgestoßen.

Hormone steuern den Ovarialzyklus
Die Hormone LH und FSH aus der Hirnanhangsdrüse sorgen dafür, dass im Eierstock Follikel heranreifen. Nach dem Eisprung schütten die Follikel Progesteron und Östrogen aus, um die Gebärmutterschleimhaut auf eine mögliche Schwangerschaft vorzubereiten.

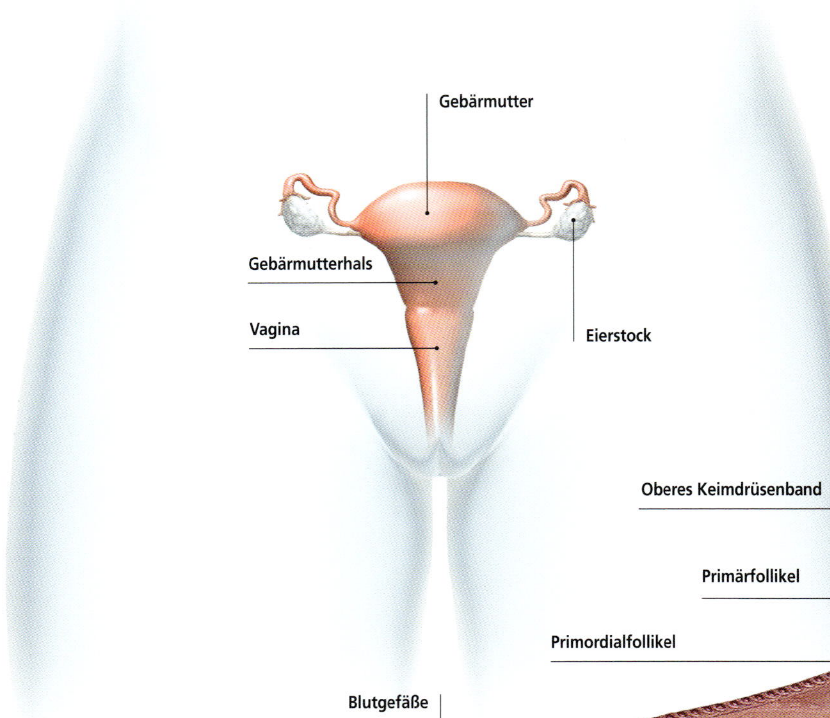

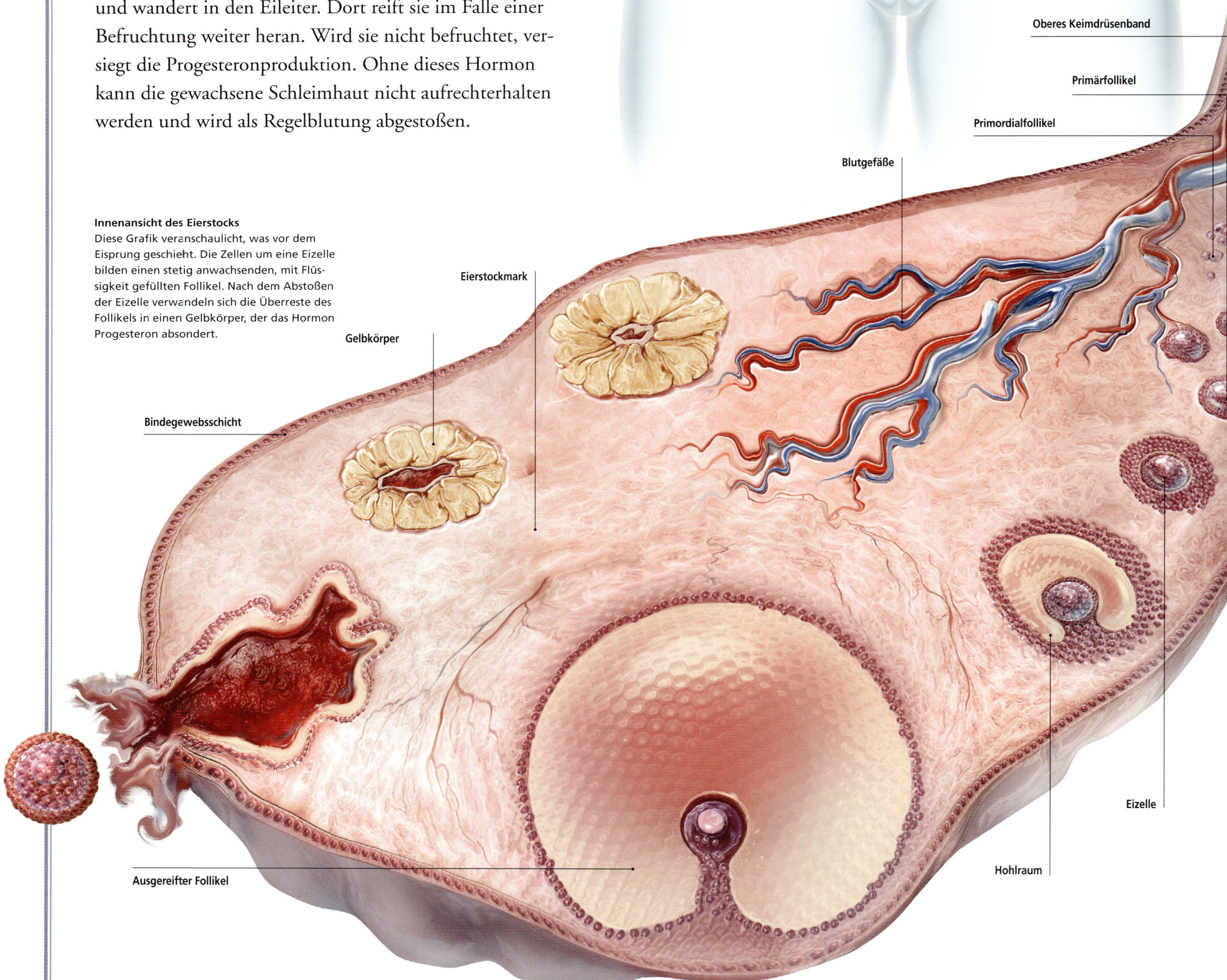

Innenansicht des Eierstocks
Diese Grafik veranschaulicht, was vor dem Eisprung geschieht. Die Zellen um eine Eizelle bilden einen stetig anwachsenden, mit Flüssigkeit gefüllten Follikel. Nach dem Abstoßen der Eizelle verwandeln sich die Überreste des Follikels in einen Gelbkörper, der das Hormon Progesteron absondert.

Phasen des Menstruationszyklus

Bei einer reifen Frau dauert der Menstruationszyklus normalerweise 28 Tage, dabei wird der Körper auf eine mögliche Schwangerschaft vorbereitet. Unter dem Einfluss des follikelstimulierenden Hormons (FSH) reifen zu Beginn des Zyklus Ovarialfollikel in einem Eierstock heran. Im Eierstock werden Östrogen sowie Progesteron freigesetzt, was die Gebärmutterschleimhaut anwachsen lässt. Hormone bewirken den Eisprung, die Eizelle wird ausgestoßen, und ein Gelbkörper entsteht. Kommt es zu keiner Schwangerschaft, löst sich ein Teil der Gebärmutterschleimhaut und geht in Form von Menstruationsblut ab.

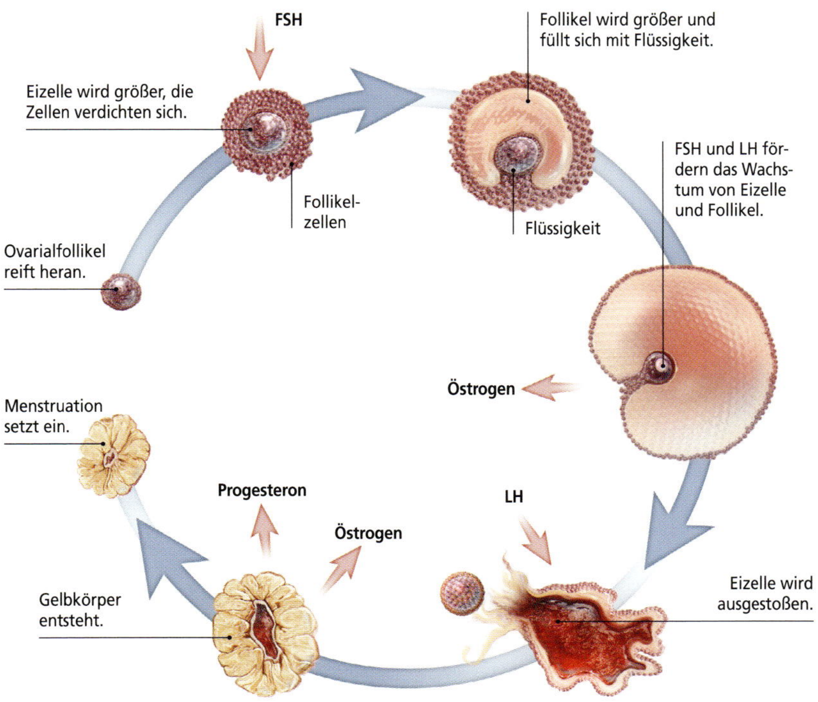

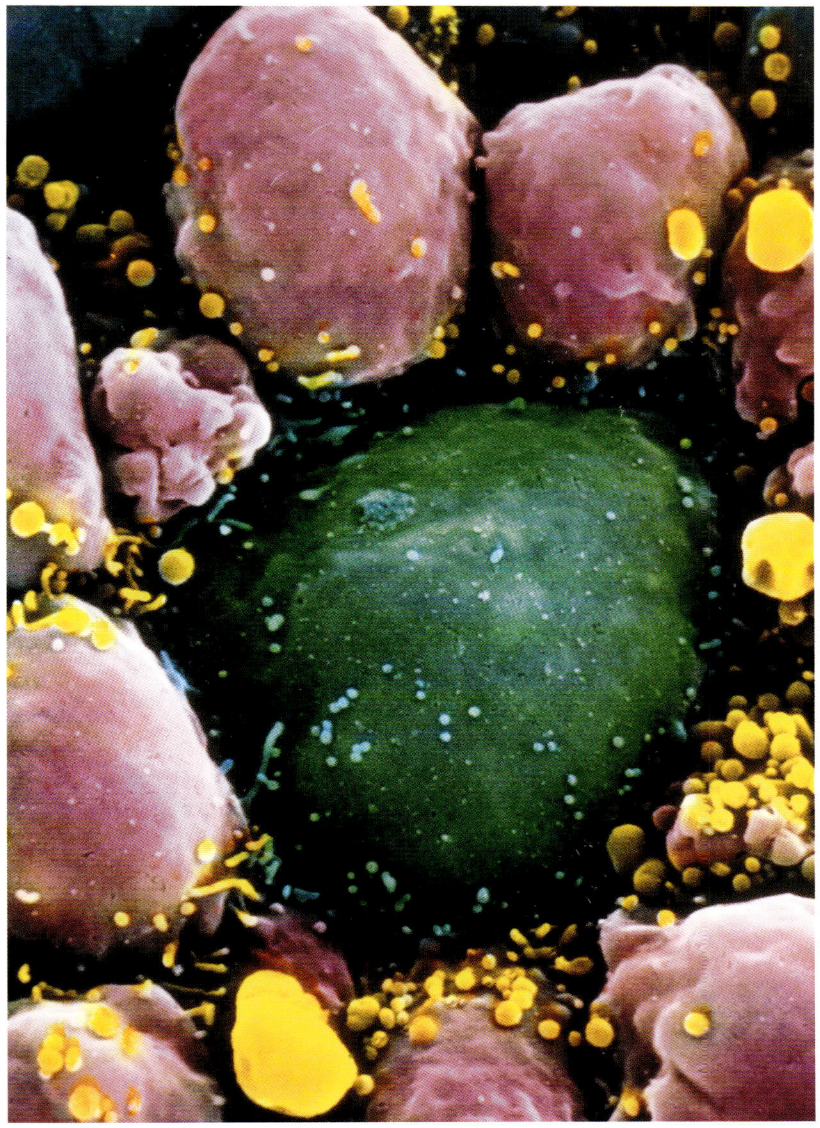

Zukünftiges Ei
Die Spitze eines möglichen Eis erscheint auf diesem Rasterelektronenmikroskop grün. Das Ei ist von Follikelzellen (rosa) umgeben. In einem weiblichen Embryo entwickeln sich Millionen solcher Zellen, zu Beginn der Pubertät sind es nur noch einige Hunderttausend.

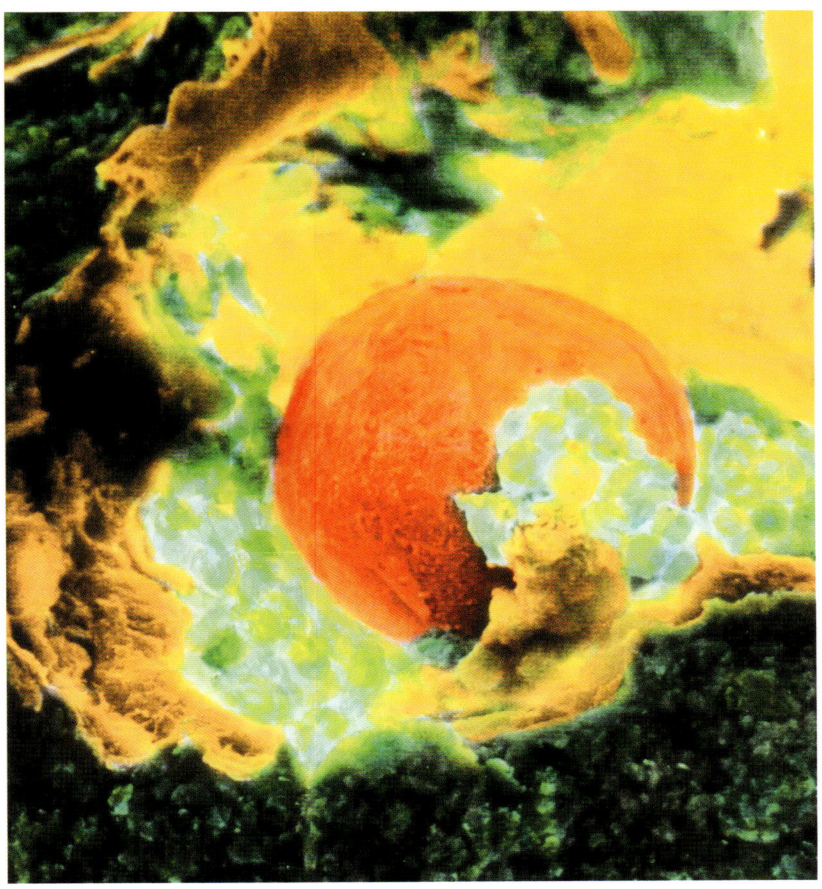

Eisprung
Wird durch luteinisierendes Hormon (LH) stimuliert. Dabei platzt das Follikelbläschen und stößt die Eizelle aus. Auf diesem Bild sieht man, wie eine Eizelle (orange) den Eierstock verlässt und ihre Reise durch den Eileiter zur Gebärmutter antritt.

Menarche und Menopause

Menarche ist das Auftreten der ersten Regelblutung, die meist zwischen 10 und 14 Jahren einsetzt. Einige Jahrzehnte später, etwa ab dem 40. Lebensjahr, kommen Frauen in die Perimenopause. In dieser Zeit verlangsamen die Eierstöcke ihre Arbeit, und die Hormonproduktion beginnt abzunehmen. Es kann zu unregelmäßigen Perioden kommen. Die Menopause beginnt ab dem 50. Lebensjahr. Dabei setzt der Menstruationszyklus eines Tages ganz aus.

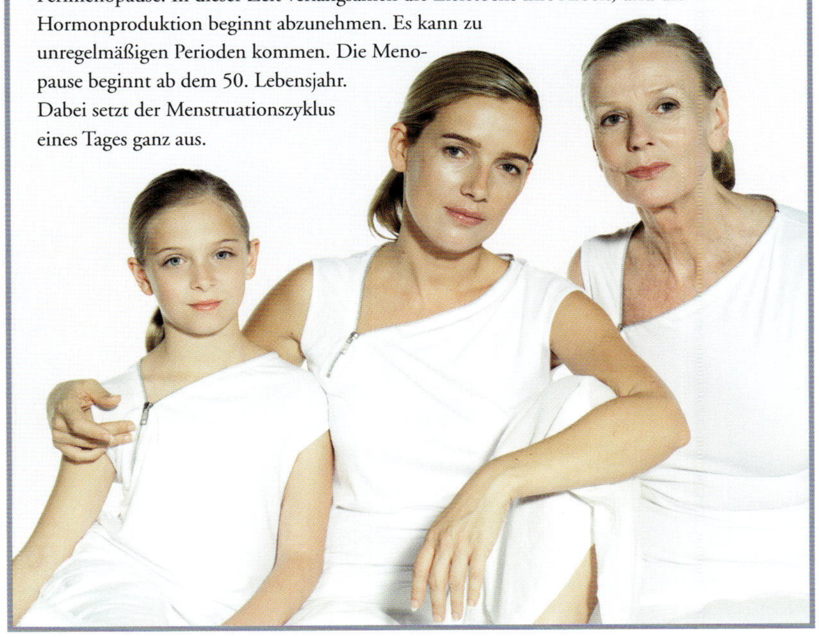

Sperma

Spermatozoen oder Spermien sind die Geschlechtszellen eines Mannes. Sie werden in den Hodenkanälchen gebildet, dort reifen sie in etwa zehn Wochen zu Samenfäden mit einem peitschenförmigen Schwanzstück heran. Die Samenentwicklung wird von Testosteron gesteuert sowie von Hormonen, die auch den Ovarialzyklus bei Frauen anregen, darunter follikelstimulierendes Hormon (FSH). Bis zur Pubertät werden Vorstufen der Spermien gebildet (Spermatogonien). Mit Eintritt der Pubertät entwickeln sich durch Teilung und Differenzierung aus diesen Vorstufen schließlich die reifen Spermien. Die lange, bewegliche Geißel der Spermien ermöglicht ihre Fortbewegung. Sie können im weiblichen Genitaltrakt in der Minute etwa 3 Millimeter Wegstrecke zurücklegen.

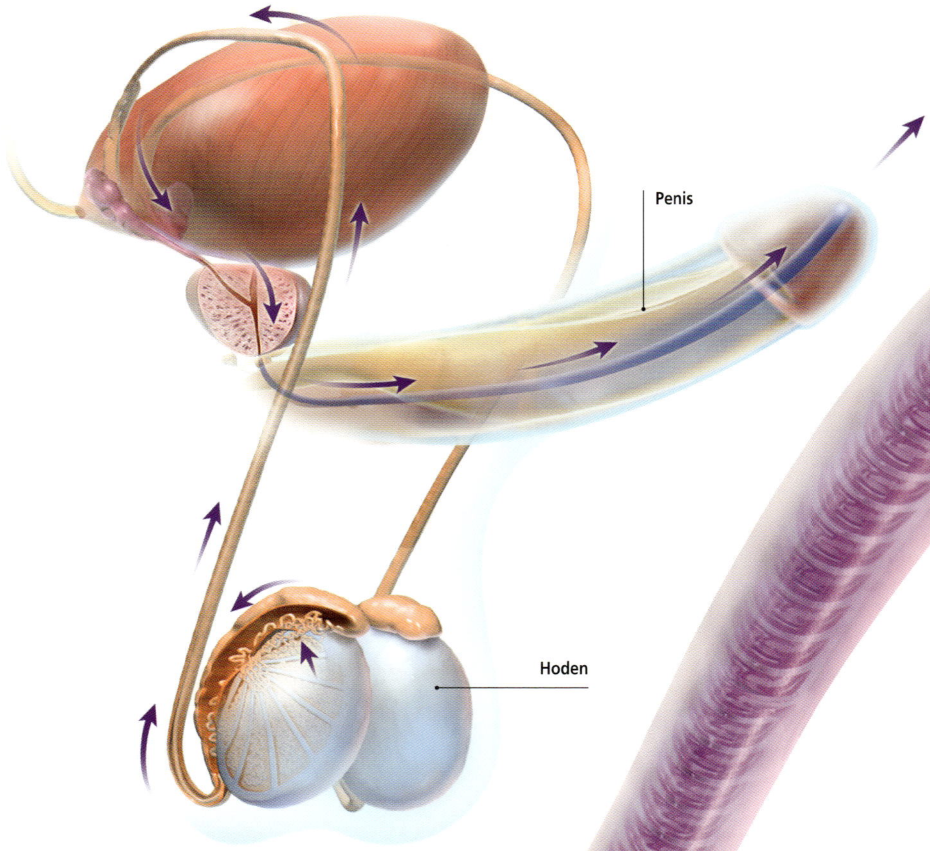

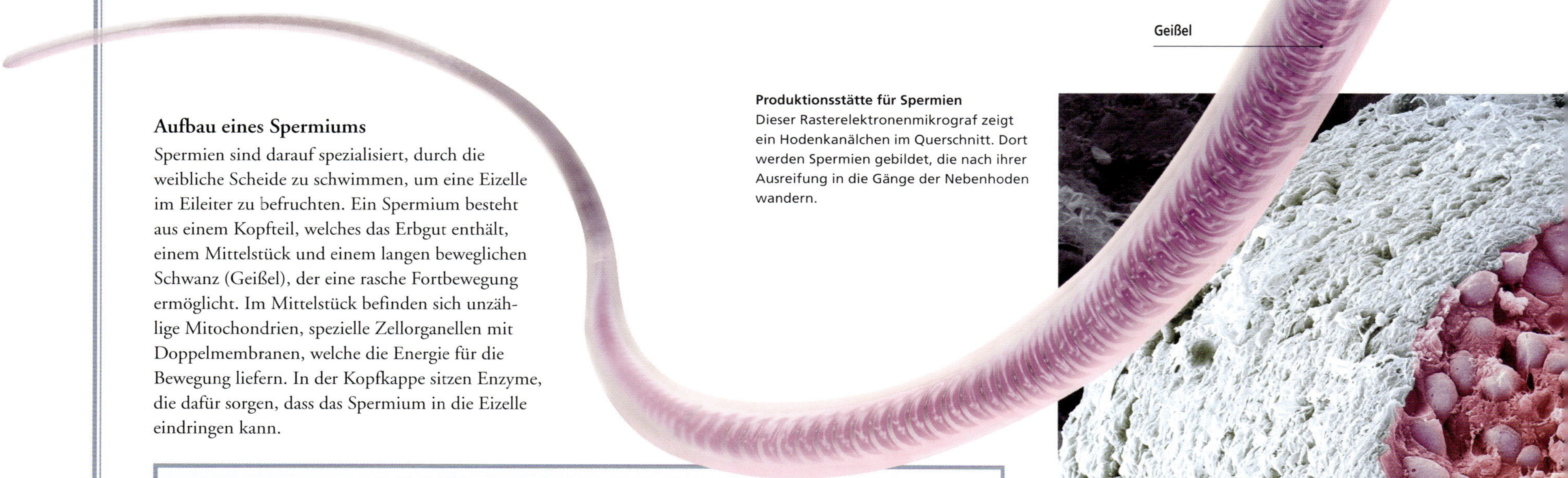

Aufbau eines Spermiums

Spermien sind darauf spezialisiert, durch die weibliche Scheide zu schwimmen, um eine Eizelle im Eileiter zu befruchten. Ein Spermium besteht aus einem Kopfteil, welches das Erbgut enthält, einem Mittelstück und einem langen beweglichen Schwanz (Geißel), der eine rasche Fortbewegung ermöglicht. Im Mittelstück befinden sich unzählige Mitochondrien, spezielle Zellorganellen mit Doppelmembranen, welche die Energie für die Bewegung liefern. In der Kopfkappe sitzen Enzyme, die dafür sorgen, dass das Spermium in die Eizelle eindringen kann.

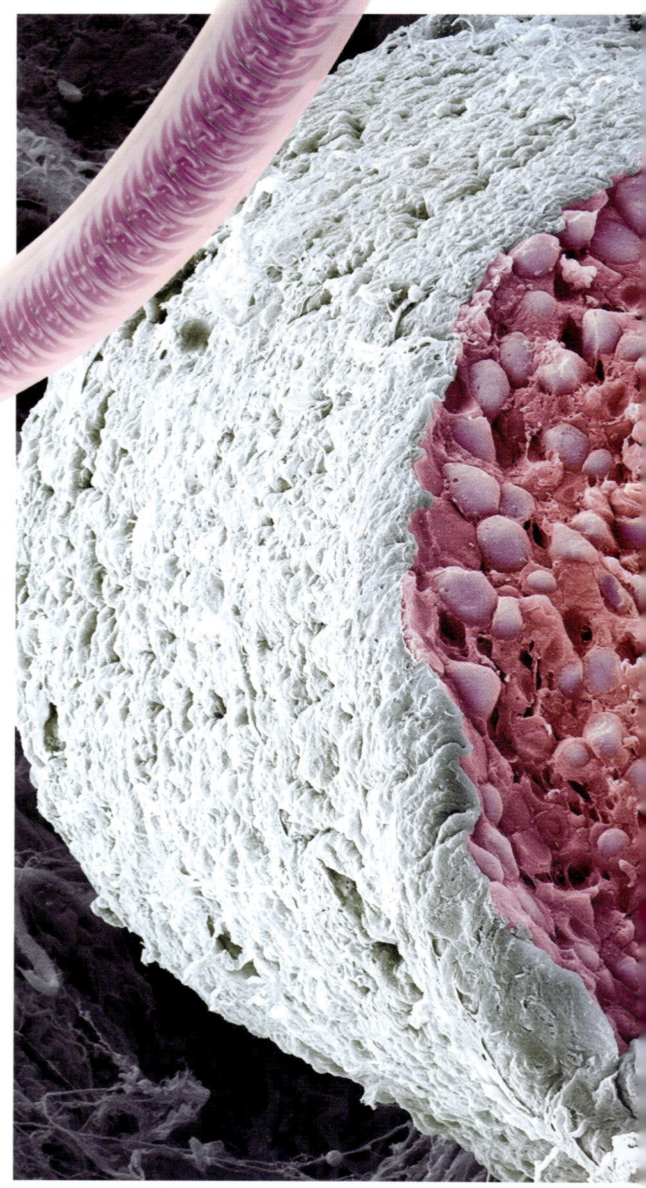

Produktionsstätte für Spermien
Dieser Rasterelektronenmikrograf zeigt ein Hodenkanälchen im Querschnitt. Dort werden Spermien gebildet, die nach ihrer Ausreifung in die Gänge der Nebenhoden wandern.

Testosteron

Ist das wichtigste männliche Geschlechtshormon (Androgen). Über 90 Prozent des Testosterons werden in den Hoden hergestellt. Bei Frauen produzieren die Eierstöcke und die Nebennierenrinde geringe Mengen Testosteron. Bei einem männlichen Embryo produzieren die Hoden bereits Testosteron, was zur Bildung der weiteren männlichen Geschlechtsorgane führt. Beim erwachsenen Mann sorgt Testosteron für den Aufbau von Muskelmasse, für den Sexualtrieb und für männlichen Habitus.

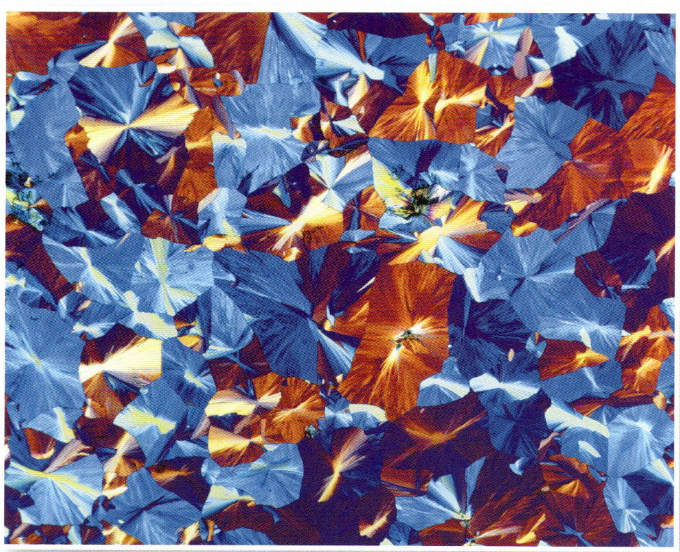

Testosteron
Diese Lichtmikrofotografie zeigt die Kristalle von Testosteron. Es wird vorrangig in den Leydig-Zellen der Hoden produziert.

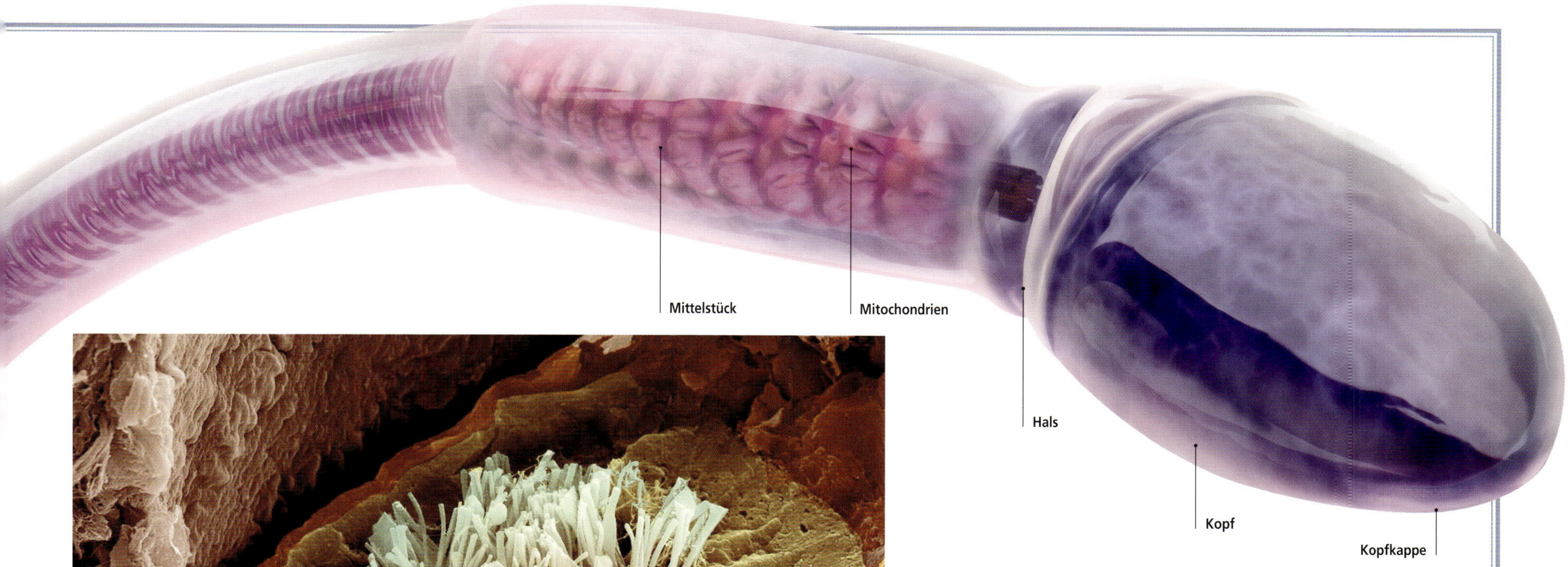

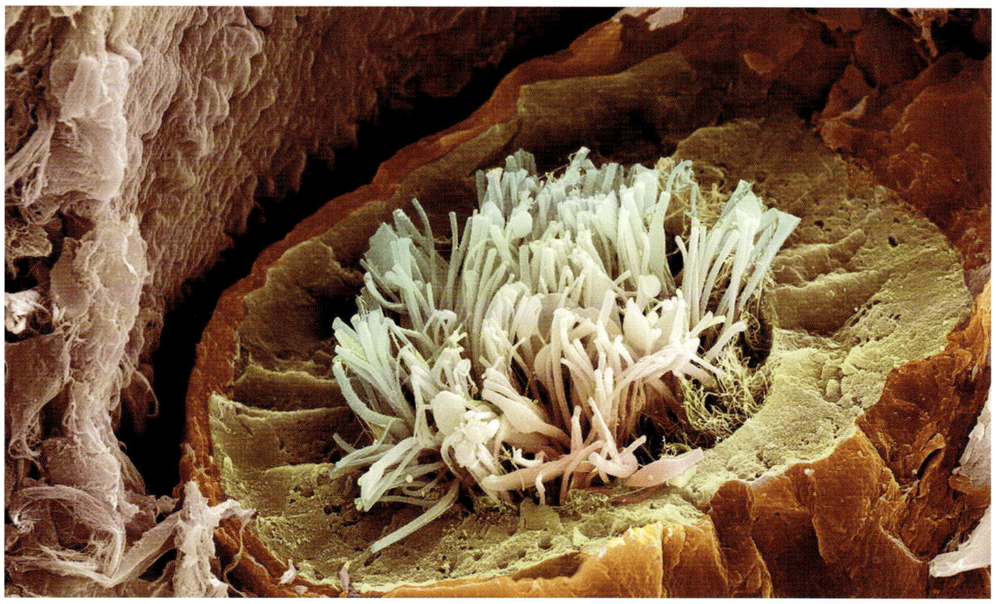

Anzahl der Spermien im Alter
Auf diesem Rasterelektronenmikrograf sieht man Spermazellen in den Hodenkanälchen. Im Alter geht die Anzahl der Spermien zurück. Ab dem 40. Lebensjahr sinkt der Testosteronspiegel. Die Bildung der Spermien wird jedoch das ganze Leben lang fortgesetzt.

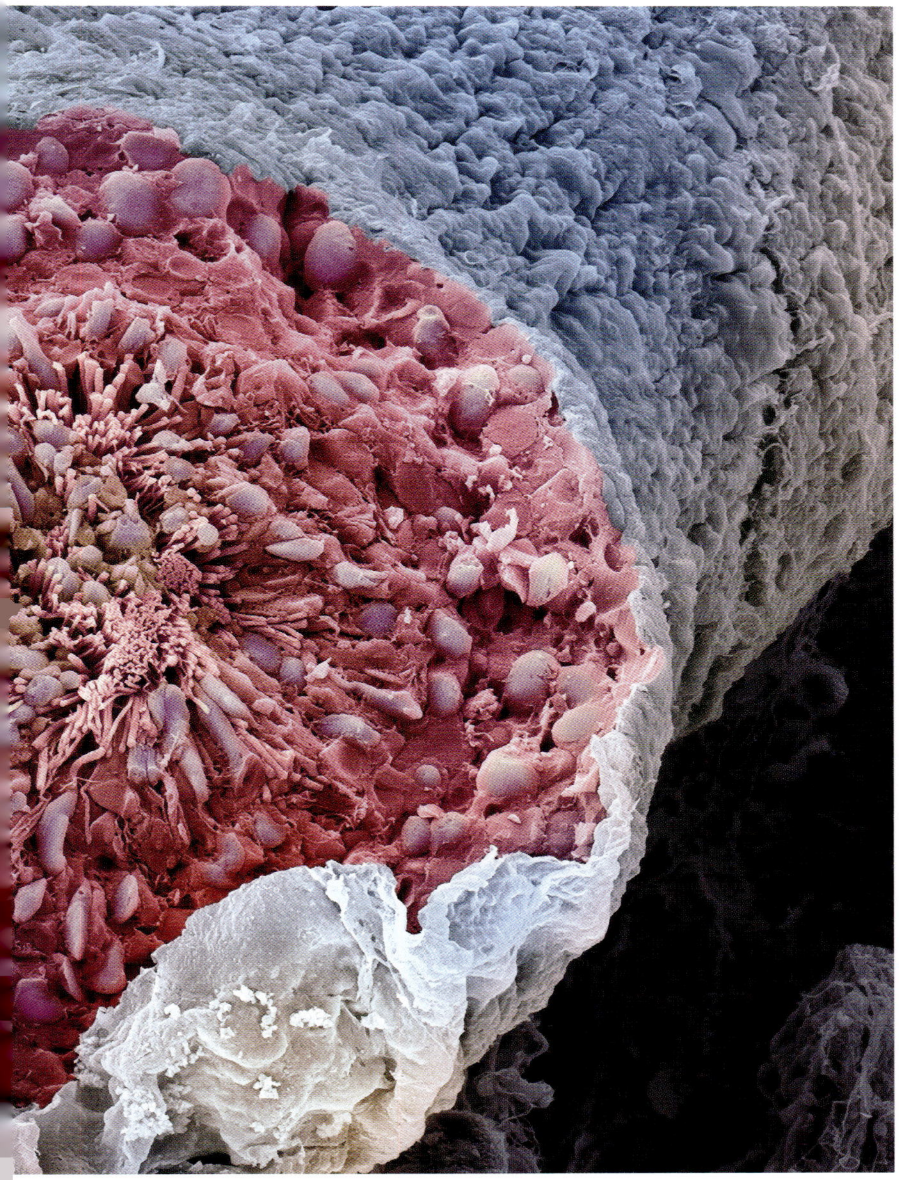

Peitschenförmige Geißeln
Spermien bewegen sich mithilfe ihrer Geißeln schwimmend vorwärts. Der Samen aus den Hoden ist relativ zäh, erst die Sekrete von Prostata und Samenbläschen machen ihn so flüssig, dass die Spermien schwimmen können.

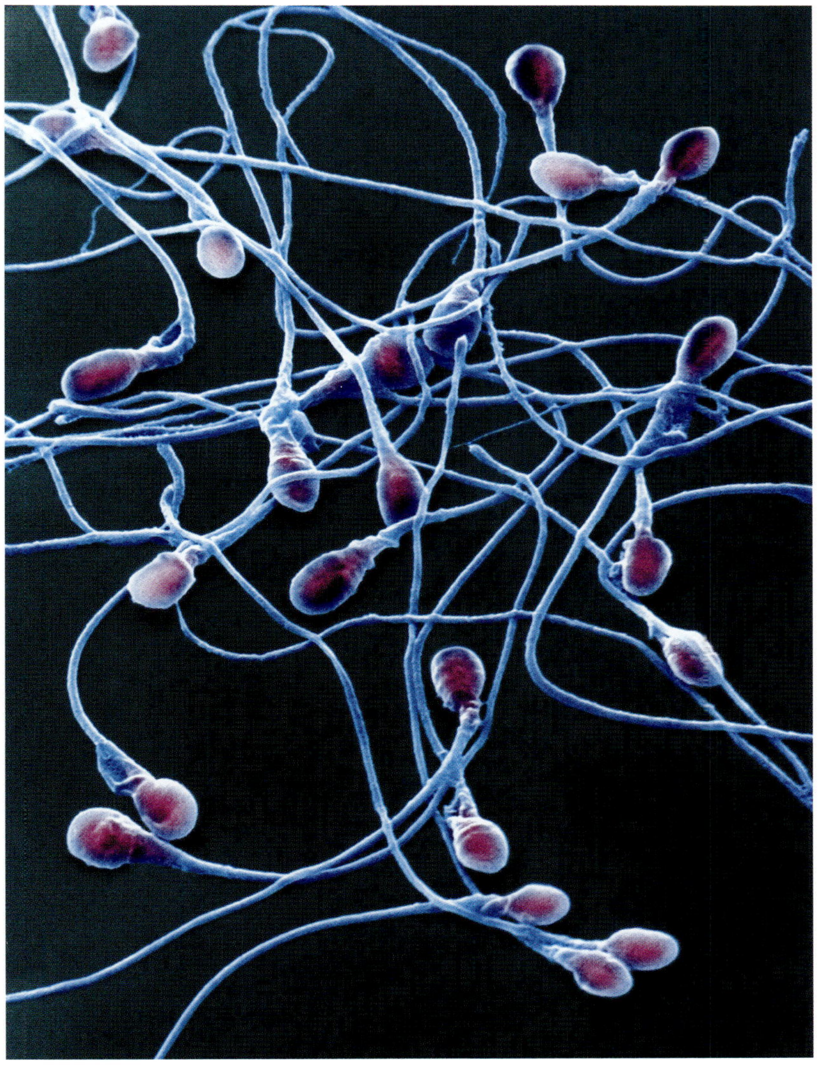

Schwangerschaft

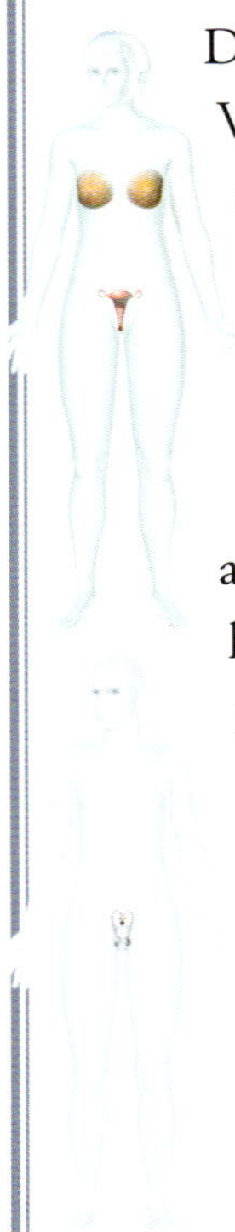

Die Befruchtung einer Eizelle ist nicht selbstverständlich. Von den Millionen von Spermien, die bei der Ejakulation abgehen, erreichen nur knapp 700 den Eileiter. Viele werden durch das saure Milieu in der Vagina abgetötet; der Gebärmutterhals ist an vielen Zyklustagen von einem Schleimpfropfen blockiert. In der Gebärmutter selbst können Abwehrzellen die Spermien für Fremdkörper halten und angreifen. Außerdem müssen die Enzyme, die in der Kopfkappe des Spermiums sitzen, aktiv werden und die Eimembran der Eizelle auflösen, damit eine Befruchtung überhaupt erst möglich ist. Dieser Vorgang dauert sechs bis acht Stunden. Danach verschmelzen Eizelle und Spermium miteinander. Die Eizelle wird zum Keimbläschen und nistet sich in der Gebärmutterschleimhaut ein.

Nährboden für den Embryo

Der heranwachsende Embryo wird über die Nabelschnur von der Plazenta (Mutterkuchen) sowie von anderen Geweben genährt. Der Dottersack produziert Blutzellen. Die Fruchthöhle, die den Embryo beherbergt, enthält Nährflüssigkeit. Die äußere Fruchthülle umschließt den Fetus und sondert hCG (humanes Choriongonadotropin) ab, ein Hormon, das die Bildung der Plazenta fördert.

Fehlgeburt

Schätzungsweise 20 Prozent aller Befruchtungen enden mit einer Fehlgeburt. Dabei wird der Fetus vom Körper abgestoßen. Das kann vielfältige Ursachen haben: mangelnde Schwangerschaftshormone; Störungen der Chromosomen, Infektionen und Krankheiten der Mutter wie Diabetes. Man spricht von einer Fehlgeburt, wenn der Fetus bis zur 20. Schwangerschaftswoche abgeht. Gibt es mehr als einen Fetus, ist das Risiko einer Fehlgeburt noch höher.

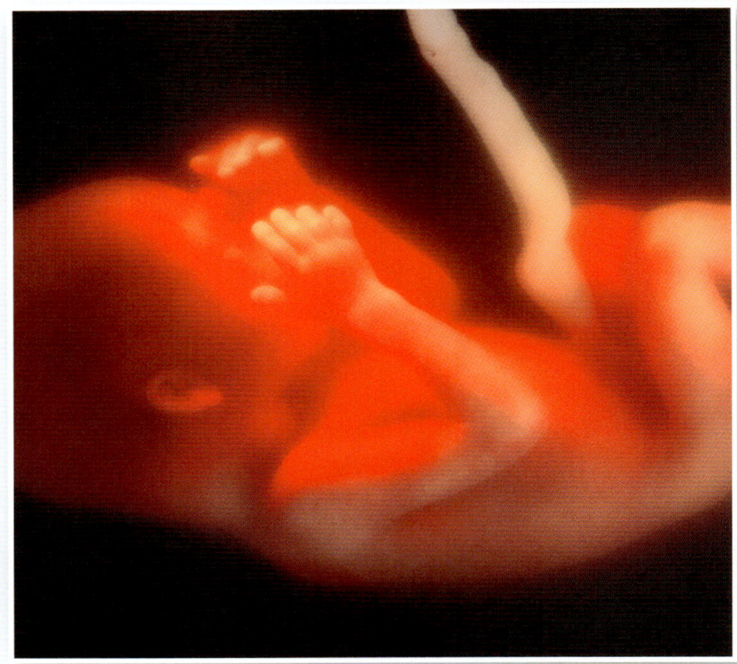

Abgegangener, 17 Wochen alter Fetus

Einnistung eines Keimbläschens

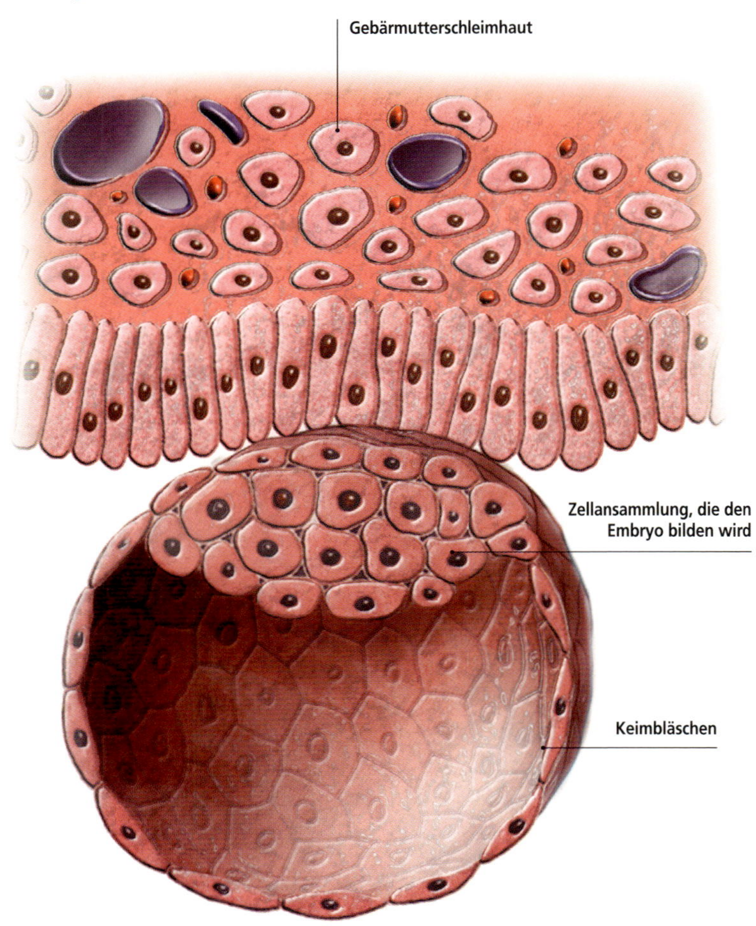

Phase 1: Einnistung setzt ein
Die Einnistung erfolgt in drei Hauptphasen. In der ersten Phase dringen die Zellen von der Oberfläche des Keimbläschens in die Gebärmutterschleimhaut ein. Die Zellansammlung, aus der der Embryo entstehen wird, liegt dicht an der Gebärmutterschleimhaut.

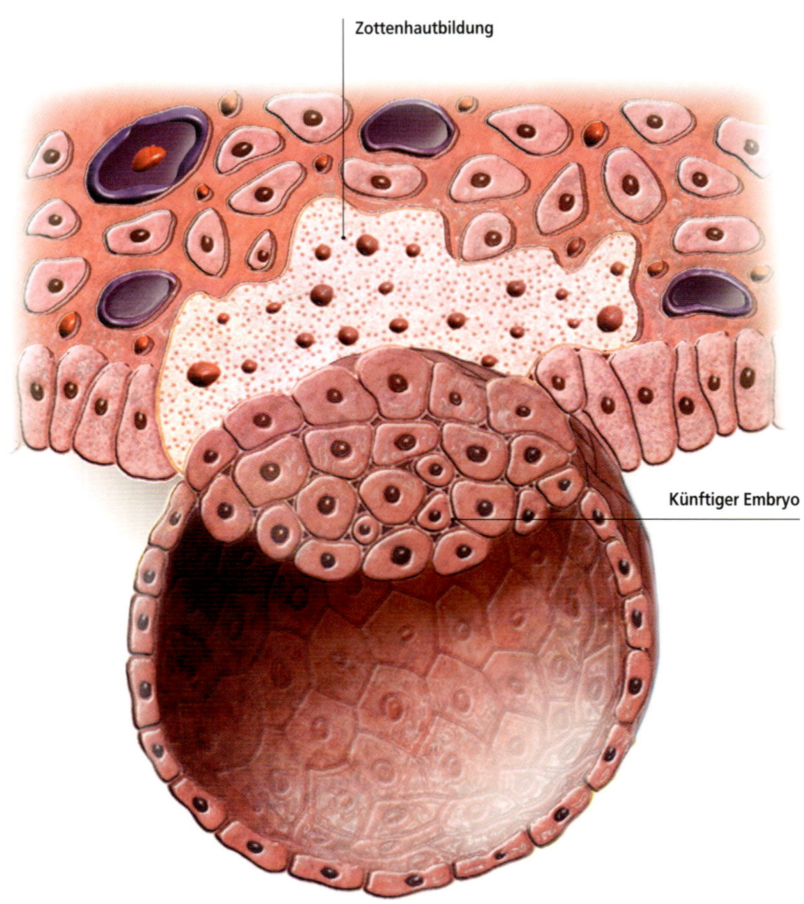

Phase 2: Einnistung vertieft sich
Nach einigen Tagen sinkt das Keimbläschen tiefer in die Gebärmutterschleimhaut, die es irgendwann umschließt. Der Embryo beginnt sich zu entwickeln. In der dritten Woche haben sich die Zottenhaut, die äußere Fruchthülle sowie die Fruchthöhle gebildet.

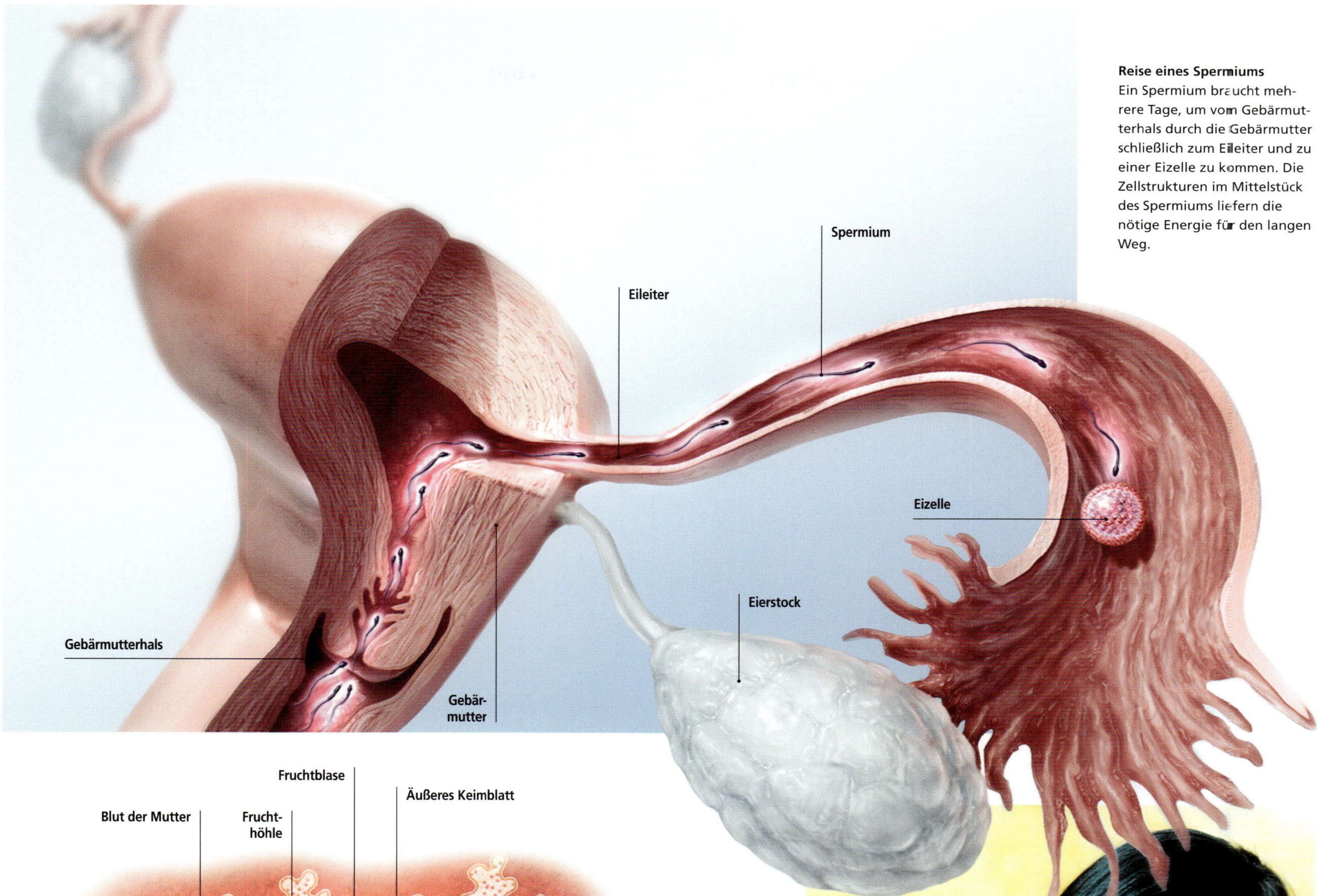

Reise eines Spermiums
Ein Spermium braucht mehrere Tage, um vom Gebärmutterhals durch die Gebärmutter schließlich zum Eileiter und zu einer Eizelle zu kommen. Die Zellstrukturen im Mittelstück des Spermiums liefern die nötige Energie für den langen Weg.

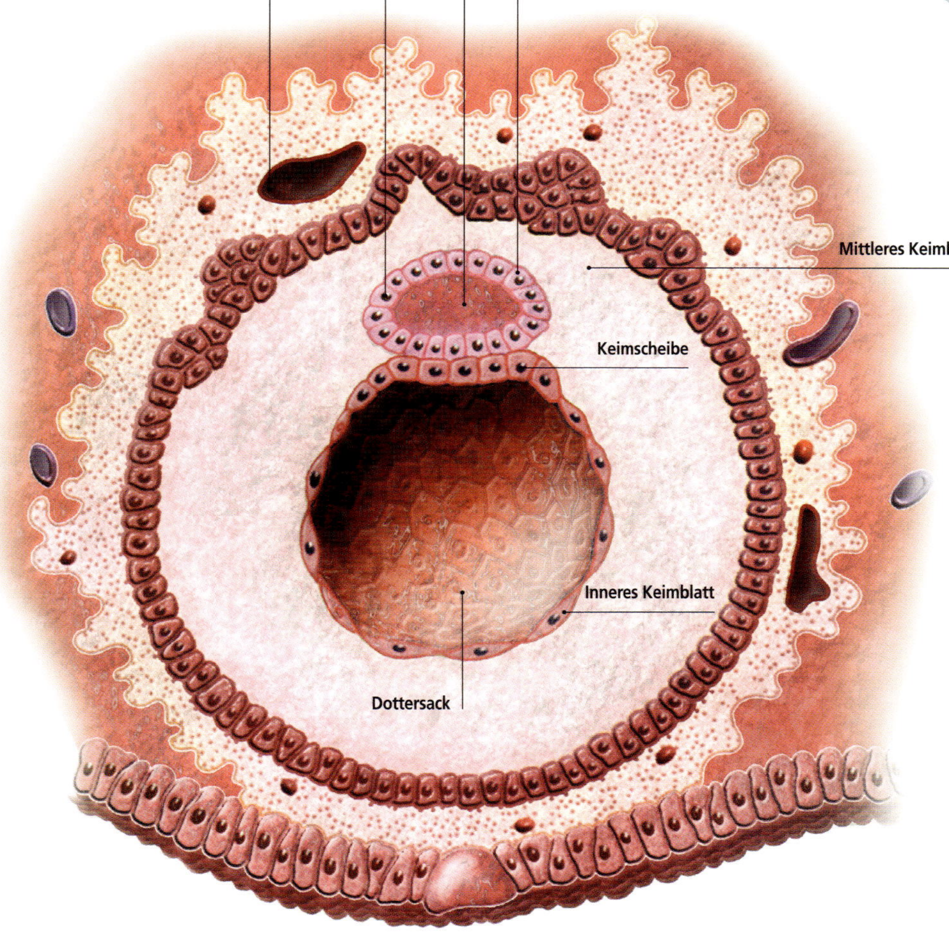

Phase 3: Die dreiblättrige Keimscheibe bildet sich
In der zweiten und dritten Woche erfolgt Phase 3. Die Keimscheibe teilt sich in äußeres Keimblatt, inneres Keimblatt und mittleres Keimblatt. Diese drei Schichten werden sich später zu Körpergeweben und Körperorganen entwickeln.

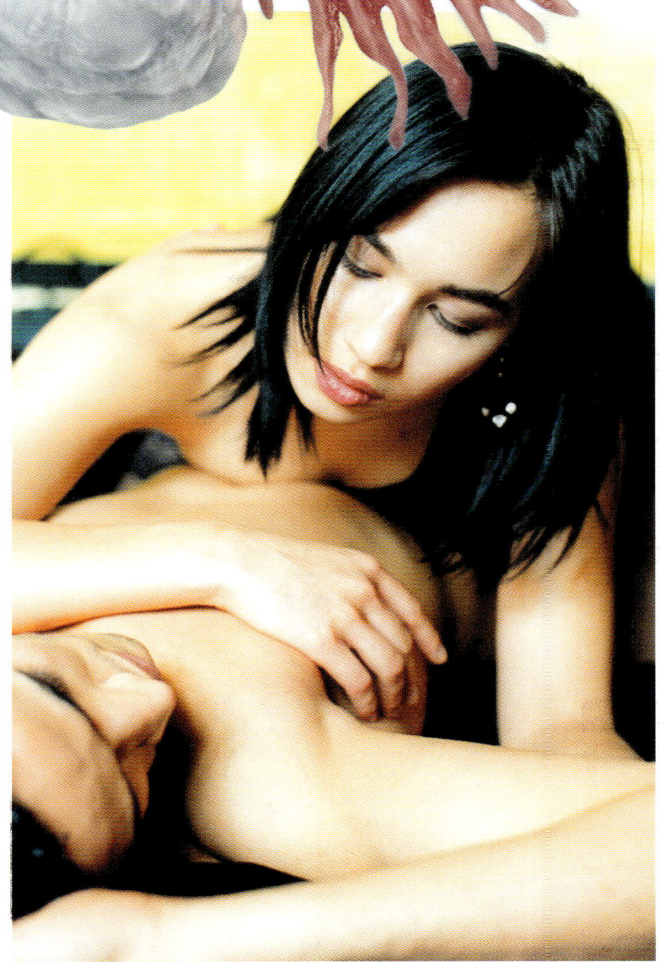

Geschlechtsverkehr
Heutzutage sind künstliche Befruchtungen möglich. Die körperliche Vereinigung zwischen zwei Liebenden ist jedoch nach wie vor der erste Schritt in Richtung Schwangerschaft und Nachwuchs.

Die ersten acht Wochen

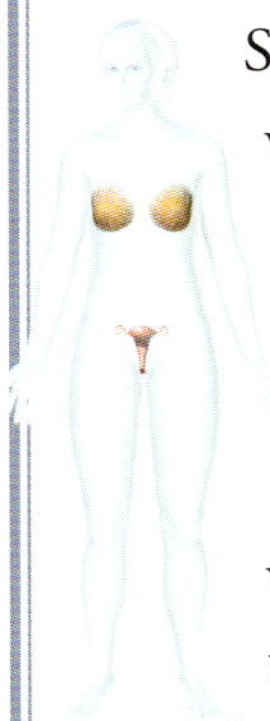

Sobald sich ein Keimbläschen gebildet hat, schreitet die Entwicklung rasch voran. In den ersten vier Wochen entstehen Plazenta und Nabelschnur, der Embryo wächst auf das 500-Fache seiner ursprünglichen Größe an. Ab der 5. Woche ist der Embryo 2 Millimeter groß, und eine Differenzierung in Kopf- und Schwanzteil ist wahrnehmbar. Das Rückenmark wird geschlossen, das Gehirn entwickelt sich; erste Blutzellen und Blutadern entstehen. Das Herz sowie die Bein- und Armanlagen bilden sich. Ab der 6. Woche entwickeln sich die Sinnesorgane und die inneren Organe. Ab der 7. Woche sind die großen Gelenke sichtbar, die Anlagen für Zehen und Finger vorhanden. Die inneren Organe sind fast vollständig angelegt.

Fünf Wochen
Der Kopf wird größer; der Embryo wächst weiter in die Länge. Aus flügelartigen Anlagen entwickeln sich später Hände und Beine.

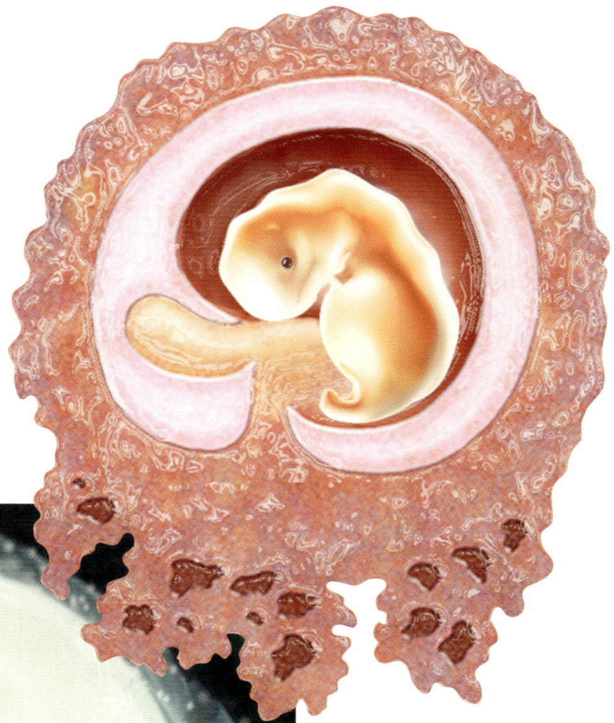

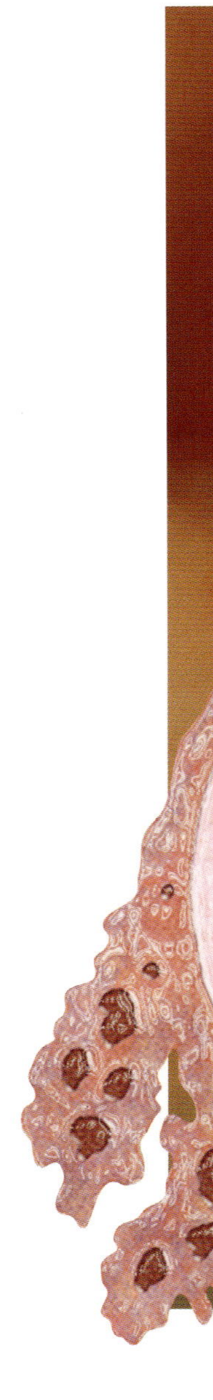

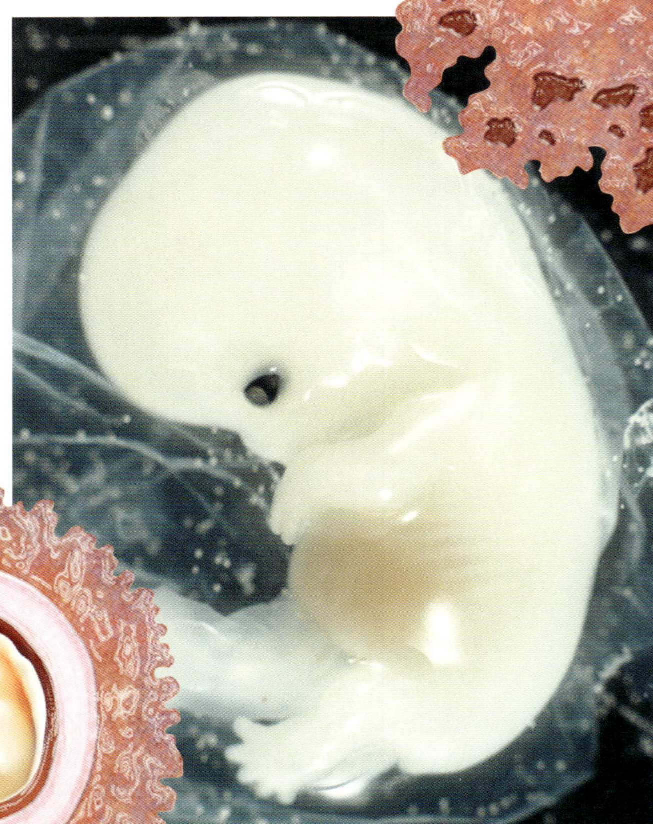

Vier Wochen alter Embryo
Es zeigt sich, dass der Mensch ein Wirbeltier ist: Die Wirbelsäule ist im Vergleich zum Rest des Körpers besonders groß. Die Gliedmaßen sind bereits erkennbar.

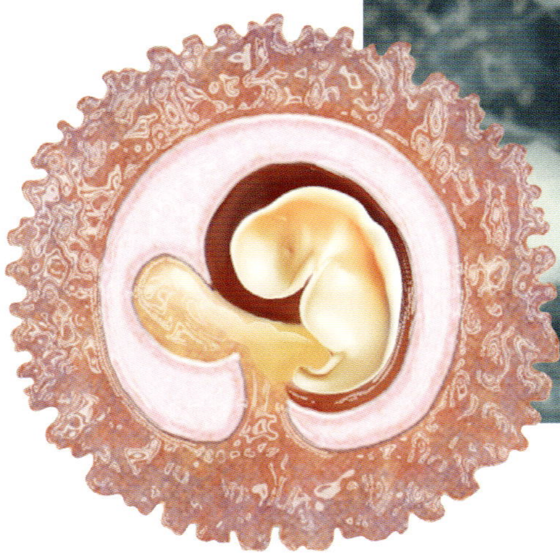

Vier Wochen
Das Herz schlägt und pumpt Blut in die rudimentären Blutgefäße.

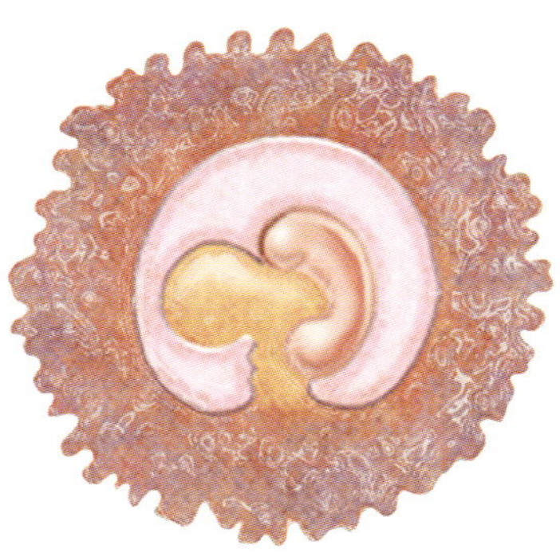

Drei Wochen
Der Embryo wächst in die Länge; Nervenbahnen, Rückenmark und Gehirn beginnen sich zu entwickeln.

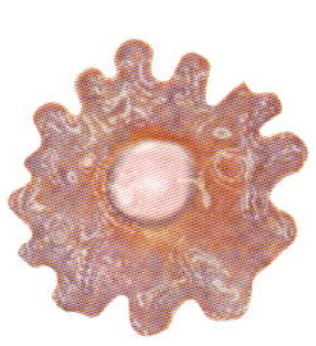

Zwei Wochen
Zu diesem Zeitpunkt besteht der Embryo aus einem zweiblättrigen Keimblatt, das mit einem Dottersack verbunden ist.

Gesundheit für Mutter und Kind

In dieser frühen Entwicklungsphase ist der Embryo sehr empfindlich. Weicht das Entwicklungsprogramm nur geringfügig ab, können fehlgebildete Organe die Folge sein. Drogen-, Zigaretten- und Alkoholkonsum der Schwangeren bedeuten daher in dieser Zeit ein großes Risiko für die normale Entwicklung des Babys. Die werdende Mutter sollte reichlich Vitamine, Eisen und Folsäure zu sich nehmen. Folsäure hilft, eine Spina bifida des Embryos zu verhindern. Dabei verschließt sich das so genannte Neuralrohr, aus dem Wirbelsäule und Rückenmark entstehen, nicht richtig.

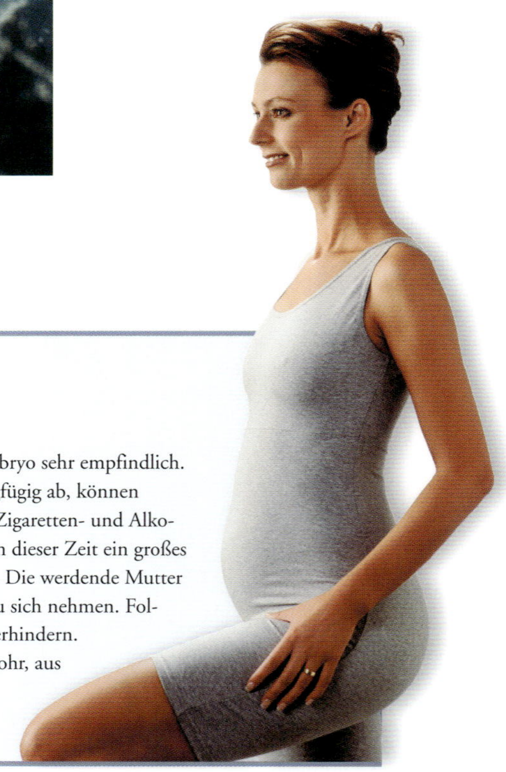

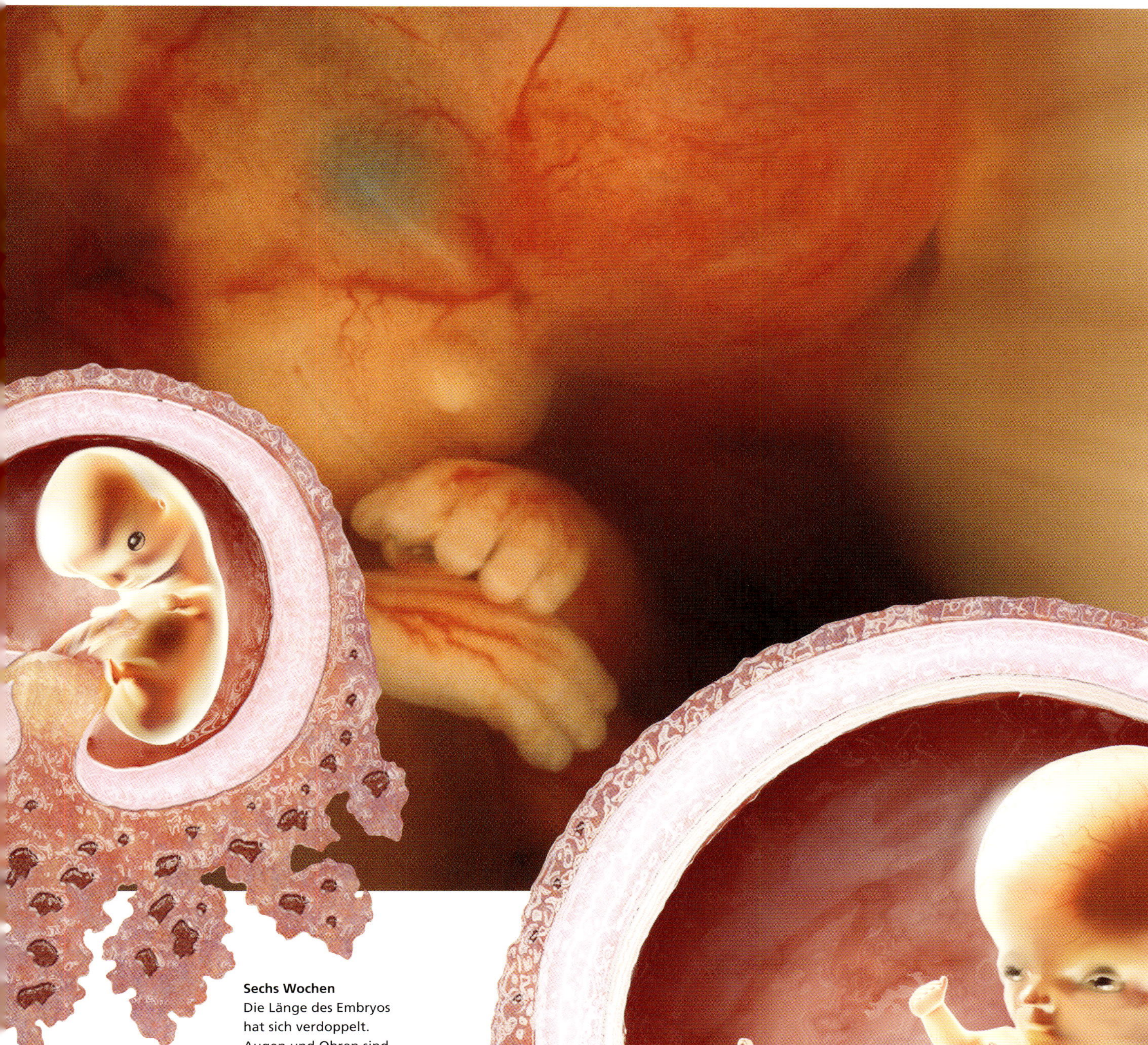

Finger und Zehen

Ab der 7. Woche befinden sich an den winzigen Gliedern des Embryos schaufelartige Hände und Füße, die mit Schwimmhäuten versehen sind. Die Schwimmhaut verschwindet kurz darauf, weil das Absterben dieses Zellgewebes genetisch vorprogrammiert ist. Ein Teil des Knorpelgewebes in Fingern und Zehen wird in den folgenden Wochen durch Knochen ersetzt werden.

Sechs Wochen
Die Länge des Embryos hat sich verdoppelt. Augen und Ohren sind angelegt.

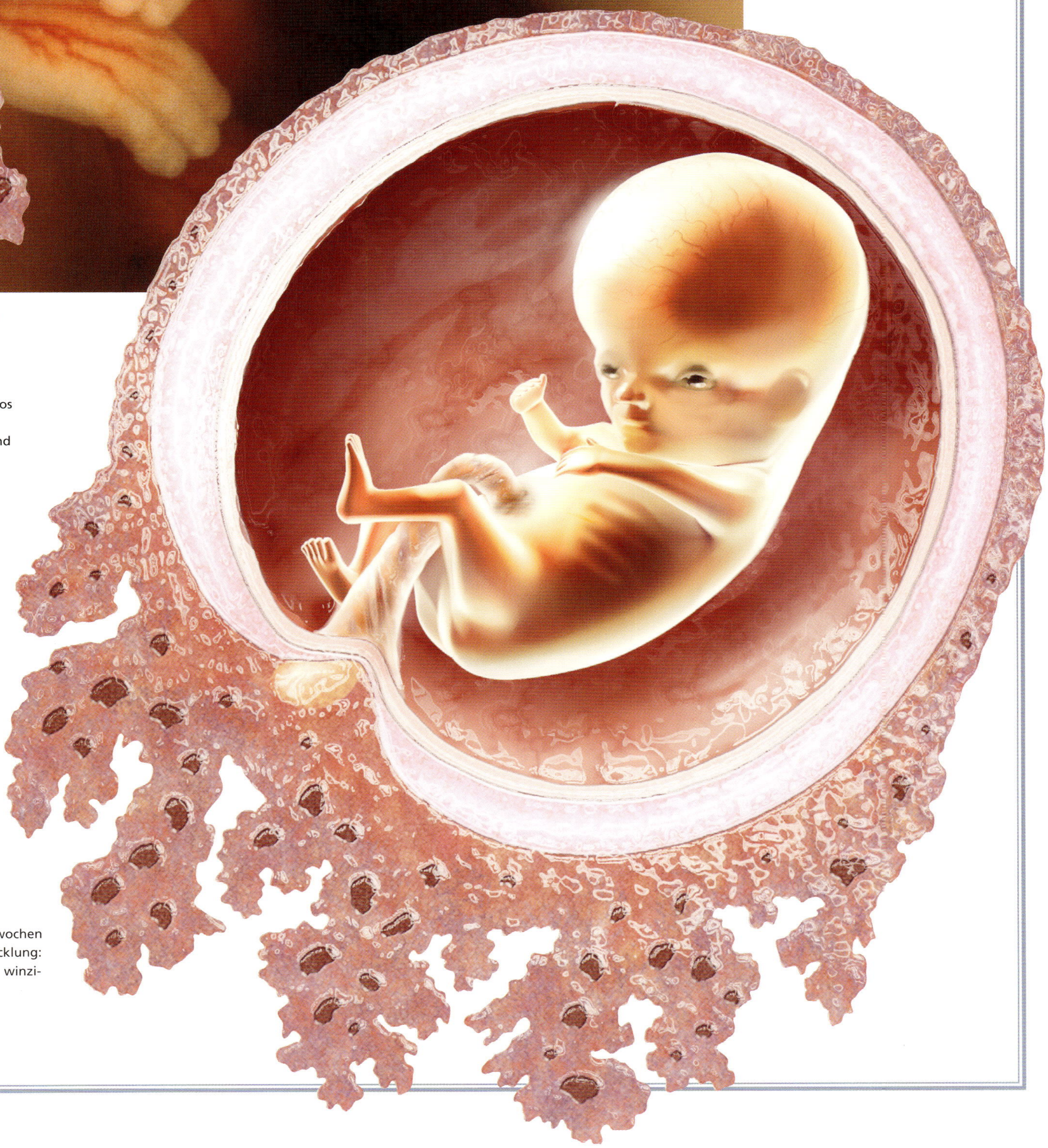

Acht Wochen
Alle wichtigen Organe sind vorhanden. Die Nabelschnur, die den Embryo mit dem Blutkreislauf der Mutter verbindet, ist voll funktionstüchtig.

Entwicklung des Embryos
In den ersten acht Schwangerschaftswochen vollzieht sich eine dramatische Entwicklung: Aus einer Zellanhäufung entsteht ein winziges, menschliches Wesen.

Fetus

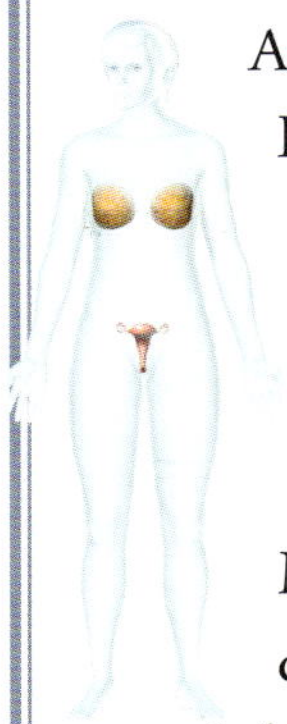

Ab dem dritten Lebensmonat bezeichnet man den Embryo als Fetus. Er ist in der 12. Woche bereits 7 Zentimeter groß und bringt etwa 28 Gramm auf die Waage. Die Haut wird von der sogenannten Käseschmiere sowie feinem Wollhaar geschützt. Die Nervenbahnen sind so weit entwickelt, dass der Fetus Hand- sowie Fußgelenke bewegen kann. Dieses Bewegungen werden in Kürze auch für die Mutter spürbar sein. Die Gesichtsmuskeln sind so weit ausgeprägt, dass er die Lippen spitzen und das Gesicht verziehen kann. Bald wird er die Augen öffnen, Fruchtwassser trinken und Urin abgeben. Das geschieht meist in der 26. Woche. Zu diesem Zeitpunkt wiegt der Fetus bereits etwa 600 Gramm, und die Entwicklung der Atemwege ist fast abgeschlossen. In diesem Stadium bestehen dank moderner Medizin gute Chancen, dass das Kind bei einer Frühgeburt überlebensfähig ist.

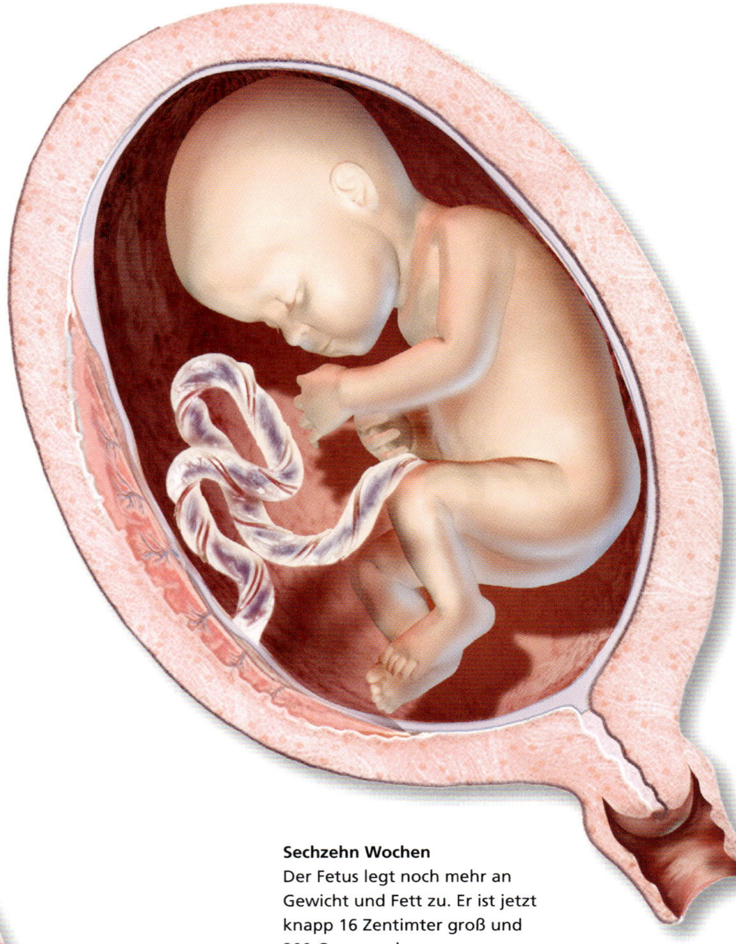

Sechzehn Wochen
Der Fetus legt noch mehr an Gewicht und Fett zu. Er ist jetzt knapp 16 Zentimter groß und 200 Gramm schwer.

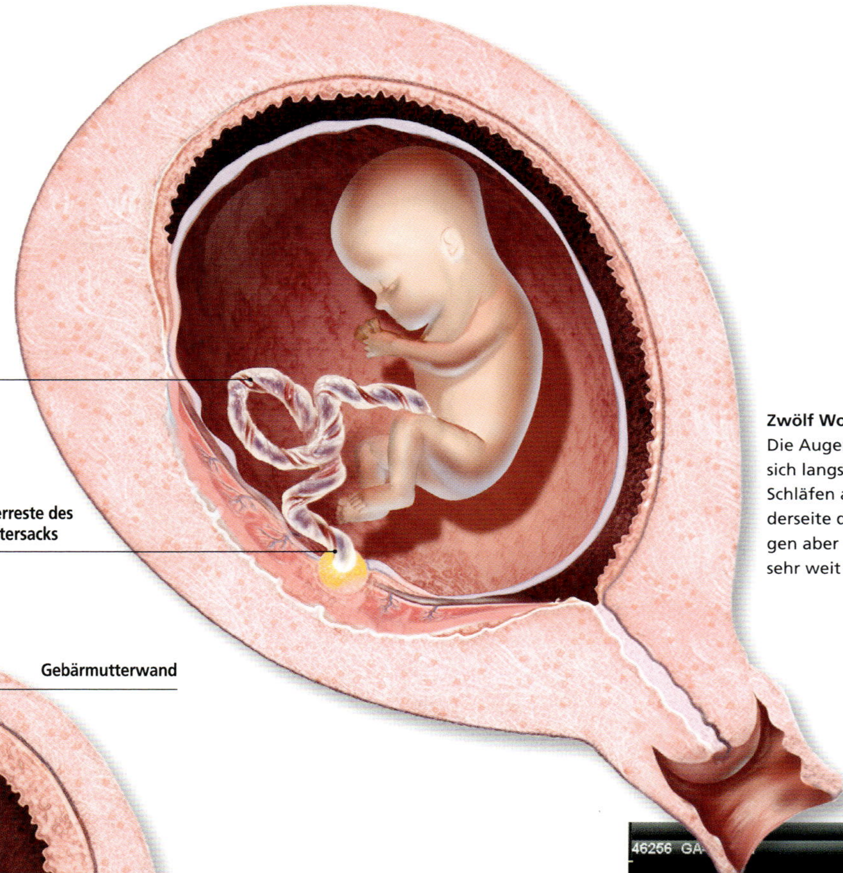

Zwölf Wochen
Die Augen verlagern sich langsam von den Schläfen auf die Vorderseite des Kopfs, liegen aber immer noch sehr weit auseinander.

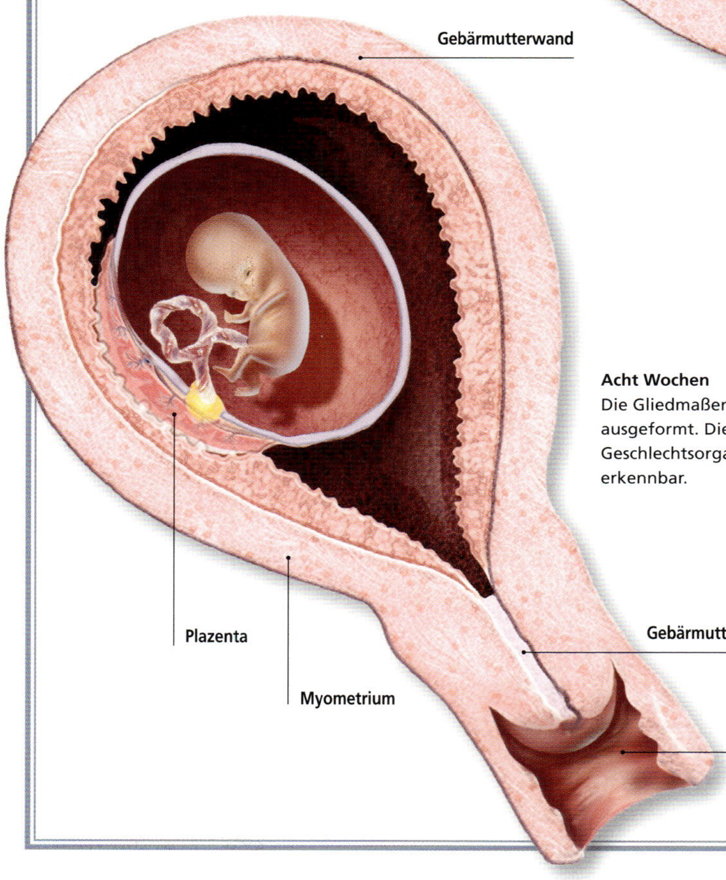

Acht Wochen
Die Gliedmaßen sind bereits ausgeformt. Die äußeren Geschlechtsorgane sind erkennbar.

Zwillinge
Die Aufnahmekapazität der Gebärmutter ist begrenzt, deshalb kommen Zwillinge oft etwas früher auf die Welt. Meist in der 37. Woche. Auf diesem 3D-Ultraschalllbild sieht man Zwillinge in der 12. Schwangerschaftswoche.

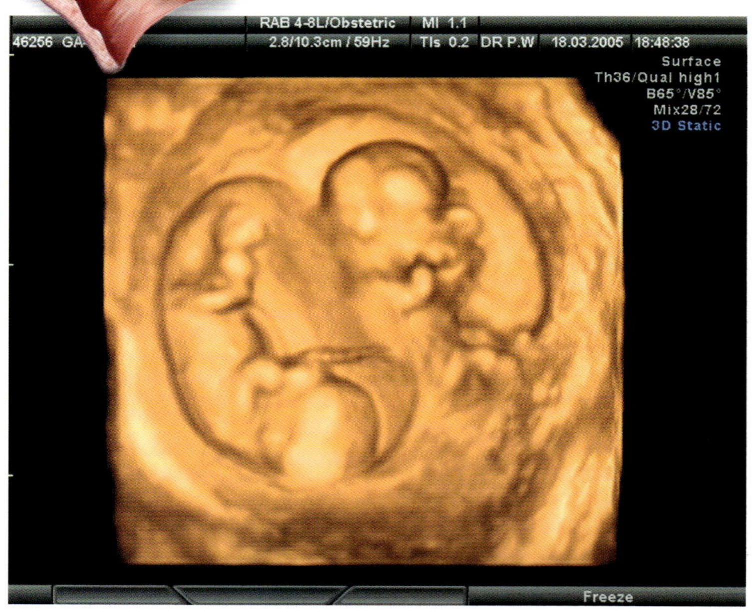

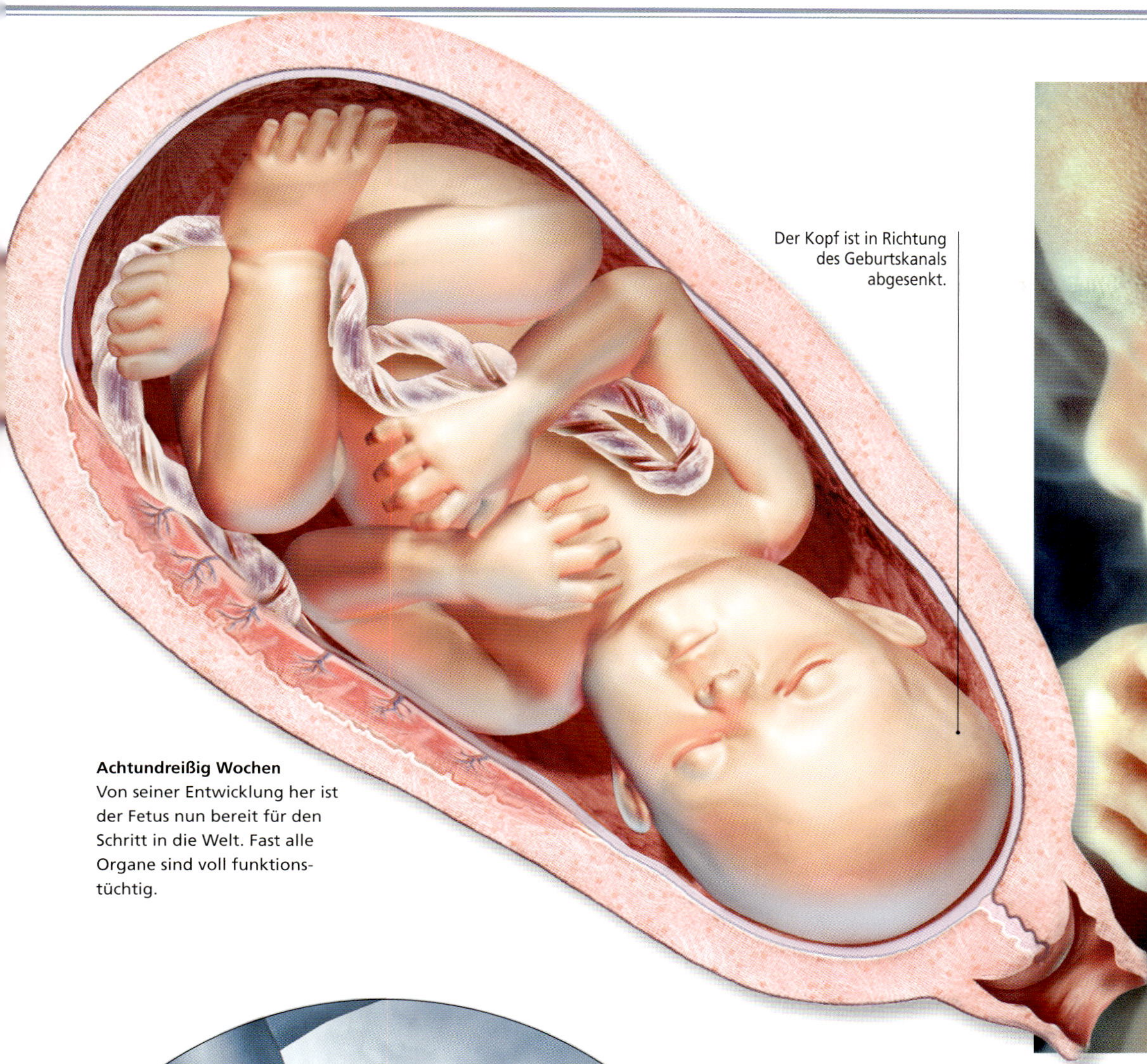

Achtundreißig Wochen
Von seiner Entwicklung her ist der Fetus nun bereit für den Schritt in die Welt. Fast alle Organe sind voll funktionstüchtig.

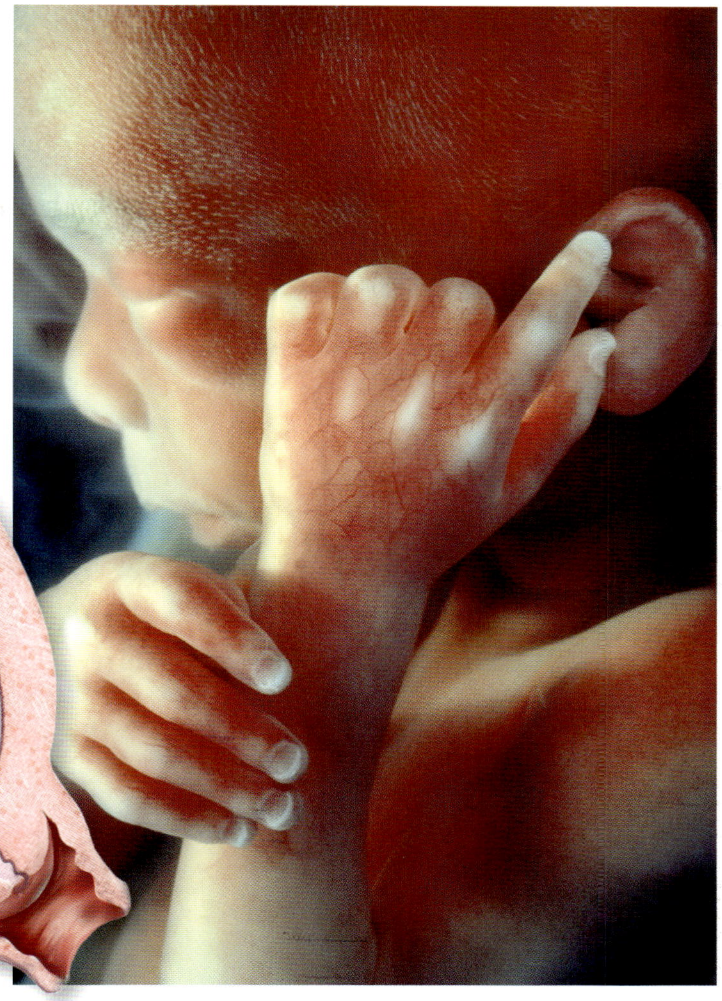

Zwanzig Wochen altes Baby
Die Haut des Babys ist von feinen Härchen bedeckt, dem sogenannten Lanugohaar. Bald werden Augenbrauen und Wimpern wachsen. In dieser Zeit bilden sich auch die Nerven aus.

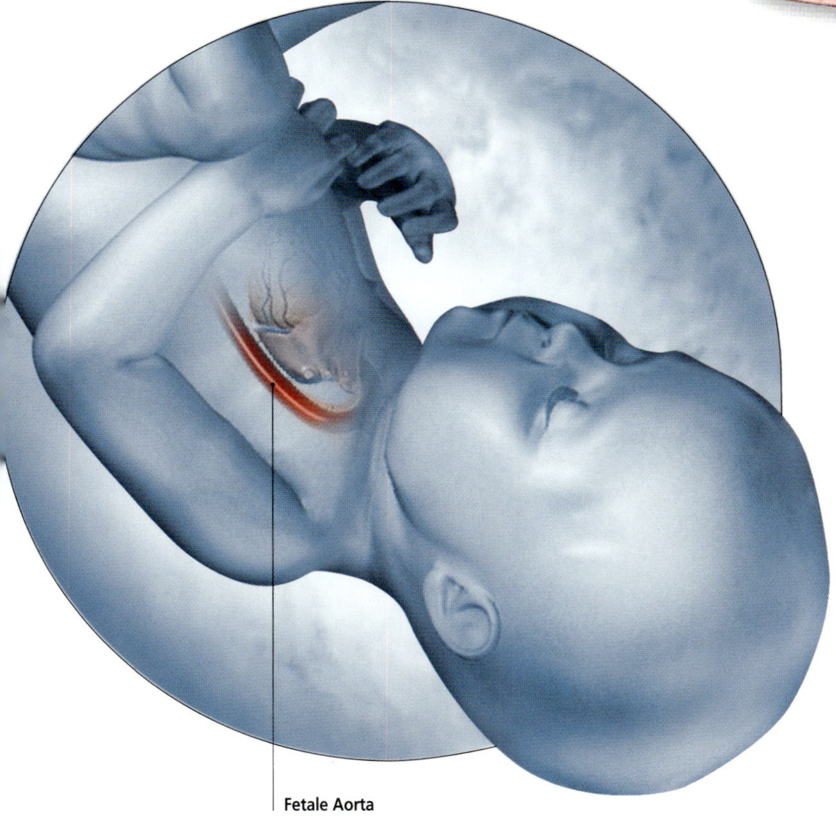

Entwicklung des Skeletts

Zu Beginn besteht das gesamte Skelett aus Knorpelmaterial. Erst mit der Zeit wandern Knochenzellen ein, und es kommt zur Verknöcherung. Zuerst verhärtet der lange Schaft eines Röhrenknochens (z. B. Oberarmknochens) durch Kalkeinlagerung, dann folgen die Gelenkenden. Die großen Schädelplatten sind noch nicht verwachsen, deshalb kann sich der Kopf des Babys bei der Geburt verformen und „passt“ besser durch den Geburtskanal.

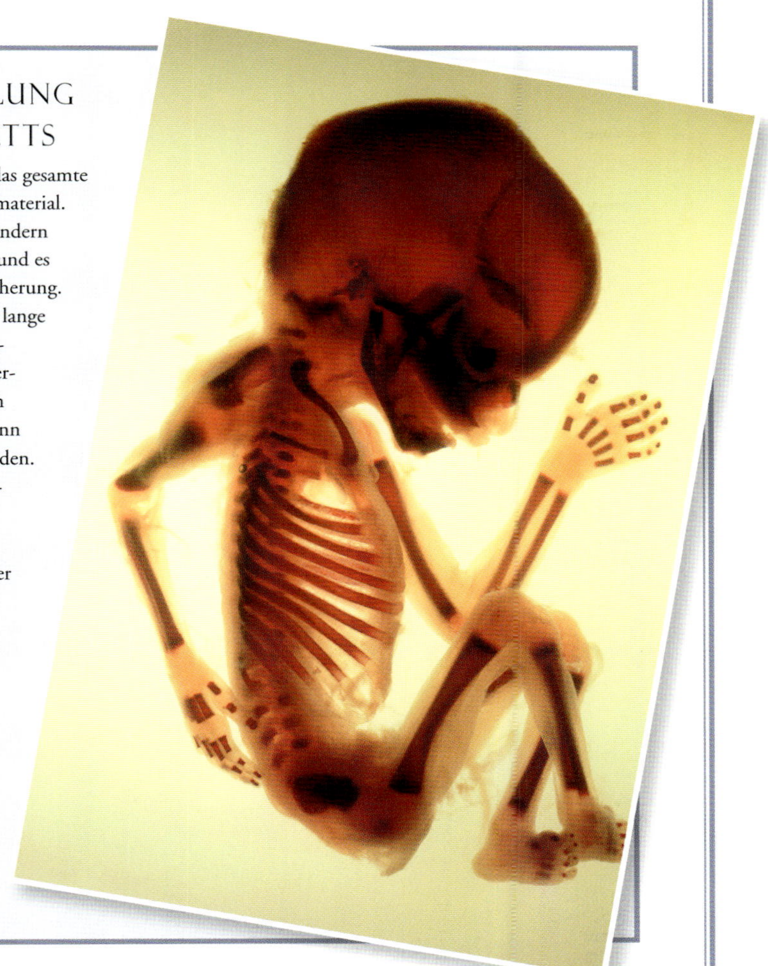

Fetaler Blutkreislauf

Lunge und Leber des Babys entwickeln sich langsamer als andere Organe, weil sie vorrangig von der Plazenta versorgt werden. Da die Lunge noch nicht belüftet ist und somit auch noch nicht funktionell durchblutet wird, fließt das Blut über eine kleine Öffnung in den linken Vorhof und dann aus der Lungenschlagader in die Aorta. Die Öffnung schließt sich nach einigen Lebenswochen.

GEBURT

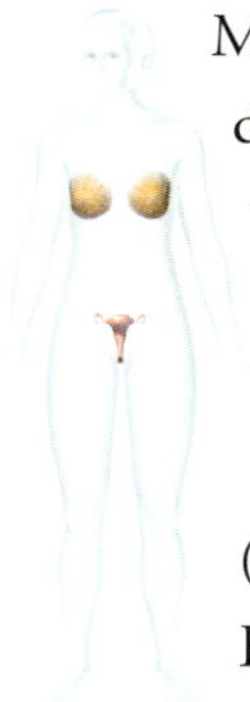

Mediziner nennen die Geburt, d.h. den Moment, in dem ein Kind das Licht der Welt erblickt, Partus. Sie verläuft normalerweise in drei Phasen. Zuerst setzen die Eröffnungswehen ein; dann verlässt der Fetus die Gebärmutter, wird durch starke Wehen herausgepresst; schließlich wird die Plazenta abgestoßen (Nachgeburt) und die Nabelschnur durchtrennt. Eine Erstgeburt kann bis zu sechzehn Stunden dauern, beim zweiten Kind rechnet man mit acht Stunden. Hat das Kind den Mutterleib verlassen, wird es durch einen leichten Klaps auf den Rücken veranlasst, seinen ersten Atemzug zu tun. Es folgen die ersten Kreislaufkontrollen. Das Baby wird gereinigt, gewogen, vermessen, warm eingepackt und dann in die Hände der Eltern gegeben.

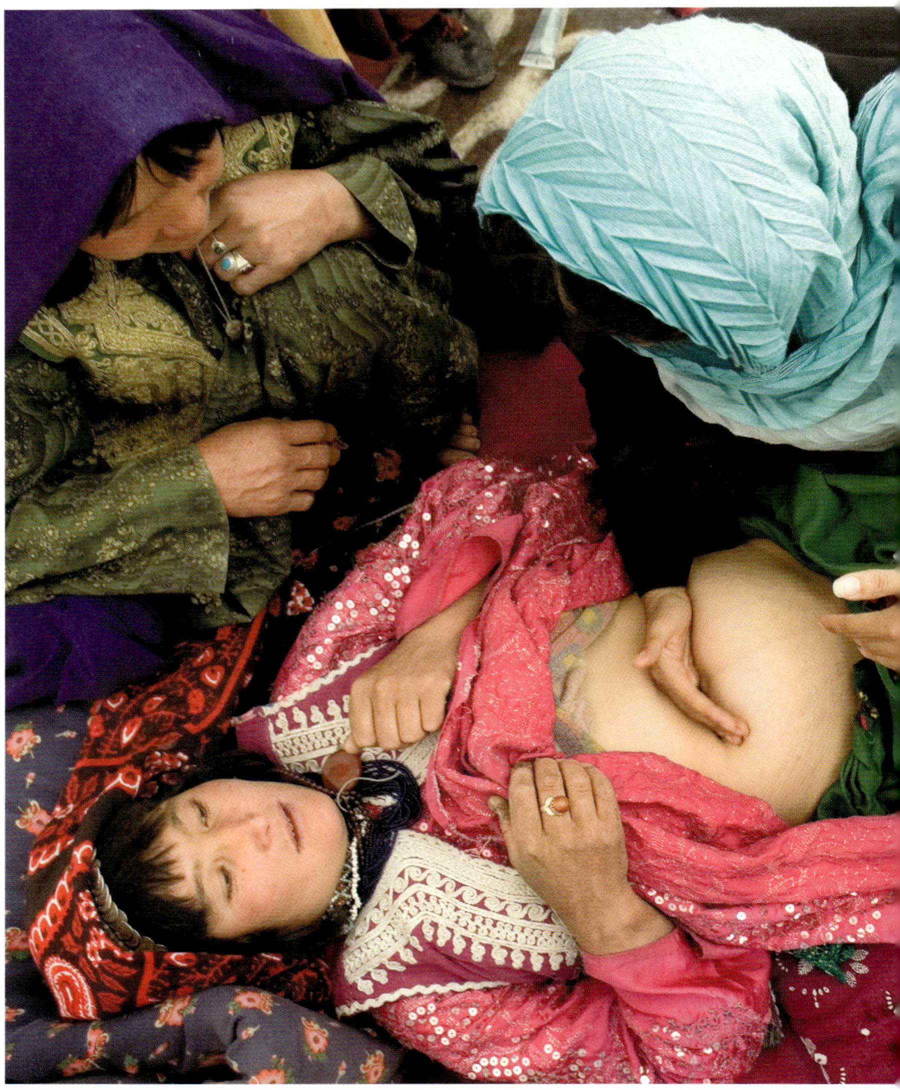

Hausgeburt
Diese junge Afghanin bereitet sich gemeinsam mit ihrer Hebamme auf eine Hausgeburt vor. Unter Anwesenheit einer kundigen Hebamme werden Hausgeburten auch in Europa immer häufiger.

Geburtsauslösende Faktoren

Hormone, die von Plazenta und Fetus abgesondert werden, helfen, die Geburt einzuleiten. Die fetalen Zellen produzieren Oxytozin, das bewirkt, dass die Plazenta Prostagladine freisetzt. Diese Hormone regen das Myometrium, die Muskelschicht der Gebärmutter, an, sich zusammenzuziehen. Die Wehen setzen ein. Neuere Forschungen ergaben, dass die Plazenta zudem Corticoliberin freisetzt. Dieses Hormon soll die Nebennieren des Fetus stimulieren, Dehydroepiandrosteron zu produzieren. Dieses Sexualhormon wird in der Plazenta in Östrogen umgewandelt und führt ebenfalls zu verstärkten Wehen.

Geburtsphasen

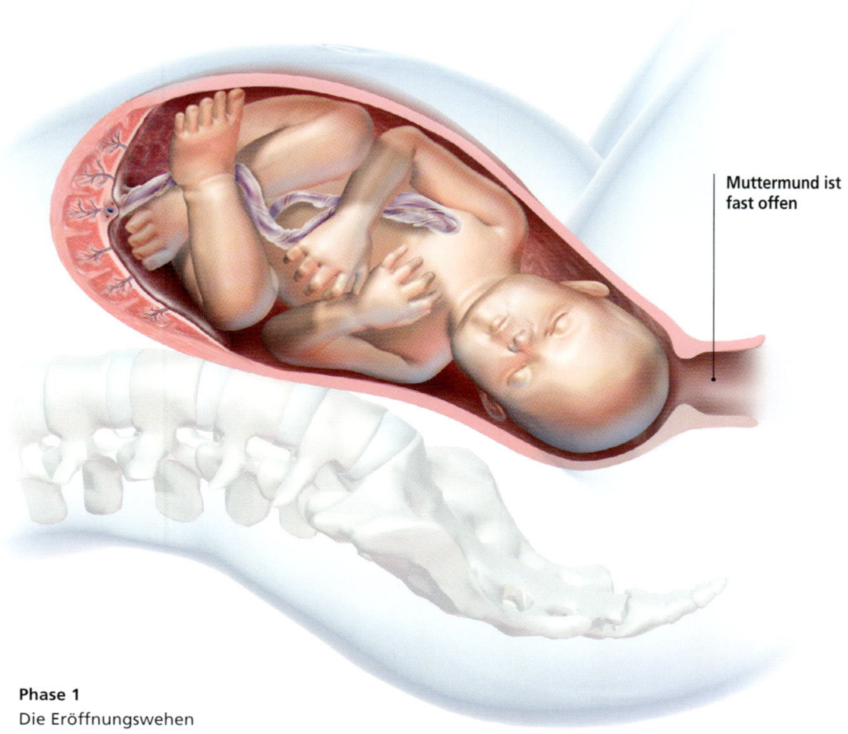

Phase 1
Die Eröffnungswehen setzen ein; der Muttermund öffnet sich.

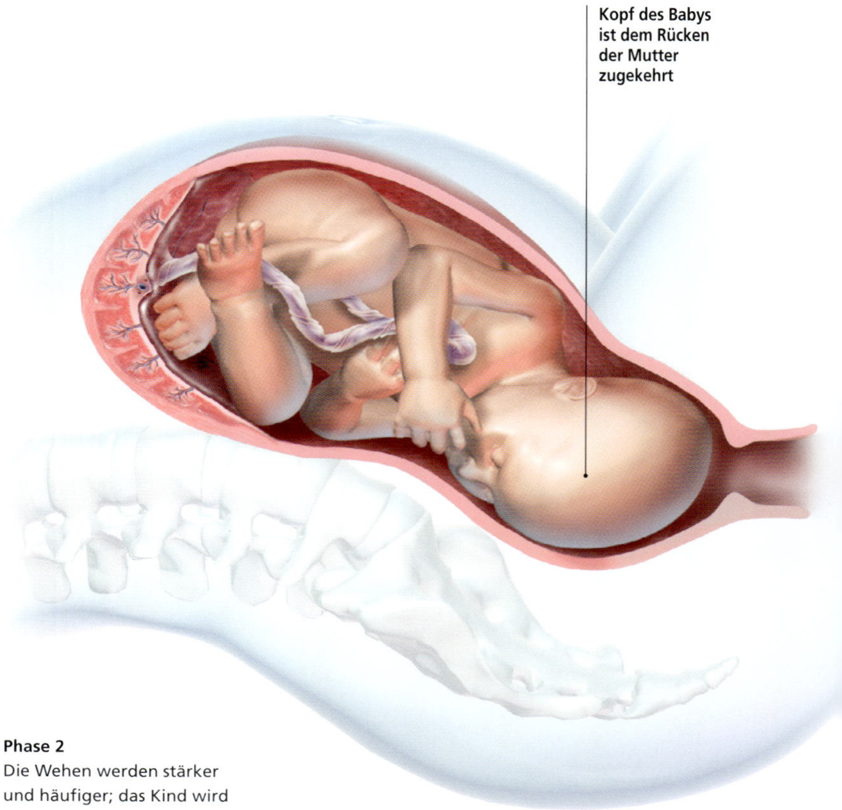

Phase 2
Die Wehen werden stärker und häufiger; das Kind wird in Richtung Vaginaausgang gepresst.

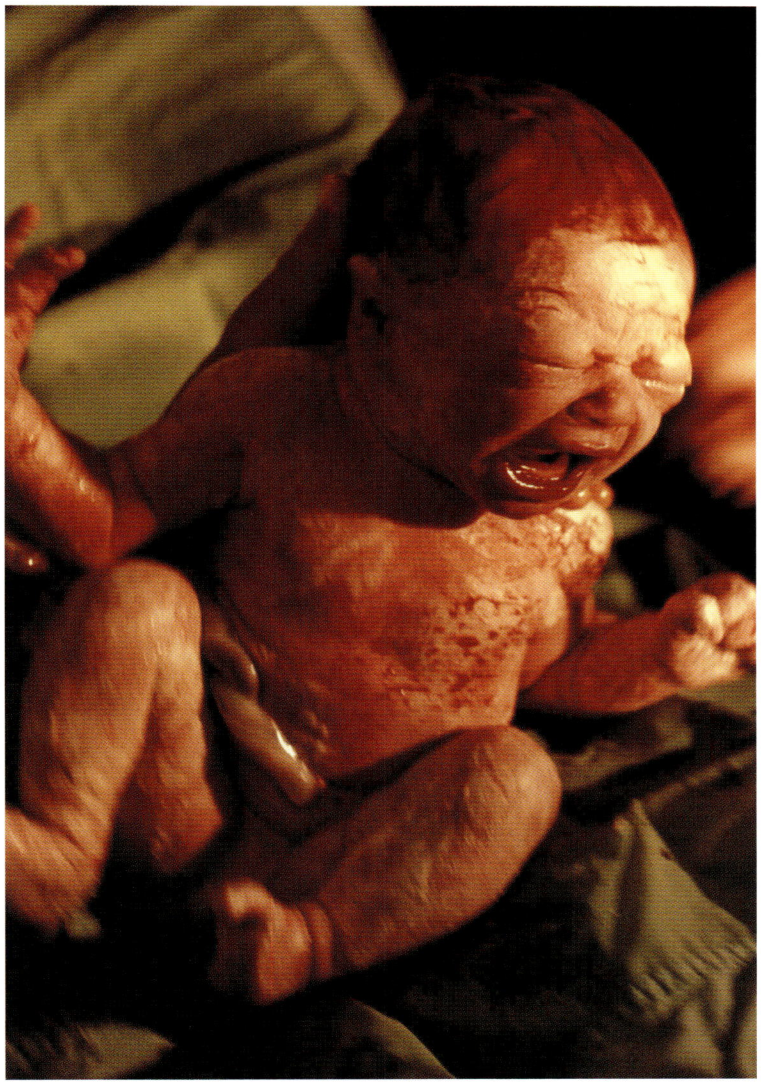

Abnabelung
Eine Geburt ist auch für das Neugeborene anstrengend. Zuvor wurde es mit Sauerstoff aus dem Blutkreislauf der Mutter versorgt. Durch Schreien füllen sich die Lungen mit Luft, das Baby atmet nun selbstständig.

Frühgeburt

Von einer Frühgeburt spricht man, wenn ein Säugling vor Vollendung der 37. Schwangerschaftswoche geboren wird. Frühgeborene wiegen in der Regel weniger als 2500 Gramm, ihre Organe sind nicht vollständig ausgereift, was zu vielen gesundheitlichen Problemen führen kann. Dank moderner Medizin überlebt heute auch ein nur 800 Gramm wiegendes Baby. Doch die sogenannten Frühchen bleiben meist in ihrer Entwicklung zurück, es kommt zu körperlichen und geistigen Behinderungen. In vielen Fällen lässt sich keine eindeutige Ursache für eine Frühgeburt feststellen.

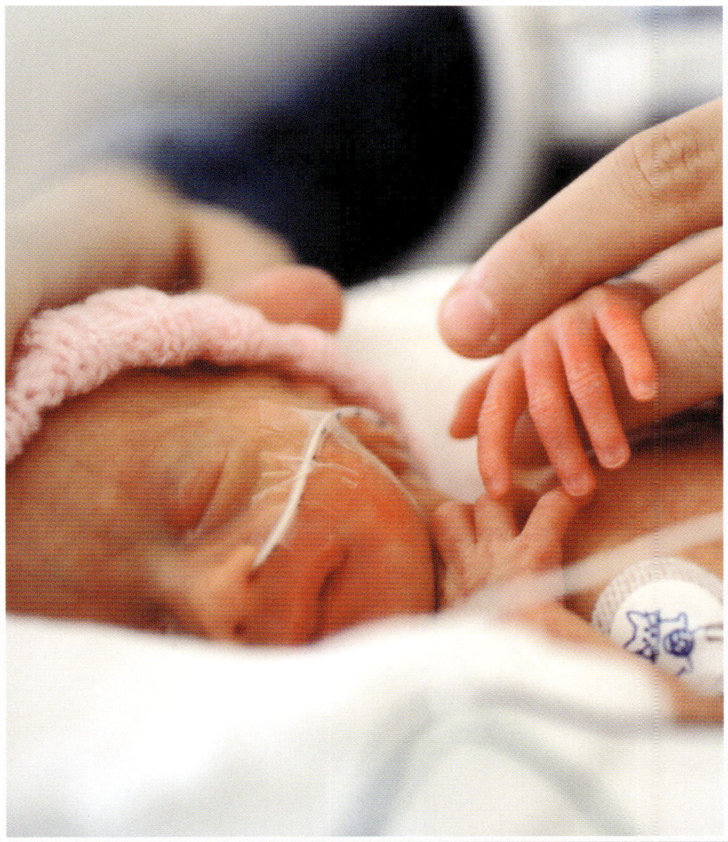

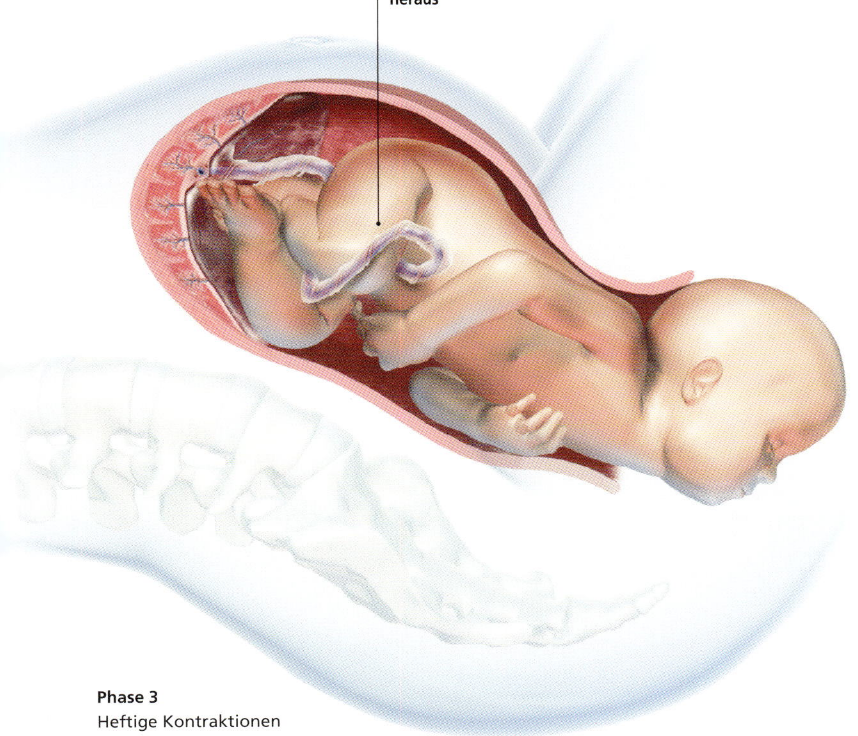

Phase 3
Heftige Kontraktionen pressen das Baby aus der Gebärmutter.

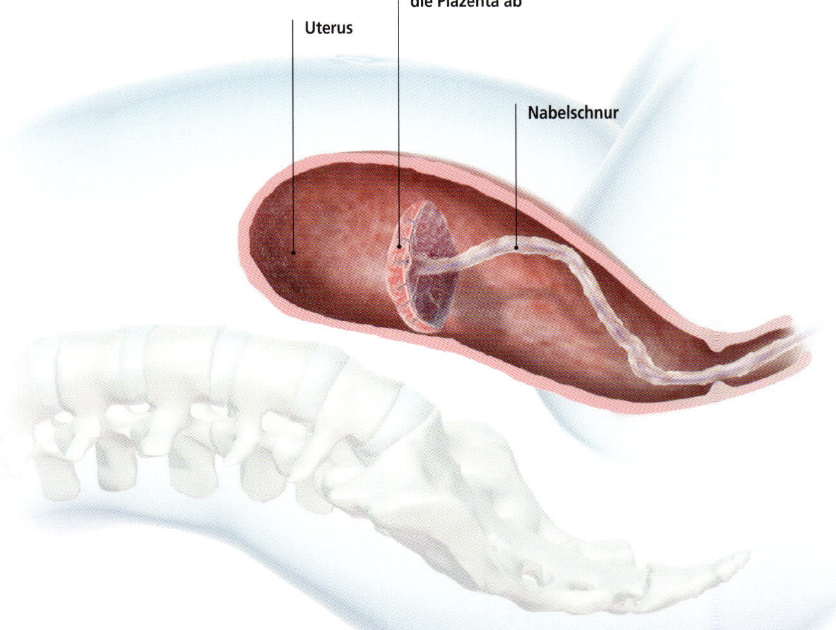

Phase 4
In der Nachgeburtsphase wird die Plazenta durch Nachwehen abgestoßen. Das ist kaum schmerzhaft.

Kindheit und Jugend

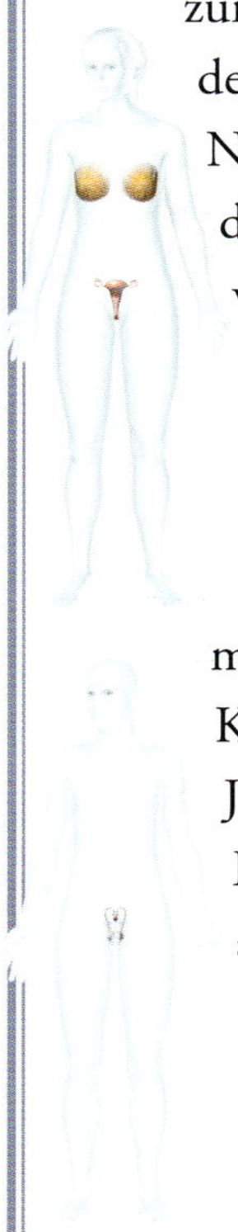

Wenn ein Kind zum Jugendlichen heranwächst, finden starke körperliche Veränderungen statt. Der Kopf wird im Verhältnis zum restlichen Körper kleiner, Gliedmaßen und Rumpf werden länger. Bis zum dritten Lebensjahr verändert sich das Nervensystem wesentlich. Bei einem Neugeborenen werden die Nervenzellen im Gehirn von relativ wenigen Synapsen verbunden, dafür bilden sich aufgrund genetischer Vorprogrammierung unzählige neue Nervenverbindungen. Die Ausprägung des Nervensystems bei einem Kleinkind hängt auch davon ab, wie stark es von Eltern oder Betreuern gefordert wird. Im Alter von vier Jahren können sich die meisten Kinder problemlos verständigen; die Auge-Hand-Koordination funktioniert reibungslos. Im Alter von zwölf Jahren ist der Körper eines Kindes bereits wie der eines Erwachsenen proportioniert, auch wenn es noch nicht völlig ausgewachsen ist. Die Pubertät stellt einen starken Einschnitt dar: Geschlechtshormone werden ausgeschüttet und führen zur Bildung sekundärer Geschlechtsmerkmale. Auch das Gehirn entwickelt sich bis weit ins Erwachsenenalter hinein weiter.

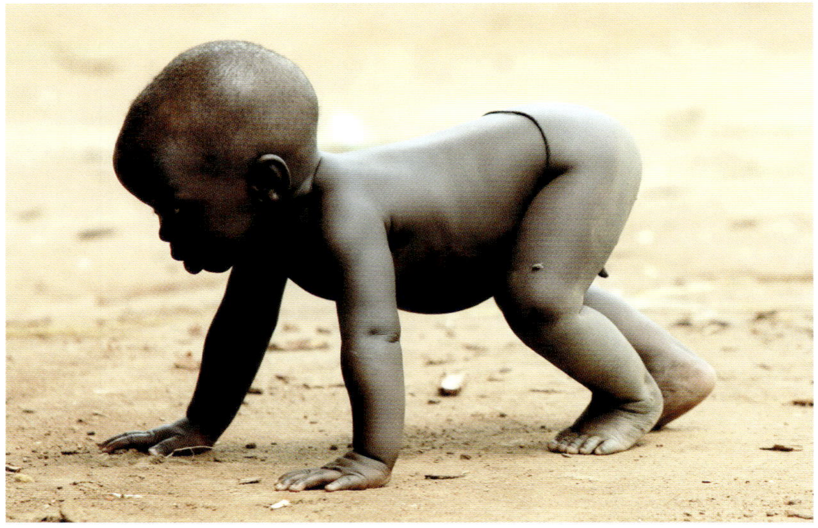

Kleinkind
Im Alter von sieben bis zehn Monaten fangen Kleinkinder an zu krabbeln. Obgleich die Entwicklung von Kleinkindern sehr unterschiedlich verläuft, können die meisten mit vierzehn Monaten alleine gehen und stehen.

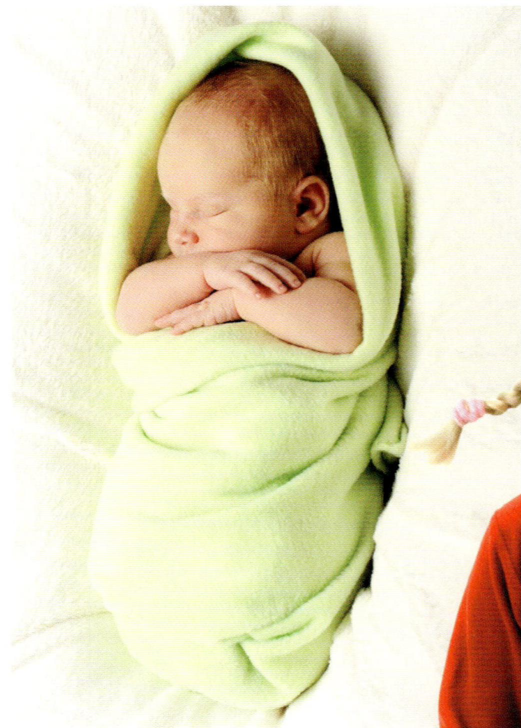

Säugling
Anfangs sind Kopf und Rumpf im Vergleich zu den Gliedmaßen relativ groß.

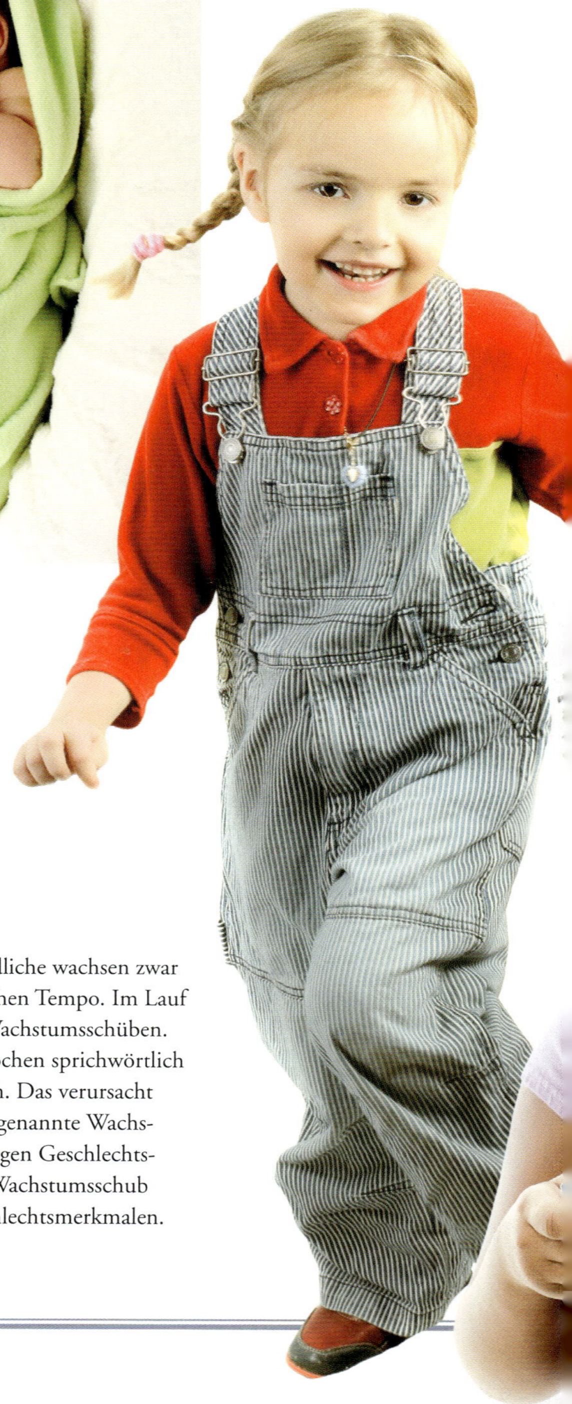

Drei Jahre alt
Die Gliedmaßen werden länger; Kopf und Rumpf wachsen nun langsamer.

Gehirn im Wandel

Zum Zeitpunkt der Geburt sind die Nervenzellen im Wesentlichen alle angelegt, aber in bestimmten Bereichen des Gehirns noch nicht miteinander verbunden. Dies gilt vor allem für die Großhirnrinde. Viele Verbindungen bilden sich beim Heranwachsen erst aus. Es vollzieht sich ein stetiger Umbau von Nervenverbindungen, wobei nur etwa ein Drittel der einmal angelegten erhalten wird. Besonders in der Pubertät werden neue Nervenfasern mit Marksubstanz ausgestattet, also sozusagen verankert. Dieser Prozess setzt sich bis weit ins Erwachsenenalter fort.

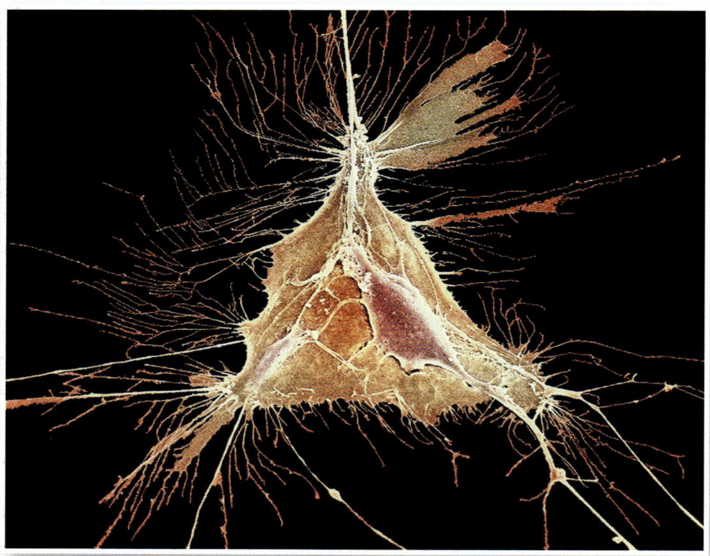

Mit Marksubstanz versehene Nervenfasern
Eine Gliazelle kann Marksubstanz für bis zu 50 Nervenfasern bilden. Die zunehmende Neubildung von Synapsen in der Jugend wird von Gliazellen erst ermöglicht.

Wachstumsschübe

Gesunde Babys, Kinder und Jugendliche wachsen zwar ständig, doch nicht immer im gleichen Tempo. Im Lauf der Zeit kommt es wiederholt zu Wachstumsschüben. Manchmal wachsen die langen Knochen sprichwörtlich über Nacht schneller als gewöhnlich. Das verursacht zuweilen Gliederschmerzen oder sogenannte Wachstumsschmerzen. In der Pubertät sorgen Geschlechtshormone für einen letzten großen Wachstumsschub und für die Entwicklung von Geschlechtsmerkmalen.

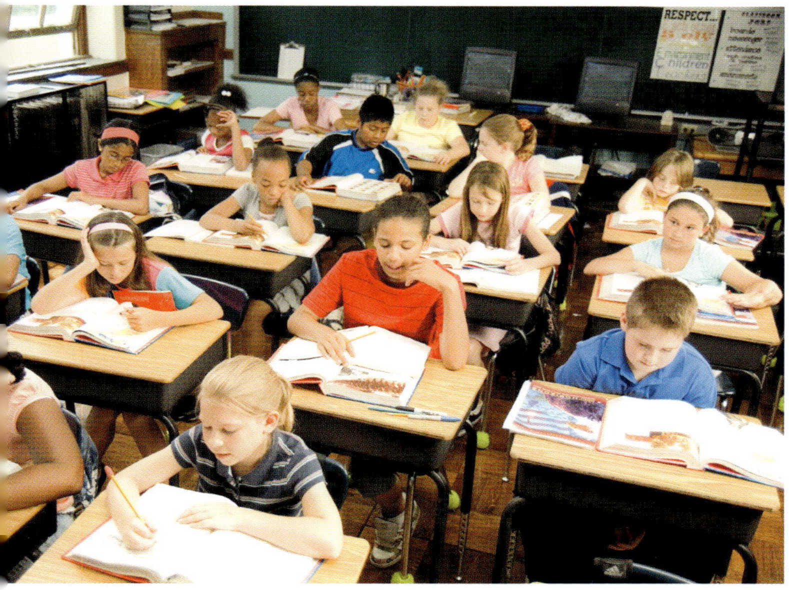

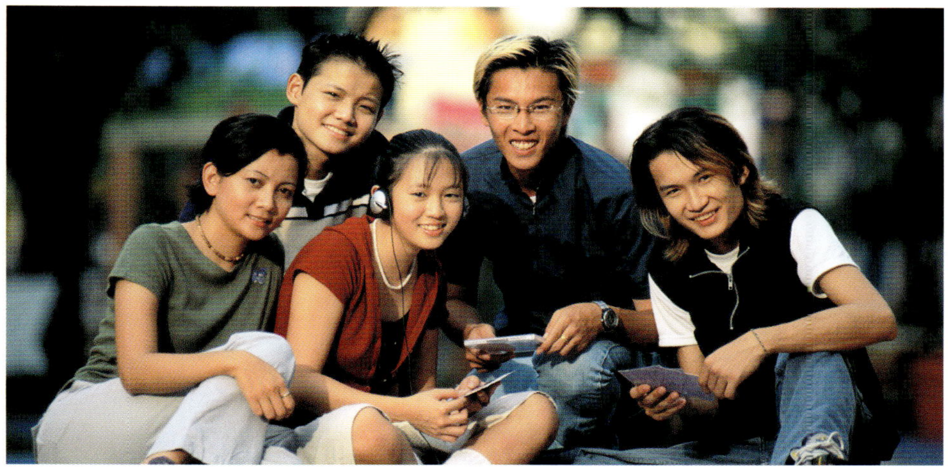

Jugendalter
Die körperliche Erscheinungsform dieser Jugendlichen reflektiert die Veränderungen, die mit der Ausschüttung von Hormonen einhergehen. Sekundäre männliche sowie weibliche Geschlechtsmerkmale sind nun erkennbar.

Kindheit
Setzt nach dem Kleinkindalter ab zwei Jahren ein und reicht bis in die Pubertät. In dieser Zeit verändert sich der Körper erheblich; im Gehirn werden die Voraussetzungen für Langzeitgedächtnis und kognitive Fähigkeiten angelegt.

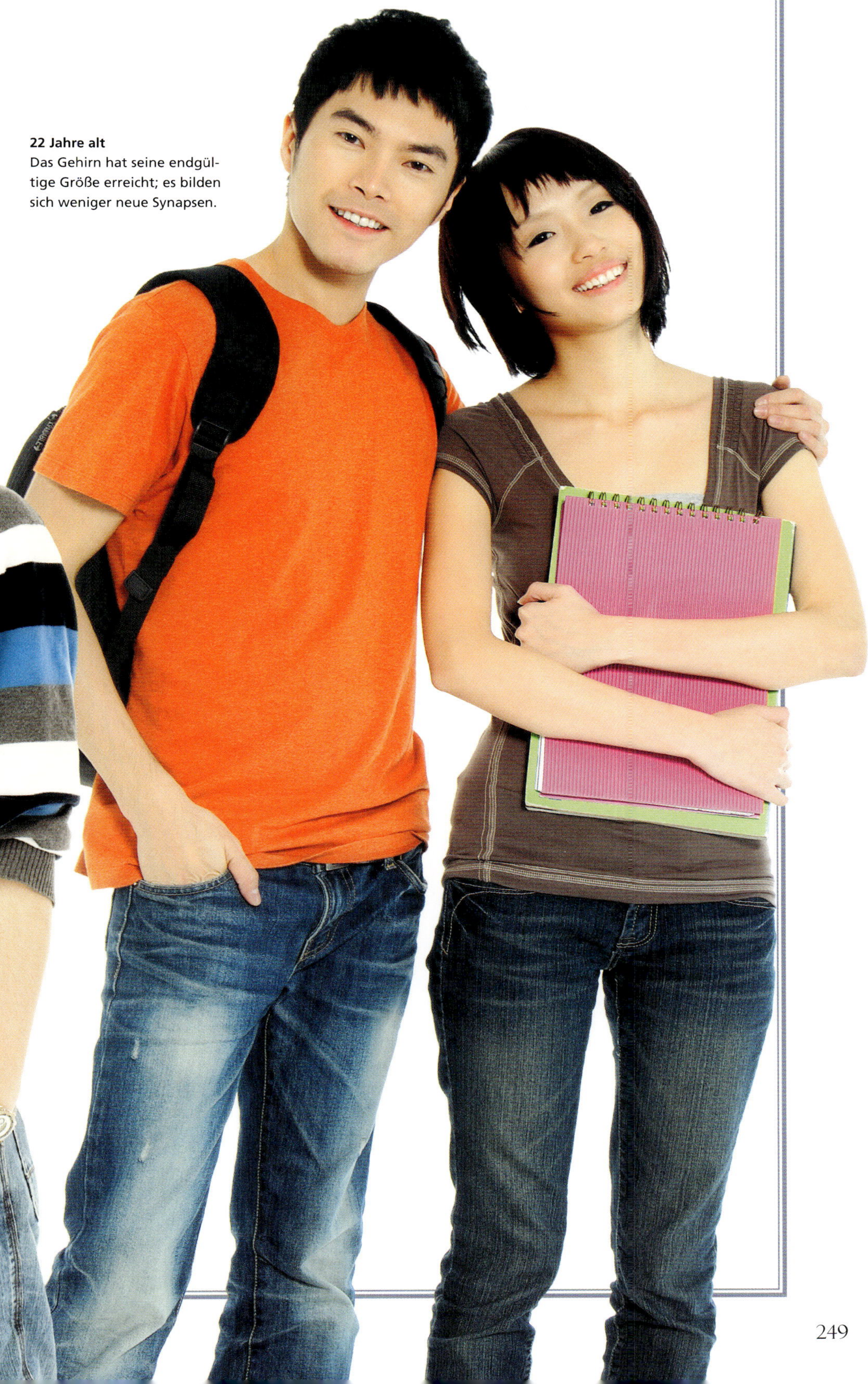

22 Jahre alt
Das Gehirn hat seine endgültige Größe erreicht; es bilden sich weniger neue Synapsen.

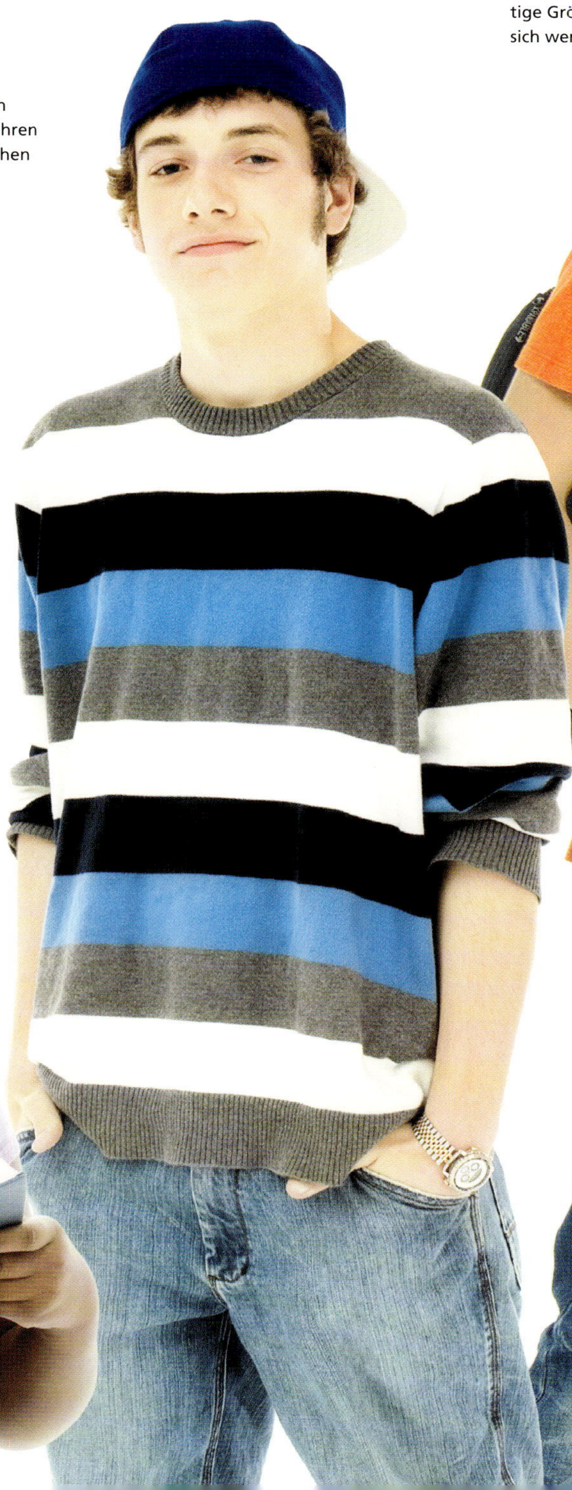

Pubertät
Die meisten Mädchen werden zwischen elf und sechzehn Jahren geschlechtsreif; Jungen zwischen zwölf und siebzehn.

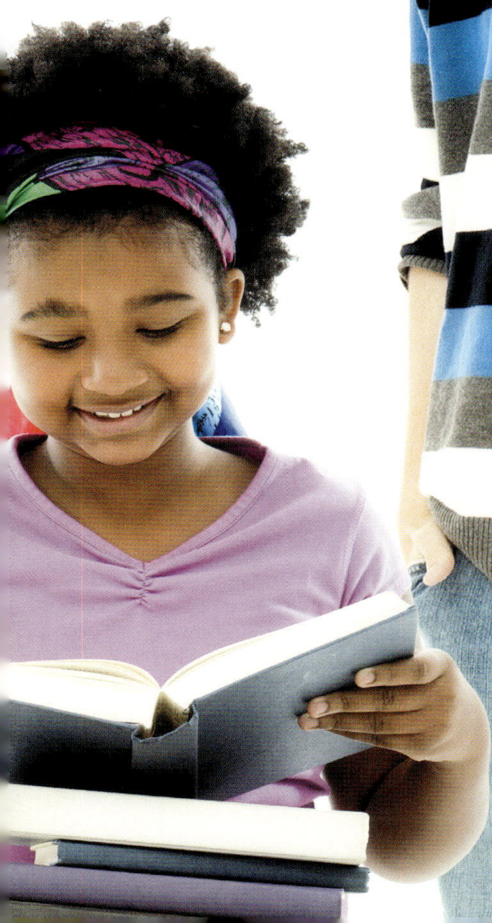

Zehn Jahre alt sind Kopf und Gehirn fast so groß wie bei einem Erwachsenen.

Erwachsenenalter

Aus biologischer Sicht ist unsere Entwicklung mit dem Erwachsenenalter noch lange nicht abgeschlossen. Unsere Zellen erneuern sich ständig, werden auf- und abgebaut. Rein körperlich befinden wir uns im Alter von 35 Jahren auf dem Höhepunkt unseres Daseins. Danach zeigen sich erste „Verschleißerscheinungen": Die Haut wird faltig, und die Muskeln werden schwächer. 90 Prozent aller über 40-Jährigen haben irgendeine Form von Gelenkentzündung, und ihr Anteil an Körperfett ist deutlich höher als der Anteil an Muskelmasse. Ab 60 Jahren arbeiten die Körpersysteme nicht mehr ganz so reibungslos wie vorher. Fachleute empfehlen einen gesunden Lebensstil, um in Würde zu altern; ausgewogene Ernährung, regelmäßige Bewegung, viele positive soziale Kontakte und Tätigkeiten, die das Gehirn anregen.

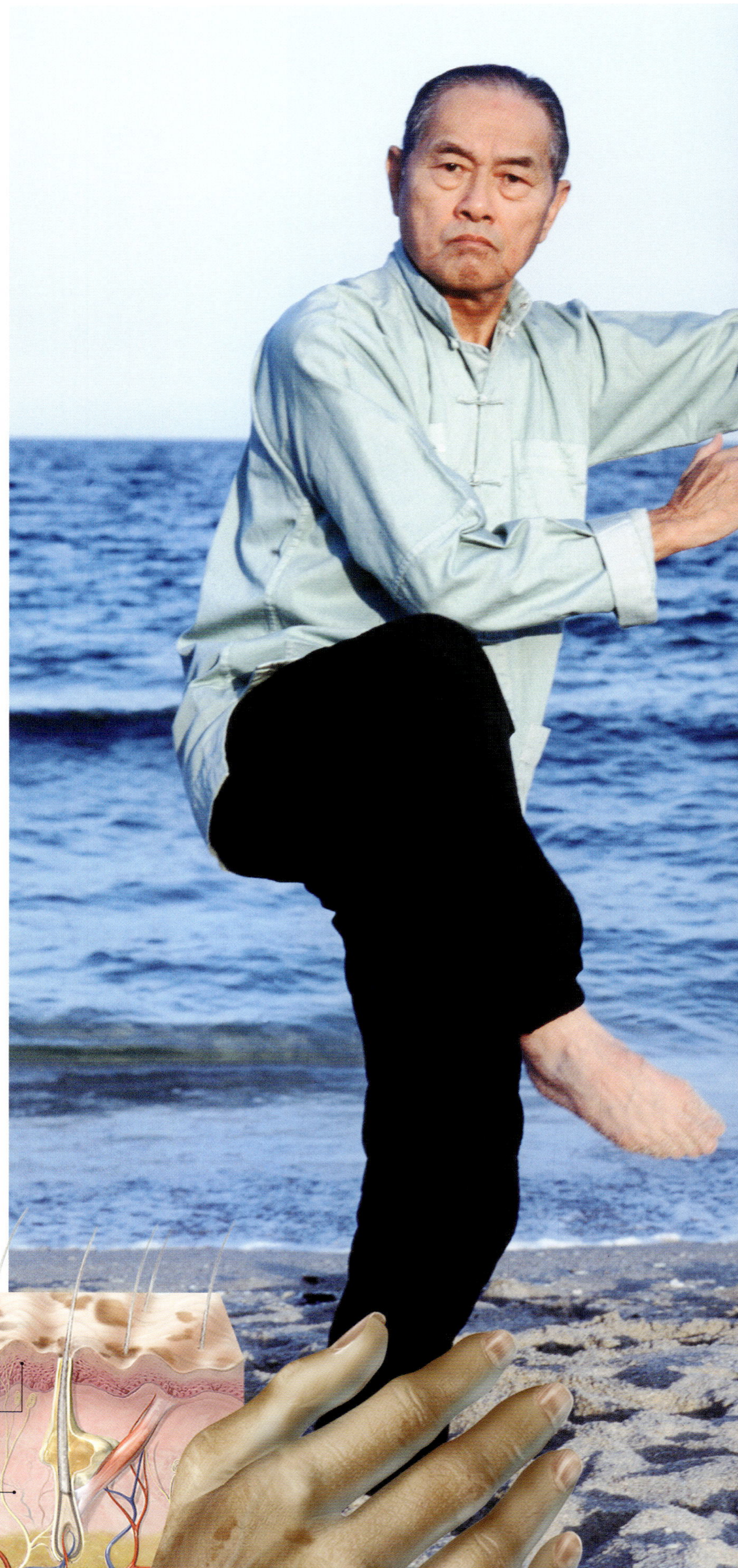

Altern

Der Alterungsprozess bringt viele Veränderungen. Die Sinnesorgane arbeiten nicht mehr auf höchstem Niveau, die Elastizität des Bindegewebes lässt nach, der Hormonhaushalt gerät außer Balance, und das Nervensystem ist zunehmend störanfällig. Der Stoffwechsel verlangsamt sich, die Fettablagerungen werden größer. Knochen- sowie Muskelmasse verlieren an Dichte. Diesem Prozess kann man gegensteuern, indem man geistig und körperlich aktiv bleibt, zum Beispiel mit niveauvollen Hobbys und regelmäßigem Training mit leichten Gewichten.

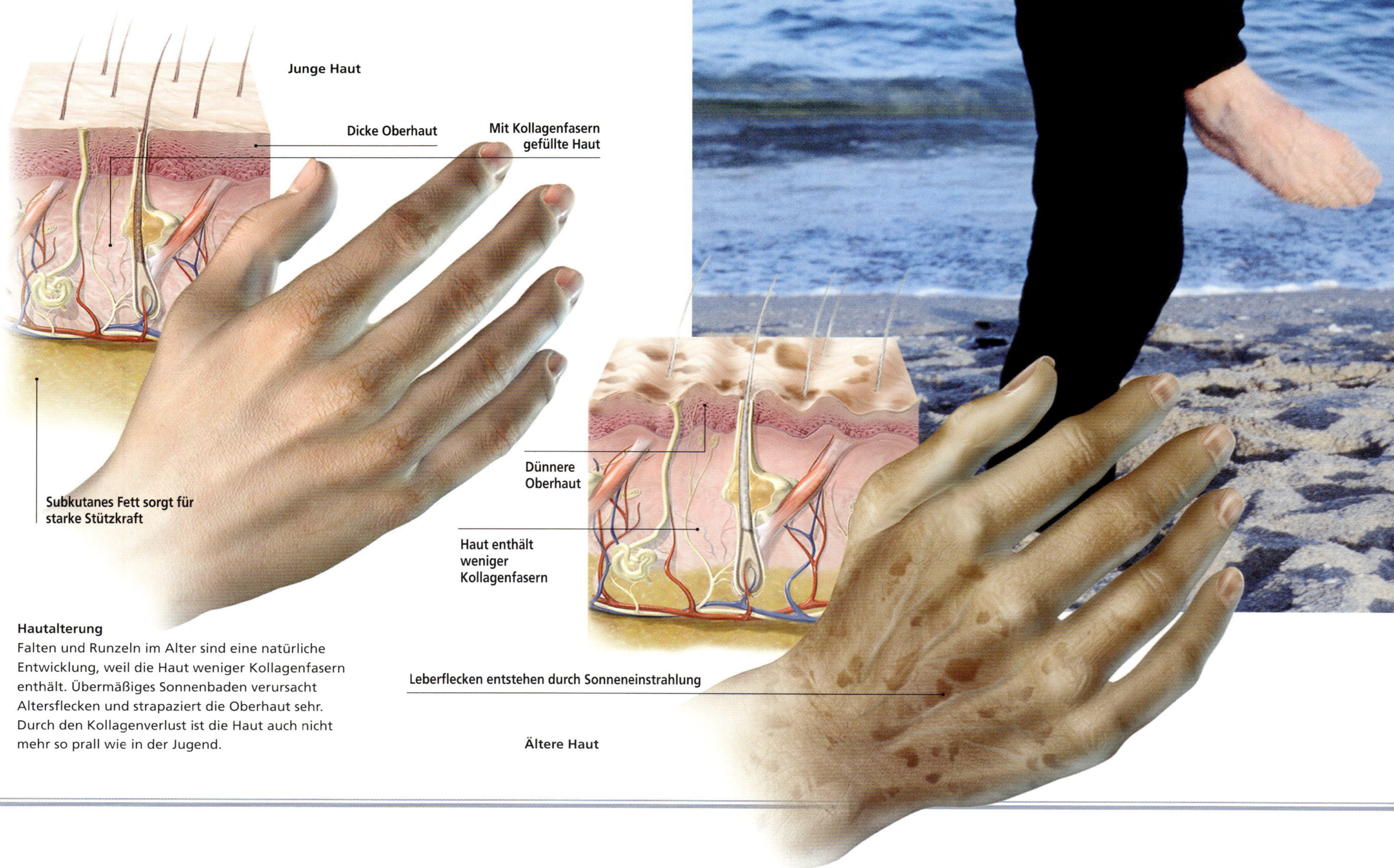

Hautalterung

Falten und Runzeln im Alter sind eine natürliche Entwicklung, weil die Haut weniger Kollagenfasern enthält. Übermäßiges Sonnenbaden verursacht Altersflecken und strapaziert die Oberhaut sehr. Durch den Kollagenverlust ist die Haut auch nicht mehr so prall wie in der Jugend.

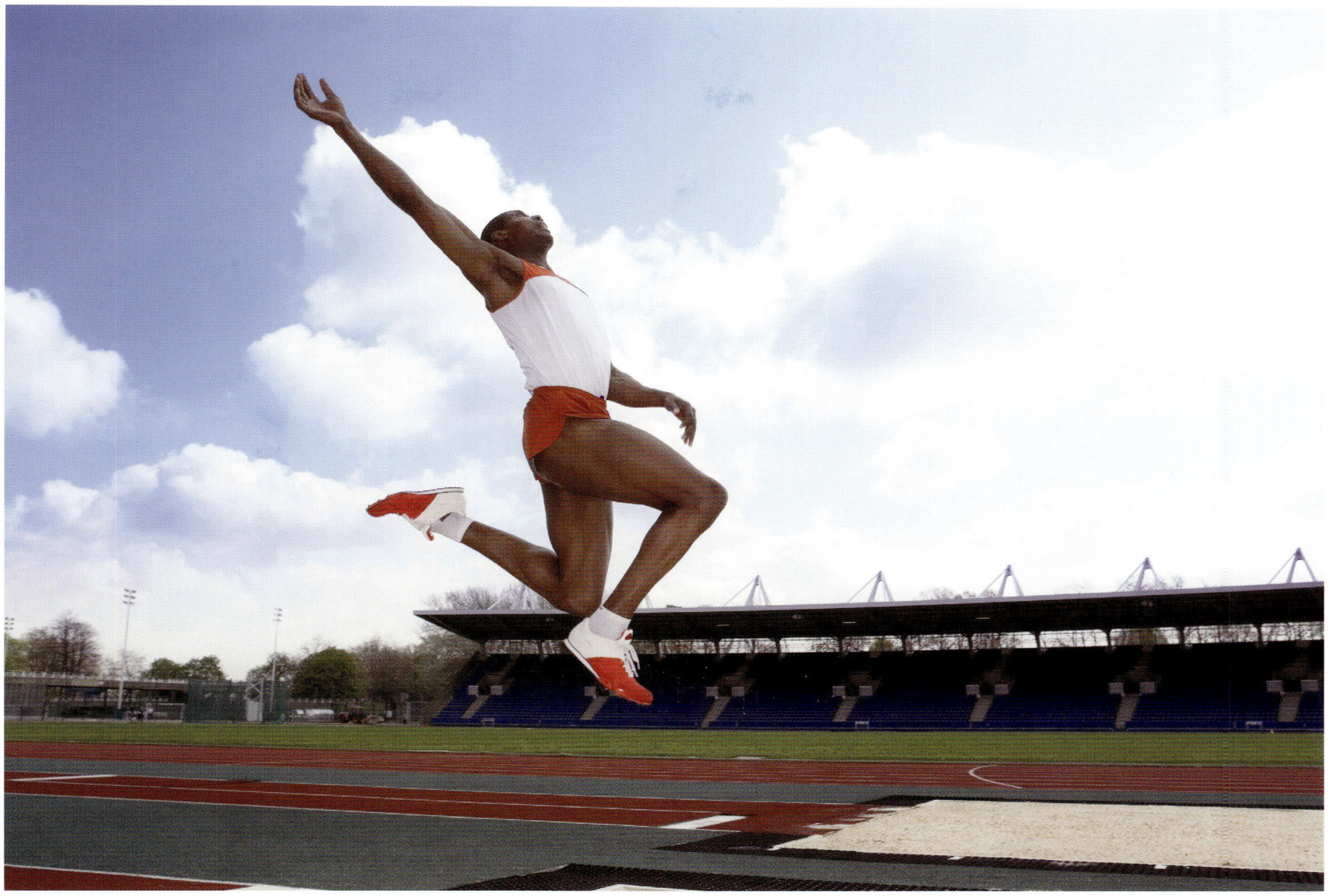

Maximum an Körperfitness
Spitzensportler sind meist zwischen 20 und 30 Jahre alt. In dieser Zeit befindet sich der Körper auf dem Höhepunkt seiner Leistungskraft, die ab dem 30. Lebensjahr nachlässt. Viele Athleten beenden ihre Karriere, wenn sie über 30 sind.

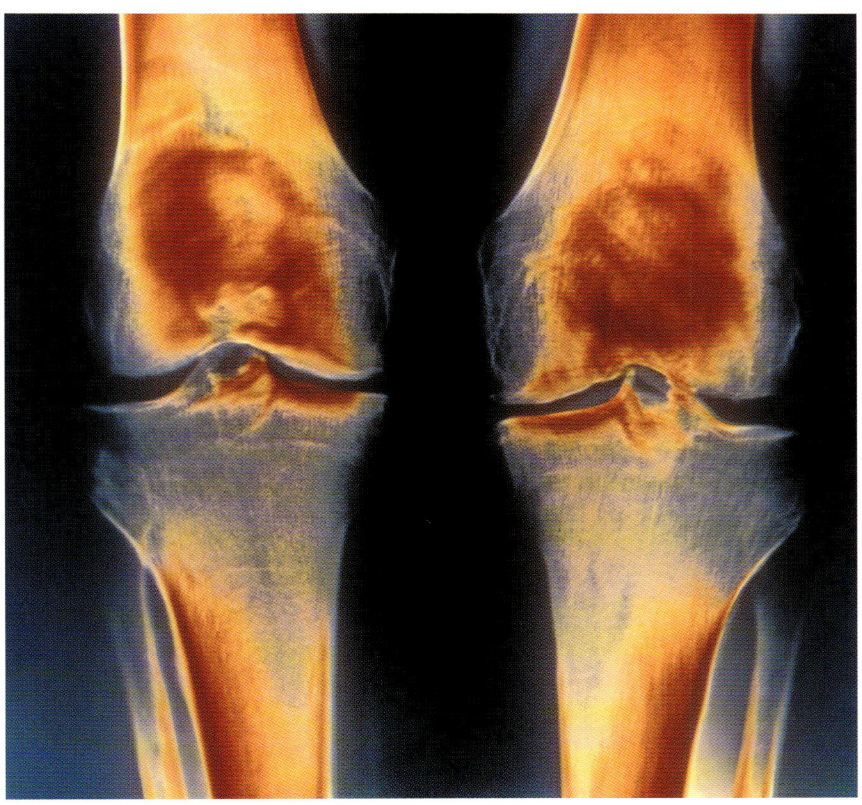

Arthrose
Diese Röntgenaufnahme zeigt geschädigtes Knorpelgewebe in den Kniegelenken einer älteren Person. Ab dem 50. Lebensjahr hat jeder zweite Mensch von Entzündung befallene Gelenke (Arthrose), meist in Hüften oder Knien.

Kalorienbeschränkung

Ausschlaggebender Faktor beim Alterungsprozess ist ein genetisch gesteuerter Mechanismus, der die Häufigkeit der Zellteilung drastisch mindert, etwa um das 80- bis 90-Fache. Laut neuerer Forschung kann man die Lebensdauer erheblich verlängern, indem man seine Kalorienzufuhr halbiert. Natürlich sollte man wichtige Nährstoffe weiterhin zu sich nehmen, doch diese Methode passt sich dem verlangsamten Stoffwechsel und somit der langsameren Zellteilung an.

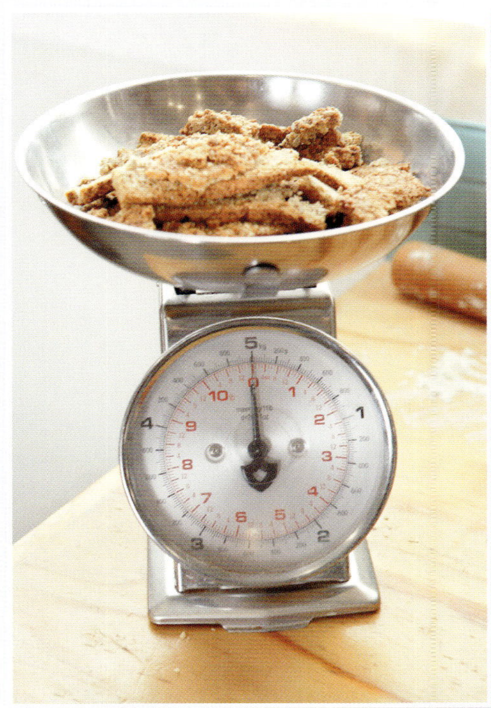

Genitalkrankheiten bei Frauen

Viele Frauen erleiden im Laufe ihres Lebens eine Erkrankung der Geschlechtsorgane. Vaginale Pilzinfektionen sind ziemlich verbreitet, jedoch gut behandelbar. Das Gleiche gilt für mit Flüssigkeit gefüllte Zysten der Eierstöcke. Sie sind meist hormonell bedingt und bilden sich wieder zurück. Ein gutartiger Tumor in der Gebärmutter (Myom) entwickelt sich in Europa bei jeder vierten bis sechsten Frau im gebärfähigen Alter. Beim prämenstruellem Syndrom (PMS) kommt es vor der Menstruation zu Unterleibskrämpfen, starken Stimmungsschwankungen und Depressionen. Endometriose bezeichnet gutartige, oft schmerzhafte Wucherungen von Gewebe der Gebärmutterschleimhaut, das sich in benachbarten Organen ansiedelt. Krebs in den Eierstöcken macht sich meist erst dann bemerkbar, wenn die Krankheit schon weit fortgeschritten ist und sich Metastasen gebildet haben.

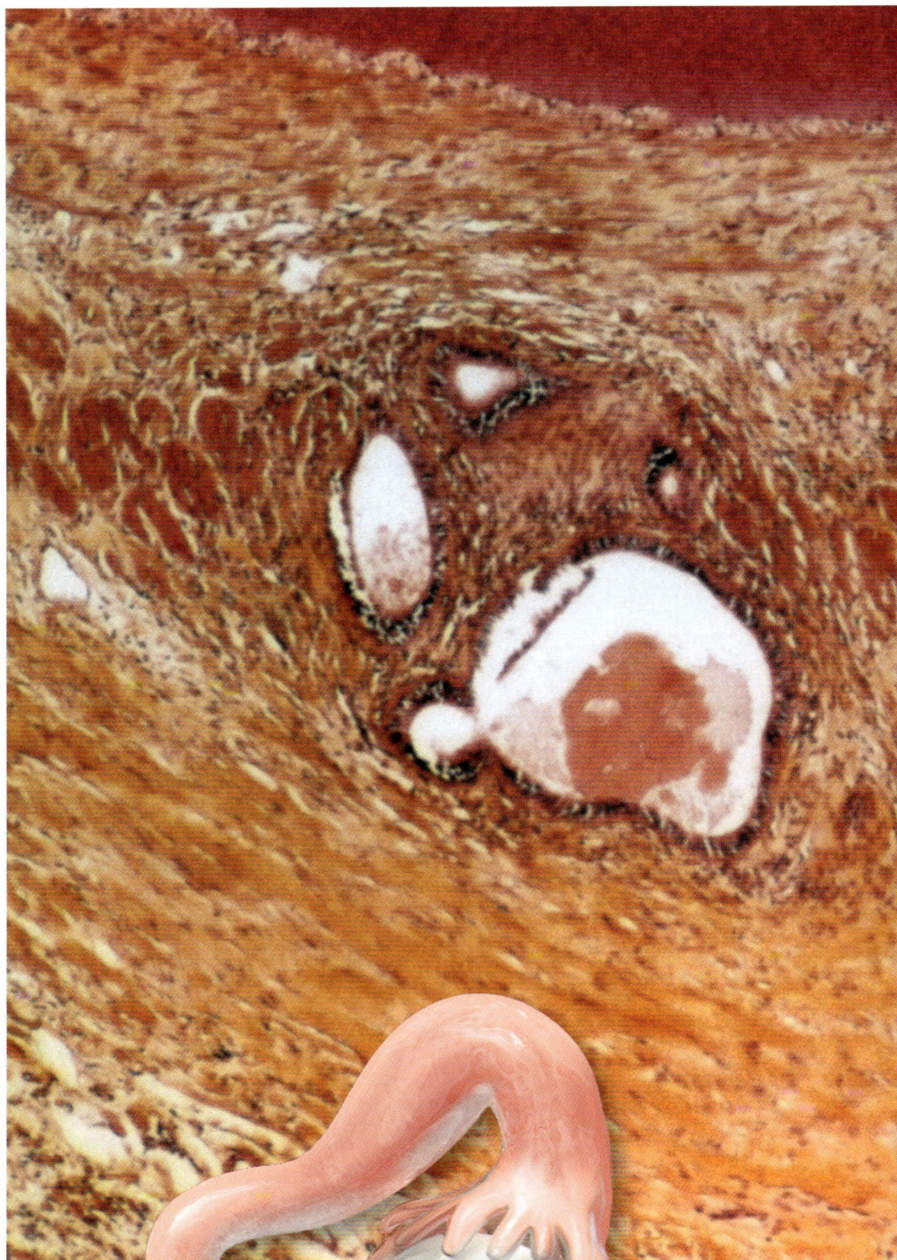

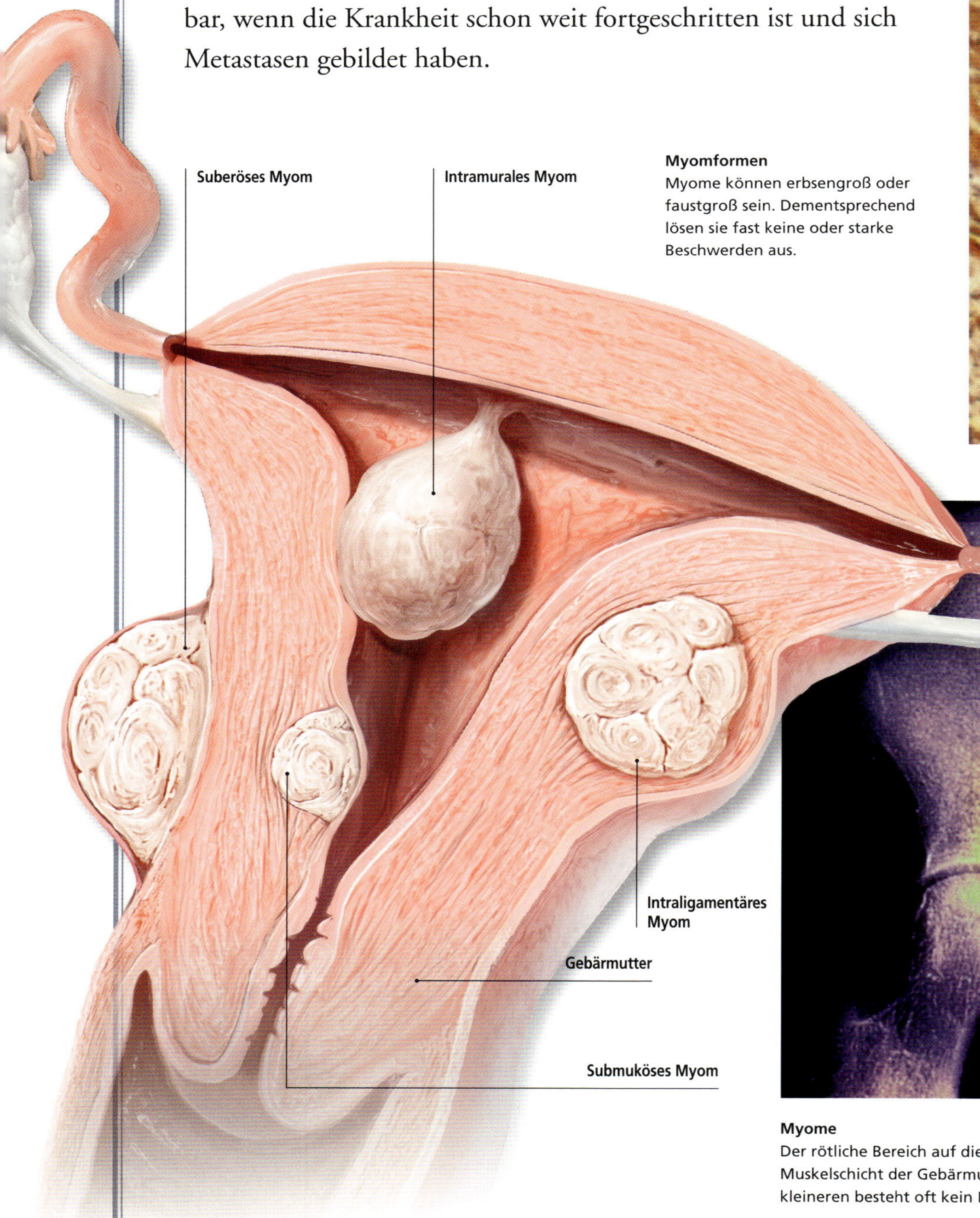

Myomformen
Myome können erbsengroß oder faustgroß sein. Dementsprechend lösen sie fast keine oder starke Beschwerden aus.

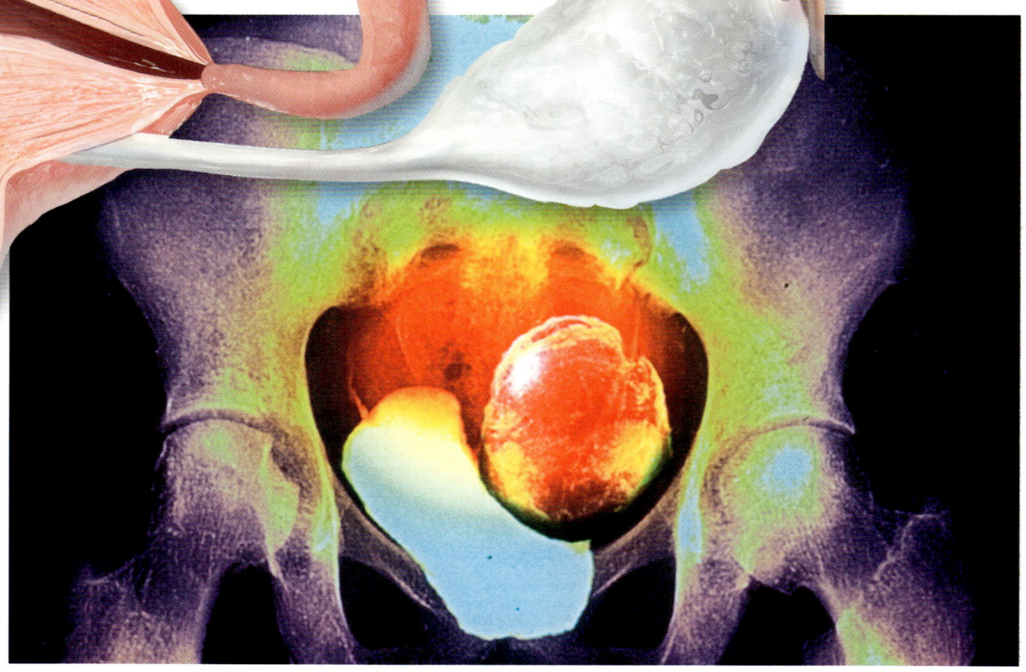

Myome
Der rötliche Bereich auf diesem Urogramm ist ein Myom, eine gutartige Wucherung in der Muskelschicht der Gebärmutter. Sehr große Myome müssen operativ entfernt werden, bei kleineren besteht oft kein Handlungsbedarf.

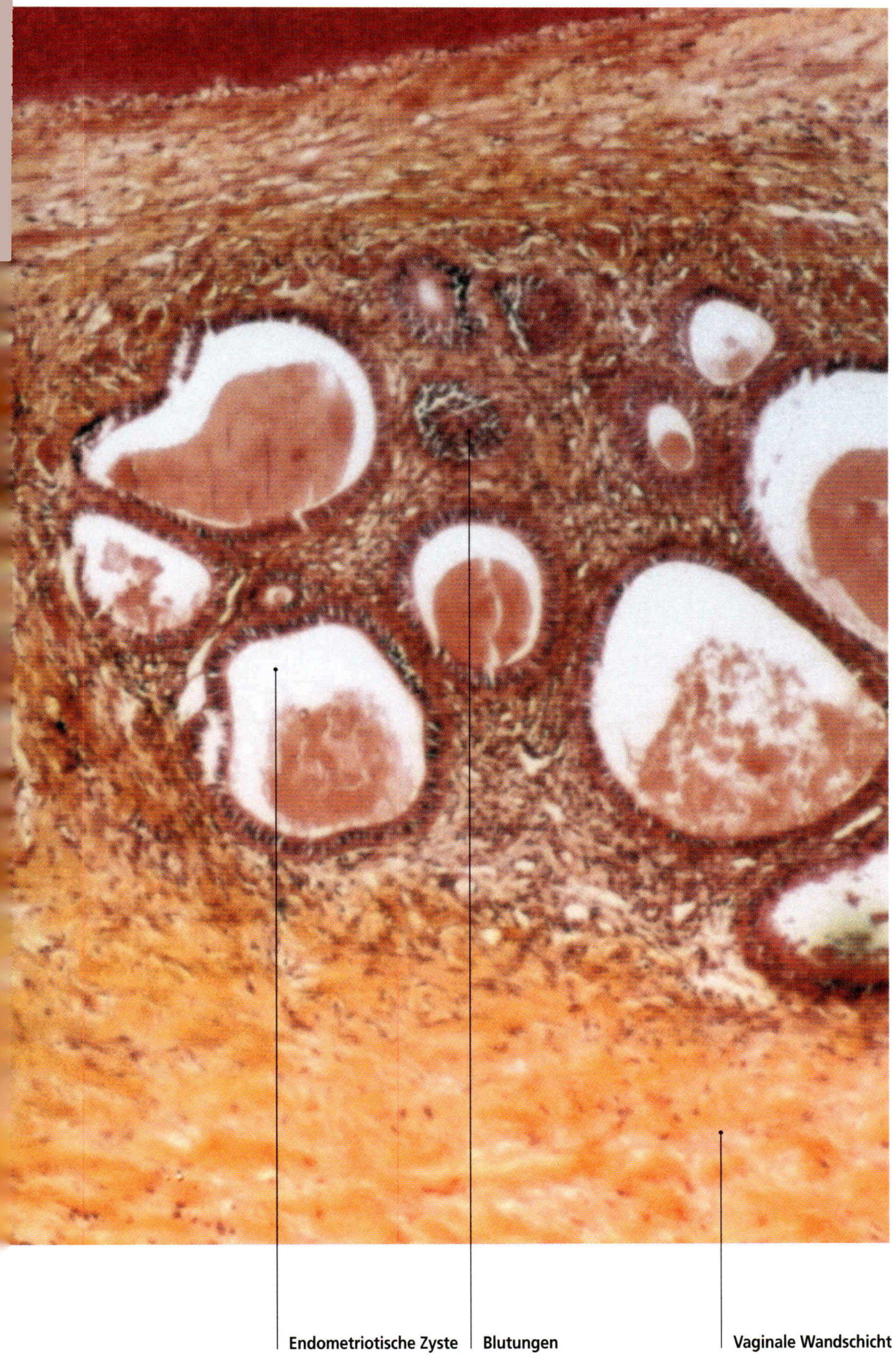

Endometriose

An dieser Krankheit leiden etwa fünf Prozent aller Frauen. Die versprengten Endometrioseherde wachsen während des Monatszyklus analog zur Gebärmutterschleimhaut. Da sie bei jeder Menstruation mitbluten, das Blut aber meist nicht abfließen kann, kommt es häufig zur Bildung von Zysten. Endometriose gilt als wichtigste Ursache für weibliche Unfruchtbarkeit, weil die Eileiter verkleben können. Es ist immer noch unklar, wie es zu dieser Erkrankung kommt. Sie wird medikamentös oder mit Hormonen behandelt. Bei schweren Befunden wird versucht, die Wucherungen mittels Laser operativ zu entfernen.

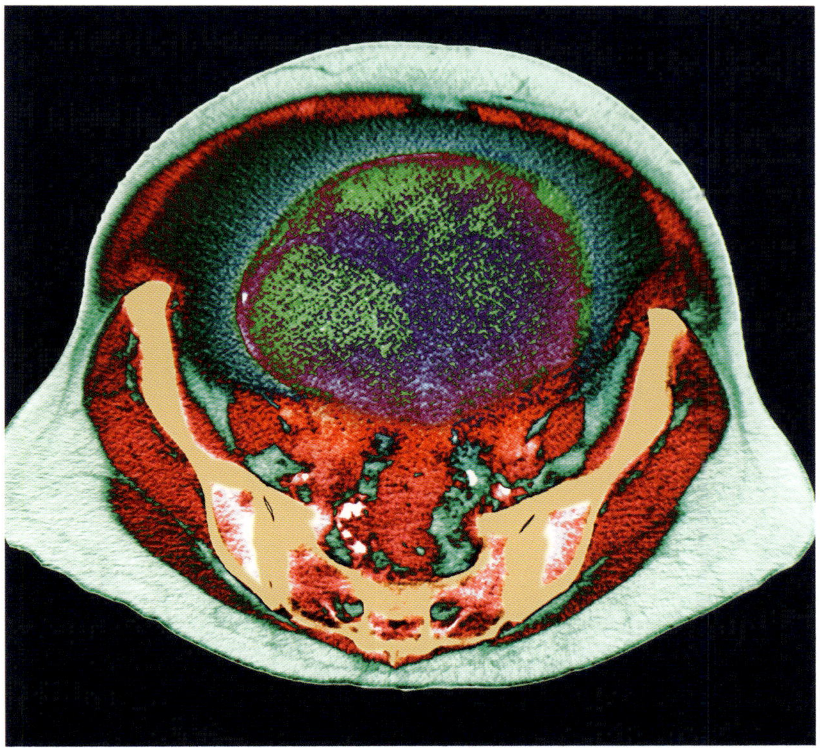

Eierstockkrebs
Diese Computertomographie zeigt ein bösartiges Geschwür (violett) im Eierstock einer Patientin. Rund um die Eierstöcke hat sich Flüssigkeit angesammelt (rot). Ein Zeichen dafür, dass der Krebs bereits in den Unterbauch gestreut hat.

Gebärmutterhalskrebs

Wird durch eine langjährige Infektion mit krebsauslösenden Humanen Papillomaviren (HPV) verursacht. Das sind sexuell übertragbare Viren. Inzwischen kann man sich gegen zwei gefährliche Typen der HP-Viren impfen lassen und dadurch das Risiko für Gebärmutterhalskrebs deutlich reduzieren. Außerdem sollten Frauen in regelmäßigen Abständen eine Früherkennungsuntersuchung wahrnehmen.

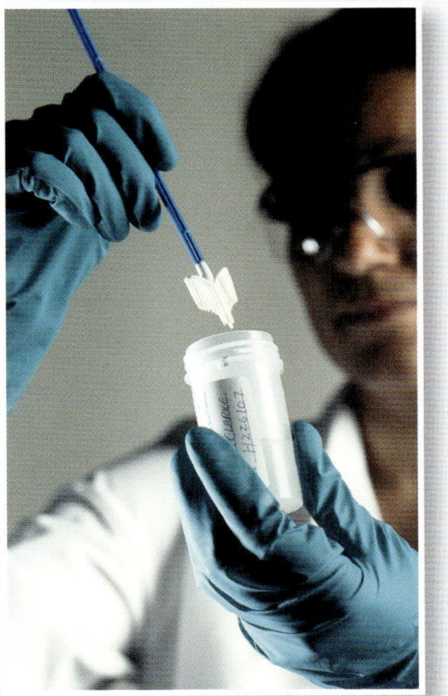

Der Pap-Abstrich
Dafür werden oberflächliche Zellen aus dem Gebärmutterhalskanal entnommen und wie auf dem Foto im Labor nach entzündlichen Veränderungen der Zellen untersucht. Der Pap-Test hat eine hohe Treffsicherheit.

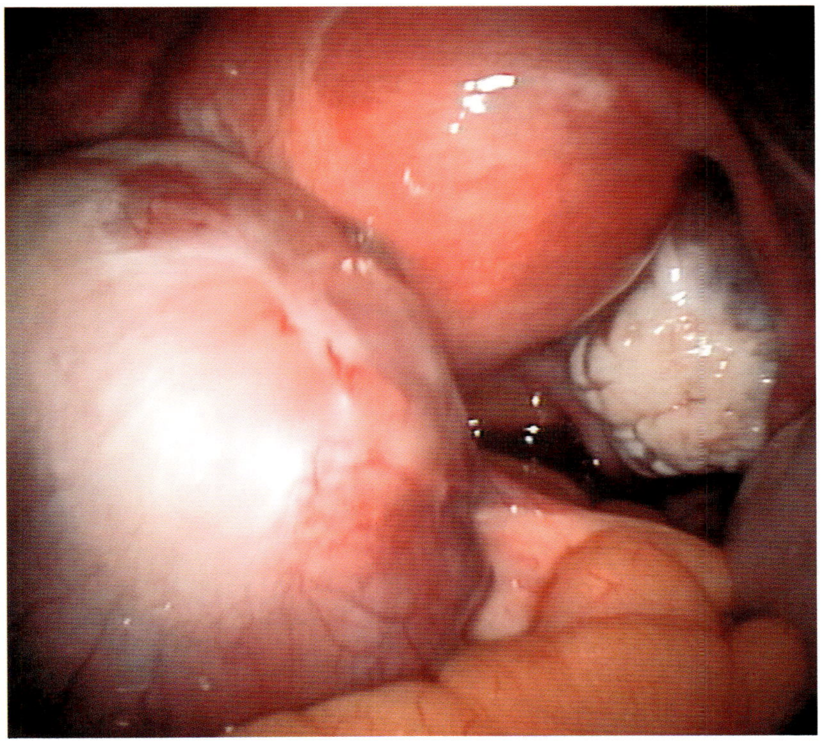

Eierstockzyste
Gutartige, mit Flüssigkeit gefüllte Zysten im Eierstock sind relativ häufig. Die große weißliche Masse im Vordergrund, die man auf dieser Endoskop-Aufnahme sieht, ist eine Zyste, die so groß ist wie die dahinterliegende Gebärmutter.

Genitalkrankheiten bei Männern

Viele Männer erleiden Krankheiten der Prostata oder der Nebenhoden. Eine akute Nebenhodenentzündung (Epididymitis) ist eine meist durch Bakterien verursachte Infektion des Nebenhodens. Eindringende Bakterien können auch Prostatitis, eine schmerzhafte Entzündung der Prostata, hervorrufen, die mit Fieber und Schüttelfrost einhergeht. Hodenkrebs ist relativ selten und tritt meist im Alter von 15 bis 35 Jahren auf. Hodenhochstand ist eine Entwicklungsstörung bei männlichen Babys. Wird sie nicht behoben, kann es Jahre später zu Unfruchtbarkeit oder Hodenkrebs kommen. Bei einer falschen Bewegung beim Aufstehen oder beim Sport kann es zu einer Hodenverdrehung kommen. Dabei ist einer der Hoden um die Achse seines Samenstrangs verdreht und schnürt dadurch die Blutzufuhr ab. Der Patient muss umgehend ins Krankenhaus, um die Verdrehung beseitigen zu lassen.

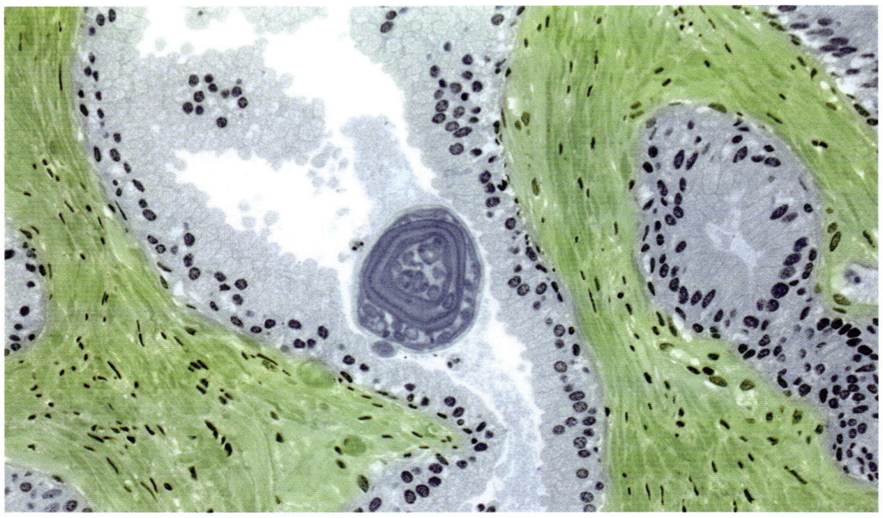

Gutartige Vergrößerung der Prostata
Tritt bei vielen Männern ab dem 60. Lebensjahr auf. Auf dieser Mikrographaufnahme sieht man eine gutartige Wucherung (blau, Mitte) in einer Vorsteherdrüse. Dadurch kann die Prostata anschwellen und auf die Blase drücken, was zu häufigem Harndrang führt. Medikamente oder eine Operation gelten als erfolgreiche Therapie. Im frühen Stadium hilft der Verzehr von Kürbiskernen.

Hodenhochstand

Ist eine Entwicklungsstörung, bei der einer oder beide Hoden nach der Geburt eines männlichen Säuglings nicht ertastet werden können. In der Regel verschwindet der Hodenhochstand im ersten Lebensjahr spontan. Ist das nicht der Fall, muss das Phänomen durch Hormontherapie oder operativ behoben werden, um Spätfolgen wie Unfruchtbarkeit oder Hodenkrebs zu verhindern. In hochstehenden Hoden können die Spermien nicht richtig ausreifen.

Impotenz

Wenn es einem Mann bei mindestens 70 Prozent aller Versuche nicht gelingt, eine Erektion zu bekommen, spricht man von Erektionsstörung. Das kann psychische Ursachen haben, doch häufig ist Impotenz ein Hinweis auf eventuell nicht erkannte Erkrankungen wie Bluthochdruck, Herzkrankheiten, Diabetes oder Arteriosklerose. Auch Antidepressiva und Alkoholmissbrauch beeinflussen das Erektionsvermögen. Impotenz kann mit Medikamenten behandelt werden, diese sollten allerdings vom Arzt verschrieben und nicht über das Internet bestellt werden.

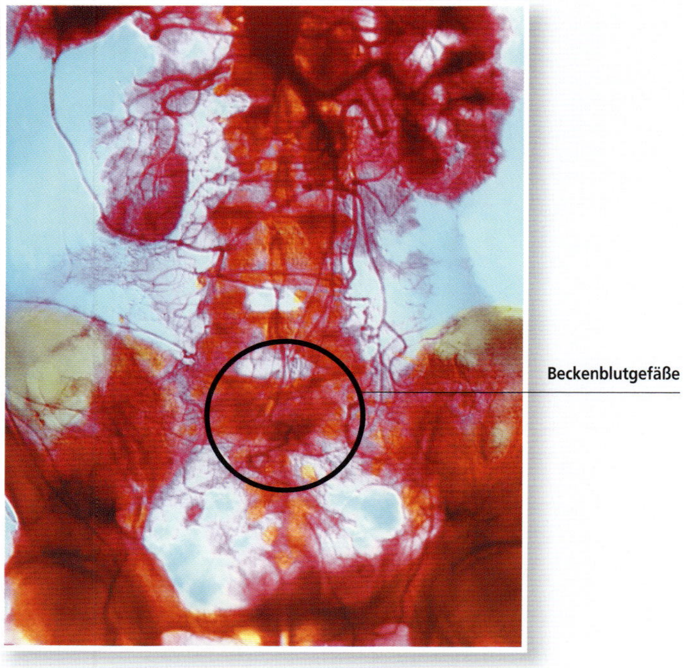

Leriche-Syndrom
Ist eine Form der Durchblutungsstörung der Beckenschlagadern, die Impotenz verursachen kann. Diese Angiographie (Katheder vom Arm in die Bauchaorta) zeigt Blutgefäße, in denen das Blut normal zirkuliert, sowie Arterien in der unteren Beckenregion, die kaum durchblutet sind.

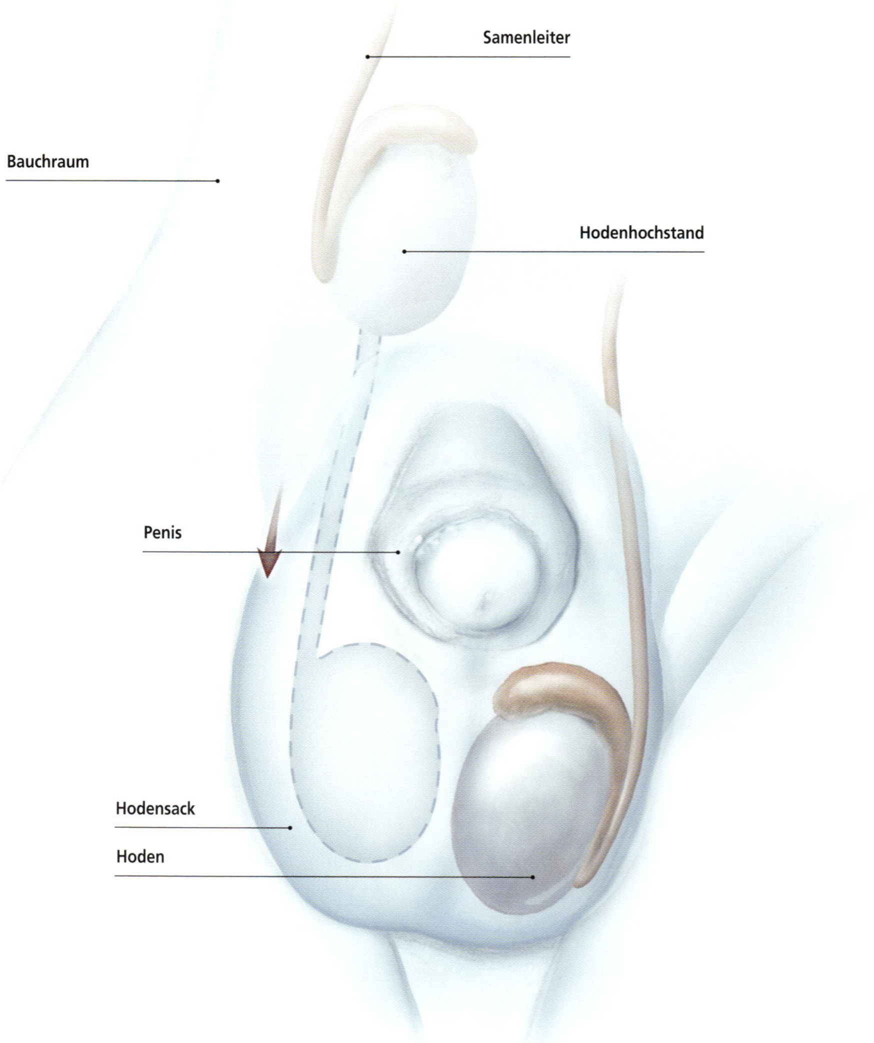

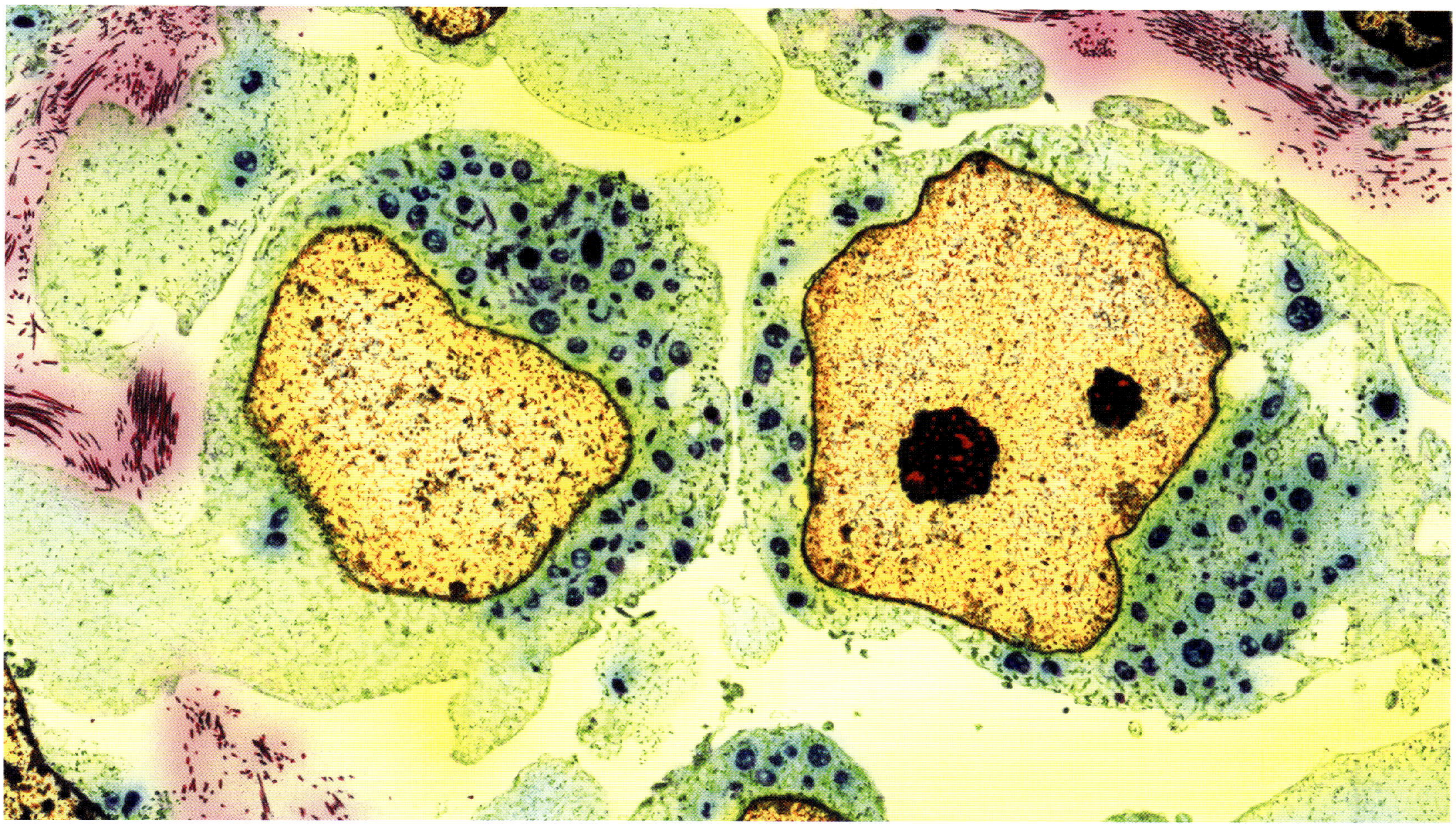

Hodenkrebs
Dieses Transmissionenelektronenmikroskop zeigt abnorm vergrößerte, unregelmäßig geformte Zellkerne (goldgelb) eines bösartigen Tumors. Die grünen Bereiche sind Zytoplasma (gesamter Zellinhalt) um jeden Zellkern. Wird der Hodenkrebs früh erkannt, liegt die Heilungschance bei 94 Prozent.

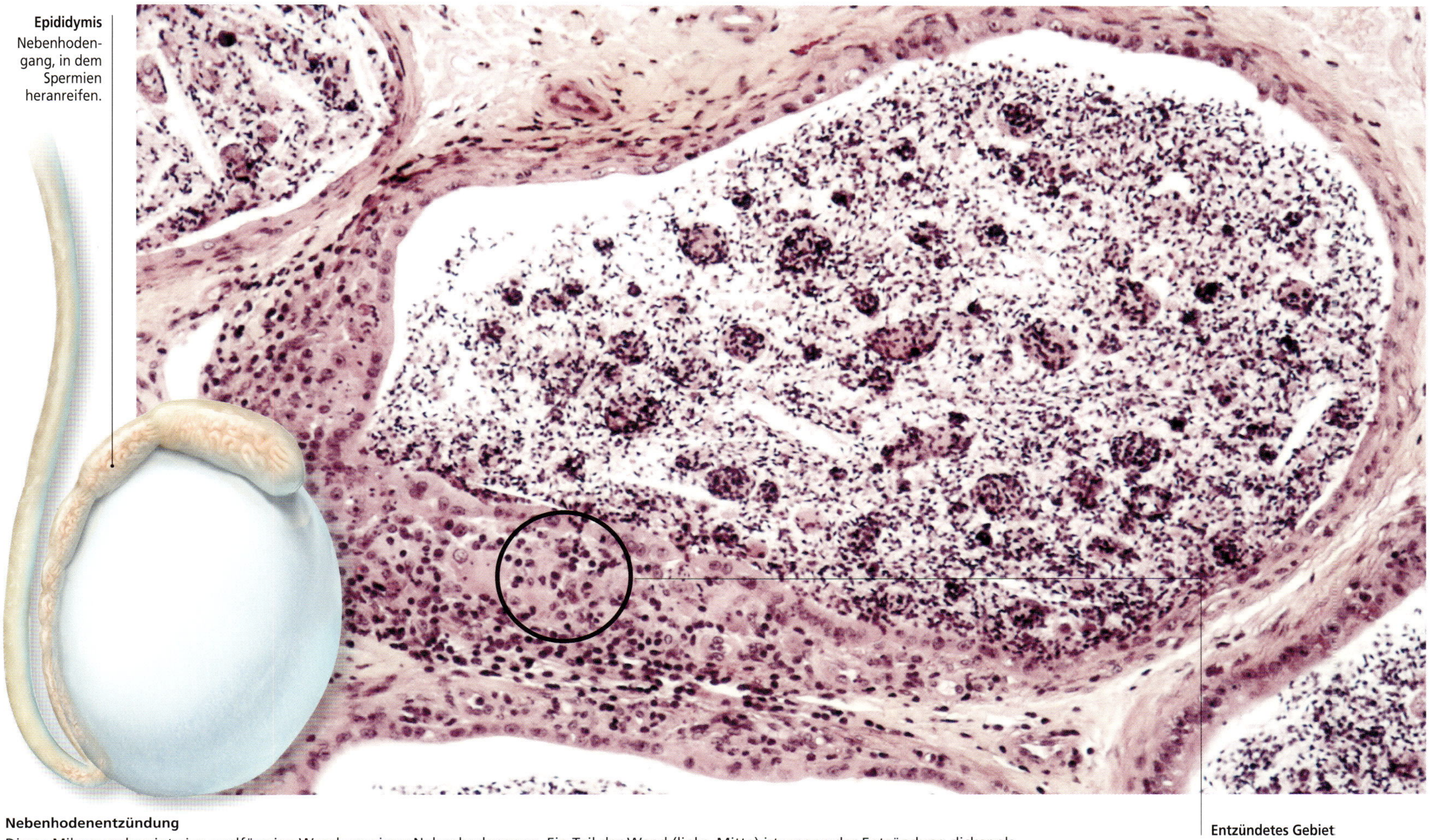

Nebenhodenentzündung
Dieser Mikrograph zeigt eine ovalförmige Wand um einen Nebenhodengang. Ein Teil der Wand (links, Mitte) ist wegen der Entzündung dicker als normal. Diese schmerzhafte Entzündung wird meist durch Bakterien oder Viren verursacht; sie kann Männer jeden Alters betreffen.

Brust- und Prostatakrebs

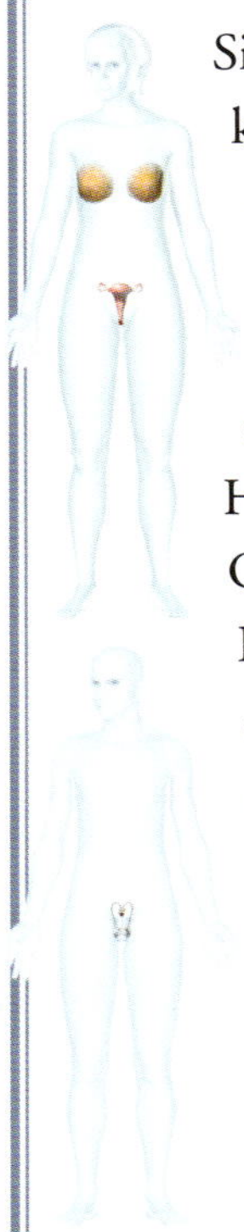

Sie zählen zu den extrem häufigen Krebskrankheiten. An Brustkrebs sterben in der westlichen Welt mehr Frauen als an irgendeiner anderen Erkrankung, vor allem dann, wenn es in der Familie bereits Krebskrankheiten gegeben hat. Ein bösartiger Brusttumor enthält mehrere Zelltypen, die je nach Krebsstadium auf andere Organe oder Gewebe übergreifen können. Heute gibt es vielfältige Therapieansätze, darunter verschiedene Operationsmethoden, Bestrahlungen und Chemotherapien. Regelmäßige Vorsorgeuntersuchungen sind bei diesen Krebsarten wichtig. Wird Brustkrebs früh erkannt und bekämpft, ist er zu 95 Prozent heilbar. Das Gleiche gilt für Prostatakrebs. Prostatatumoren wachsen oft langsam, deshalb ist die Chance relativ groß, sie zu entdecken und zu behandeln, bevor sich an anderen Stellen im Körper Metastasen gebildet haben.

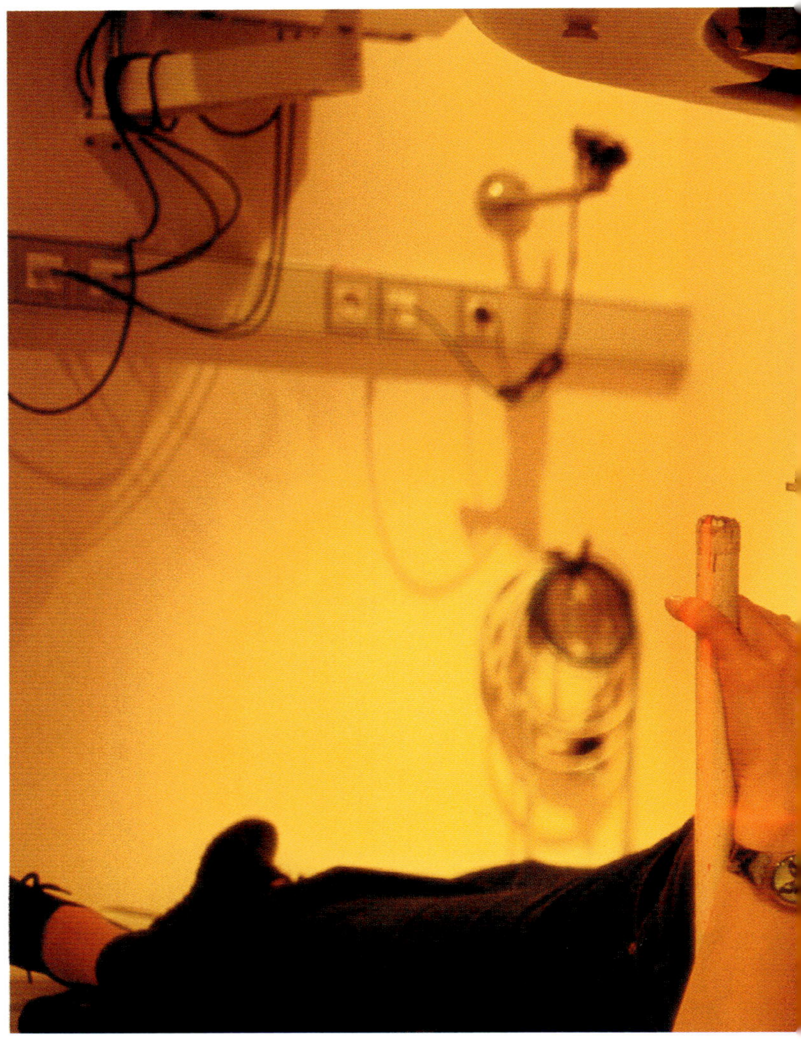

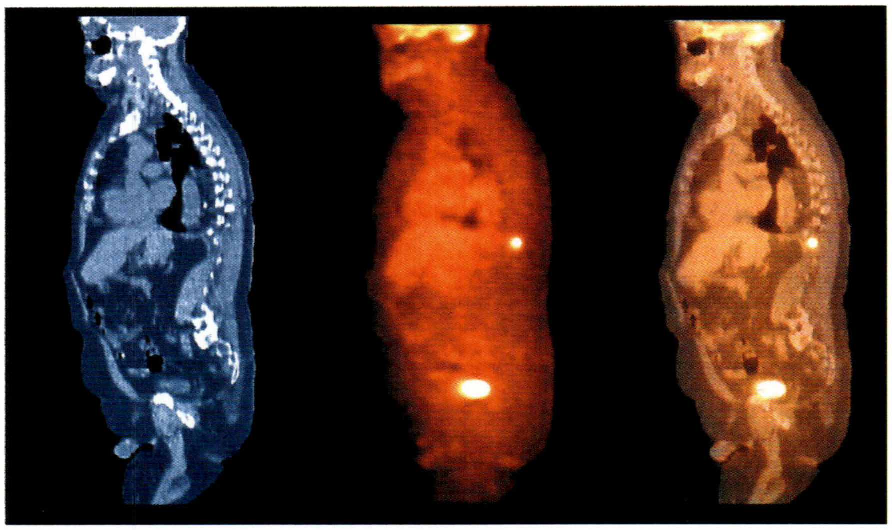

Metastasen bei Prostatakrebs
Prostatakrebs streut oft zuerst in die Knochen. Die weißen Punkte auf dieser Positronen-Emissions-Tomographie sind Tumoren in der Prostata und in einer Rippe (Mitte und rechts).

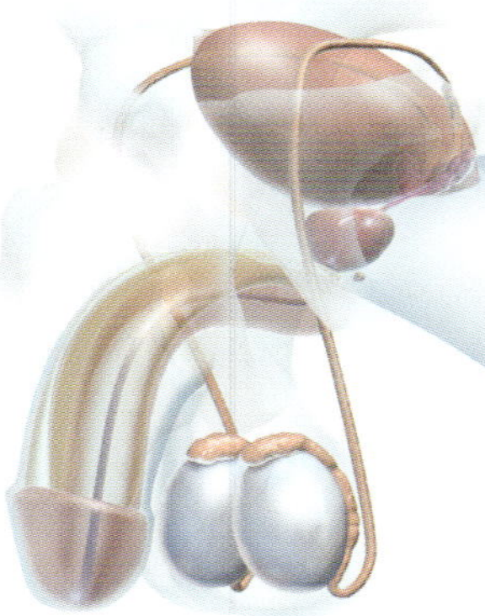

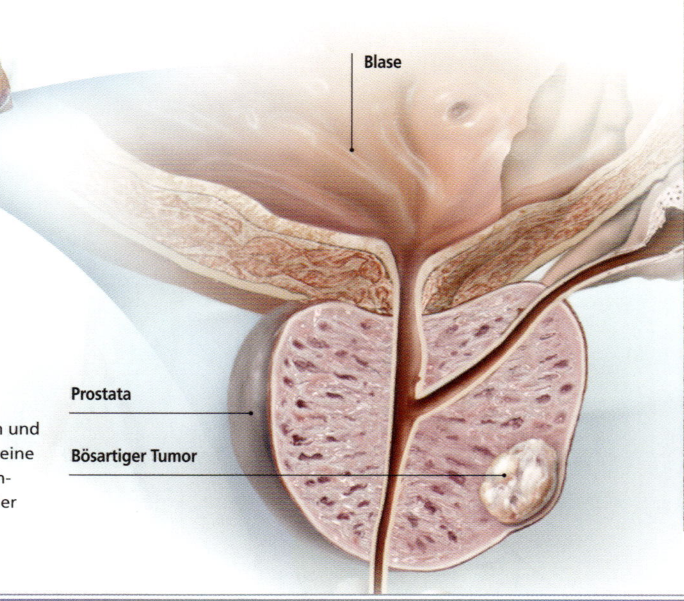

Prostatatumoren
Wachsen in der Regel langsam und beschränken sich zunächst auf eine Stelle. Deshalb sind sie im Frühstadium durch Bestrahlung oder Operation gut heilbar.

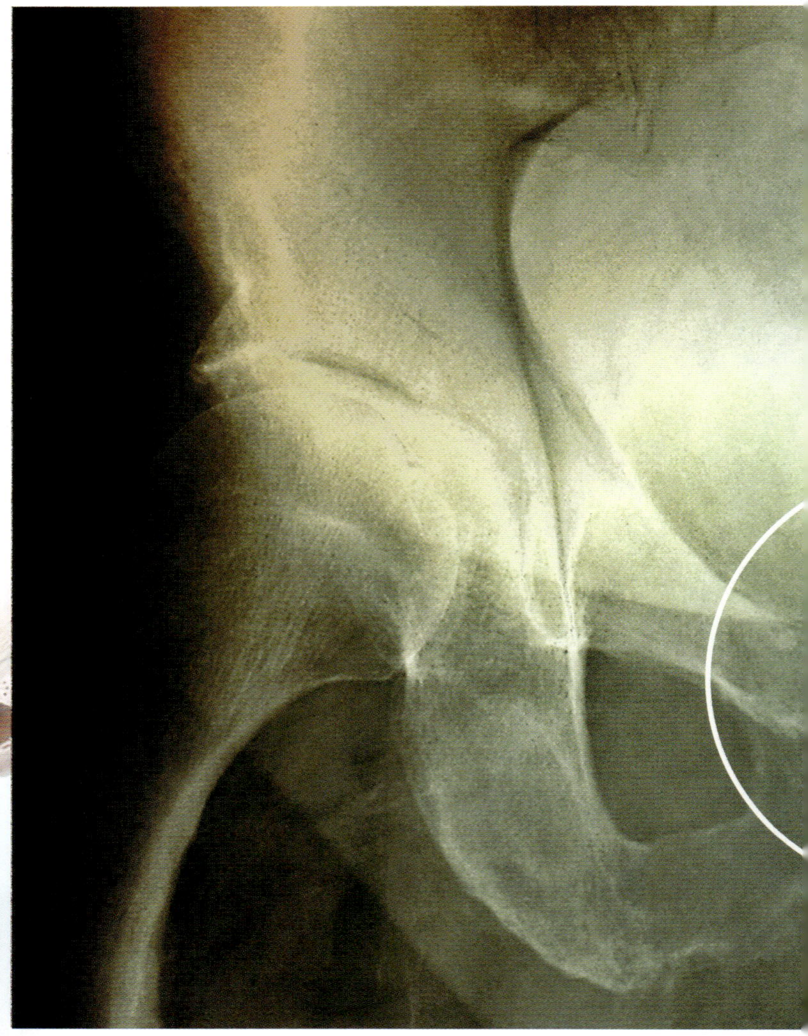

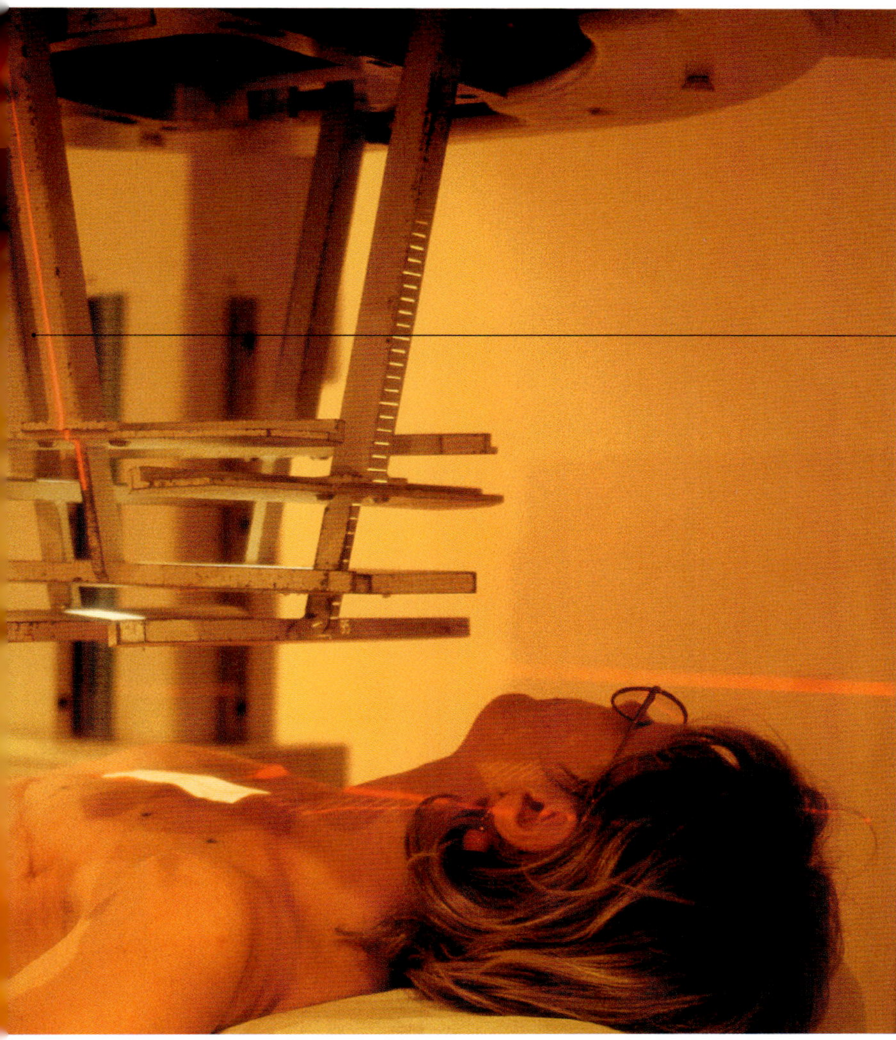

Strahlentherapie

Behandlung bei Brustkrebs

Richtet sich nach Krebsform und Stadium. Man kann den befallenen Teil der Brust entfernen; den Tumor bestrahlen (wie auf dem Foto links, hier erfolgt die Bestrahlung nach einer Brustamputation), Chemotherapie anwenden, bei der die Krebszellen abgetötet werden sollen, oder Hormone einsetzen, die verhindern sollen, dass sich die Krebszellen vermehren. Eine Kombination der genannten Behandlungsmethoden ist auch möglich. In den meisten Fällen von Brustkrebs kann heute eine brusterhaltende Operation gemacht werden, sofern gleichzeitig Chemo- beziehungsweise Strahlentherapie zum Einsatz kommt.

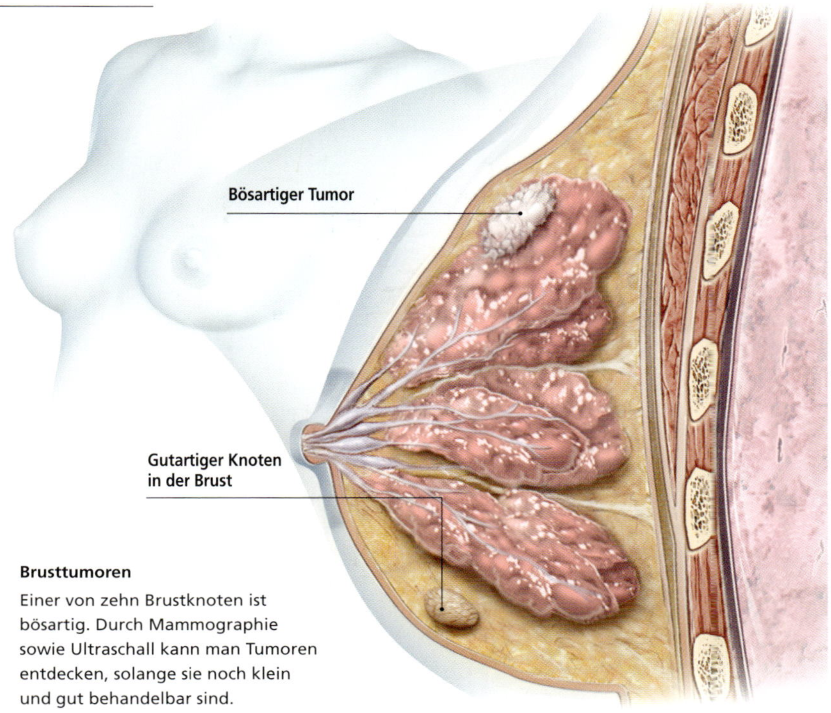

Brusttumoren

Einer von zehn Brustknoten ist bösartig. Durch Mammographie sowie Ultraschall kann man Tumoren entdecken, solange sie noch klein und gut behandelbar sind.

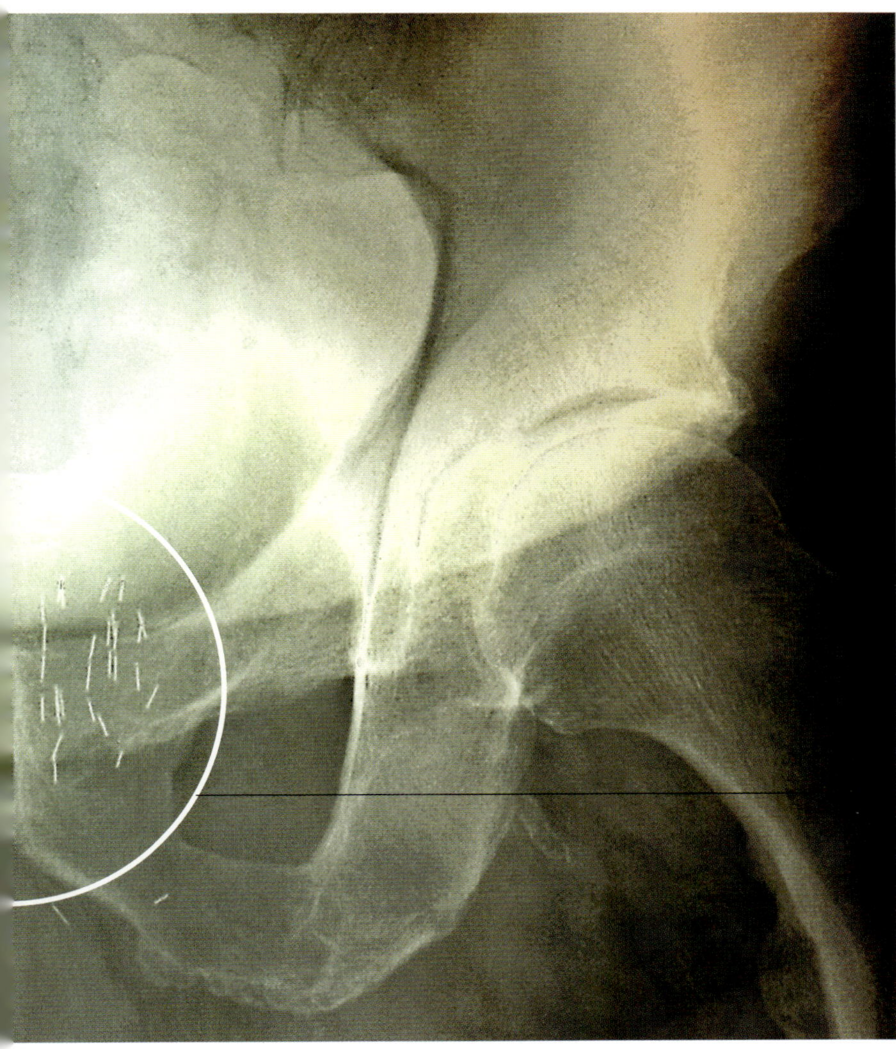

Radioaktive Partikel

Genetische Faktoren bei Brustkrebs

Frauen, die Träger von mutierten Genen sind, sind mehr gefährdet, an Brustkrebs zu erkranken, als andere. Die sogenannten Tumorgene BRCA-1 und BRCA-2 bekämpfen normalerweise Tumoren, indem sie geschädigte Gene reparieren, die aus einer gesunden Zelle eine abnorme machen. Defekte Versionen dieser Gene sind für fünf Prozent aller Brustkrebserkrankungen verantwortlich. Erbt eine Frau von ihren Eltern ein derartig mutiertes Gen, bekommt sie im Alter von 65 Jahren zu 90 Prozent Brustkrebs. Männer mit diesem Gendefekt können an Darmkrebs erkranken. Durch Gentests lässt sich feststellen, ob man eines dieser Gene in sich trägt.

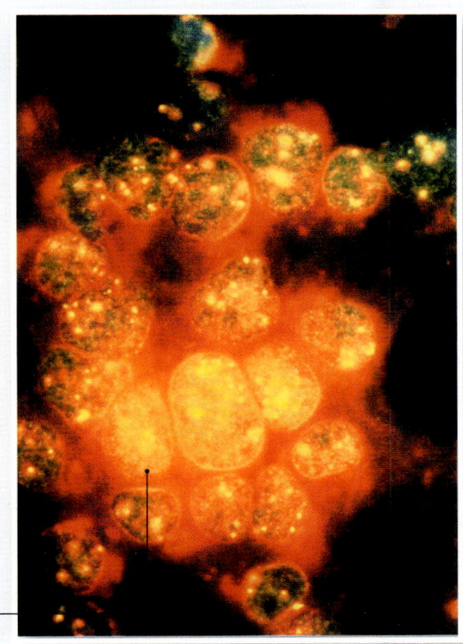

Brustkrebszellen

Prostatakrebs

Zählt bei Männern zu den häufigsten Krebsformen. Prostatakrebs ist im Frühstadium symptomlos. Im fortgeschrittenen Stadium können Probleme beim Harnlassen und Knochenschmerzen, später Gewichtsverlust sowie Blutarmut auftreten. Die Ursachen sind weitgehend unbekannt. Schwarze US-Bürger erkranken daran öfter als Asiaten, in den USA ist die Erkrankungsrate besonders hoch. Eine neue Behandlungsmethode ist das Implantat radioaktiver Partikel, die den Tumor bestrahlen.

Sexuelle übertragbare Krankheiten

Zu den per Gesetz definierten und damit meldepflichtigen Geschlechtskrankheiten zählten einst Syphilis, Gonorrhoe (Tripper), weicher Schanker und venerische Lymphknotenentzündung. Heute bezeichnen sexuell übertragbare Krankheiten alle Erkrankungen, die durch ungeschützten Geschlechtsverkehr verursacht werden. Darunter auch AIDS und Chlamydieninfektion, eine bakterielle Infektion, von der jährlich weltweit zirka 90 Millionen Menschen betroffen sind. Sie löst kaum Beschwerden aus und wird oft erst bemerkt, wenn Genitalien und Harnwege entzündet sind. Chlamydieninfektion sowie Gonorrhoe können unbehandelt zu entzündlicher Beckenerkrankung und möglicher Unfruchtbarkeit führen. Syphilis verläuft unbehandelt tödlich. Diese Geschlechtskrankheit war vom Mittelalter bis ins 20. Jahrhundert, als Penicillin erfunden wurde, eine gefürchtete Seuche.

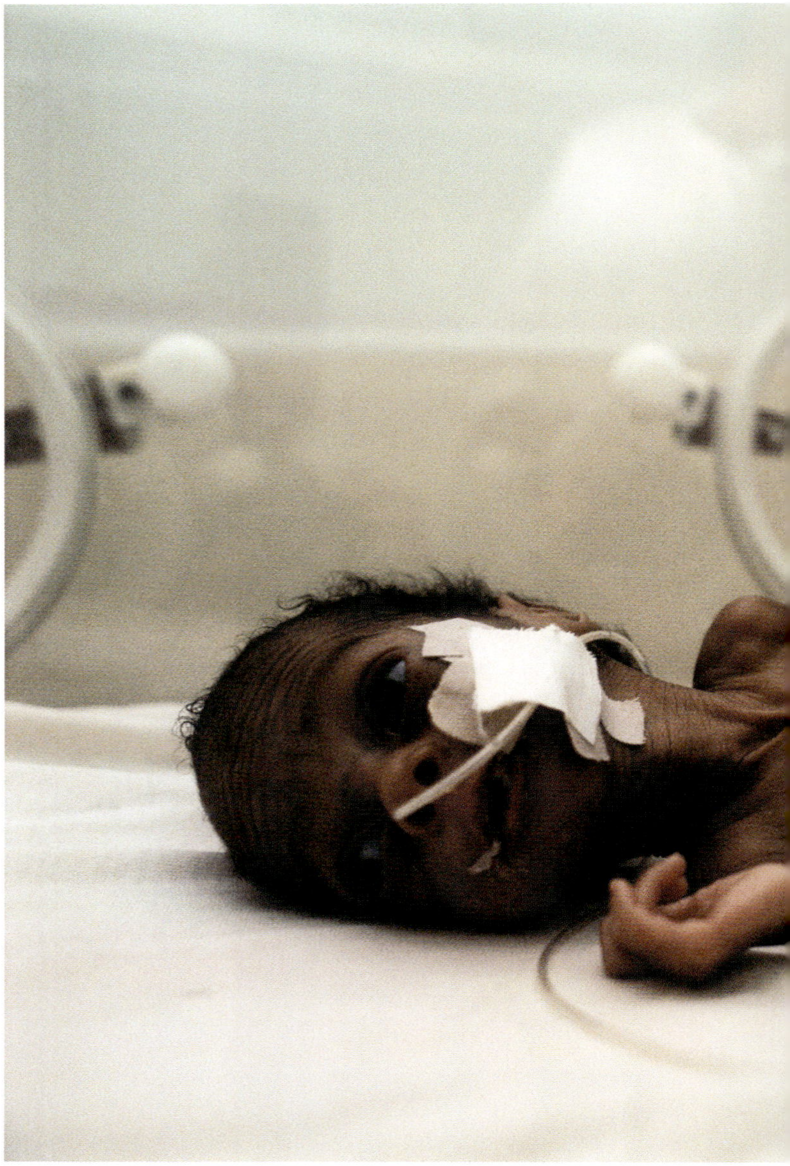

Neugeborenes mit AIDS
Wenn HI--Viren in die Plazenta eindringen, kann der Fetus angesteckt werden. Mit HIV infizierte Mütter können während der Schwangerschaft jedoch antiretrovirale Medikamente nehmen. Wird das Kind per Kaiserschnitt geholt, schützt das zusätzlich vor einer Infektion.

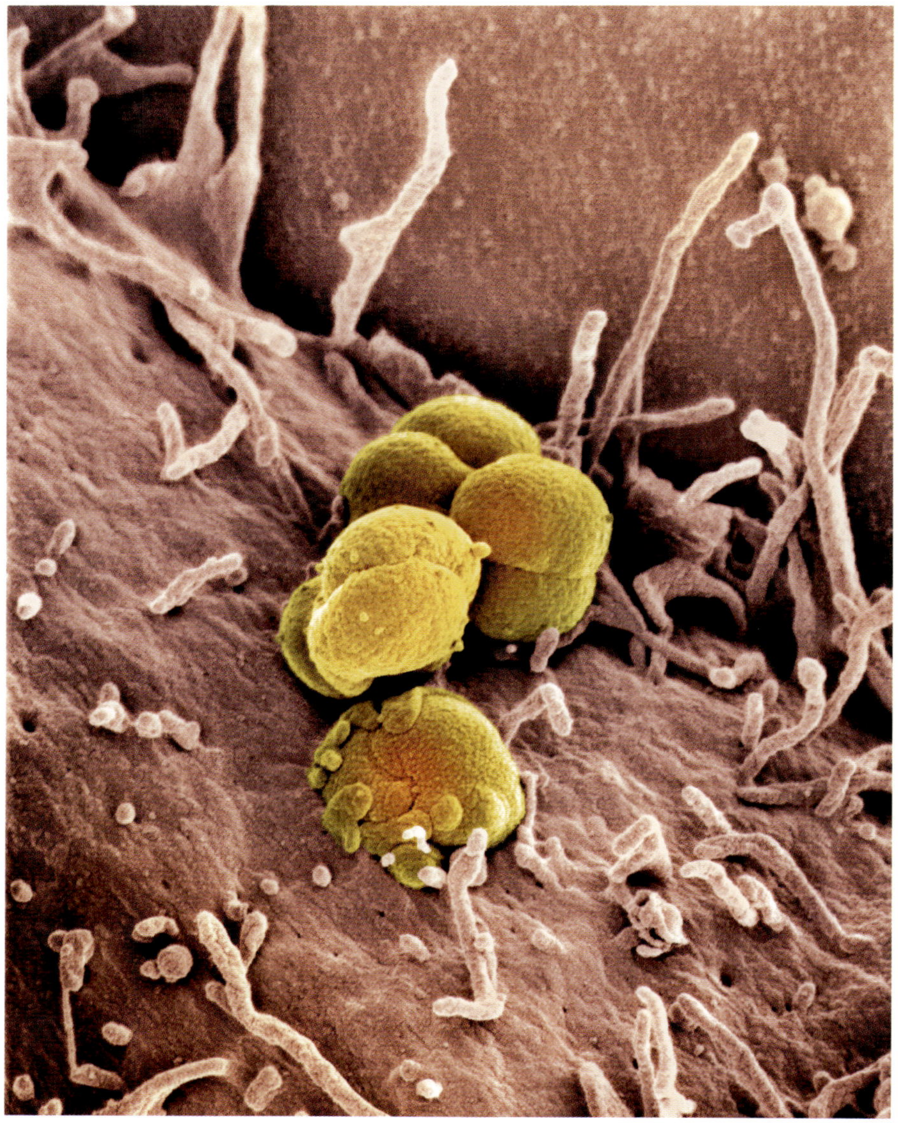

Gonorrhoe
Dieser kolorierte Mikrograph zeigt gelbe Bakterien, die Tripper auslösen. Die Erreger sind gerade dabei, Bindegewebszellen (braun) in einem Fortpflanzungstrakt zu befallen. Viele Patienten haben anfangs keine Symptome, das macht Gonorrhoe so gefährlich.

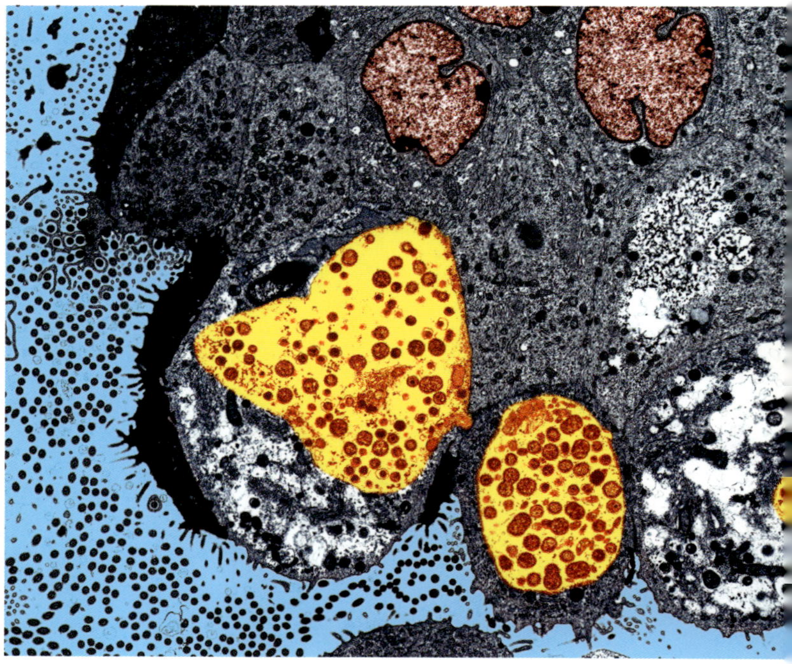

Chlamydieninfektion
Hier infizieren Chlamydien-Bakterien (rote Punkte) gerade den Eileiter (grau) einer Frau. Diese sexuell übertragbare Krankheit ist weltweit enorm verbreitet und kann zu schweren Entzündungen der Geschlechtsorgane führen.

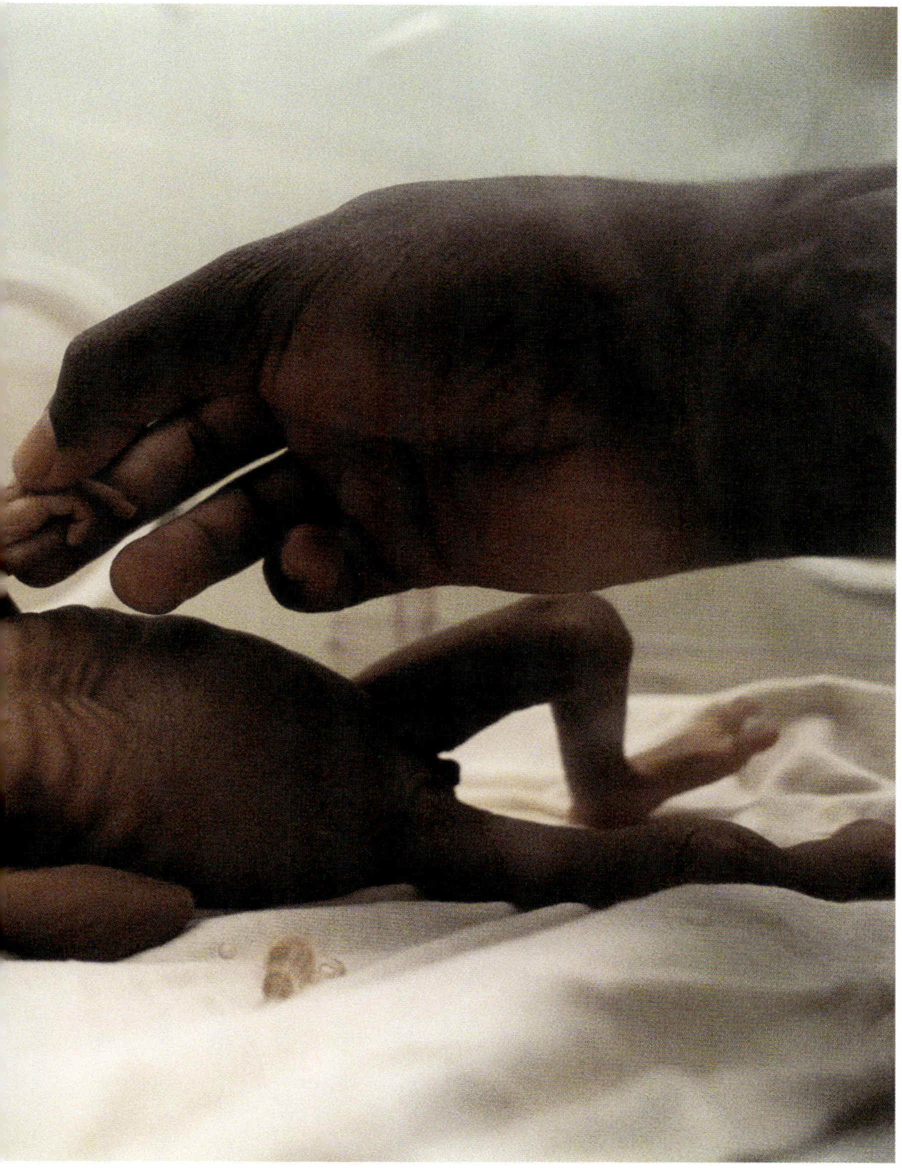

Auswirkungen auf Kinder

Wenn eine Frau, die an einer sexuell übertragbaren Krankheit leidet, schwanger wird, kann sie die Krankheit auf ihren Fetus übertragen. Syphilis-Bakterien und HI-Viren können während der Schwangerschaft in die Plazenta eindringen. Die Erreger von AIDS, Chlamydieninfektion, Genitalherpes, Gonorrhoe und Hepatitis B können das Kind während des Geburtsvorgangs infizieren. Die Muttermilch einer HIV-infizierten Frau kann ebenfalls Viren enthalten. Geschlechtskrankheiten können außerdem Fehl- sowie Totgeburten und schwere Gesundheitsschäden bei Babys verursachen.

Symptome und Therapien für häufige sexuell übertragbare Krankheiten

Krankheit	Ursache	Symptome	Behandlung
Chlamydien-infektion	*Chlamydia trachomatis* Bakterium	Kann keine Symptome zeigen. Mögliche Beschwerden sind häufiges Wasserlassen, Juckreiz und Ausfluss, Schmerzen beim Geschlechtsverkehr und unregelmäßige Periode.	Tetrazykline, antibiotische Wirkstoffe
Genitalherpes	*Herpes-Simplex-Viren* (HSV)	Schmerzhafte Bläschen im Genitalbereich	Antivirale Medikamente
Genitalwarzen	*Humanes Papilloma Virus* (HPV)	Warzen im Genitalbereich	Verschwinden meist von selbst
Gonorrhoe	*Neisseria gonorrhoeae* Bakterium	Schmerzhaftes Wasserlassen, Ausfluss. Bei Frauen Ausfluss, Unterleibsschmerzen und Zwischenblutungen.	Antibiotika
Syphilis	*Treponema pallidum* Bakterium	Geschwür auf dem Penis oder in der Vagina im ersten Stadium. Später Ausschlag, Fieber und Gelenkschmerzen.	Penicillin

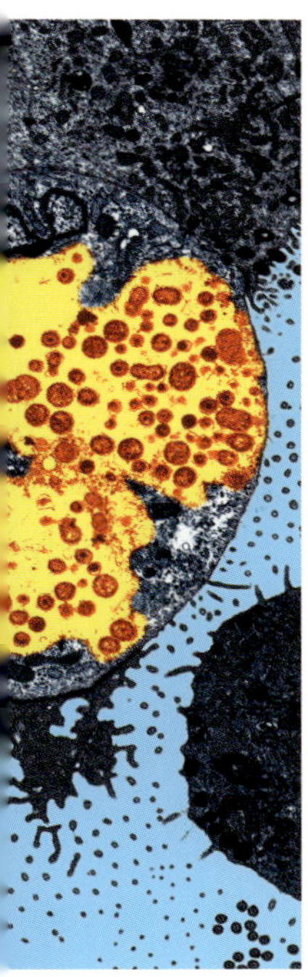

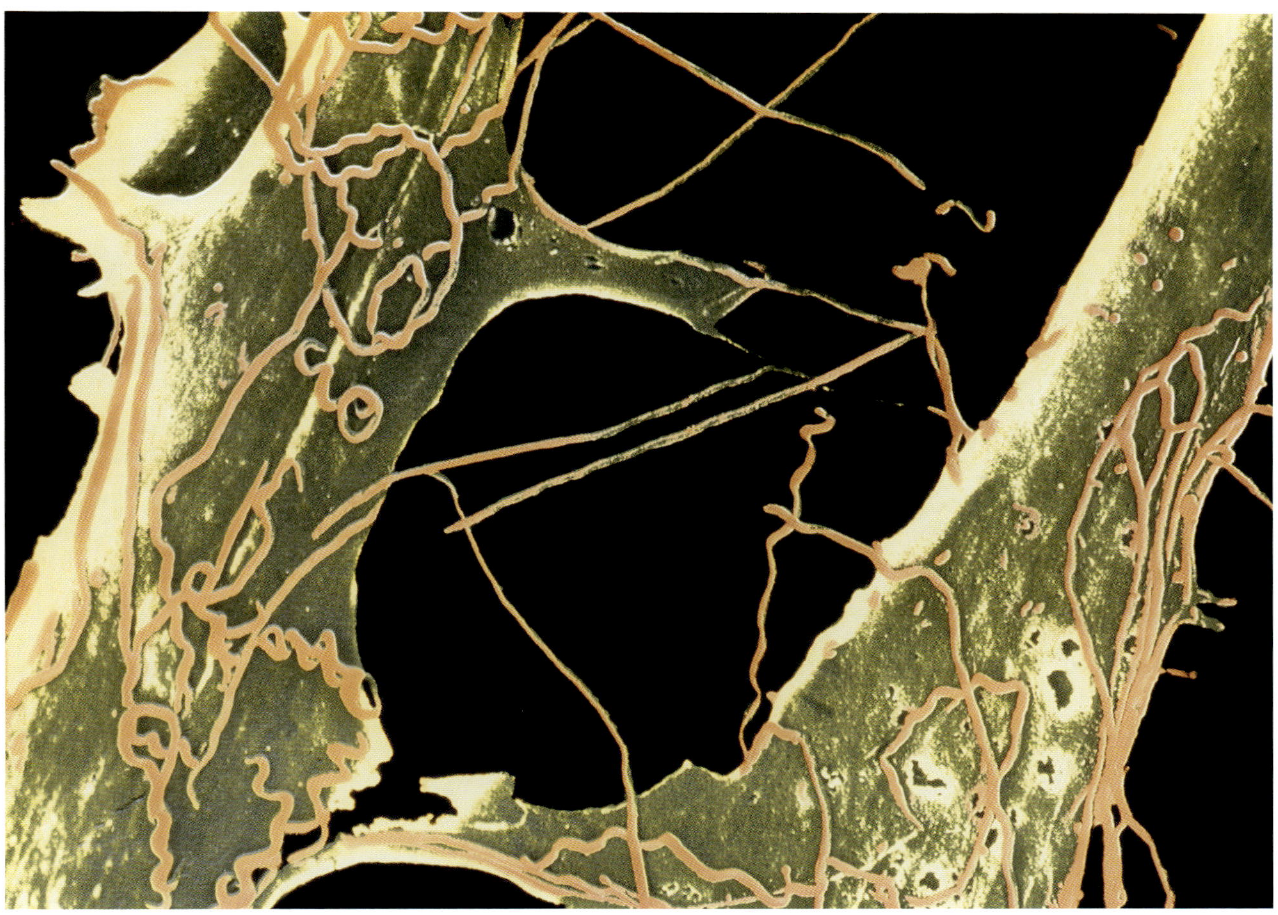

Syphilis
Hier sieht man die spiralig gewundenen Bakterien Treponema pallidum auf den grün gefärbten Hodenzellen eines Mannes, der an Syphilis erkrankt ist. Die Krankheit konnte mit Penicillin lange Zeit erfolgreich behandelt werden. Inzwischen gibt es antibiotikaresistente Syphilisbakterien, jährlich erkranken wieder weltweit 12 Millionen Menschen an Syphilis.

Fortpflanzungs-technologien

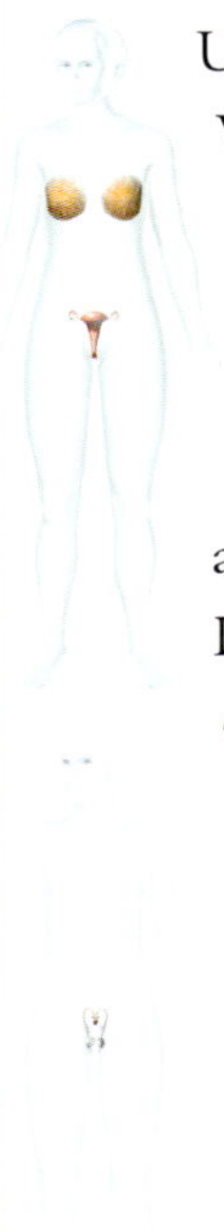

Unfruchtbare Paare mit Kinderwunsch können heute eine Vielzahl von Techniken nutzen. Frauen, die keinen normalen Eisprung haben, können fruchtbarkeitsfördernde Medikamente nehmen, welche die Abstoßung einer Eizelle stimulieren. Oft kommt es dann zu einer Mehrfachgeburt, also zu Zwillingen oder gar Drillingen. Manchmal liegt es auch an der zu geringen Spermienkonzentration des Mannes. Dann könnte sich ein Paar für eine künstliche Befruchtung entscheiden. Dabei wird der Samen einige Tage vor dem Eisprung mittels Katheder in die Gebärmutter der Frau injiziert. Eine weitere Möglichkeit ist In-vitro-Fertilisation (IVF). Eizellen werden im Reagenzglas in eine Nährlösung gegeben und mit den Samenzellen des Partners befruchtet. 40 bis 50 Stunden später werden dann die befruchteten Eizellen in die Gebärmutterhöhle der Frau eingesetzt. Aufwändig ist das Verfahren, Ei- und Samenzellen zusammen in den Eileiter zu spritzen, da die Eizellen durch Bauchspiegelung entnommen werden müssen.

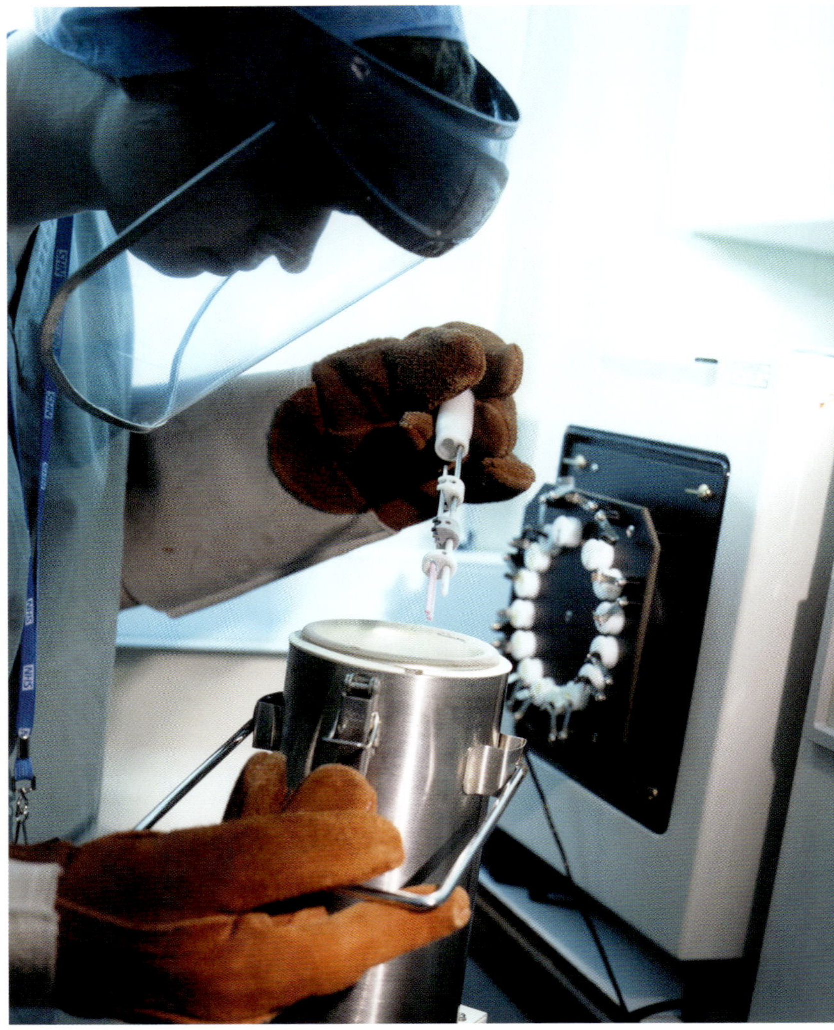

Spermien- und Eizellenspender
Unfruchtbare Paare können auch auf fremde Samen oder/und Eizellen zurückgreifen. Die gespendeten Spermien oder/und Eizellen werden dann bis zur In-vitro-Fertilisation in flüssigem Stickstoff tiefgefroren.

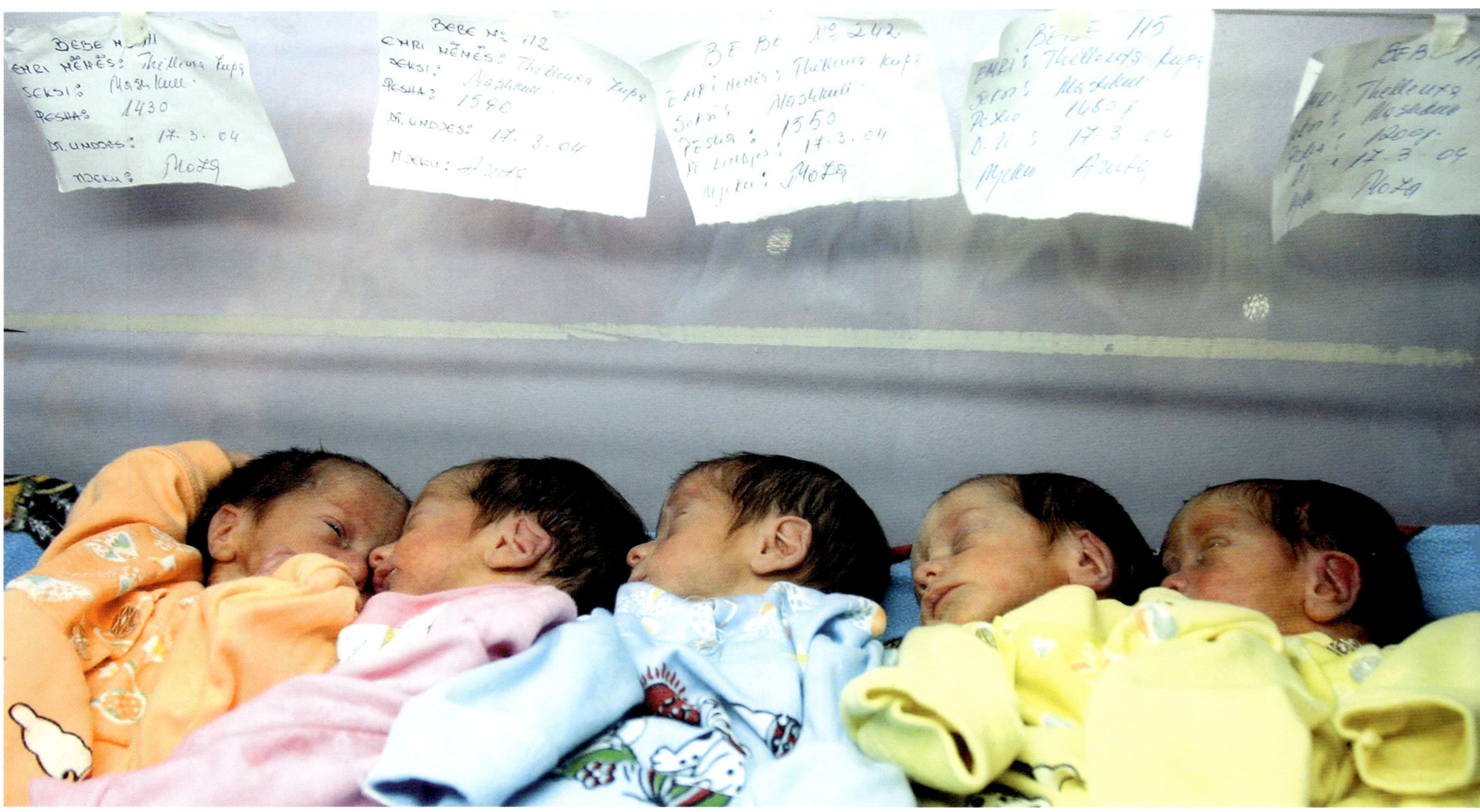

Mehrfachgeburt
Die Einnahme von fruchtbarkeitsfördernden Medikamenten kann zur Befruchtung mehrerer Eizellen und damit zur Mehrfachgeburt führen. Diese fünf Jungen kamen gesund zur Welt; das ist nicht selbstverständlich.

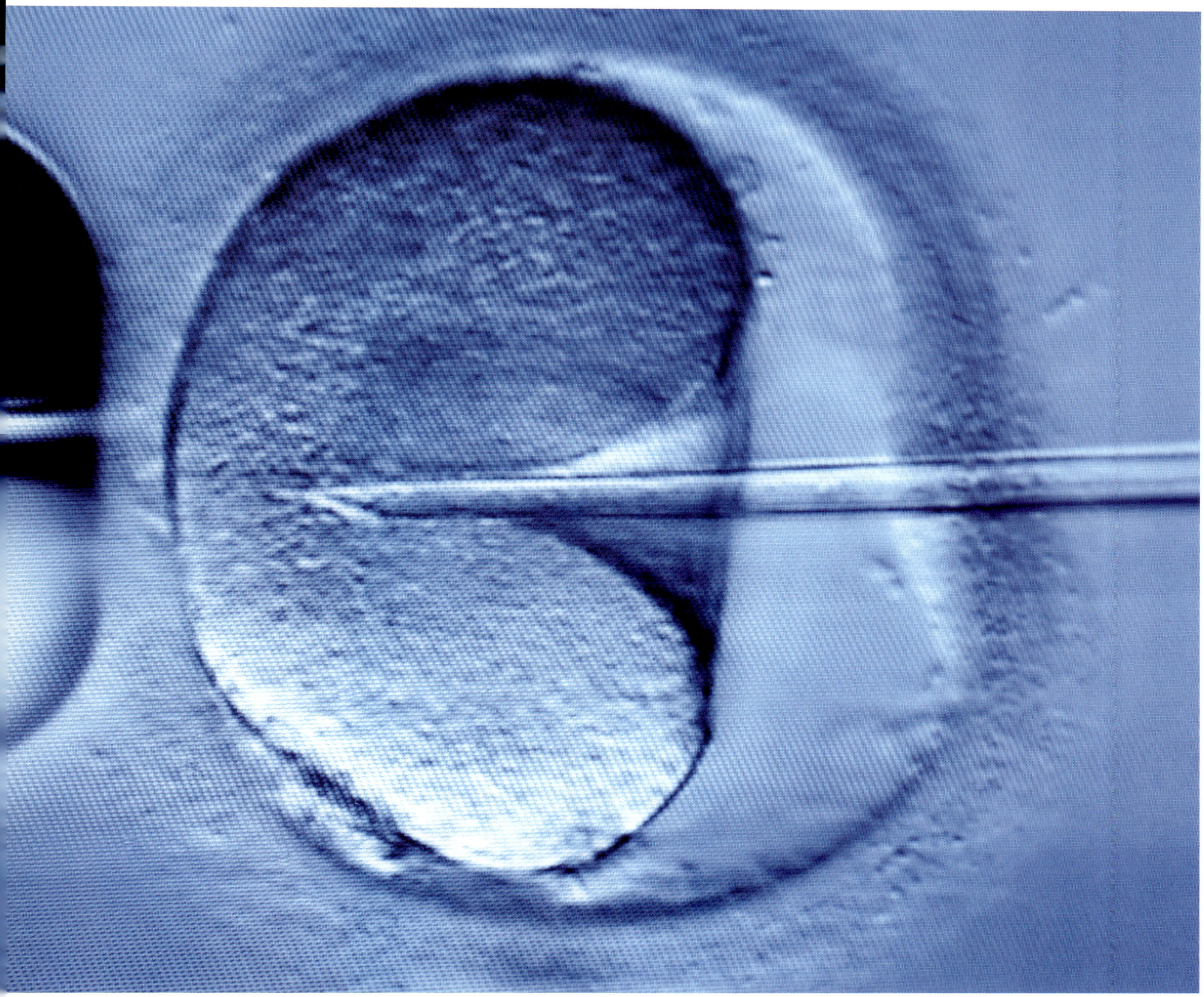

Genetische Diagnostik

Künstlich erzeugte Embryonen werden in den USA und manchen europäischen Ländern vor der Rückführung in den Mutterleib auf Erbkrankheiten hin untersucht. Dies geschieht meist, wenn sich der Embryo im 8-Zell-Stadium (rechts) befindet; am dritten Tag nach der Befruchtung. Zu diesem Zeitpunkt hat sich noch keine Zelle spezialisiert, alle Zellen haben identische Gene. Eine Zelle wird entnommen und auf Genschäden hin untersucht. Dieses Verfahren ist in Deutschland gesetzlich untersagt.

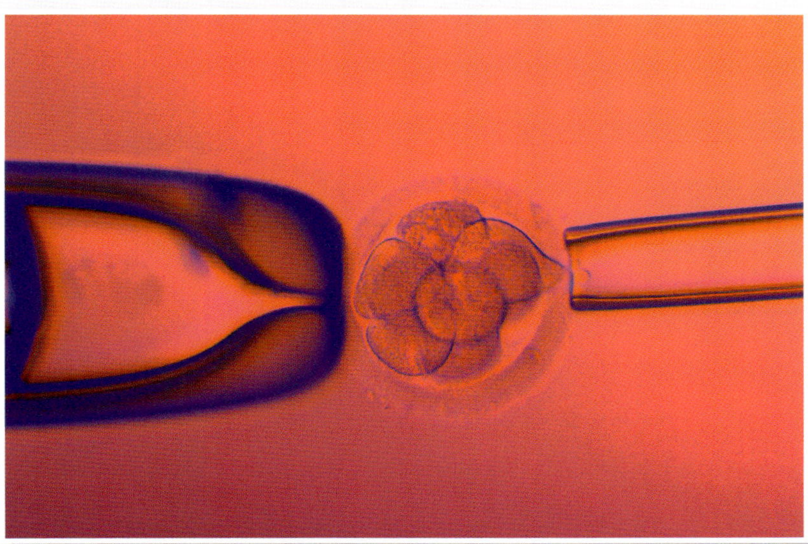

ICSI

Intrazytoplasmatische Spermieninjektion oder Mikroinjektion ist ein abgewandeltes Verfahren der In-vitro-Fertilisation. Der Vorgang der Gewinnung von befruchtungsfähigen Eizellen ist derselbe wie bei der IVF. Dann aber wird eine Samenzelle direkt in das Innere der Eizelle gebracht (oben). Die Spermien müssen nicht mehr, wie bei der IVF, selbstständig in die Eizelle eindringen. Der Vorteil ist, dass auch Samenzellen zur Befruchtung herangezogen werden können, die sonst aufgrund der natürlichen Auslese nicht überleben würden.

Vorgeburtliche Diagnostik

Die Gesundheit eines ungeborenen Kindes lässt sich dank moderner Medizin mannigfach überprüfen. Die gängigen Untersuchungsmethoden erlauben die exakte Feststellung von Fehlentwicklungen oder Gendefekten. Ultraschall ist ein probates Mittel, um die genaue Lage des Kindes zu kontrollieren und um zu sehen, ob es normal heranwächst. Dadurch lassen sich auch spätere Komplikationen bei der Geburt vermeiden, etwa wenn das Kind in Steißlage (mit den Füßen voraus) geraten ist. Bei einer Fruchtwasseruntersuchung und einer Chorionbiopsie (CVS) analysiert der Arzt fetale Zellen in Fruchtwasser oder Plazenta. Blutproben der Mutter verraten ebenfalls verschiedene Entwicklungsstörungen des Fetus, zum Beispiel, wenn sich der Rücken nicht schließt. Im Notfall wird auch am ungeborenen Kind operiert, um lebensbedrohliche Schäden vor der Geburt zu beheben.

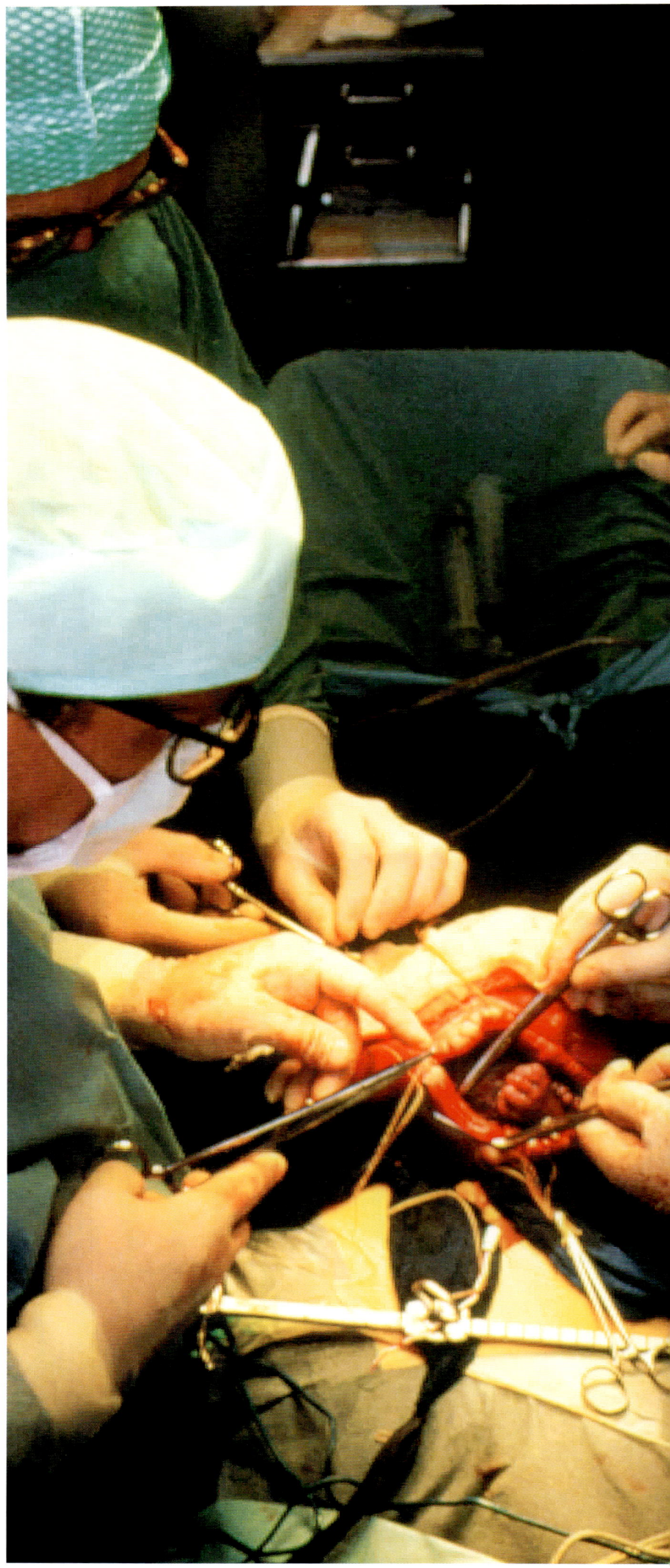

Operationen am ungeborenen Kind

Manche schweren Defekte lassen sich vor der Geburt korrigieren. Etwa angeborene Herzfehler oder ein Verschluss der unteren Harnwege, was zu Nierenschäden führen kann. Üblich und am wenigsten risikobehaftet sind Operationen, bei denen der Unterleib nicht geöffnet werden muss. Die Operation erfolgt mithilfe von Miniaturinstrumenten, die über eine Hohlnadel in die Gebärmutter eingeführt werden, und wird per Ultraschall kontrolliert. Ein Eingriff am offenen Unterleib ist für Mutter und Kind riskant, deshalb wird er nur von wenigen Spezialisten und in Extremfällen vorgenommen.

Fruchtwasseruntersuchung und CVS

Damit kann man die Gesundheit des ungeborenen Kindes untersuchen, etwa auf Downsyndrom (Trisomie 21) oder Sichelzellenanämie. Analysiert werden die Chromosomen aus den fetalen Zellen im Fruchtwasser. Dabei führt der Arzt eine dünne Nadel durch die Bauchdecke und weiter in die Fruchtblase ein, um Zellproben zu entnehmen. Bei der Chorionbiopsie (CVS) wird Gewebe der Fruchtblase untersucht. Beide Verfahren sind mit gewissen Risiken für Mutter und Kind verbunden.

Fruchtwasseruntersuchung

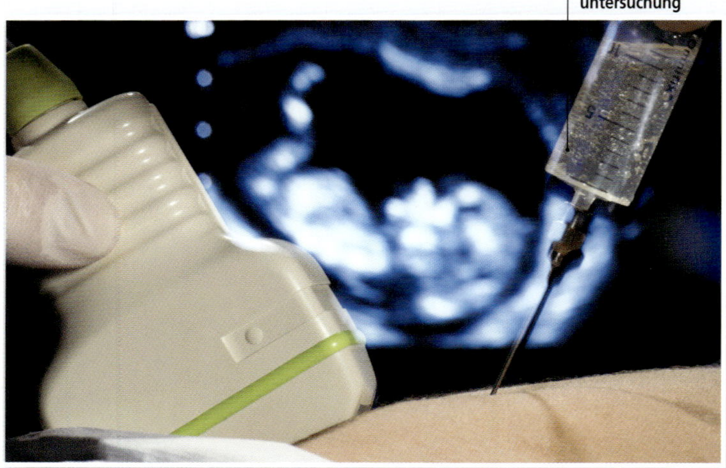

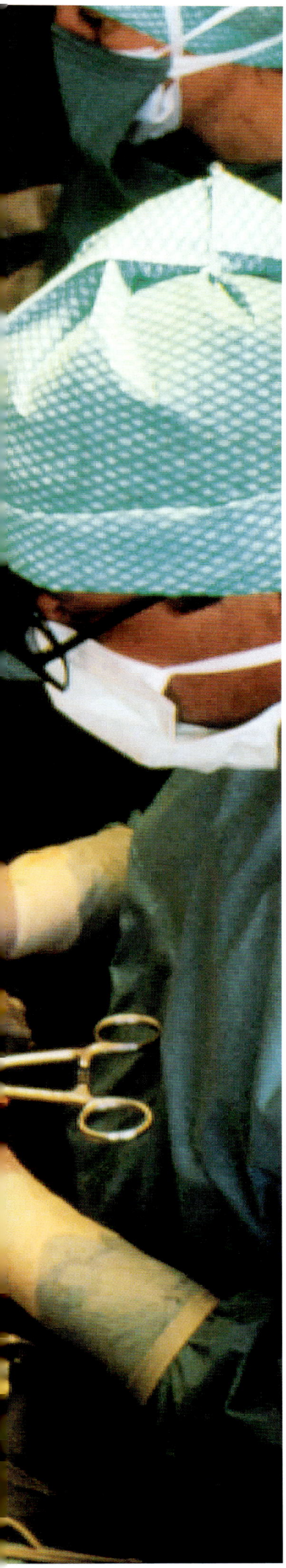

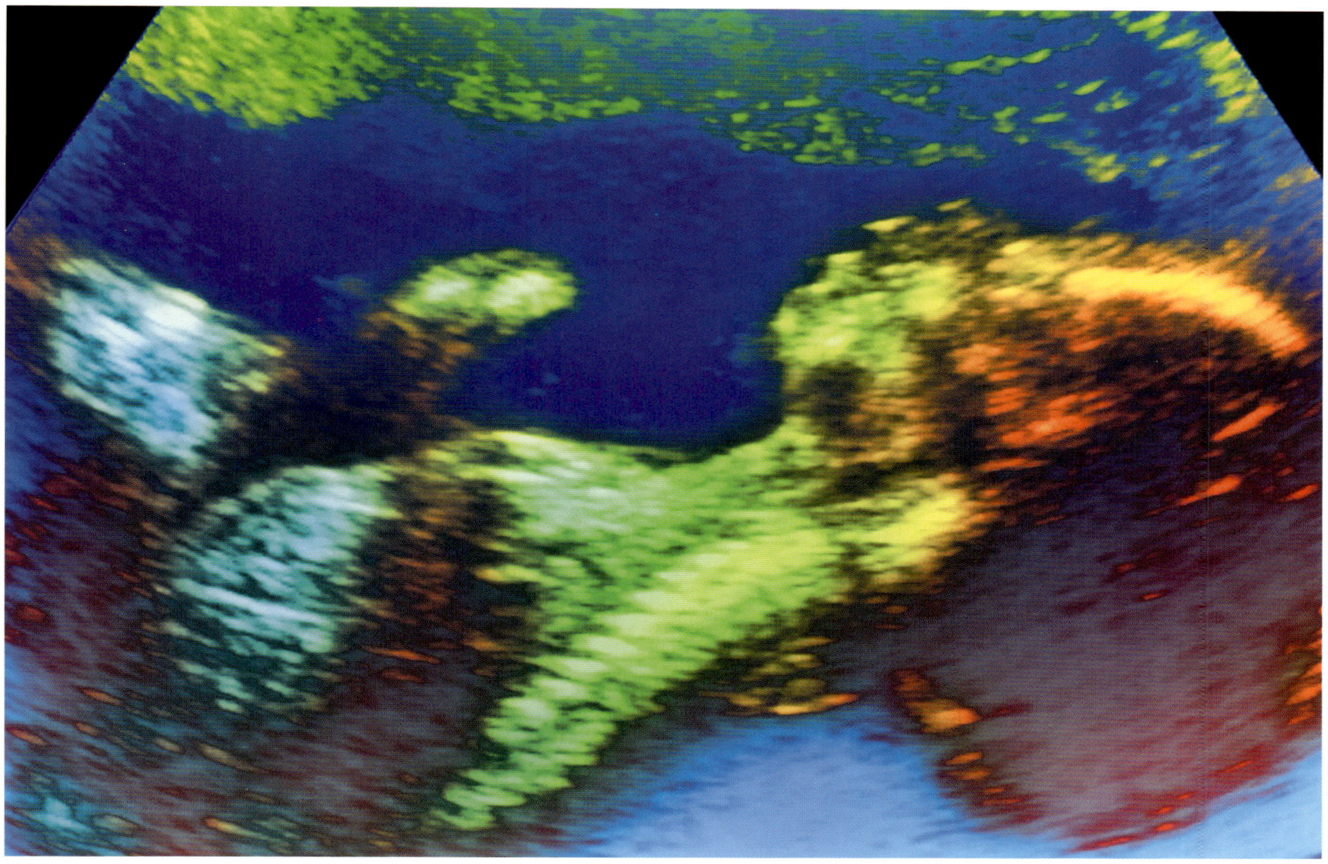

Ultraschall
Dieses kolorierte Ultraschallbild zeigt einen 20 Wochen alten Fetus. Eine Hand und ein Fuß sind bereits erkennbar. Ultraschallbilder gehören heute routinemäßig zur ärztlichen Betreuung einer Schwangeren. Damit lassen sich Wachstum sowie etwaige abnorme Entwicklungen des Fetus gut erkennen.

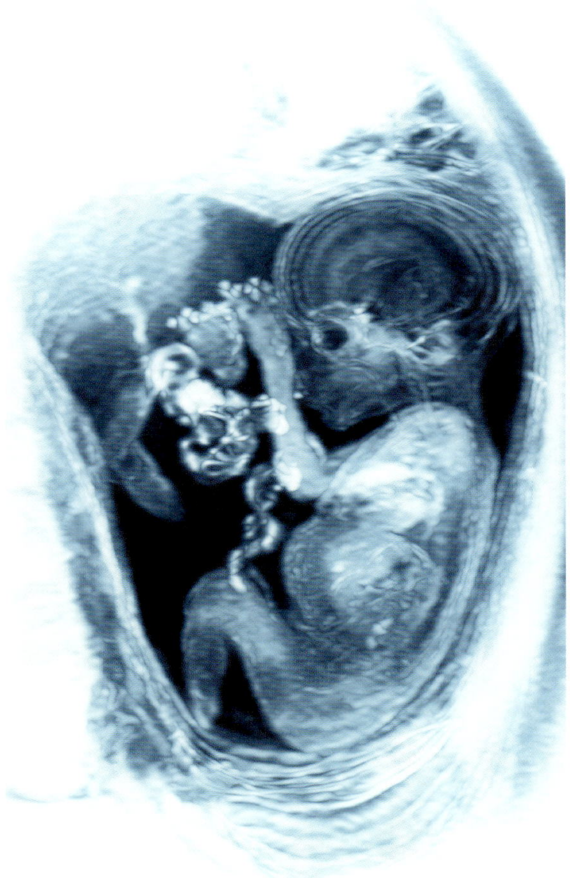

Magnetresonanztomographie (MRT)
Anhand von MRT lässt sich die Organentwicklung beim Fetus genau kontrollieren. Dieses Verfahren wird allerdings nur angewendet, wenn ein konkreter Verdacht auf ernsthafte Defekte wie ein geschädigtes Nervensystem besteht. Solche Feinheiten sind auf dem Ultraschallbild einfach nicht sichtbar.

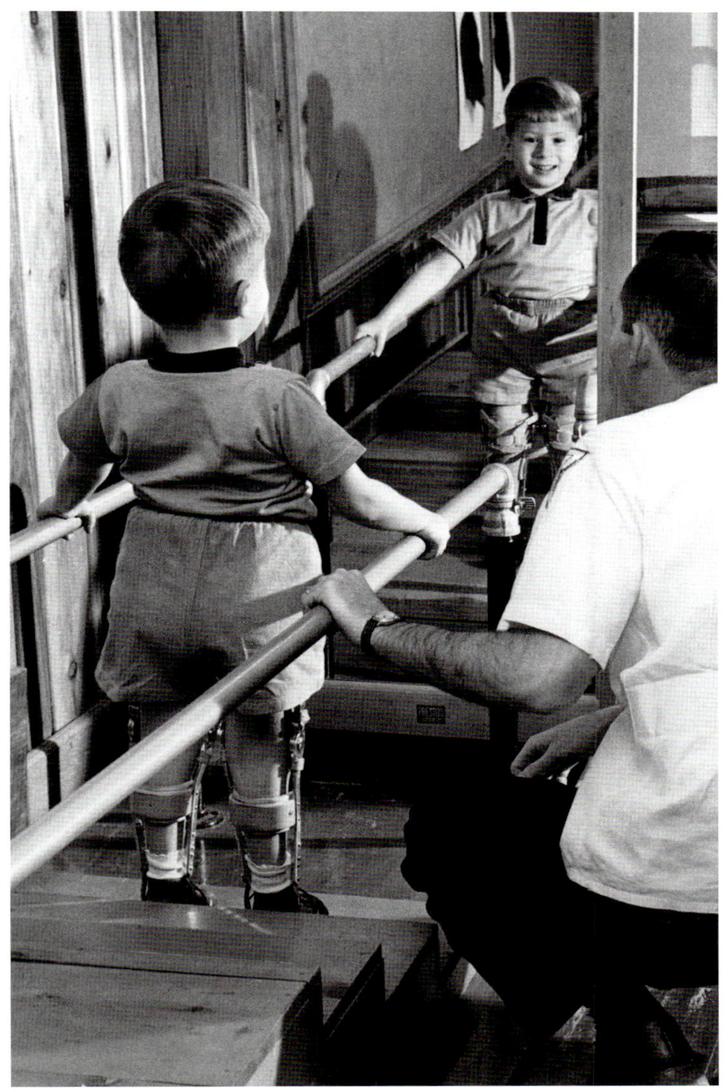

Korrektur eines Geburtsfehlers
Diese historische Aufnahme zeigt ein Kind mit einer angeborenen Fehlbildung der Wirbelsäule. Derartige Geburtsfehler lassen sich heutzutage durch Nahrungsergänzungsmittel während der Schwangerschaft verhindern. In diesem Fall der Spina bifida wäre es Folsäure.

Erbkrankheiten

Biomediziner haben herausgefunden, dass Genveränderungen, die von einer Generation auf die nächste vererbt werden, zahllose Krankheiten verursachen. Abnorme Gene können allerdings auch spontan auftreten. Bei monogenen Erbkrankheiten ist ein einziges Gen ausschlaggebend und dominant, wie bei der Huntington-Krankheit (Nervenkrankheit): Der Träger des Gens erkrankt unweigerlich daran. Ist das fehlerhafte Gen rezessiv, muss es der Betroffene von beiden Elternteilen geerbt haben, damit die Krankheit zum Ausbruch kommt. Dazu gehören die angeborene Stoffwechselstörung Phenylketonurie (PKA) und Mukoviszidose. Bei multifaktoriellen Erkrankungen ist der Fall wesentlich komplizierter, denn hier gibt es eine Vielzahl von Veränderungen in unterschiedlichen Genen, deren Wirkung sich summiert. Eine ansonsten gesunde Person kann Anlagen für eine bestimmte Krankheit erben, die im Zusammenspiel mit Umwelteinflüssen oder Lebensstil plötzlich in Erscheinung tritt. Dazu zählen Heuschnupfen, Diabetes und Epilepsie.

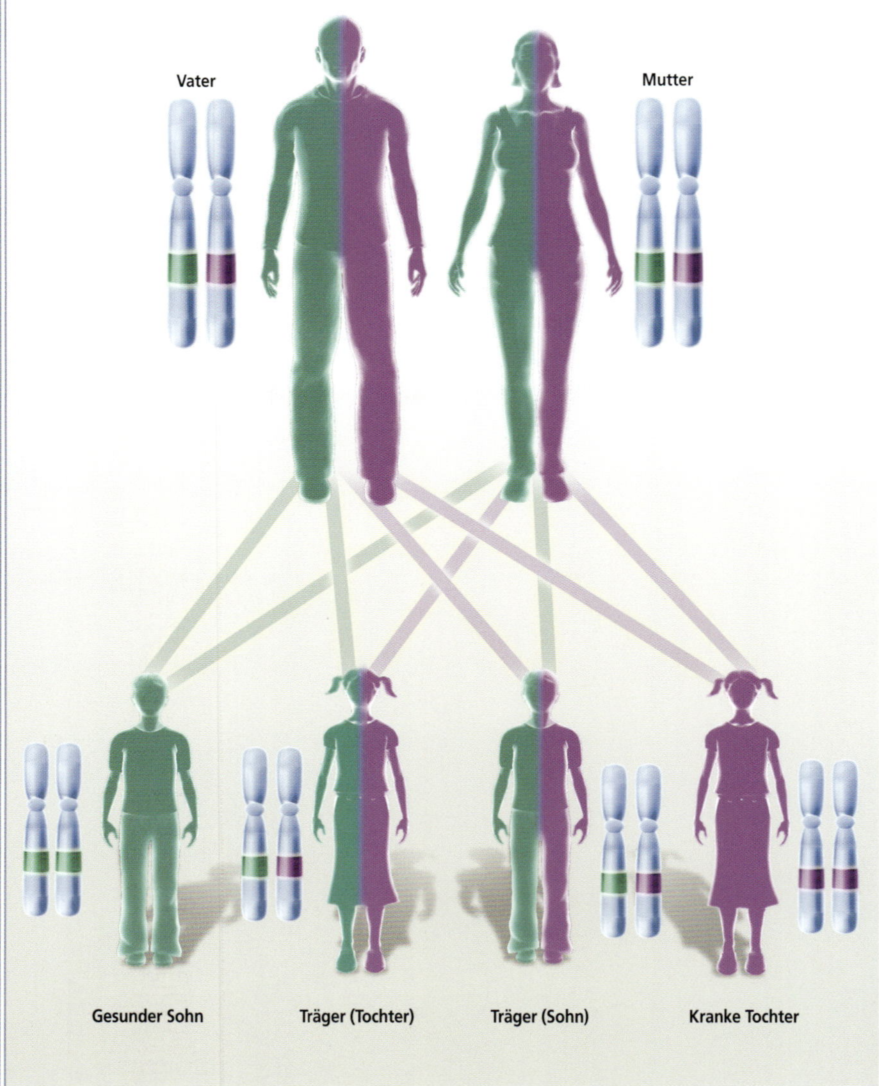

Autosomal rezessive Erbgänge
Die Eltern können Genträger sein, ohne selbst krank zu werden. Bei jedem Kind beträgt die Wahrscheinlichkeit, das entsprechende Gen von Vater und Mutter zu erben und zu erkranken, 25 Prozent.

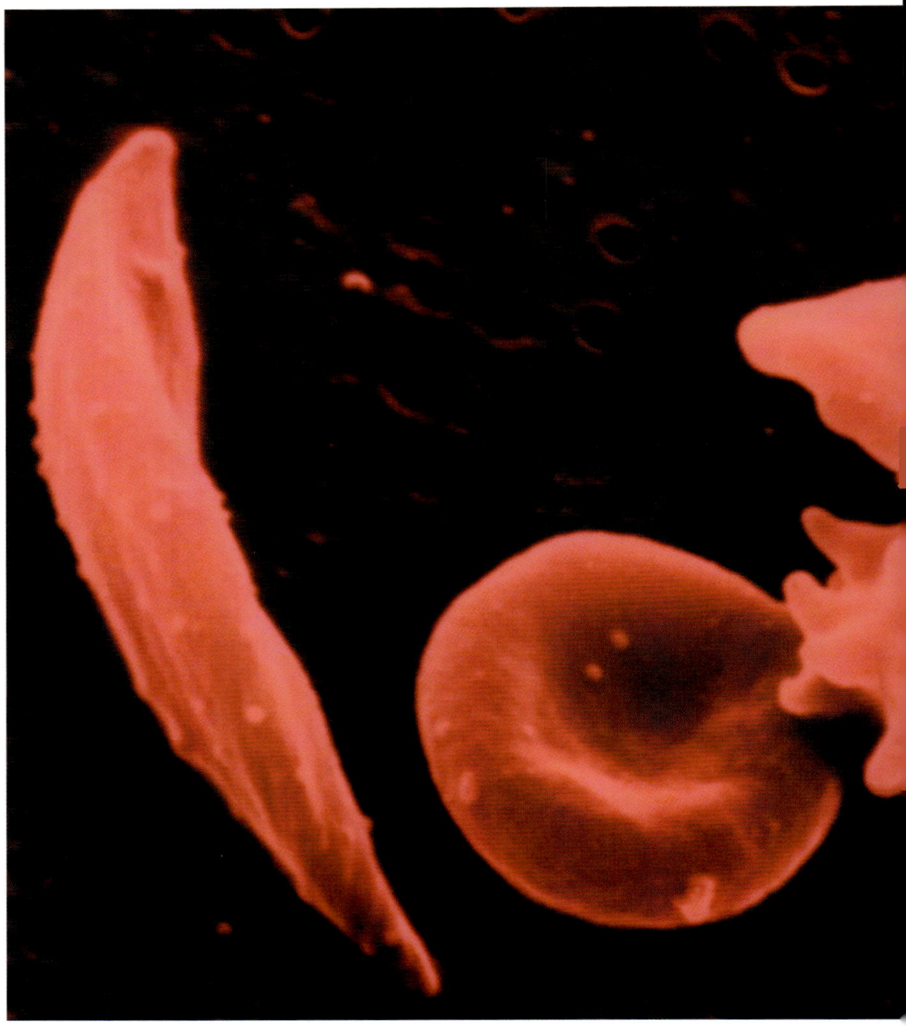

Sichelzellenanämie
Wie schwer diese Erbkrankheit ausgeprägt ist, hängt davon ab, ob der Betroffene den Gendefekt von einem Elternteil oder von beiden geerbt hat. Bei schwerer Sichelzellenanämie verstopfen abnorme rote Blutkörperchen die Blutgefäße. Als Folge davon kann es zum Absterben von Gewebe und zu Schäden an den Organen kommen. Es besteht eine geringe Lebenserwartung. Merkmalsträger, bei denen der Gendefekt nur von einem Elternteil stammt, zeigen meistens keine Symptome. Hier ist oft nur etwa ein Prozent der roten Blutkörperchen deformiert.

Genetische Stammbäume

Genetiker nutzen genetische Familienstammbäume, um festzustellen, ob ein bestimmtes Merkmal, zum Beispiel Brustkrebs, in der Familienkrankheitsgeschichte vorhanden ist. Dabei lässt sich genau sehen, welche Person das fragliche Merkmal weitervererben oder möglicherweise daran erkranken kann. Bei seltenen oder bisher unerforschten Erbkrankheiten dient der Stammbaum dazu, herauszufinden, welche und wie viele Gene die Krankheit verursachen.

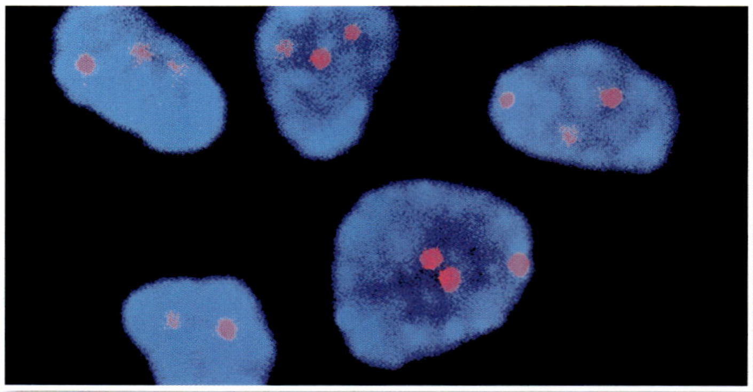

Chromosmen des Down-Syndroms
Dieser Mikrograph zeigt Down-Syndrom-Chromosomen (rot) in den Zellkernen (blau) eines Fetus. Diese Erbkrankheit entsteht durch fehlerhafte Zellteilung und kann mittels Untersuchung des genetischen Stammbaums einer Familie zurückverfolgt werden.

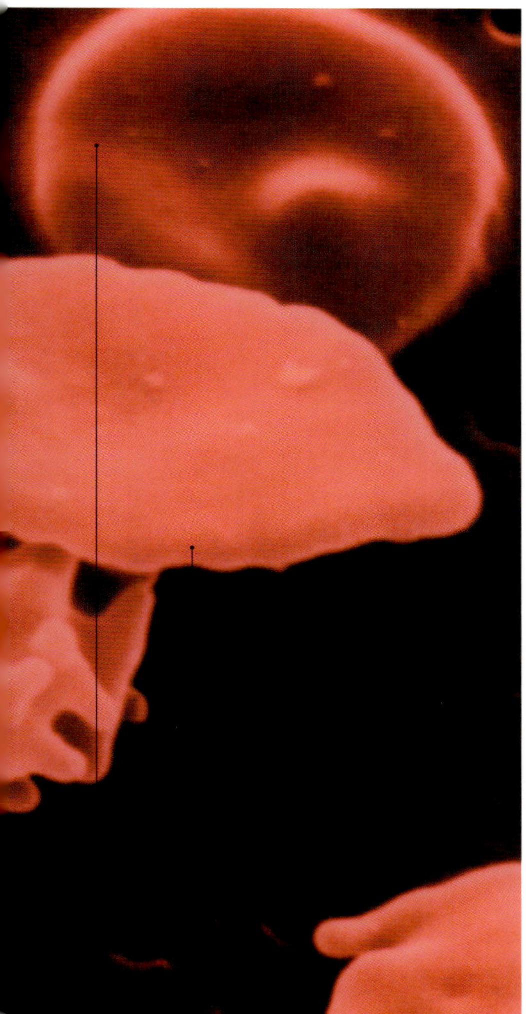

Sichelzelle

Gesundes rotes Blutkörperchen

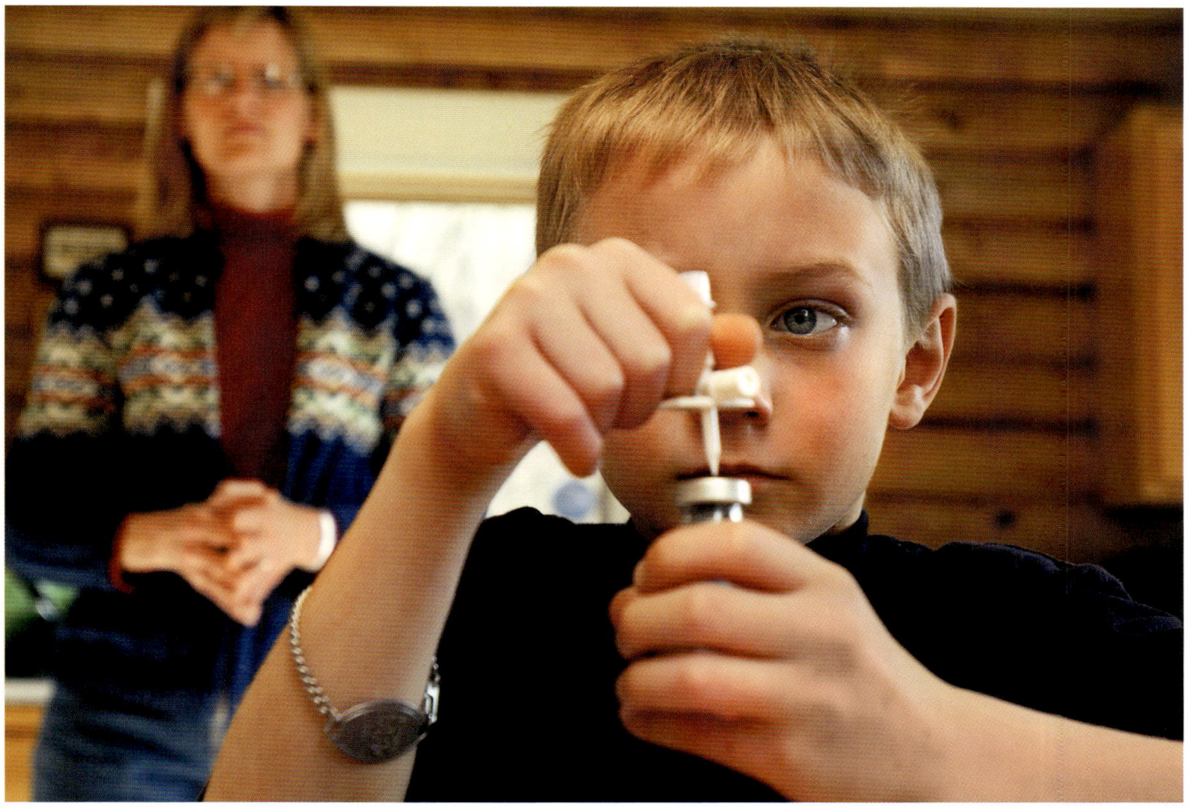

Bluterkrankheit
Diese Erbkrankheit hat unterschiedliche Erscheinungsformen. Dieser Junge hat Hämophilie B und muss zweimal wöchentlich ein Medikament nehmen, um den Mangel am Blutgerinnungsfaktor IX auszugleichen.

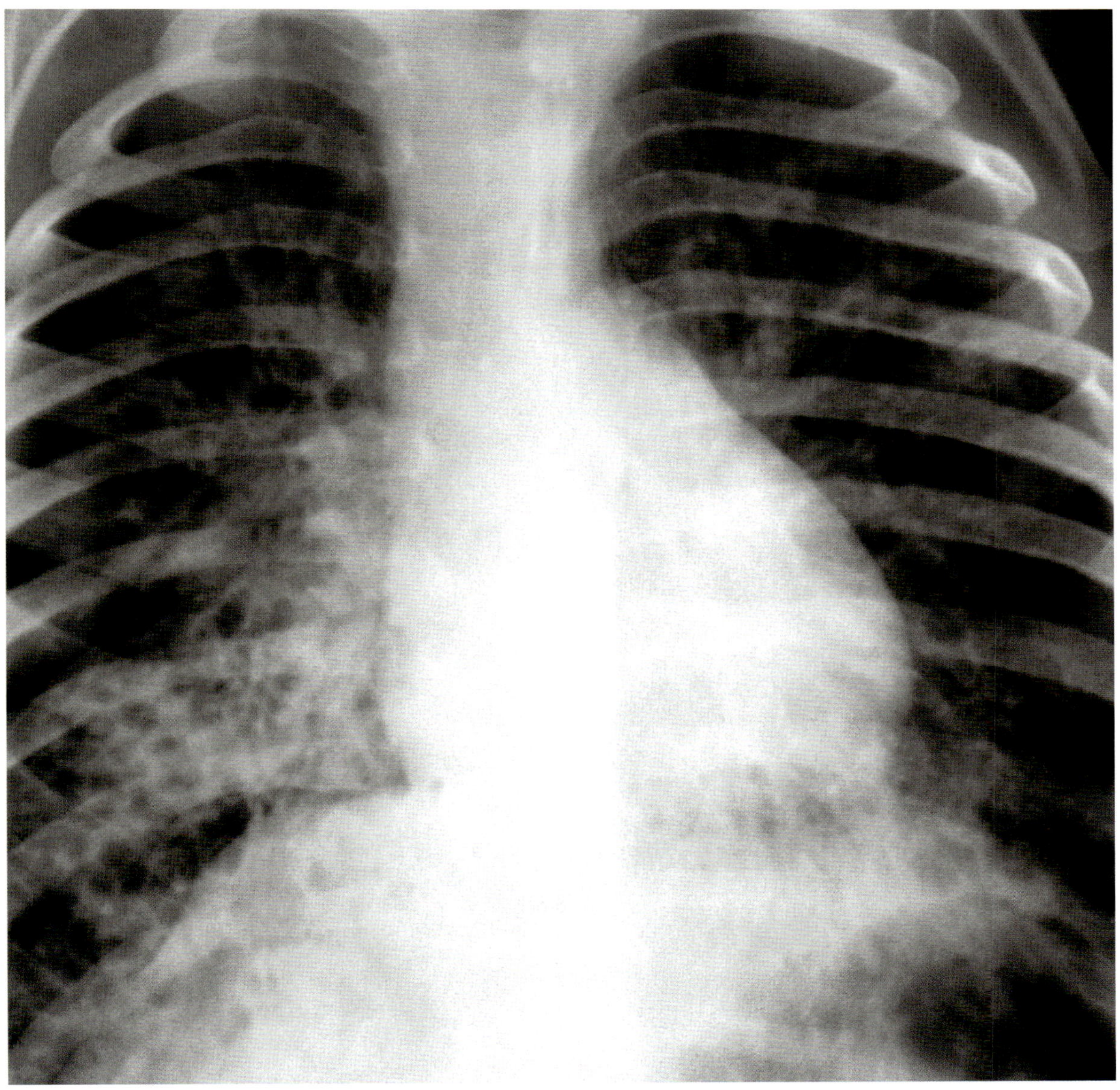

Dominante und rezessive Merkmale

Dominante Merkmale setzen sich gegenüber rezessiven immer durch. Eine Person, die von einem Elternteil ein rezessives Merkmal und vom anderen ein dominantes erbt, wird Träger des dominanten Merkmals sein. Gene für lange Wimpern und Kinngrübchen sind zum Beispiel dominant. Ebenso die Gene für die Stoffwechselerkrankung Mukoviszidose, bei der die Atemwege von zähem Schleim verklebt werden (auf dem Röntgenbild). Bei rezessiven Merkmalen wie angewachsenen Ohrläppchen muss der Betroffene die Gene von beiden Elternteilen geerbt haben.

Lebensende

Der Tod gehört unweigerlich zum Leben. Eines Tages steht das Herz still, und die Atmung setzt aus, sei es aufgrund einer Verletzung oder einfach wegen des hohen Alters. Bei einer tödlichen Krankheit erfährt der Betroffene einen stetigen Niedergang, der zwischendrin von Krisen geprägt ist. Ein bis zwei Monate vor seinem Tod kann er sich plötzlich erstaunlich gesund fühlen. Im Lauf der Krankheit können Erschöpfungszustände, Appetitverlust, Atemnot, Schmerzen und Inkontinenz auftreten. In den letzen Wochen vor ihrem Tod werden kranke oder sehr alte Menschen oft pflegebedürftig; sie brauchen jemanden, der Essen für sie zubereitet und für ihre Körperhygiene sorgt. Manche werden zunehmend verwirrt oder ängstlich. Einen solchen Menschen zu betreuen stellt für Familie, Freunde und medizinisches Personal eine echte Herausforderung dar. Schließlich will man das Lebensende des Betroffen so würdig und angenehm wie möglich gestalten.

Aussergewöhnliche Madame Calment

Die Französin Jeanne Calment war zum Zeitpunkt ihres Todes im August 1997 122 Jahre und 164 Tage alt, sie und zählt somit zu den ältesten dokumentierten Personen. Bis weit nach ihrem 100. Geburtstag trieb Madame Calment regelmäßig Sport. In ihrer Familie gab es mehrere Personen, die weit über 90 Jahre alt wurden. Ihre extreme Langlebigkeit war daher wahrscheinlich genetisch bedingt.

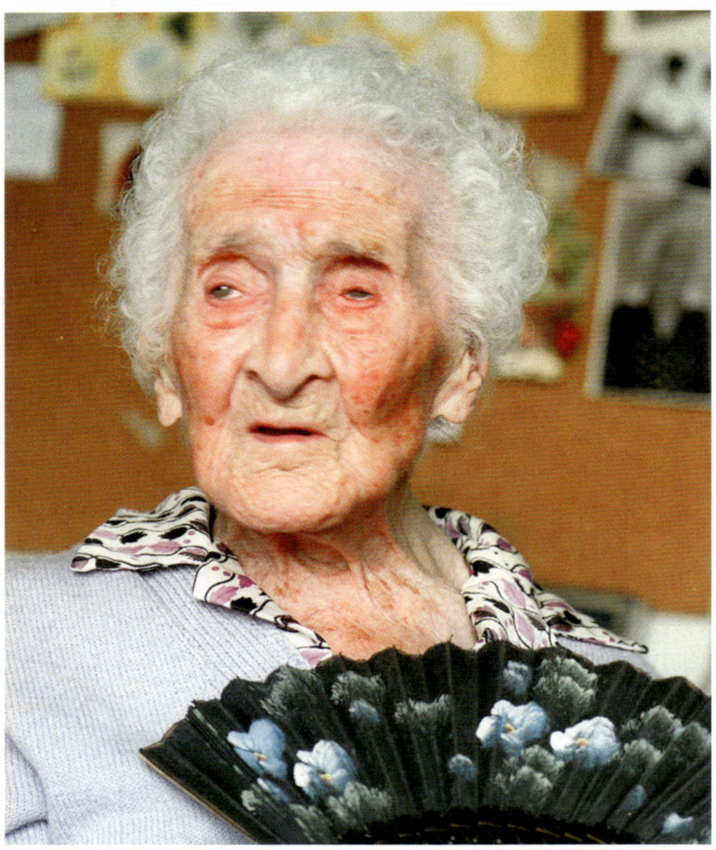

Älteste Person der Welt
Jeanne Calment an ihrem 120. Geburtstag.

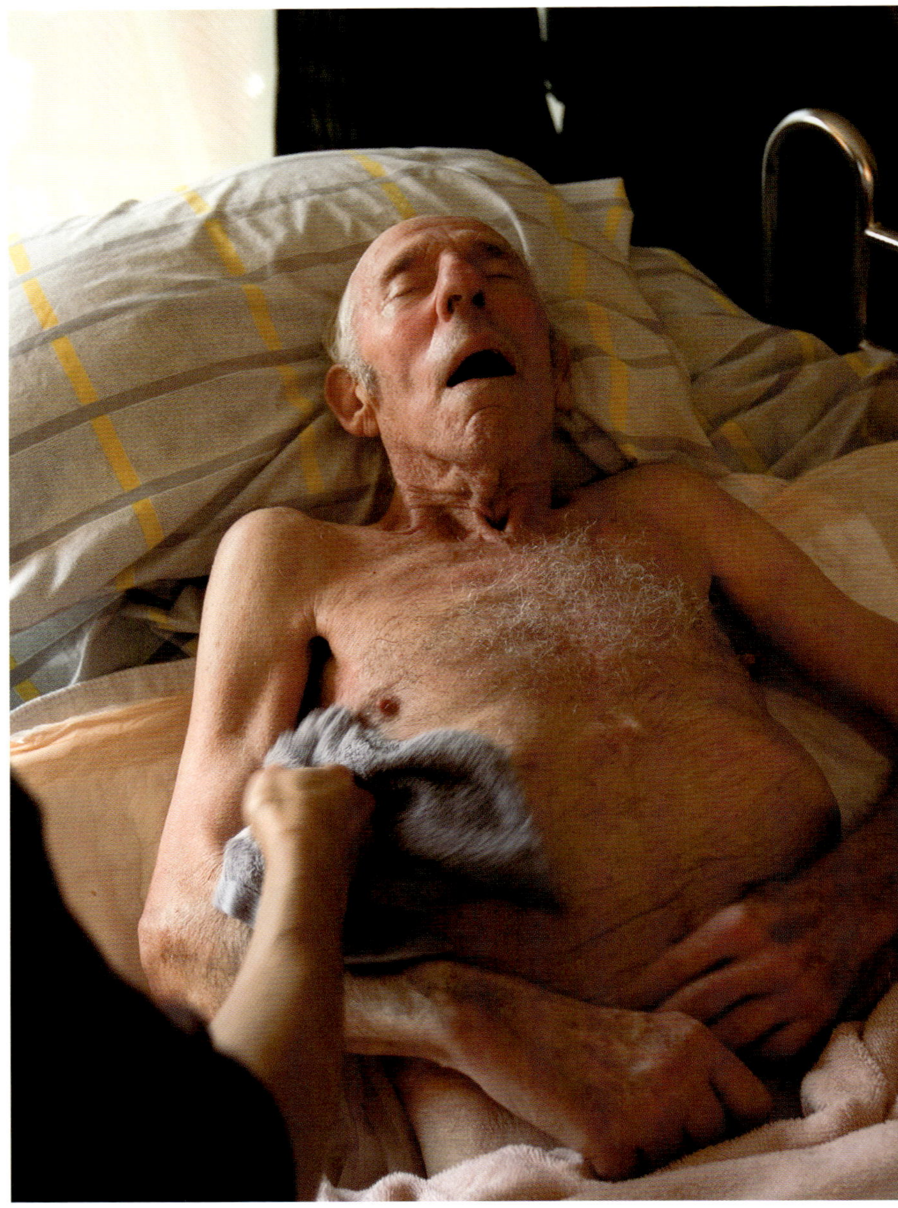

Sterben
Sterbende empfinden die liebevolle Zuwendung eines Familienmitglieds als Segen. Dieser Mann starb, kurz nachdem ihn seine Tochter mit einem warmen, feuchten Schwamm abgerieben hatte.

Rang	Land	M + F	Land	Männer	Land	Frauen
1	Japan	82,6	Island	80,2	Japan	86,1
2	Hongkong	82,2	Hongkong	79,4	Hongkong	85,1
3	Island	81,8	Japan	79	Spanien	84,2
4	Schweiz	81,7	Schweiz	79	Schweiz	84,2
5	Australien	81,2	Australien	78,9	Frankreich	84,1
6	Spanien	80,9	Schweden	78,7	Australien	83,6
7	Schweden	80,9	Israel	78,6	Italien	83,5
8	Israel	80,8	Macau	78,5	Island	83,3
9	Kanada	80,7	Kanada	78,3	Virgin Islands	83,3
10	Frankreich	80,7	Neuseeland	78,2	Schweden	83
…						
191	Lesotho	42,6	Sambia	42,1	Simbabwe	42,7
192	Sierra Leone	42,6	Mosambik	41,7	Sambia	42,5
193	Sambia	42,4	Angola	41,2	Mosambik	42,4
194	Mosambik	42,1	Sierra Leone	41	Lesotho	42,3
195	Swasiland	39,6	Swasiland	39,8	Swasiland	39,4

Weltweite Lebenserwartung bei der Geburt: die ersten zehn und die letzten fünf Länder
Die Lebenserwartung bei der Geburt gibt den Durchschnittwert einer Bevölkerungsgruppe wieder, die im gleichen Jahr geboren wurde. In armen Ländern mit hoher Kindersterblichkeit und schlechter medizinischer Versorgung ist der Durchschnittwert erheblich niedriger. Die letzten fünf Länder haben auch eine hohe Rate HIV-Infizierter. Laut der Statistik der Vereinten Nationen in den Jahren 2005–2010 liegt die durchschnittliche Lebenserwartung von Männern und Frauen bei 67,2 Jahren.

Begrenzte Lebensspanne

Zellbiologen vermuten, dass das Tempo, indem wir altern, von inneren Mechanismen beeinflusst wird. Soweit bekannt ist, gibt es keinen Menschen, der älter als 122 Jahre alt geworden ist. Auch andere Organismen haben eine maximale Lebensspanne. Möglicherweise sind Zellen genetisch vorprogrammiert, sich nur bis zu einem bestimmten Maß zu teilen. Bei Menschen liegt dieses Maß bei 50 bis 80 Mal. Eine andere Theorie besagt, dass der körperliche Verfall, der mit dem Altern einhergeht, durch DNA-Schäden verursacht wird.

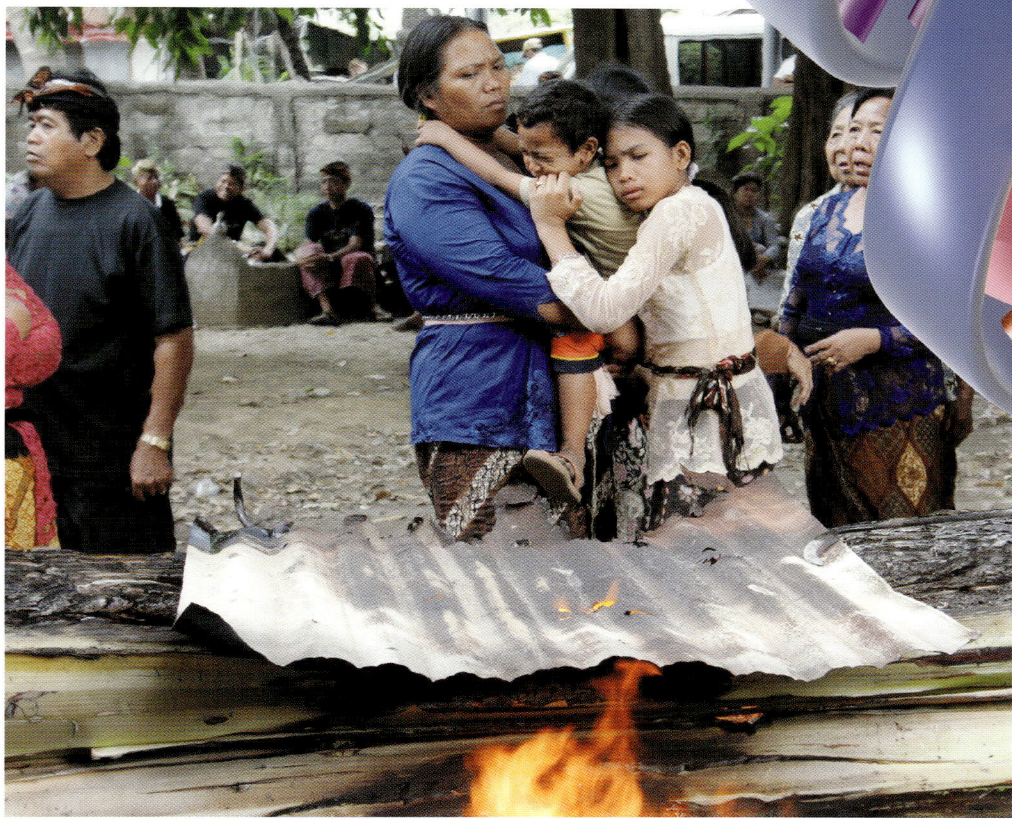

Hindu-Bestattung
Gemäß Hindu-Tradition werden Verstorbene kurz nach ihrem Tod öffentlich verbrannt. Diesen Brauch pflegen Hindus seit Tausenden von Jahren.

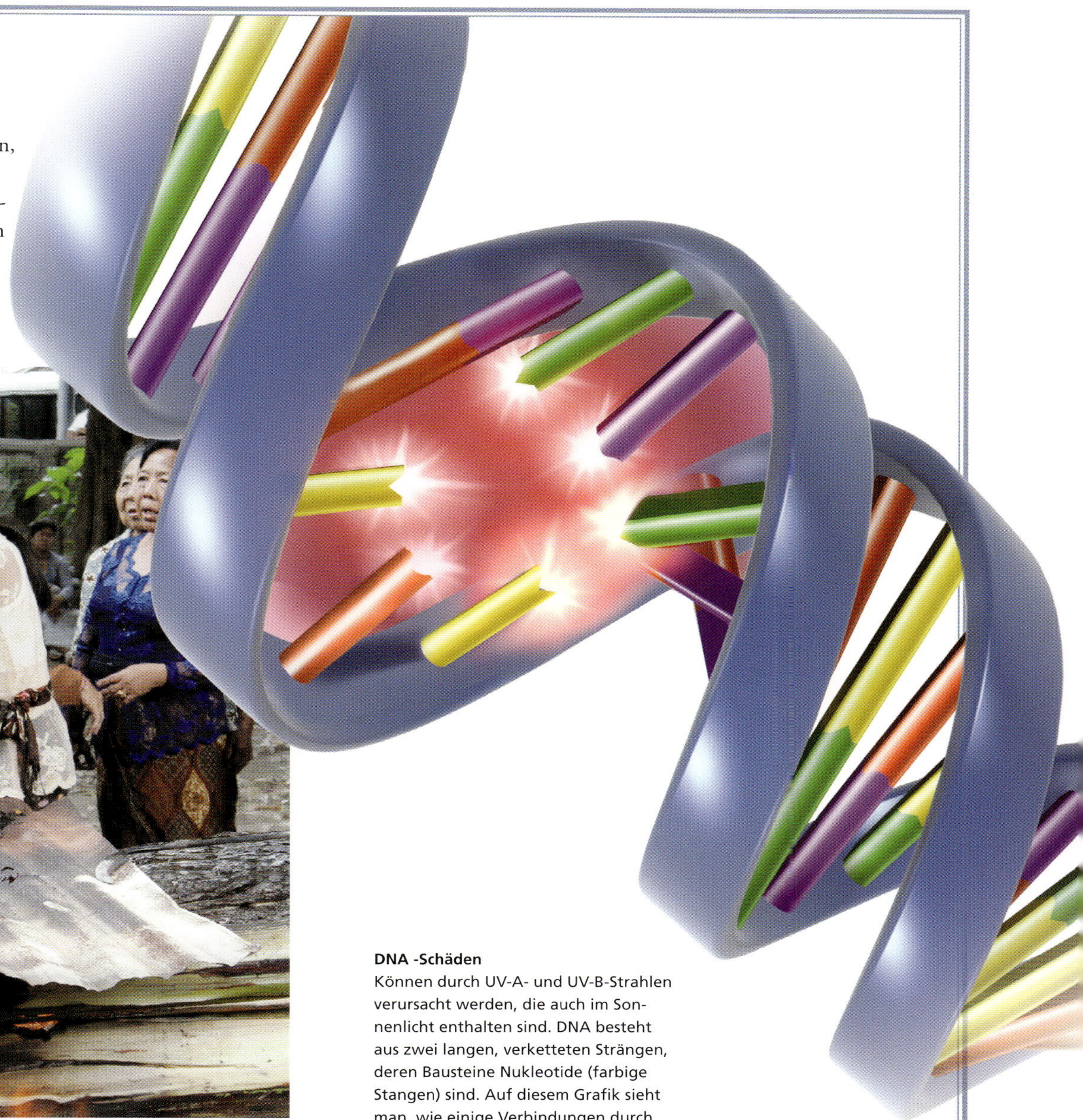

DNA -Schäden
Können durch UV-A- und UV-B-Strahlen verursacht werden, die auch im Sonnenlicht enthalten sind. DNA besteht aus zwei langen, verketteten Strängen, deren Bausteine Nukleotide (farbige Stangen) sind. Auf diesem Grafik sieht man, wie einige Verbindungen durch Sonnenlicht aufgebrochen werden.

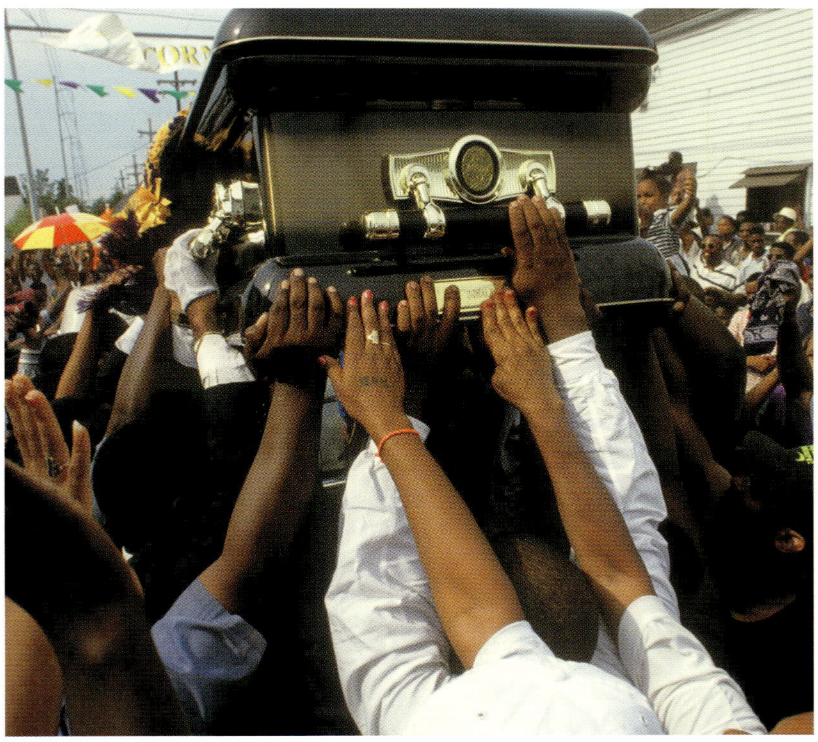

Emotionaler Abschied in New Orleans
Bei einem traditionellen Begräbnis in New Orleans legen Familienmitglieder und Freunde auf dem Weg zum Friedhof ihre Hände an den Sarg.

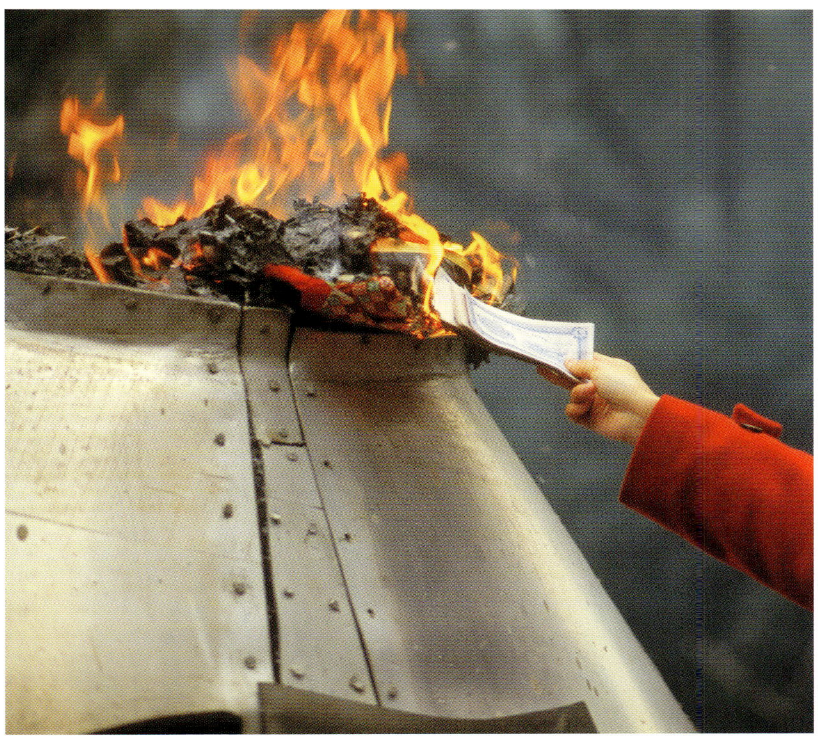

Geldverbrennung
In Hongkong wird bei einem Begräbnis Papiergeld verbrannt, damit der Tote im Jenseits über Geld verfügt.

Zukunft der Medizin

Künftige Mediziner werden hochmoderne Gerätschaften zur Verfügung haben und ein tieferes Verständnis für die genetischen Voraussetzungen einer Krankheit entwickeln. Die medizinische Forschung schreitet mit Siebenmeilenstiefeln voran. Wissenschaftler auf der ganzen Welt beschäftigen sich damit, wie man Gewebe und Organe durch gezüchtete Stammzellen ersetzen kann. Genauere Erkenntnisse über das menschliche Genom ermöglichen es Pharmazeuten, neue Medikamente gegen Krebs und andere Krankheiten zu entwickeln. Gleichzeitig arbeitet man daran, die Lebensqualität von Menschen mit Erbkrankheiten durch Gentherapien zu verbessern. Visionäre Spezialisten haben Nanoroboter entworfen, winzige Maschinen, die kleiner als rote Blutkörperchen sind, die DNA reparieren und Krebszellen vernichten können. Sie sind genau auf das genetische Profil einer Person zugeschnitten, um die Behandlung effizienter sowie sicherer zu machen, und sollen in einigen Jahren einsatzfähig sein.

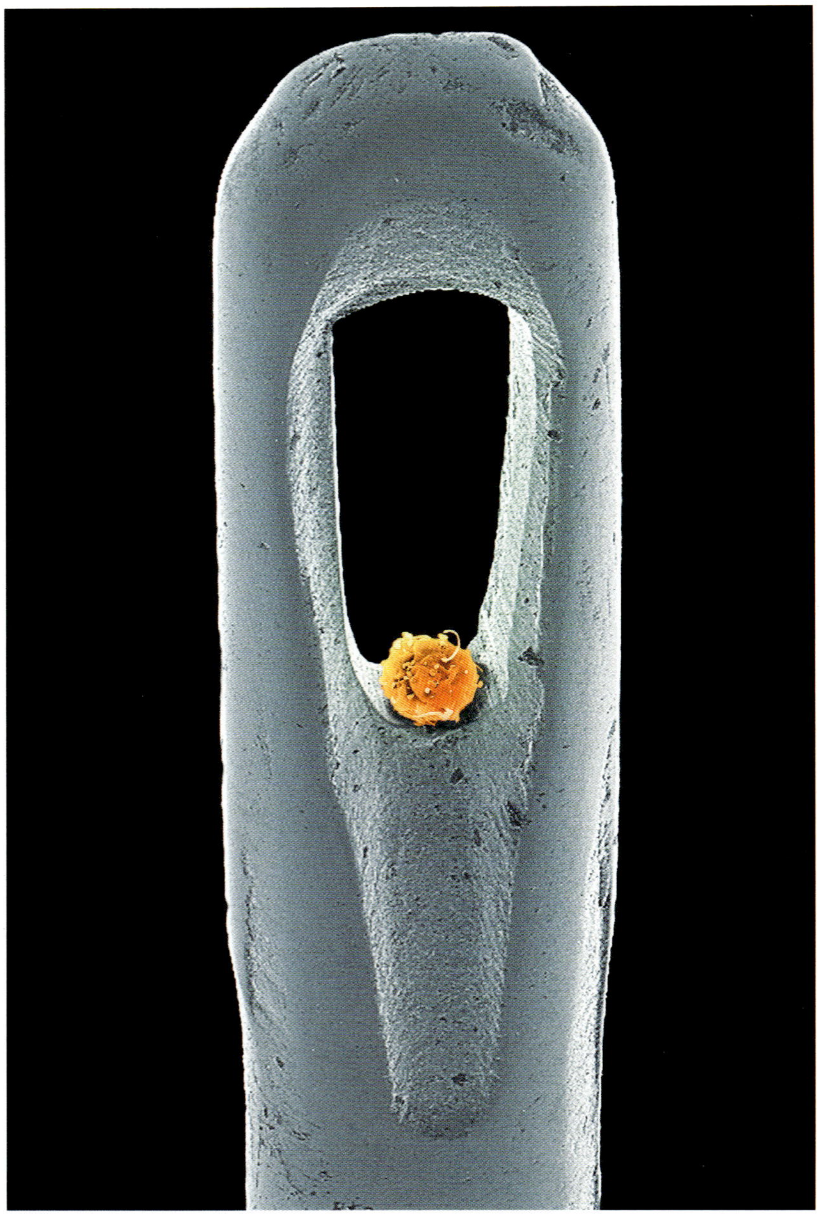

Stammzellentechnologie
Dieser Mikrograph zeigt eine embyronale Stammzelle in einem Nadelöhr. Die Stammzellenforschung ist aus ethischen Gründen umstritten. Das hat die Entwicklung von neuartigen Verfahren verlangsamt. Man hofft, geschädigtes Gewebe bei Alzheimer und Parkinson-Krankheit eines Tages durch Stammzellen ersetzen zu können.

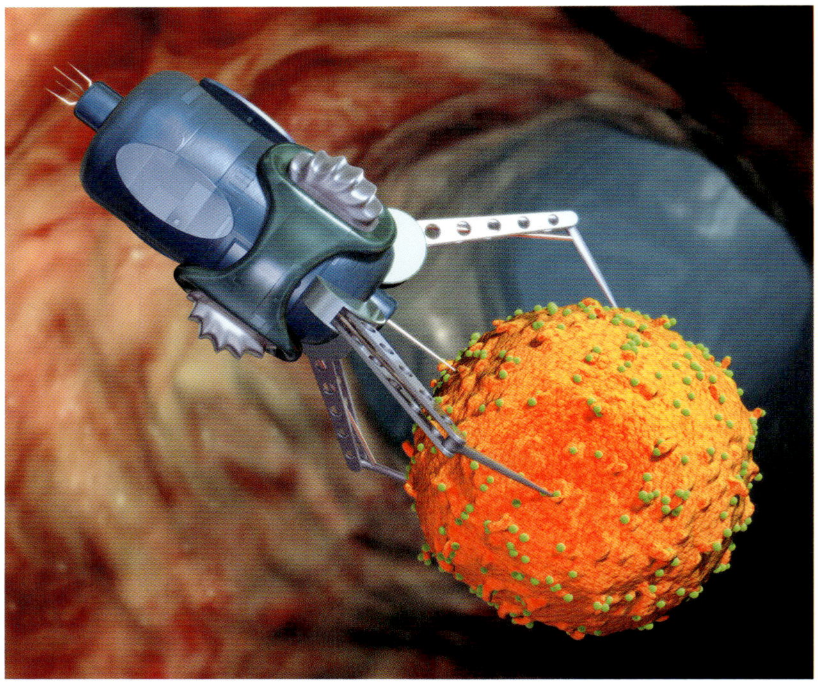

Nanoroboter
Die winzigen Maschinen gehen im menschlichen Körper selbstständig auf die Suche nach Erregern und Krebszellen, um sie zu zerstören oder Reparaturen auszuführen. Diese Computeranimation zeigt, wie ein Nanoroboter einer T-Zelle im menschlichen Körper ein Medikament verabreicht.

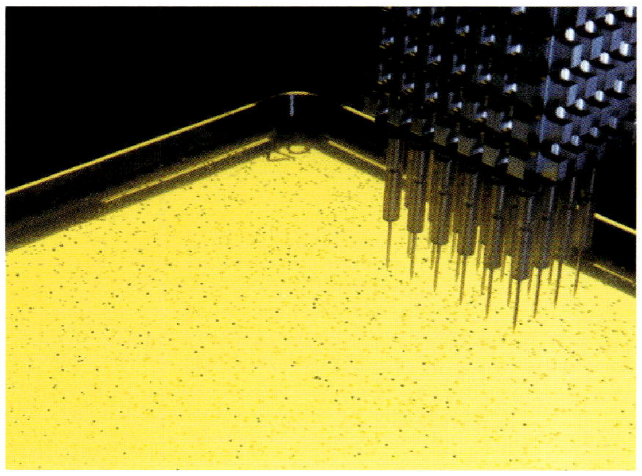

Genforschung
Die schwarzen Punkte sind geklonte Bakterienkolonien, die menschliche DNA enthalten. Sie werden bei der Erforschung von DNA-Sequenzen eingesetzt mit dem Ziel, die Nukleotideabfolge in einem DNA-Molekül zu bestimmen. Man hofft, dadurch die genaue Ursache von Erbkrankheiten herauszufinden.

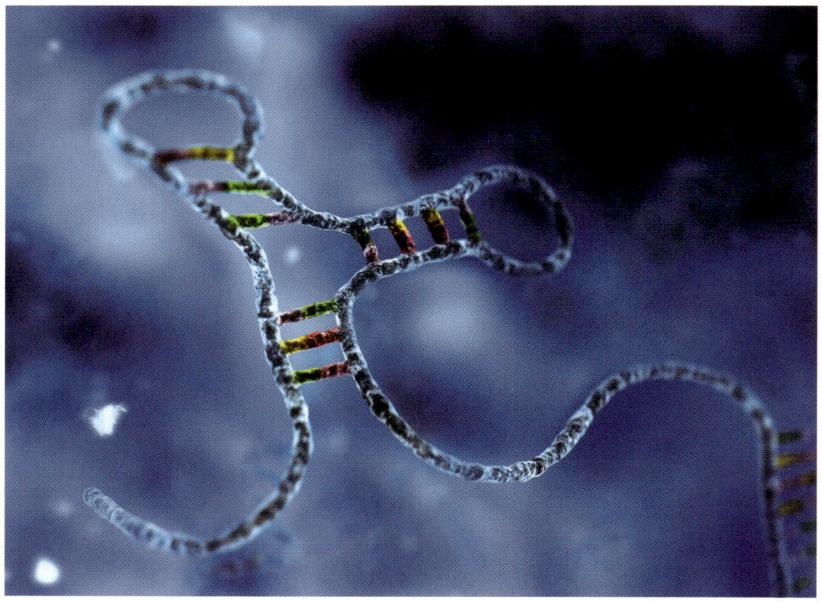

RNA-Interferenz
Ribonukleinsäure transportiert und übersetzt die in der DNA gespeicherte Information. RNA-Interferenz ist ein natürlicher Mechanismus, der zum Abschalten von Genen in Zellen führt. Er dient vor allem zur Abwehr fremder RNA und soll zukünftig krankhafte menschliche Gene vernichten.

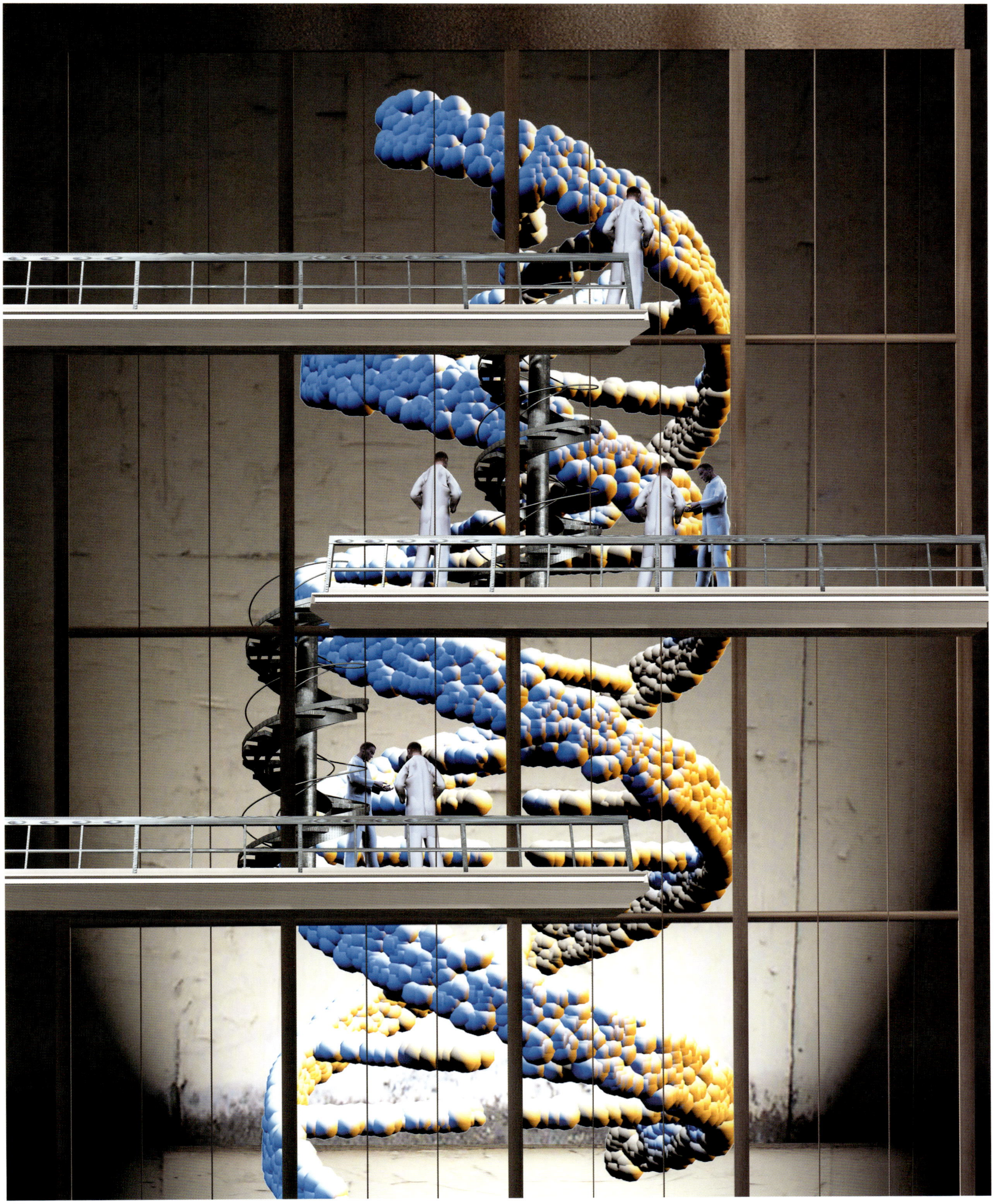

DNA-Reparatur
Dieser Modellbau einer DNA veranschaulicht, wie DNA in Zukunft repariert und erhalten werden könnte. Dadurch könnten Erbkrankheiten geheilt und Alterskrankheiten verhindert werden. Die Medizin setzt in Genmanipulationen große Hoffnungen.

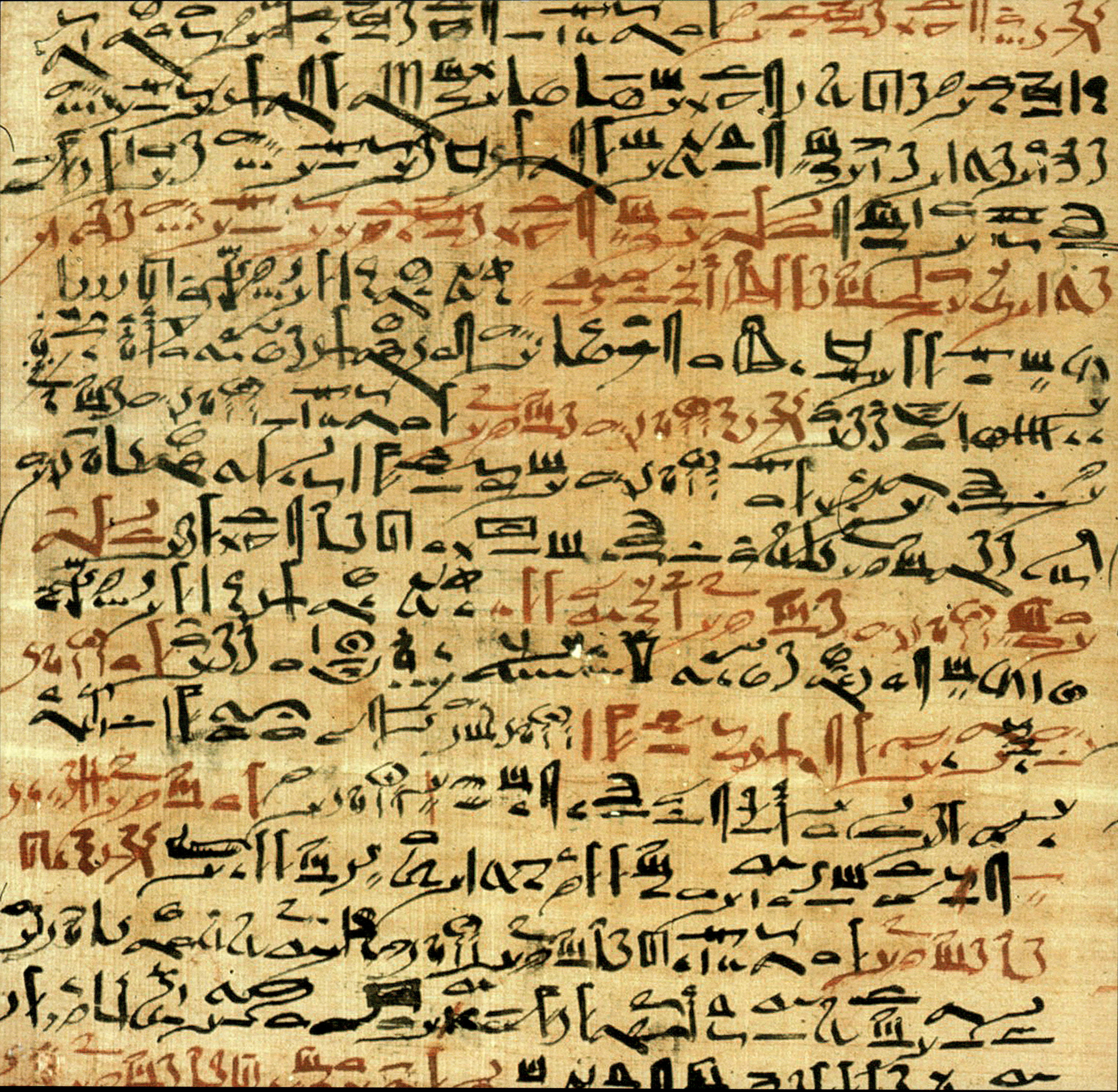

Der Papyrus Edwin Smith, der zwischen 1900 und 1600 v. Chr. verfasst wurde, zählt zu den ältesten medizinischen Texten. Das altägyptische Dokument enthält 48 Fallstudien mit Symptomen, Diagnostik und Behandlung. Es zeugt vom hochentwickelten medizinischen Stand im alten Ägypten.

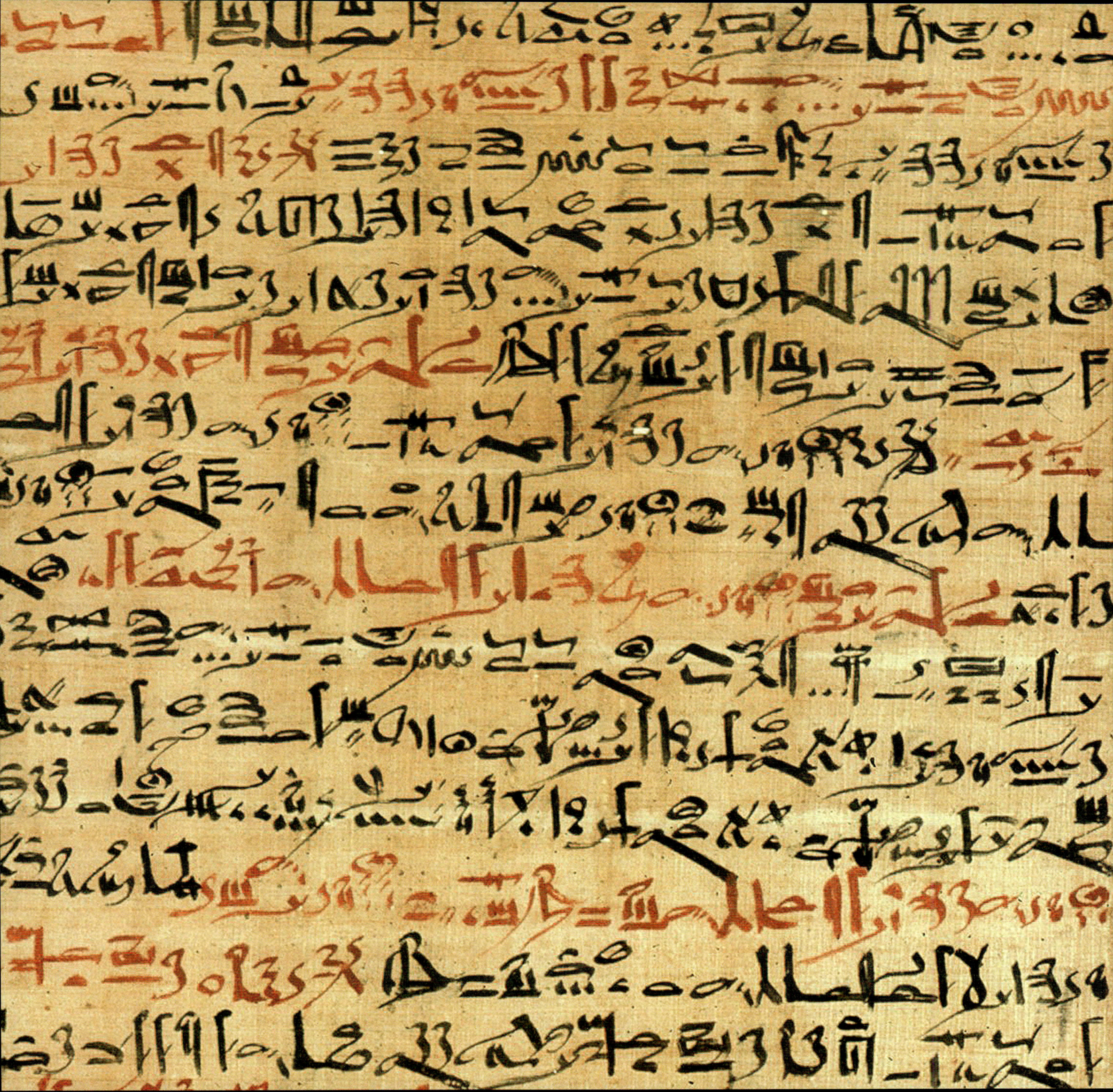

ANHANG

Meilensteine der Medizin bis 1850

Menschen haben seit jeher versucht, Krankheiten zu erkennen und zu behandeln. Hier sind einige der wichtigsten medizinischen Errungenschaften aufgelistet.

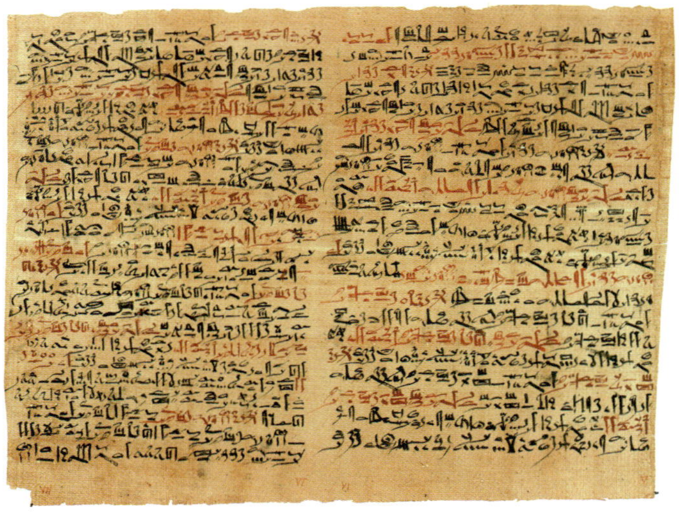

Das Papyrus Edwin Smith (ca. 1900 bis 1600 v. Chr.) zählt zu den frühesten medizinischen Schriften, die bekannt sind.

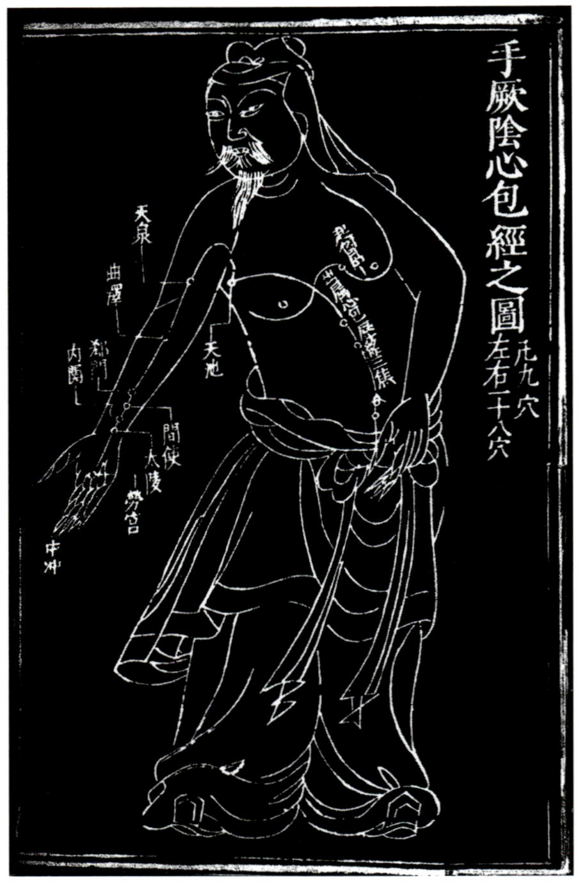

Die Akupunkturpunkte auf dem rechten Arm. Chinesische Zeichnung von 1030 v. Chr.

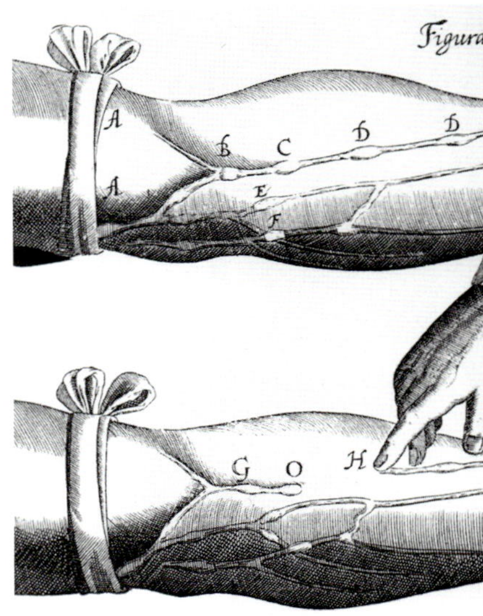

William Harveys Buch von 1628 über das Herz und den Blutkreislauf gilt als wichtiger Beitrag zur modernen Physiologie.

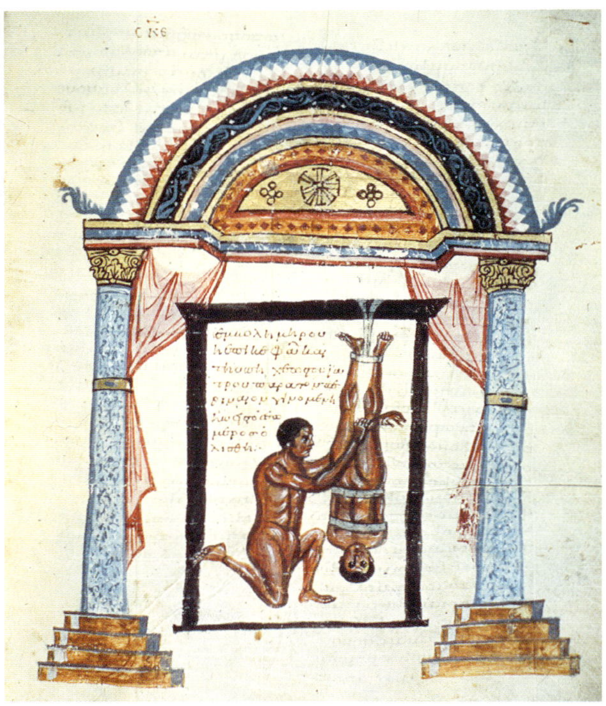

Hippokrates, geboren um 460 v. Chr., war ein berühmter Arzt des Altertums. Hier nutzt er die Schwerkraft, um ein Gelenk wiedereinzurenken.

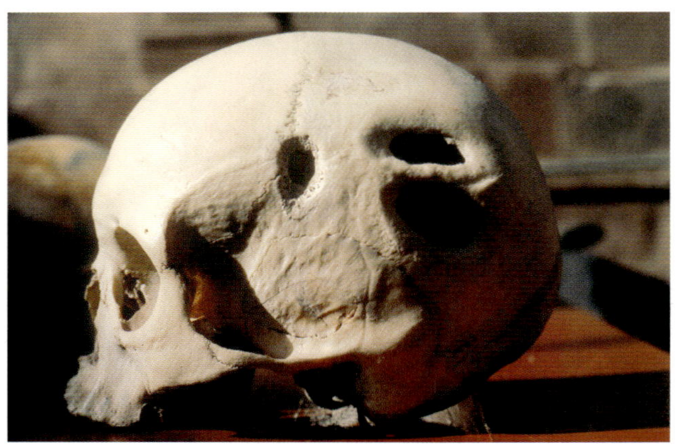

Dieser Schädel befindet sich im Archäologischen Museum in Cusco, Peru. Er beweist, dass die Inkas im 6. Jahrhundert Schädeloperation durchführten.

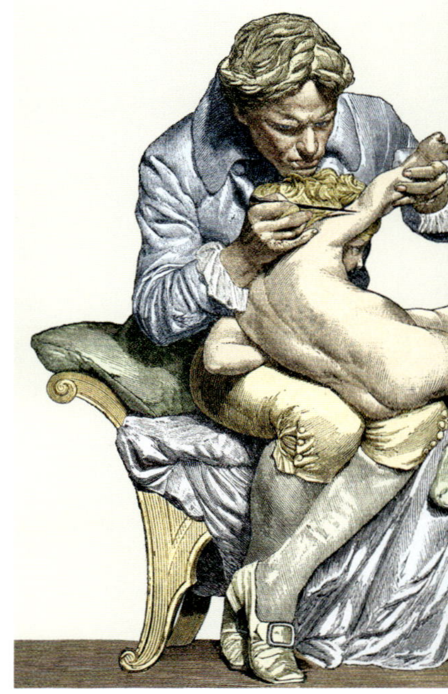

Der englische Landarzt Edward Jenner impft seinen Sohn im 18. Jahrhundert gegen Pocken.

um 2650 v. Chr.
Imhotep, der „Vater der ägyptischen Medizin“, wird geboren. Das medizinische Wissen des alten Ägypten ist auf wesentlich älteren Papyrusschriften festgehalten.

um 1050 v. Chr.
Der Arzt Esagil-kin-apli aus Borsippa verfasst ein Buch über Krankheitssymptome. Darin sind auch seine Beobachtungen und Empfehlungen für die jeweilige Behandlung gesammelt.

um 1000 v. Chr.
Entstehung der traditionellen chinesischen Medizin. Sie umfasst Akupunktur, Kräuterheilkunde und Massage. Die Chinesen entwickeln eine Art Impfstoff gegen Pocken.

um 460 v. Chr.
Der berühmte griechische Arzt Hippokrates wird geboren. Er gilt als Begründer der wissenschaftlichen Medizin, da er Krankheiten keinen übernatürlichen Kräften zuschrieb, sondern natürlichen.

um 300 v. Chr.
Der griechische Arzt Erisistratus begründet in Alexandria die Anatomie. Gemeinsam mit seinem Kollegen Herophilus führt er Sektionen des menschlichen Körpers durch.

129 n. Chr.
Der griechische Arzt Galen wird geboren. Er sezierte Tiere, um mehr über die menschliche Anatomie herauszufinden. Sein Hauptwerk diente Ärzten 1400 Jahre lang als Grundlage, obwohl es voller Irrtümer ist.

500 n. Chr.
Die Inkas bohren Löcher in menschliche Schädel, um Gehirnerkrankungen zu behandeln. Ausgrabungen ergaben, dass viele Patienten die Operation überlebten.

1000 n. Chr.
Der persische Arzt und Gelehrte Avicenna verfasst den „Kanon der Medzin“, der von den europäischen Medizinern jahrhundertelang eifrig studiert wird.

1240 n. Chr.
Ibn an-Nafis, muslimischer Universalgelehrter in Kairo, beschreibt erstmals den Lungenkreislauf, also den Blutkreislauf zwischen Herz und Lungen.

1543 n. Chr.
Der flämische Anatom Andreas Vesalius seziert illegal menschliche Körper und veröffentlicht ein Lehrbuch der Anatomie, in dem er die Irrtümer Galen korrigiert.

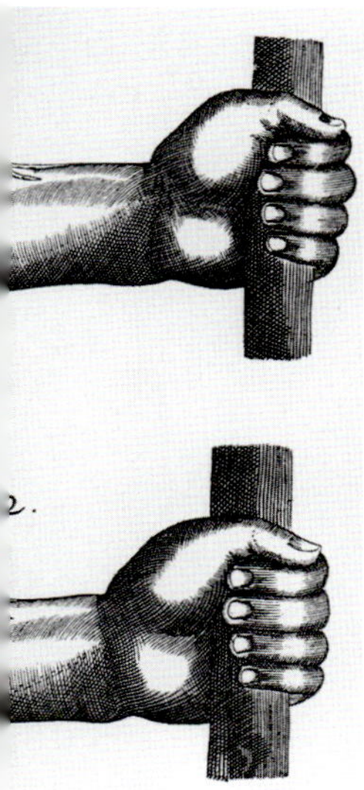

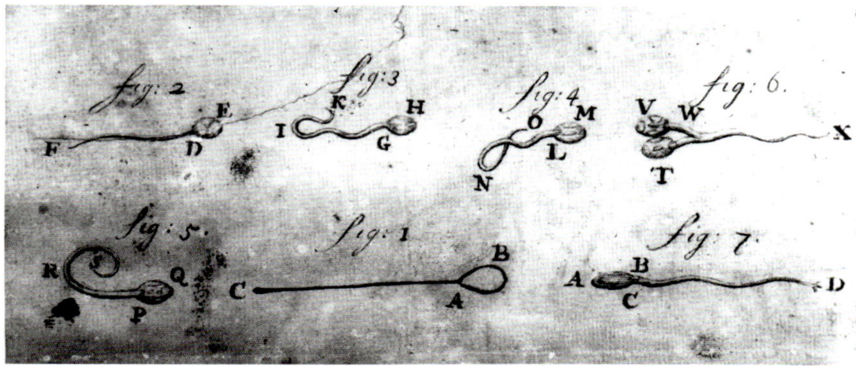

Diese mikroskopische Darstellung menschlicher Spermien schickte Antoni van Leeuwenhoek 1670 an die Royal Society in London.

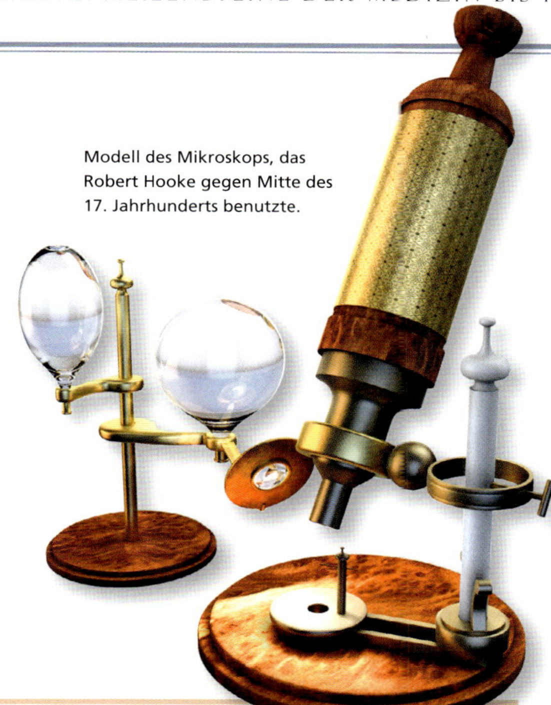

Modell des Mikroskops, das Robert Hooke gegen Mitte des 17. Jahrhunderts benutzte.

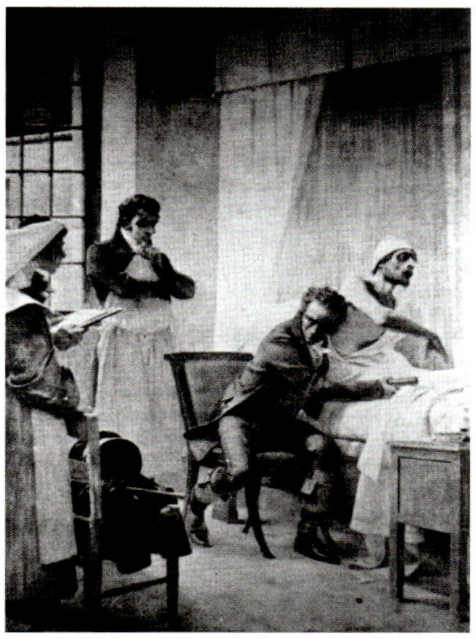

Dr. Laennec nutzt 1816 das von ihm erfundene Stethoskop, um einen Patienten abzuhören.

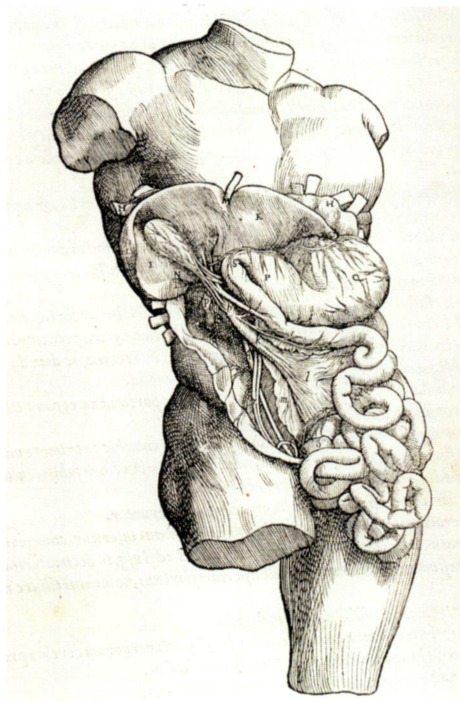

Zeichnung aus „De humani corporis fabrica" (Über den Bau des menschlichen Körpers) von Andreas Vesalius ,1543.

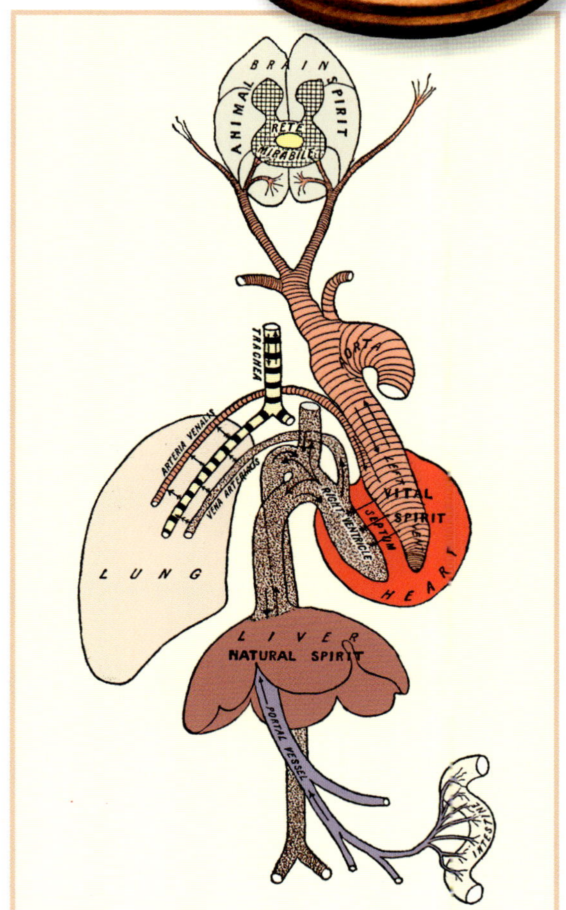

Galens Auffassung über die inneren Organe und den Blutkreislauf enthielt den Irrglauben, das Herz sei eine isolierte Pumpe.

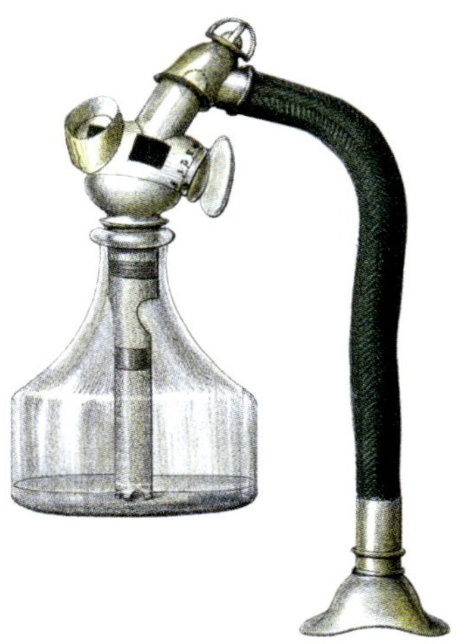

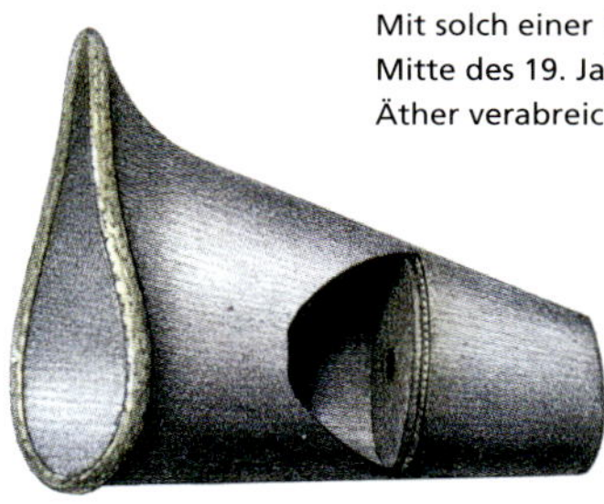

Mit solch einer Maske wurde Mitte des 19. Jahrhunderts Äther verabreicht.

1628
Der englische Arzt William Harvey veröffentlicht die erste korrekte Beschreibung des Blutkreislaufs in Arterien und Venen.

1665
Robert Hooke benutzt als Erster den Begriff „Zelle", nachdem er Pflanzen durch ein selbst entworfenes Mikroskop betrachtet hatte.

1667
Der englische Arzt Thomas Sydenham stellt vier Regeln zur medizinischen Untersuchung auf, beschreibt Infektionskrankheiten, erkennt Eisenmangel als Ursache von Anämie und behandelt Malaria mit Chinin.

1677
Der niederländische Naturforscher Antoni van Leeuwenhoek gilt als Begründer der Mikrobiologie. Er erfand ein Mikroskop, mit dem man erstmals Spermien, Blutzellen und Mikroorganismen erkennen konnte.

1727
Stephen Hales, englischer Pfarrer und Physiker, fand als Erster heraus, wie man den Blutdruck misst. Er führte einen Schlauch in ein Blutgefäß ein und beobachtete, wie das Blut darin anstieg.

1761
Der italienische Arzt Giovanni Battista Morgagni gilt als Begründer moderner Pathologie. Er verglich die Autopsieberichte von 640 Patienten mit deren Beschwerden vor dem Tod.

1796
Der englische Arzt Edward Jenner erfindet die Schutzimpfung gegen Pocken. Er impfte einen Jungen mit Kuhpockenviren, was bewirkte, dass das Kind gegen die verwandten Pocken immun wurde.

1805
Friedrich Sertürner, deutscher Chemiker, gewinnt aus Opium Morphium, das dann als Schmerzmittel dienen konnte.

1816
Der französische Mediziner René Laennec erfindet das Stethoskop. Seine Mutter war kurz zuvor an Tuberkulose gestorben. Vielleicht ein Anreiz für Laennec, ein Gerät zum Abhören von Brustgeräuschen zu entwickeln.

1839
Der deutsche Zoologe Theodor Schwann bewies erstmals, dass Tiere und Pflanzen aus Zellen bestehen. Nach ihm wurde die Schwann-Zelle benannt.

1842
Der US-amerikanische Arzt Crawford Long verwendete erstmals Ätherdämpfe, um einen Patienten bei einer Operation zu narkotisieren.

Meilensteine der Medizin von 1850 bis heute

Die Medizin erlebte im 19. und 20. Jahrhundert bahnbrechende Entdeckungen. Ein Vorgeschmack auf die revolutionären Forschungen der Zukunft.

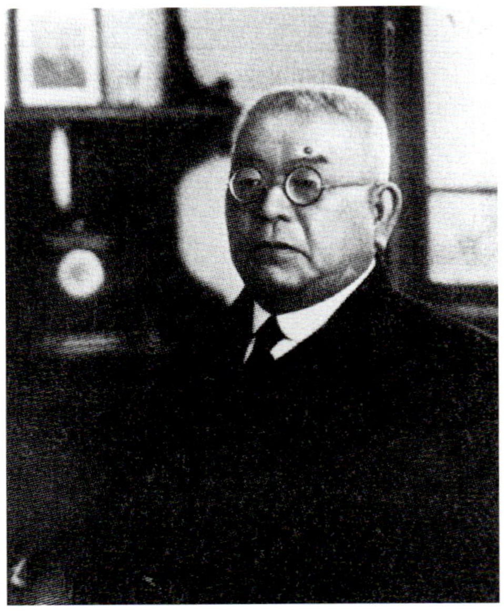

Shibasaburo Kitasato entdeckte 1894 den Erreger der Beulenpest.

Frederick Best und Charles Banting 1923 mit einem Versuchshund, dessen Diabetes mit Insulininjektionen erstmals erfolgreich behandelt werden konnte.

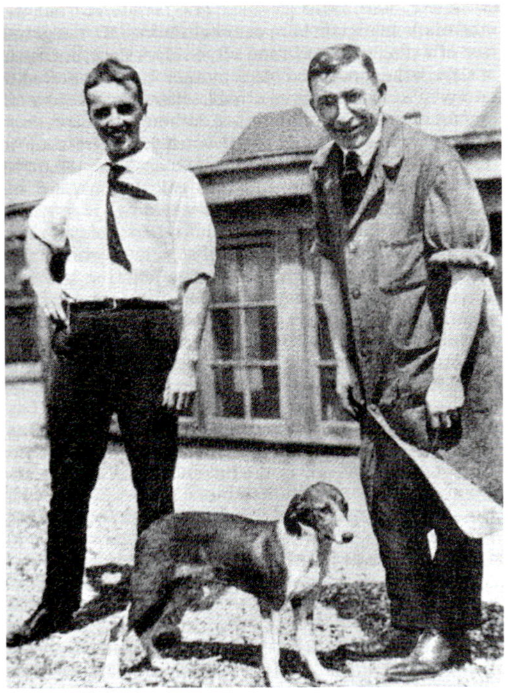

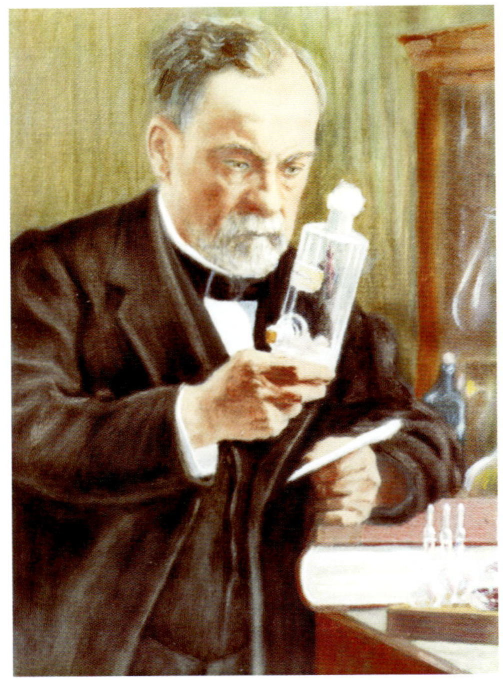

Pasteurisierung, erfunden von Louis Pasteur (1822–1895). Dabei werden Keime durch Hitze abgetötet.

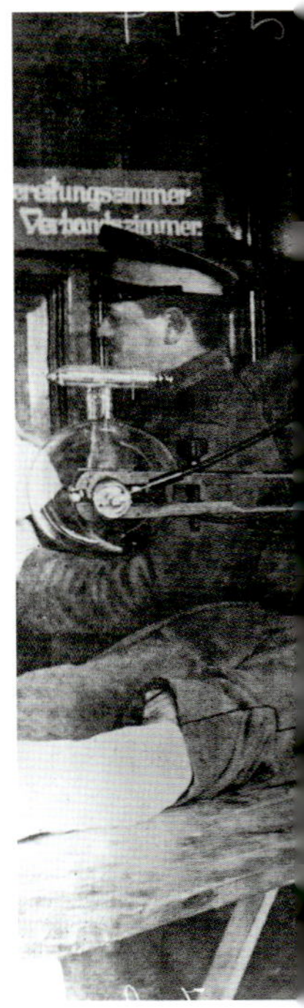

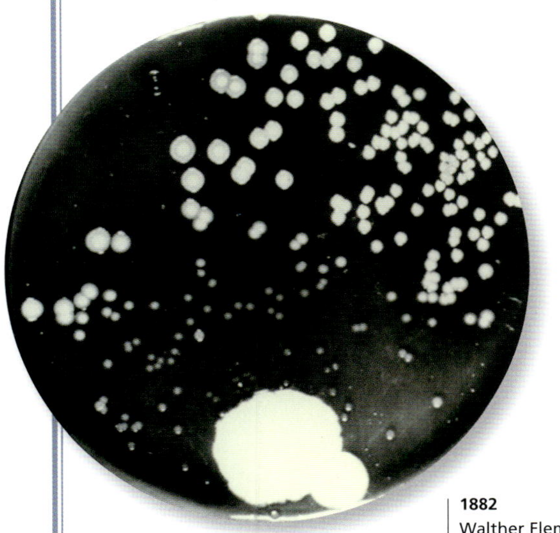

Foto von der Originalkultur von 1928, durch die Sir Alexander Fleming entdeckte, dass der Pilz *Penicillium notatum* Bakterien vernichtet.

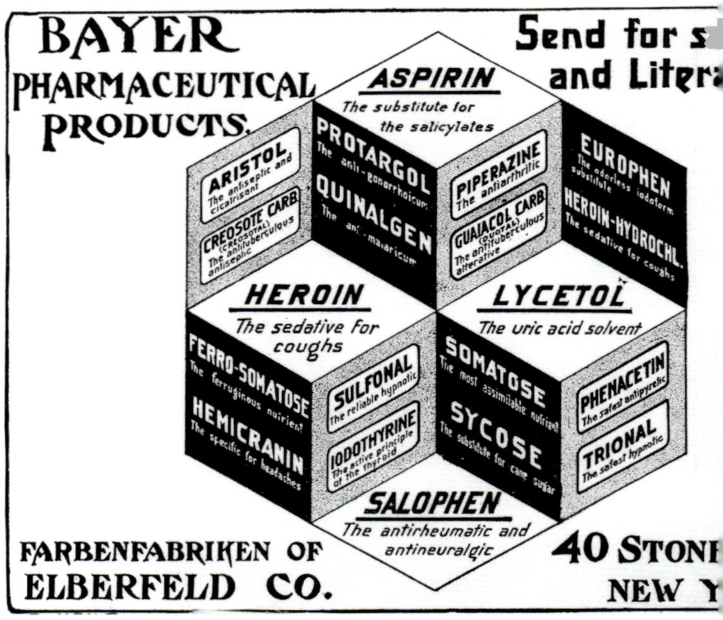

Aspirinwerbung der Firma Bayer von 1900. Aspirin übertrifft alle bis dahin bekannten Medikamente.

1865
Der englische Chirurg Joseph Lister setzt bei Operationen Karbolsäure zur Desinfektion ein und begründet damit die Antisepsis im Gesundheitswesen. Die Patientensterblichkeit sinkt rapide.

1870
Louis Pasteur, französischer Wissenschaftler, beweist, dass Infektionskrankheiten nicht durch „schlechte Luft", sondern durch Erreger verursacht werden: die Grundlage der Keimforschung.

1882
Walther Flemming, deutscher Wissenschaftler, entdeckt, dass Chromosomen bei der Zellteilung an eine Tochterzelle weitergeben werden. Er gilt als Begründer der modernen Zellbiologie.

1890
Emil von Behring und Kitasato Shibasaburo entwickeln ein Serum gegen Diphtherie. Fast zeitgleich veröffentlicht Ilja Metschnikow eine Arbeit über Immunabwehrmechanismen.

1895
Der deutsche Physiker Wilhelm Röntgen entdeckt die Röntgenstrahlen. 1901 erhält er dafür den Nobelpreis für Physik.

1897
Dem deutschen Chemiker Felix Hoffmann gelingt es, Acetylsalicylsäure (Aspirin) in chemisch reiner Form herzustellen.

1901
Karl Landsteiner, österreichischer Pathologe, entdeckt das ABO-System der Blutgruppen und wie man sie identifiziert. Damit werden Bluttransfusionen endlich gefahrlos.

1910
Der deutsche Chemiker Paul Ehrlich und sein Assistent Sahachiro Hata entwickeln ein Chemotherapeutikum gegen Syphilis. Das völlig neuartige Verfahren begründet die moderne pharmazeutische Forschung.

1921
Dem Kanadier Frederick Banting und seinem Assistenten Charles Best gelingt es, Insulin zu isolieren, um damit Diabetes zu behandeln.

1928
Der schottische Bakteriologe Sir Alexander Fleming entdeckt das Antibiotikum *Penicillin*. 1945 erhält er dafür den Nobelpreis für Medizin.

1944
Der kanadische Mediziner Oswald Avery und seine Kollegen beweisen, dass nicht Proteine, sondern die DNA Träger der Erbinformation ist.

1952
Dr. Virginia Apgar entwickelt ein Testverfahren für Neugeborene. Bei dem nach ihr benannten Apgar-Score werden Herzschlag, Atmung, Muskelaktivität und Reflexe eines Babys geprüft.

1952
Jonas Salk, US-amerikanischer Arzt, entwickelt einen wirksamen Impfstoff gegen Kinderlähmung.

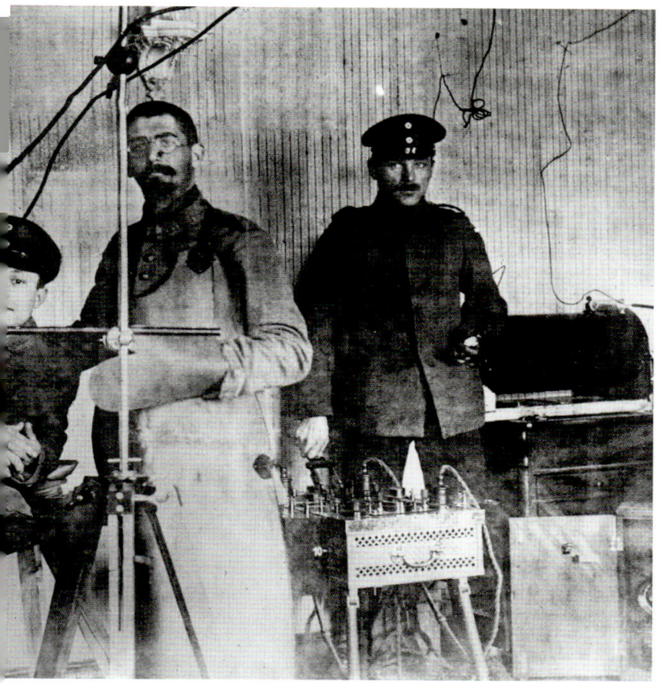

Ein Mann wird 1919 mit Röntgenstrahlen durchleuchtet. Das Verfahren wurde nach dem deutschen Physiker Röntgen benannt. Dessen Erkenntnisse revolutionierten die Diagnostik.

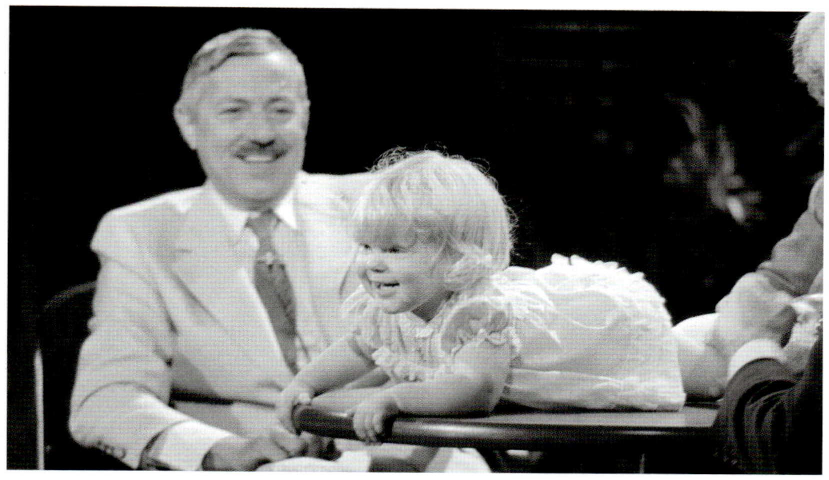

Lousie Brown, das erste Kind, das 1978 durch In-vitro-Fertilisation entstand; mit Dr. Pierre Soupart, dem Leiter des medizinischen Teams.

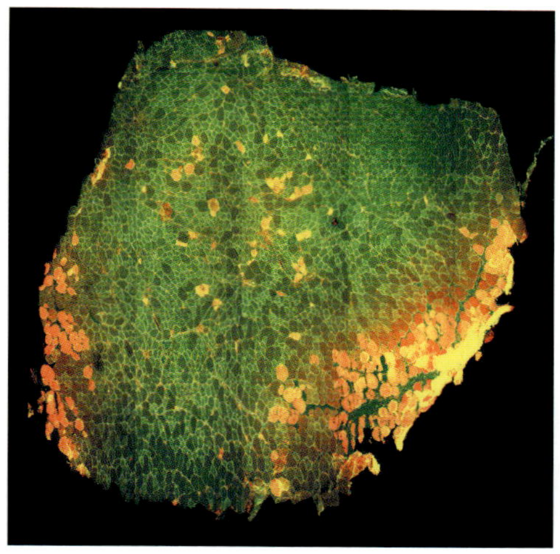

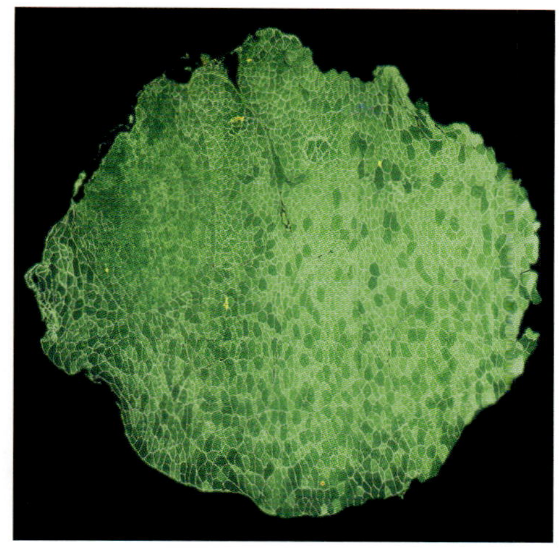

Mikrographie des Muskelgewebes einer Labormaus. Links mit der ursprünglichen Muskeldystrophie, rechts durch Gentherapie wiederhergestelltes, intaktes Gewebe.

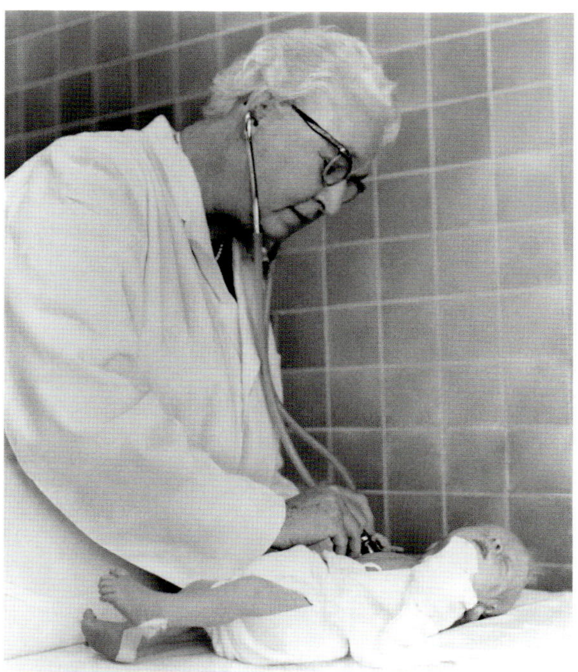

Dr. Virginia Apgar prüft den Gesundheitszustand eines Neugeborenen.

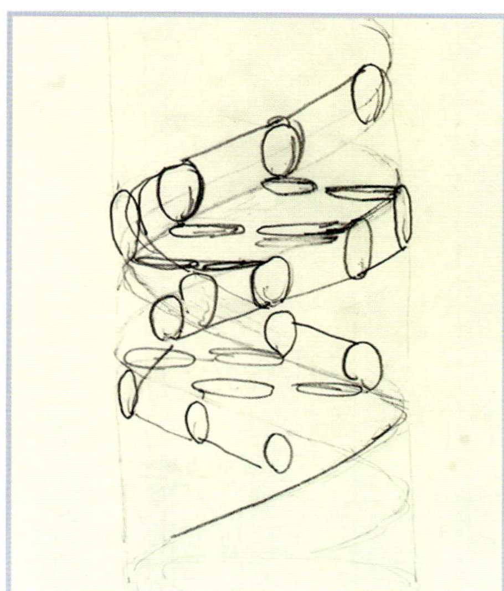

DNA-Strang. Originalzeichnung von Francis Crick aus dem Jahr 1953.

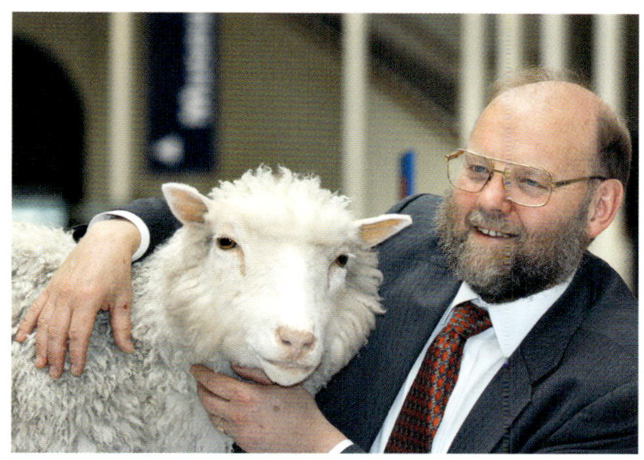

Dolly, das erste geklonte Schaf der Welt, 1996 mit dem Embryologen Sir Ian Wilmut, der das Experiment leitete.

1950er–1960er Jahre
1954 gelingt dem Amerikaner Joseph Murray die erste erfolgreiche Nierentransplantation. Der Südafrikaner Christian Barnard führt 1967 die erste geglückte Herztransplantation durch.

1953
Der Amerikaner James Watson und der Brite Francis Crick entdecken die Doppelhelixstruktur der DNA und somit, wie Erbgut an nachfolgende Generationen weitergegeben wird.

1970er
Godfrey Newbold Hounsfield, englischer Ingenieur, entwickelt die Computertomographie (CT). Ein Meilenstein in der Röntgentechnik; nun kann man Menschen durchleuchten.

1973
Die US-amerikanischen Biochemiker Stanley Cohen und Herbert Boyer versetzen eine Bakterienzelle mit fremden Genen und begründen damit die moderne Genforschung.

1970er–1980er Jahre
1977 revolutioniert die Magnetresonanztomographie (MRT) die Diagnostik. 1987 folgt die Positronen-Emissions-Tomographie (PET), mit der man Gehirnaktivitäten abbilden kann.

1978
Das englische Baby Louise Joy Brown ist weltweit das erste Kind, das durch In-vitro-Fertilisation gezeugt wurde.

1996
Ein Forschungsteam am Roslin Institut in Edinburgh verkündet die Geburt des Schafs Dolly. Dolly ist das erste Tier, das von einer ausdifferenzierten Zelle geklont wurde.

2003
Das 1990 in den USA gegründete Humangenomprojekt verkündet die Entschlüsselung des Genoms, der Gesamtheit der Erbinformation in einer Zelle.

2007
Mario Capecchi, Sir Martin Evans und Oliver Smithies erhalten für ihre erfolgreiche Genmanipulation von Mäusen mittels Embryostammzellen einer Maus den Nobelpreis.

2008
Stammzellenforschern gelingt die Gewinnung einer Embryostammzelle, ohne den Embryo dabei zu schädigen. Dieser Forschungszweig war bis dahin aus ethischen Gründen stark umstritten gewesen.

Glossar

ABO-Blutgruppen
Auf der Oberfläche von roten Blutkörperchen befinden sich Antigene, die man von den Eltern geerbt hat. Aus den jeweiligen Kombinationen dieser Antigene ergeben sich die Blutgruppen A, B oder 0.

Acetylcholin
Einer der wichtigsten Botenstoffe (Neurotransmitter) im Körper, vermittelt Signale von Nervenzellen im Zentralnervensystem, in Muskeln und Drüsen.

Achsenskelett
Knochen von Kopf, Hals und Rumpf. Stützsystem des Skeletts.

Adipositas
Fettsucht. Starkes Übergewicht, das über das normale Maß des Körperfetts (über 20 Prozent) hinausgeht.

AIDS
Abkürzung für Acquired Immune Deficiency Syndrome. Wird durch eine Infektion mit dem Humanen Immundefizienz-Virus verursacht. Zerstört das Immunsystem.

Akkommodation
Dynamische Anpassung der Brechkraft des Auges. Durch Abflachung oder Krümmung der Linse wird das Bild scharf gestellt.

Aktionspotenzial
Ein Nervenimpuls.

Aldosteron
Hormon der Nebennierenrinde. Ist an der Regulation von Wasserhaushalt und Blutdruck beteiligt.

Alice-im-Wunderland-Syndrom
Mit Illusionen verbundene Störung von optischen Wahrnehmungen. Tritt bei Epilepsie und Migräne auf.

Allergie
Immunreaktion des Körpers auf Substanzen, die an sich harmlos sind.

Alveoli pulmonis
Medizinischer Fachbegriff für die Lungenbläschen. Geben bei der Atmung Kohlendioxid ab und nehmen Sauerstoff auf, der an das Blut weitergegeben wird.

Aminosäuren
Bausteine der Proteine (Eiweiße). Es gibt 22 proteinbildende Aminosäuren.

Amnion
Höhle, in der sich Embryo und Fruchtwasser befinden.

Amniozentese
Fruchtwasseruntersuchung in der frühen Phase der Schwangerschaft. Dabei werden Zellen des Fetus auf Genschäden hin geprüft.

Anämie
Blutarmut. Die roten Blutkörperchen transportieren zu wenig Sauerstoff.

Androgen
Männliches Sexualhormon. Das wichtigste männliche Sexualhormon ist Testosteron.

Antibiotikum
Substanz, die Bakterien abtötet oder deren Wachstum verhindert.

Antigen
Jede Substanz, die eine Bildung von Antikörpern hervorruft.

Antikörper
Eiweißstoffe, die von Lymphozyten (gehören zu den weißen Blutkörperchen) gebildet werden. Docken an Fremdkörpern an und helfen, sie zu zerstören.

antikörpergesteuerte Immunität
Immunität, die von Antikörpern der B-Zellen gesichert wird. B-Zellen sind im Blut und in der Lymphflüssigkeit.

Antioxidanzien
Substanzen, die freie Radikale bekämpfen. Freie Radikale können die DNA schädigen.

Aorta
Hauptschlagader. Bringt das Blut aus der linken Herzkammer in den restlichen Körper.

Aphasie
Sprachstörung, die durch eine Schädigung in der (meist) linken Gehirnhälfte verursacht wird. Kann u.a. nach einem Schlaganfall oder bei Tumoren auftreten.

Aphonie
Stimmlosigkeit aus verschiedenen Ursachen.

Apnoe
Vorübergehender Atemstillstand.

Arrhythmie
Unregelmäßigkeit im Herzrhythmus.

Arterie
Großes Blutgefäß oder Schlagader. Bringt Blut vom Herzen in den Körper.

Arteriolen
Kleine Blutgefäße, die Blut vom Herzen wegtransportieren.

Arteriosklerose
Arterienverkalkung. Durch Ablagerungen an den Gefäßwänden verlieren die Blutgefäße ihre Elastizität und verengen sich. Dadurch kann das Blut nicht mehr ungehindert fließen.

Astrozyten
Gliazellen im Gehirn. Sind am Austausch von Nährstoffen zwischen Neuronen und Blut beteiligt.

Ataxie
Verschiedene Störungen der normalen Bewegungskoordination. Ataxien äußern sich in unkontrollierten Bewegungen.

Atrioventrikularklappe
Eine der beiden Herzklappen, durch die Blut aus den Vorhöfen in die Kammern fließt; verhindert den Blutrückfluss in den Vorhof.

Atrioventrikularknoten
Sekundäres Schrittmacherzentrum des Herzens. Ist an der komplexen Steuerung der Herzfrequenz beteiligt.

Atrium
Rechter oder linker Vorhof des Herzens. Der linke Vorhof empfängt sauerstoffreiches Blut aus den Lungen; der rechte sauerstoffarmes aus dem Körper.

Aura
Seltsame Sinneswahrnehmungen, die einen epileptischen Anfall oder eine Migräne ankündigen.

Autoimmunkrankheit
Zustand, bei dem das Immunsystem irrtümlich körpereigene Zellen angreift.

autonomes Nervensystem
Reguliert die Tätigkeit der inneren Organe und Drüsen; stimmt alle lebensnotwendigen und zumeist unbewusst ablaufenden Vorgänge sinnvoll aufeinander ab.

Autosomen
Chromosomen, die nicht an der Bestimmung des Geschlechts beteiligt sind.

Axon
Fortsatz einer Nervenzelle (Neuron), der elektrische Nervenimpulse vom Zellkörper weg leitet.

Basaliom
Bestimmte Art von Hautkrebs. Geschwulst in der Oberhaut, das halbbösartig ist.

basophile Granulozyten
Gehören zu den weißen Blutkörperchen. Zerstören Erreger und sind an bestimmten Allergien beteiligt.

benigne
Gutartig. Benigne Tumoren werden nicht als Krebs bezeichnet.

Biopsie
Fachbegriff für die Entnahme und Untersuchung von Material (meist Gewebe) aus dem lebenden Körper. Wird in der Regel zur Bestimmung von bösartigen oder gutartigen Tumoren angewandt.

Bipolare Störung
Auch unter der Bezeichnung manisch-depressiv bekannt. Der Betroffene schwankt zwischen Antriebs- und Rastlosigkeit.

Blastozyste
Keimbläschen. Allererste Phase in der Entwicklung eines Embryos.

Blutdruck
Druck in den Schlagadern (Arterien) des Körperkreislaufs. Bei jedem Herzschlag schwankt er zwischen einem Maximalwert und einem Minimalwert.

Blutgerinnung
Festwerdung oder Stocken des Blutes.

Blut-Hirn-Schranke
Zellschicht zwischen Hirnsubstanz und Blutstrom. Hält Stoffe ab, die nicht in das Zentralnervensystem gelangen sollen.

Bogengänge
Drei miteinander verbundene Gefäße im Innenohr. Sie sind mit Lymphflüssigkeit gefüllt und mit Sinneshärchen versehen. Die Bogengänge bilden einen Teil des Gleichgewichtsorgans.

Bronchien
Teil der Atemwege, der sich in den Lungenflügeln in unzählige Äste verzweigt.

Bronchiolen
Kleinste Verzweigungen der Bronchien.

B-Zellen
Untergruppe der Lymphozyten (weiße Blutkörperchen). Werden im Knochenmark gebildet und produzieren Antikörper gegen fremde Zellen und bei einer Immunreaktion entsprechende Substanzen.

cerebrospinale Flüssigkeit
Klare Flüssigkeit, die Rückenmark sowie Gehirn umgibt und schützt.

Chemorezeptoren
Sinneszellen, die auf chemische Stoffe reagieren.

Chromosom
Träger der Erbinformation im Zellkern.

Chymus
Speisebrei, der im Magen unter der Einwirkung von Verdauungssekreten aus den aufgenommenen Speisen entsteht.

Cochlea
Hörschnecke. Überträgt Schallwellen an das Innenohr.

Corpus callosum
Quer verlaufende Faserverbindung zwischen den beiden Großhirnhälften, die Millionen von Nervenzellenfortsätzen enthält.

Corpus luteum
Gelbkörper des Eierstocks. Produziert nach dem Eisprung Östrogen und Progesteron, um den Körper auf eine mögliche Schwangerschaft vorzubereiten.

Corticoide
Verschiedee Hormone, die in der Nebenniere gebildet werden und lebenswichtige Funktionen erfüllen.

Cortisches Organ
Befindet sich im Innenohr. Das Organ erstreckt sich über die gesamte Länge der Hörschnecke. Es besteht aus Sinneszellen und sogenannten Stützzellen, die für strukturelle und biochemische Unterstützung notwendig sind. Das Cortische Organ wandelt Änderungen des Flüssigkeitsdrucks im Innenohr, die durch Vibrationen des Mittelohres ausgelöst werden, in elektrische Signale des Hörnervs um.

Dendriten
Kurze Ausläufer einer Nervenzelle, die Impulse von anderen Nervenzellen empfangen.

Dendritische Zellen
Immunzellen, die fast überall im Körper sind. Sie greifen Körperfremdes auf und transportieren es in die Lymphknoten oder in die Milz.

Dermis
Lederhaut; liegt zwischen Unter- und Oberhaut. Enthält Nervenenden von Sinneszellen, Talgdrüsen, Haarfollikel, Blut- und Lymphgefäße.

Diaphragma
Zwerchfell; wichtigster Teil der Atemmuskulatur, funktioniert wie eine Pumpe.

Diastole
Entspannungs- und Füllungsphase der Herzkammern.

DNA
Desoxyribonukleinsäure; Bezeichnung für den chemischen Aufbau der Erbinformation.

DNA-Reparatur
Natürlicher Vorgang, bei dem geschädigte DNA in den Zellen durch Enzyme wieder in Stand gesetzt wird.

DNA-Sequenz
Gleicht einem Reißverschluss. Die „Zähne" dieses Reißverschlusses werden von den Basen Adenin (A), Cytosin (C), Guanin (G) und Thymin (T) gebildet. Die Information, welche die DNA enthält, ist verschlüsselt in der Reihenfolge dieser vier Buchstaben, wobei die Gene sozusagen die Wörter sind, die es zu entschlüsseln gilt.

dominantes Gen
Vorherrschendes Gen. Das dominante Gen setzt sich gegenüber einem rezessiven Gen immer durch. Rezessive Gene können sich nur durchsetzen, wenn sie in einem Chromosomenpaar von keinem dominanten Gen unterdrückt werden.

Drogenabhängigkeit
Psychische oder körperliche Abhängigkeit von bestimmten Substanzen. Früher bezeichnete man die Abhängigkeit als Sucht, dieser Begriff ist inzwischen überholt.

Eizelle
Befruchtungsfähige weibliche Keimzelle. Eine Eizelle enthält alle genetischen Anlagen einer Frau, die an ihre Kinder weitergegeben werden.

Ektoderm
Das äußere der drei Keimblätter während der Embryonalentwicklung. Aus dem Ektoderm bilden sich später Haut, Haare, Zähne, wesentliche Teile der Sinnesorgane sowie das Zentralnervensystem.

Elektrokardiogramm (EKG)
Bei jedem Herzschlag entsteht im Herzen ein schwacher Strom mit einer Spannung von etwa 1/1000 Volt. Beim EKG werden diese elektrischen Aktivitäten des Herzens mit Hilfe von Elektroden abgeleitet und in Form von Kurven aufgezeichnet.

Embryo
Bezeichnung für den durch die Befruchtung entstandenen und heranwachsenden Keimling. Ab dem Ende der achten Schwangerschaftswoche wird ein Embryo Fetus genannt.

Endoderm
Innerstes Keimblatt eines menschlichen Embryos im Frühstadium.

Endokrine Drüse
Eine Drüse, die ihre Stoffe – im Gegensatz zu einer exokrinen Drüse – ohne Ausführungsgang direkt ins Blut, in die Lymphe oder ins Gewebe abgibt. Zu den endokrinen Drüsen zählen z.B. Zirbeldrüse, Schilddrüse, Bauchspeicheldrüse, Nebenniere, Eierstöcke und Hoden.

Endometrium
Gebärmutterschleimhaut. Vom griechischen Begriff Endometrium stammt die Bezeichnung Endometriose: eine Erkrankung, bei der die Gebärmutterschleimhaut außerhalb der Gebärmutter wächst, etwa in der Gebärmuttermuskulatur oder in anderen Organen. Die Wucherungen erfolgen parallel zur Menstruation und verschwinden in der Regel mit dem Erreichen der Wechseljahre.

Endoplasmatisches Retikulum
Gangsystem in Zellen. Dient als Kalziumspeicher und ist an Synthese, Modifikation sowie Transport von Proteinen und anderen Molekülen beteiligt.

Endorphine
Vom Körper selbst produzierte Morphine, die schmerzlindernd wirken. Endorphine werden auch bei positiven Erlebnissen ausgeschüttet, deshalb werden sie im Volksmund „Glückshormone" genannt.

Endoskopie
Bedeutet wörtlich „in das Innere sehen". In der Medizin versteht man darunter die Betrachtung von Körperhöhlen und Hohlorganen mit Hilfe eines röhrenförmigen Instruments, an dessen Spitze eine Videokamera angebracht ist.

Enkephaline
Gruppe von körpereigenen Opiaten. Haben eine ähnliche Wirkung wie Endorphine.

Entzündung
Immunreaktion des Körpers auf eine Infektion oder Irritation, dabei kann es zu Hautrötungen, Schwellungen, Schmerzen und Wärmeentwicklung an der betroffenen Stelle kommen.

Enzyme
Proteine, die chemische Reaktionen in Organismen beschleunigen.

eosinophile Grenulozyten
Untergruppe der weißen Blutkörperchen. Sind vor allem dafür verantwortlich, Fremdkörper und Parasiten abzuwehren.

Epidermis
Die Oberhaut oder oberste Hautschicht bei Wirbeltieren und Menschen.

Epithel
Mehrschichtiges Gewebe, das die inneren und äußeren Oberflächen des Körpers auskleidet.

Erythrozyt
Rotes Blutkörperchen. Der Begriff setzt sich zusammen aus den griechischen Wörtern für „rot" und „Zelle".

Erythropoietin
Hormon, das in den Nieren ausgeschüttet wird. Steuert die Bildung von roten Blutkörperchen im Knochenmark.

Eustachische Röhre
Auch Ohrtrompete genannt. Verbindet das Mittelohr mit dem Rachen.

Exokrine Drüse
Drüse, die ihre Sekrete, zum Beispiel Schweiß und Tränen, über die Oberfläche der Haut oder einer Schleimhaut in Körperhöhlen oder in ein Hohlorgan abgibt. Brust- und Schweißdrüsen sind exokrine Drüsen.

Extrazelluläre Flüssigkeit
Körperflüssigkeit, die sich außerhalb von Zellen befindet, wie zum Beispiel Blutplasma und Lymphflüssigkeit.

Fetoskopie
Verfahren zur Untersuchung eines ungeborenen Kindes. Das teleskopische Instrument hierfür wird Fetoskop genannt. Es wird durch die Bauchdecke in die Gebärmutter eingeführt.

Fetus
Bezeichnung für einen Embryo nach acht Wochen Schwangerschaft.

Fibroblasten
Im Bindegewebe vorkommende Zellen, die eine wichtige Rolle bei der Synthese der Interzellularsubstanz spielen. Fibroblasten produzieren hauptsächlich Kollagen.

Fieber
Erhöhte Körpertemperatur über 38 °C.

Follikel
Jede Eizelle ist von einem Eibläschen, dem Follikel, umgeben. Auf diese Weise kann die Eizelle Jahrzehnte überdauern. Follikel in diesem Stadium werden Primärfollikel genannt.

Follikelstimulierendes Hormon (FSH)
Regt bei der Frau die Bildung von Östrogen und die Reifung der Eizellen im Eierstock an. Beim Mann sorgt FSH für die Entwicklung der Spermien.

Ganglion
Anhäufung von Nervenzellkörpern im peripheren Nervensystem. Ganglien werden auch als Nervenknoten bezeichnet.

Gedächtniszellen
Spezielle Abart der T-Zellen und B-Zellen. Speichern Antigenformen ab, dadurch kann der Körper schneller reagieren, wenn ein Antigen auftaucht, das schon einmal vorhanden war.

Gehörknöchelchen
Knochen im Mittelohr. Die Gehörknöchelchen umfassen Hammer, Amboss und Steigbügel.

Gen
Definierter Abschnitt auf der DNA. Im klassischen Sinn bedeutet der Begriff eine „Merkmalsanlage", die sich an einer bestimmten Stelle auf einem Chromosom befindet. Ein Gen kann in unterschiedlichen Varianten vorkommen, den sogenannten Allelen eines Gens. Die Ausprägung eines Merkmals kann von mehreren Genen gesteuert werden, oder ein Gen beeinflusst verschiedene Merkmale.Der Mensch besitzt etwa 30 000–40 000 Gene, die alle im Zellkern jeder einzelnen Körperzelle vorhanden sind. Es sind aber nur die Gene aktiv, die in der jeweiligen Zelle gebraucht werden.

Genetischer Code
Die Reihenfolge der Aminosäuren wird in der Nukleotidsequenz der DNA verschlüsselt. Dies wird als genetischer Code bezeichnet.

Genetischer Fingerabdruck
DNA-Sequenzen sind bei jedem Menschen unterschiedlich. Nur eineiige Zwillinge haben eine identische DNA. Der genetische Fingerabdruck wird in der Kriminologie verwendet.

Genom
Gesamtheit der Erbinformation in einer Zelle.

Gentherapie
Ein Gen oder mehrere Gene werden in Zellen eingebracht, um einen Gendefekt zu korrigieren.

Geruchsrezeptoren
Nervenzellen in der Riechschleimhaut. Reagieren auf Duftmoleküle.

Geschlechtschromosom
X- oder Y-Chromosom, trägt die Gene, die das Geschlecht eines Embryos bestimmen.

Geschmacksknospen
Chemorezeptoren in Zunge und Gaumen, die das Geschmacksempfinden gewährleisten.

Gesichtsfeld
Bereich der uns umgebenden Welt, den wir mit beiden Augen gleichzeitig überblicken können, ohne die Augen zu bewegen.

Gewebe
Organisches Material, das aus einer Gruppe gleichartig oder unterschiedlich differenzierter Zellen besteht, die eine gemeinsame Funktion oder Struktur aufweisen.

Glatte Muskeln
Kleiden die Wände von Hohlorganen aus und unterliegen keiner bewussten Kontrolle.

Gleichgewichtssinn
Befindet sich im Innenohr. Sorgt für die Feststellung der Körperhaltung und die Orientierung im Raum.

Gliazellen
Sind ein Bestandteil des Nervensystems. Im Gegensatz zu Neuronen sind Gliazellen nicht in der Lage, Erregung weiterzuleiten. Gliazellen bilden ein Stützgerüst für die Nervenzellen und sorgen für die gegenseitige elektrische Isolation der Nervenzellen. Sie sind maßgeblich am Stoff- und Flüssigkeitstransport im Gehirn beteiligt. Die Masse des Gehirns ergibt sich je zur Hälfte aus Glia- und Nervenzellen.

Glomerulus
Blutgefäßknäuel in den Nierenkörperchen. Hier werden Wasser und gelöste Substanzen aus dem Blut gefiltert.

Glykogen
Glykogen ist die Speicherform von Kohlenhydraten bei Mensch und Tier. Es kommt vor allem in der Leber und in der Muskulatur vor.

Golgi-Apparat
Zellorganell, das darauf spezialisiert ist, Proteine vor der Abgabe aus der Zelle zu modifizieren und zu sortieren.

Graue Substanz
Gebiete des Zentralnervensystems (Gehirn und Rückenmark), die vorwiegend aus Nervenzellkörpern bestehen. Weiße Substanz besteht aus Nervenfasern.

Großer Blutkreislauf
Im großen Körperkreislauf wird das Blut zu den Organen gepumpt, während es im kleinen Lungenkreislauf in die Lunge gelangt und von dort zum Herzen.

Großhirn
Größter Teil des Gehirns, teilt sich in linke und rechte Gehirnhälfte. Ist für unser Denken und unsere Wahrnehmung zuständig. Hier vermutet man den Urspung von Intelligenz und Urteilsvermögen.

Großhirnrinde
Bildet die äußere Nervenzellschicht des Gehirns. Beherbergt unter anderem die Lern-, Sprech- und Denkfähigkeit sowie das Bewusstsein und Gedächtnis.

Haarfollikel
Der Haarschaft liegt in einer länglichen Einbuchtung der Oberhaut, dem Haarfollikel – Haarbalg –, an dessen unterem Ende das Haar in der Haarwurzel gebildet wird. In dem Follikel endet eine Talgdrüse.

Hämoglobin
Roter, eisenhaltiger Blutfarbstoff in den roten Blutkörperchen.

Hämostase
Blutstillung, hauptsächlich durch Blutgerinnung. Lebenswichtige Funktion des Körpers.

Herzschrittmacher
Ansammlung von Zellen im Herzen, die den Herzschlag regulieren.

Hippocampus
Zum limbischen System gehörende Struktur im Gehirn, die vor allem an der Gedächtnisbildung beteiligt ist.

Hirnstamm
Verbindet das Gehirn mit dem Rückenmark. Hier laufen alle Informationen zusammen und überkreuzen sich im unteren Teil. Seine Strukturen kontrollieren die Herzfrequenz, den Blutdruck und die Atmung. Auch das Wach-Schlaf-Zentrum befindet sich hier.

Histamin
Naturstoff, der bei einer Entzündung oder Allergie von Mastzellen freigesetzt wird.

Homöostase
Selbstregulation des Körpers, die dem Aufrechterhalten eines konstanten inneren Gleichgewichts von Blut, Wasser und Körperflüssigkeiten dient.

Hormone
Signal- und Botenstoffe, die der Regulation verschiedener Körperfunktionen dienen. Werden von hormonbildenden Zellen in Drüsen in umliegendes Gewebe oder in Blutgefäße abgegeben.

Hypodermis
Bindegewebsschicht, die direkt unter der Haut liegt.

Hypophyse
Hirnanhangsdrüse. Speichert die Hormone des Hypothalamus und schüttet sie bei Bedarf aus. Der Hypothalamus ist das oberste Steuerungsorgan des endokrinen Systems.

Hypothalamus
Abschnitt des Zwischenhirns; dient als Schaltzentrale für Stoffwechselvorgänge. Steuert unter anderem Atmung, Kreislauf, Körpertemperatur, Sexualverhalten, Flüssigkeits- und Nahrungsaufnahme.

Immunisierung
Eine Schutzimpfung oder Immunisierung erfolgt durch Gabe von abgetöteten oder abgeschwächten Erregern oder deren ungefährlich gemachten Giften. Der Impfstoff wird meist eingespritzt oder durch Einritzen in die Haut bzw. durch orale Gabe in den Verdauungstrakt eingebracht.

Immunreaktion
Physiologische Reaktion des Körpers auf Fremdkörper bzw. Antigene.

Immunschwäche
Bedeutet, dass die Abwehrfähigkeit des Körpers gegenüber Krankheitserregern vermindert ist.

innere Uhr
Liegt im Zwischenhirn und besteht aus dem sogenannten suprachiasmatischen Nucleus, kurz SCN. Seine Nervenzellen geben rhythmisch Signale an andere Gehirnregionen. Diese reagieren auf die Impulse und schicken ihrerseits Nervenreize oder Hormone durch den Körper. Auf diese Weise werden die Zeiten der Ruhe und Aktivität unserer Organe gesteuert.

Interferone
Proteine, die an der Immunreaktion gegen Viren und manche Krebszellen beteiligt sind. Interferone werden für die Krebstherapie inzwischen gentechnisch hergestellt.

Interneuron
Nervenzelle des zentralen Nervensystems, die zwei andere Nervenzellen miteinander verschaltet.

ionisierende Strahlung
Elektromagnetische Strahlung, die energiereich und im Stande ist, die Struktur von Atomen zu verändern.

Kapillaren
Haargefäße; die kleinsten Blutgefäße im Menschen.

Keimzellen
Spezialisierte Zellen in den Fortpflanzungsorganen. Aus den Keimzellen in den Eierstöcken entstehen Eizellen; aus jenen in den Hoden Spermien.

Keratin
Protein, das sich in den Zellen von Haut, Haaren und Finger- sowie Fußnägeln befindet.

Kleinhirn
Leitet in erster Linie unsere Bewegungsabläufe. Zum Kleinhirn gelangen auch alle Informationen, die unsere Sinnesorgane weiterleiten.

Klone
Genetisch identische Organismen, die durch künstliche Vermehrung entstanden sind.

Knochengewebe
Bindegewebe mit eingelagertem Kalzium, das den Knochen ihre Festigkeit gibt.

Knochenmark
Ist in den Hohlräumen der großen Knochen eingelagert. Im Knochenmark werden alle Blutzellen gebildet - am Tag bis zu fünf Milliarden.

Knorpel
Festes Bindegewebe. Umhüllt Knochen und Gelenke. Dient im Bereich der Nase und der Ohren als Stützgewebe.

Knorpelgelenk
Knorpelige Knochenverbindung, zum Beispiel am Brustbein oder an den Bandscheiben.

kompakte Knochenmasse
Umgibt den inneren Kern des Knochens; ist in der Mitte besonders stark ausgeprägt, damit der Knochen gut vor Deformierungen geschützt ist.

Komplementsystem
Wesentlicher Bestandteil im Netzwerk der körpereigenen Immunabwehr. Es besteht aus einer komplexen Kaskade von mehr als 20 verschiedenen Komponenten und Regulatoren. Zu seinen Hauptaufgaben zählt die direkte Zerstörung von Zellen und Erregern.

Krebs
Krankheit, bei der Zellen unkontrolliert wachsen, sich teilen und dabei gesundes Gewebe verdrängen sowie zerstören können.

Laktation
Fachausdruck für die Milchabgabe von Säugetieren, also auch von Menschen.

Leukozyten
Fachbegriff für weiße Blutkörperchen.

LH
Luteinisierendes Hormon. Hormon, das die Fortpflanzung regelt. Fördert bei Frauen den Eisprung, bei Männern die Produktion von Testosteron.

Limbisches System
Funktionseinheit des Gehirns, die der Verarbeitung von Emotionen und der Entstehung von Triebverhalten dient.

Lipide
Wasserunlösliche Fette; Energieträger in Zellen, bilden die Zellmembran.

Lungenkreislauf
Wird auch als kleiner Blutkreislauf bezeichnet. Blutzirkulation vom Herzen in die Lungen und wieder zurück zum Herzen.

Lymphe

Flüssigkeit, die sich in den Gefäßen des Lymphystems befindet.

Lymphgefäßsystem

Gefäße des Lymphsystems, in denen Lymphe gesammelt und transportiert wird.

Lymphknoten

Die Lymphknoten befinden sich überall im Körper und dienen dazu, Krankheitserreger, Fremdstoffe oder Krebszellen unschädlich zu machen. Zu diesem Zweck produzieren sie einen bestimmten Typ weißer Blutkörperchen, die Lymphozyten.

Lymphozyten

Gehören zu den weißen Blutkörperchen. Sie sind die eigentlichen Abwehrzellen des menschlichen Körpers. Man unterscheidet zwischen B-Lymphozyten oder B-Zellen und T-Lymphozyten oder T-Zellen.

Lysozym

Antibakterielles Enzym. Befindet sich in Tränenflüssigkeit, Speichel und Schweiß.

Makrophagen

Fresszellen. Gehören zu den weißen Blutkörperchen. Umhüllen und vertilgen infiziertes Zellgewebe, Bakterien und Fremdkörper.

Mastzellen

Zellen der körpereigenen Abwehr, die bestimmte Botenstoffe, unter anderem Histamin, gespeichert haben. Gehören zu den weißen Blutkörperchen.

Mechanorezeptoren

Sinneszellen, die mechanische Kräfte in Nervenerregung umwandeln.

Meiose

Besondere Form der Zellteilung, bei der Geschlechtszellen (Spermien und Eizellen) entstehen. Nur die Zellen in Hoden und Eierstöcken teilen sich durch Meiose.

Meissner-Körperchen

Mechanorezeptoren in der Haut. Reagieren auf leichte Vibration und leichte Berührung. Sind am Tastsinn beteiligt.

Melanin

Farbpigment in der Haut, den Augen und den Haaren.

Melanozyten

Zellen, die darauf spezialisiert sind, das Pigment Melanin zu bilden. Sind für braunen, schwarzen oder gelblichen Farbton der Haut verantwortlich.

Meningen

Hirnhäute. Umschließen das gesamte zentrale Nervensystem, also Gehirn und Rückenmark.

Menopause

Im Zentrum der Wechseljahre steht die Menopause, die letzte Monatsblutung. An diesem Punkt sind alle Eizellen aufgebraucht. Das durchschnittliche Alter für den Eintritt der Menopause liegt bei 52 Jahren.

Menstruationszyklus

Die erste Menstruationsblutung setzt im Lauf der Pubertät ein. Die Blutung ist ein Zeichen der beginnenden Geschlechtsreife und Fortpflanzungsfähigkeit. In mehr oder weniger regelmäßigen Zyklen wiederholt sich im Körper ab jetzt ein Wechselspiel der Hormone. Die Menstruationsflüssigkeit besteht aus Blut der Gebärmutter und Teilen der Gebärmutterschleimhaut.

Merkel'sche-Scheibe

Mechanorezeptoren in der Haut. Reagieren auf leichte Berührung und leichten Druck.

Mikrochirurgie

Spezielle Methode der Chirurgie, bei der unter dem Mikroskop operiert wird, wenn das bloße Auge nicht mehr ausreicht, um die zu versorgenden Strukturen wie Gefäße oder Nerven präzise zu erkennen. Dabei kommen spezielle, minimale Instrumente zum Einsatz.

Mikrovilli

Haarfeine Zellfortsätze, welche die Oberflächen von Zellen vergrößern und damit der Verbesserung des Stoffaustausches dienen. Mikrovilli sind hauptsächlich in Darm, Niere, Geschmacksknospen und in der Gebärmutter vorhanden.

Milz

Organ in der Bauchhöhle. Filtert alte Zellen sowie Zelltrümmer aus dem Blut; speichert überschüssige Blutzellen und enthält unzählige weiße Blutkörperchen, die für die Immunabwehr sorgen.

Mitochondrien

Sind die Kraftwerke der Zellen; spezielle Zellorganelle mit Doppelmembranen, die der Zelle energiereiche Moleküle liefern. Besonders viele Mitochondrien befinden sich in Zellen mit hohem Energieverbrauch; zum Beispiel Muskelzellen, Nervenzellen, Sinneszellen und Eizellen.

Mitose

Zellkernteilung, bei der sich die Körperzellen kopieren und damit neues Gewebe bilden.

Monoklonale Antikörper

Hochspezialisierte und zielgerichtete Antikörper, die mit Hilfe biotechnologischer Verfahren synthetisch hergestellt werden. Das besondere an ihnen ist, dass sie in der Lage sind, natürliche Abwehrprozesse des Körpers gegen die Krankheit zu aktivieren. Bisher werden monoklonale Antikörper insbesondere zur Krebstherapie und zur Unterdrückung unerwünschter Immunreaktionen eingesetzt.

Motorisches Neuron

Nervenzelle, die motorische Impulse vom Zentralnervensystem an Muskeln und Drüsen übermittelt.

Muskelfaser

Grundlegender Baustein jedes Skelettmuskels. Muskelfasern bestehen aus einer Zelle, die mehrere Zellkerne aufweisen kann. Sie zieht sich durch einen Nervenimpuls zusammen.

Muskeln

Bewegen den Körper. Muskeln sind von einer bindegewebigen Hülle (Faszie) umgeben und enthalten die Muskelproteine Actin und Myosin, die ihre Fähigkeit zum Zusammenziehen bewirken. Anhand ihrer Gewebestruktur und des unterschiedlichen Kontraktionsmechanismus unterscheidet man glatte und quergestreifte Muskeln.

Muskeltonus

Spannungszustand eines Muskels. Wird durch die neuronalen Reize der Motoneurone erzeugt bzw. aufrechterhalten. Muskeln sind auch im Ruhezustand angespannt und stabilisieren dadurch die Gelenke.

Mutation

Ungerichtete Änderung im Genom. Mutationen können spontan auftreten. Sie können aber auch künstlich erzeugt werden, z.B. durch bestimmte Chemikalien oder durch radioaktive Strahlung.

Myelinscheide

Wird auch als Markscheide bezeichnet. Fettreiche Schicht um die Fortsätze von motorischen sowie sensorischen Nervenzellen. Die Myelinscheide wirkt elektrisch isolierend.

Myocardium

Der Herzmuskel.

Myofibrillen

Bau- und Funktionseinheit der Muskelfasern, die man in quergestreifter Muskulatur findet.

Nährstoff

Wird nicht vom Körper selbst hergestellt und muss ihm zugeführt werden, damit der Organismus überlebensfähig ist.

Natürliche Killerzellen

Lymphozyten, die virusinfizierte Zellen und Krebszellen angreifen.

Nebennierenmark

Liegt im Inneren der Nebenniere. Setzt Adrenalin und Noradrenalin frei.

Nebennierenrinde

Hormonproduzierender Teil der Nebenniere. Produziert Sexualhormone, Stresshormone wie Cortisol und Aldosteron.

Nephron

Funktionseinheit der Niere. Es besteht aus dem Nierenkörperchen und dem daran angeschlossenen Tubulussystem. Im Nephron wird der Primärharn (frisch gebildeter Harn) gefiltert. Danach werden verschiedene Substanzen an den Körper zurückgeführt, bevor der Rest als Endharn ausgeschieden wird.

Nerv

Besteht aus einer Vielzahl gebündelter Nervenfasern und dient der Erregungsleitung.

Nervengewebe

Besteht aus vernetzten Nervenzellen.

Nervenimpuls

Kurze, elektrische Erregung in der Zellmembran einer Nervenzelle. Nervenimpulse übermitteln Information zwischen Nervenzellen und anderen Teilen des Körpers. Ein Nervenimpuls wird auch als Aktionspotenzial bezeichnet.

Nervenzelle

Eine auf Erregungsleitung spezialisierte Zelle. Wird auch Neuron genannt.

Neuromuskuläre Verbindungsstelle

Kontaktstelle zwischen einer motorischen Nervenzelle und einer Muskelfaser.

Neuron

Eine Nervenzelle.

Neurotransmitter

Nervenbotenstoffe. Neurotransmitter sind kleine chemische Moleküle, die Zellwände durchdringen können. Sie sind in den präsynaptischen Nervenenden in winzigen „Bläschen", Vesikel genannt, gespeichert. Neurotransmitter übernehmen bei der Übertragung von Nervenimpulsen eine entscheidende Funktion. Sie werden durch das elektrische Signal einer Nervenzelle freigesetzt.

neutrophile Granulozyten

Gehören zu den weißen Blutkörperchen und sind zahlenmäßige am stärksten vertreten. Sie spüren Bakterien auf und „fressen" sie. Neutrophile sind bei der Entzündungsreaktion wichtig; Eiter besteht zum größten Teil aus Neutrophilen oder aus ihren Zelltrümmern.

Nozizeptor

Wird auch als Nozirezeptor bezeichnet. Schmerzrezeptor; reagiert auf die drohende oder bereits erfolgte Verletzung von Körpergewebe.

Nucleus

Ansammlung von Nervenzellkörpern im Gehirn.

Nukleinsäure

Chemische Sammelbezeichnung für DNA und RNA. Die DNA speichert die Erbinformation, die RNA ist an der Übertragung und Umsetzung dieser Information beteiligt. DNA und RNA sind chemisch gesehen Säuren. Da sie sich überwiegend im Zellkern (lat. nucleus = der Kern) befinden, werden sie Nukleinsäuren genannt.

Onkogene

So genannte Krebs-Gene. Teile des normalen Erbguts einer Zelle, die den Übergang vom normalen Wachstumsverhalten der Zelle zu ungebremstem Tumorwachstum fördern. Onkogene entstehen durch Genmutation.

Organ

Körperteil wie Herz, Leber, Magen und Gehirn, das aus verschiedenen Gewebearten zusammengesetzt ist und eine bestimmte Funktion erfüllt.

Organell

Strukturell abgrenzbarer Bereich einer Zelle mit einer besonderen Funktion.

Osmorezeptor

Rezeptor im Hypothalamus, der den Wasserhaushalt des Körpers steuert. Die Osmorezeptoren veranlassen bei zu hohem Wasseranteil des Blutes die Ausschüttung des Hormons Adiuretin, das in den Nieren die Wasserausscheidung drosselt.

Osteoblasten

Knochenbildende Zellen.

Osteon

Funktionelle Einheit eines Röhrenknochens.

Östrogen

Weibliches Sexualhormon; wird in den Eierstöcken produziert.

Otolithen

Feine Kalziumkarbonatkristalle im Innenohr, die Beschleunigungen und die Richtung der Erdanziehungskraft wahrnehmen. Dienen dem Gleichgewichtssinn.

Ovarialzyklus

Monatlicher Zyklus in einem Eierstock, bei dem sich ein Follikel entwickelt und eine Eizelle abgestoßen wird.

Ovulation

Eisprung. Abstoßung einer Eizelle während des Menstruationszyklus einer Frau.

Oxytozin

Oxytozin wird im Hypothalamus gebildet und in der Hirnanhangsdrüse gespeichert. Es wird bei Bedarf durch Reflex ausgeschüttet und wirkt bei der Geburt auf die Muskulatur der Gebärmutter (Wehen). Nach der Geburt hat es Einfluss auf die Rückbildung der Gebärmutter. Beim Stillen regt es die Milchdrüsen an. Beim Geschlechtsverkehr wird Oxytozin sowohl vom weiblichen als auch vom männlichen Gehirn produziert und spielt somit eine Rolle im gesamten Fortpflanzungskreislauf.

Parasiten

Lebewesen, die ganz oder teilweise in oder auf einem anderen Lebewesen, dem Wirt, leben. Parasiten verursachen häufig Infektionskrankheiten.

Parasympathische Nerven

Zählen zum vegetativen Nervensystem. Diese Nerven sind an physiologischen Vorgängen beteiligt, die Körperfunktionen wie Verdauung und Ausscheidung von Exkrementen regeln. Sie haben eine beruhigende Wirkung und dienen der Regeneration des Organismus. Gegenspieler zu den parasympathischen Nerven sind die sympathischen Nerven.

Pathogen

Eine Krankheit auslösend.

Perikard

Herzbeutel. Bindegewebiger Sack, der das Herz umgibt und dem Orgam durch eine schmale Gleitschicht freie Bewegungsmöglichkeit gibt.

Peripheres Nervensystem

Umfasst den Teil des Nervensystems, der außerhalb des Gehirns und Rückenmarks gelegen ist.

Peristaltik

Wellenartige Muskelkontraktionen, die den Speisebrei im Verdauungstrakt weiterbefördern.

Peyer-Plaques

Lymphfollikel unter der Schleimhaut des Dünndarms, die zu Gruppen zusammengefasst sind. Die Peyer-Plaques sind Zellen, die Antikörper produzieren und der Immunabwehr dienen. Ein Großteil der Krankheitserreger dringt über den Magen-Darm-Trakt ein, deshalb befinden sich 80 Prozent aller antikörperproduzierenden Zellen in der Darmwand.

pH-Wert

Maß für die saure oder alkalische Reaktion einer Körperflüssigkeit, z.B. von Harn oder Blut. Auf einer Skala von 0 bis 14 gibt der pH-Wert an, wie sauer oder basisch die Flüssigkeit ist. Als neutral gilt der ph-Wert 7.

Phagozyten

Fresszellen. Können fremde oder abgestorbene Zellen umhüllen und vernichten.

Pheromone

Botenstoffe, die bei Lebewesen der gleichen Spezies der sozialen Kommunikation dienen. Gelten als sexuelle Lockstoffe.

Photorezeptoren

Spezialisierte, lichtempfindliche Sinneszellen der Augen.

Plasma

Der flüssige (Wasser)anteil des Blutes.

Plasmazelle

B-Zelle, die Antikörper produziert.

Plazenta

Entsteht, indem embryonales Gewebe in die Schleimhaut der Gebärmutter einwächst. Sie stellt die Versorgung mit Nährstoffen, die Entsorgung von Exkretionsprodukten und den Gasaustausch des Embryos bzw. Fetus sicher. Die Verbindung zwischen Embryo und Plazenta erfolgt über die Nabelschnur.

Polygenetisches Merkmal

Merkmal, das durch das Zusammenspiel mehrerer Gene entsteht.

Pons
Gehirnbrücke; befindet sich zwischen verlängertem Mark und Mittelhirn.

Progesteron
Weibliches Sexualhormon. Wird in den Eierstöcken produziert.

Propriorezeptoren
Dienen zur Wahrnehmung und Kontrolle der Körperhaltung und der Bewegungen. Befinden sich als Spindeln in den Muskeln und Sehnen sowie in den Gelenkkapseln und in der Knochenhaut.

Prothese
Künstlicher Körperteil, etwa ein Gelenk, Arm oder Bein.

Pubertät
Entwicklungsphase, in der Jungen und Mädchen geschlechtsreif werden.

Puls
Herzschlagfrequenz in den Arterien.

Purkinje-Fasern
Spezialisierte Muskelfasern im Herzen, die Kontraktionssignale weiterleiten.

Resorption
Aufnahme von Stoffen aus dem Nahrungsbrei im Darm während der Verdauung.

Rezeptor
Protein in oder auf einer Zelle, das durch einen bestimmten Reiz aktiviert wird. Rezeptoren sind Sinneszellen, die das Gehirn über Druck, Schmerz, Lichtverhältnisse, Temperatur usw. informieren.

Rezessives Gen
Wird von dominanten Genen unterdrückt. Die Merkmale sind nur dann sichtbar, wenn zwei rezessive Gene alleine kombiniert werden, also wenn eine Person von beiden Elternteilen das rezessive Gen erbt.

rotes Knochenmark
Im roten Knochenmark werden die Blutzellen gebildet.

Reflex
Automatische Reaktion auf einen Reiz.

Respiratorisches Flimmerepithel
Schicht aus spezialisierten Epithelzellen, die den größten Teil der Atemwege auskleidet. Auf der Oberfläche dieser Schicht sitzen Milliarden von feinen Flimmerhärchen. Sie bewegen sich wie Getreideähren im Wind und befördern Schleim und Fremdkörper wieder aus der Lunge. Der Schleim wird reflexartig ausgehustet oder unwillkürlich verschluckt.

Retina
Netzhaut. Schicht von spezialisiertem Nervengewebe an der hinteren Innenseite des Auges. In der Netzhaut wird das auftreffende Licht, nachdem es die Hornhaut, die Linse und den Glaskörper durchquert hat, in Nervenimpulse umgewandelt.

Rhodopsin
Eines der Sehpigmente in der Netzhaut. Rhodopsin wird wegen seiner roten Farbe auch Sehpurpur genannt. Es gibt verschiedene Photorezeptoren, die sich in ihrer Empfindlichkeit gegenüber bestimmten Wellenlängen unterscheiden. Im menschlichen Auge ist dies bei den Stäbchen, die für das Hell-Dunkel-Sehen verantwortlich sind, das Rhodopsin.

RNA
Abkürzung für Ribonukleinsäure; wichtige Substanz für die Umsetzung der Erbinformation. Die RNA besteht ebenso wie die DNA aus einem Zuckerphosphat-Rückgrat sowie einer Abfolge von Basen. Der wichtigste Unterschied zur DNA besteht aber darin, dass die RNA nicht als Doppelhelix, sondern als einzelner Strang vorkommt. Die Aufgabe der RNA besteht darin, die in der DNA gespeicherte Information zu transportieren und zu übersetzen. Sie beeinflusst aber auch die Genaktivität.

Sarkomer
Kleinste funktionelle Einheit des Muskels.

Schleimhaut
Dünne, feuchte Membran, die Schleimdrüsen enthält. Diese Schutzschicht kleidet das Innere von Hohlorganen aus. Besitzt im Gegensatz zur normalen Haut keine Haare und keine echte Hornschicht.

Schmerz
Körperliche Empfindung, die Störungen oder Schädigungen des Gewebes bewusst macht.

Sehnen
Robuste bindegewebige Faserzüge, welche die Kraft des Muskels auf das Skelett übertragen.

Sehpigmente
Farbstoffe, die in den lichtempfindlichen Zellen – den Zapfen und den Stäbchen – eingelagert sind. Drei der vier beim Menschen existierenden Sehpigmente kommen in Zapfen vor, wobei das rote Sehpigment in Rotzapfen, das blaue in Blauzapfen und das grüne in Grünzapfen vorhanden ist. Die Namengebung richtet sich nach der Wellenlänge, die maximal vom jeweiligen Sehpigment absorbiert werden kann und die wiederum ungefähr jeweils einer dieser Farben entspricht. Das Sehpigment Rhodopson ist in Stäbchen eingelagert.

Sekretion
Abgabe von für den Organismus wichtigen Substanzen (beispielsweise Hormone, Verdauungsenzyme) durch spezialisierte Zellen, vor allem Drüsenzellen.

Sekundäre Geschlechtsmerkmale
Entwickeln sich in der Pubertät durch Ausschüttung von Sexualhormonen. Bei Männern sind es Bartwuchs, Aufbau von Muskelmasse und eine tiefe Stimme. Bei Frauen sind es die zunehmende Rundung von Hüften und Gesäß sowie das Wachsen der Brüste. Sekundäre Geschlechtsmerkmale werden allgemein mit Männlichkeit und Weiblichkeit verbunden, haben jedoch keine direkte Auswirkung auf die Fortpflanzung.

Semilunarklappe
Halbmondförmige Herzklappe, verhindert den Rückfluss des Blutes aus der linken Herzkammer.

Sensorische Adaptation
Vorübergehenden Anpassung der Empfindlichkeit eines Sinnessystems, Sinnesorgans oder eines Rezeptors an Änderungen der Reizintensität.

Sensorischer Rezeptor
Sinneszelle, die auf Licht, Druck, chemische Einflüsse und Temperatur reagiert.

Sensorisches Assoziationsareal
Bereich in der Großhirnrinde, der sensorische Informationen verarbeitet und bestimmte Funktionen aufeinander abstimmt.

Sensorisches Neuron
Nervenzelle im peripheren Nervensystem, die Impulse von sensorischen Rezeptoren weiterleitet.

Serosa
Glatte Auskleidung der Brusthöhle, der Bauchhöhle und des Herzbeutels.

Sinne
Die klassischen fünf Sinne sind Hören, Tasten, Sehen, Schmecken und Riechen.

Sinneseindruck
Empfindung, die über die Sinnesorgane vermittelt wird.

Sinusknoten
Zellansammlung im rechten Vorhof des Herzens. Primärer Herzschrittmacher, bestimmt die Frequenz, mit der das Herz schlägt.

Skelettmuskeln
Muskeln, die am Skelett fixiert und vor allem für die willkürlichen, aktiven Körperbewegungen zuständig sind.

Sklera
Medizinischer Fachausdruck für die Lederhaut des Auges.

Somatische Sinne
Temperatursinn, Tiefensensibilität (Körperempfindung), Schmerzempfindung, Gleichgewichtssinn.

Spasmus
Krampf; abrupte, ungewollte Kontraktion von einem oder mehreren Muskeln, die sehr schmerzhaft sein kann.

Sphinkter
Schließmuskel. Sphinkter ist in der Anatomie der Oberbegriff für alle Muskeln, die einen Verschluss - meist eines Hohlorgans - bewirken.

Stammzellen
Zellen, die nicht ausdifferenziert sind und daher noch ihre ursprüngliche Entwicklungsfähigkeit besitzen. Stammzellen können sich noch zu jedem Zelltyp eines Individuums entwickeln. Embryonale Stammzellen gewinnt man aus Embryonen. In Deutschland darf nur an importierten, bereits vor dem 1. Januar 2002 vorhandenen Stammzellen geforscht werden.

Stimulus
Äußerer oder innerer Reiz, der die sensorischen Rezeptoren aktiviert.

Stoffwechsel
Gesamtheit aller biochemischen Vorgänge in den Zellen, bei denen die Zellen Energie erhalten und verwenden.

Suppressor-Gen
Gen, das die Aktivitäten eines anderen Gens unterdrückt, meist von Krebs-Genen (Onkogene).

Sympathische Nerven
Gehören zum autonomen Nervensystem. Ennervieren Vorgänge wie erhöhten Herzschlag bei Stress und die Ausschüttung zahlreicher Hormone unter Belastung. Symphatische Nerven erhöhen die nach außen gerichtete Handlungsbereitschaft.

Synapse
Kontaktstelle zwischen zwei Neuronen oder zwischen einem Neuron und einer Muskelzelle, die der Reizübertragung dient.

Syndrom
Reihe von Symptomen, die in ihrer Gesamtheit das Merkmal einer Erkrankung charakterisieren.

Systole
Anspannungs- und Auswurfphase des Herzens, im Gegensatz zur Diastole, der Entspannungs- und Füllungsphase. Bei der Systole wird das Blut aus der linken und der rechten Herzkammer herausgepresst und in den Körper gepumpt.

Thalamus
Liegt im Zwischenhirn. Der Thalamus ist das Tor zum Bewusstsein. Er fungiert als Filter und Verteiler, entscheidet, welche Sinneseindrücke ins Bewusstsein dringen sollen, und leitet sie an die entsprechenden Verarbeitungszentren weiter.

T-Helferzellen
Untergruppe der T-Lymphozyten. Erkennen Antigene und aktivieren daraufhin die Abwehr von Imunzellen.

Thermorezeptoren
Sinneszellen, die Temperatur, also Wärme und Kälte wahrnehmen.

Thrombozyten
Blutplättchen; die kleinsten Zellen des Blutes. Sie spielen eine wichtige Rolle bei der Blutgerinnung, weil sie sich bei einer Verletzung des Blutgefäßes an das umliegende Gewebe anheften.

Thymus
Liegt hinter dem Brustbein über dem Herzbeutel. Bei der Geburt und im Kindesalter ist der Thymus voll ausgebildet. Später bildet er sich zurück, bis er schließlich nur noch einige Reste Mark- und Rindengewebe enthält. Im Thymus werden die T-Zellen, die Abwehrzellen des Immunsystems, geprägt.

T-Killerzellen
Untergruppe der Lymphozyten. Zerstören von Bakterien oder Viren befallene Zellen.

Trachea
Medizinischer Fachbegriff für Luftröhre.

Triglyzeride
Die häufigste Fettform im Blut. Triglyzeride werden im Fettgewebe gespeichert und dienen als Energiereserve, auf die der Körper bei Bedarf zurückgreifen kann.

Tumor
Geschwulst, die gutartig oder bösartig sein kann.

T-Zellen
Abwehrzellen des Körpers. Gehören zu den weißen Blutkörperchen und werden im Thymus „ausgebildet".

Vasodilation
Gefäßerweiterung, die auftritt, wenn sich der Muskel in der Gefäßwand entspannt.

Vasokonstriktion
Gefäßverengung, die auftritt, wenn sich der Muskel in der Gefäßwand zusammenzieht.

Vater-Pacini-Körperchen
Rasch adaptierende Mechanorezeptoren der Haut, die Vibrationsempfindungen besonders gut vermitteln. Sie sind nach dem deutschen Arzt Abraham Vater und dem italienischen Anatom Filippo Pacini benannt.

Venen
Blutgefäße, die das im Körper zirkulierende Blut zurück zum Herzen führen. Mit Ausnahme der Lungenvenen transportieren sie sauerstoffarmes, sogenanntes „venöses" Blut.

Venolen
Kleine Venen. Venolen sind mit den Arteriolen die feinsten, noch mit bloßem Auge sichtbaren Blutgefäße. Sie entspringen aus dem venösen Abschnitt von Kapillaren und vereinigen sich mit benachbarten Venolen zu Venen.

Ventrikel
Rechte und linke Herzkammer.

Vererbung
Die Weitergabe von genetischen Merkmalen von Eltern an ihre Kinder.

Vestibularapparat
Teil des Gleichgewichtorgans im Innenohr.

visueller Cortex
Sehzentrum des Gehirns. Teilt sich in primäres sowie sekundäres Sehzentrum auf und befindet sich am Hinterkopf. Verarbeitungszentrum für optische Signale; setzt Nervenreize, die von den Augen gesendet werden, zu einem Bild zusammen.

Wahrnehmung
Prozess, bei dem die Reize der Sinnesorgane bewusst aufgenommen, verstanden und interpretiert werden.

Weiße Substanz
Nervengewebe im Rückenmark. Besteht aus Nervenfasern und enthält im Gegensatz zur grauen Substanz keine Nervenzellkörper.

X-Chromosom
Geschlechtschromosom, das den Embryo weiblich werden lässt, sofern er von jedem Elternteil ein X-Chromosom erhält.

Y-Chromosom
Geschlechtschromosom. Bewirkt die Ausbildung des männlichen Phänotyps.

Zelle
Kleinste Einheit eines Lebewesens.

Zellkern
Zellorganell, das einen Großteil der genetischen Information (in Form von DNA) einer Zelle enthält.

Zentrales Nervensystem (ZNS)
Wird von Gehirn und Rückenmark gebildet. Zentrale Schaltstelle des gesamten Nervensystems.

Zotten
Kleine Ausstülpungen in der Schleimhaut des Darms. Sie resorbieren Nährstoffe wie Kohlenhydrate, Fette und Eiweiße aus dem Darminhalt und leiten sie mit dem venösen Blutstrom weiter.

Zygote
Die erste Zelle des Embryos, die aus der Verschmelzung zweier Geschlechtszellen hervorgeht.

Zytokine
Im Körper vorkommende natürliche Botenstoffe. Durch diese Botenstoffe verständigen sich die Zellen des Immunsystems und koordinieren mit ihrer Hilfe den Kampf gegen Angriffe von außen.

Zytoplasma
Der gesamte lebende Inhalt einer Zelle, der nach außen hin von der Zellmembran umschlossen wird.

Register

Kursiv gedruckte Seitenangaben verweisen auf Abbildungen und Fotografien.

A

B

C

D

E

F

G

H

I

J

K

L

M

N

O

P

Q

R

S

T

U

V

W

Y

Z

DANKSAGUNG

Wir danken folgenden Personen für ihre Unterstützung bei der Produktion dieses Buches: Alex Bilsky, John Davis, Hunnah Jessup, Kathryn Morgan, Daniel Rausch, Maureen Shepherd, Kevin Sullivan, Juliana Titin.

FOTOS

Abkürzungen: o=oben; l=links; r=rechts; ol=oben links; oml=oben Mitte links; om=oben Mitte; omr=oben Mitte rechts; or=oben rechts; ml=Mitte links; m=Mitte; mr=Mitte rechts; u=unten; ul=unten links; uml=unten Mitte links; um=unten Mitte; umr=unten Mitte rechts; ur=unten rechts

AAP = Australian Associated Press; Aus = Auscape International; BA = Bridgeman Art Library; CBT = Corbis; GI = Getty Images; iS = istockphoto.com; PUB = Puulic Domain; Reu = Reuters; SH = Shutterstock; SPL = Science Photo Library; PL = photolibrary.com.

5m TPL; 6ul, ur, om, or TPL; ol CBT; 12ul, urm, lm, orm PL; r SPL; 13ur, or PL; m, ol SPL; ul PL; 18ul SPL; ur, or PL; 19ur, or PL; 20ul PL, or CBT; 21ol PL, or SPL; 22ul GI, r PL; 23ur, r PL; rm SPL; or GI; 24orm PL; 25l, ol CBT; or GI; 26u, m SPL; m PL; 27urm GI; l, or PL; 28um, or SPL; m PL; 30ul PL; ur CBT; or SPL; 31ul, ur PL; orm SPL; 32ul, ur, or PL; 33ul PL; or Reu; 34m CBT; or SPL; 35ul, ur, ol PL; 40ulm PL; or SH; 41ol SPL; 42ul, ul, l PL; 43ur PL; 44ur, lm, r, or PL; 45m PL; 46ul, or PL; 47ol SPL; or PL; 49or SPL; 50mr SPL; ol GI; 52ul, m PL; 54ur GI; 56or PL; 57m PL; 58ul GI; m PL; 59or GI; 60um GI; ul, or SPL; 61u, olm, or SPL; 62ur, or SPL; lm GI; 63ur, orm SPL; 70m, om, or SPL; lm GI; 72u AAP; orm SPL; 73u PL; ol, or GI; 74ol PL; 79urm GI; or SPL; 82rm GI; 83rm SPL; 84um AAP; 85or PL; 86m AAP; lm SPL; 88ul, ur CBT; lm, or SH; 89m PL; 92ur AAP; rm, or PL; 93ur GI; 94u CBT; 95ul, ur, rm, olm PL; 96ul CBT; ur, o PL; 97um, ul PL; 98ul, or SPL; ur PL; m GI; 101ulm SPL; ur, o GI; 102lm GI; or CBT; 103m PL; 104lm CBT; 105ul CBT; 106ul, ur, o PL; 107ul, or CBT; ur PL; 110ul PL; ur SPL; m CBT; 112m PL; 114ul CBT; 115ul iS; or SPL; 116ul, ur GI; or CBT; 118 SPL; um GI; ul, or PL; ur CBT; 119ol GI; 120ur SPL; lm CBT; 121ul, o CBT; ur SPL; 122u SPL; or GI; 123um CBT; ur PL; or SPL; 126ul PL; m Mütter Museum/Robert Clark; lm SPL; 128u, lm PL; m SPL; 130ul, m, or SPL; 132um SPL; r GI; 133ur, rm SPL; or CBT; 134or SPL; 135ul CBT; ul SPL; rm SH; 136ul, ur SPL; 137ul CBT; r SPL; or PL; 138ul PL; 139or PL; 140ul SPL; ur, m CBT; 141m PL; 142ul PL; 144lm PL; 145u, or, tr CBT; 146ur CBT; r SPL; 147um GI; c SPL; 148u PL; orm SPL; 149ul SPL; orm CBT; 150ul GI; ur CBT; m PL; 151m, or SPL; 153or PL; 154ul GI; r SPL; 155ur SPL; rm PL; or CBT; 156ul, urm CBT; orm PL; 157u CBT; 158um SPL; m CBT; 160ur, l SPL; r SH; orm PL; 161ul, ur, ol, or PL; 162ul PL; ur CBT; or SPL; 164ul, urm SPL; or PL; 165ul, or SPL; 166or PL; 167ul, o SPL; ur GI; 168ul SPL; or CBT; 169m PL; 170ul CBT; 171ul, ur SPL; o CBT; 174ul, ur SPL; or CBT; 176lm SPL; 176or PL; 177m SPL; 178ul SPL; 179ol, trm SPL; 180ur, or SPL; 182ul PL; 183ur, or SPL; r AAP; 184ul PL; ur, or SPL; 186ul SPL; r PL; 187ulm CBT; ur AAP; o SPL; 188ulm CBT; 189u, m CBT; 190ul, ur SPL; or CBT; 191u, orm CBT; 192ul GI; 193ul SPL; ol, or PL; 194m, or PL; 195urm SPL; 196ulm, c SPL; 197ul PL; ur, m CBT; 198ul GI; ur SPL; or CBT; 200ur Reu; urm SPL; or PL; 202ul PL; ulm, or SPL; 203ur, r SPL; 204u SPL; l PL; 205u GI; or SPL; 208ur, or SPL; 210ul SPL; ur, r PL; 211ul PL; ur Aus; 212ul, r CBT; 213ur CBT; 214ul SPL; ur GI; 216u, or SH; 217u PL; 218ul SPL; ur PL; 219ol Michael Freeman; 220ul, r PL; orm CBT; 222ulm CBT; or SPL; 223ur PL; or GI; 224u CBT; orm SPL; 225ur GI; l PL; 226ul AAP; ur, m SPL; 227m SPL; 228u PL; orm SPL; 229ur, o SPL; 231ur PL; or GI; 232ur PL; or SPL; 234ul, l PL; orm SPL; 235m PL; 237ul, ur, or SPL; 238ul, ur SPL; 239ur GI; olm SPL; 240or PL; 241ur CBT; 242ur CBT; m GI; 243o GI; 244ur CBT; 245ur, or PL; 246or CBT; 247ol PL; orm CBT; 248ul, or PL; ur SH; m iS; 249ul, ur SH; ulm iS; ol, or CBT; 250r CBT; 251ulm, o PL; ur CBT; 252ur CBT; or PL; 253u SPL; ur, orm PL; 254ul, or PL; 255u, o PL; 256ur, l SPL; or CBT; 257urm SPL; 258ul, ur PL; or CBT; 259u SPL; 260u CBT; or PL; 261u PL; m SPL; 262ul, r PL; 263ul PL; ur, o CBT; 264ur SPL; 264or PL; 265ur PL; 265or GI; 266ul, or CBT; 267ul, ur, m CBT; 268ul SPL; urm, lm, or PL; 269m PL; 272um, rm PL; m, or CBT; lm BA; olm PUB; 273m CBT; l, lm, r, o PL; 274m, l, orm PL; r, or CBT; 275m, lm, r PL; o, ol CBT; orm SPL.

ILLUSTRATIONEN

Alle Illustrationen sind von **Argosy Publishing, www.argosypublishing.com**; mit Ausnahme der folgenden:

Peter Bull Art Studio 50or, 56u, 66or, 76ol, 77m, 124ul, 130ur, 170r, 173ulm, 208ul, 217olm, or, 218or, 226r; **Peter Bull Art Studio/Argosy Publishing** 240ul, ur, 241ul, 242ul, ulm, m, orm, 243l, ur, 244ul, m, or, 245ol; **Andrew Davies/Creative Communication** 109ul, 113u.

ÜBER DIE AUTORIN

Beverly McMillan ist Wissenschaftsautorin, entwickelt Buchprojekte und ist Verfasserin zahlreicher Bücher über Humanbiologie, Haie und andere Meerestiere, die *Titanic* und den Apollo-Astronauten Alan Bean. Wenn sie nicht vor ihrem PC sitzt, liebt sie es, selbstgemachtes Brot zu backen, mit dem Kajak zu fahren, mit Connor und Zane zu spielen und Zeit mit ihrem Mann Jack Musick in der Natur zu verbringen.

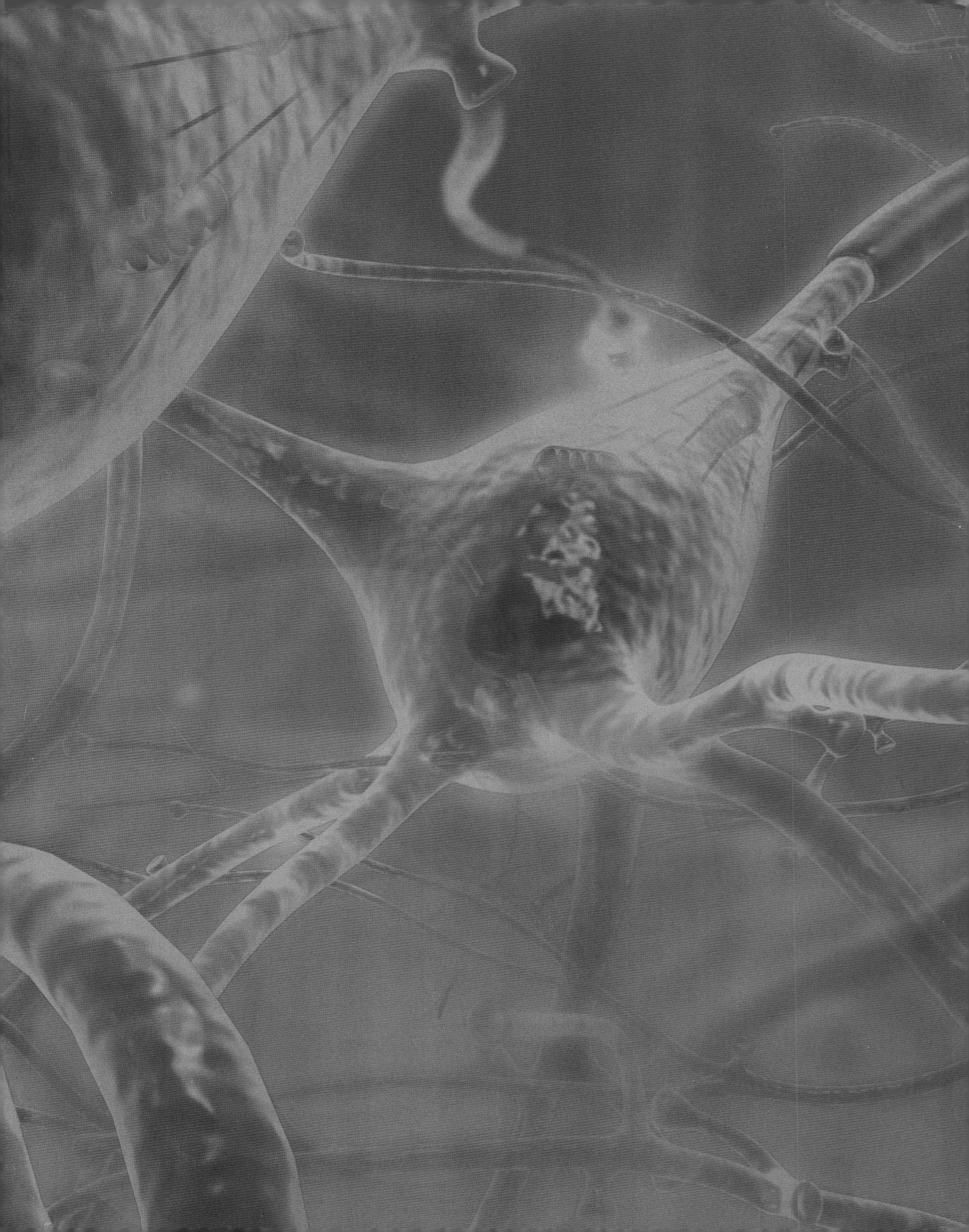